Neu von Bayer:
Canesten sprayt Pilze weg.

**Praktisch.
Hygienisch
Gezielt.**

Canesten®-Spray

Praktisch. Sichert die gleichmäßige, problemlose Applikation auch bei großflächigen Mykosen.

Hygienisch. Nur der Spray kommt mit den Pilzen in Kontakt.

Gezielt. Die Kanüle bringt den Wirkstoff direkt an den Infektionsort. Auch an versteckte und an behaarte Stellen.

Indikationen	Handelsformen	Zusammensetzung	Preise
Alle Dermatomykosen auch großflächige Mykosen	Canesten-Spray	75 g Spray (0,25 g Clotrimazol)	DM 18,45
Alle Dermatomykosen Für großflächige Mykosen: 50-g-Tube	Canesten-Creme	20 g Creme (0,2 g Clotrimazol) 50 g Creme (0,5 g Clotrimazol)	DM 11,95 DM 26,95
Alle Dermatomykosen Für großflächige Mykosen: 50-ml-Flasche	Canesten-Lösung	20 ml Lösung (0,2 g Clotrimazol) 50 ml Lösung (0,5 g Clotrimazol)	DM 11,95 DM 26,95
Alle Vaginalmykosen, zusätzlich Begleitvulvitis, Partner-Balanitis	Canesten-Vaginalcreme	50 g Vaginalcreme (0,5 g Clotrimazol) + 6 Einmal-Applikatoren	DM 26,95
Vaginalinfektionen durch Hefen, Trichomonaden, Mischinfektionen, auch mit Canesten-empfindlichen Bakterien	Canesten Vaginaltabletten	6 Vaginaltabl. (zu 0,1 g Clotrimazol) + Applikator 12 Vaginaltabl. (zu 0,1 g Clotrimazol) + Applikator	DM 16,90 DM 29,20
Wie Canesten-Vag.-Tabl., zusätzlich Begleitvulvitis, Partner-Balanitis	Canesten Kombi-Packung	6 Vaginaltabletten (zu 0,1 g Clotrimazol) + Applikator + 20 g Creme (0,2 g Clotrimazol)	DM 25,90
Wie Canesten-Vag.-Tabl., zusätzlich orale Trichomoniasis-Behandlung	Canesten/Clont Kombi-Packung	6 Canesten-Vag.-Tabl. (zu 0,1 g Clotrimazol) + Applikator + 12 Clont-Tabletten (zu 0,25 g Metronidazol)	DM 28,25
Wie Canesten-Kombi-Packung, zusätzlich orale Trichomoniasis-Behandlung der Partner	Canesten/Clont Partner-Packung	6 Canesten-Vag.-Tabl. (zu 0,1 g Clotrimazol) + Applikator + 20 g Canesten-Creme (0,2 g Clotrimazol) + 2 x 12 Clont-Tabl. (zu 0,25 g Metronidazol)	DM 50,80

Kontraindikationen
Außer einer möglichen Überempfindlichkeit ist keine Kontraindikation bekannt.
Zur Beachtung: Während der Behandlung mit Clont ist Alkohol-Abstinenz geboten.

Stand bei Drucklegung.

Anwendung in der Schwangerschaft
Experimentelle und klinische Untersuchungen geben keinen Hinweis darauf, daß bei Anwendung von Canesten während der Gravidität schädigende Wirkungen auf Mutter oder Kind zu erwarten sind. Sinnvollerweise erfolgt die Anwendung der Vaginaltabletten zur Sanierung der Geburtswege in den letzten 4-6 Wochen der Schwangerschaft.

Wo Pilze sind, wirkt Canesten. Die Nr.1 beim Arzt.

Der Hautarzt

Zeitschrift für Dermatologie, Venerologie und verwandte Gebiete

Herausgegeben von O. Braun-Falco, München · H. Götz, Essen · J. Kimmig†, Hamburg · G. W. Korting, Mainz · Th. Nasemann, Frankfurt/Main · D. Petzoldt, Lübeck · W. Schneider, Tübingen · U. W. Schnyder, Heidelberg · H. W. Spier†, Berlin · K. G. Steigleder, Köln

Unter Mitarbeit von G. Asboe-Hansen, Kopenhagen · R. L. Baer, New York · H.-J. Bandmann, München · S. Borelli, München · J. Capetanakis, Athen · E. Christophers, Kiel · R. Degos, Paris · J. Delacrétaz, Lausanne · J. Esteves, Lissabon · H. Fischer, Tübingen · H. Flegel, Rostock · H. C. Friederich, Marburg a. d. Lahn · W. Gahlen, Aachen · H. Gartmann, Köln · J. Gay-Prieto, Madrid · H. Goldschmidt, Philadelphia · A. Greither, Düsseldorf · H. Grimmer, Wiesbaden · J. Hartung, Hannover · H.-J. Heite, Freiburg i. Br. · J. J. Herzberg, Bremen · N. Hjorth, Hellerup · A. Hollander, Springfield · O. Hornstein, Erlangen · L. Illig, Gießen · H. Ippen, Göttingen · H. Ishikawa, Tokio · St. Jablonska, Warschau · E. G. Jung, Mannheim · K. W. Kalkoff, Freiburg i. Br. · A. Kint, Gent · K. Király, Budapest · H. E. Kleine-Natrop, Dresden · W. Knoth, Stuttgart-Bad Cannstatt · A. Krebs, Bern · H. Kresbach, Graz · E. Landes, Darmstadt-Eberstadt · F. Latapi, Mexiko · P. Laugier, Genf · A. Leinbrock, Bonn · K. Lejman, Krakau · H. Lincke-Plewig, München · A. Luger, Wien · E. Macher, Münster · W. Meinhof, Erlangen · J. Meyer-Rohn, Hamburg · G. Niebauer, Wien · W. Nikolowski, Augsburg · S. Nishiyama, Tokio · F. Nödl, Homburg (Saar) · J.-M. Paschoud, Lausanne · M. K. Polano, Leiden · G. Polemann, Krefeld · F. E. Rabello, Rio de Janeiro · G. Rassner, Ulm · G. Rajka, Oslo · H. Röckl, Würzburg · K. Salfeld, Minden · K. H. Schulz, Hamburg · R. Schuppli, Basel · N. Simon, Szeged · H. Storck, Zürich · G. Stüttgen, Berlin · J. Tappeiner, Wien · H. Tronnier, Dortmund · K. Uyeno, Tokio-Shinjuku · G. Weber, Nürnberg · R. K. Winkelmann, Rochester (Minn.) · K. Wolff, Innsbruck · K. Wulf, Kassel

Schriftleitung O. Braun-Falco und G. Plewig

Supplementum II, 28. Jahrgang 1977

Verhandlungen der Deutschen Dermatologischen Gesellschaft

XXXI. Tagung gehalten in Köln vom 29. 3. bis 2. 4. 1977

Im Auftrag der Deutschen Dermatologischen Gesellschaft herausgegeben von G. K. Steigleder (Tagungsleiter) und H. Aulepp

Mit 280 Abbildungen in 357 Einzeldarstellungen

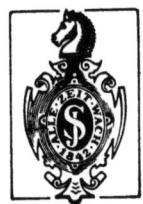

Springer-Verlag Berlin Heidelberg GmbH

ISBN 978-3-540-08518-8　ISBN 978-3-662-21587-6 (eBook)
DOI 10.1007/978-3-662-21587-6

Das Werk ist urheberrechtlich geschützt. Die dadurch begründeten Rechte, insbesondere die der Übersetzung, des Nachdruckes, der Entnahme von Abbildungen, der Funksendung, der Wiedergabe auf photographischem oder ähnlichem Wege und der Speicherung in Datenverarbeitungsanlagen bleiben, auch bei nur auszugsweiser Verwertung, vorbehalten.
Bei Vervielfältigung für gewerbliche Zwecke ist gemäß § 54 UrhG eine Vergütung an den Verlag zu zahlen, deren Höhe mit dem Verlag zu vereinbaren ist.
© Springer-Verlag Berlin Heidelberg 1977.
Ursprünglich erschienen bei Springer-Verlag 1977

Die Wiedergabe von Gebrauchsnamen, Handelsnamen, Warenbezeichnungen usw. in diesem Werk berechtigt auch ohne besondere Kennzeichnung nicht zu der Annahme, daß solche Namen im Sinne der Warenzeichen- und Markenschutzgesetzgebung als frei zu betrachten wären und daher von jedermann benutzt werden dürften.
Satz: Satzstudio West J. Reinsch, Gräfelfing

Verantwortlich für den Anzeigenteil: L. Siegel, W. Pehla, Kurfürstendamm 237, D-1000 Berlin 15
2123/3321　543210

Inhaltsverzeichnis

Geleitwort des Tagungsleiters. IX

G.K. Steigleder, Köln: Die Tagungen der
Deutschen Dermatologischen Gesellschaft (DDG)
– Ein geschichtlicher Rückblick XI

G. K. Steigleder, Köln: Zur Geschichte der
Universitäts-Hautklinik Köln XV

Eröffnung des Kongresses (Begrüßungsansprachen,
Ehrungen) XIX

Festvortrag des Präsidenten der Deutschen Dermatologischen Gesellschaft, G. Stüttgen, Berlin:
Dermatologie in der Industriegesellschaft XXI

1. Hauptvorträge zum Thema „Neue Erkenntnisse zu Fundamentalfragen der Dermatologie" 1
- 1.1. O. Braun-Falco, München: Einführung. . . 1
- 1.2. E. Macher, Münster: Immunologie 2
- 1.3. H.-J. Bandmann, München: Berufsdermatosen 6
- 1.4. A. Luger, Wien: Geschlechtskrankheiten . 12

2.1. Berufsdermatosen · Feste Themen 23
Moderator: K.H. Schulz, Hamburg
- 2.1.1. K.E. Malten, Nijmegen: Berufsdermatosen in der kunststoffherstellenden und -verarbeitenden Industrie 23
- 2.1.2. G. Veltmann, C.-E. Lange und G. Stein, Bonn: Neuere Befunde und Verlaufsbeobachtungen bei der Vinylchlorid-Krankheit 24
- 2.1.3. N. Hjorth und J. Roed-Petersen, Hellerup: Gewerbedermatosen bei Tierärzten 29
- 2.1.4. B. Wüthrich, Zürich: Durch inhalative und intestinale Allergenaufnahme hervorgerufene Berufsdermatosen 30
- 2.1.5. H. Ippen, Göttingen: Beruflich bedingte Störungen des Porphyrinstoffwechsels. . . 31
- 2.1.6. M. Kühl, Dortmund: Erläuterungen zur Empfehlung für die Einschätzung der MdE bei Berufskrankheiten nach der Nr. 5101 der BeKVO, vorgelegt von der Arbeitsgemeinschaft Berufsdermatologie der DDG . 32

2.2. Berufsdermatosen · Freie Vorträge I 35
Moderator: H. Tronnier, Dortmund
- 2.2.1. K.-H. Schulz, Hamburg: Dermatologische Aspekte der Intoxikation mit TCDD (Dioxin) 35
- 2.2.2. O.-E. Rodermund, Bonn, und H. Wieland, Wesseling: Untersuchungen an ptBP-exponierten Personen 35
- 2.2.3. G. Forck, Münster: Häufigkeit und Bedeutung von Kontakterkrankungen in der zahnärztlichen Praxis 36
- 2.2.4. C. Mészáros, P. Tamási, I. Szakály und E. Ladány, Debrecen: Penicillinallergie-Nachweis bei Werktätigen einer Arzneimittelfabrik 40
- 2.2.5. M.A. Abdallah, H. Abdallah und A. Masoud, Kairo: Hautpigmentierung in der Jute-Industrie Ägyptens 41
- 2.2.6. H. Gropper, Göppingen: Zur Einschätzung der MdE der Hautberufsallergien aus praktischer Sicht 42
- 2.2.7. J. Zelger, Salzburg, und G. Michlmayr, Innsbruck: Nachweis migrationshemmender und hautreaktiver Lymphokine bei Chromat-Allergikern 43
- 2.2.8. P. Michajlov, Sofia: Vergleichende Untersuchungen über den diagnostischen Wert einiger zytoimmunologischer Methoden und Läppchenteste bei Berufsekzemen . . 45
- 2.2.9. M. Gloor und U.W. Schnyder, Heidelberg: Über die Bedeutung von Alkaliresistenz, Alkalineutralisation und Hautoberflächenlipidmenge für die gutachtliche Argumentation in der Gewerbedermatologie 46

2.3. Berufsdermatosen · Freie Vorträge II 46
Moderator: H. Ippen, Göttingen
- 2.3.1. H. Ippen, Göttingen: Hautschäden in der metallverarbeitenden Industrie 46
- 2.3.2. I. Knajtner und B. Leković, Beograd: Berufsdermatosen bei Arbeitern einer Automotorenfabrik 47
- 2.3.3. G. Lüders, Tübingen: Die Narzissenkrankheit der Gärtner 49
- 2.3.4. J. Horáček und B. Mičánek, Brno: Berufsdermatosen im Krankenhausbereich 51
- 2.3.5. S. Korossy, E. Vincze und L. Nebenführer, Budapest: Veränderungen im Spektrum der Berufsdermatosen in Ungarn 53
- 2.3.6. K. Kalveram und G. Forck, Münster: Chromat- und Nickelallergie durch Wasch-, Reinigungs- und Spülmittel? 55
- 2.3.7. F. Klaschka, Berlin: Arbeitsdermatologische Vorsorgeuntersuchungen 57
- 2.3.8. O.P. Hornstein, L. Wilsch und E. Gutschmidt, Erlangen: Arbeitstherapie (Ergotherapie) als dermatologische Rehabilitationsmaßnahme bei Ekzematikern . . 59
- 2.3.9. E. Gutschmidt, L. Wilsch und O.P. Hornstein, Erlangen: Bisherige Erfahrungen mit der dermatologischen Ergotherapie von Ekzematikern an der Erlanger Hautklinik 60
- 2.3.10. A. Czernielewski, T. Libiszowski und H. Dudek, Łódź: In vitro-Nachweis einer Allergie gegen Chrom, Nickel und Kobalt mittels Leukozytenmigrationshemmtest. . 61
- 2.3.11. B.M. Hausen und K.H. Schulz, Hamburg: Chinone als Ursache von pflanzenbedingten Kontaktdermatitiden 62

2.3.12.	I. Sandor und R. Jarisch, Wien: Der Nitrazingelbtest in der Diagnostik des degenerativen Handekzems	64
2.3.13.	W. Lindemayr und H. Partsch, Wien: Vinylchloridkrankheit und ulceromutilierende Neuropathie	65
2.3.14.	M. Manok, D. Jovović und O. Cvijetić, Beograd: Heteropathomimien bei Rentenanwärtern	66

3.1. Geschlechtskrankheiten · Feste Themen 69
Moderator: J. Meyer-Rohn, Hamburg

3.1.1.	A. Greither, Düsseldorf: Wandlungen im klinischen Bild der heutigen Syphilis	69
3.1.2.	G. Lüders, Tübingen: Moderne Syphilisserologie	70
3.1.3.	J. Meyer-Rohn, Hamburg: Gonorrhoe – Differentialdiagnose	71
3.1.4.	S. Nolting, Münster: Bakteriologische Diagnose und Nachkontrolle der Gonorrhoe	73
3.1.5.	H. Röckl, Würzburg: Gonorrhoe-Therapie	75
3.1.6.	J.J. Herzberg, Bremen: Ulcus molle und Lymphogranuloma inguinale	76

3.2. Geschlechtskrankheiten · Freie Vorträge 77
Moderator: D. Petzold, Lübeck

3.2.1.	H. Szarmach, A. Kwiatkowska, W. Zając und A. Wroński, Białystok: Untersuchungen über das soziale Rollenverhalten von Geschlechtskranken	77
3.2.2.	R.V. Ilea, Arad: Veränderungen der klinischen Manifestationen der Frühsyphilis in den letzten 20 Jahren	80
3.2.3.	F. Leyh, Lübeck, und F. Müller, Hamburg: Bewertung der Syphilis-Therapie durch immunologische Verlaufskontrollen	82
3.2.4.	M. Sandhofer und J. Fritz, Graz: Kritische Beurteilung der spezifischen Syphilisseroreaktionen anhand humoraler und zellulärer immunologischer Parameter	83
3.2.5.	Th.-D. Turek und U. Bayer, Graz: Fünf Jahre klinische Erfahrungen mit dem Treponema pallidum-Hämagglutinations-(TPHA)-Test bei Syphilis	85
3.2.6.	K. Lejman und R. Pawlicki, Krakau: Die Ultrastruktur der Treponemata pallida im Bereich der Epidermis nässender Papeln bei Syphilis	86
3.2.7.	K. Gründer und D. Petzoldt, Lübeck: Die Penicillinempfindlichkeit von Neisseria gonorrhoeae im Lübecker Raum unter Berücksichtigung etwaiger Penicillinasebildner	87
3.2.8.	F. Gilliet, Bellinzona, und A. Eichmann, Zürich: Therapie der akuten Gonorrhoe	90
3.2.9.	W. Raab, Wien: Unerwünschte Antibiotikawirkungen bei Gonorrhoebehandlung	91

4.1. Korrektive Dermatologie · Feste Themen 97
Moderator: H. Tritsch, Köln

4.1.1.	H. Tritsch, Köln: Korrektive Dermatologie	97
4.1.2.	J. Petres, Freiburg: Die Nahplastik in der dermatologischen Tumorchirurgie	97
4.1.3.	B. Konz, München: Probleme und Indikationen beim Defektverschluß im Gesichtsbereich	105
4.1.4.	G. Mahrle, Göttingen: Operationen in der Mundumgebung und Rekonstruktion der Lippe	107
4.1.5.	W. Wittels, Wien: Kryotherapie	110
4.1.6.	R. Shimshoni und K. Salfeld, Minden: Behandlung von Tätowierungen	112
4.1.7.	K. Salfeld, Minden: Größere operative Eingriffe innerhalb der Dermatologie	114
4.1.8.	E. Haneke, Erlangen: Möglichkeiten und Grenzen der kombinierten Spalthautlappen- und Schleiftherapie von Tätowierungen	118
4.1.9.	G. Weber, Nürnberg: Unfallversorgung in der Dermatologie	120

Venenleiden und Proktologie · Feste Themen 127
Moderator: H. Fischer, Tübingen

4.1.10.	W. Lindemayr und R. Santler, Wien: Diagnose und Differentialdiagnose der extrafaszialen Veneninsuffizienz	127
4.1.11.	H. Fischer, Tübingen: Konservative Behandlung chronischer Stauungsdermatosen	128
4.1.12.	H. Tritsch, Köln: Operative Therapie beim venösen Symptomenkomplex (VS)	132
4.1.13.	E. Landes, Darmstadt: Proktologie	134

4.2. Korrektive Dermatologie · Freie Vorträge 137
Moderator: H.C. Friederich, Marburg

4.2.1.	J. Konopik, Prag: Beitrag zur Diagnostik und Therapie des Lymphödems und der Elephantiasis der unteren Extremitäten	137
4.2.2.	R. Happle, Münster: Chirurgische Behandlung des Pemphigus chronicus benignus familiaris Hailey-Hailey	138
4.2.3.	C. Bertenyi, Szeged: Einige Möglichkeiten der korrektiven Dermatologie bei ambulanten Patienten	140
4.2.4.	I. Schneider und G. Nárai, Szeged: Untersuchungsmethoden der Lymphzirkulationsstörungen der unteren Extremitäten	142
4.2.5.	R.E.A. Nordström, Helsinki: Die Korrektur der traumatischen Alopezien, des Lupus erythematodes discoides des behaarten Kopfes und der Alopecia androgenetica mit haartragenden Vollhauttransplantaten (Punch grafts)	143
4.2.6.	M. Hundeiker, H. Kleinoeder und K. Rüdiger, Gießen: Vereinfachte Kryotherapie	144
4.2.7.	M. Gloor, V. Voigtländer und J. Schröder, Heidelberg: Über die Verminderung des Risikos bei der Verödung insuffizienter Venae perforantes im Innenknöchelbereich durch Untersuchung mit dem Doppler-Strömungsdetektor	146
4.2.8.	W. Horn, Marburg: Probleme und Indikationen bei Defektverschluß mit dem autologen Maschenhauttransplantat	147
4.2.9.	W. Horn, Marburg: Ist die Dermabrasion eine Methode zur Behandlung des Rumpfhautbasalioms?	148

4.2.10. H.-J. Hölting, Marburg: Über die Bedeutung des unteren Ohrmuschelrandes als Spenderstelle für Freihauttransplantate – Defektdeckung im Nasenbereich durch Freihauttransplantate aus dem Ohrläppchen 150
4.2.11. U. Hill und H.-J. Hölting, Marburg: Wann besteht aus dermatologischer Sicht eine Indikation zum Einsatz von Allo-Transplantaten? 151
4.2.12. W. Wittels und E. Diem, Wien: Moderne Lokalbehandlung umschriebener Verbrennungen 153
4.2.13. H. Drepper, Hornheide: Die Behandlung von Verbrennungsfolgen an der Haut. ... 154

5.1. Mykologie · Feste Themen 159
Moderator: H. Götz, Essen
5.1.1. H. Götz, Essen: Mykologie – Einführung in den Verhandlungsgegenstand 159
5.1.2. H. Hauck, Frankfurt: Der Wert gegenwärtiger Pilznachweismethoden in der Praxis . 159
5.1.3. W. Meinhof, Aachen: Ungewöhnliche Bilder durch Dermatophyten-Infektionen . . 160
5.1.4. L. Krempl-Lamprecht, München: Welchen Mykosen aus tropisch-subtropischen Gebieten können wir in Deutschland in der Praxis begegnen? 161
5.1.5. H. Rieth, Hamburg: Fakultativ und obligatorisch pathogene Schimmel bei Hautaffektionen 162
5.1.6. H.-L. Müller, Basel: Nachweis von Antikörpern gegen verschiedene Sproßpilzarten. 166
5.1.7. O. Male, Wien: Die Mykosetherapie im Alltag des Dermatologen. 167
5.1.8. S.A. Qadripur, Göttingen: Prophylaxe der mykotischen Infektionen. 173
5.1.9. D. Hantschke, Essen: Resistenzbestimmung von Hefen zwecks gezielter Therapie. . . . 174

5.2. Mykologie · Freie Vorträge 175
Moderator: G. Polemann, Krefeld
5.2.1. W. Hauser, Bonn: Die Bedeutung des Terrains für die Entstehung von Mykosen . 175
5.2.2. M. Dorn, München: Zur Ätiologie der Pityriasis versicolor 178
5.2.3. B. Sielicka, E. Baran und A. Blizanowska, Wrocław: Eine Mäusehaarinfektion als Quelle einer Dermatomykose-Endemie bei Menschen 179
5.2.4. V.A. Balabanoff, Sofia: Die Mycetome in Bulgarien und ihre Behandlung. 180
5.2.5. L. Chmel und J. Buchvald, Bratislava: Die Bedeutung der Kulturausbeute für die Beurteilung der beruflichen Genese von Dermatomykosen 182
5.2.6. R. Andrade, P. Lavalle und G. Rodriguez, Mexico: Die Chromomykose in Mexico . . 182
5.2.7. N. Parisis, U. Marselou-Kinti und J. Capetanakis, Athen: Doppelblind-Studie mit Clotrimazol-Spray (BAY b 5097) bei Pityriasis versicolor 184

5.2.8. I. Haller, Wuppertal: Vergleichende experimentelle Prüfung moderner Antimykotika in vitro und in vivo 187
5.2.9. M. Plempel, Wuppertal: Experimentelle Eigenschaften zweier neu synthetisierter Azol-Antimykotika 189

6. Assistenten-Forum 191
Moderator: O.P. Hornstein, Erlangen
6.1. P. Altmeyer, Homburg: Tachyphylaxie nach wiederholter Applikation von Kortikoidexterna. 191
6.2. R. Bauer, Berlin: Einfluß dermatologischer Externa auf die Genaktivität 192
6.3. H. Schell, R. Maidhof und O.P. Hornstein, Erlangen: Proliferationskinetische Untersuchungen an benignen oralen Leukoplakien 194
6.4. N. Czarnecki, Innsbruck: Korrelation von Serum-IgE-Spiegeln und klinischem Verlauf bei Neurodermitis disseminata 195
6.5. K. Grond, Graz: IgE und Malignome. . . . 196
6.6. Ch. Schmoeckel, O. Braun-Falco und G. Burg, München: Zur Ultrastruktur der Mycosis fungoides und des Sézary-Syndroms 197
6.7. E. Haneke und H. Tulusan, Erlangen: Praemycosis fungoides unter dem histologischen Bild der pagetoiden Retikulose Woringer-Kolopp. 199
6.8. V. v. Liebe und G. Burg, München: Lymphozytentransformationstest bei kutanen Lymphomen. 200
6.9. P.M. Kövary und G. Lonauer, Münster: Pyoderma gangraenosum und Leukämie. . 203
6.10. F. Weidner, Erlangen: Krankheitsunspezifische kutane Immunfluoreszenzphänomene 205
6.11. U. Neubert, München: Enterotoxinbildung durch koagulase-negative Staphylokokken und ihre Bedeutung für Hautinfektionen 207
6.12. H. Bardach, Wien: Perforierende Dermatosen. 208
6.13. V. Voigtländer und U. Berendes, Heidelberg: Zur Klinik und Genetik der multiplen Glomustumoren 209

7.1. Immunologie · Feste Themen. 213
Moderator: R. Schuppli, Basel
7.1.1. E. Schöpf, Heidelberg: Autoimmunkrankheiten 213
7.1.2. W.P. Herrmann, Köln: Immunologische Behandlung von Hauttumoren 216
7.1.3. A. Krebs, Bern: Arzneimittelexantheme. . 220
7.1.4. St. Jablonska und T. Chorzelski, Warschau: Immunologische Phänomene bei der gemischten Kollagenose (MCTD) . 222

7.2. Immunologie · Freie Vorträge 226
Moderator: H. Storck, Zürich
7.2.1. K. Király, M. Krámer und A. Horváth, Budapest: Die prognostische Bedeutung der Urtikaria als Begleiterscheinung des viszeralen Lupus erythematodes 226

V

7.2.2. N. Berova, Sofia: Neue Aspekte in der Pathogenese und der Therapie der physikalischen Urtikaria 227
7.2.3. D. Kleinhans, Stuttgart: Der konjunktivale Provokationstest zur Ermittlung pathogener Pollen-Sensibilisierung 228
7.2.4. N. Simon, E. Szabó, A. Dobozy, J. Hunyadi und S. Husz, Szeged: Immunologische Untersuchungen bei Patienten mit Porphyria cutanea tarda. . . 230
7.2.5. M. Hagedorn, E. Schmitt, G. Meuret und J. Kunze, Freiburg: Die Monozytopoese während der BCG-Immunstimulation beim malignen Melanom. 231
7.2.6. D. Kleinhans, Stuttgart: Der Radio-Allergo-Sorbens-Test (RAST) zur Ermittlung der Bienen-Allergie vom Soforttyp . . 233

8. Vollversammlung der Deutschen Dermatologischen Gesellschaft 234

9.1. Freie Vorträge I 235
Moderator: H. Kresbach, Graz
9.1.1. K. Bork, Mainz: Die Festigkeit der dermoepidermalen Adhärenz bei Dermatosen mit subepidermaler Blasenbildung — Untersuchungen an befallener und klinisch nicht befallener Haut 235
9.1.2. H. Spiegel, G. Plewig, C. Hofmann und O. Braun-Falco, München: Untersuchungen zur Photoaugmentation — Ein photobiologisches Phänomen 236
9.1.3. U. Dachs und G. Plewig, München: Effekte des UV-Lichtes auf Hautadnexe am Beispiel des Syrischen Hamsters. 237
9.1.4. R. Breit, München: Hautkranke in Inneren Kliniken 239
9.1.5. V.C. Andreev, Sofia: Hautveränderungen bei Pankreas-Karzinomen 240
9.1.6. A. Krstić, T. Janjatović und V. Jervremović, Zemun-Beograd: Ramsay-Hunt-Syndrom 241
9.1.7. P. Szabó und J. Endres, Debrecen: Der Weg des Sklerosierungsmittels in Unterschenkelvenen bei der Varizenverödung unter verschiedenen Bedingungen 242
9.1.8. J. Lašlosević, J. Kaćaki, S. Konstantinović und R. Sretenović, Beograd: Hepatitis-B-Antigen bei Geschlechtskranken. 243
9.1.9. I. Rácz und J. Daróczy, Budapest: Die Phagozytosefähigkeit der Epithelzellen . . 244
9.1.10. J. Trnka, Prag: Beitrag zur Problematik von Basaliomrezidiven 245
9.1.11. B.-R. Balda, O. Braun-Falco, München, D. Petzoldt, Lübeck, und K. Schiele-Luftmann, München: Adjuvante Chemo- und Immuntherapie bei malignem Melanom — Ergebnisse einer Pilot-Studie 246
9.1.12. H. Zaun, Bremerhaven: Bestimmungen der Quelleigenschaften dystrophischer Nägel 247
9.1.13. S. Lee, J.-G. Kim und W.-J. Kim, Seoul: Tierexperimentelle Untersuchungen über die Methotrexat-Wirkung auf die Sekretion von Leber und Pankreas 249

9.2. Freie Vorträge II 250
Moderator: U. Schnyder, Heidelberg
9.2.1. R. Bauer und R. Schütz, Berlin: Aktiver systemischer Erythematodes und mixed connective tissue disease (MCTD) — morphologische und funktionelle Unterschiede bei der Kernphagozytose 250
9.2.2. K. Bork und J.-D. Beck, Mainz: Besonderheiten des malignen Melanoms im Kindesalter 252
9.2.3. E. Frenk, A. Calame und A. Catti, Lausanne: Oculo-kutane Hypopigmentierung durch einen dominant vererbten Defekt der Melanosomenbildung 253
9.2.4. G. Goerz, K. Bolsen und Th. Krieg, Düsseldorf: Porphyria cutanea tarda: Therapie-Möglichkeiten 254
9.2.5. G. Siegismund, F. Meier und G. Götz, Hannover: Die ulzeröse Enterokolitis, ein Symptom des Morbus Behçet 256
9.2.6. E. Grosshans, Strasbourg, und R. Pradinaud, Cayenne: Atypische Mykobakteriosen der Tropenländer (Fallberichte von der Guyane Française) 259
9.2.7. R. Happle, Münster: Dermatologische Leitsymptome einer Sonderform der Chondrodysplasia punctata 260
9.2.8. St. Hödl, H. Kerl, H. Kresbach und L. Auböck, Graz: Zur Morphologie und Pathogenese des Skleromyxoedem Arndt-Gottron. 263
9.2.9. J.K. Skripkin, J.S. Butov und J.N. Koschewenko, Moskau: Zur Charakteristik der humoralen und zellulären Immunität bei Patienten mit Lupus erythematodes und circumscripter Sklerodermie. 266
9.2.10. K. Konrad, F. Gschnait, Wien, H. Hönigsmann und K. Wolff, Innsbruck: Photochemotherapie bei Mycosis fungoides 267
9.2.11. C. Hofmann, G. Plewig und O. Braun-Falco, München: Photochemotherapie der Psoriasis — Klinische und histologische Ergebnisse 269
9.2.12. J. Metz und G. Metz, Würzburg: Zur Ätiopathogenese der Pityriasis rosea 272
9.2.13. O.-E. Rodermund, Bonn: Systemische Veränderungen bei Urticaria pigmentosa . 273
9.2.14. U. Runne, A. Weese und C.E. Orfanos, Köln: Kann man den Zoster virustatisch behandeln?. 275
9.2.15. Ch. Schneider und G. Leonhardi, Frankfurt: Porphyria cutanea praematura durch hormonelle Kontrazeptiva 277
9.2.16. A. Dobozy, J. Hunyadi, S. Husz und N. Simon, Szeged: Untersuchung der T- und B-Lymphozyten bei lymphoproliferativen Erkrankungen 278
9.2.17. G. Burg, München: Moderne Aspekte in der Diagnostik und Klassifikation kutaner Lymphome 280
9.2.18. V.N. Mordovtsev und A.S. Sergeev, Moskau: Genetische Untersuchungen bei Psoriasis vulgaris 283

9.2.19. L. Sauter, New York: Kongenitaler Melanozyten-Naevus, kombiniert mit benignen juvenilen Melanomen 285

10.1. Andrologie · Feste Themen 287
Moderator: C. Schirren, Hamburg
10.1.1. H.-J. Heite, Freiburg: Die Beurteilung von Therapieerfolgen in der Andrologie 287
10.1.2. W.-B. Schill, München: Fragen der Hormontherapie von Fertilitätsstörungen des Mannes 289
10.1.3. N. Hofmann, Düsseldorf: Antibiotika- und Chemotherapie bei Infektionen im Genitalbereich des Mannes unter besonderer Berücksichtigung einer Prophylaxe andrologischer Störungen 292
10.1.4. L.V. Wagenknecht, Hamburg: Neue Gesichtspunkte der operativen Andrologie .. 293
10.1.5. H.-J. Vogt, München: Probleme einer Behandlung von psychosexuellen Störungen in der Andrologie 294
10.1.6. G. Kockott, München: Die Verhaltenstherapie bei Potenzstörungen — Voraussetzungen und Ergebnisse 295

10.2. Andrologie · Freie Vorträge 297
Moderator: W. Adam, Tübingen
10.2.1. H. Lenau, H. Niermann, I. Gorewoda und L. Suter, Münster: Serum- und Harntestosteron bei Normo-, Oligo und Azoospermien 297
10.2.2. H. Niermann, H. Lenau, I. Gorewoda und G. Sommer, Münster: Serum- und Harntestosteron, -LH und -FSH bei Vätern und Männern mit Normozoospermie 300
10.2.3. W. Krause, Gießen: Prolaktin-Serumspiegel bei Patienten mit Störungen der Spermatogenese 302
10.2.4. E. Jecht, W. Glatz, H. Becker und O.P. Hornstein, Erlangen: Hormonale Aspekte der Impotentia coeundi 303
10.2.5. L. Török und I. Sos, Szeged: Über die Bedeutung der Bestimmung der Muramidaseaktivität im Ejakulat bei Normo- und Pathospermien 304
10.2.6. O. Brahms und G. Polemann, Krefeld: Untersuchungen über das Viskositätverhalten bei 37 °C von frischem und kryobehandeltem Humansperma 306
10.2.7. N. Filipp, Würzburg: Ultrahistochemische Untersuchungen der D-Fruktosidase an menschlichen Spermien bei verschiedenen Fertilitätsstörungen 307
10.2.8. F. Nürnberger und J. Grassow, Berlin: Orale Kallikreintherapie bei Oligozoospermie und Asthenozoospermie im Doppelblindversuch 308
10.2.9. W. Krause, W. Weidner, H. Brunner und C.F. Rothauge, Gießen: Quantitativer Keimnachweis und Ejakulatbefunde bei Patienten mit chronischer Prostatitis 312
10.2.10. R. Leitz, W. Adam, W. Undeutsch, E. Keller, R. Göser und A.E. Schindler, Tübingen: Der klinische Befund „Hodenatrophie" und seine histologischen und endokrinologischen Korrelate 313

11. Diaklinik der Universitäts-Hautklinik Köln 316
Moderator: H. Gartmann, Köln

12. Kliniko-Pathologische Konferenz 317
Moderator: C.E. Orfanos, Köln

13. Ausschußsitzung (Abschlußsitzung) der Deutschen Dermatologischen Gesellschaft 331

14. Aus der Praxis — für die Praxis 333
Moderator: W. Gahlen, Aachen
14.1. F. Simons, Köln: Zur Behandlung des anaphylaktischen Schocks in der dermatologischen Praxis 333
14.2. H.-J. Karge und B. Konz, München: Chirurgische Therapie der Akne-Tetrade . 335
14.3. U. Schumacher-Stock und K. Winkler, Berlin: Die externe Östrogentherapie der androgenetischen Alopecie 336
14.4. A. Kansky und J. Fettich, Ljubljana: Praktisch wichtige Arzneiexantheme aus dem Krankengut der Hautklinik in Ljubljana in den Jahren 1969-1976 338
14.5. A. Cortes-Cortes, Medellin: Wichtige tropische Dermatosen 339
14.6. J.A. v. Preyss, Hamburg: Aktuelle Gebührenordnungsfragen 340

15. Wissenschaftliche Ausstellungen 343
Verantwortlich: C.E. Orfanos, Köln
15.1. P. Altmeyer, Homburg: Histologie der Steroidhaut 343
15.2. J.D. Schnell, R. Holm und W.-H. Voigt, Düsseldorf: Das Bild der Vaginalmykose und die Soorerkrankung des Neugeborenen 345
15.3. G. Burg, O. Braun-Falco, Ch. Schmoeckel und H. Wolff, München: Fortschritte in der Diagnostik kutaner Lymphome 346
15.4. M. Gloor, Heidelberg: Zur Physiologie und Pharmakologie der Kopfhaut- und Haarlipide 348
15.5. C. Hofmann, G. Plewig und O. Braun-Falco, München: Photochemotherapie der Psoriasis 349
15.6. L. Weber, G. Hack, A. Eilhoff, G. Oltersdorf und W. Meigel, Ulm: Fluoreszenzserologische und biochemische Verfahren zur Untersuchung dermaler Bindegewebserkrankungen 350
15.7. J. Petres, Freiburg: Dermatochirurgie ... 351
15.8. G. Plewig, H.H. Wolff und O. Braun-Falco, München: Steatocystoma multiplex — Klinik, Histologie, Elektronenmikroskopie, Autoradiographie 353
15.9. H. Pullmann, Köln: DNS-Synthesestörung bei der Psoriasis 354
15.10. U. Runne, Köln, G. Mahrle, Göttingen, und C.E. Orfanos, Köln: Die Merkelzelle — Elektronenmikroskopische Darstellung in Epithel und Dermis des Menschen 355

15.11. M. Sandhofer, J. Fritz, H. Kerl, H. Kresbach und H. Altmann, Graz: Zur Reaktionsdynamik der Sklerodermie — Morphologische, immunologische und biologische Befunde 357

15.12. W.-B. Schill und H.H. Wolff, München: Globozoospermie 358

15.13. L. Szekeres, J. Hunyadi, S. Husz, A. Szörenyi und A. Dobozy, Szeged: Sézary-Syndrom — Klinische, immunologische und elektronenmikroskopische Beobachtungen 359

15.14. G. Weber und H. Brückner, Nürnberg: Methode zur plastischen Deckung von Strommarken am Kopf............ 361

15.15. H.H. Wolff und D. Selzle, München: Hautparasiten im Rasterelektronenmikroskop 362

16. Dermatologische Bücher der letzten 2 Jahrhunderte 363

Sachregister 365

Geleitwort des Tagungsleiters

Dank der prompten Ablieferung der Manuskripte und der raschen Überarbeitung durch Herrn Dr. Aulepp konnte der Band bereits acht Wochen nach der Tagung in Druck gegeben werden. Leider gingen trotz wiederholter Aufforderung nur wenige schriftlich gefaßte Diskussionsbemerkungen ein, so daß sich die zum Teil lebhafte wissenschaftliche Diskussion während der Sitzungen in dem Kongreßband kaum widergespiegelt. Bei der Zusammenstellung dieses Bandes waren einige Umstellungen in der Reihenfolge der Referate notwendig. Vorträge, die während der Tagung aus zeitlichen Gründen in weniger geeignete Programmabschnitte eingeschoben worden waren, stehen nunmehr dort, wo sie sich inhaltlich am besten einfügen. Um die Dezimalgliederung aufrecht zu erhalten, mußten außerdem einige Vorträge an die Stelle von anderen gestellt werden, die ausfielen oder von denen uns kein Manuskript vorlag.

Den Referaten ist eine geschichtliche Übersicht vorangestellt, die in dem zum Kongreß herausgegebenen „Derma-Report" erschien und so freundlich aufgenommen wurde, daß nicht genügend Exemplare ausgeliefert werden konnten. Der Rückblick fand die Anerkennung zweier Nestoren unseres Faches, nämlich von Oscar Gans und Alfred Hollander, die einen großen Teil der in den Beiträgen niedergelegten Geschichte miterlebt haben. Schon bei der XXI. Tagung 1949 in Heidelberg war Walther Schönfeld entsprechend verfahren. Es ist sicher kein schlechter Brauch, bei jeder zehnten Tagung einen Überblick über die Aktivitäten unserer Gesellschaft in den verflossenen dreißig Jahren in den Kongreßband aufzunehmen, geschrieben von einem Mitglied, das in dieser Zeit aktiv am Leben der DDG teilgenommen hat.

Ich möchte hier noch einmal allen Kollegen und allen Helfern danken, die zum Gelingen des Kölner Kongresses und dieses Bandes beigetragen haben.

Köln, 31. Mai 1977   Gerd-Klaus Steigleder

Die Tagungen der Deutschen Dermatologischen Gesellschaft (DDG) – Ein geschichtlicher Rückblick

G. K. Steigleder, Köln

Die Geschichte der Deutschen Dermatologischen Gesellschaft ist die Geschichte ihrer Kongresse. Die Gründung 1888 führte ein Jahr später zu dem ersten Kongreß in Prag, der allen folgenden Tagungen seine Prägung aufdrückte bis heute. Man hätte diesen Bericht auch überschreiben können „Von Prag nach Köln".

Leider ist es uns heute nicht mehr möglich, alles zu erfassen, was zwischen den Zeilen der Tagungsberichte steht. Selbst wenn von einem besonders harmonischen Verlauf die Rede ist, spielten sich offenbar hinter den Kulissen Ereignisse ab, die nicht niedergeschrieben sind, sondern von Mund zu Mund überliefert wurden, wie wir noch sehen werden. Die Kongresse waren und sind die Meilensteine, zwischen denen das übrige Leben der deutschsprachigen Dermatologen eingebettet ist. Die Rückerinnerung vieler Dermatologen knüpft sich an die Tagungen der Deutschen Dermatologischen Gesellschaft, sie sind die Zeitpunkte, nach denen andere Ereignisse eingeordnet werden.

Neben dem Tagungsbericht gibt der Generalsekretär der Deutschen Dermatologischen Gesellschaft den Geschäftsbericht heraus, der im Anfang eine Übersicht über alle vorausgegangenen Tagungen, bisher also 30, in Form einer Tabelle enthält.

Die Tagungsorte sind über den deutschen Sprachbereich verstreut, und wirft man darüber hinaus einen Blick auf die Namen der Tagungsleiter, Referenten und Redner, so findet man neben den bekannten Persönlichkeiten der Deutschen Dermatologischen Gesellschaft führende Vertreter unseres Fachgebietes aus vielen Ländern. Es ist verwunderlich, daß einige Städte zweimal, andere aber nie Tagungsorte waren. In Breslau tagten die Dermatologen deutscher Sprache sogar dreimal, offenbar konnte eine so bedeutende Persönlichkeit wie Neisser zweimal innerhalb von sieben Jahren, beide Male unter demselben Vorsitzenden Kaposi, die Tagung an sich ziehen. Später wirkte dort H.A. Gottron, und so wurde wiederum einer der führenden Köpfe unserer Gesellschaft Leiter einer Tagung in Breslau.

Im Vorwort der Verhandlung zum 1. Kongreß, gehalten zu Prag vom 10. bis 12. Juni 1889, heißt es: „Die Deutsche Dermatologische Gesellschaft bildete sich im Sommer 1888 infolge eines Aufrufes, den die Herren Neisser und Pick an die Fachgenossen erließen." Ein provisorischer Ausschuß wählte Prag als ersten Versammlungsort mit Pick als Präsidenten. Die relativ späte Gründung einer eigenen Deutschen Dermatologischen Gesellschaft führte Pick in seiner Begrüßungsrede auf die vielseitigen und engen Beziehungen zwischen der dermatologischen Forschung und jener auf anderen medizinischen Gebieten zurück.

Am Tage vor der Eröffnung des Kongresses trat der Ausschuß der Deutschen Dermatologischen Gesellschaft zu einer Sitzung zusammen, stellte die Tagesordnung für den Kongreß selbst fest und nahm die Aufnahme neuer Mitglieder vor, eine Gepflogenheit, die sich bis heute erhalten hat. Von dem Kongreßbericht heißt es: „Der Bericht, der in den folgenden Blättern vorliegt, wird trotz seiner an manchen Stellen vorhandenen Lückenhaftigkeit ein Bild der nicht erfolglosen Arbeit des Prager Zusammenseins entwerfen", sicher ein Understatement, aber offenbar gingen schon damals die Referate nur zögernd oder nicht ein. Glaubt man dem Erscheinungsjahr, so ist der 368 Seiten lange Tagungsbericht noch im Jahr der Tagung, also binnen 6 Monaten, erschienen. Mit dem Kongreß verbunden war auch eine Ausstellung, die bereits eine Mischung von wissenschaftlicher Ausstellung im engeren Sinne und Industrie-Ausstellung war.

Bemerkenswerterweise befaßte sich der 1. Kongreß der Deutschen Dermatologen zunächst mit der Lepra, wahrscheinlich unter dem Einfluß von Neisser, der selbst über die Struktur der Lepra- und Tuberkelbakterien berichtete. Aber nach 56 Seiten Lepra-Referaten folgten dann Abhandlungen über die verschiedensten dermatologischen und venerologischen Veränderungen, darunter eine Ausführung von Kaposi mit dem Thema „Bemerkungen über die jüngste Zoster-Epidemie und zur Ätiologie des Zosters", in der er feststellt, daß der Zoster zwar zu allen Jahreszeiten sporadisch vorkommt, aber überdies noch in ziemlich regelmäßigen Perioden in auffallend großer Zahl und dichter Kumulierung, gleichsam als Epidemie. Auch aufgrund anderer Beobachtungen kommt Kaposi zu dem Schluß, es müsse sich beim Zoster um eine Infektionskrankheit handeln, eine Ansicht, der widersprochen wurde. Dieser 1. Kongreß hatte bereits sechs Sitzungen an drei Tagen, und im Schlußwort sagte wiederum Pick, daß in Bezug auf die Zahl der Vorträge vielleicht etwas zu viel geschehen sei, etwas weniger wäre mehr gewesen. „Es wäre vielleicht für künftige Kongresse im Interesse der Sache günstiger, wenn wir uns auf wenige Fragen beschränken würden, welche frühzeitig bekanntgegeben, zur Diskussion gestellt werden möchten." In etwas modernerer Form fällt auch diese Äußerung gewöhnlich, meist hinter den Kulissen, nach der Tagung und wenn das neue Programm aufgestellt wird, doch dann siegt die Realität.

Der 4. Kongreß in Breslau 1894 mit Neisser als Tagungsleiter hatte unter den neuen Mitgliedern, darunter Kollegen aus aller Welt, so aus Santiago, Bukarest, London (Pringle), Petersburg, als 52. und letzten Neuaufgenommenen Ferdinand Zinsser, damals noch Bern, den späteren ersten Direktor der Kölner Universitäts-Hautklinik.

1894 stand schon in der Geschäftsordnung, daß alle Vorträge frei gehalten werden sollten und daß Ausnahmen nur der Vorsitzende mit Zustimmung der Versammlung gestatten dürfe. Auch wurde die Anregung akzeptiert, bei der Festsetzung der Tagesordnung künftiger Versammlungen neben den theoretischen mehr als bisher praktisch-therapeutische Themen zu berücksichtigen. Der Jahresbeitrag wurde auf DM 10,– festgesetzt. Zieht man die Kaufkraft des Jahres 1894 in Betracht, so ist der heutige Beitrag von DM 45,– bescheiden. Im Vorstand der DDG finden sich Namen wie Arning, Ehrmann, Finger, Jadassohn, Jarisch, Kaposi, Lesser, Neisser, Pick und Veiel (s. dazu O. Gans, Hautarzt 16, S. 418 ff, 1965).

Das erste Referat galt den modernen Systematisierungsversuchen in der Dermatologie, es wurde von Kaposi gehalten, der sich ganz gemäß seinem Lehrer und Schwiegervater Hebra auf die Morphe und nicht die Ätiologie stützte. Der zweite „Schwerpunkt" der Tagung waren die Dermatomykosen. Bemerkenswert sind Beiträge von Touton und Neisser über das Molluscum contagiosum mit perfekter Demonstration der Entwicklung der Molluskumkörperchen. Im Tagungsbericht sind Mikrophotographien abgebildet, auf deren Herstellung an anderer Stelle Neisser noch ausführlicher eingeht. Damals kam bereits die Einsicht auf, daß die Photographie die Moulagen und Zeichnungen ablösen werde.

Beim 5. Kongreß in Graz 1895 war die Zahl der Mitglieder auf 199 angestiegen. Neben der Syphilis war die Lehre vom Pemphigus eines der Hauptthemen. Glaubt man der Tabelle in den Geschäftsberichten der DDG, so müßte der nächste Kongreß in Straßburg 1898 ein besonders kurzer gewesen sein, der Tagungsbericht aber umfaßt 599 Seiten, von denen etwa die Hälfte den Geschlechtskrankheiten gewidmet ist. Buschke berichtete in 41 Seiten über die Hautblastomykose, und andere Autoren erwähnten bei der Gonorrhoe die Myositis, Bursitis und Polyneuritis. Wolff, der Tagungsleiter, demonstrierte einen Patienten mit Acanthosis nigricans: „Ich stelle Ihnen hier einen einzig typisch schönen Fall vor", er zeigte auch einen Patienten mit Lepra, die sich dieser auf seinen Reisen erworben hatte, also auch damals gab es schon mitgeschleppte Erkrankungen durch den Tourismus, wenn auch seltener. Blaschko sprach den bemerkenswerten Satz: „Daß die weibliche Gonorrhoe nicht in allen Fällen unheilbar ist, werden die meisten von Ihnen zugeben." Aus der Feder von Touton stammt das 120 Druckseiten lange Referat über die Ätiologie und Pathologie der Akne. Die Acne medicamentosa war bereits wohl bekannt, und Neisser bemerkt in der Diskussion, daß er auf Phenacetin ein papulopustulöses Exanthem bekomme. Einen besonderen Einfluß der Diät auf die Akne habe er nicht konstatieren können, nicht einmal, wie weit Fettreichtum oder Fettarmut der Nahrung den Aknezustand beeinflusse.

1906 fand der 9. Dermatologen-Kongreß in Bern statt, Tagungsleiter waren Jadassohn und Veiel. Die Referate von Neisser und E. Hoffmann standen im Zeichen der großen Entdeckung des Erregers der Syphilis durch Schaudinn und Hoffmann. E. Hoffmann bemerkt in seinen Lebenserinnerungen, Neisser habe ihm zunächst kein Referat geben wollen, eine bemerkenswerte Feststellung!

Die 10. Tagung 1908 unter der Leitung von K. Herxheimer in Frankfurt hebt sich wiederum durch Redner und Themen hervor. Paul Ehrlich sprach faszinierend über moderne Chemotherapie, seine Genialität durchstrahlte seine Ausführungen, wie Zeitgenossen bemerkten. Der Pathologe Albrecht, bekannt durch seine Konzeption der Hamartome, referierte über die Stellung der Hautgeschwülste in der Geschwulstlehre und Hammer über die Bedeutung der Vererbung für die Haut und ihre Erkrankungen, ein Vortrag, der nach den Erinnerungen von E. Hoffmann aber nicht in seiner Tragweite verstanden wurde. Bloch behandelte die Hautimmunität, das Tagungsprogramm mutet also sehr modern an. Die nächsten Tagungen befaßten sich vornehmlich mit Fragen zur Pathogenese und Therapie der Syphilis mit berühmten Referenten wie: Noguchi, Nonne, Kyrle, Sachs, Rost, Kolle. Auf dem 13. Kongreß in München 1923 sprachen zur Ätiologie und Pathogenese des Ekzems Redner wie: Kreibich, Bloch, Riecke und F. Pinkus. Es vollzog sich hier ein Ereignis, das von Vertretern anderer Fachrichtungen in seiner Bedeutung offenbar höher eingeschätzt wurde als von den Dermatologen. H.W. Siemens trug nämlich hier am 22. Mai 1923 über die vergleichende Zwillingsforschung vor, und zwar „Über die *polysymptomatische* Inspektionsdiagnose der Eineiigkeit, den *statistischen* Vergleich mit dem Verhalten zweieiiger Zwillinge, die Bedeutung des Nachweises der Nichterblichkeit, des Nachweises der Erblichkeit von *polymeren* Merkmalen und den Nachweis geringfügiger erblicher Dispositionen bei im übrigen nicht erblichen Eigenschaften". Wie Siemens in einem historischen Überblick (Hautarzt 21, S.82, 1970) bemerkt, war dies die erste Veröffentlichung dieser Gedankengänge, die dann aber sofort von anderen aufgegriffen wurden.

Rückblickend gesehen, zeugt es von der Weit- und Umsicht A. Marchionini's, daß er in die neugegründete Zeitschrift „Hautarzt" eine Sektion zur Geschichte der Dermatologie aufnahm, die späteren Generationen einmal wichtige Einsichten verschaffen wird, besonders dort, wo Autoren aus eigenem Miterleben berichten. Liest man nämlich die Begrüßungs- und Schlußreden in den Verhandlungsberichten, so scheint große Harmonie geherrscht zu haben, die Diskussionsbemerkungen dagegen decken oft so hart Gegensätze auf, wie sie heute nicht mehr zu Tage treten, wohl weil wir in größerem Maße von Gegebenheiten ausgehen dürfen und müssen, als es damals der Fall war, etwa bezüglich der Erreger mancher Krankheiten. Wie es aber hinter den Kulissen zuging, zeigt der Rückblick von Oscar Gans (Hautarzt 16, S. 418, 1965), der aus dem Erleben und Erzählen von Karl Herxheimer in Übereinstimmung mit den Erinnerungen von E. Hoffmann berichtet, daß namhafte Dermatologen, nämlich Koebner und Unna, tätlich aneinander gerieten und harte Verbalinjurien fielen.

Vom 13. Kongreß in München an gewinnen Referate über allergische und immunologische Vorgänge an der Haut zunehmendes Gewicht, in Bonn berichteten Hans Meyer und G. Miescher über die Biologie und Pathologie der Röntgenstrahlenwirkung. Beim 16. Kongreß 1929 in Königsberg ist Vererbungsforschung wieder Hauptthema.

Dem Verhandlungsbericht des Jahres 1934 sieht man von Umfang und Gehalt her den schweren Verlust an, den die deutsche Dermatologie durch die „Ausschaltung" jüdischer und „andersdenkender" Kollegen erfahren hatte. Es drängten sich die Dermatologen in den Vordergrund, die E. Hoffmann als die „Nichterwählten" charakterisiert.

Bei dieser Tagung berichtete Bering, Köln, über wissenschaftliche Grundlagen zur Begutachtung und Anerkennung der Gewerbekrankheiten der Haut, also über sein Hauptarbeitsgebiet.

Die 18. Tagung in Stuttgart 1937 stellte die Epikutantestung zur Diskussion, selten war eine Tagung so auf ein einziges Thema ausgerichtet. 1942, mitten im zweiten Weltkrieg, waren verständlicherweise Schädigungen der Haut durch Einwirkung von Kälte und Hitze aktuell, aber auch der Zusammenhang Ernährung — Stoffwechsel — Haut wurde behandelt, so von Felix und F. Hoff. Auch die Geschlechtskrankheiten standen wieder im Vordergrund, bedingt durch deren Anstieg im Kriege.

Nach dem zweiten Weltkrieg bahnte die Unna-Tagung in Hamburg, konzipiert von dem großen Diplomaten unseres Faches, den Weg zu der nächsten offiziellen Tagung der DDG in Heidelberg, ein kaum zu überschätzender Verdienst Marchionini's um die Dermatologie.

Anläßlich der Heidelberger Tagung gab der Tagungsleiter, W. Schönfeld, eine Übersicht über die ersten 60 Jahre der Deutschen Dermatologischen Gesellschaft. Gäste aus dem Ausland, so Berta Ottenstein, waren wieder vertreten. Tagungsthemen waren die Chemo- und antibiotische Therapie der Haut- und Geschlechtskrankheiten mit Referenten wie Domagk, Kimmig, Robert, Miescher, Schuermann und Löhe. Außerdem stand die Beziehung zwischen Innerer Medizin und Dermatologie zur Diskussion. Bei den frühen Kongressen findet man in Ansprachen eher Hinweise darauf, wie sich die Dermatologie von der Inneren Medizin unterscheide und daß die Abspaltung der Dermatologie nicht anderen Disziplinen zum Schaden, sondern zum Vorteil gereiche.

Der Heidelberger Kongreß und die folgende Frankfurter Tagung 1952 sind für viele jetzt (noch) aktive Dermatologen die ersten Tagungen, die sie besucht haben. Die Frankfurter Tagung stand unter der Leitung von Oscar Gans. Die Physiologie der Haut wurde von Kapazitäten wie Ebbecke, Rothman und Franz Herrmann abgehandelt, J. Kimmig sprach über die Strahlendermatosen, Wachsmann und Proppe über Röntgentherapie und Schreus über Strahlentherapie als integrierender Bestandteil der Dermatotherapie, er war ein lebender Beweis dafür, daß man die operativen Methoden an der Haut und die Strahlentherapie zu beherrschen vermag. Auch die anderen Hauptreferenten, wie Touraine, Miescher, Storck und Arzt, trugen zu dem hohen Niveau dieser Tagung bei. Nicht wenige Erinnerungen knüpfen sich an einzelne Teilnehmer, besonders auch an Stephan Rothman, der Deutschland zum ersten Mal nach vielen, für ihn ganz besonders harten Ereignissen wieder besuchte. Seine außerordentlich stimulierende Art hatte in den USA junge, talentierte Mediziner für die Dermatologie begeistert und damit einen bis heute anhaltenden, steilen Aufstieg unseres Faches in den USA erreicht. Er verhielt sich genau so, wie er deutsche Professoren charakterisierte, nicht zuletzt im Hinblick auf seine Vergeßlichkeit. Als er sein Kongreßprogramm vermißte und eine für das Gelingen des Kongresses mitverantwortliche Kollegin ihm bedauernd mitteilte, es sei kein Programm mehr vorhanden, entgegnete er: „Stehlen Sie eines für mich!" Natürlich fand man sein Programm, er erhielt es zurück mit der Aufschrift: Für sie gestohlen!

Mit der Forderung nach einem bescheidenen äußeren Rahmen wird oft auf die Frankfurter Tagung hingewiesen, denn die betonte Bescheidenheit und persönliche Anspruchslosigkeit des Tagungsleiters setzten dem äußeren Rahmen, ebenso wie die damaligen Zeitverhältnisse, Grenzen. Man hätte diesem Kongreß das Motto geben können: Mehr sein als scheinen. Manche bedeutenden Persönlichkeiten der Dermatologie der vergangenen Epoche waren anwesend, wie Erich Hoffmann, ohne daß die Jüngeren diese Gelegenheit genügend genützt hätten, um sich über Vergangenes zu orientieren. Zwar spendete Erich Hoffmann reichlich Erzählungen aus seinem Anekdotenschatz, die seine Größe aber leider für den jungen Menschen mehr verdeckten als offenlegten. Nur wer mit Erich Hoffmann Fachfragen erörtern konnte, weiß um sein großes Wissen und seine ungewöhnlichen Fähigkeiten. In diesem Sinne spricht auch die Rückschau anläßlich des Londoner 10. Internationalen Kongresses über die vorausgegangenen 9 Tagungen, die er in hohem Alter verfaßte (s. Hautarzt 3, S. 289, 1952).

Allen späteren Tagungsleitern zum Trost: Trotz des Organisationsgenies Oscar Gans mit der vollen Befugnis des Ordinarius von 1952, wegen der begrenzten Planstellen und der noch geringeren Möglichkeit der Niederlassung war diese damals groß, dauerte es zwei Jahre, bis der Kongreßband erschien.

Bei der Tagung in Wien 1956 tauchte zum ersten Male das Thema Histochemie der Haut auf einem Kongreß der DDG auf, obwohl Unna 1925 das Pionierwerk der „Histochemie der Haut" veröffentlicht hatte. Es wird zwar gelegentlich zitiert, aber ebensowenig wie die Biochemie der Haut gelesen und nachgearbeitet. Ähnlich geht es einem anderen bedeutenden Werk der Histochemie, das unter dem Titel „Grundriß der Histiophysiologie" von Erich Ries, Leipzig 1938, erschien. Die Referenten zum Tagungsthema Histochemie waren Braun-Falco, Spier und Steigleder.

1958 wurde bei der 24. Tagung in Düsseldorf von zwei Nicht-Dermatologen, nämlich Horstmann und Nemetschek, über die elektronenmikroskopische Struktur der Haut referiert. Innerhalb der Dermatologie hatte Oscar Gans, Frankfurt, derartige Untersuchungen an kranker Haut durch Kappesser und an Spermien durch E. Landes inauguriert. Auf der 25. Tagung in Hamburg 1960 mit J. Kimmig als Tagungsleiter standen endlich die Nebennierenrindenhormone zur Diskussion, mit Kühnau, Weissbecker und Grüneberg als Referenten. Grüneberg war einer der ersten, der innerhalb der Dermatologie die besondere Bedeutung dieser Substanzen erkannte. 1963 spiegeln die Themen bei der Tagung in Zürich die Fortentwicklung in der Medizin wider. Die Arzneiexantheme und die Penicillin-Behandlung der Syphilis in den letzten 20 Jahren standen u.a. zur Diskussion.

Die 27. Tagung in Freiburg 1965 hat die Psoriasis vulgaris als ein Hauptthema, erstmals wird durch zahlreiche Referate namhafter Autoren den Veränderungen des Haares gebührende Aufmerksamkeit geschenkt. In der Kongreßübersicht überwiegen die Namen die Themen, ein Anzeichen, wie gründlich der Tagungsleiter Kalkoff die einzelnen Aspekte beleuchten ließ. Die Sarkoidose konnte natürlich in Freiburg als Verhandlungsgegenstand nicht fehlen.

Die 28. Tagung der Deutschen Dermatologischen Gesellschaft in Tübingen fand 1968, wie auch schon zuvor, zusammen mit der Deutschen Gesellschaft für Lichtforschung statt, unter Leitung des späteren Präsidenten unserer Gesellschaft, W. Schneider. Präsident der Deutschen Gesellschaft für Lichtforschung war das spätere Ehrenmitglied der DDG, Schulze, leider auch inzwischen verstorben. Schulze war ein bisher nicht genügend gewürdigter Pionier der Strahlenforschung, dem die Neigung zur Publicity fehlte.

Bestimmt wurde die Tagung durch Hauptreferate zu den Autoimmun- und Autoaggressionskrankheiten, mit Letterer, Cormane und Spier als Referenten. Ablagerungsdermatosen, die chronisch-venöse Insuffizienz und die unerwünschten Wirkungen durch Arzneien standen ebenso zur Diskussion wie tropische Dermatosen, die Mikrozirkulation der Haut, Lichtwirkung und -nebenwirkungen, aber auch Wärmestrahlenbelastung und Gegenregulation. Besonders hingewiesen sei auf ein Symposion über „Dokumentation und Statistik", ein Thema, das wiederum die Entwicklung in der Medizin spiegelt. E. Landes hielt einen Vortrag über die Behandlung von Karzinomen und Präkanzerosen mit 5-Fluorouracil.

Das Rahmenprogramm erschloß Schönheit und Kultur der Tübinger Seite des Schwarzwaldes. Auch dieser Kongreß war von Inhalt und Rahmen her ein unvergeßbares Erlebnis.

In Berlin 1971 befaßte man sich unter dem Vorsitz von Spier und Stüttgen mit drei Hauptthemengruppen der Grundlagenforschung, das vierte Thema war das maligne Melanom mit einer Bilanz der Ergebnisse der Arbeitsgemeinschaft „Malignes Melanom". In den Symposien wurden die dermotropen Nebenwirkungen der Kontrazeptiva diskutiert. Ein „Rundtischgespräch" galt Fragen bei der gewerbedermatologischen Begutachtung. Wiederum drückt sich in der Themenstellung der Tagung aus, vor welche Probleme der Dermatologe gestellt war: Der außerordentliche Fortschritt der Grundlagenforschung sollte hier gleichsam eingefangen werden, der Anstieg der Melanome zwang dazu, diese noch genauer zu erforschen, und mit den neuen Hormonpräparaten war der Dermatologe ständig konfrontiert. Viele Erinnerungen an die deutsche Geschichte, die Geschichte der Dermatologie in Deutschland und Berlin wurden wach, besonders bei solchen, die Berlin seit langer Zeit wieder zum ersten Male und jetzt geteilt sahen. Die Kongreßübersicht im Tagungskalender wirkt schon fast wie das Inhaltsverzeichnis eines Lehrbuches.

Die 30. Tagung 1974 im sonnenbestrahlten Graz mit H. Kresbach als Tagungsleiter und H. Weitgasser als Generalsekretär ist wohl den meisten Teilnehmern eine sehr gegenwärtige, schöne Erinnerung, sie mußte zum Alptraum werden für denjenigen Tagungsleiter, der den nächsten Kongreß auszurichten hatte, zumal dieser zu einem ungünstigen Zeitpunkt in einer ungünstigen Jahreszeit stattzufinden hatte, aus Rücksicht auf andere Tagungen.

Das Grazer Programm trägt deutlich die Zeichen des 8. Jahrzehntes des 20. Jahrhunderts. Zweimal kommt in den Themen das Wort „Fortschritt" und zweimal das Wort „aktuell" vor, auch im Kölner Vorprogramm ist dieses Zeitzeichen zu sehen. Im Vordergrund der Grazer Tagung standen Therapie und Immundermatologie, die Virusinfektionen, die Berufsdermatosen, die jetzt besonders aktuell gewordenen Retikulosen wurden abgehandelt, und erstmals ging es um die dermatologische Didaktik, auch ein Lieblingskind der Zeit. Es empfiehlt sich, Schulbücher einmal neu zu studieren, die vor dem ersten Weltkrieg verwendet wurden. Der Begriff des programmierten Lernens war damals unbekannt, aber zum Teil in vorbildlicher Form verwirklicht.

Damit sind wir bei der 31. Tagung in Köln angelangt, über die in diesem Band berichtet wird.

Die Ereignisse zwischen den Tagungen wurden in den Geschäftsberichten festgehalten, die anläßlich eines jeden Kongresses der Deutschen Dermatologischen Gesellschaft herausgegeben werden. Seit einigen Jahren erscheinen auch Mitteilungen der DDG in unregelmäßigen Abständen im *HAUTARZT*, vor allem nach den Ausschuß-Sitzungen der Deutschen Dermatologischen Gesellschaft.

Allen Mitgliedern der DDG ist somit eine lebendige Anteilnahme am Leben der Gesellschaft möglich, sie können die Geschichte der Dermatologen deutscher Sprache nachvollziehen, auch wenn sie nach vielen Jahren die Verhandlungs- und die Geschäftsberichte lesen. Modische Strömungen versiegen, das Notwendige und Richtige dauert, auch in der Dermatologie.

Die Deutsche Dermatologische Gesellschaft besteht nun fast 90 Jahre und ist in ein Zeitgeschehen eingebettet, das nicht nur für Menschen unseres Sprachraumes eine Tragödie bedeutet. Nimmt man den ersten Kongreßbericht und den letzten zur Hand, so sieht man, daß sich unsere DDG als dauerhafter erwiesen hat als Ideologien und mächtige Reiche, die in dieser Zeit zerbrachen.

Dieser Beitrag erschien im DERMA-REPORT I, Kongreß-Sonderdienst der „Zeitschrift für Hautkrankheiten H & G", Berlin/Köln, März 1977, und wurde wegen des allgemeinen Interesses in Kongreßband übernommen.

Zur Geschichte der Universitäts-Hautklinik Köln

G. K. Steigleder, Köln

Am 21. Mai 1388 unterzeichnete Papst Urban VI. die Stiftungsurkunde für die Universität in Köln. Es heißt darin: In der Stadt Köln soll fortan eine Universität sein nach dem Muster der Universität Paris und für immer dort bleiben. Köln erhielt damit eine der ersten deutschen Universitäten nach Prag 1348, Wien 1365 und Heidelberg 1366.

Nach der Gründung im Jahre 1388 bestand die Universität bis 1798. Damals fiel sie nach dem Einmarsch der französischen Revolutionsarmee der „Unterrichtsreform" zum Opfer und wurde in eine Zentralschule umgewandelt. Bereits vor Gründung der Universität lehrten in den Studienhäusern der Orden bedeutende Gelehrte, an der Spitze Albertus Magnus, der Lehrer Thomas von Aquins, und später Duns Scotus. Unter den Medizinern der Kölner Universität ist Peter Holtzemius (an der Universität 1612–1651) hervorzuheben, der 1627 eine berühmte Pharmakopoe schrieb und so Köln eine Apotheker-Ordnung gab.

Zum Untergang der Kölner Universität trug die Tatsache bei, daß 1786 in Bonn die Kurkölnische Akademie die Rechte einer Landesuniversität erhielt, und das Wiederaufleben wurde dadurch verzögert, daß durch preußische Kabinettsorder 1818 in Bonn eine Rheinische Universität beschlossen war. Die Bereitschaft zur Wiedereröffnung bzw. Neugründung der Universität in Köln wuchs im vergangenen Jahrhundert mehr und mehr und wurde durch große Persönlichkeiten des Kölner Bürgertums getragen, aber erst durch die Energie des großen Oberbürgermeisters Konrad Adenauer wurde die Universität zu Köln am 20. März 1919 Wirklichkeit. Damals stimmte die Kölner Stadtverordneten-Versammlung der Gründung einer städtischen Universität zu, deren Kosten allein von der Stadt getragen werden sollten, und schon am 12. Juni 1919 sprach der erste Rektor der Universität, Christian Eckert, bei der Eröffnungsfeier im Großen Saal des Gürzenich. In Anbetracht der damaligen Zeitumstände war die Übernahme der Verpflichtungen zum Unterhalt einer Universität ein Beweis großes Mutes und entschiedener Tatkraft der Kölner Bürgerschaft und ihrer Vertreter, im besonderen auch ihres Oberbürgermeisters.

Mit dermatologischen Aufgaben befaßte man sich in Köln mit Sicherheit bereits vor 800 Jahren. 1189 wird ein Haus für Malade, im wesentlichen für Aussätzige, im Bereich des heutigen Melatenfriedhofes urkundlich erwähnt. Die Kirche dieses Leprosoriums steht heute noch, wurde allerdings durch Bomben erheblich beschädigt und wieder aufgebaut.

Die spätere Universitäts-Hautklinik war bereits Hautklinik der Akademie für Praktische Medizin seit 1904 und von Anbeginn an im sogenannten Moritz'schen Pavillon der Lindenburg, einer ehemaligen Tuberkulose-Klinik, untergebracht.

Der Name Lindenburg leitet sich von einem am Ende des 18. Jahrhunderts erbauten Herrenhaus her, das umgeben von hohen Bäumen und prächtigen Parkanlagen burgähnlich wirkte. Später befand sich auf diesem Gelände eine private Krankenanstalt, vornehmlich für Geisteskranke und ausgesprochene Pflegefälle, die dann 1817 in den Besitz der Stadt Köln überging. 1904 entstand auf diesem Gelände das damals modernste Klinikum des Deutschen Reiches.

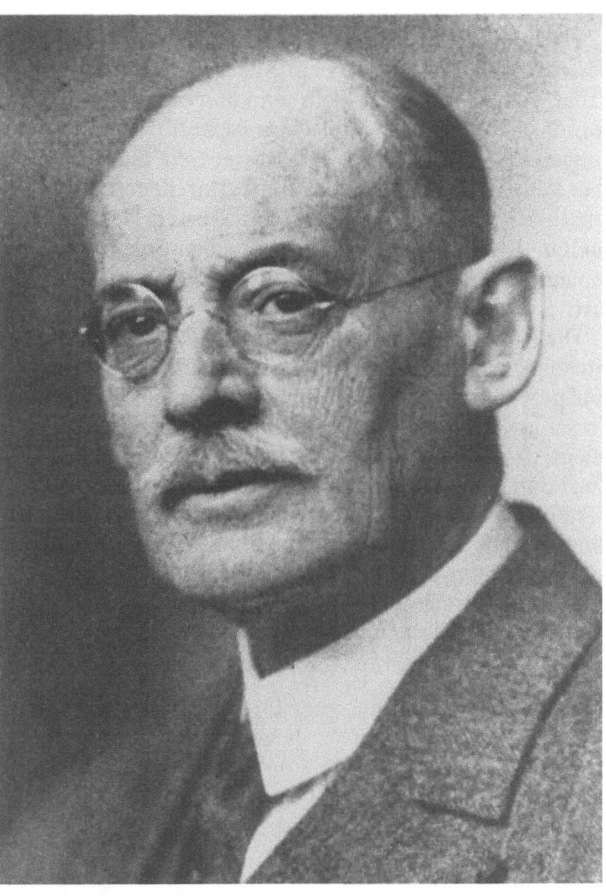

Abb. 1. Prof. Dr. Ferdinand Zinsser, 1. Direktor der Univ.-Hautklinik

Der erste Leiter dieser Hautklinik war seit 1903 Ferdinand Zinsser. Im Stundenplan eines Fortbildungskurses für auswärtige praktische Ärzte vom 2. bis 19. November 1910 finden wir bereits eine Vortragsveranstaltung: Wassermann'sche Reaktion und Therapie der Syphilis, gehalten von Zinsser in der Lindenburg. Walther Krantz hat (Hautarzt Bd. 3, S. 191, 1952) seinem Lehrer Ferdinand Zinsser den Nachruf geschrieben. Ferdinand Zinsser war am 11.2.1865 in New York geboren als Sohn eines Arztes, der Deutschland aus politischen Gründen hatte verlassen müssen. Zinsser wurde aber zum Besuch eines deutschen Gymnasiums 1877 nach Wiesbaden geschickt. Er studierte Medizin in Bonn, München und Heidelberg, legte sein Staatsexamen in Heidelberg und New York ab und wurde dann Schüler des Internisten Curschmann und des Dermatologen Lesser (s. dazu E. Hoffmann: Edmund Lesser und seine Zeit, Hautarzt Bd. 3, S. 224, 1951). Mit Lesser ging er als Assistent nach Bern. Seit 1894 war Zinsser als Hautarzt in Köln niedergelassen und seit 1903 Leiter der Abteilung für Haut- und Geschlechtskranke in den Krankenanstalten der Stadt Köln, 1904 wurde er zum Dozenten an der Akademie für Praktische Medizin ernannt, und seit 1919 war er der erste Ordentliche Professor für Dermatologie an der wiedergegründeten Kölner Universität. 1927/28 amtierte er als deren Rektor, 1931 wurde er emeritiert und starb 1952 in Tübingen. Auf dem Gebiet der Mundschleimhauterkrankungen, aber auch auf dem Sektor der Venerologie galt Zinsser als souveräner Meister. Im Jadassohn'schen Handbuch bearbeitete er den Abschnitt: Hautkrankheiten und Mundschleimhaut, und veröffentlichte ein Buch: Syphilis und syphilisähnliche Erkrankungen des Mundes, das in mehrere Sprachen übersetzt wurde.

Nach Krantz war Zinsser ein Mann, der merkantile Beweggründe nicht kannte, ein Ritter ohne Furcht und Tadel, ein selbstsicherer Weltmann und ein aufrichtiger, grundanständiger Charakter. Wissenschaftlichen Bestrebungen seiner Mitarbeiter ließ Zinsser freie Bahn, übte aber keinerlei Druck aus auf Mitarbeiter, denen die wissenschaftliche Betätigung nicht lag. Zinssers Name lebt auch in dem heute meist Zinsser-Engman-Cole-Syndrom genannten Krankheitsbild der Dyskeratosis congenita fort.

Die Hautklinik hatte insgesamt 450 Betten. Sie war großzügig angelegt und entsprach den Anforderungen an eine großstädtische Fachabteilung und an eine Lehr- und Forschungsstätte. Auf äußeren Schein war weniger Wert gelegt, desto mehr aber auf das wirklich Wesentliche. Zwei Baracken, vornehmlich für Geschlechtskranke, gehörten noch, so wie es damals üblich war, zur Hautklinik. Eine große Moulagensammlung hat leider nicht die Wertschätzung gefunden, die sie verdiente. In einem Keller aufgehäuft, war sie 1964 in einem solchen Zustand, daß ihre Vernichtung der einzige Ausweg schien.

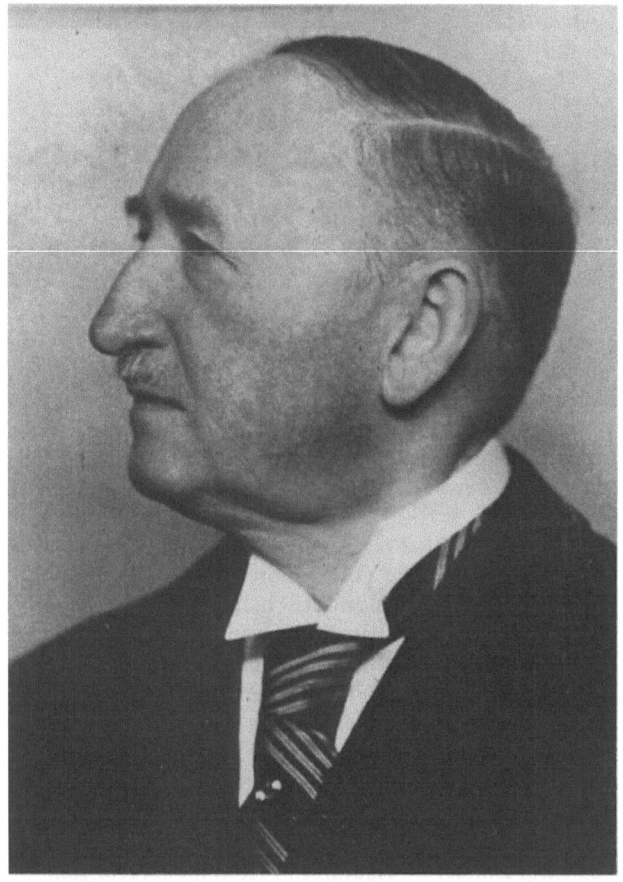

Abb. 2. Prof. Friedrich Bering, 2. Direktor der Univ.-Hautklinik

Nachfolger von Ferdinand Zinsser wurde Friedrich Bering, 1878 in Fröndenberg/Westf. geboren. Er war an der Universitäts-Hautklinik Kiel unter von Düring und Klingmüller ausgebildet worden, hatte aber auch in der Inneren Abteilung in Dortmund und in der Chirurgischen Klinik Bergmannsheil in Bochum gearbeitet. Bering griff als einer der ersten die Fieber-Therapie der Syphilis von Wagner-Jauregg auf und wendete sie auch bei der Frühsyphilis an. In Kiel beschäftigte sich Bering zusammen mit Hans Meyer mit der Strahlentherapie der Hautkrankheiten. 1914 wurde Bering Chefarzt in Essen, er war der Vorgänger von A. Memmesheimer, der wiederum bei Bering in Essen Assistent war, ehe er nach Bonn zu E. Hoffmann ging.

Das eigentliche Lebenswerk von Bering lag auf dem Gebiet der Berufserkrankungen der Haut. Das 1935 mit Zitzke herausgegebene Werk: Berufliche Hauterkrankungen, gilt bis heute als ein Standardtext. Franz Koch, später Leiter der Klinik in Wuppertal, mußte aus politischen Gründen die Tübinger Klinik verlassen. 1936 bis 1945 fand er als Oberarzt bei Bering eine Bleibe und veröffentlichte Arbeiten in Köln über die apokrinen Drüsen und ihre Abszesse, das Gewerbeekzem und die Alkalineutralisation der Haut. Durch Koch wurde unter Bering die Psoriasis-Therapie eingeführt, die bis heute die Standardmethode geblieben ist, einfach deshalb, weil sie sich jedem anderen Verfahren als überlegen erweist. Diese kombinierte, gleichzeitige Anwendung von Dithranol (Cignolin) und Salizylsäure in Vaseline wurde im letzten Jahrzehnt auf der ganzen Welt erneut aufgegriffen.

Die Hautklinik hatte unter der Leitung Bering's die schweren Bombardements auf Köln zu überstehen, denen alle anderen Kliniken fast völlig zum Opfer fielen, so daß schließlich die auch beschädigte Hautklinik und ihr großenteils im Selbstbau errichteter Bunker das letzte Refugium für Kranke, Mitarbeiter des Klinikums und Anwohner war. Die Opferbereitschaft der Augustinerinnen, die damals noch als Schwestern die Hautkranken in Köln betreuten, trug dazu bei, daß diese „Bunkerzeit" in der Universitäts-Hautklinik ein Begriff in Köln geblieben ist.

Bering war Rektor der Universität von 1942 bis 1945, also in einer Zeit, in der diese Position weiß Gott kein begehrenswertes und ein überaus schwieriges und risikoreiches Amt war. Manchen Bedrängten und Verfolgten hat er Schutz und Hilfe geben können, dafür aber zunächst nach dem Kriege wenig Dank erfahren. Bering starb 1950 unmittelbar vor seiner Emeritierung in der Klinik.

Professor Dr. med. Josef Vonkennel, geboren am 9.8. 1897 in München, wurde der Nachfolger Bering's. Nach einer internistischen und gynäkologischen Ausbildung war er zunächst seit 1913 Assistent und seit 1928 Oberarzt unter Heuck an der Hautklinik München-Schwabing. 1934 wurde er an der Medizinischen Fakultät der Universität München habilitiert. 1937 trat er die Nachfolge Klingmüller's an der Universitäts-Hautklinik Kiel an und erreichte als Abwendezusage bei einem Ruf nach Würzburg, daß das Fach Dermatologie in Kiel ab 1. Juli 1941 planmäßiges Ordinariat wurde. Da ihm in Kiel nicht die notwendigen Forschungslaboratorien zur Verfügung gestellt werden konnten, übernahm er bis 1945 den Lehrstuhl an der Universitäts-Hautklinik in Leipzig. 1950 erhielt er den Ruf nach Köln.

Vonkennel's Hauptarbeitsgebiet war die Chemotherapie, und bedeutende Fortschritte sind mit seinem Namen verbunden. 1941 synthetisierte er zusammen mit Kimmig das Isopropylthiodiazol, das die Ausgangssubstanz für die Entwicklung der blutzuckersenkenden Sulfonamidabkömmlinge wurde. Vonkennel und Lembke entdeckten die tuberkulostatische Wirkung der Thiodiazole, die dann später zur Entwicklung der Thiosemikarbazone durch Domagk führte. 1944 gelang es Vonkennel in Leipzig, zusammen mit Kimmig, ein Penicillin für die Behandlung der Gonorrhö zu isolieren. Andere Arbeitsgebiete Vonkennel's waren die Antihistaminika und das Zusammenwirken von Schilddrüse und Haut. Sein Schüler Polemann, jetzt Krefeld, schrieb an der Hautklinik Köln neben anderen einschlägigen Arbeiten ein Standardwerk der Mykologie, und Schoog widmete sich vornehmlich Fragen der Chemotherapie. Zingsheim veröffentlichte eine der grundlegenden Arbeiten über die Sulfhydrilgruppen.

In einer Laudatio auf Vonkennel ist von seinen exakten Formulierungen, seinen messerscharfen Definitionen, seinem hinreißenden Temperament und seinem funkelnden Witz die Rede, alles Eigenschaften, die ihn zum akademischen Lehrer prädestinierten und die in Köln bei Patienten und Kollegen unvergessen sind. Eine besondere Begabung Vonkennel's lag offenbar darin, neue Entwicklungslinien zu erahnen, so verfügte die Hautklinik in Köln über eine komplette Einrichtung zur Anfertigung wissenschaftlicher Filme, nuklearmedizinische Laboratorien waren vorhanden, die plastische Chirurgie wurde von Vonkennel an der Universitäts-Hautklinik Köln sehr früh gefördert, ein Labor diente der Untersuchung der Häutung bei Schlangen. Die Allergietestlabors der Klinik hatten schon damals eine Frequenz, die im Bundesgebiet sicher ihresgleichen suchte, und auch eine kosmetisch-dermatologische Ambulanz war vorhanden mit planmäßigen Stellen für Kosmetikerinnen. Im Hörsaal der Universitäts-Hautklinik bestand die Möglichkeit zur Dreifachprojektion, zur Projektion histologischer Präparate, eine Tonfilmeinrichtung und ein Wandschreiber waren vorhanden, alles Dinge, die sonst in einem so spartanischen Hörsaal fehlen und auch damals in größeren Hörsälen selten komplett anzutreffen waren.

Nach dem plötzlichen Tod Vonkennel's im Jahre 1963 wurde die Klinik zunächst von Prof. Fegeler, Münster, und Prof. Stüttgen, jetzt Berlin, kommissarisch verwaltet, dann von mir übernommen.

Zu den von Vonkennel im Rahmen der Dermatologie gesetzten Akzenten wurden gemäß der Unna-Gans'schen Schule die funktionelle Morphologie, die Psoriasis und die Onkologie Hauptarbeitsgebiete. Im besonderen nahm die Universitäts-Hautklinik Köln die Immuntherapie des malignen Melanoms wohl als erste Klinik der Bundesrepublik auf. Unter den leitenden Mitarbeitern der Klinik sind die Professoren Gartmann, Tritsch, Herrmann und Orfanos sowie Frau Dr. Gottmann-Lückerath zu erwähnen.

Die wissenschaftlichen Arbeiten galten neben der Immuntherapie des malignen Melanoms den Arzneiexan-

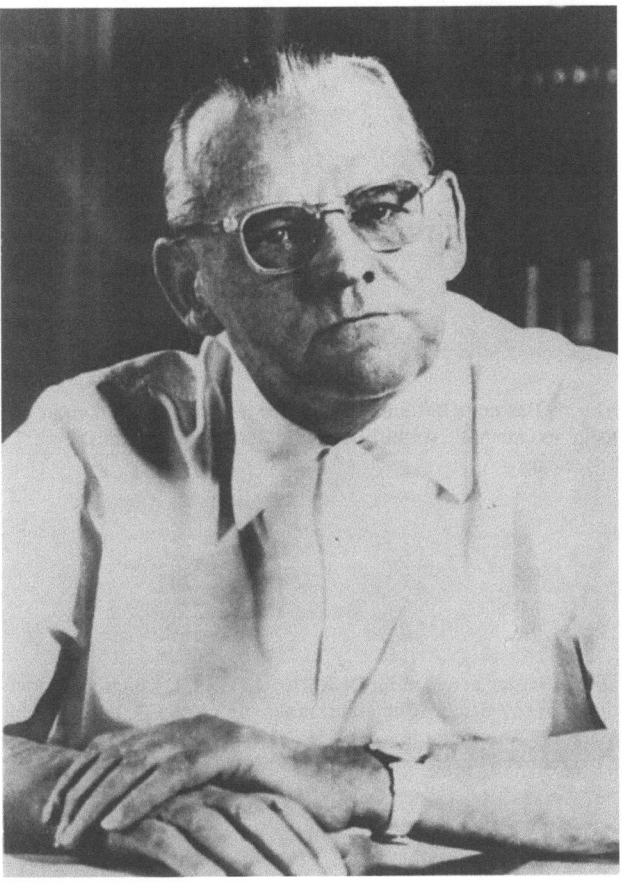

Abb. 3. Prof. Josef Vonkennel, 3. Direktor der Univ.-Hautklinik

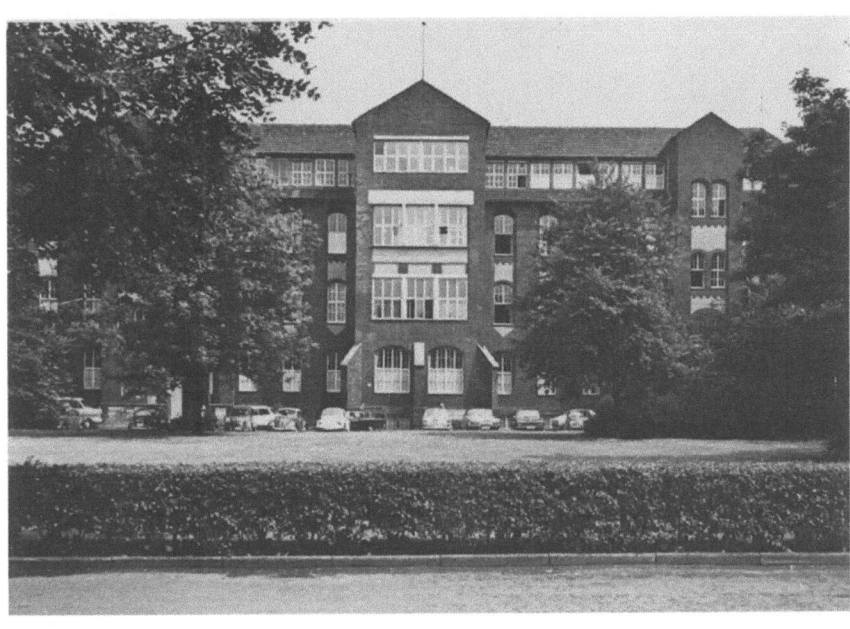

Abb. 4. Die alte Universitäts-Hautklinik in Köln

themen, den entzündlichen Veränderungen im Gesicht und vor allem dem Zellzyklus in der Psoriasispapel. Im Gegensatz zu anderen Autorengruppen gelang es in Köln zu zeigen, daß der Zellzyklus in der Psoriasispapel in höchst charakteristischer Weise gestört ist, möglicherweise durch Veränderungen der Zellmembranen. In Psoriasisschuppen fand sich auch ein fehlerhaft zusammengesetztes Enzym. Erste Untersuchungen mit dem Raster-Elektronenmikroskop am Haar und bei Psoriasis stammen aus Köln. Das REM-Syndrom, die Pomadenkruste der Säuglinge, die Pseudoalopecia areata der Bartregion, das Unguis incarnatus-Syndrom u.a. wurden in Köln erstmals beschrieben, das Krankheitsbild der rosaceaartigen Dermatitis näher charakterisiert. Die Heck'sche Erkrankung und die Plaque-artige Form der Mucinosis wurden in Köln zum ersten Mal in der Bundesrepublik beschrieben. Aus Köln stammen ein Taschenbuch der Dermatologie und Venerologie, ein Werk über die Ultrastruktur der Haut unter normalen und krankhaften Bedingungen, eine Broschüre über operative Maßnahmen an der Haut, Beiträge zu Standardwerken der Medizin, wie der Antibiotika-Fibel, dem Lehrbuch der Allgemeinen Pathologie und der pathologischen Anatomie von Eder und Gedigk (der 29. Auflage des Ribbert-Hamperl'schen Lehrbuches), dem Stämmler'schen Werk über die Pathologie, zu den Taschenbüchern über Alterserkrankungen und praktische Allergiediagnostik, zu einem amerikanischen Lehrbuch der Onkologie der Haut und zu der Current-Therapy 1977. Als jüngstes Kölner Kind erschien zum Kongreß ein Taschenbuch der Therapie der Haut- und Geschlechtskrankheiten.

1974 wurde das alte Kliniksgebäude abgebrochen. Die Hautklinik mußte in das neue Zentralklinikum umziehen. Die Klinik hat jetzt 88 Betten und neben den Routine- und wissenschaftlichen Laboratorien auch Ambulanzen für kosmetische Dermatologie, Allergie, Andrologie, Strahlentherapie und operative Eingriffe; jährlich werden zwischen 16.000 und 20.000 neue ambulante Patienten betreut.

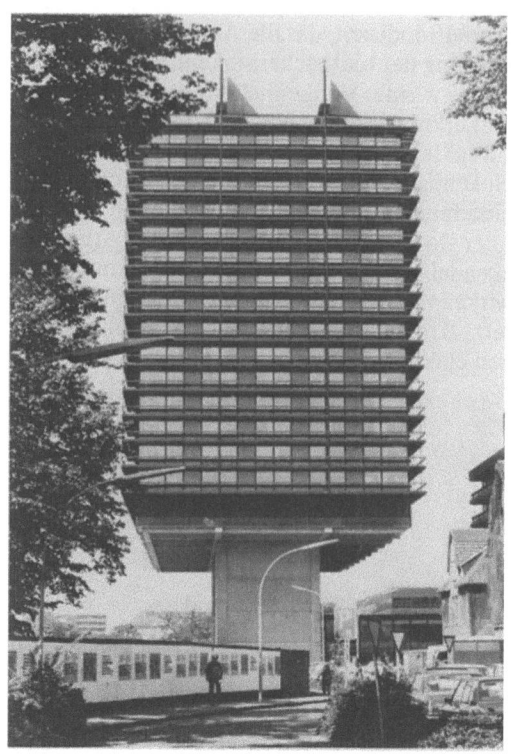

Abb. 5. Das neue Bettenhochhaus der Universitätskliniken in Köln, das auch die Ambulanzen und Stationen der Hautklinik beherbergt

Dieser Beitrag erschien im DERMA-REPORT I, Kongreß-Sonderdienst der „Zeitschrift für Hautkrankheiten H & G", Berlin/Köln, März 1977, und wurde wegen des allgemeinen Interesses in den Kongreßband übernommen.

Eröffnung des Kongresses

Mittwoch, den 30. März 1977

Begrüßungsansprachen	Ehrungen

Begrüßungsansprachen

John van Nes Ziegler, Oberbürgermeister der Stadt Köln

Prof. Dr. Clemens Menze, Rektor der Universität zu Köln

Prof.Dr.F.W. Klussmann, Dekan der medizinischen Fakultät der Universität zu Köln

Prof. Dr. G.K. Steigleder, Tagungsleiter

Ehrungen

Herxheimer-Plakette
Prof.Dr.med. Robert Degos, Paris

Oscar-Gans-Preis
Hauptpreisträger: 1. Hälfte: Constantin E. Orfanos, Köln; Gustav Mahrle, Göttingen
2. Hälfte: Wolfgang Schalla, Josef Gazith und Theodor Siebel, Berlin

2 Förderpreise: Helmut Pullmann, Köln; Klaus Kölmel, Göttingen

Gustav-Riehl-Preis
Otto Male, Wien / Österreich

Hans-Schwarzkopf-Preis
Preisträger 1971
Guiseppe Moretti, Enrico Rampini, Alfredo Rebora Genua / Italien

Preisträger 1977
Hans Günter Meiers, Lemgo (post mortem); Wojciech Kostanecki, Warszawa / Polen

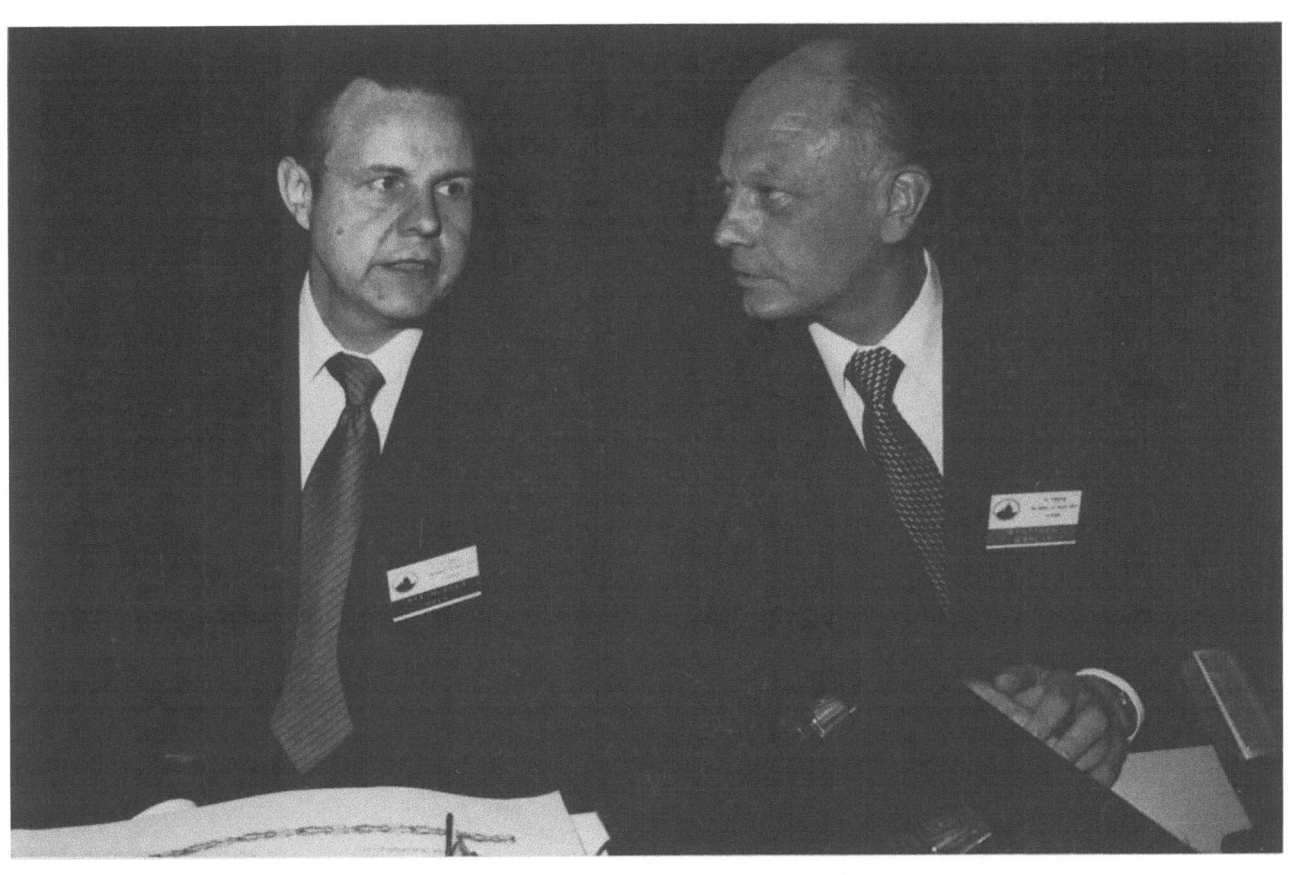

Abb. 6. Der Präsident der Deutschen Dermatologischen Gesellschaft, Prof. G. Stüttgen, Berlin, (rechts) und der Tagungsleiter, Prof. G.K. Steigleder, Köln, (links) bei der Eröffnung der Tagung

Festvortrag des Präsidenten der Deutschen Dermatologischen Gesellschaft

G. Stüttgen, Berlin

Dermatologie in der Industriegesellschaft

Die Dermatologie ist bevorzugt in die Problemstellung Mensch und Umwelt hineingezogen. Die Kontaktfläche Haut hat in der modernen Industriegesellschaft eine wachsende Bedeutung erlangt. Die Diffusionsfähigkeit von Umweltstoffen durch die intakte und die gesteigerte Aufnahmefähigkeit von Fremdstoffen durch die geschädigte Haut stellen Signale dar, nach welchen sich die Entwicklung der Umwelt zu richten hat. Die Gesellschaft fordert von der heutigen Dermatologie eine Auskunft darüber, bis zu welchem Maße die Haut belastbar ist und welche Substanzkonzentrationen in der Umwelt noch vertretbar sind, wenn schädigende Einwirkungen auf den Organismus über die Haut und auf die Haut diskutiert werden. Zu keiner Zeit in der bisherigen Geschichte der Medizin ist die Dermatologie mit Daten für eine Prophylaxe gegenüber einer schädigenden Umwelt in solchem Ausmaß konfrontiert worden wie heute in unserer sich stetig ausweitenden Industriegesellschaft.

Ein medizinisches Fach wächst mit den steigenden Erkenntnissen auf naturwissenschaftlicher Basis und paßt die Programmierung der Therapie den daraus erwachsenen Möglichkeiten an. Die galenische Forschung in der Dermatologie hat es vermocht, eine große Zahl moderner Therapeutika der Haut direkt in Externa anzubieten, die Basis für eine Pharmakokinetik über die Haut zu schaffen. Therapeutika können in der Dermatologie eingesetzt werden, ohne daß der übrige Organismus damit belastet wird. Für viele Probleme, sei es die Immunsuppression oder die Chemotherapie, ist im Einklang mit den übrigen Fächern der Medizin die systemische Verabreichung von Medikamenten weiter notwendig. Auf diesem Gebiet hat die Dermatologie die chemotherapeutischen Probleme der venerologischen Erkrankungen, soweit sie bakteriellen Ursprungs sind, gelöst. Die Venerologie in der Dermatologie hat auf internationaler Basis die Richtlinien geschaffen, die es heute ermöglichen, diese Erkrankungen zu heilen, wenn sie in einem Stadium zur Behandlung kommen, wo irreparable Störungen noch nicht eingetreten sind. Die Problematik der venerologischen Erkrankung beruht nunmehr auf den soziologischen Aspekten der modernen Industriegesellschaft mit der Forderung nach Ausnutzung der Lebenschancen im Verein mit dem Freiheitsbedürfnis des Individuums, womit epidemiologische Probleme geschaffen werden, die unabhängig von der Chemotherapie venerologischer Erkrankungen sind.

Mit all ihren Wurzeln ist die Dermatologie tief in die Industriegesellschaft hineingewachsen. Traditionell ist das Feld der Berufsdermatosen ein wesentliches Gebiet der Arbeitsmedizin, wobei der Wettlauf zwischen Schutz vor erkannten Schadstoffen und Auffinden neuer Aggressoren eine vordringliche Aufgabe ist, die beispielhaft von der Dermatologie bisher wahrgenommen wurde.

Die Dermatologie ist heute beileibe kein kleines Fach mehr. Die Zweige der Dermatologie, die zur langjährigen Ausbildung heute zwingen und Elemente der Facharztausbildung sind, haben eine Ausweitung erfahren, die auch eine enge Bindung an die Grundlagenwissenschaften erfordert. Innerhalb der Medizin hat sich die Dermatologie besonders auf den ihr ureigenen Gebieten weiter entwickelt, und zwar Gebiete, die nur von der Dermatologie weiter wahrgenommen werden können. Die Erkennung allergischer Hauterkrankungen ist an die Erfassung des dermatologischen Bildes und an die Anamnese gebunden. Die durchzuführenden Hautteste sind im engen Kontakt mit den Patienten notwendig, die Skala weiterer Untersuchungen schließt sich an. Das gleiche Bild bietet sich bei den Dermatomykosen, die weiter um sich greifen und deren Diagnose an die primäre Erfassung des klinischen Bildes und an die sofortige Untersuchung des Patienten auf Erregertypen gebunden ist. Die Abnahme des Materials von der Haut erfordert klinische Erfahrung und sollte nicht von theoretischen Instituten übernommen werden, die als wissenschaftliche Einrichtungen andere Prioritäten setzen müssen, die nicht primäre Aufgaben der Dermatologie sind. Gleiche Situationen liegen bei der Erfassung venerologischer Erkrankungen vor. Die Sofortdiagnose – im gesundheitspolitischen Sinn unumgänglich – ist an die schnelle Verwertung der Materialabnahme gebunden, eine Aufgabe, die von den Laboratorien der Dermatologie traditionell gepflegt wird. Es war nicht zuletzt die Dermatologie, die sich bemüht hat, die übrigen Fachdisziplinen der Medizin auf diesem Gebiete so gut zu informieren, daß durch die Fortbildung auf dem Gebiete übertragbarer Erkrankungen, von den venerologischen Infektionen bis zu den tropischen infektiösen Hauterkrankungen, wesentliche Erfolge erzielt wurden.

Die Pockenerkrankung ist auf Grund einer grandiosen Leistung der Weltgesundheitsorganisation durch gezielte Vaccination fast ausgerottet worden. Wir erinnern uns aber noch sehr deutlich an die Zeit, wo der Dermatologe als Experte auf der einen Seite Infektionsketten erkannte und auf der anderen Seite durch die Sicherheit in der Differentialdiagnose kostspielige Fehlalarmsituationen vermied.

Zweifelsohne leben wir in einer Entwicklung, die fächerartig die einzelnen Sektionen der Medizin ausweitet. Vertikal nebeneinander stehen gestaffelt in großer Zahl die Disziplinen, die der Gefahr unterliegen, keine horizontale Verbindung mehr untereinander zu haben. Der fehlende Überblick ist mit der Gefahr behaftet, Prioritäten in Diagnose und Therapie falsch zu setzen. Der Leidtragende wird der Bürger sein, der in eine Diagnosemaschinerie gerät, die seinem persönlichen Bedürfnis in psychologischer und gesundheitlicher Hinsicht nicht mehr genügt. Ich schreibe diese Zeilen nicht ohne Besorgnis, da offenbar die Tendenz gefördert wird, in einem schwerlich zu vertretenden Maße die Einzelgebiete diagnostischer Erfassungen in isolierten Verfahren so nebeneinander zu stellen, daß die gegenseitige Kommunikation untereinander verloren geht; der Patient wird mehr als Werkstück einer Materialprüfung unterzogen, als in seiner individuellen gesundheitlichen Konfliktsituation mit ihren morphologisch erkennbaren und funktionell erfaßbaren Störungen behandelt zu werden.

Die Dermatologie ist besonders dazu berufen mitzuhelfen, die Freiheitsgrade unseres Lebens abzustecken; dem Kontakt mit der Umwelt den Raum zu geben, der zulässig ist, und einzuschreiten, wenn die Aggressivität in der Umgebung, wie Schadstoffe, Verteilung und Charakteristika der Erreger ein Ausmaß annehmen, das mit den Erfordernissen zur Erhaltung der Gesundheit nicht mehr vereinbar ist.

Die Dermatologie hat es früher schwerer gehabt, in der Tagespresse rot-zeilig untergebracht zu werden, obwohl zum Beispiel bereits die beruflichen Hauterkrankungen eine erdrückende Aussagekraft haben. Erst mit der Erkenntnis, daß die Haut ein Resorptionsorgan ist, werden Umweltfakten auf Grund von Umweltkatastrophen als Alarmzeichen gebracht. Sei es die Darstellung der Katastrophe von Seveso, wo die Haut schließlich das Projektionsfeld der durch Inhalation aufgenommenen Giftstoffe war, sei es die Gefahr, daß die Stratosphäre durch Umweltschädigungen ihre UVB-schützende Eigenschaft verliert und nunmehr die Zahl der zu erwartenden Hautschäden durch lichtenergetische Belastung im Computer vorausberechnet werden. Die Industriegesellschaft hat ihre Fragen an die Dermatologie gestellt und dieses Fach hat sich dieser Aufgabe seit jeher angenommen und ist damit zu einem medizinischen Fach geworden, das in seiner Breite wohl erst heute in das Bewußtsein der Öffentlichkeit gekommen ist. Diese Bewußtseinsbildung ist vielleicht der Grund dafür, daß Tendenzen zur Fachspaltung bestehen, da die bisherige Information durch die Dermatologie nicht ausreichend war, sich selbst in ihren gesellschaftlichen Aufgaben darzustellen.

ACTIHAEMYL®

wirkt näher als hautnah

Actihaemyl® bringt Energie in den Regenerationsprozeß der Zelle

Salbe
Gelee

bei Ulcus cruris

Zusammensetzung
Actihaemyl enthält niedermolekulare Wirkstoffe aus enteiweißtem Blut junger Kälber und ist auf die Atmungssteigerung im Mikrospirometer nach Warburg standardisiert.

Actihaemyl-Ampullen
40 mg Extract. sanguin. deprot. sicc./ml

Actihaemyl pro infusione
– 20%   20% Actihaemyl in wäßriger Lösung
– NaCl   10% Actihaemyl in NaCl-Lösung
– Glukose 10% Actihaemyl in Glukoselösung

Actihaemyl-Dragées
40 mg Extract. sanguin. deprot. sicc./Dragée

Actihaemyl-Gelee 20% (fettfrei)
Actihaemyl-Creme 5% (fettfrei, hydrophil)
Actihaemyl-Salbe 5% (fetthaltig)
Actihaemyl-Augengel 20%

Indikationen
Periphere arterielle und venöse Durchblutungsstörungen und deren Folgekrankheiten. Zerebrale Durchblutungs- und Zellstoffwechselstörungen. Thermische und radiogene Haut- und Schleimhautläsionen, Wundheilung (torpide Wunden, Sekundärheilungen, Hauttransplantate). Korneoläsionen verschiedener Genese.

Kontraindikationen
Für Actihaemyl sind bislang keine Kontraindikationen bekannt.

Nebenwirkungen, Begleiterscheinungen
Bei allergischen Dispositionen kann es durch parenterale Actihaemyl Gabe in seltenen Fällen zu allergischen Reaktionen kommen.

Dosierungsrichtlinien und Anwendung
Zur Injektionstherapie initial tägl. 5–10–20 ml i.v. bzw. i.a.; für die Weiterbehandlung 2–5 ml i.v. oder i.m. täglich bzw. mehrmals wöchentlich.

Zur i.v. oder i.a. Infusion durchschnittlich 250 ml Actihaemyl pro infusione täglich oder mehrmals wöchentlich oder 10–20–50 ml Actihaemyl in 200–300 ml Basislösung.

Zur Weiterbehandlung stehen Actihaemyl-Dragées zur Verfügung. Täglich 3mal 1–2 Dragées einnehmen lassen.

Actihaemyl-Gelee zur offenen Wundbehandlung und zur Anfangsbehandlung torpider Ulzerationen. Actihaemyl-Creme zur weiteren Granulationsförderung nach Reinigung der Wunde. Actihaemyl-Salbe zur Nachbehandlung epithelisierender Wunden und Ulzerationen.
1–2 Tropfen Actihaemyl-Augengel mehrmals täglich in das erkrankte Auge einträufeln.

Handelsformen und Preise

Actihaemyl®-Ampullen
5 Ampullen zu 2 ml   DM 34,15
5 Ampullen zu 5 ml   DM 59,15
5 Ampullen zu 10 ml   DM 105,95

Actihaemyl® pro infusione
Infus.-Fl. mit 250 ml Actihaemyl 20%   DM 100,20
Infus.-Fl. mit 250 ml Actihaemyl-NaCl   DM 54,10
Infus.-Fl. mit 250 ml Actihaemyl-Glukose DM 54,10

Actihaemyl®-Dragées
Packung mit 50 Stück   DM 21,50
Packung mit 100 Stück   DM 38,75

Actihaemyl®-Gelee 20%
Tube mit 20 g   DM 12,95
Tube mit 50 g   DM 27,90

Actihaemyl®-Creme 5%
Tube mit 20 g   DM 7,80
Tube mit 50 g   DM 17,20

Actihaemyl®-Salbe 5%
Tube mit 20 g   DM 7,80
Tube mit 50 g   DM 17,20

Actihaemyl®-Augengel 20%
Tube mit 5 g   DM 7,55

Klinikpackungen

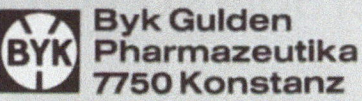

Byk Gulden Pharmazeutika
7750 Konstanz

Neu. Die Psorilux-Methode von Original Hanau. Schon heute die Psoriasis-Therapie von morgen.

Mit der Psorilux-Methode von Original Hanau kann man jetzt Schuppenflechten auch medikamentfrei behandeln. Das bedeutet einen wesentlichen Fortschritt in der Psoriasis-Therapie.

Zwei multidotierte Strahler hoher Leistung ermöglichen sonnenähnliche, intensive Bestrahlungen. Langwelliges, hautfreundliches Ultraviolett (UVA) gelangt in hoher Konzentration auf die erkrankten Hautpartien. Die minimalen UVB-Anteile, die je nach Bedarf ausgefiltert werden können, tragen zur Sensibilisierung des Gewebes bei.

Die entscheidenden Vorteile der Methode von Original Hanau liegen darüber hinaus in extrem kurzen Behandlungszeiten (ab 30 Sekunden) und der mobilen Einsatzform dieses praxisgerecht konzipierten Gerätes. Der Bestrahlungsabstand von 50 cm und mehr stellt für den Patienten eine angenehme Behandlungsform dar.

Die Psorilux-Methode ist schon allein deshalb zukunftsorientiert, weil sie herkömmliche Verfahren durch neue therapeutische Möglichkeiten erweitert.

Informieren Sie sich über die neue Psorilux-Therapie von Original Hanau.

ORIGINAL HANAU
Original Hanau Quarzlampen GmbH
Höhensonne-Straße, D-6450 Hanau

Diagnose: **GONORRHOE**

Die führende Therapie*

Megacillin® forte

– bei allen Formen der Gonorrhoe, akut oder chronisch
– verhindert das Auftreten einer gleichzeitig erworbenen Syphilis

Zusammensetzung: Zweikammer-Spritze mit 3,6 Mill. IE Penicillin-G-Na + 400 000 IE Clemizol-Penicillin-G/40 mg, Lidocain-HCl als Trockensubstanz und 5 ml Lösungsmittel in Kammern getrennt.

Indikationen: Megacillin forte ist indiziert bei allen Infektionen, die eine hochdosierte intramuskuläre Penicillin-Therapie erfordern.

Kontraindikationen: Überempfindlichkeit gegen Penicilline.

Dosierung: Eine, gegebenenfalls zwei Injektionen täglich tief intramuskulär.

Hinweis: Wie bei allen schwerlöslichen Depot-Penicillinen ist eine intravasale Injektion wegen der Gefahr embolisch-toxischer Reaktionen unbedingt zu vermeiden. Der Clemizolanteil des Clemizol-Penicillins kann in Einzelfällen eine sedierende Wirkung haben, worauf der Patient, besonders im Hinblick auf die Verkehrssicherheit, aufmerksam gemacht werden sollte.

Handelsform:
Spritzampulle mit insges. 4 Mill. IE DM 13,61.

* 3 intramuskuläre Injektionen über 3 Tage verteilt. Auch ein behandlungsfreier Tag beeinträchtigt den Erfolg der Therapie nicht
(vergl. Heite/Walther).

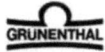

CHEMIE GRÜNENTHAL GMBH
5190 STOLBERG IM RHEINLAND

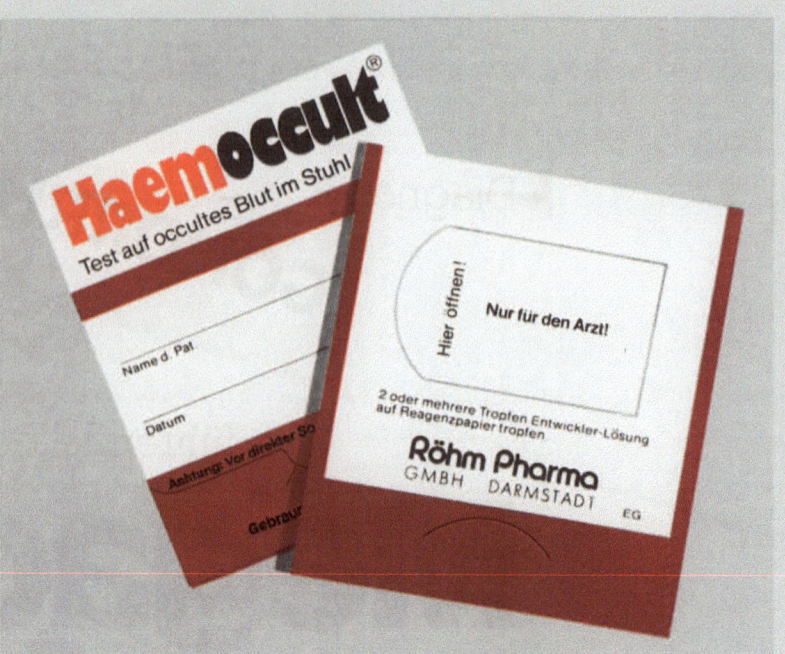

Seit 1.1.1977 Bestandteil der gesetzlichen Krebsfrüherkennungs-Untersuchung

Der modifizierte Guajak-Test nach Greegor
Haemoccult®

Test auf okkultes Blut im Stuhl

Einfach und sauber für den Patienten und für das Labor

- Der Patient erhält 3 Testbriefchen mit der ausführlichen, leicht verständlichen Gebrauchsanweisung und den Spateln zur Entnahme der Stuhlprobe.
- Der Patient entnimmt an drei aufeinanderfolgenden Tagen an zwei verschiedenen Stellen des Stuhls eine ca. zündholzkopfgroße Probe und verstreicht diese dann in die auf der Vorderseite des Testbriefchens eingelassene runde Öffnung. Die gesammelten Testbriefchen werden dem Arzt übergeben.
- Der Untersucher öffnet die Rückseite des Testbriefchens — er kommt mit dem Stuhl nicht in Berührung — und bringt 1–2 Tropfen Entwicklerlösung auf das Reagenzpapier auf.

Bewertung
Positiver Test
Blaufärbung innerhalb 30 Sekunden
Negativer Test
keine Blaufärbung

Vorsorgepackung:
OP 50 x 3 Testbriefchen mit Spateln, abgepackt in 3er Beutel und Entwicklerlösung (ausreichend für 50 Patienten)

Plakate für das Wartezimmer und eine Gebrauchsanweisung in italienisch, spanisch, serbokroatisch, griechisch und türkisch stehen auf Anforderung zur Verfügung.

Röhm Pharma
GMBH DARMSTADT

1. Hauptvorträge zum Thema „Neue Erkenntnisse zu Fundamentalfragen der Dermatologie"

1.1. Einführung

O. Braun-Falco, München

Die Hauptvorträge des heutigen Vormittags sind dem Thema zugeordnet:
Neue Erkenntnisse zu Fundamentalfragen der Dermatologie.

Dieses Thema, das vom Tagungsleiter, Herrn Professor Steigleder, ganz bewußt ausgewählt wurde, induziert sogleich die Frage: Was sind denn Fundamentalfragen der Dermatologie? Sind es solche, die zum Überdenken des Standpunktes der Dermatologie innerhalb der Medizin veranlassen sollen, oder sind es Fragen nach *fundamentalen* wissenschaftlichen Problemen in unserem Fachgebiet?

Eine Rückschau auf die Thematik früherer Tagungen der DDG läßt erkennen, daß es den Tagungsleitern immer darauf ankam, aktuelle, relevante und in rascher Entwicklung befindliche Probleme aufzugreifen und diese durch Experten in einer klärenden oder auch die Diskussion anregenden Form darstellen zu lassen. Auf diese Weise hat sich die DDG stets bemüht, ihre Mitglieder über wesentliche wissenschaftliche und praktische Fortschritte zu informieren. Gerade aus diesem Blickwinkel haben auch die Kongreßberichte einen besonderen dokumentarischen Wert, sind sie doch eine außerodentlich wichtige Informationsquelle über die Entwicklung der deutschsprachigen Dermatologie im mitteleuropäischen Raum.

Wie ein Blick in die Themengestaltung unserer früheren Tagungen lehren kann, unterlagen in der Tat die Grundsatzfragen in unserem Fachgebiet seit der Gründung der DDG im Jahre 1888/89 einem ständigen Wandel. Besonders bemerkenswert ist dabei die außerordentlich enge Verbindung der Fundamentalfragen mit ihrer Beantwortungsmöglichkeit durch jeweils moderne naturwissenschaftliche Untersuchungsmethoden. Oscar Gans prägte den Satz, daß die Dermatologie Morphologie sein wird oder nicht sein wird, und meinte damit die klinisch-morphologische Wissenschaft und Tätigkeit von uns allen. Die Tatsache, daß auch heute noch immer wieder neue Dermatosen erstmalig erkannt, beschrieben und klassifiziert werden, spricht ganz im Sinne dieser wichtigen Forderung. Auf der anderen Seite ist aber ebenso festzustellen, daß für die Entwicklung unseres Fachgebietes und seine Ausweitung in Subspezialitäten naturwissenschaftliche Denkweise und naturwissenschaftliche Untersuchungsverfahren einen wesentlichen Anteil hatten und haben werden.

Um die Jahrhundertwende waren Kongresse der DDG in ihrer Thematik bestimmt durch die großen Fortschritte auf dem mikrobiologischen Sektor. Grundsätzliche Fragen der damaligen Dermatologie, wie die nach der Ursache der Tuberkulose, der Lepra oder der Syphilis konnten nunmehr beantwortet werden. Damit war gleichzeitig die Voraussetzung gegeben für die Erarbeitung einer ätiotropen Therapie. Erinnern wir uns beispielsweise daran, daß Paul Ehrlich bereits auf der DDG-Tagung 1908 ein Hauptreferat „Über moderne Chemotherapie" halten konnte.

Die Fundamentalfragen in unserem Fachgebiet haben sich seit dieser Zeit wesentlich verändert. Durch die Bakteriologie, Mykologie und Virologie sind viele Krankheiten in ihrer Ursache aufgeklärt worden. Die elektronenmikroskopische und biochemische Forschung in den letzten 20 – 30 Jahren hat zu einem großen Zuwachs an neuen Kenntnissen geführt, die auch für den praktizierenden Dermatologen zum Teil von Wichtigkeit sein können. Viele unserer heutigen Fragen stehen direkt oder indirekt in Beziehung zu unserem modernen Verhalten in einer zivilisierten Umwelt. Im Augenblick stehen wir in und vor einer weiteren großartigen Entwicklung der Immunologie. Einige Hinweise mögen dies verdeutlichen. Trotz hervorragender wirksamer Therapeutika sind bis heute die Geschlechtskrankheiten, vor allem die Syphilis und Gonorrhoe, nicht ausgerottet. Wir alle wissen, daß hierfür nicht ärztliche oder gar dermatologische, sondern soziologische Gründe in unserer tabufeindlichen Zeit maßgebend sind. Insofern gehört die Behandlung von Geschlechtskrankheiten eigentlich nicht zu Fundamentalfragen in der Dermatologie. Wie Sie aber wissen, sind vor kurzem auf den Philippinen penicillinresistente Gonokokkenstämme festgestellt worden. Auch bereits andernorts wurden die gleichen Stämme isoliert. So dürfte also die Frage nach der Diagnostik penicillinresistenter Gonokokken und ihrer Therapie wahrscheinlich in relativ rascher Zeit wieder zu einer Problemfrage in unserem Fachgebiet werden!

Und gehört nicht auch die Psoriasis vulgaris zu den, wenn ich so sagen darf, „ärgerlichen" Fundamentalfragen, die an uns Dermatologen gerichtet werden? Zweifellos zeigen sich jetzt in der Psoriasis-Therapie durch die Photochemotherapie und die innerliche Behandlung mit Vitamin-A-Säure neue therapeutische Richtungen an. Fehlen uns aber nicht die Mittel, um die Forschung auf diesem Sektor wirklich intensiv zu gestalten? Natürlich ist auch das Thema „Hautkrebs und Melanome der Haut" ein fundamentales Thema unseres Faches. Ist aber nicht auch die Erzeugung von Toleranz gegen Kontaktallergene bei Patienten mit beruflich bedingten Kontaktekzemen eine dermatologische Fundamentalfrage?

Sie sehen an diesen wenigen Beispielen, daß in der Dermatologie noch sehr viele Probleme existieren, die einer Lösung mit modernen Untersuchungsmethoden bedürfen.

Aus diesem Grunde ist es gut, daß der Tagungsleiter den Kongreß unter das Leitwort „Dermatologie in der Industriegesellschaft" gestellt hat. Insbesondere die aus der Umwelt auf die Haut auftreffenden Störungen sind es nämlich, die zu pathologischen Hautreaktionen führen, welche in naher Zukunft unsere Aufmerksamkeit erfordern.

Heute morgen werden Herr Prof. Macher – Münster – über neue Erkenntnisse auf dem Gebiet der Immunologie, Herr Prof. Bandmann – München – über neuere Erkenntnisse auf dem Gebiete der Berufsdermatosen und Herr Prof. Luger – Wien – über neuere Entwicklungen auf dem Sektor Geschlechtskrankheiten referieren. Ich möchte bereits jetzt den Herren Hauptvortragenden unseren Dank dafür aussprechen, daß sie sich als Referenten zur Verfügung gestellt haben.

Prof.Dr. O. Braun-Falco
Dermatologische Klinik und
Poliklinik der Univ. München
Frauenlobstr. 11
D-8000 München 2

1.2. Immunologie

E. Macher, Münster

Neue Erkenntnisse zu Fundamentalfragen der Dermatologie wurden in den letzten Jahren von der immunologischen Forschung in einer Fülle eingebracht, die beinahe unser Fassungsvermögen übersteigt. Die immunologische Informationsexplosion hat die Dermatologie buchstäblich überschüttet, augenscheinlich mehr als jedes andere klinische Fach, und hat sie damit von Grund auf verändert. Daß nur ein kleiner Teil davon innerhalb der Dermatologie von Dermatologen für die Dermatologie erarbeitet wurde, braucht uns nicht zu beschämen; anders wäre es, wenn wir die fruchtbaren Erkenntnisse, die unser Fachgebiet berühren, unbeachtet und ungenutzt liegen ließen. Es sind nämlich vielfach nur Erkenntnissplitter, für Immunologen mitunter von geringerem Wert als für Dermatologen, so daß es unsere Aufgabe ist, diese für unser Fach aufzunehmen, zu Krankheitsverständnis und Therapie auszubauen und somit die Lücke zwischen molekularer Forschung und klinischer Anwendung zu schließen. Die Dermatologie ist dann nicht nur Nehmende, sondern kann auch geben: die dringend nötige Gelegenheit, die Analyse immunologischer Effektorsysteme mit subtiler klinischer Beobachtung und adäquater Charakterisierung der Gewebsveränderungen zu kombinieren.

Für den Dermatologen ist die Beschäftigung mit immunologischen Problemen legitim (Abb. 1). 14 % der Krankheiten des dermatologischen Fachgebietes werden durch Immunmechanismen unmittelbar hervorgerufen. Dazu gehören anaphylaktische Reaktionsformen, zytotoxisch-hämorrhagische Erkrankungen, Immunkomplexkrankheiten, Arzneiexantheme, Kontaktekzeme, Autoimmunkrankheiten usw. Bei weiteren 28 % sind Immunmechanismen Krankheitsursache zweiter Ordnung. Dazu gehören Syphilis, Lepra, Lupus vulgaris, Mykosen, Skabies, Herpes- und andere Viruskrankheiten, Neurodermitis, Psoriasis, Sarkoidose, M. Behçet, Erythrodermien, Mykosis fungoides, malignes Melanom und manches andere. Diese zweite Gruppe in Zukunft mehr zu beachten und den immunologischen Anteil an der Pathogenese besser herauszuarbeiten, erscheint nicht minder wichtig als die Forschungsarbeit an der ersten Krankheitsgruppe.

Der hohe Anteil von Krankheitsbildern, an deren Zustandekommen Immunmechanismen maßgeblich oder modifizierend beteiligt sind, entspricht der Bedeutung der Haut als Grenzorgan zwischen Körperinnerem und Außenwelt (Abb. 2). Für die Außenwelt ist sie Barriere, die etwas abhält, wie Aufnahmefläche, die etwas durchläßt. Für das Körperinnere ist sie Filter und Projektionsorgan. Der Syphiliserreger z.B. dringt über die Haut ein; was an immunologischer Abwehr innen dagegen aufgebaut wird, „äußert" sich an der Haut. Das gleiche gilt für eine Reihe von Virusinfektionen, obschon die Aufnahme hier über die Schleimhaut erfolgt.

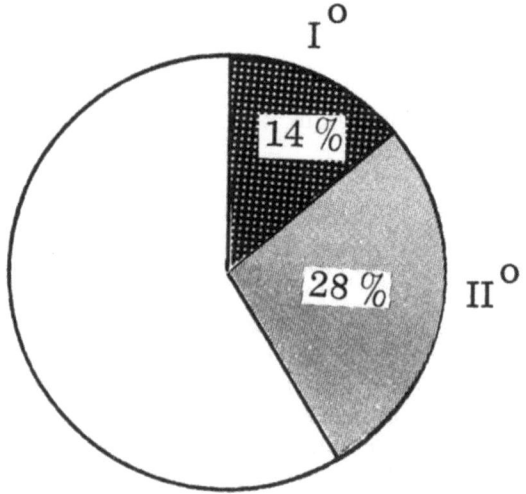

Abb. 1. Immunologisch bedingte Dermatosen. I°: erster Ordnung; II°: zweiter Ordnung

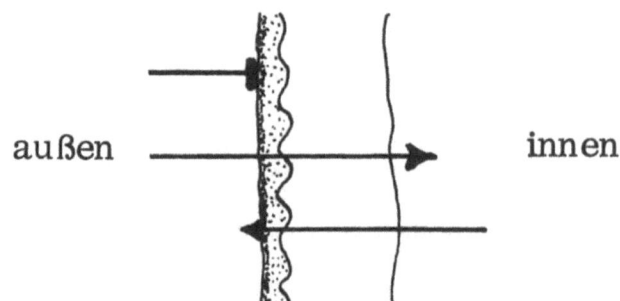

Abb. 2. Haut als Grenzorgan. Erklärung im Text

Wie kommt es, daß die Haut zeigen kann, wie es innen mit der Abwehr aussieht? Edelson hat, allerdings am Beispiel der kutanen T-Zell-Lymphome, die Vermutung geäußert, daß die Haut für T-Zellen eine zweite Heimat nach dem Thymus darstellt, in die sie bevorzugt einkehren [3]. Er führt dazu Gründe an, die für eine mögliche Verwandtschaft zwischen Epidermis und Thymus sprechen: 1) Antigengemeinschaften zwischen T-Zellen und Epidermiszellen sind bei der Maus nachgewiesen worden, 2) Hassall'sche Körperchen im Thymus enthalten verhornendes Stachelzellepithel wie die Epidermis, 3) thymuslosen Mäusen fehlen nicht nur die T-Zellen, sondern auch das epidermale Produkt Haar. Offenbar ist die Haut nicht nur ein Organ, an dem sich Immunreaktionen abspielen wie an anderen auch, sondern sie ist zugleich immunologisches Projektionsorgan und erfüllt damit eine Indikatorfunktion. Diese hinweisenden Immunreaktionen immer besser zu begreifen, ist für die Dermatologie ebenso reizvoll wie notwendig. Kein anderes klinisches Fach ist daher mehr auf Verständnis für immunologische Zusammenhänge angewiesen als unseres.

Für das Verständnis sind bekanntlich allgemeine Befunde wichtiger als spezielle. Anstatt immunologische Daten aufzureihen, die für die Dermatologie von speziellem Interesse sind, möchte ich daher kurz auf drei allgemeine Probleme eingehen, die die Immunologie in den letzten Jahren besonders beschäftigt haben: 1) die zelluläre Basis der Immunantwort, 2) die Regulation der Immunantwort und 3) die Modulation der Immunantwort. Aus letzterer leitet sich die gezielte Manipulation ab, die immunologische Gesetzmäßigkeiten ausnutzt, um unvorteilhafte Immunsituationen in vorteilhafte zu überführen.

Diese Trennung der Lymphozyten in zwei Subpopulationen vom T- und B-Typ samt Genealogie ist zum Verständnis der Immunreaktionen heute nicht mehr ausreichend (Abb. 3). Die inzwischen vertiefte Einsicht hat diese prinzipielle Zweiteilung zwar glänzend bestätigt [7], aber gleichzeitig ist es zum großartigen Comeback einer dritten Zelle gekommen, ohne deren maßgebliche Mitwirkung praktisch keine wichtige Immunreaktion abläuft: es geht nichts ohne Makrophagen [15, 19]. Makrophagen sind Angehörige des monozytären Phagozytensystems [4], in dem die Gewebsmakrophagen in Lunge, Leber, Haut (Histiozyten) und anderswo die reifen, aktivierten Zellen verkörpern, während die Monozyten des strömenden Blutes die nicht aktivierte Transportform darstellen. Phagozyten haben die herausragende Befähigung zur Phagozytose [9, 16].

Makrophagen als *non specific macrophage factor* und als *genetically related macrophage factor* (Abb. 4). Die daraus resultierende Proliferation und Differenzierung der Effektor-B-Zelle zur Plasmazelle und damit die Induktion der Antikörpersynthese ist also das Ergebnis eines äußerst komplexen Zusammenwirkens von drei Zelltypen: dem Makrophagen als Induktorzelle, dem T-Lymphozyten als Helfer- oder Stimulatorzelle und dem B-Lymphozyten als Effektorzelle.

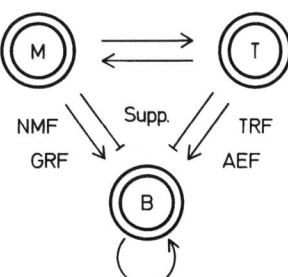

Abb. 4. Regulation der humoralen Immunantwort. Erklärung im Text

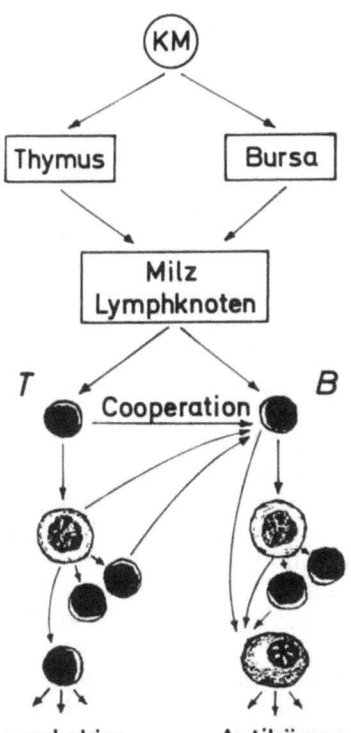

Abb. 3. Hierarchie des immunologischen Apparates. Zweiteilung in T- und B-Lymphozyten

Deswegen sind sie unentbehrlich für die Induktion jeder Immunantwort. Sie nehmen Antigene auf und verarbeiten sie, um diese dann in der Regel erkennungsfähigen T-Zellen zu präsentieren. Bei Induktion einer humoralen Immunantwort, die hier zunächst betrachtet wird, vermitteln sie die Kooperation zwischen T- und B-Zellen, indem sie die von Helfer-T-Zellen freigesetzten Antigen-Rezeptor-Moleküle den erkennenden B-Zellen präsentieren [5].

Mit der Präsentation des Antigens alleine kommt aber noch keine Antikörperbildung zustande. Dazu müssen mindestens zwei, wenn nicht sogar drei Signale auf die B-Zelle einwirken [18]. Diese weiteren, unbedingt nötigen Signale werden von den induzierenden Zellen in Form löslicher Produkte abgegeben: von den T-Zellen als *T cell replacing factor* und als *antigen enhancing factor,* von

Diese wechselseitige Beeinflussung, um deren Enträtselung man sich gerade lebhaft bemüht, wird Regulation genannt. Zur physiologischen Regulation der Immunantwort tragen aber nicht nur die eben genannten stimulierenden Reize, sondern auch inhibierende bei. Eine Hemmung der Antikörperbildung kann vom Produkt der Immunantwort selbst, vom Antikörper, im Sinne eines negativen „feed back"-Mechanismus ausgehen. Das ist das Prinzip des Thermostaten: es wird Hitze erzeugt, die ihrerseits die Heizquelle abstellt, wenn genügend produziert ist; was genügend ist, sagt der Thermostat. Aber auch der induzierende Makrophage kann, wahrscheinlich über von ihm produzierte Faktoren, die Antikörperbildung supprimieren. Das wichtigste Hemmsystem aber sind die sog. *Suppressor-T-Zellen*. Über diese Suppressor-T-Zellen gibt es seit 1970 eine rasch anwachsende Literatur, die allerdings auch in ihren jüngsten Produkten noch keine absolute Klarheit vermittelt [12]. Als eine der wichtigsten Gesetzmäßigkeiten ist erkannt worden, daß Stimulation und Suppression nicht alternativ, sondern simultan erfolgen. Die jeweilige Immunantwort ist daher immer die Resultante aus zwei antagonistisch wirkenden Kräften, die in den „positiven" Bereich ausschlägt, wenn Stimulation überwiegt, bzw. in den „negativen", wenn Suppression überwiegt (Abb. 5).

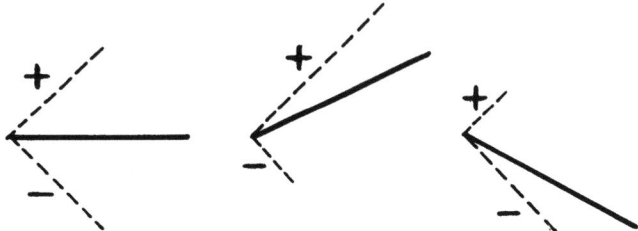

Abb. 5. Immunantwort als Resultante aus zwei antagonistisch wirkenden Kräften. Links: neutral, Mitte: positiv, rechts: negativ

Wie wird nun die zellvermittelte Immunantwort reguliert, die in unserem Fachgebiet eine so bedeutende Rolle spielt? Auch hierbei scheint der Makrophage die unentbehrliche Induktorzelle zu sein, die Antigen aufnimmt, prozessiert und T-Zellen präsentiert. Sie ist aber zugleich Effektorzelle, indem sie durch lösliche Produkte antigen-aktivierter T-Zellen, durch die sog. *Lymphokine* wie

MIF *(migration inhibition factor)* oder MAF *(macrophage activating factor)* und andere, nun selbst aktiviert wird, infektiöse Erreger phagozytiert und damit eliminiert sowie Zytotoxizität bei der Tumorabwehr oder bei Autoagressionskrankheiten entfaltet (Abb. 6).

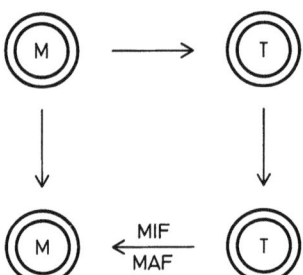

Abb. 6. Regulation der zellvermittelten Immunantwort. Erklärung im Text

Makrophagen sind aber nicht die einzigen Effektorzellen; als solche fungieren auch sensibilisierte T-Zellen. *Effektor-T-Zellen* scheinen jedoch eine andere Subpopulation zu bilden als diejenige, die durch das makrophagenassoziierte Antigen eingangs sensibilisiert wurde. Jene *Initiator-Zellen* sind erst kürzlich von Asherson et al. [1] bei der Induktion der Kontaktallergie beschrieben worden; sie sind bemerkenswerterweise strahlenresistent, bewirken eine T-Zellkooperation und generieren den zytotoxischen (antikörperunabhängigen) Lymphozyten.

Auch bei der zellvermittelten Immunantwort ist Regulation wiederum das gleichzeitige Wirksamwerden von Stimulation und Suppression. Suppression wird vor allem durch T-Zellen in enger Kooperation mit Makrophagen ausgeübt. Es soll aber auch *Suppressor-B-Zellen* geben, womit auch dieser Lymphozytentyp in die Regulation der zellvermittelten Immunantwort eingreift [21]. Neben ihrer inhibierenden haben B-Zellen jedoch auch eine stimulierende Funktion, indem sie z.B. zytophile Antikörper produzieren, die sich über Fc-Rezeptoren an Makrophagen heften, oder indem sie sog. K-Zellen antikörperabhängig zytotoxisch machen (Abb. 7). K-Zellen haben sich kürzlich überraschenderweise als T-Zellen erwiesen [17].

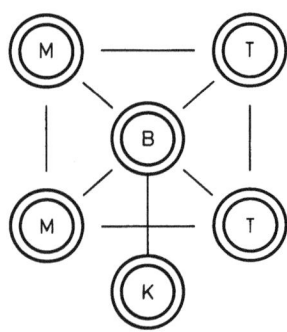

Abb. 7. Regulation der zellvermittelten Immunantwort. Erklärung im Text

Was hier allmählich einem Verwirrspiel immer ähnlicher wird, soll zeigen, daß erstens die Zusammenhänge in der Tat sehr kompliziert sind, zweitens sicherlich auch noch nicht alles klar erkannt ist und drittens zwischen humoraler und zellvermittelter Immunantwort keine so scharfe Trennung besteht, wie sie aus didaktischen Gründen anhand experimenteller Daten meist gezogen wird. Das ist für die klinische Immunologie mit ihren stark variierenden, da „natürlichen" Immunisierungsbedingungen besonders wichtig zu beachten.

Suppressoraktivität von T- oder B-Lymphozyten ist an distinkte Subpopulationen dieser Zelltypen gebunden. Man kann Suppressorzellen auf normale Empfängertiere übertragen und mit ihnen auch den Immunstatus der Toleranz, den sie dem Individuum aufzwingen. Für die Kontaktallergentoleranz gegen Picrylchlorid oder DNCB ist das zuerst von Zembala und Asherson [22], später auch von Phanuphak et al. [11] und von Polak [13] gezeigt worden. Toleranz hat sich damit handgreiflich als ein aktives Immunphänomen herausgestellt; sie ist nicht etwa nur das Ausbleiben von Sensibilisierung. Man kann diese Art von Toleranz auch beenden, d.h. brechen und in Sensibilisierung umschlagen lassen, indem man die Tiere mit dem Zytostatikum Cyclophosphamid behandelt [14]. Damit werden, die richtige Dosierung vorausgesetzt, die Suppressorzellen eliminiert, die Effektorzellen aber, die bisher von den Suppressorzellen unterdrückt wurden, bleiben funktionstüchtig. (Das ist Immunmodulation, die man mathematisch ausdrücken kann: minus mal minus gibt plus.) *Suppressorzellen scheinen in der Regel empfindlicher auf Zytostatika, Corticosteroide und Strahlenbehandlung zu reagieren als Effektorzellen. Das muß man sich auch für die klinische immunsuppressive Therapie merken; Unterdosierung könnte demnach Suppressorzellen vorrangig eliminieren und damit das Therapieresultat umkehren.*

Zum Thema Modulation noch ein weiteres Beispiel. Großes Aufsehen riefen 1971 Untersuchungen von Tada [20] an Ratten hervor, deren IgE-Produktion anstieg, wenn sie mit Antilymphozytenserum, Immunsuppressiva, Thymektomie oder Ganzkörperbestrahlung behandelt wurden. Dies führte zur Dezimierung der Suppressorzellen, die bisher die IgE-Produktion unterdrückt hatten. Durch Übertragung von trägerspezifischen T-Zellen konnte Tada den Effekt umkehren [10]. Dies ist ein sehr eindrückliches Beispiel für Immunmodulation, das zugleich mitten in die Dermatologie weist, denn wer dächte bei diesem Experiment nicht an das Atopiesyndrom mit der Neurodermitis. Es ist durchaus diskutabel, daß bei der Neurodermitis ein Mangel an Suppressor-T-Zellen pathogenetische Bedeutung hat. Das Gegenteil, nämlich ein Zuviel an Suppressoraktivität, wird bei der sekundären Syphilis, der disseminierten Leishmaniase, der lepromatösen Lepra, der Amyloidose, der Sarcoidose und beim Morbus Hodgkin vermutet [8].

Mit der ständig schärfer werdenden Einsicht in die Regulation steigt auch die Aussicht auf eine Modulation der jeweiligen Immunantwort mit dem Ziel, maximalen Nutzen für den Organismus zu erwirken. Wir wissen inzwischen zur Genüge, daß Immunreaktionen nicht immer den besten Interessen des Wirtsorganismus dienen. Die Immunantwort ist ein zweischneidiges Schwert, sie kann erwünschten Schutz, aber auch unerwünschten Schaden bringen. Das protektive Moment zu stärken, das deletäre abzuschwächen, ist das Ziel der Immunmodulation. Ein Beispiel, das unser Fach berührt, ist die Hyposensibilisierungsbehandlung beim Atopiesyndrom. Nur durch den Trick, das Antigen auf einem anderen Wege in den Organismus einzuschleusen, wird die Immunantwort entscheidend zu Gunsten des Wirtsorganismus moduliert. Entsprechendes ist beim Meerschweinchen von einigen Kontaktallergenen bekannt: epi- oder intrakutan verabfolgt induzieren sie ein allergisches Kontaktekzem, intravenös injiziert erzeugen sie Toleranz [6]. Versuche, diese Mechanismen beim Menschen im Hinblick auf Desensibilisierung zu nutzen, sind jedoch bisher fehlgeschlagen [2].

Da es aber in dieser Hinsicht funktionierende Tiermodelle gibt, ist es wahrscheinlich nur eine Frage der Zeit, bis eine erfolgreiche Modulation des Kontaktekzems des Menschen gefunden ist. Dies wäre ein entscheidender Schritt zur Eindämmung des Gewerbeekzems.

Eine weitere Möglichkeit zur Modulation ergibt sich durch Eingriffe am Antigen selbst. Serumproteine in nativer Form erzeugen Toleranz, in aggregierter Form rufen sie eine deutliche Immunantwort hervor. Leider sind nur die meisten Antigene noch nicht ausreichend bekannt, so daß wir sie auch nicht kunstgerecht modifizieren können. Das gilt z.B. für die Tumorantigene und die darauf beruhende Immuntherapie maligner Geschwülste.

Schließlich kann man in eine Immunantwort eingreifen, indem man sie über das physiologische Maß hinaus stimuliert oder inhibiert. Dazu benutzt man einerseits Adjuvantien (Tabelle 1), andererseits Immunsuppressiva (Tabelle 2). Diese Medikamente gezielt immunmodulatorisch einzusetzen, so daß gerade die für den Abwehrprozeß entscheidende Immunreaktion stimuliert wird, ist das Ziel, von dem wir aber noch weit entfernt sind und dem wir uns nur durch intensive Arbeit nähern werden.

Tabelle 1. Stimulantien: Adjuvantien

1. Al(OH)$_3$
2. Freunds Adjuvans
3. BCG (MER)
4. Corynebacterium parvum
5. Bordetella pertussis
6. Vitamin A

Tabelle 2. Inhibitoren: Immunsuppressiva

1. Cytostatica
2. Corticosteroide
3. Antilymphozytenserum
4. Ionisierende Strahlen

Zu dieser Arbeit sind wir mit aufgerufen, denn es sind auch unsere Probleme. Wir werden diese Arbeit jedoch nur leisten können, wenn wir sozusagen „immunkompetent" sind. Das erfordert für unser Fach eine geistige Umorientierung, die aber bereits im vollen Gange ist. Die Disziplinen Immunologie und Dermatologie haben sich schon getroffen, und daraus ist eine neue Subspezialität hervorgegangen: die Immundermatologie. Ihre Aufgabe ist nicht die bloße Anwendung von Techniken, die aus Büchern zu entnehmen sind, sondern sich kritisch mit klinischen Problemen zu befassen. Dadurch kann sie zurückwirken auf die theoretische Immunologie. Möge sie zum Wohle unserer Kranken dieser Aufgabe gerecht werden.

Literatur

1. Asherson, G.L., Zembala, M., Mayhew, B.: Analysis of the induction phase of contact sensitivity by footpad transfer of regional lymph node cells. Macrophages and radioresistant T lympocytes induce immunity. Immunology 32, 81 (1977)
2. Claman, H.N., Moorhead, J.W.: Tolerance to contact hypersensitivity. In: Contemporary Topics in Immunodermatology. Vol. 5, pp. 211-236. New York – London: Plenum Press 1976
3. Edelson, R.L.: Cutaneous T-cell lymphomas: clues of a skin-thymus interaction. J. Invest. Derm. 67, 419 (1976)
4. Editorial: A proposed new classification of macrophages, monocytes and their precursor cells. Nature (New Biology) 240, 65 (1972)
5. Feldmann, M., Cone, R.E., Marchalonis, J.J.: Cell interactions in the immune response in vitro. VI. Mediation by T cell surface monomeric IgM. Cell. Immunol. 9, 1 (1973)
6. Frey, J.R., De Weck, A.L., Geleick, H., Polak, L.: Immunological tolerance in contact-hypersensitivity to dinitrochlorobenzone. Dose and time dependence. Cellular kinetics. Immunology 21, 483 (1971)
7. Greaves, M.F., Owen, J.J.T., Raff, M.C.: T and B lymphocytes: origins, properties and roles in immune responses. Excerpta Medica Amsterdam. New York: American Elsevier Publishing Co. 1, 1974
8. Kantor, F.S., Dwyer, J.M., Mangi, R.J.: Sarcoid. J. Invest. Derm. 67, 470 (1976)
9. Nelson, D.S. (ed.): Immunobiology of the macrophage. New York – San Francisco – London: Academic Press: 1976
10. Okumura, K., Tada, T.: Regulation of homocytotropic antibody formation in the rat. VI. Inhibitory effect of thymocytes on the homocytotropic antibody response. J. Immunol. 107, 1682 (1971)
11. Phanuphak, P., Moorhead, J.W., Claman, H.N.: Tolerance and contact sensitivity to DNCB in mice. III. Transfer of tolerance with „suppressor T cells". J. Immunol. 113, 1230 (1974)
12. Pierce, C.W., Kapp, J.A.: Regulation of immune responses by suppressor T cells. In: Contemporary Topics in Immunobiology, Vol. 5. pp. 91-143. New York – London: Plenum Press, 1976
13. Polak, L.: The transfer of tolerance to DNCB-contact sensitivity in guinea pigs by parabiosis. J. Immunol. 114, 988 (1975)
14. Polak, L., Turk, J.L.: Reversal of immunological tolerance by cyclophosphamide through inhibition of suppressor cell activity. Nature (London) 249, 654 (1974)
15. Rosenstreich, D.L., Fassar, J.F., Dougherty, S.: Absolute macrophage dependancy of T lymphocyte activation by mitogens, J. Immunol. 116, 131 (1976)
16. Rosenthal, A.S., Shevach, E.M.: The function of macrophages in T lymphocyte antigen recognition. In: Contemporary Topics in Immunobiology, Vol. 5, pp. 47-90. New York – London: Plenum Press, 1976
17. Saal, J.G., Rieber, E.P. Hadam, M., Riethmüller, G.: Lymphocytes with T-cell markers cooperate with IgG-antibodies in the lysis of human tumor cells. Nature (London) in press
18. Schimpl, A., Wecker, E.: A third signal in B cell activation given by TRF. Transplant. Rev. 23, 176 (1975)
19. Shortman, K., Palmer, J.: The requirement for macrophages in the in vitro immune response. Cell. Immunol. 2, 399 (1971)
20. Tada, T., Taniguchi, M., Okumura, K.: Regulation of homocytotropic antibody formation in the rat. II. Effect of X-Irradiation. J. Immunol. 106, 1012 (1971)
21. Wahl, S.M., Rosenstreich, D.L.: Role of B lymphocytes in cell-mediated immunity. J. Exp. Med. 114, 1175 (1976)
22. Zembala, M., Asherson, G.L.: Depression of the T cell phenomenon of contact sensitivity by T cells from unresponsive mice. Nature (London) 244, 227 (1973)

Prof. Dr. E. Macher
Univ.-Hautklinik
Von-Esmarch-Str. 56
D-4400 Münster

1.3. Berufsdermatosen

H.-J. Bandmann, München

1. Definition

Der Begriff „Berufsdermatosen" kann gemäß der geltenden Rechtsordnung oder medizinisch definiert werden. Der Arzt wird die Berufsdermatose zunächst als eine überwiegend die Haut betreffende Erkrankung ansehen, welche sich gänzlich oder teilweise als unmittelbare oder mittelbare Folge beruflicher Tätigkeit entwickelt hat.

Die medizinische Begriffsbestimmung ist international anwendbar: „...occupational dermatosis has been defined as: a pathological skin condition for which occupational exposure could be considered a major factor" (Agrup, 1969; Fregert, 1975). Versicherungsrechtlich definiert man die „Berufsdermatose" enger und in verschiedenen Staaten sehr unterschiedlich (Pirilä, Fregert, u.a. 1971). Entschädigungspflichtig wird sie jeweils unter bestimmten Voraussetzungen.

In der Bundesrepublik Deutschland sind die versicherungsrechtlichen Bestimmungen in der *Siebenten* Berufskrankheiten-Verordnung vom 20.6.1968 und der Reichsversicherungsordnung festgelegt (siehe dazu Carrié, Kühl, 1969). Nach diesen gelten als Berufskrankheiten nur solche, welche in *bestimmten* Tätigkeiten erlitten werden und welche in der Verordnungsanlage aufgelistet sind. Die Jahresberichte des bayerischen Landesinstitutes für Arbeitsmedizin (1971-1975) (Acker, 1977) zeigen, daß Dermatosen als Berufskrankheiten fast ausschließlich nach Ziffer 46 der zitierten Anlage anerkannt werden: „Schwere oder wiederholt rückfällige Hauterkrankungen, die zu Aufgabe der beruflichen Beschäftigung oder jeder Erwerbsarbeit gezwungen haben."

Der medizinische Gutachter hat sich zur Lösung der ihm gestellten Aufgabe an die gesetzlich vorgegebenen Definitionen zu halten. Dem praktizierenden Arzt ist es ohne weiteres möglich, die medizinische Definition zu nutzen, um seine vordringliche berufsdermatologische Aufgabe zu erfüllen, im Einzelfall den Verdacht auf Vorliegen einer Berufskrankheit zu melden (§ 5 der 7. Berufskrankheiten-Verordnung).

Die Zahl der als verdächtig gemeldeten Berufsdermatosen hat von 1956-1974 zugenommen. Ebenso ist deren relativer Anteil im Vergleich zu allen Berufskrankheiten gewachsen (Abb. 1). Auch der Anteil der erstmals entschädigten Hautkrankheiten hat in dem genannten Zeitraum — zwischenzeitlich schwankend — zugenommen (Abb. 2; Asanger, 1968, 1977).

Zu einem Vergleich für die Entwicklung in den letzten Jahren stehen auch entsprechende Zahlen des Bayerischen Landesinstituts für Arbeitsmedizin zur Verfügung (Acker, 1977).

Insgesamt kommt man zu der Aussage, daß sich jetzt die Werte in etwa eingependelt haben (Abb. 3).

2. Die Berufsdermatose — eine häufige Berufskrankheit

Der Anteil der Berufsdermatosen an den Berufskrankheiten überhaupt ist also groß. In Bayern stehen die gemeldeten verdächtigen Berufsdermatosen 1975 an erster Stelle vor allen anderen als verdächtig gemeldeten Berufskrankheiten (Acker, 1977). Schulz berichtete (1963), daß die Berufsdermatosen nach den Statistiken der gewerblichen Berufsgenossenschaften im Jahre 1960 mit etwa 20 % an zweiter Stelle nach den Staublungenerkrankungen stünden. Doch trotz des Anstiegs auf durchschnittlich 23 % aller als verdächtig gemeldeten Berufskrankheiten dürfte die Zahl der tatsächlich beruflich bedingten

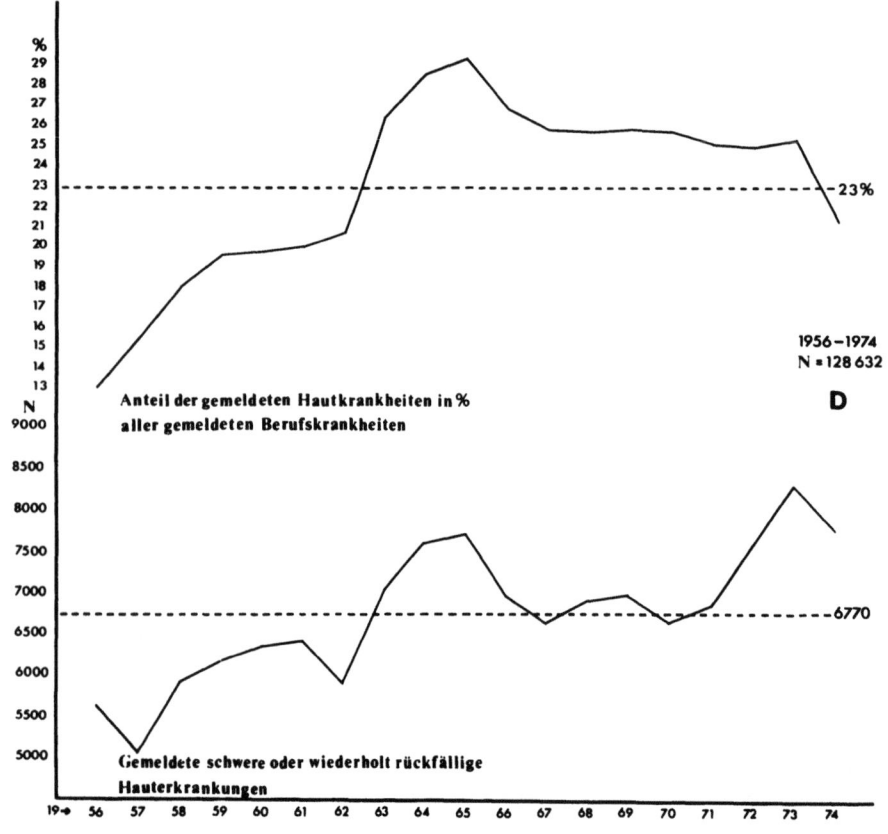

Abb. 1. Zahl der gemeldeten schweren oder wiederholt rückfälligen Hauterkrankungen sowie deren Anteil in % aller gemeldeten Berufskrankheiten. Ergebnisse von 1956 bis 1974. Nach Angaben von Asanger

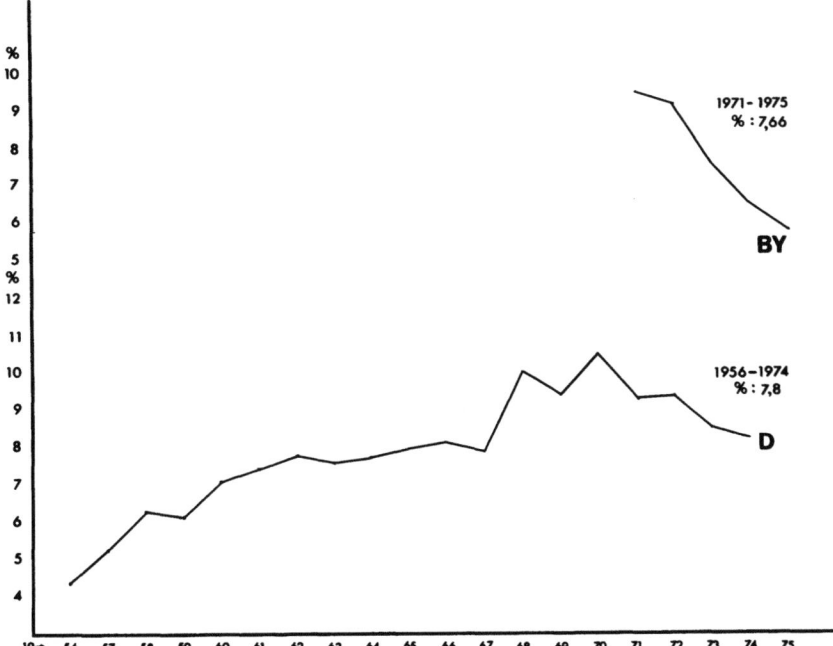

Abb. 2. Erstmals entschädigte Berufsdermatosen in % der gemeldeten Berufsdermatosen von 1956 bis 1975 für die Bundesrepublik Deutschland, von 1971 bis 1975 für den Freistaat Bayern. Nach Asanger und Acker

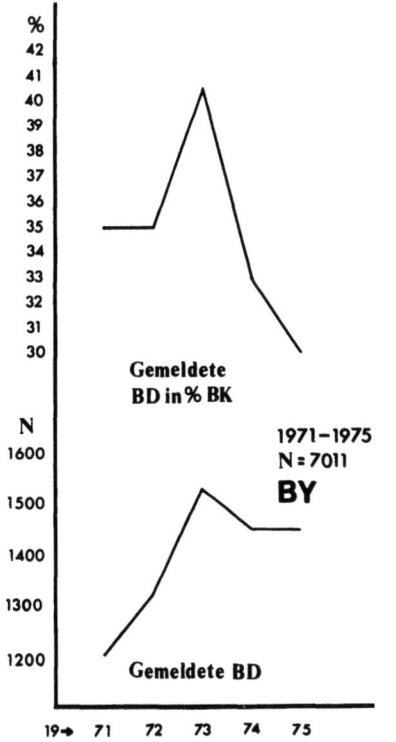

Abb. 3. Zahl der gemeldeten Berufsdermatosen und Anteil der gemeldeten Berufsdermatosen in % aller gemeldeten Berufskrankheiten von 1971 mit 1975 im Freistaat Bayern. Nach Acker

Tabelle 1. Anteil der zur Anerkennung empfohlenen berufsdermatologischen Gutachten. N = Zahl der Gutachten, M-LMU = Dermatologische Klinik Universität München, M-KMS = Dermatologische und allergologische Abteilung des Städt. Krankenhauses München-Schwabing

Erstellte berufsdermatologische Gutachten	
M-LMU	M-KMS
N: 692	N: 143
Zur Anerkennung empfohlen	
≈ 56 %	≈ 50 %

3. Häufigste Berufsdermatose – die allergische Kontaktdermatitis

Schon von alters her kommt dem Ekzem (= Dermatitis) unter allen Berufsdermatosen die größte Bedeutung zu (Carrié, Kühl, 1969, Weber, Nett, 1961). Nach den Berechnungen Carrié's machen die Ekzeme aller Arten bei den ärztlichen Anzeigen zwischen 84,5 und 91,5 % der Berufsdermatosen aus. Diese Angaben fanden andernorts ihre Bestätigung. Salfeld (1968) sah unter 203 Erkrankungsfällen, welche als Berufsdermatosen gewertet wurden, 93 % Kontaktekzeme, 4 % Pilzerkrankungen und 3 % sonstige Dermatosen.

Alle 537 in Bayern gemäß Ziffer 46 von 1971-75 anerkannten Berufsdermatosen waren Ekzeme (532 allergische und 5 toxisch-degenerative Ekzeme). Im gleichen Zeitraum wurden nur 2 Berufsdermatosen (Plattenepithelcarcinome auf Teerhaut) nach Ziffer 47 anerkannt (Acker, 1977), ein wesentlicher Abfall gegenüber den für 1958-1966 angegebenen Zahlen von Carrié und Kühl (1969), welche allerdings aus dem Bereich des staatlichen Gewerbearztes Westfalen stammen. Auch die nach den Ziffern 9, 27, 37 und 38 anerkannten Berufsdermatosen spielen zur Zeit zahlenmäßig in Bayern keine ins Gewicht fallende Rolle. Die europäische Studie der ICDRG zeigte, daß die Zahl der beruflich verursachten Kontaktdermatitiden auch im Vergleich sowohl zu anderen Kontaktdermatitiden und andersartigen Dermatitiden hoch ist, selbst

Dermatosen erheblich größer sein. Mit Berufung auf zahlreiche andere Autoren hält Schulz den relativen Anteil der Berufsdermatosen mit 50 % für wirklichkeitsnäher. Von den als verdächtig gemeldeten Berufsdermatosen sind durchschnittlich in den letzten Jahren zwischen 7-8 % als entschädigungspflichtige Berufskrankheiten anerkannt worden (Abb. 2; Acker, 1977; Asanger, 1968, 1977). – Etwa die Hälfte der uns gutachterlich bekannten Dermatosen – fast ausschließlich allergische Kontaktdermatitiden – sind zur Anerkennung als entschädigungspflichtige Berufsdermatosen empfohlen worden (Tabelle 1; Kleitsch, 1971; Wahl, 1977). Die letztgenannten Zahlen dürfen nicht in Bezug zueinander gesetzt werden, da nur ein kleiner ausgewählter Kreis der „Gemeldeten" klinisch begutachtet werden dürfte.

wenn man die Kontaktdermatitis der Hausfrau nicht zu den „Berufsekzemen" rechnet (Malten u.a., 1971). Männer waren doppelt so häufig betroffen wie Frauen, obwohl Frauen insgesamt häufiger an Dermatitiden leiden als Männer (Tabelle 2). Häufiger als bei allen anderen Kontaktdermatitiden erkranken beim Berufsekzem die Hände (Tabelle 3). Anhand des klinischen Bildes, der Anamnese, des Verlaufs und der Testergebnisse wurde die Diagnose „beruflich bedingte Kontaktdermatitis" abschließend gewertet; bei männlichen Patienten überwog die Zahl der allergischen und allergisch überlagerten Kontaktdermatitiden die Zahl der durch toxische oder kumulativ toxische Reize ausgelösten Kontaktdermatitiden. Bei weiblichen Patienten war es umgekehrt (Tabelle 4).

Tabelle 2. Anteil der Erkrankungen an Berufsdermatitis bei den von der ICDRG (= International Contact Dermatitis Research Group) in 5 europäischen Kliniken (Göteborg, Kopenhagen, London, Lund, München) untersuchten Ekzematikern

Berufsdermatitis
von
4000 Ekzematikern
(♂ = 1618   ♀ = 2382)
♂: 28 %   ♀: 13 %

Tabelle 3. Topotropie der Berufsdermatitis im Vergleich zur nicht beruflich bedingten Dermatitis. Vergleich des ausschließlichen Befalls der Hände zum Mitbefallensein auch der Hände. Ergebnisse der ICDRG

Topotropie

	Berufsdermatitis	andere Dermatitis
Nur Hände	66 %	25 %
Hände	92 %	50 %

Tabelle 4. Anteil und Vergleich verschiedener Formen der Dermatitis im Rahmen der ursprünglich als Berufsdermatitis diagnostizierten Erkrankungen. Ergebnisse der ICDRG

Berufsdermatitis
Zuordnung nach Testung

	allerg. KD	nichtallerg. KD	keine KD
♂	63 %	34 %	3 %
♀	46 %	52 %	2 %

KD = Kontaktdermatitis

4. Berufsdermatologischer Schwerpunkt: Die allergische Dichromat-Kontaktdermatitis

Etwa die Hälfte aller berufsdermatologisch zur Anerkennung empfohlener Kontaktdermatitiden entwickelt sich gänzlich oder teilweise auf dem Boden einer Dichromatkontaktallergie (Tabelle 5) (Kleitsch, 1971; Wahl, 1977; Literatur dazu auch Kusitzky, 1969). Doch auch in einer nicht weiter ausgewählten Gruppe von Berufsekzemen gehört das Dichromat zu den wichtigsten Allergenen (Tabelle. 7; Malten u.a. 1972). Die meisten Dichromatkontaktallergien in der Gruppe der anerkannten Berufsdermatosen fanden sich bei Angehörigen des Baugewerbes. Betrachtet man diese isoliert, so kann man feststellen, daß sowohl in den letzten Jahren (Wahl, 1977) wie zwischen 1955-1965 (Kleitsch, 1971) sich bei etwa 93 % der nach Ziffer 46 anerkannten Berufsdermatosen von Angehörigen des Baugewerbes eine Dichromatkontaktallergie feststellen ließ. Meistens war diese der Grund für die Bewertung der beruflich erworbenen Hautkrankheiten als „schwer" und ebenso der Grund für den Vorschlag einer relativ hohen MdE (25-30 %). Die höchste Rate der anerkannten Berufsdermatosen fand sich (Tabelle 6a u. 6b) beim Baugewerbe, der Rest verteilte sich auf 17 andere Berufsgruppen.

Tabelle 5. Anteil der Dichromatallergiker im Rahmen der zur Anerkennung empfohlenen Berufsdermatitiden. Nach Kleitsch und Wahl

BKD
Zur Anerkennung empfohlen:

N = 460

Dichromat +   ≈ 57 %

Tabelle 6a. Zahl (=N) der in Bayern (=BY) von 1971-1975 *anerkannten* Berufsdermatosen und deren Verteilung auf verschiedene Berufsgruppen. Nach Acker

Anerkannte Berufsdermatosen
BY 1971-1975
N: 537

davon:
Metallberufe	10,4 %
Zementberufe	57,4 %
Friseure	9,7 %
Sonstige	22,5 %

Tabelle 6b. Zahl (=N) der in Bayern (=BY) von 1971-1975 *gemeldeten* Berufsdermatosen und deren Verteilung auf verschiedene Berufsgruppen. Nach Acker

Gemeldete Berufsdermatosen
BY 1971-1975
N: 7011

davon:
Metallberufe	25,4 %
Zementberufe	19,7 %
Friseure	9,0 %
Sonstige	45,9 %

Tabelle 7. Relative Allergenverteilung bei den als Berufsdermatitis diagnostizierten Erkrankungen. (N = Gesamtzahl derartiger Diagnosen). Ergebnisse der ICDRG

Berufsdermatitis

N = 769

	% Positive
Kaliumdichromat	17
Kobaltchlorid	14
Nickelsulfat	7
Benzocain	3
Gummichemikalien	10
Externa	5
aromatische Balsame	22
PPD	7

Mit anderen Worten: Die Dichromatkontaktdermatitis der Angehörigen des Baugewerbes ist quantitv das bedeutungsvollste Anliegen der Berufsdermatologie in Bayern und wohl auch sonst in Deutschland. (Die DDR hat übrigens aus dieser Feststellung Konsequenzen gezogen: sie schuf in Ostberlin eine Zentrale Poliklinik der Bauarbeiter unter Leitung des leider inzwischen verstorbenen Kollegen Behrbohm). Klinik und Nosogenese der Dichromatkontaktdermatitis sind seit Jäger bekannt (siehe dazu: Adams, 1969; Bandmann, Dohn, 1967; Burckhardt, 1962; Fisher, 1973; Hjorth, Fregert, 1972; Schulz, 1963).

Dichromatsalze sind in allen Industrieländern die am häufigsten beobachteten Kontaktallergene (Tabelle 8, Bandmann 1976).

Tabelle 8. Relative Häufigkeit der Dichromatallergie (♂ + ♀). Ergebnisse verschiedener Arbeitsgruppen.

% Anteil Dichromat-Kontaktallergie		
		%
ICDRG	N: 4825	6,7
M-LMU	N: 9823	7,0
NACDG	N: 3000	7,8
M-KMS	N: 1031	10,0
ICDRG =	International Contact Dermatitis Research Group	
M-LMU =	Dermatologische Klinik der Universität München	
NACDG =	North American Contact Dermatitis Group	
M-KMS =	Dermatologische und Allergologische Abteilung Städtisches Krankenhaus München-Schwabing	
N =	Gesamtzahl der jeweils getesteten Patienten	

Das häufig gehörte Argument, die positiven Dichromatreaktionen bei der Dichromattestung wären nicht allergen, sondern zum großen Teil toxisch bedingt bzw. Zeichen einer unspezifischen Reizbarkeit der Haut, läßt sich wohl durch folgende Tatsachen entkräften:

Dichromatkontaktallergien finden sich weit überwiegend bei männlichen Patienten (Tabelle 9, Bandmann 1976). Sie werden weit überwiegend bei Patienten mit einer beruflich verursachten Kontaktdermatitis im Gegensatz zu anderen Kontaktdermatitiden beobachtet (Tabelle 10, Malten u.a., 1971).

Tabelle 9. Vergleich der relativen Häufigkeit von Dichromatkontaktallergien zwischen männlichen und weiblichen Ekzematikern in %. Ergebnisse verschiedener Arbeitsgruppen. Abkürzungen siehe Tabelle 8. Genf = Hautklinik der Universität Genf

% Anteil Dichromat-Kontaktallergie	
♂ : ♀	
♂	♀
Genf 9,2	2,6
M-LMU 10,6	3,8
ICDRG 10,7	3,6
M-KMS 15,7	2,7

Tabelle 10. Anteil der Dichromatkontaktallergien bei Patienten mit einer Berufsdermatitis und bei Patienten mit einer nicht beruflich bedingten Dermatitis. Ergebnisse der ICDRG

% Anteil Dichromat-Kontaktallergie	
N: 4000	
Berufsdermatitis	andere Dermatitis
17 %	3 %

Auch Patienten, welche im besonderen Maße zum Erwerb einer aufgepfropften Kontaktallergie neigen, wie diejenigen mit einer Stauungsdermatitis der Unterschenkel, zeigen weit weniger Dichromatkontaktallergien als Vergleichsgruppen (Breit, 1972).

Nach wie vor ist bei Berufsekzematikern die Kopplungsallergie von Dichromat- und Kobaltsalzen (Bandmann, Fuchs, 1962) mit 20 % relativ oft feststellbar (Tabelle 11). Unter Kopplungsallergie (= concomittant allergy) versteht man eine gleichzeitig zu beobachtende Allergie gegen chemisch verschiedene Substanzen, welche expositionell gebündelt in ein und derselben Noxe zur Sensibilisierung geführt haben. Wahrscheinlich handelt es sich bei Kopplungsallergien um schnell hintereinander zustande kommende Pfropfallergien (Bandmann, Dohn, 1967).

Tabelle 11. Relative Häufigkeit der Kopplungsallergie von Dichromat und Kobalt

Kopplungsallergie Dichromat/Kobalt bei Zement-Berufsdermatosen	
(Co in % Cr^{6-})	
Rudzki u.a. (1972)	37 %
Reichenberger (1972)	33 %
Türk (1975)	45 %
Wahl (1977)	47 %

Als Pfropfallergien dürften sich bei Dichromatallergien solche gegenüber Gummichemikalien und gegenüber extern zur Anwendung gelangenden Medikamenten entwickeln. Nach unserem Eindruck hat die Zahl der Dichromatallergiker, welche zusätzlich eine Gummichemikalienkontaktallergie entwickelt haben, in den letzten Jahren erheblich zugenommen. Versuchen doch viele Bauarbeiter, insbesondere Fliesenleger, trotz der Handdermatitis, unter welcher sie leiden, durch Gummihandschuhe geschützt (?) weiter arbeitsfähig zu bleiben.

Andere Substanzen wie Nickel, Terpentinperoxid, aromatische Balsame, Formaldehyd und Derivate der Paraaminobenzoesäure spielen bei der berufsdermatologischen Testung der Bauarbeiter nicht die gleiche Rolle. Dennoch sollte man sie in einem Standardtest neben den Gummichemikalien und wesentlichen medikamentösen Allergenen mitprüfen (Bandmann, Fregert, 1973).

Anhand von Akten und zusätzlichen eigenen Untersuchungen wurde das Schicksal von 108 Dichromatekzematikern aus dem Baugewerbe untersucht (Türk, 1975) und mit den Angaben der Literatur verglichen (dazu Türk, 1975; Breit, Türk, 1976). Sie alle hatten ihren Beruf wegen einer nach Ziffer 46 anerkannten Berufsdermatose gewechselt. Bei 86 % von ihnen lag der Berufswechsel länger als 3 Jahre zurück, bei 7 % war er vor weniger als 2, aber vor mehr als 1, 2 Jahren erfolgt.

Bei mehr als 50 % hatte sich die ursprüngliche Kontaktdermatitis gänzlich oder weitgehend gebessert (Tabelle 12). Allerdings berichtet Kühl (1973) anhand der Literatur, daß Berufsekzematiker, auch wenn sie die Tätigkeit beibehalten, welche zu ihrer Berufskrankheit geführt hat, in 60 % eine Besserung ihres Hautzustandes erleben! Fast zur gleichen Aussage kommt Fregert (1975): „The prognosis was the same for those who change their work or stopped working as it was for those who continued their eczema-inducing work."

Das soziale Schicksal der Berufswechsler ist deprimierend. Etwa Zweidrittel aller empfinden die Tatsache, daß sie in einem anderen Beruf tätig werden mußten, als unbefriedigend (Tabelle 13).

Tabelle 12. Einfluß des Arbeitsplatzwechsels auf den Verlauf einer Dichromatkontaktdermatitis. Nach Türk
N=Zahl der untersuchten Patienten

Dichromatdermatitis
Krankheitsverlauf nach Arbeitsplatzwechsel

	N	befriedigend %
Estoppey (1965)	59	53,3
Peter (1967)	21	81,0
Reichenberger (1972)	58	75,8
Türk (1975)	101	51,5

Tabelle 13. Einfluß des Arbeitsplatzwechsels von Dichromatallergikern auf deren soziale Entwicklung nach Türk

Dichromatdermatitis
Soziale Entwicklung nach Arbeitsplatzwechsel

	N	unbefriedigend %
Kühl (1967)	287	64,4
Pürschel (1971)	100	70,0
Heinze (1972)	213	63,9
Türk (1975)	89	66,6

Auch Borelli und Düngemann sprechen – allerdings anhand eines anderen Kollektivs – bei fast 39 % der Berufswechsler von einem sozialen Abstieg (Borelli, Düngemann, 1971). Die medizinische und wahrscheinlich auch die berufliche Rehabilitation ist abhängig von dem Grad der Informiertheit über die Dermatose, deren Ursache und den Grund des vollzogenen Berufswechsels (Tabelle 14). Erstaunlich und beachtenswert für die weitere Entwicklung der Berufsdermatologie bleibt, daß es überhaupt eine größere Zahl von Berufswechslern gibt, welche die Ursache für diese existentielle Veränderung ihres Lebens nicht kennen. Ein Umstand, der Anstöße für die Rehabilitation geben sollte.

Tabelle 14. Einfluß der Informiertheit über das Wesen ihrer beruflich bedingten Dichromatallergie bei Berufswechslern auf den Hautzustand nach vollzogenem Berufswechsel. Nach Türk

Dichromatdermatitis
Informiertheit / aktueller Hautbefund

Noxe dem Entschädigten	Befund unbefriedigend
jetzt unbekannt	47 %
jetzt z.T. bekannt	29 %
jetzt bekannt	23 %

5. Die Hausfrauen-Kontaktdermatitis – keine Berufsdermatose

Nach rechtlichen Gesichtspunkten nicht als Berufsdermatose existent, ist die Kontaktdermatits der Hausfrauen wahrscheinlich die häufigste Berufsdermatose überhaupt (Fregert, 1974). Ein Viertel der von der ICDRG untersuchten 4000 Ekzematiker aus Kopenhagen, Lund, Göteborg, London und München gaben an, nur im Haushalt tätig zu sein (domestic work only). Von diesen wurden Hausfrauen, welche an einer Handdermatitis litten, genauer analysiert (Tabelle 15, Calnan u.a. 1970). Bei den meisten von ihnen innerhalb eines anderen Kollektivs wurde von Agrop (1969) die Handdermatitis als Kontaktdermatitis diagnostiziert (Tabelle 16). Eine er-

Tabelle 15. Zahl und Anteil der Dermatitispatienten, welche nur Hausarbeit ausübten (in % der Gesamtzahl der untersuchten 4000) und Zahl und Anteil der Hausfrauen mit Handdermatitis. Ergebnisse der ICDRG

Dermatitis-Patienten nur Hausarbeit	
N: 1000	25 %
Hausfrauen mit Handdermatitis	
N: 281	7 %

Tabelle 16. Einordnung in verschiedene Dermatitisformen bei der Diagnose Handdermatitis der Hausfrauen. N = Zahl der untersuchten Patienten. KD = Kontaktdermatitis, a.D = atopische Dermatitis, n.E = nummuläres Ekzem, st.D = Stauungsdermatitis der Beine hier mit Streuung auf die Hände, n.cl.D. = nichtklassifizierte Dermatitis

Handdermatitis
Hausfrauen

	KD	a.D.	n.E.	st.D.	n.cl.D.
Agrup (1969) N: 288	94 %	3 %	0,3 %	–	0,7 %
ICDRG (1970) N: 281	78 %	5 %	1,0 %	3 %	13 %

staunlich große Zahl dieser Kontaktdermatitiden wurde nach Abschluß der Testung als toxisch oder kumulativ-toxisch (= irritant) (Tabelle 17) klassifziert. Als die häufigsten Ursachen werden dafür angegeben (Fregert, 1974; Malten u.a., 1976): Wasserschäden, Detergentien, Lösungsmittel, Politurmittel und Gemüse. Ausdrücklich wird darauf hingewiesen, daß die Bestandteile gebräuchlicher Wasch- und Spülmittel so gut wie nie als Allergene beobachtet werden.

Tabelle 17. Aufschlüsselung der Handkontaktdermatitiden der Hausfrauen in verschiedene Arten der Kontaktdermatitis nach Ergebnis der durchgeführten Epicutantestung. Ergebnisse der ICDRG

Diagnose nach Testung

Handdermatitis Hausfrauen

Allergische Kontaktdermatitis	52 %
Toxische, kumulativ tox. Kontaktdermatitis	45 %
Kombiniert toxische/allergische Kontaktdermatitis	13 %

Da diese Substanzen zum Teil auch potente Allergene enthalten, ist das bei den Hausfrauen zu findende Allergenspektrum teilweise erklärbar (Tabelle 18). Deshalb müssen die Hausfrauen, welche an Handdermatitiden leiden, eine Reihe von Empfehlungen beachten:

Vermeiden von parfümierten Waschmitteln, Seifen, Shampoos; Meiden terpentinhaltiger Polituren, Boh-

Tabelle 18. Verteilung und Häufigkeit der Kontaktallergien bei der Diagnose: Handdermatitis der Hausfrauen. Ergebnisse der ICDRG

Allergen-„Hitliste"

Handdermatitis Hausfrauen
N: 281

	% Positive
aromatische Balsame	27
Ni	14
Externa	10
Co	8
Gummichemikalien	7
Cr^{6-}	5
Benzocain	5
PPD	5

ner- und Schuhputzmittel (aromatische Balsame!); Vorsicht bei der Anwendung von Hautpflegemitteln und von dermatologischen Externa (aromatische Balsame, Lanoline, Parabene, Neomycin); Schutzhandschuhe aus Kunststoffen, nicht aus Gummi, tragen, solange die Haut entzündlich verändert ist. Weitere Gefahren, die den Hausfrauen drohen, sind durch den Umgang mit allergenen Pflanzen (Fregert, 1974) und nickelhaltigen Materialien, besonders in Kleidungsstücken und in Schmuck, gegeben (Bandmann, 1976). Die gesetzlichen Voraussetzungen für die Anerkennung der Hausfrauenarbeit als Beruf mit dem notwendigen Versicherungsschutz sollten geschaffen werden.

Medizinisch ist die Kontaktdermatitis der Hausfrauen wirklich außerordentlich häufig eine Berufsdermatose.

6. Die Proteindermatitis – eine neue Berufsdermatose

Hjorth (1976), Hjorth, Roed-Petersen (1975, 1976) haben die Bedeutung von Nahrungsmitteln, besonders von Proteinen, als Ursachen für die Entwicklung einer allergischen Kontaktdermatitis, für die Verschlechterung einer allergischen oder toxischen Kontaktdermatitis und für das Aufflammen einer vorher bestehenden atopischen Dermatitis beschrieben. Mit anderen Worten, Nahrungsmittel, besonders Proteine, können als unspezifische Reizstoffe nicht-allergische Dermatitiden auslösen oder verschlechtern, als Allergene eine Dermatitis auf dem Boden einer Allergie vom Typ IV bzw. I (Tabelle 19) bedingen oder verschlechtern.

Tabelle 19. Zahl der im Cutantest bzw. (= und/oder) Epicutantest reagierenden Patienten mit der Diagnose: Berufsdermatitis des Küchenpersonals. Nach Hjorth

Testresultate

Berufsdermatitis – Küchenpersonal

Epicutantest	Scratchtest	N
+	+	15
+	–	6
–	+	10
–	–	2
N 21	25	33

Der Nachweis des Allergencharakters anamnestisch verdächtiger Nahrungsmittel (und Gewürze) wird mittels der 20-minütigen Epicutantestung, des Scratchtests (Tabelle 20), der offenen Epicutantestung oder der klassischen Epicutantestung (Tabelle 21) geführt. In vitro Nachweismethoden (RAST, Leukozytenwanderungshemmtest) dienen zur weiteren Überprüfung und Ergänzung wissenschaftlich auszuwertender Untersuchungen. Anhand ihrer Ergebnisse kamen Hjorth und Roed-Petersen (1976) zur Feststellung, daß Proteine häufig Ursachen von Gewerbedermatosen in der Fischkonservenindustrie, bei Melkern, bei Bäckern, Tierärzten und Küchenpersonal sind (Hjorth, 1975). „The work of preparing food carries a high occupational risk" (Hjorth, Roed-Petersen, 1976).

Tabelle 20. Allergenkatalog der im Scratch-Test positiv reagierenden Patienten mit der Diagnose Berufsdermatitis des Küchenpersonals. Nach Hjorth

Positive Cutanteste:

Schwein, Kalb, Lamm, Pferdefleisch, Ente, Huhn, Käse, Krebse, Austern, Muscheln, Lachs, Aal, Makrele, Scholle, Kabeljau, Hering, Gurke, Tomate, Rapsöl, Petersilie, Knoblauch.

Tabelle 21. Allergenkatalog der im Epicutantest positiv reagierenden Patienten mit der Diagnose Berufsdermatitis des Küchenpersonals (ohne Standardallergene). Nach Hjorth

Positive Epicutantestreaktionen:

Huhn, Hering, Kabeljau, Scholle, Hummer, Gurke, Lauch, Schnittlauch, Karotte, Kresse, Meerrettich, Chicorée, Zwiebel, Knoblauch. Kardamom, Ingwer, Koriander, Pomeranzenöl.

Falls sich diese Beobachtungen, welche für die Ekzemforschung an sich bedeutungsvoll sind – Dermatitis auf dem Boden einer Allergie vom Typ IV und I, sogenannte Hybride nach Malten (1967) – bestätigen, so muß auch die Klinik der Hausfrauendermatitis neu überdacht werden!

Zusammenfassung

Die Zahl der gemeldeten Berufsdermatosen hat in den vergangenen zwei Jahrzehnten zugenommen und sich in den letzten Jahren auf etwa gleiche Werte eingependelt. Die Berufsdermatosen gehören in aller Welt zu den häufigen Berufskrankheiten.

Die Dunkelziffer der nicht erfaßten Erkrankungen dürfte noch immer hoch sein. Unter den Berufsdermatosen nehmen mit weitem Abstand die Dermatitiden den ersten Platz ein, so daß rein zahlenmäßig beruflich bedingte maligne Tumoren, Infektionen der Haut oder Akneerkrankungen fast keine Rolle spielen. Andererseits sind auch etwa 1/4 aller Dermatitiden als überwiegend beruflich bedingt anzusehen. Unter den beruflich bedingten Dermatitiden kommt die allergische Kontaktdermatitis durch Dichromat am häufigsten vor. Angehörige der Bauberufe sind deshalb neben Arbeitnehmern der metallverarbeitenden Industrie am meisten hautgefährdet. Die Rehabilitation von Berufswechslern aus diesen Berufsgruppen ist noch keineswegs befriedigend gelöst. Zu häufig führt der Berufswechsel zu einem sozialen Abstieg. Am wenigsten befriedigend ist die Rehabilitation bei Betroffenen, welche nur eine geringe Information über „ihre" Dichromatdermatitis haben.

Eine nicht erkannte und nicht durch gesetzliche Maßnahmen geschützte Berufsdermatitis ist die Hausfrauenkontaktdermatitis.

Ihre Häufigkeit ist nicht sicher anzugeben, doch dürfte sie zu den besonders oft vorkommenden Dermatosen zu rechnen sein. Die gesetzlichen Voraussetzungen für die Anerkennung der Hausfrauenarbeit als Beruf mit dem notwendigen Versicherungsschutz sollten geschaffen werden. Als neu beobachtete Berufsdermatose ist die Proteindermatitis auch von grundsätzlichem Interesse für die Ekzemforschung, entwickelt sich doch bei dieser das Krankheitgeschehen auf sehr vielfältige Weise; besonders die gleichzeitige Allergie vom Typ IV und I bietet immunologische und klinische Probleme an.

Literatur

Acker, M.: Persönliche Mitteilung 1977
Adams, R.M.: Occupational Contact Dermatitis. Philadelphia and Toronto: J.B. Lippincott 1969
Agrup, G.: Hand Eczema. Acta Dermatovener, (Stockholm) *49*, Suppl 61 (1969)
Asanger, R.: Persönliche Mitteilung 1977
Asanger, R.: Die Anerkennung einer Hautkrankheit als versicherte Berufskrankheit. In Weber, G.: Die Berufsdermatosen. Stuttgart: Ferdinand Enke Verlag 1968
Bandmann, H.-J.: Fortschr. prakt. Derm. Venerol. *8*, 119 (1976)
Bandmann, H.-J., Dohn, W.: Die Epicutantestung, München: J.F. Bergmann 1967
Bandmann, H.-J., Fregert, S.: Epicutantestung. Berlin – Heidelberg – New York: Springer Verlag 1973
Bandmann, H.-J., Fuchs, G.: Hautarzt *14*, 207 (1962)
Borelli, S., Düngemann, H.: Schriftenreihe Bayerische Landesärztekammer *20* (1971)
Breit, R.: Münch. Med. Wschr. *114*, 22 (1972)
Breit, R., Türk, R.B.N.: Br. J. Derm. *94*, 349 (1976)
Burckhardt, W.: Die beruflichen Hautkrankheiten. In Hdb. der Haut. Geschl. Krkh. herausgegeben von Jadassohn, J., Erg. Werk von Marchionini, A., Bd. II/1 Berlin – Göttingen – Heidelberg: Springer Verlag 1962
Calnan, C.D., Bandmann, H.-J., Cronin, E., Fregert, S., Hjorth, N., Magnusson, B., Malten, K., Meneghini, C.L., Pirilä, V., Wilkinson, D.S.: Br. J. Derm. *82*, 543 (1970)
Carrié, C., Kühl, M.: Leitfaden der beruflichen Hautkrankheiten. 2. Auflage. Stuttgart: Thieme Verlag 1969
Fisher, A.A.: Contact Dermatitis. Philadelphia: Lea and Febiger 1973
Fregert, S.: Manual of Contact Dermatitis, Copenhagen: Munksgaard 1974
Fregert, S.: Contact Dermatitis *1*, 96 (1975)
Hjorth, N.: Fortschr. prakt. Derm. Vener. *8*, 183 (1976)
Hjorth, N., Fregert, S.: Contact Dermatitis. In: Textbook of Dermatology (ed. Rook, A., Wilkinson, D.S., Ebling, F.J.G.) Second edition. Oxford and Edinbourgh: Blackwell Scientific Publications 1972
Hjorth, N., Roed-Petersen, J.: Z. Hautkrankheiten. *50*, 851 (1975)
Hjorth, N., Roed-Petersen, N.: Contact Dermatitis *2*, 28 (1976)
Kleitsch, A.U.: Analyse der Gutachten der Dermatologischen Universitätsklinik von Juni 1955 bis Juni 1965 mit besonderer Berücksichtigung des berufsbedingten allergischen Kontaktekzems. Inaug. Diss., München 1971
Kühl, M.: Berufsdermatosen *21*, 120 (1973)
Kusitzky, R.: Kontaktnoxen in der Dermatologie – Hautkrankheiten in der Literatur der Jahre 1962-1966 Inaug. Diss., München 1969
Malten, K. E.: Nederlands Tijdschrift voor Geneeskunde *111*, 673 (1967)
Malten, K.E., Fregert, S., Bandmann, H.-J., Calnan, C.D., Cronin, E., Hjorth, N., Magnusson, B., Maibach, H.J., Meneghini, C.L., Pirilä, V., Wilkinson, D.S.: Berufsdermatosen *19*, 1 (1971)
Malten, K.E., Nater, J.P., von Ketel, W.G.: Patch-Testing Guide lines. Nijmegen: Dekker und van de Vegt 1976
Pirilä, V., Fregert, S., Bandmann, H.-J., Calnan, C.D., Cronin, E., Hjorth, N., Magnusson, B., Maibach, H.J., Malten, K.E., Meneghini, C.L., Wilkinson, D.S.: Acta Dermatovener (Stockholm) *51*, 141 (1971)
Salfeld, K.: Statistische Auswertung der Berufsdermatosen im Marburger Raum im Vergleich zu anderen Einzugsgebieten. In: Weber, G.: Die Berufsdermatosen. Stuttgart: Ferdinand Enke Verlag 1968
Schulz, K.H.: Berufsdermatosen. In: Gottron, H.A., Schönfeld, W.: Dermatologie und Venerologie Band V/1. Stuttgart: Thieme Verlag 1963
Türk, R.B.M.: Katamnestische Untersuchungen bei Berufsekzematikern unter besonderer Berücksichtigung der Sensibilisierung gegenüber Dichromat-Ionen. Inaug. Diss. München 1975
Wahl, B.: Persönliche Mitteilung 1977
Weber, G., Nett, H.H.: Statistische Erhebungen über Berufsdermatosen am Beobachtungsgut der Universität-Hautklinik Mainz. Berufsdermatosen *9*, 293 (1961)
Zelger, J.: Arch.klin.exp. Derm. *218*, 499 (1964)

Prof. Dr. H.-J. Bandmann
Dermatologische u. Allergologische
Abt. des Städt. Krankenhauses München-Schwabing
Kölner Platz 1
D-8000 München 40

1.4. Geschlechtskrankheiten

A. Luger, Wien

Definition

Der Begriff *Geschlechtskrankheiten* umfaßt die Syphilis, die Gonorrhoe, das Ulcus molle, das Lymphogranuloma venereum (Nicolas-Durand-Favre) und das Granuloma inguinale (Donovanosis). Diese Gruppe von Erkrankungen ist allerdings medizinisch nicht definierbar, weil eine Übertragung auch ohne sexuellen Kontakt möglich ist und weil ihre Manifestationen oft nicht auf die Genitalregion beschränkt bleiben. Außerdem wird eine Reihe von anderen Infektionen vorwiegend durch den Geschlechtsverkehr übertragen, aber nicht zu den Geschlechtskrankheiten gezählt.

Auf der Suche nach einer besseren Definition wurde in angelsächsischen Ländern der Begriff *sexually transmitted diseases* eingeführt. Besser wäre die Bezeichnung *sexually transmittable diseases*, sie könnte übersetzt werden *Erkrankungen, die durch Geschlechtsverkehr übertragen werden können* oder einfach *genitale Kontaktinfektionen*. Zu der neuen Gruppe gehören allerdings neben der unspezifischen Urethritis bzw. Kolpitis durch Streptokokken, Staphylokokken, Mycoplasmen, Clamydien und Viren der Herpes simplex-Gruppe auch die Trichomoniasis und die Candidiasis sowie die Condylomata acuminata, die Mollusca contagiosa, der Herpes genitalis und Pyodermien (Abb. 1).

In jüngster Zeit werden in der anglo-amerikanischen Literatur auch die Serumhepatitis und die Dysenterie als *sexually transmitted diseases* bezeichnet, weil das Hepatitis Virus Typ B durch den Geschlechtsverkehr und die Entamoeba histolytica sowie die Shigella flexneri und Shigella sonnei manchmal durch homosexuellen und durch heterosexuellen Ano-Genital-Kontakt übertragen werden. Den Gesundheitsämtern in New York und San Francisco wurde empfohlen, bei Dysenterie-Infektionen nicht nur

Sexually Transmitted Diseases (Transmittable)	
Geschlechtskrankheiten	Andere Infektionen
Syphilis (Treponema pallidum)	„Unspezifische" Urethritis, Cervicitis, Kolpitis
Gonorrhoe (Neisseria gonorrhoeae)	Streptokokken Staphylokokken
Ulcus molle (Haemophilus *Ducrey*)	Mycoplasma hominis Typ 1, T-Stämme
Lymphogranuloma venereum (Miyagawanella lymphogranulomatosis)	Clamydia oculogenitale (Tric-Agent) (Einschluß-Urethritis, Cervicitis)
Granuloma inguinale (Donovania granulomatosis)	Herpesvirus hominis Typ II Trichomonas vaginalis Candida albicans etc.
	Condylomata acuminata (Warzenvirus)
	Mollusca contagiosa (Poxvirus molluscum)
	Herpes genitalis (Herpesvirus hominis)
	Pyodermien (Streptokokken)
	Hepatitis (Serumhepatitis B) Hepatitisvirus Typ B
	Dysenterie Entamoeba histolytica (Amoebiasis) Shigella flexneri / sonnei

Abb. 1

das Küchenpersonal oder die Haushaltsangehörigen, sondern auch deren Sexualpartner in die Umgebungsuntersuchungen einzubeziehen. Es ist eine Frage der Zeit, bis auch die Scabies und die Tuberkulose in den neuen Begriff eingeordnet werden. Ende der 20er, Anfang der 30er Jahre wurden in den USA durch einen Mohel, der nach dem mosaischen Gesetz die Beschneidung vollzieht und der ein Diphtherie-Bazillenträger war, eine Reihe von Säuglingen mit Wunddiphtherie infiziert. Gehört also auch die Diphtherie zu den *sexually transmitted diseases?* Wo ist die Grenze? Wer soll für die Diagnose und Therapie aller dieser Krankheiten zuständig sein?

Der neue Begriff ist ebensowenig definierbar wie der alte, es besteht nur die Gefahr der Ausweitung ins Uferlose. Das aber ist medizinisch wenig sinnvoll und kann aus juristischer Sicht unabsehbare Folgen heraufbeschwören. Man soll deshalb vorläufig den Begriff *Geschlechtskrankheiten* in der gegenwärtigen, wenn auch unzulänglichen Form zumindest solange beibehalten, bis eine einigermaßen überschaubare Konsolidierung eingetreten ist. Die *genitalen Kontaktinfektionen* können eventuell als getrennte Gruppe angeführt werden.

Epidemiologie

Die gegenwärtig verwendeten Meldesysteme sind zwar ungenau, weil wahrscheinlich nur ein geringer Teil der manifesten Erkrankungen erfaßt werden kann und weil die nicht unbeträchtliche Zahl symptomloser Infektionen unberücksichtigt bleiben muß. Man kann aber bei annähernd gleichbleibenden Fehlerquellen fallende oder steigende Tendenzen erkennen, und dieser Umstand ist für die Beurteilung des Problems sowie für den Einsatz der erforderlichen Maßnahmen wichtig.

Fast alle Autoren betonen den unverhältnismäßig hohen Anteil an Jugendlichen im Alter von 20 bis 24 Jahren sowie die große Häufigkeit von Drogenabhängigkeit, Alkoholismus, Homosexualität und psychischen Abnormitäten unter den Geschlechtskranken. In einer Klinik in England wurde ein beträchtlicher Prozentsatz an psychosozialer Morbidität beobachtet, etwa 20 % der venerisch Infizierten waren wahrscheinlich psychiatrische Fälle, ansonsten reichte die Skala von Charaktermängeln über Psychasthenie bis zur Manie, andererseits kamen auch depressive und schizoide Formen vor; vielleicht sollte man diese Beobachtungen in Zukunft mehr berücksichtigen als bisher.

Die Zahl der gemeldeten Geschlechtskrankheiten stieg bis Anfang der siebziger Jahre ständig an und erreichte 1973/74 den Höchststand. Anschließend war vielfach ein deutlicher Rückgang der Gonorrhoe-Infektionen zu verzeichnen, in Dänemark und Schweden schon ab 1973. In Österreich wurde der niedrigste Stand 1963 mit 43,1 Erkrankungen pro 100.000 Einwohner gemeldet (Abb. 2), der Gipfel war 1974 mit 181,3 Infektionen pro 100.000 Einwohner erreicht, 1975 sank die Morbiditätsziffer auf 152 und 1976 auf 127 pro 100.000 Einwohner ab.

Die Zahl der Syphiliserkrankungen betrug in Österreich pro 100.000 Einwohner 1959 2,6, 1974 15,6, 1975 14,1 und 1976 16,5 (Abb. 3). Hier scheint sich die Morbiditätskurve auf ein neues, höheres Niveau einzustellen.

Derzeit läßt sich allerdings noch nicht mit Sicherheit sagen, ob der zu beobachtende allgemeine Trend anhalten wird. Der Höhepunkt ist aber anscheinend doch überschritten oder erreicht.

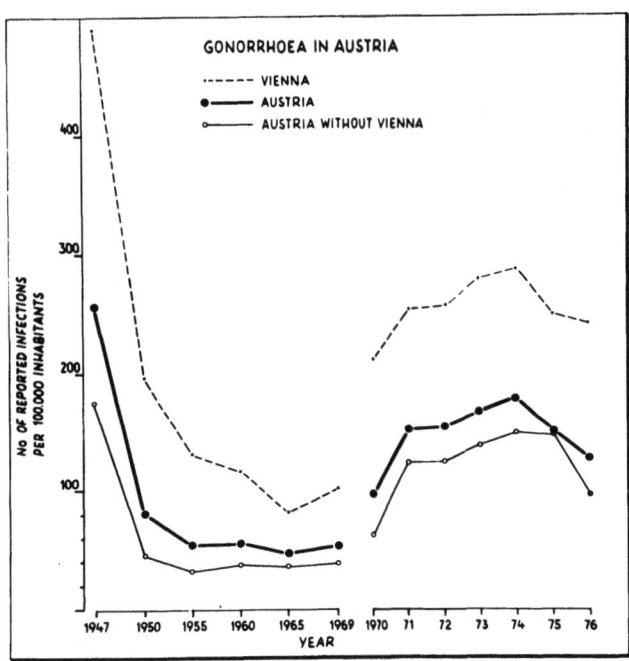

Abb. 2

Syphilis

1. Klinik

Die Frage, ob sich das klinische Bild der Syphilis geändert hat, wird zwar unterschiedlich, in großen Zügen aber

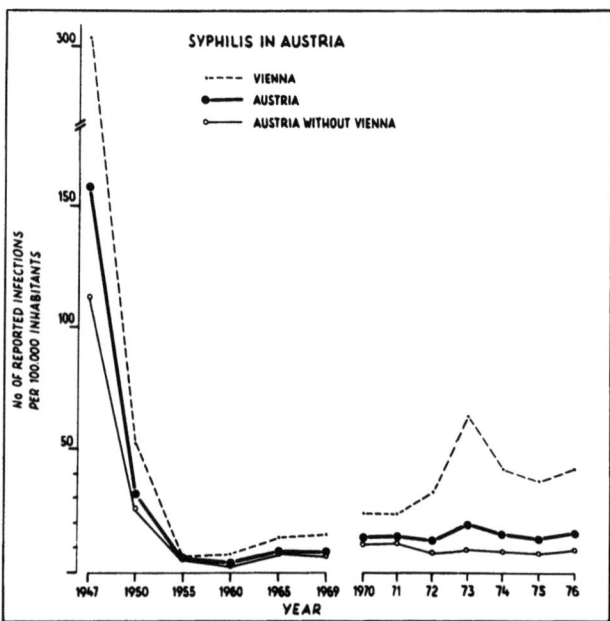

Abb. 3

doch auch wieder gleichsinnig beantwortet. Thomas B. Turner, einer der großen alten Männer der Syphilidologie aus Baltimore, USA, sieht das Problem so: In der Zeit zwischen den beiden Weltkriegen waren Tabes dorsalis, progressive Paralyse, Mesaortitis und andere tödlich verlaufende Spätformen der Syphilis fast alltägliche Diagnosen, heute sind sie extrem selten. Dies ist auf eine Reihe von Faktoren, nicht zuletzt aber auch auf die weit verbreitete Anwendung von Penicillin in nahezu allen Sparten der Medizin zwischen dem Ende der vierziger und der Mitte der fünfziger Jahre zurückzuführen. Mit dem Rückgang des Penicillinverbrauches in der Allgemeinmedizin begann die Zahl der Syphilisinfektionen wieder anzusteigen. Die metasyphilitischen Erkrankungen treten jedoch gewöhnlich erst 15-20 Jahre nach dem Frühstadium (oder später) auf. Mit einer Zunahme der Spätsyphilis, möglicherweise auch mit atypischen Formen, wird man daher während der kommenden Jahre rechnen müssen. Manche Autoren (Willcox) vertreten die Ansicht, die Syphilis verlaufe in unseren Tagen milder als in den zwanziger und dreißiger Jahren, wo destruktive ulceröse Syphilide häufiger vorkamen und manchmal sogar einen tödlichen Verlauf nahmen (Knox).

a) Asymptomatische Syphilis. Die Zunahme der latenten, asymptomatischen und oligosympotmatischen Formen wird allgemein beobachtet. Gschwandtner und Zelger (1976) fanden, daß etwa 25 % der Infizierten während des Frühstadiums symptomlos blieben. Aus der UdSSR wurde über eine Frau berichtet, welche 3 Männer infiziert hatte, alle drei kamen mit Manifestationen des Sekundärstadiums zur Behandlung, die Frau war klinisch erscheinungsfrei, aber serologisch reaktiv. Eigene Untersuchungen über das beträchtliche Ansteigen der latenten Syphilis wurden 1974 in Graz anläßlich des Deutschen Dermatologen-Kongresses vorgetragen.

b) Syphilis maligna. 7 Patienten mit ulcerierenden Syphiliden der Frühperiode wurden in Nordamerika, in der Sowjetunion und in der DDR beschrieben. Harry Pariser schlägt vor, die bisher üblichen Termini *Syphilis maligna* oder *Syphilis maligna praecox* durch die Bezeichnung *nodulo-ulcerative cutane Syphilis* zu ersetzen. Eine eigene, noch unveröffentlichte Beobachtung an einer 50-jährigen Patientin mit multiplen münz- bis hühnereigroßen Ulcerationen bot ein ähnliches Bild. Treponemen waren in den Laesionen spärlich nachzuweisen, histologisch fand sich ein vorwiegend lymphozytäres Infiltrat mit beträchtlicher Gefäßalteration und Nekrose, der Cutantest mit abgetöteten Pallida-Treponemen (aus Kaninchenorchitits) war negativ, die serologischen Reaktionen reaktiv, der VDRL-Titer: 1 : 16. Der Immunstatus mit verschiedenen Bakterienextrakten sowie die DNCB-Sensibilisierbarkeit waren im Bereich der Norm, auch in der Immunelektrophorese war eine Abwehrschwäche nicht erkennbar. Die Laesionen heilten nach einmaliger Verabfolgung von 4,8 Mill. E Benzathin-Penicillin ab, der VDRL-Titer ging zurück, und ein Jahr nach der Behandlung war das Serum der Patientin in diesem Test nicht mehr reaktiv. Für solche Krankheitsbilder scheint die Bezeichnung *ulceröse Frühsyphilis* am besten geeignet.

c) Syphilis innerer Organe. Knochenschmerzen fanden sich bei 4 % der Infizierten zu Beginn des Frühstadiums und klangen dann allmählich ab. Hepatitis (4 Fälle), Glomerulonephritis mit Ablagerung von IgE und C_3 in der subepithelialen Basalmembran der Glomeruli (1 Fall), syphilitische Gastropathien, welche 4-mal als Tumor und 3-mal als Gastritis imponierten, spezifische Ulcera im Oesophagus (2 Fälle), eine spezifische Myositis und eine syphilitisch bedingte Reizleitungsstörung in Form des Wenckebach-Phänomens klangen nach Sicherung der Diagnose (durch Erregernachweis, Biopsie oder Serologie) im Anschluß an eine Penicillin-Behandlung promt ab.

Reaktive serologische Testergebnisse können allerdings auch zu Fehldiagnosen führen: Ein Meningiom wurde zunächst als Hirngumma und ein Psoriasisschub als Sekundärexanthem gedeutet.

d) Spätsyphilitische Manifestationen wurden klinisch und autoptisch nur in wenigen Einzelfällen beobachtet. In einer gefäßchirurgischen Klinik in England wurden während eines Zeitraumes von 10 Jahren 15 Patienten wegen einer syphilitischen Mesaortitis mit Aorteninsuffiezienz mit anhaltend gutem Erfolg operiert.

In Zukunft sollte allerdings, wie eingangs erwähnt, die Möglichkeit des Vorkommens metasyphilitischer Erkrankungen besonders im Auge behalten werden.

e) Die congenitale Syphilis kommt anscheinend wieder öfter vor. Die *Syphilis congenita praecox* kann ebenso wie die erworbene Frühsyphilis asymptomatisch oder oligosymptomatisch verlaufen. Solche Fälle können nicht selten durch intercurrente, subkurative Antibiotikagaben während der Gravidität bedingt sein (Lindemayr und Partsch, 1976).

Am häufigsten gelangen Knochenveränderungen in Form von Periostitis und Metaphysitis (55 %), seltener allein als Periostitis (21 %) oder Metaphysitis (19 %) zur Beobachtung. Gewöhnlich sind mehrere Knochen betroffen.

Bei 8 Kindern mit *Syphilis congenita praecox* wurden Glomerulopathien bzw. nephrotische Syndrome gefunden, mit Ablagerung von IgG und Komplement $ß_1$-C teils in der Basalmembran, teils subepithelial.

Die *Syphilis congenita tarda* manifestiert sich 5-30 Jahre nach der Geburt, meistens mit Gummen oder Organerkrankungen. Alle Manifestationen heilen unter Penicillinbehandlung rasch ab.

Eine prophylaktische Behandlung der Mutter während der Gravidität erübrigt sich, sofern vorher eine wirksame

Therapie durchgeführt und die Möglichkeit einer Reinfektion ausgeschlossen wurde. In einem Fall (Moulin und Mitarbeiter) wurde während der Schwangerschaft eine Syphilis serologisch entdeckt und mit Langzeitdepot-Penicillin behandelt, das Kind konnte dadurch jedoch nicht vor der Infektion geschützt werden.

2. Experimentelle Syphilis

Virulente Stämme von Treponema pallidum konnten bisher auf Nährböden nicht gezüchtet werden. Nunmehr gelang es, die Treponemen (Nichols-Stamm) auf Nierenzellkulturen von neugeborenen Hamstern ohne Serumzusatz am Leben und auch in Subkulturen bis zu 9 Tage lang virulent zu erhalten. Die Treponemen sind anscheinend Aerobier, sie verbrauchen und produzieren selbst Sauerstoff, werden aber durch Hydroxyl-Ionen getötet. Dies kann auf Zellkulturen durch Mannitol offenbar verhindert werden. Der Nachweis von Treponemen im Cytoplasma von Zellen (Cervix), zwischen den Zellen, in Vacuolen, sowie im Epi- und Perineurium peripherer Nerven könnte für die Pathogenese der Erkrankung, besonders der Neurosyphilis, von Bedeutung sein.

3. Immunologie

Das Präparieren von Antigenen aus Treponemen gewann neue Aspekte durch die Entdeckung einer extracellulären Lage, welche sich mit Ruthenium-Rot anfärbt und beim Waschen der Keimsuspensionen gewöhnlich abgespült wird. Die Behandlung von Kaninchen mit einer Vakzine, welche diese Auflagerungen enthielt, konnte bei gleichzeitiger Verabfolgung mit verschiedenen Adjuvantien bei einigen Tieren ein gewisses Ausmaß an Schutz vor Infektionen mit Treponema pallidum bewirken. Noch bessere Erfolge wurden durch Herstellung der Vakzine bei 4 °C, Fixierung mit Glutaraldehyd und Lagerung bei minus 20 °C erzielt. Kompliziert sind alle diese Versuche nicht zuletzt auch durch Anlagerung von Kaninchenglobulin an die im Syphilom wachsenden Treponemen.

13 Studien über die *zelluläre Immunität* wurden mit Hilfe des Lymphozyten-Transformations-Testes, des Leukozyten- oder Makrophagen-Migrations-Inhibitions-Testes sowie von Cutantesten durchgeführt. Alle Befunde sprechen für das Vorliegen eines unspezifischen Hemm-Mechanismus, der während der manifesten Frühstadien und der Neurosyphilis die T-Zellen trifft, die Immunglobulinproduktion durch die B-Zellen aber nicht beeinträchtigt. Während und nach einer antibiotischen Behandlung sowie im Latenzstadium ist die zelluläre Immunität normal oder gesteigert und erreicht während der Spätlatenz das höchste Ausmaß.

Im Tierversuch (Kaninchen) konnte die zelluläre Immunität durch Transplantation von Kubitallymphknoten teilweise übertragen werden.

4. Serologie

Der Nachweis von spezifischen Antikörpern im Serum von Syphilitikern durch Teste mit Treponema-pallidum-Antigen wird in einer Flut von Publikationen behandelt, wobei der TPI mehr und mehr in den Hintergrund rückt.

Im *FTA-ABS* können falsch reaktive Ergebnisse bei Diabetikern (10,7 %), bei Lebercirrhose (6,8 %) und bei Schwangeren (6,9 %) gefunden werden (Meyer-Rohn, 1974). In einer Beobachtungsreihe an Personen, welche anläßlich einer Stellenbewerbung serologisch untersucht wurden, verschwand bei 20 Probanden eine Reaktivität im FTA-ABS spontan innerhalb von 7 Monaten.

Das Verhalten der IgM- und IgG-Titer während der Frühsyphilis und nach der antibiotischen Behandlung wurde von vielen Untersuchern, in Deutschland zuerst von F. Müller, Hamburg, studiert. Die ursprüngliche Erwartung, man hätte mit der quantitativen IgM-Bestimmung einen verläßlichen Indikator für die Beurteilung eines Behandlungserfolges oder Mißerfolges gefunden, erwies sich leider nicht als zutreffend (Müller, 1976; Luger, 1976; Wilkinson, 1976). Müller beobachtete Unterschiede zwischen 19-S- und 7-S-Typen von IgM, die Aussagekraft der diesbezüglichen Untersuchungen steht noch nicht fest. Wilkinson fand bei allen unbehandelten Patienten mit Frühsyphilis erhöhte FTA-IgM-Titer, allerdings blieb bei einem Teil dieser Personen (ein Drittel davon waren Homosexuelle) die Reaktivität nach der Therapie länger als 2 Jahre erhalten. Nur 23 % der Sera von Patienten mit unbehandelter Spätsyphilis waren im FTA-IgM reaktiv.

Ähnliche enttäuschende Erfahrungen wurden auch bei congenitaler Syphilis gemacht. Die ursprüngliche Annahme, die großen IgM-Moleküle könnten die Plazenta nicht passieren und ein reaktiver FTA-IgM-Test im Serum des Kindes beweise das Vorliegen einer congenitalen Syphilis, während durch ein nicht reaktives Ergebnis eine Infektion des Kindes ausgeschlossen werden könne, stimmt leider auch nicht. Anscheinend können die IgM-Moleküle zerbrechen, kleinere Fragmente gelangen dann doch durch die Plazenta in den Kreislauf des Kindes und rufen bei etwa 10 % der Untersuchten falsch reaktive Ergebnisse hervor (Rosen und Mitarbeiter). Andererseits kann auch bei spätem Einsetzen der Erkrankung die IgM-Produktion erst etwa ab dem 3. Lebensmonat beginnen (O'Neill). Zum Zeitpunkt der Geburt können somit bei etwa 35 % der Kinder mit congenitaler Syphilis falsche *nicht reaktive* Befunde vorkommen (Rosen und Mitarbeiter).

Eigene Erfahrungen mit der Bestimmung von FTA-IgM-Titern vor und nach der Behandlung von Patienten mit Frühsyphilis zeigen auch, daß die Reaktivität in diesem Test nach offensichtlich erfolgreicher Therapie noch lange erhalten bleiben kann; er ist in seinem diesbezüglichen Aussagewert mit der derzeit geübten Methode weniger verläßlich als der VDRL-Titer (Abb. 4, 5, 6, 7).

Zur Vermeidung von Fehlerquellen wird allseits auf eine Standardisierung der Reagenzien und vor allem des Antigens gedrängt.

Weitere Varianten und Verbesserungen des FTA-ABS-Verfahrens wurden von manchen Autoren vorgeschlagen, der Erfolg bleibt abzuwarten.

Neuerdings wird auch der FTA-IgE-Test durchgeführt (Bowszyc, 1975) und scheint bei manifester Krankheit regelmäßig reaktiv zu sein.

Biologisch aspezifisch reaktive Ergebnisse in Lipoid-Antigen-Testen können neben den bekannten Ursachen auch durch genetische Fixierung bedingt oder durch Impfungen (Mumps-Virus) und Clamydien-Infektionen (Psittakose) ausgelöst werden.

Das Haemagglutinationsverfahren ist eine der verläßlichsten und empfindlichsten Methoden zum Nachweis der Syphilis. Die Meinung, es könnten bei onkologischen Patienten 7,1 % und bei manchen Dermatosen 13,1 % falsch reaktive Ergebnisse auftreten, ließ sich in eigenen Untersuchungen nicht bestätigen.

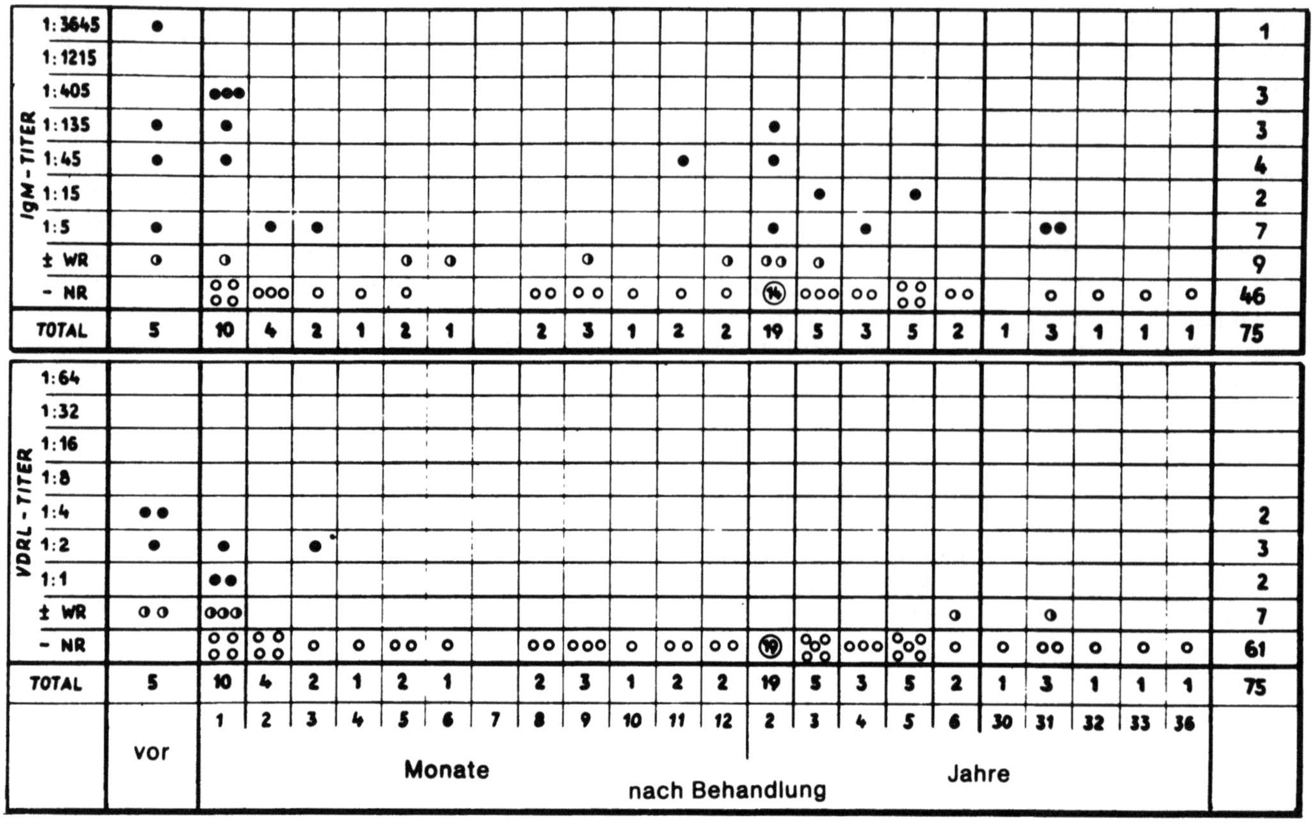

Abb. 4. IgM- und VDRL-Titer bei Syphilis I vor und nach Behandlung (39 Personen, 75 Untersuchungen)

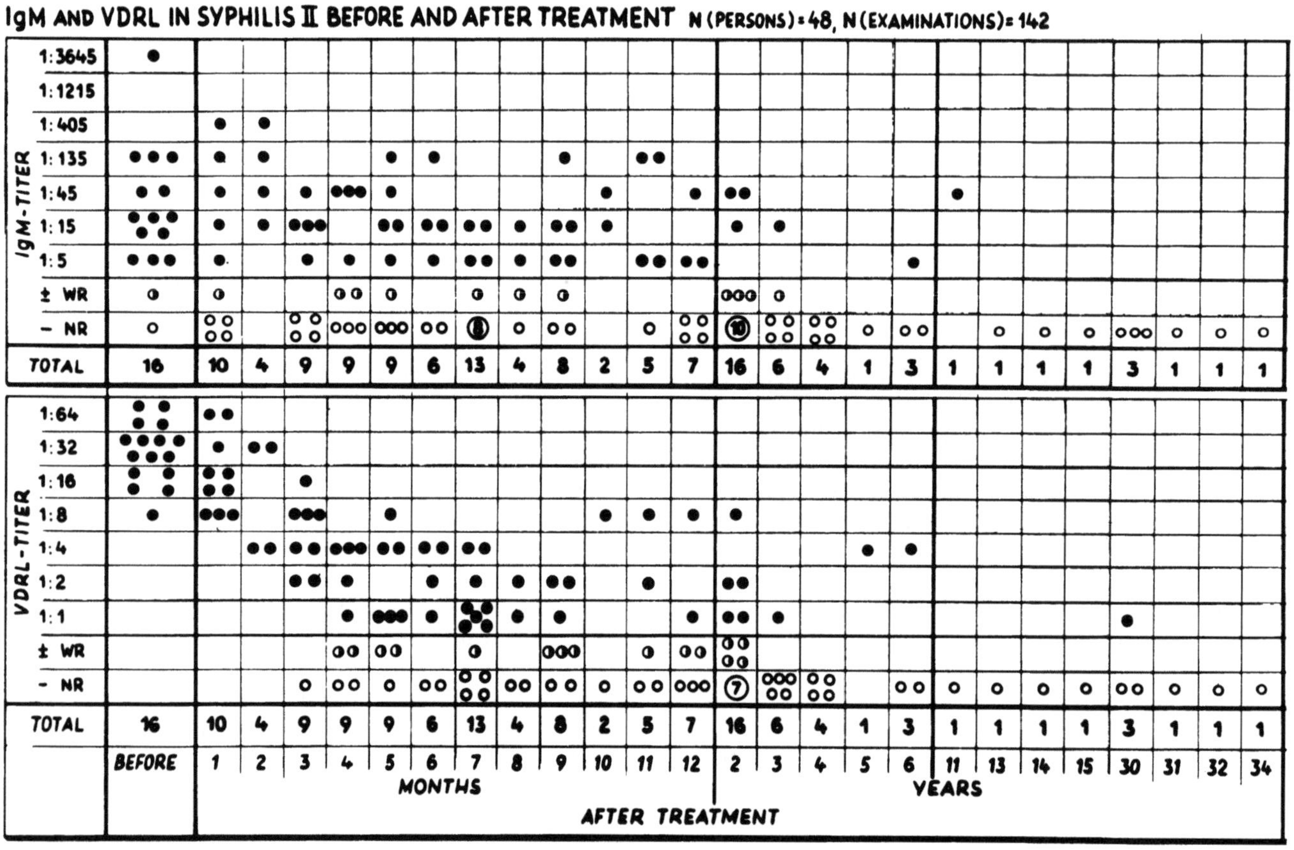

IgM AND VDRL IN SYPHILIS II BEFORE AND AFTER TREATMENT N(PERSONS)=48, N(EXAMINATIONS)=142

Abb. 5

IgM-AND VDRL-TITERS (MEAN VALUES) IN SYPHILIS II (N=142)

		BEF.	1	2	3	4	5	6	7	8	9	10	11	12M.	2Y.	3	4	5	6	11	13	14	15	30	31	32	34
● IgM	m̄	282	67,2	150	10,6	20	28,9	28,3	3,3	6,7	25	30	56	7,9	8,1	3,0	0	0	1,7	45	0	0	0	0	0	0	0
	x̄	932	134	177	14,7	23,5	46,2	52,7	5,8	7,6	48,9	21,2	72,2	16,6	16,9	6,7											
○ VDRL	m̄	34,5	24,8	18	5,8	2,1	2,7	1,8	1,2	0,8	1,0	4,0	2,5	1,8	1,2	0,2	0	4	1,3	0	0	0	0	0,3	0	0	0
	x̄	19,3	21,8	16,7	4,8	1,8	2,8	1,8	1,4	0,9	1,0	5,2	3,8	3,5	2,3	0,4			2,3					0,6			

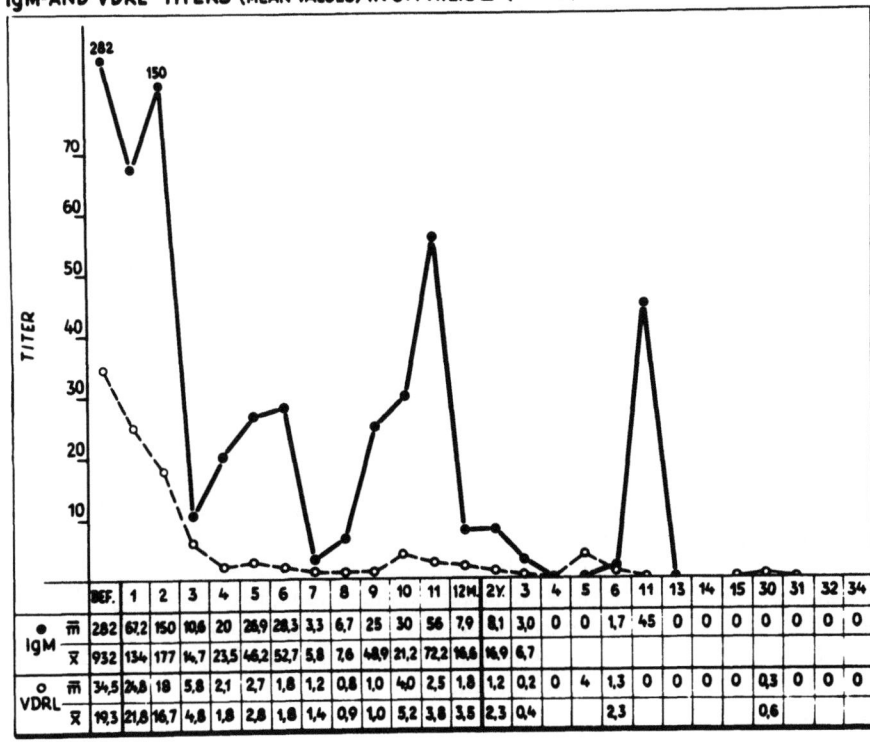

Abb. 6

IgM-AND VDRL-TITER IN LATENT SYPHILIS

VDRL-TITER	IgM-TITER -NR	WR	1:5	1:15	1:45	1:135	1:405	1:1215	1:3645	SUMME
-NR	40	10	9	7	1	2				69
±WR	9	2		2						13
1: 1	6	2	3							11
1: 2	4	1	3				1			9
1: 4	4	2		1			1			8
1: 8	1			2	1					4
1:16	2		1							3
1:32	1									1
1:64			1	1			1			3
	67	17	17	13	2	2	3	-	-	121

Abb. 7

TEST	RESULT	1974 No. OF SERA	1974 % OF SERA EXAMINED	1975 No. OF SERA	1975 % OF SERA EXAMINED	1976 (1.1.-31.7.) No. OF SERA	1976 (1.1.-31.7.) % OF SERA EXAMINED	TOTAL No. OF SERA	TOTAL % OF SERA EXAMINED
AMHA-TP	REACTIVE	60	0,13	321	0,57	230	0,65	611	0,44
FTH-ABS, VDRL	NON REACTIVE								
AMHA-TP, FTH-ABS	REACTIVE	678	1,43	875	1,55	553	1,56	2106	1,51
VDRL	NON REACTIVE								
AMHA-TP, FTH-ABS, VDRL	REACTIVE	330	0,70	460	0,82	403	1,14	1193	0,86
AMHA-TP	NON REACTIVE	25	0,05	11	0,02	4	0,01	40	0,03
FTH-ABS, VDRL	REACTIVE								
AMHA-TP, FTH-ABS	NON REACTIVE	48	0,10	94	0,17	73	0,21	215	0,15
VDRL	REACTIVE								
TOTAL No. OF SERA EXAMINED		47.379		56.290		35.416		139.085	

Abb. 8

JAHR	ZAHL DER UNTERSUCHTEN SERA	VDRL u. FTA-ABS REAKTIV	AMHA-TP u. FTA-ABS REAKTIV	REAKTIVITÄT IM VDRL NICHT ERFASST	REAKTIVITÄT IM AMHA-TP NICHT ERFASST	BAR (VDRL REAKTIV FTA-ABS u. AMHA-TP NICHT REAKTIV)
1974	47.379	380	1008	678	25	48
1975	56.290	471	1335	875	11	94
1976 1.1.-31.6.	35.416	407	956	553	4	74
SUMME	139.085	1258	3299	2106	40	216
%	100,0	0,9	2,37	1,51	0,03	0,16

Abb. 9. Reaktivität erfaßt durch VDRL u. AMHA-TP-Test

Die Mikrovariante des Haemagglutinationstestes (AMHA-TP) bewährt sich bei halbautomatischer Durchführung sehr gut als Suchtest.

Je nach Art des verwendeten Antigens kann bei der Frühsyphilis der FTA-ABS (meistens) der AMHA-TP (oft) oder der VDRL (seltener) als erster Test eine Reaktivität anzeigen.

Die Auswertung eigener Untersuchungen (Abb. 8, 9) zeigt, daß unter 139.085 Sera 2106 (1,51 %) Proben nicht als reaktiv erkannt worden wären, hätte man den VDRL als Suchtest eingesetzt. Nur 40 Sera (0,03 %) waren im Haemagglutinationstest nicht reaktiv, im VDRL und FTA-ABS dagegen reaktiv und somit im AMHA-TP möglicherweise fälschlich *nicht reaktiv*.

Diese Ergebnisse führten in Lainz bereits 1972 zu einer Umstellung der Syphilis-Serologie (Abb. 10). Der AMHA-TP und der VDRL sind als Suchreaktionen eingesetzt, der FTA-ABS als Bestätigungsreaktion. Der TPI wird nur ausnahmsweise benötigt, ausschließlich in jenen Fällen, wo FTA-ABS und AMHA-TP bei mehrfacher Wiederholung nicht übereinstimmen (Luger, 1973; Müller, Luger, 1976). Zur Beurteilung der Aktivität eines syphilitischen Prozesses und zur Bewertung eines Behandlungsergebnisses genügt die laufende Kontrolle des VDRL-Titers, eventuell ergänzt durch die quantitative FTA-IgM-Bestimmung.

Suchtest	Bestätigungstest
AMHA-TP	**FTA-ABS**
VDRL	(TPI)
Beurteilung des Behandlungserfolges	
VDRL quantitativ	

Abb. 10. Neuorientierung der Syphilis-Serologie zur Sicherung der Diagnose

Dieses Vorgehen wurde anläßlich der zweiten Tagung der Arbeitsgemeinschaft für dermatologische Forschung im November 1974 und als eines der Résumés des WHO-Symposiums über Sexually Transmitted Diseases im September 1976 in Wien als bestgeeignete Methode zur Vereinheitlichung der Syphilis-Serologie allgemein empfohlen.

Die Anwendung eines empfindlichen Suchverfahrens ist für das Entdecken latenter Infektionen von besonderer Bedeutung. Da nun gerade diese Form der Syphilis derzeit sehr häufig vorkommt und nur durch serologische Untersuchungen festgestellt werden kann, sollte von jedem Menschen bei jeder sich bietenden Gelegenheit, vor allem bei jeder Krankenhausaufnahme, bei Musterungs-, Einstellungs-, Gesunden-Untersuchungen Blut auf das Vorhandensein von Antikörpern gegen Treponema pallidum getestet werden.

5. Therapie

Die Therapie der Syphilis bietet keine nennenswerten Probleme. Eine Änderung der bisher geltenden Richtlinien ist nicht erforderlich. Die Penicillin-Empfindlichkeit von Treponema pallidum ist unverändert gut geblieben (Turner). Das gleiche gilt auch von den anderen ß-Lactam-Antibiotika, von den Macrolid- und Tetracyclin-Präparaten.

Anscheinend können in seltenen Ausnahmefällen Treponemen eine Penicillin-Behandlung im Liquor oder im Kammerwasser des Auges überleben. Dies scheint hauptsächlich dann vorzukommen, wenn das Antibiotikum im Serum in geringen, gerade noch wirksamen Konzentrationen vorhanden ist (Wiet und Mitarbeiter, 1974; Mohr, und Mitarbeiter, 1976; Collart und Mitarbeiter, 1974; 1975). Eigene Untersuchungen zur Klärung dieser Frage sind im Gange. Penicillinspiegel-Bestimmungen sollten nur in speziell dafür eingerichteten Referenz-Laboratorien durchgeführt werden, weil besonders bei niedrigen Konzentrationen des Antibiotikums erhebliche Fehlerquellen berücksichtigt werden müssen.

Zur Klärung des Mechanismus der *Jarisch-Herxheimer-Reaktion* wurde der Kinin-Spiegel überprüft, weil der Untergang zahlreicher Treponemen über eine Aktivierung des Hageman-Faktors zur Kinin-Bildung führen könnte; ein Anstieg dieser Substanzen blieb jedoch aus.

Eine eigene Beobachtung über das Verhalten des IgM-Titers (Abb. 11) zeigte während und nach der Jarisch-Herxheimer-Reaktion ein Absinken bis auf *nicht reaktiv*, dann einen neuerlichen Anstieg und schließlich ein allmähliches Absinken. Der VDRL-Titer wurde durch die Reaktion nicht beeinflußt. Die Bestimmungen waren zunächst im 3-Stundenintervall, später im 24 Stunden-Abstand durchgeführt worden.

Bei der Spätsyphilis werden die Gefahren der Jarisch-Herxheimer-Reaktion allseits überbewertet.

6. Histologie

Neuere Untersuchungen über die *Histologie* der syphilitischen Exantheme brachten zum Teil überraschende Er-

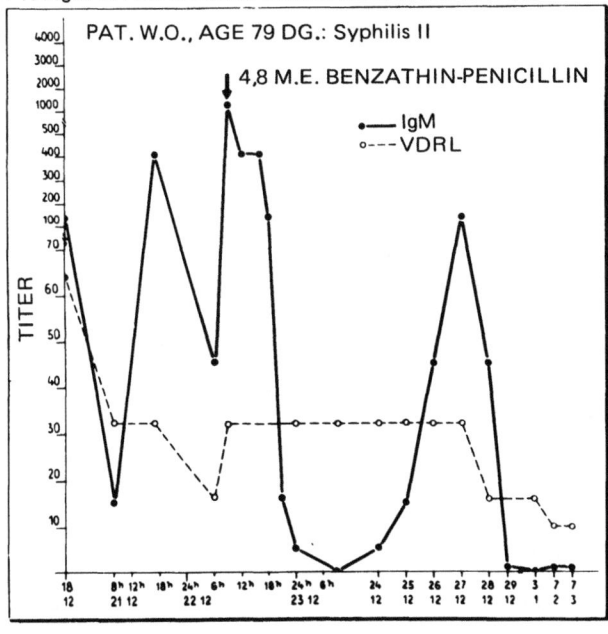

Abb. 11

gebnisse: In 25 % der Biopsien waren die Plasmazellen nicht vermehrt oder fehlten, Veränderungen an den kleinen Gefäßen waren selten und bestanden aus einer Endothelschwellung. Eine Endothelproliferation fehlte. Die Arteriolen waren in der Hälfte der Schnitte unverändert und bei fortgeschrittenem Sekundärstadium konnte eine Neigung zur Granulombildung beobachtet werden (Abell und Mitarbeiter, 1975).

Die Gonorrhoe

1. Neisseria gonorrhoeae

a) Morphologie und Virulenz. Die Unterteilung der Neisseria gonorrhoeae (Abb. 12) in die virulenten, mit *pili* versehenen, scharf abgegrenzte und prominente, dunkelgoldfarbene Kolonien bildenden Stämme T_1 und T_2 sowie in die Typen $T_3 - T_5$, welche keine *fimbriae* tragen, in leicht bräunlichen (T_3) oder farblosen, unscharf abgegrenzten Kolonien wachsen und wahrscheinlich kulturbedingte avirulente Formen sind, bedeutet einen großen bakteriologischen Fortschritt. Ein Übergang von T_2 in T_3 kann in der Kultur nach 30 Stunden eintreten. Auf Zellkulturen von Säugetierorganen kann aber auch eine Umwandlung von avirulenten T_4- in T_1-Stämme vorkommen. Die Typen sind somit nicht Mutanten, sondern *Varianten* der Neisseria gonorrhoeae. Die *pili* bestehen aus Zellwandkomponenten und sind immunologisch nicht homogen. T_1 enthält im Protoplasma eine immunogene ß-t- und eine toxische ß+t-Protein-Komponente. Eine neue Variante von T_1, der Typ T_1^1 zeigt Ähnlichkeit mit T_1 und T_2, bildet granuläre, etwas dunklere Kolonien mit zackigem Saum. Die Virulenz entspricht T_1 und T_2 und kann 6 Monate lang erhalten bleiben. Die virulenten Typen T_1 und T_2 sind gegen Chlorhexidin empfindlicher als die anderen.

b) Empfindlichkeit gegen Antibiotika. Die Mittelwerte der Penicillinempfindlichkeit sind während der letzten 5-7 Jahre in den meisten Ländern etwa gleich geblieben oder nur leicht abgesunken. Oft besteht eine Korrelation zwischen der Penicillin-, Ampicillin-, Erythromycin-, Tetracyclin- und Streptomycin-Empfindlichkeit. Keine Korrelation ist zwischen Ampicillin und Erythromycin sowie Ampicillin und Tetracyclin vorhanden. Die Rifampicin- und Tetracyclin-Empfindlichkeit kann eine Korrelation zeigen, die Spectinomycin-Empfindlichkeit steht in keiner Korrelation zu irgendeinem anderen Medikament.

c) Penicillinase-Bildung. Am 17.9.1976 wurde im Weekly Epidemiological Report der WHO mitgeteilt, daß im Venereal Disease Control Center in Atlanta zum erstenmal bei einem Neisseria gonorrhoeae-Stamm die Eigenschaft der ß-Lactamase-Produktion festgestellt wurde (Abb. 13). Der Patient hatte sich außerhalb der USA infiziert. 3 Monate später wurden bereits aus 11 Ländern (Australien, Canada, Japan, Niederlande, Neuseeland, Norwegen, Philippinen, Republik (Süd-) Korea, Singapore, England, USA) Penicillinase-bildende Stämme isoliert (Abb. 14) und in den Referenz-Laboratorien in Atlanta oder Kopenhagen nach genau festgelegten Richtlinien überprüft. Die Infizierten waren vor der Erkrankung in 5 Ländern gewesen: Belgien, Ghana, Hongkong, Oman, Thailand.

Erkrankung	Ansteckung (Pat. war vorher)
USA (Atlanta)	Außerhalb der USA

Abb. 13. β-Lactamasebildende Stämme von N.gonorrhoeae

d) Kultur. An den traditionellen Selektivnährböden (Thayer-Martin, Transgrow) wurden nur von manchen Laboratorien geringfügige Änderungen vorgenommen, der Effekt bleibt abzuwarten. Eine Wachstumshemmung der Neisseria gonorrhoeae durch Progesteron, durch Candida und durch Staphylococcus epidermidis wurde beobachtet. Kupferspiralen haben keinen Einfluß.

Bei einem Transport von beimpften Nährböden aus der Klinik bzw. Ordination zum Laboratorium trat bei 4-18 Stunden Dauer ein Verlust von 10-23 % ein, und bei Medien, welche 48 Stunden unterwegs waren, betrug der Verlust 55 %, d.h. mehr als die Hälfte der Kulturen ging nicht an. Änderungen in den Medien für Versandzwecke und möglichst kurze Transportzeiten wurden empfohlen.

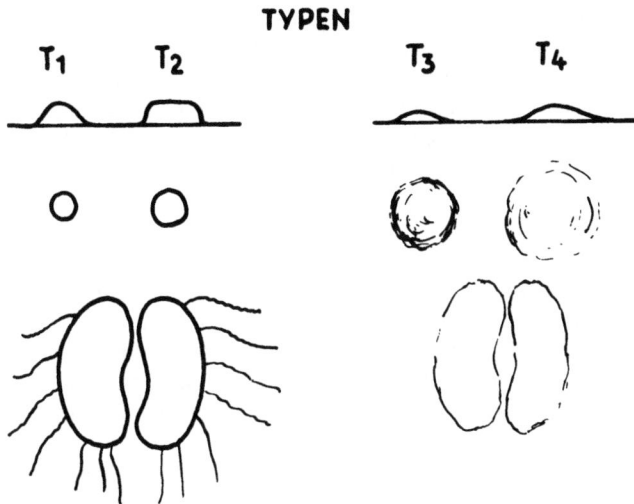

Abb. 12. Neisseria Gonorhoeae (nach Danielsson 1975)

Erkrankung	Ansteckung (Pat. waren vorher)
Europa	**Europa**
England	Belgien
Niederlande	**Asien**
Norwegen	Hongkong
Amerika	Oman
Canada	Thailand
USA	**Afrika**
Asien	Ghana
Japan	
Korea (Süd)	
Philippinen	
Singapore	
Australien	
Australien	
Neuseeland	

Abb. 14. β-Lactamasebildende Stämme von N. gonorrhoeae

e) Experimentelle Gonorrhoe. Extrakte aus Ribosomen von Neisseria gonorrhoeae bewirken in sensibilisierten Kaninchen spezifische Reaktionen vom Spättyp. Die Reaktivität ging allerdings 3 Monate nach Ende der Sensibilisierung wieder verloren. Extrakte aus der Zellwand, den *pili* und dem Protoplasma waren weniger gut wirksam. Gegen *pili* gerichtete Antikörper bieten anscheinend keinen Schutz vor der Infektion. Der Tod durch intracerebrale Injektion von Neisseria gonorrhoeae bei Mäusen konnte durch vorherige Vakzination mit Gonokokken in Formalinlösung mit gereinigten Polysacchariden verhindert werden. Die gleiche Form der Vakzination erhöhte die Resistenz der Urethralschleimhaut vom Schimpansen gegen Infektion mit dem gleichen Erregerstamm. Diese Resistenz setzte nach 5 Wochen dauernder Behandlung ein und hielt dann 10 Wochen lang an. Eine Infektion der Harnröhre vom Schimpansen mit einer Mischung von menschenpathogenen Stämmen hinterließ nach der Heilung keine Immunität.

2. Klinik

Das klinische Bild und der Verlauf der Gonorrhoe haben sich durch Verschiebung der Inkubationszeit, durch das Auftreten von asymptomatischen Formen und durch seltene Lokalisationen (Auge, Pharynx) geändert.

a) Symptomlose Infektionen können nach neuesten Untersuchungen bei 23 % (Wallin, 1975) bis 40 % (Lipman und Mitarbeiter, 1974) der Männer sowie bei 50 % (Wallin, 1975) bis 57 % (Nielsen und Mitarbeiter, 1975) der exponierten Frauen gefunden werden. In einer Beobachtungsreihe an amerikanischen Soldaten blieben 43 % nach der Exposition 3 bis 154 Tage symptomlos, bei 40 % war diese Periode länger als 15 Tage.

b) Die Rektalgonorrhoe bleibt oft symptomlos, kommt aber relativ häufig bei Männern (Homosexuelle) und Frauen nach genito-rektalem Kontakt vor, bedarf einer intensiven Therapie und sollte nicht übersehen werden. Die Diagnose wird am besten durch die Kultur gestellt.

c) Ulcera. Neisseria gonorrhoeae kann in seltenen Fällen an Haut und Schleimhäuten Ulcera („Gonokokken-Primäraffekt") und eventuell auch eine Lymphadenitis hervorrufen. Solche Formen wurden in letzter Zeit mehrfach beobachtet.

d) Die Pharyngitis und Tonsillitis gonorrhoica kommt anscheinend doch öfter vor (1,6 % der Frauen und 0,92 % der gonorrhoekranken Männer in den USA, 12 % der gonorrhoekranken Patienten in Kopenhagen) und kann unter Umständen auch durch Küssen oder Fellatio übertragen werden.

e) Fälle von *Gonokokkensepsis* wurden vorwiegend in Mitteleuropa, in den USA und in skandinavischen Ländern beobachtet. Alle Patienten sprachen auf eine Penicillinbehandlung gut an.

f) Die Arthritis gonorrhoica kann als typische Polyarthritis, aber auch als atypische, z.B. isolierte Erkrankung des Kiefergelenkes auftreten.

g) Eine *Kerato-Conjunktivitis gonorrhoica* wurde während der derzeitigen Epidemie nicht nur bei Kindern, sondern auch bei einer erwachsenen Frau (Stockholm) beobachtet.

3. Immunität

Untersuchungen über die zelluläre Immunität an Tripperkranken wurden mit Hilfe des Leucocyten-Migrations-Inhibitions-Testes und des Lymphocyten-Transformations-Testes durchgeführt, allerdings fand sich keinerlei Unterschied zwischen den Erkrankten und den Kontrollpersonen.

Im Urethralsekret kommen humorale Antikörper vor. Manchmal kann bei frischen Infekten, häufiger bei Reinfektionen, eine Stimulation zur Blastogenese gefunden werden.

4. Diagnose

a) Ausstrich. Die direkte Immunfluoreszenz-Methode mit markierten Antigonokokkensera ist allen anderen Verfahren, auch der Gramfärbung, eindeutig überlegen.

b) Kultur. Nach Tunlichkeit sollte jede Gonorrhoe-Diagnose durch die Kultur bestätigt werden. Die beimpften Transportmedien sollten möglichst schnell zu den Laboratorien gelangen, weil sonst die Kultur manchmal nicht angeht.

c) Serologie. Die Schwierigkeiten, geeignete Antigene aus Neisseria gonorrhoeae zu präparieren, das Vorkommen von Antigengemeinschaft mit anderen Neisserien und die offenbar mangelhafte Bildung von humoralen Antikörpern nach kurzer Infektion zeigt die Tabelle 1 von Sandström und Danielsson (1975).

Nach bisherigen Erfahrungen scheint sich die letzte Entwicklung, der Radioimmun-Test mit *pili*-Antigen bei relativ hoher Empfindlichkeit und optimaler Spezifität am besten zu bewähren. Weitere Erfahrungen müssen allerdings noch gesammelt und ausgewertet werden, bevor eine endgültige Beurteilung möglich ist.

5. Therapie

Es gibt kaum ein Antibiotikum, das noch nicht zur Gonorrhoe-Behandlung empfohlen worden wäre. Die Erfolgsberichte sind unterschiedlich und schwanken zum Beispiel bei dem Sulfamethoxazol (400 mg)-Trimethoprim (80 mg)-Präparat zwischen 0,5 % und 10 % Versagern.

In Mitteleuropa bewährt sich am besten nach wie vor die einmalige Gabe von 3,5 Mill. E wasserlöslichen Penicillins mit 500.000 E eines Kurzzeit-Depot-Penicillins.

Tabelle 1

Test (Antigen)	Reaktiv bei Frauen mit unkomplizierter Gonorrhoe	Reaktiv bei gesunden Kontrollpersonen
Komplementbindung (Gesamtzellen)	36 – 50 %	0 – 5 %
Passive Haemagglutination (Endotoxin)	82 – 88 %	8 – 24 %
Indirekte Immunfluoreszenz (Ganze Zellen)	79 %	4 %
Bentonit-Flockung (Gesamtzellextrakte)	78 %	4 – 20 %
Flockung (Gesamtzellextrakte)	87 %	12 %
Mikroflockung (Gesamtzellextrakte)	75 – 78 %	5 – 11 %
Mikropräcipitation (Polysaccharide)	60 – 100 %	0 – 32 %
Radioimmunassay (*pili*-antigen)	89 %	0

Ort der Diagnose		Infektion
Tübingen (Bundeswehr)	2 Pat. (Lüders u. Mitarb.) 1 Pat. (Bieler)	Mittelafrika Bangkok
Marseille	50 Pat. (More 1974)	Nordafrika Prostituierte
Paris	200 Pat. (Civatte u. Mitarb. 1976)	Marseille Prostituierte (2 Homosexuelle)

Erkrankt: Franzosen 12 %, 74 % Afrikaner, 14 % Südeuropäer

Inkubation: meist 3-7 Tage, manchmal 15-21 Tage

Lokalisation:	Genitalschleimhäute	113
	inguinale Drüsen	8
	Mons pubis	7
	Scrotum	5
	Anus	4
	Schenkel	1
Diagnose:	Kultur auf bluthaltigen Nährböden (Faktor X, ohne Faktor V) Ausstrich (Methylgrün-Pyronin-Färbung), Autoinoculation (Civatte)	
Therapie:	Sulfamethoxazol 400 mg + Trimethoprim 80 mg Streptomycin 1g/die/10 Tage lang Gentamycin 2x80 mg/die Lokal: Gentamycin-Puder, Chinosol-Umschläge	

Abb. 15. Ulcus molle

Die vorherige Einnahme von Probenecid verbessert die Ergebnisse auf etwa 99 % Erfolge.

Als orale Therapie ist Ampicillin, 2-3 g, + Probenecid die Methode der Wahl. Neuesten Berichten zufolge bringt das Talampicillin (ein Phthalsäure-Ester des Ampicillins, der 1974 entdeckt wurde) bei einmaliger Gabe von 1,5 g (6 Tbl.) ohne Probenecid bessere Ergebnisse als Ampicillin, Amoxycillin und Pivampicillin mit Probenecid (Willcox, 1976).

Bei Unverträglichkeit von ß-Lactam-Antibiotika ist die Gabe von 2-4 g Spectinomycin i.m. zu empfehlen. Die Behandlungserfolge liegen zwischen 96 und 98 %.

Ort der Diagnose	Infektion
Jugoslawien	
Matrose	Westafrika
Jugendlicher	Nepal
afrikanischer Student	Zentralafrikanische Republik
Sowjetunion	
Arbeiterin	Ausländische Seeleute
Matrose (Litauen)	Afrika
Diagnose:	Kultur: Chorion-Allantois-Membran Gewebekultur, elektronenmikroskopischer Erregernachweis, Cutantest mit Frei-Antigen (Lygranum)
Therapie:	Tetracycline 1-2 g/die, 10-14 Tage Sulfonamide

Abb. 16. Lymphogranuloma venereum (Nicolas-Durand-Favre-Erkrankung)

Ort der Diagnose		Infektion
Paris (6 Pat.) Duperrat u. Labuche, 1975		Brasilien, Karibik, Lissabon?
Diagnose:	Kultur auf Chorion-Allantois-Membran, Gewebekultur, Nachweis der Donovan-Körperchen in Makrophagen (Giemsa-Färbung)	
Therapie:	Streptomycin Tetracycline (Chloramphenicol)	1-2 g/die bis zur Abheilung 1-2 g/die bis zur Abheilung 1-2 g/die bis zu 12 Tage

Abb. 17. Granuloma inguinale (Donovanosis)

Ulcus molle, Lymphogranuloma venereum und Granuloma inguinale

Das *Ulcus molle* ist zwar selten geworden, in der BRD werden aber doch um 100 Erkrankungen pro Jahr gemeldet (Bieler, 1977). Abb. 15 gibt eine Übersicht über die zuletzt veröffentlichten Beobachtungen.

Das *Lymphogranuloma venereum* und das *Granuloma inguinale* kommen autochthon in Europa anscheinend nicht mehr vor. Die Abbildungen 16 und 17 enthalten Literaturberichte der letzten Jahre.

Die kurze Übersicht zeigt, wie dürftig die bisherigen Erkenntnisse auf vielen Gebieten (Immunologie, Vakzine, Serologie der Gonorrhoe etc.) sind. Die Forschung hat noch gewaltige Aufgaben zu bewältigen, bevor wir in manchen Fragen etwas klarer sehen und Zusammenhänge zu erkennen vermögen.

Literatur beim Verfasser.

Prof. Dr. A. Luger
Dermatologische Abt. des
Krankenhauses der Stadt Wien-Lainz
13 Wolkersbergenstr. 1
A-1130 Wien

2.1. Berufsdermatosen · Feste Themen

Moderator: K. H. Schulz, Hamburg

2.1.1. Berufsdermatosen in der kunststoffherstellenden und -verarbeitenden Industrie

K.E. Malten, Nijmegen

Swoboda [1] nannte in einer Aufstellung im Februar 1976 in Zürs Polyesterharze an erster Stelle unter den Kunstharzgruppen, die Allergene oder toxische Stoffe enthalten. Obwohl Polyesterharze zu den Polykondensaten gehören und diese Kategorie der Kunstharze damals von mir [2, 3] aus theoretischen Gründen als mögliche Pathogene den Polymerisaten gegenübergestellt wurden, und obwohl ich vor 20 Jahren einige Beispiele von Kontaktsensibilisierungen gegen ungesättigte Polyesterharze beobachten konnte, kommen heutzutage Polyesterharze nach meiner, natürlich auch nur begrenzten Erfahrung kaum noch als Ursache von Arbeitsdermatosen vor.

Mit einer zweiten Feststellung Swoboda's [1]: „Die Gefährdung liegt vorwiegend in den kunstharzerzeugenden und -verarbeitenden Betrieben" bin ich ebenfalls uneinig. Nach meiner begrenzten Erfahrung wissen diese Betriebe schon längst, was sie tun und lassen müssen (Ausnahme: Reinigung von VC-Reaktionsgefäßen). Es sind heute aber die Personen, welche außerhalb der Betriebe, in denen Massenartikel angefertigt werden, arbeiten, die gefährdet sind. Es sind Personen, die mit Schaumstoffen Hohlmauern thermisch und akustisch isolieren (Formaldehyde, Isozyanate), Hausfrauen, die in präformierten Küchenschränken hantieren ([4] Formaldehyde[1]), es sind Verbraucher von Kosmetika aus Tuben, welche mit Melamin-Formaldehyd-Harz überzogen sind ([18] Formaldehyde), es sind Estrichleger, Hausmaler, Straßen- und Brückenbauarbeiter ([5] Epoxydharze), es sind Zahntechniker und Orthopäden (Acrylate), es sind Zahnärzte (Impregum-Abdruckmaterial, Katalysator: 1-Methyl-2, 6-dichlorbenzen-4-sulfonat [17]) Prothesenmacher, Künstler und Bastler (Epoxydharze, Acrylate) und es sind Zeitungsdrucker (Acrylate, Polythiol, 3-Mercaptopropionsäure), kurz und gut, es sind also die sogenannten Kleinverbraucher, die ich als potentiell gefährdet ansehe. Nach meiner Erfahrung werden sie alle völlig ungenügend gewarnt, daß sie bei der Verarbeitung von manchen Kunstharzen Vorsichtsmaßnahmen einhalten müssen [3, 6].

Ich möchte mich heute auf die Zeitungsdruckerbranche beschränken, wo Photopolymer-Druckplatten die herkömmliche, mit Blei arbeitende Schriftsatzmaschine ersetzen [7]. Das Prinzip ist folgendes: Eine Trägerplatte ist oder wird beschichtet mit einem photopolymeren Material. Dieses Material enthält mehrere Stoffe, wie z.B. Kunstharzgrundsubstanz, Stabilisator, Katalysator, Photoinitiator, Härter usw.. Wenn Teile dieser Photopolymerschicht (durch ein Photonegativ hindurch) mit UV-Licht bestrahlt werden, so erhärten diese Teile. Die unbelichteten Teile der Photopolymerschicht bleiben weich und werden in einem zweiten Arbeitsgang weggeblasen oder mit einem Lösungsmittel weggespült. Man erhält auf diese Weise in einigen Minuten eine Hochdruck-Druckplatte, die Text und Abbildungen einer Zeitungsseite in einer Rotationsmaschine millionenmal drucken kann.

Als Kunstharzgrundsubstanz werden verschiedene Substanzen verwendet (ungesättigte Polyester, Polyvinylacetat/Alkohol, „urethane modified acrylester", Polyamide, Polyurethane, Nylon). Sie funktionieren nur, wenn jeweils ganz bestimmte Stabilisatoren, Initiatoren, Katalysatoren usw. verwendet werden. Man kann daher von verschiedenen Druckplatten-Herstellungssystemen sprechen. Jedes System hat seine eigene Kombination von Substanzen. Von diesen Systemen werden nur die Kunstharze als solche in der technischen Literatur genannt oder besser: angedeutet. Die Hilfsstoffe werden aber niemals genannt. Auch aus der jeweiligen Patentliteratur kann man nur Andeutungen entnehmen, aber genaue chemische Benennung der Hilfsstoffe bekommt man kaum. Dies ist betriebshygienisch ein sehr unbefriedigender Zustand.

Von verschiedenen Seiten [9, 10, 11] ist über Berufskontaktekzeme im Nyloprintverfahren berichtet worden. Auch ich beobachtete einige solcher Patienten in Holland. Die genaue chemische Struktur des Allergens, angedeutet als Acrylamidderivat, ist noch immer nicht bekannt. Fischer in Schweden [12] beobachtete 1974-75 einige Fälle von Kontaktekzem beim Letterflexverfahren. Er fand heraus, daß der Härter Polythiol die Ursache war, er berichtete dies dem Fabrikanten, aber er publizierte es nicht. 1975-76 sah ich [16] in Holland drei Patienten, die positive Läppchenproben auf das vollständige Gemisch zeigten. Da der Produzent Grace Limited, London, zunächst keine Mitarbeit zusagte, war ich nicht imstande, die Komponenten einzeln zu testen, um die genaue Ursache zu ermitteln. Französische Untersucher (Callas, E., Castelain, P.Y., Raulot Lapointe, H., Dusco, P., Cavalier, C., Duprat, P. und Poitou, P., 1977 [13] analysierten aber das Letterflex-Gemisch und synthestisierten die Kunstharzgrundsubstanz „Polyen" (Addukt von Toluendiisocyanat und Trimethylolpropan-Diallyläther) und den Härter „Polythiol" (chemisch Polyerytrito-tetra- bis -3-Mercaptopropionat). Sie fanden bei ihren Patienten positive Läppchenproben mit dieser letztgenannten Substanz. Auch der Maximationstest bei Meerschweinchen deutete darauf hin, daß Polythiol ein aktives Allergen ist. Sie stellten mir die beiden genannten Komponenten zu weiteren Untersuchungen an einer neuen Gruppe von Patienten in Holland zur Verfügung. Ich konnte ihre Resultate vollkommen bestätigen: ihr Polyen als solches war negativ, das vollständige Letterflex-Gemisch und ihr Polythiol gaben positive Läppchenproben [14]. Indessen

---

[1] In einer sog. „Prefab"-Schule, konstruiert aus Spanplatten, wurde eine Formaldehyd-Konzentration von 0,4 mg/m^3 in der Luft der Klassenräume gemessen; diese Konzentration lag weit unter dem MAK-Wert, aber es kam dennoch zu Reizungen von Nasen und Augen [19].

war endlich eine Zusammenarbeit mit Grace Ltd. zustande gekommen, wodurch ich nun über alle 8 Komponenten verfügen konnte, aus denen die Letterflex-Mischung zusammengesetzt ist. Es stellte sich erneut heraus, daß das Polythiol positive Läppchenproben bei allen untersuchten Patienten ergab. Es gibt aber unter den 8 Komponenten noch einen zweiten Stoff, der separat im Letterflexgemisch vorkommt, nämlich 3-Mercaptopropionsäure. Auch hiermit ergaben sich positive Läppchenproben bei allen Patienten, die auf das vollständige Gemisch positiv reagierten [14]. Welcher von den beiden verwandten Stoffen der Induktor und welcher der kreuzreagierende Stoff ist, wurde noch nicht ermittelt. Dazu müßte man bei Menschen beide Stoffe separat im Maximationsverfahren testen [15]. Das Gemisch ist nur in seiner ungehärteten Form allergologisch gefährlich. Die Beschichtung der Metallplatten mit dem ungehärteten Gemisch funktioniert noch unvollkommen [14], der Arbeiter hat auch noch nach Belichtung Kontakt mit ungehärtetem Gemisch am Rande der Platte. Die unbelichteten Teile von dem Gemisch werden weggeblasen. Man spricht von einem „Luftmesser". Dabei können aber Spuren ungehärteten Kunststoffes an die Rückseite der Platte gelangen, wo sie bei einer zweiten Belichtung (zur Durchhärtung des Polymers) nicht von UV-Strahlen erreicht werden. Diese Rückseitenbeschmutzung verbreitet sich durch die ganze Abteilung, wenn die Platte jetzt weiter bearbeitet wird, d.h. auf Maß geschnitten und am Rande durchlöchert wird, um die Platte auf Zylinder der Rotationsdruckmaschine einspannen zu können. Diese Verschmutzung der Rückseite der Platte tritt auch bei der sogenannten vollautomatischen Letterflex-290-Maschine auf.

Auf dem Warnungszettel soll es also nicht nur heißen: „Irritierende Substanz" sondern auch: „Kontaktsensibilisierende Substanz". Der Unterschied der Präventiv-Maßnahmen und der Folgen für die Patienten ist zu groß, um dies verschweigen zu wollen. Sollte das Verschweigen der kontaktsensibilisierenden Potenz mit den Regeln, die in der EWG gelten, vereinbar sein, so sind diese Regeln nach meiner Ansicht falsch.

Die Firma Grace hat zuvor untersuchen lassen, ob das Gemisch sensibilisierende Eigenschaften bei Meerschweinchen hat. Nach meiner Ansicht ist dieser Test nicht fachgerecht ausgeführt worden, und überdies wurde nur mit dem vollständigen Gemisch getestet. Hätte man die einzelnen Komponenten getestet, so wäre ihre sensibilisierende Potenz eher zutage getreten [13].

Bei einem dritten Druckplattenherstellungsverfahren sah ich ebenfalls einige Arbeitskontaktekzeme. Es handelt sich um ein anderes Acrylsäure-Derivat als es im Nyloprint-Verfahren gebraucht wird [16].

Literatur

1. Swoboda, B.: Die Bedeutung der Kunstharze in der Gewerbedermatologie. Schrifttum und Praxis 7, 89 (1976)
2. Malten, K.E.: Occupational eczema in processing plastics (Thesis). Leiden: H.E. Stenfert Kroese N.V. (1956)
3. Malten, K.E., Zielhuis, R.L.: Industrial toxicology and dermatology in the production and processing of plastics. Amsterdam: Elsevier (1964)
4. Hjorth, N.: Persönliche Mitteilung
5. Malten, K.E.: Occupational dermatoses in the processing of plastics. Trans.St. John's Hosp.Derm.Soc. 59, 78 (1973)
6. Malten, K.E.: Prophylaktische Maßnahmen gegen Kontaktekzem bei der Verarbeitung von Epoxyharzen und deren Härtern, Zeitschrift für Präventiv Medizin 9, 228 (1964)
7. Malten, K.E.: Contact sensitization to Letterflex Urethane Photoprepolymer mixture used in printing. Contact Dermatitis. (in press 1977)
8. Balzer, F.: Plastic Letterpress plates 1975 – Analysis 2. IFRA, Newspaper techniques, October. INCA-FIEJ Research Association, Darmstadt, Germany (1975)
9. Pye, R.J., Peachey, R.D.G.: Contact dermatitis due to Nyloprint. Contact Dermatitis 2, 144-146 (1976)
10. Tilsley, D.A.: Contact and photodermatitis from Nyloprint. Contact Dermatitis 1, 334-335 (1975)
11. Magnusson, B., Mobacken, H.: Allergic contact dermatitis from acrylic printing plates in a printing plant. Berufsdermatosen 20, 138-142 (1972)
12. Fischer, T.: Persönliche Mitteilung. Universitätskliniken Uppsala (1976)
13. Callas, E., Castelain, G.Y., Raulot Lapointe, H., Ducos, P., Cavalier, C., Duprat, P., Poitou, P.: Allergic contact dermatitis to a photopolymerizable resin used in printing. Contact Dermatitis (in press 1977)
14. Malten, K.E.: Letterflex photoprepolymer sensitization in newspaper printers due to penta erythritol 3 mercaptopropionate and 3 mercaptopropionic acid. Contact Dermatitis (to be published in 1977)
15. Kligman, A.M., Epstein, W.: Updating the maximization test for identifying contact allergens. Contact Dermatitis 1, 231-239 (1975)
16. Malten, K.E.: Unveröffentlichte Untersuchungen (1977)
17. Cronin, E.: Impregum (Dental Impression material). Contact Dermatitis Newsletter 13, 362 (1973)
18. Tegner, E., Fregert, S.: Contamination of cosmetics with formaldehyde from tubes. Contact Dermatitis Newsletter 13, 353 (1973)
19. ten Raa, A.: Persönliche Mitteilung (1977)

Dr. K.E. Malten
Dermatologische Klinik der
Katholischen Universität
Javastraat 104
NL-Nijmegen

2.1.2. Neuere Befunde und Verlaufsbeobachtungen bei der Vinylchlorid-Krankheit

G. Veltmann, C.-E. Lange und G. Stein, Bonn

Die vor allem in den Jahren 1973/74 veröffentlichte [3, 5, 6, 7], im wesentlichen das Krankheitsbild der VC-Krankheit bestimmende Symptomatologie konnte in den letzten Jahren in bestimmten Bereichen ergänzt bzw. abgegrenzt werden. Wenn auch jedes einzelne Symptom für sich nicht unbedingt spezifisch für die VC-Krankheit sein dürfte, so ist ihre regelmäßige Kombination so charakteristisch, daß sie unter der Berücksichtigung einer bestimmten beruflichen Expositionsmöglichkeit zweifellos die Diagnose einer VC-Krankheit gestattet (Tabelle 1).

Die *Thrombozytopenie*, lange Zeit — offenbar wohl infolge methodischer Unterschiede bei den verschiedenen Zählmethoden — ein heftig umstrittener Befund, konnte inzwischen auch im Tierversuch unter der Einwirkung des VC-Gases nachgewiesen werden [11]. Sie geht einher – wie weitere eingehende gerinnungsphysiologische Untersuchungen ergeben haben — mit einer

Tabelle 1. Zusammenstellung der bei 100 Arbeitern aus der PVC-Herstellung erhobenen pathologischen Befunde

Zahl der Untersuchten	Symptom	Zahl der Patienten	%
100	Thrombozytopenie	76	76
93	Pathologischer BSP-Test	60	64,5
97	Splenomegalie (szintigraphisch)	47	48,4
79	Retikulozytose	27	34,6
100	Verstärkte Kälteempfindlichkeit an Händen und/oder Füßen	33	33
100	Erhöhte Fermentwerte (SGOT, SGPT, alkalische Phosphatase)	27	27
100	Oesophagusvarizen	13	13
100	Sklerodermieartige Hautveränderungen	10	10
100	Akroosteolysen und reorganisierte Akroosteolysen	9	9
100	Leukopenie	8	8

Steigerung der Plättchenaggregabilität und einer *Umsatzsteigerung* (Anstieg der großen, d.h. jugendlichen Plättchenformen, verkürzte Plättchenüberlebenszeit, Aktivitätszunahme des Plättchenfaktors 3), die ihrerseits möglicherweise mit den pathologisch-histologischen Veränderungen der Leber (Fibrosierung und Kollagenisierung) zusammenhängen [1]. Diese Veränderungen an Leber und Milz können schon vorhanden sein, ehe es zu einer laborchemisch erfaßbaren Alteration des Lebergewebes kommt und sind – wie die Ergebnisse szintigraphischer Leber- und Milzdarstellungen bewiesen haben – frühzeitig durch die *Szintigraphie* nachweisbar, die damit ein empfindlicher Indikator für vinylchloridbedingte Schädigungen wird. Darüberhinaus wurden mit dieser Methode in vier Fällen umschriebene *Speicherdefekte* als Hinweis auf *Lebertumoren* nachgewiesen [2].

Eine weitere Möglichkeit zur frühzeitigen Erkennung toxischer Leberschäden durch chronische VC-Exposition ergab sich aus dem Nachweis von Störungen des Porphyrinstoffwechsels. Neben der Thrombozytopenie war die *pathologische Koproporphyrinausscheidung* das häufigste Symptom, das in diesem Zusammenhang auf eine toxische Schädigung durch VC zurückgeführt werden kann. Hieraus läßt sich eine weitere, relativ einfache Suchmethode gewinnen, wobei eine gewisse Beziehung zwischen der Koproporphyrinurie und einem pathologischen BSP-Test, weniger zwischen dem Ausmaß der Porphyrinausscheidung und der Höhe der Leberfermentwerte erkennbar war [4].

Die Tatsache einer *onkogenen Wirkung* des VC-Gases führte zu Überlegungen, ob das VC – wie andere chemische Mutagene – beim Menschen *Chromosomen-Anomalien*, Veränderungen im Nukleinsäurestoffwechsel und Mutationen auszulösen vermag, was für die Einschätzung der Gefahr der malignen Degeneration im Hinblick auf die VC-Konzentration am Arbeitsplatz von großer Bedeutung gewesen wäre. Obwohl wir für diese Untersuchungen Patienten mit einem – auf Grund bekannter klinischer und laborchemischer Befunde – starken Schädigungsgrad auswählten, ließen sich bei 960 untersuchten Metaphaseplatten von 12 Patienten keine auffälligen pathologischen Befunde nachweisen. Strukturell war an den Autosomen und auch an den Geschlechtschromosomen kein auffälliger Befund, insbesondere keine übermäßige Zahl von Chromosomenbrüchen erkennbar. In allen Fällen lagen unveränderte Chromosomensätze vor [9]. Dies schließt allerdings die Entstehung oder das Vorhandensein von Mutationen z.B. durch mit dieser Methode nicht erfaßbare Veränderungen der DNS-Matrize am Genort nicht aus.

Eine der schwierigsten Fragen ist die Einordnung und der mögliche beruflich bedingte Zusammenhang der von den Arbeitern angegebenen *Potenzstörungen*. Wir haben 1974 bei 14 Arbeitern aus der PVC-Herstellung mit z.T. schwersten Schädigungen (4 Patienten mit Oesophagusvarizen) die Potentia generandi untersucht und keine pathologischen Befunde im Zusammenhang mit der VC-Krankheit feststellen können. Bei den Potenzstörungen im Sinne des Nachlassens der Potentia coeundi ist der Untersucher allerdings weitgehend auf die Angaben des Patienten angewiesen, da eine Minderung der Potentia coeundi sich mit den derzeit verfügbaren diagnostischen Methoden nicht objektivieren läßt. Insofern sollten diese Angaben mit einer gewissen Zurückhaltung geprüft werden. Jedenfalls läßt sich ein ursächlicher Zusammenhang zwischen Potenzstörungen und VC-Krankheit nach den bisherigen Kenntnissen nicht mit hinreichender Wahrscheinlichkeit begründen.

Allerdings dürfen diese „neurasthenischen Beschwerden" auch nicht grundsätzlich abgelehnt werden, sondern müssen möglicherweise als leichtester Ausdruck einer *cerebro-toxischen Enzephalopathie* gewertet werden. Diese subjektiven Befunde mögen – wie die psychiatrischen Untersuchungen ergaben – viel eher einer mehr oder minder ausgeprägten Enzephalopathie zuzuordnen sein, die entweder in der Form eines *neurasthenischen Syndroms* mit der dafür typischen Vielfalt der subjektiven Beschwerden, wie auch Kopfdruck, Schwindel, Müdigkeit, Abgeschlagenheit, Lustlosigkeit, Reizbarkeit oder innere Unruhe, Schlaf- und Appetitstörungen oder als ein *organisches Psychosyndrom* mit überwiegend depressiver Verstimmung und Antriebsstörung auftritt [12]. Darüberhinaus fanden sich pathologische elektroenzephalographische Befunde und vor allem sog. subvigile Elektroenzephalogramme als Ausdruck einer Minderung der Wachheit. Beides kann durch direkte Gifteinwirkung und/oder durch metabolisch-endotoxische Einflüsse (hepato-portale Enzephalopathie) entstehen, was bedeutet, daß das so psychogen anmutende neurasthenische Beschwerdebild als initiales, meist noch reversibles Psychosyndrom ernstzunehmen ist. Und schließlich fanden sich auch *klinisch-neurologische Veränderungen*, wie z.B. Sensibilitätsstörungen, Abschwächung der Arm- und Beineigenreflexe, die auf eine Beteiligung des peripheren Nervensystems schließen lassen.

Grundsätzlich die gleichen, wenn auch nicht so schweren Befunde (Thrombozytopenie, erhöhte BSP-Retention, Splenomegalie, Reticulocytose) konnten wir bei Arbeitern in der *PVC-weiterverarbeitenden Industrie* nachweisen, in der in früheren Jahren Roh-PVC mit einem VC-Restgehalt von 1000 ppm und mehr verarbeitet wurde und zudem auch die lüftungstechnischen Maßnahmen speziell an den Heißmischern und Extruderanlagen nicht den heutigen Stand hatten [8, 13, 15].

Aus der weiteren Verlaufsbeobachtung der Patienten ergeben sich bis heute folgende Befunde und Entwicklungstendenzen [10, 14].

Hautveränderungen: Die im Jahre 1972 bei mehreren Patienten nachweisbaren, plattenartigen oder knotigen Infiltrate im unteren Drittel der Beugeseite beider Unterarme oder im Bereich beider Ellbogen hatten sich bereits bis zum Frühjahr 1974 bis auf flache Resterytheme *zurückgebildet*. Sie sind heute vollkommen verschwunden (Abb. 1a u. 1b). Histologisch findet sich allerdings – wie ein erneutes Excisat vom 10.9.1976 aus einem derartig abgeheilten Bezirk zeigt – eine fast vollkommene Normalisierung im Bereich des kollagenen Bindegewebes, während die *elastischen Fasern* immer noch eine deutliche Aufsplitterung und Fragmentation aufweisen, wie sie seinerzeit von uns beschrieben wurden (Abb. 2a u. 2b). Die im Bereich der Akroosteolysen aufgetretenen trommelschlegelartigen, kolbigen Auftreibungen und Verkürzungen der Fingerendphalangen lassen bis heute keine Veränderungen erkennen (Abb. 3).

Knochenveränderungen: Ein Vergleich zwischen den Röntgenaufnahmen 1972-1974-1976 zeigt – wie z.B. bei den vorliegenden Aufnahmen des Pat. S.G. aus den Jahren 1972 und 1976 (Abb. 4a u. 4b) – bei fast allen Patienten eine *Besserung bzw. völlige Abheilung der klinischen Veränderungen*. Lediglich bei dem Pat. O.Sch., bei dem die schwersten arteriellen Durchblutungsstörungen bestanden, ist es bisher nicht zu einer Restitutio ad integrum gekommen (Abb. 5a u. 5b). Dementsprechend fanden sich auch in Abhängigkeit von der Schwere der pathologischen Veränderungen im Arteriogramm erhebliche Differenzen bei der wiederholten Messung der Hauttemperatur der einzelnen Fingerkuppen.

Von 23 Patienten, deren *Transaminasen* geringfügig bis leicht erhöht (über 12/12 bis 28/25) waren, zeigten bei der Nachuntersuchung nach einem Jahr 20 Patienten einen Rückgang der Transaminasen, die bei 15 Patienten zu einer völligen Normalisierung der Befunde führte. Von 27 Patienten mit pathologischer *BSP-Retention* (ab 5,0-25,6 %) zeigten 13 eine Besserung, die allerdings nur bei 2 Patienten zur Normalisierung führte, während die Werte bei 4 Patienten unverändert und bei 10 verschlechtert waren. Eine Normalisierung der *Thrombozytenzahl* war auch in einem Nachbeobachtungszeitraum von vier Jahren nur bei 5 von 17 Patienten festzustellen.

Auf Grund dieser Erkenntnisse über die klinische Symptomatologie und die Ätiologie der VC-Krankheit als eigenständiges Krankheitsbild wurden inzwischen, entsprechend unseren damaligen Empfehlungen nach einer regelmäßigen Untersuchung der gefährdeten Personen, nach Anerkennung des Leidens als entschädigungspflichtige Berufskrankheit und einer Verbesserung der

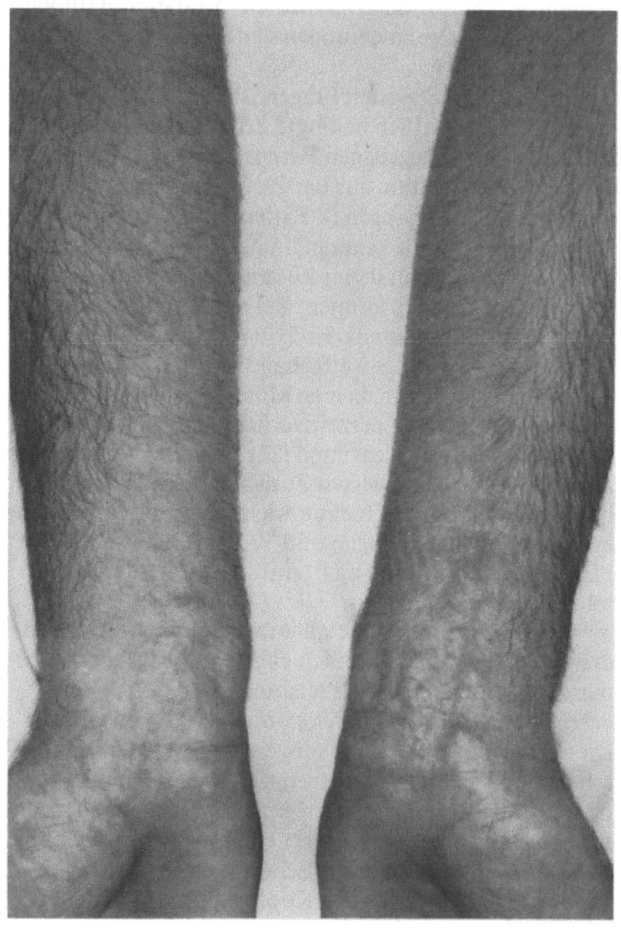

Abb. 1 a. Knotige Infiltrate im unteren Drittel der Beugeseite beider Unterarme (1972)

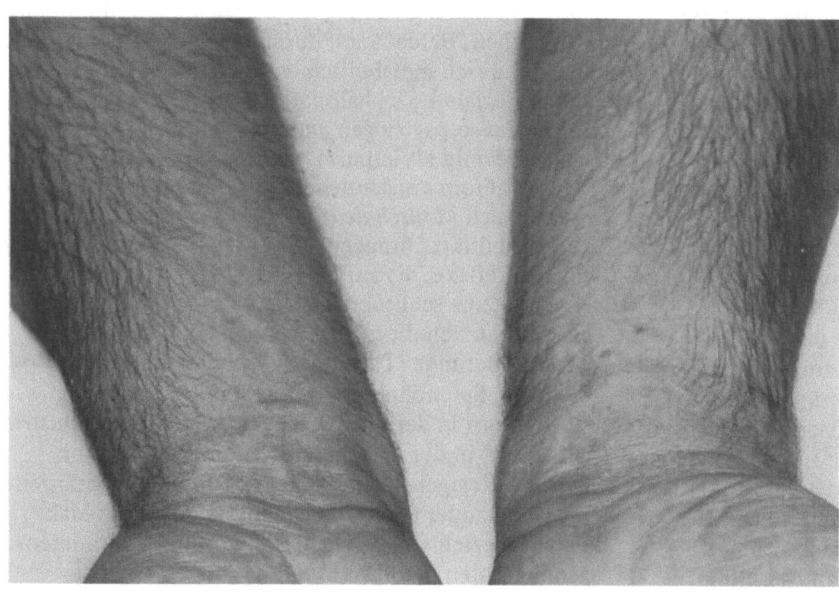

Abb. 1 b. Vollkommene Rückbildung der Hautveränderungen (1976)

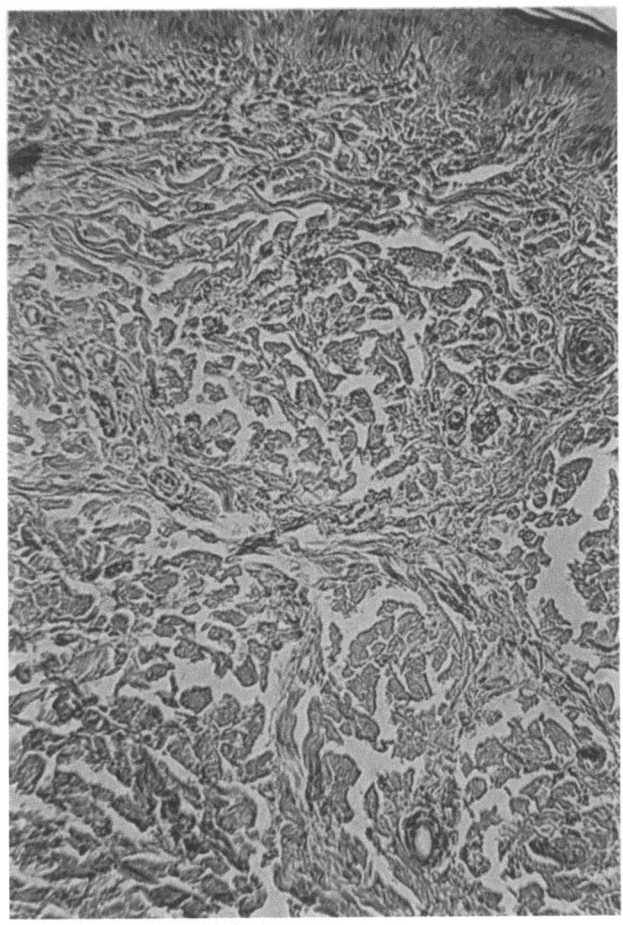 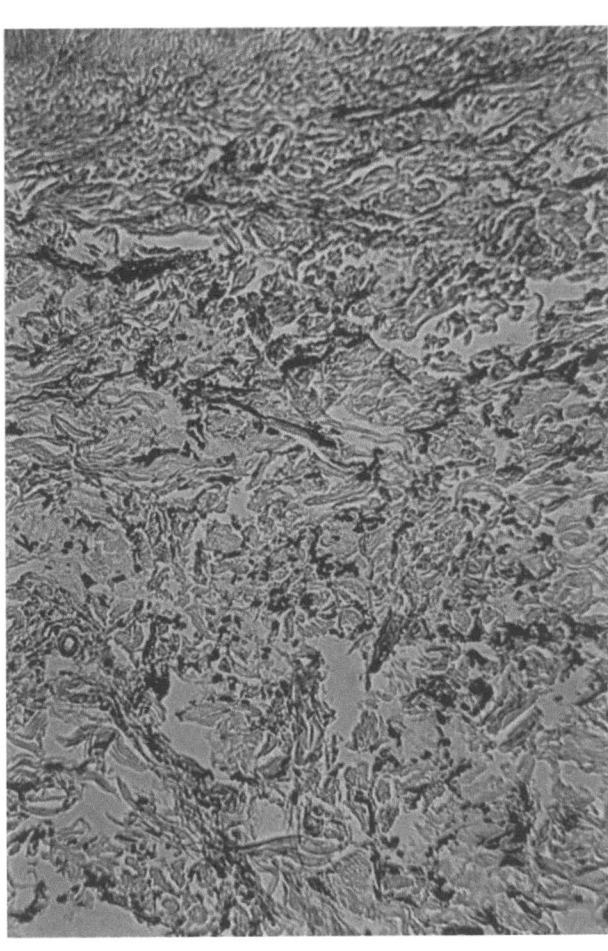

a b

Abb. 2 a und b. Histologischer Befund 1976. Normalisierung im Bereich des kollagenen Bindegewebes (a), jedoch noch deutliche Aufsplitterung und Fragmentation der elastischen Fasern (b)

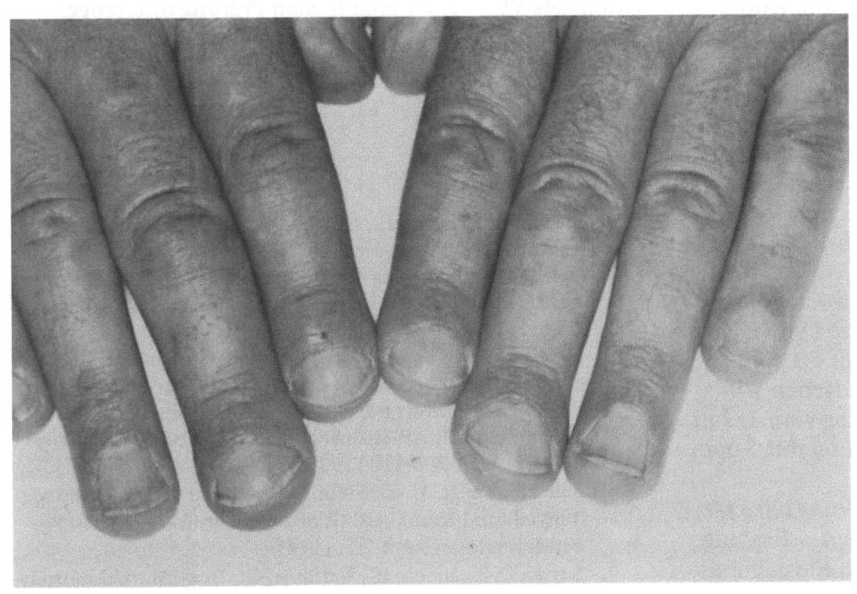

Abb. 3. Im Bereich der Akroosteolysen noch trommelschlegelartige, kolbige Auftreibungen und Verkürzung der Fingerendphalangen (1976)

Arbeitsplätze, in Zusammenarbeit mit den hierfür zuständigen Organen wirkungsvolle *Maßnahmen zur Bekämpfung der VC-Krankheit* [15] erarbeitet und durchgeführt, durch die wohl die unmittelbare Bedrohung am Arbeitsplatz weitgehend gebannt werden konnte.

Die VC-Krankheit ist inzwischen in der von uns zusammengestellten Symptomatologie bis hin zum Angiosarkom nach Nr. 9 der Anlage 1 der 7. BKVO als *entschädigungspflichtige Berufskrankheit* anerkannt. Bis 31.1. 1977 wurden aus dem Bereich der PVC-herstellenden Industrie 193 Erkrankungen gemeldet, von denen bisher einschließlich der 7 Todesfälle 77 Erkrankungen anerkannt und 72 abgelehnt wurden, während sich die restlichen 44 Fälle noch in Bearbeitung befinden.

Noch im Jahre 1973 wurden von Gewerbeaufsicht, Berufsgenossenschaft und Betrieben *kurzfristige Maß-*

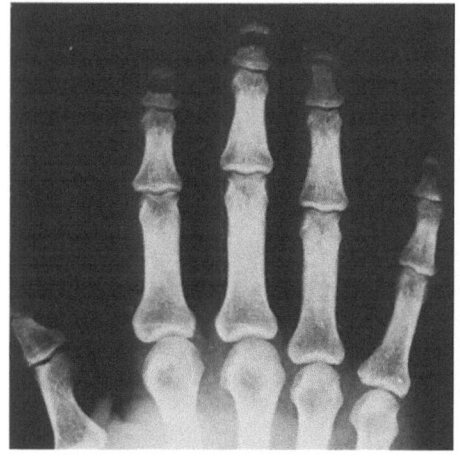 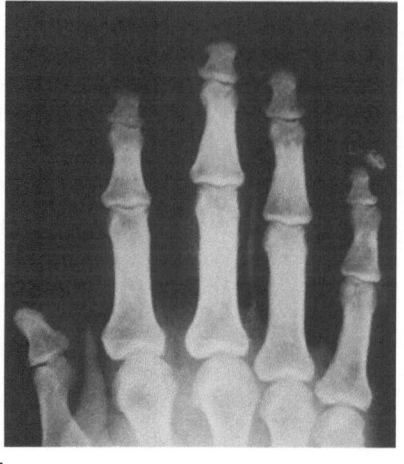

Abb. 4 a und b. Vergleich der Röntgenaufnahmen 1972 (a) und 1976 (b) des Patienten S.G.: Weitgehender Aufbau der Endphalangen

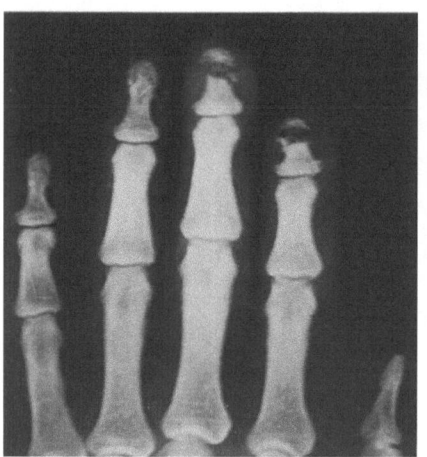 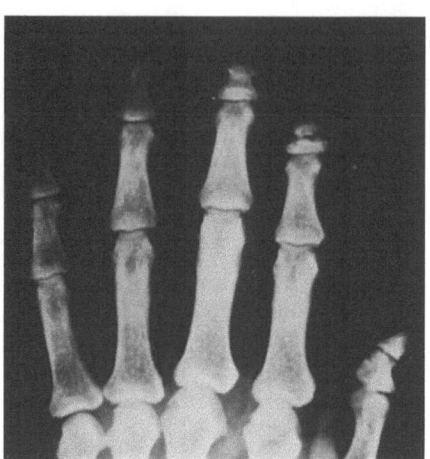

Abb. 5 a und b. Vergleich der Röntgenaufnahmen 1962 (a) und 1976 (b) des Patienten O. Sch.: Die z.T. wieder aufgebauten Proc. unguiculares sitzen mit noch deutlich erkennbarem Spalt – die Osteolyse ist proximalwärts im Schaft fortgeschritten – auf den Stümpfen der Endphalangen

nahmen (Installation bzw. Verbesserung der Absaugvorrichtungen, Inbetriebnahme automatischer Reinigungsanlagen, Begrenzung der Aufenthaltszeit im Autoklaven, kontinuierliche Registration der VC-Konzentration am Arbeitsplatz durch automatische Überwachungsanlagen) zur Vermeidung weiterer Gesundheitsschäden eingeführt. Inzwischen sind die wichtigsten technischen Maßnahmen in den von der BG der chemischen Industrie unter Mitwirkung von Vertretern der Gewerbeaufsicht erarbeiteten *Vinylchlorid-Richtlinien* – Fassung Juli 1975 – verbindlich niedergelegt.

Der Wert für die *maximale Arbeitsplatzkonzentration* (MAK) für VC wurde von 500 ppm im Jahre 1966 über 100 ppm (1970) am 22.5.1974 zunächst auf 50 ppm gesenkt, schließlich in Anbetracht der karzinogenen Wirkung des VC ganz ausgesetzt und mit Wirkung vom 1. Juli 1975 durch die technische Richtkonzentration mit 5 ppm Jahresdurchschnitt/Betriebszeit festgelegt.

Durch die berufsgenossenschaftlichen *Grundsätze für arbeitsmedizinische Vorsorgeuntersuchungen* – Fassung März 1975 – wurden neben den allgemeinen Einstellungskriterien vor der Einstellung in die PVC-herstellenden Betriebsabteilungen gezielte weiterführende Eignungsuntersuchung und Nachuntersuchungen festgelegt.

Durch Anwendung einer neuen Verfahrenstechnik *(Intensiventgasung)* konnte der VC-Gehalt im PVC-Pulver von 500 bis 1000 ppm VC (0,05 – 0,1 % VC/PVC) auf 10 ppm VC (0,001 % VC/PVC) erheblich gemindert werden.

Um Gesundheitsgefahren durch chemische Stoffe künftig zu verhindern, sollten neue chemische Produkte – zumindestens solche von der wirtschaftlichen Bedeutung des VC – einer gründlichen Prüfung unterzogen werden, bevor sie in die Produktion gehen und auf den Markt kommen.

Literatur

1. Bachner, U., Etzel, F., Lange C.-E., Jühe, S., Veltman, G.: Gerinnungsphysiologische Befunde bei Vinylchlorid-Krankheit. 14. Jahrestagung der Deutschen Gesellschaft für Arbeitsmedizin, 17.-19.10.1974, Hamburg, Jahresbericht 275-280 (1974)
2. Biersack, H.J., Lange, C.-E., Veltman, G., Winkler, C.: Bedeutung der Leber- und Milzszintigraphie für die Diagnose der Vinylchlorid-Krankheit. 15. Jahrestagung der Deutschen Gesellschaft für Arbeitsmedizin 23.-26.4.1975, Klinischer Jahresbericht 305-310 (1975)
3. Jühe, S., Lange, C.-E., Stein, G., Veltman, G.: Über die sog. Vinylchlorid-Krankheit. (Eine neue Berufskrankheit). Berufsdermatosen *92*, 4-22 (1974)
4. Lange, C.-E., Bloch, H., Veltman, G., Doss, M.: Urinporphyrine bei PVC-Arbeitern (Beitrag zur Überwachungsuntersuchung). 15. Jahrestagung der Deutschen Gesellschaft für Arbeitsmedizin, 24.-26.4.1975, München. Jahresbericht 311-319 (1975)
5. Lange, C.-E., Jühe, S., Marsteller, H.J., Müller, R., Veltman, G.: Leberschäden im Rahmen der sog. Vinylchlorid-Krankheit. 13. Jahrestagung der Deutschen Gesellschaft für Arbeitsmedizin 17.-19. Mai 1973, München. Jahresbericht 257-264 (1973)
6. Lange, C.-E., Jühe, S., Stein, G., Veltman, G.: Die sog. Vinylchlorid-Krankheit – eine berufsbedingte Systemskle-

rose. Internationales Archiv für Arbeitsmedizin *32*, 1-32 (1974)
7. Lange, C.-E., Jühe, S., Stein, G., Veltman, G.: Über die sog. Vinylchlorid-Krankheit. Eine neue Berufskrankheit. Kongreßbericht Hautarzt, Supplementum I, 1976, 135-138. 30. Tagung der Deutschen Dermatologischen Gesellschaft, Graz 1974
8. Lange, C.-E., Jühe, S., Veltman, G.: Neuere Befunde bei Arbeitern der PVC-herstellenden Industrie. 14. Jahrestagung der Deutschen Gesellschaft für Arbeitsmedizin, 17.-19.10.1974, Hamburg. Jahresbericht 757-264 (1974)
9. Lange, C.-E., Schwinger, E., Veltman, G.: Zur Frage der Chromosomen-Veränderungen bei Patienten mit Vinylchlorid-Krankheit. 15. Jahrestagung der Deutschen Gesellschaft für Arbeitsmedizin, 24.-26.4.1975. München. Jahresbericht 293-298 (1975)
10. Lange, C.-E., Veltman, G.: Dermatologische Aspekte der Vinylchloridschäden. Symposium, Bonn 24.4.1976, Leberschäden durch Vinylchlorid, Bericht (im Druck)
11. Norpoth, K., Müller, G., Witting, U., Gottschalk, D., Gottschalk, J.: Untersuchungen über den Stoffwechsel des Vinylchlorids und über Wirkungen des Vinylchloridinhalation auf Regulationsmechanismen des Leberstoffwechsels. 16. Jahrestagung der Deutschen Gesellschaft für Arbeitsmedizin, 5.-8.5.1976 Köln. Jahresbericht 187-194 (1976)
12. Penin, H., Sargar, G., Lange, C.-E., Veltman, G.: Neurologisch-psychiatrische und elektroenzephalographische Befunde bei Patienten mit Vinylchlorid-Krankheit. 15. Jahrestagung der Deutschen Gesellschaft für Arbeitsmedizin, München, 24.-26.4.1975. Jahresbericht 299-304 (1975)
13. Schätz, A., Wolf, D.: Gefährdung durch Vinylchlorid bei der PVC-Weiterverarbeitung. Die Berufsgenossenschaft 7-13 (1977)
14. Veltman, G., Jühe, S., Lange, C.-E., Stein, G., Bloch, H., Bachner, U.: Weitere klinische Befunde und Verlaufskontrollen bei der Vinylchlorid-Krankheit. 14. Jahrestagung der Deutschen Gesellschaft für Arbeitsmedizin, 17.-19.10.1974, Hamburg. Jahresbericht 241-253 (1974)
15. Veltman, G., Lange, C.-E.: Arbeitsmedizinische Aspekte der Vinylchloridschäden. Smposium, Bonn 24.4.1976, Leberschäden durch Vinylchlorid. Bericht (im Druck)

Prof. Dr. G. Veltman
Univ.-Hautklinik
Venusberg
D-5300 Bonn

2.1.3. Gewerbedermatosen bei Tierärzten

N. Hjorth und J. Roed-Petersen, Hellerup

1968 haben wir an alle Tierärzte einen Fragebogen über Gewerbedermatosen geschickt. Nach zwei Mahnungen antworteten 97 % von 1834 dänischen Tierärzten. Ein derartiges Interesse läßt sich nur durch die Häufigkeit von Gewerbedermatosen der Tierärzte erklären.

Tierärzte in der Landpraxis sind anscheinend besonders gefährdet. Die Gewerbedermatosen sind teils Infektionen, teils Ekzeme, aber es gibt viele Tierärzte, die sowohl Ekzeme als auch Infektionen gehabt haben. Trichophytie, Furunkulose und Warzen sind die meisten der infektiös bedingten Dermatosen. An Trichophytie haben 17 % gelitten. Geburtshilfliche Tätigkeit, Vaginal- und Rectaluntersuchungen sind die häufigsten Ursachen einer Kontaktdermatitis. Früher war die häufigste Dermatose das Brucella-Exanthem. Die Ausrottung der Brucellose hat nicht zu einer Verminderung der „Geburtsekzeme" bei Tierärzten geführt. Die Ausschläge können sowohl beim Kontakt mit Rindvieh als auch Schweinen und Pferden entstehen. Die Ursache ist im großen und ganzen unbekannt. Einige der befallenen Tierärzte haben aber eine atopische Überempfindlichkeit gegen Tierproteine.

Bei 18 % hatten Desinfektionsmittel eine Kontaktdermatitis hervorgerufen. Es ist bemerkenswert, daß 8 % der dänischen Tierärzte Benzalkoniumschäden erlitten haben. Die meisten wären durch Aufklärung der jungen, studierenden Tierärzte zu verhindern gewesen, denn Benzalkoniumschäden sind bei sorgfältiger Verdünnung vermeidbar.

Kühe behandelnde Tierärzte gibt es viele in Jütland. Tierärzte, die eine Kopenhagener Klinik aufsuchen, haben meistens ein generalisiertes Ekzem.

Ein typischer Patient hatte monate- oder jahrelang an einem Handekzem gelitten, das wahrscheinlich durch Geburtshilfe verursacht worden war. Als sich eine Antibiotika-Allergie entwickelte, generalisierte das Ekzem, und er mußte seine Praxis für eine kurze Weile aufgeben. In unserem eigenen Krankengut von 30 Fällen sind solche Antibiotika-Allergien vorherrschend.

Das Hauptallergen war in den 60'er Jahren Leocillin oder Penethamate B.P., ein Penicillin-Derivat, das zur intramammären Behandlung der Mastitis verwendet wurde Die Häufigkeit der Benzylpenicillinallergie ist gering. Jetzt sind die Hauptursachen Spiramycin und Tylosin.

Bei der Landesuntersuchung gaben 5 % der Tierärzte an, daß Kontakte mit Tierhaaren Ekzeme hervorriefen. Bei unserem eigenen Krankengut war die große Anzahl von Atopikern auffallend. Wie schon erwähnt, suchten die Tierärzte unsere Klinik wegen eines akuten Ekzemschubs auf, der durch Antibiotika verursacht worden war, d.h. eine Typ-IV-Allergie. Mehr als die Hälfte hatten abei positive Scratch- oder Prick-Teste, meist auf Kuhhaare. Wie wir schon früher erwähnt haben, leiden Tierärzte, die zum atopischen Formenkreis gehören, bevorzugt unter einer Proteinkontaktallergie (N. Hjorth & Jytte Roed-Petersen: Berufsekzeme durch Proteine, Z. Hautkr. *50*, 851-852 [1975]). Die Hauptsymptome der Tierhaarallergie sind Juckreiz, Rötung und in schweren Fällen Ödem, welches etwa 30 bis 60 Minuten nach direktem Kontakt mit den Kühen auftritt. Rhinitis kommt nicht vor, d.h. daß der IgE-Gehalt in der Nasenschleimhaut äußerst gering sein muß. Der positive Pricktest zeigt, daß Anti-Kuhhaar-Antikörper bevorzugt in der Haut vorhanden sind.

Das Hauptübel der Tierärzte ist das Geburtshilfe-Ekzem. Unsere weiteren Untersuchungen haben zum Ziel, die Antigene und Antikörper näher zu charakterisieren und Möglichkeiten für eine Hyposensibilisierung zu finden.

Prof. Dr. N. Hjorth
Univ.-Hautklinik
Gentofte Hospital
Niels Andersens vej 65
DK-2900 Hellerup

2.1.4. Durch inhalative und intestinale Allergenaufnahme hervorgerufene Berufsdermatosen

B. Wüthrich, Zürich

Beruflich bedingte Dermatosen, verursacht ausschließlich oder vorwiegend durch Inhalation oder Ingestion eines Berufsallergens, welches zur Resorption kommt und infolge hämatogener Ausbreitung die Haut erreicht und erkranken läßt (= sekundäres Schockorgan), sind relativ selten. Die allergischen Manifestationen an der Haut, nicht selten auch ohne entsprechende Symptomatik an der Eintrittspforte des Allergens, entstehen aufgrund eines immunologischen Mechanismus vom Sofort- oder Spättyp. Als Ausdruck einer *Soforttyp-, IgE-vermittelten Allergie* (Typ I) kommen dabei Urticaria und Quincke-Oedem zur Beobachtung, oft als Inhalationsallergie mit Rhinitis und Asthma bronchiale kombiniert. Der Intrakutan-, eventuell auch der Inhalationstest, weist in diesen Fällen die entsprechende Soforttypsensibilisierung nach. *Berufsbedingte Urticaria* und *Quincke-Oedem* werden in der Literatur nach Inhalation von großmolekularen Allergenen beschrieben, so von Mehlen und Kornstaub bei Bäckern und Mühlenarbeitern, von Holzstaub bei Schreinern und Tischlern, von Tierhaaren und Tierschuppen bei Veterinären oder Laborangestellten, von Pollen bei Gärtnern und Floristen sowie von Insektenstaub, Gewürzen, Tabakstaub, Enzymen und Waschmitteln bei entsprechendem industriellem Kontakt (Ene-Popescu; Zschunke; Kadlec und Hanslian; Fisher, 1970). Aber auch Haptene können nach beruflicher Inhalation Urticaria auslösen, so z.B. Schwefeldioxid, Platinkomplexsalze, Epoxydharze, Lösungsmittel (Trichloräthylen, Formaldehyd), Polyamine, Arzneimittel (Penicillin) oder Zwischenprodukte der Herstellung von Arzneien (Key; Zschunke; Schulz). Wir selbst konnten berufsbedingte Urticaria und Quincke-Oedem bei einer Krankenschwester auf Inhalation von proteolytischen Enzymen (Trypsin) zur Pflege von Dekubitus (Wüthrich und Ott), bei einer Psychiatrieschwester beim Hantieren mit Penicillin, bei einer Fabrikarbeiterin nach Inhalation von trockenem Gemüse und Gewürzen zur Suppenwürfel-Fabrikation und bei einem Veterinär-Arzt nach Fleischgeruch beobachten (Storck, 1973).

Ekzematöse Reaktionen aufgrund einer *Spättypallergie* sind im Zusammenhang mit hämatogenen Arzneimittel-Exanthemen gut bekannt. Die Haut kann aber auch ekzematös nach Resorption von nicht-medikamentösen Allergenen via Darm- oder Respirationstrakt erkranken. Man spricht hier von einem „endogenen", „systemischen", „internen" oder „hämatogenen" Kontaktekzem (Binder; Pirila; Cronin, Fisher, 1969). Die mittels Epicutantests stets nachweisbare Sensibilisierung kommt in der Regel durch einen früheren oder gleichzeitigen direkten Hautkontakt mit dem Allergen zustande *(sekundär endogenes Kontaktekzem:* Sensibilisierung perkutan/Auslösung per inhalationem oder ingestionem). Storck (1955) berichtete über 2 Penicillin- und 3 Chlorpromazin-empfindliche Krankenschwestern, bei welchen minimal verflüchtigte oder versprayte Penicillinmengen, bzw. Largactildämpfe (beim Auskochen der Spritzen) oder Largactilstaub (beim Öffnen der Largactil-Büchsen) genügten, um akute Ekzemschübe mit Asthmareaktionen zu erzeugen. Storck (1955) schilderte ebenfalls 4 hochgradig gegen Terpentin sensibilisierte Hausfrauen und Putzerinnen, bei welchen einige Atemzüge in terpentinhaltiger Luft, z.B. beim Beschreiten eines frischgewachsten Treppenhauses, Ekzemschübe auslösten. Shelley berichtete über einen chromatempfindlichen Mann, bei welchem die Inhalation chromathaltigen Rauches während des Azetylenschweißens zu Exazerbationen des Handekzems führte. Verschiedene Autoren (Fregert; Schleiff; Christensen und Möller; Menné und Thorde) erklären die Chronizität und Rezidivneigung der Chromat- und Nickelekzeme ohne nachweisbare, unmittelbare Hautexposition durch eine chronische, interne Zufuhr minimalster Mengen von Chromat und Nickel mit der Nahrung. Tatsächlich ließen sich durch perorale Einnahme kleinster Menge von Chromaten oder Nickelsalzen Ekzemschübe auslösen.

Ebenfalls gingen dyshidrosiforme Handekzemschübe bei nachweisbarer Nickelsensibilisierung mit einer erhöhten Ausscheidung von Nickelsalzen im Urin einher (Menné und Thorde). Auch verschiedene Gewürze können nach Fisher (1970) zu einem Wiederaufflammen bereits abgeheilter Herde einer allergischen Kontaktdermatitis führen, wenn sie von sensibilisierten Personen eingenommen oder eingeatmet werden.

Ob die ekzematöse Sensibilisierung allein durch interne Exposition mit dem Allergen, ohne direkten Hautkontakt von außen, erworben werden kann, erscheint fraglich. Immerhin beschrieben Kleine-Natrop und Mitarb. zwei 19-Jährige, welche nach einer Schutzmaskenübung im Chloracetophenol-haltigen Gasraum innerhalb von 24 Stunden an einem generalisierten, makulopapulösen Exanthem mit flächenhafter Ekzemreaktion erkrankten. Die Epicutantestung mit Tränengasverdünnungen in Aceton fiel dabei stark positiv aus *(primär endogenes Kontaktekzem).*

Aber auch *Purpura pigmentosa progressiva* durch Einatmung bzw. Herunterschlucken von Carbromalstaub bei einem Arbeiter in einem chemisch-pharmazeutischen Betrieb wurde beschrieben (Schulz).

Schließlich kommen *verschiedenartige Ekzemtypen* (klein- oder großnummuläre Ekzeme, dyshidrosiforme Handekzeme, disseminierte, papulo-vesikulöse Ekzeme, z.T. pruriginös) zur Beobachtung, welche testmäßig eine *Soforttypsensibilisierung* auf Allergene zeigen. Am bekanntesten sind saisonal gebundene Ekzeme aufgrund einer Pollen-Überempfindlichkeit (Storck, 1955) oder ekzematöse Krankheitserscheinungen nach Hausstaubinhalation, z.B. nach Ausklopfen von Matratzen, bei Zimmerreinigung oder Aufenthalt in staubhaltigem Milieu (Storck, 1955, Schuppli). Wahrscheinlich handelt es sich hier um besondere Reaktionsformen von Neurodermitis constitutionalis nach Allergeninhalation, da die Atopie-Anamnese häufig positiv und eine respiratorische Allergie meist vorhanden ist. Da diese Ekzeme meist generalisiert, in symmetrischer Anordnung auftreten und unmittelbar auch von Kleidungsstücken bedeckte Hautpartien befallen, ist eine hämatogene Auslösung sehr wahrscheinlich, im Gegensatz zu der sogenannten *Protein-Kontakt-Dermatitis,* bei welcher verschiedene großmolekulare Allergene, wie Fisch, Muscheln, Tierhaare, Fleisch, Früchte, Zwiebel oder Gemüse die Haut durch direkten Kontakt von außen unter dem Bild eines Handekzems erkranken lassen (Hjorth). Hier kann eine entsprechende Sensibilisierung nur mit einem Ritz- oder Intrakutan-Test auf die nativen Allergene oder Allergenextrakte nachgewiesen werden. Wahrscheinlich können diese großmolekularen Allergene durch die im Sinne einer

Abnützungs-Dermatitis vorgeschädigte Haut durch die Epidermis eindringen.

Der Prototyp einer Berufsdermatose aufgrund einer kutanvasculären Sensibilisierung ist das *Mehlekzem* mit positiven Hauttests vom Soforttyp auf Mehle oder andere Bäckerei-Allergene. (Tabelle 1 zeigt die verschiedenen Typen von allergischem Bäckerekzem.)

Tabelle 1. Allergisches Bäckerekzem

---
1. Kontaktekzem (Spättyp) auf Mehlzusatzstoffe
2. Mehlkontaktekzem vom Spättyp
3. Mehlkontaktekzem vom Soforttyp
4. Mehlekzem vom Soforttyp
   (hämatogen: per inhalationem, evtl. per ingestionem?)

Daß das Mehlekzem vom Soforttyp hämatogen ausgelöst werden kann, zeigen die gelegentlich beobachteten Ekzemschübe nach kutaner Testung (eigene Beobachtung), nach spezifischer Desensibilisierung einer konkomitierenden respiratorischen Mehlallergie (im Sinne einer Bäckerrhinitis oder Bäckerasthmas) (Wüthrich, 1968), insbesondere nach experimentellen, inhalativen Provokationstesten (Gronemeyer; Heyl und Mitarb., 1970) und auch nach natürlicher Exposition mit Mehlstaub am Arbeitsplatz (Sidi, Schuppli). Obwohl dem Bäckerekzem vom Soforttyp wahrscheinlich der gleiche Reaktionsmechanismus wie der Neurodermitis constitutionalis nach Pollen- oder Hausstaub-Inhalation zugrunde liegt, fehlen häufig bei ekzemkranken Bäckern anamnestische Angaben einer familiären oder persönlichen Vorbelastung mit atopischen Krankheiten (Kinderekzem, Asthma bronchiale, Pollinosis), selbst auch eine respiratorische Mehlallergie (Wüthrich, 1970). Die Zahl der ekzemkranken Bäcker mit Mehlallergie vom Soforttyp ist überzufällig (Heyl, 1970), um dieser Überempfindlichkeitsreaktion keine ätiologische Bedeutung zuzumessen.

Andererseits stellt eine Sofortsensibilisierung auf Mehle keineswegs eine Eigenschaft der gesunden Mitarbeiter dar (Herxheimer).

Ähnlich sind die Verhältnisse der kürzlich bei uns beobachteten Fälle von Ekzemen bei Stallarbeitern mit Soforttyp-Sensibilisierung auf Viehhaare bzw. Bauernhausstaub.

Literatur

Binder, E.: Arch.Derm.Syph. *198*, 1 (1954)
Cronin, E.: Hautarzt *26*, 68 (1975)
Ene-Popescu, C.: Derm.Wschr. *28*, 783 (1965)
Gronemeyer, W.: persönliche Mitteilung
Herxheimer, H.: Acta Allergol. (Kbh.) *28*, 42 (1973)
Heyl, U., Wolff, U., Osten, H.: Berufsdermatosen *18*, 77 (1970)
Heyl, U.: Ther.Umsch. *27*, 521 (1970)
Hjorth, N., Roed-Petersen, J.: Z.Hautkr. *50*, 851 (1975)
Kadlec, K., Hanslian, L.: Cs.derm. *45*, 263 (1970)
Key, M.M.: Arch.Derm. *83*, 57 (1961)
Kleine-Natrop, H.E., Pinzer, B., Horn, K.: Derm.Mschr. *161*, 678 (1975)
Fisher, A.A.: Cutis *5*, 407 (1969)
Fisher, A.A.: Hautarzt *21*, 295 (1970)
Fisher, A.A.: In: Contact Dermatitis, S. 192. Philadelphia: Lea & Febiger (1973)
Menné, T., Thorboe, A.: Contact Derm. *2*, 353 (1976)
Pirilä, V.: Allergie u. Asthma *16*, 15 (1970)
Schleiff, P.: Hautarzt *5*, 209 (1968)
Schulz, K.H.: persönliche Mitteilung
Schuppli, R.: Dermatologica *108*, 4 (1954)
Shelley, B.: J.amer.med.Ass. *189*, 772 (1964)
Sidi, E. et al.: Rev.franç.Allerg. *6*, 150 (1966)
Storck, H.: Schweiz.med.Wschr. *25*, 608 (1955)
Storck, H.: In: Allergie. Theorie u. Praxis, S. 153. Bern: Hans Huber (1973)
Wüthrich, B.: Praxis *57*, 1294 (1968)
Wüthrich, B., Ott, F.: Schweiz.med.Wschr. *99*, 1584 (1969)
Wüthrich, B.: Hautarzt *21*, 214 (1970)
Zschunke, E.: Berufsdermatosen *15*, 23 (1967)

Priv.-Doz. Dr. B. Wüthrich
Dermatologische Univ.-Klinik
Kantonspital
Gloriastr. 31
CH-8091 Zürich

2.1.5. Beruflich bedingte Störungen des Porphyrinstoffwechsels

H. Ippen, Göttingen

Es ist unmöglich, innerhalb eines Kurzbeitrages von zehn Minuten alle hier wichtigen Gesichtspunkte anzusprechen. Deshalb möchte ich aus dem Gesamtgebiet zwei Problemkreise herausgreifen, die mir für die klinische und die experimentelle Dermatologie von besonderer Bedeutung erscheinen:

Einmal die Frage der beruflich bedingten, also der exogen-toxischen Porphyria cutanea tarda und zum anderen die Bleivergiftung.

Obgleich oder weil sie nie von hier relevanten Hautveränderungen begleitet wird, möchte ich die Bleivergiftung hier kurz besprechen, weil von dieser Störung des Porphyrinstoffwechsels wichtige Impulse für unsere Grundlagenforschung ausgingen und noch ausgehen werden.

In den Mittelpunkt möchte ich dabei die Frage stellen, die heute als weitgehend geklärt angesehen werden kann: Warum haben Bleivergiftete nicht selten ebenso hohe Werte für das Erythrozyten-Protoporphyrin wie die erythropoetischen Porphyrien, ohne daß es auch nur andeutungsweise zur klinischen Symptomatik kommt, die wir von solchen Porphyrien kennen?

Aufgrund der Untersuchungen mehrerer Arbeitsgruppen um Lamola und Harber (J.clin.Invest. *56*, 1519-1535 [1975]) läßt sich diese Frage heute dahingehend beantworten, daß im Falle der Bleivergiftung das Protoporphyrin als Zinkchelat, im Falle der erythropoetischen Protoporphyrie dagegen in freier Form vorliegt. Nun ist aber vom Zink-Protoporphyrin bekannt, daß es ähnlich phototoxisch wirkt wie das freie Protoporphyrin. Die Unterschiede im Verhalten der Erythrozyten bei der Bleivergiftung und der rasch hämolysierenden Reticulozyten bei der Protoporphyrie werden erst dadurch verständlich, daß diese Autoren zusätzlich einen unterschiedlichen Bindungsort des Protoporphyrins bzw. seines Zinkchelates wahrscheinlich machen konnten.

Und zwar findet sich im Falle der Bleivergiftung das Zinkchelat infolge der Häm-Synthesestörung durch die Ferrochelatase-Hemmung an den Bindungsstellen des

Häms, während im Falle der Protoporphyrie, bei der die Hämsynthese ja nicht gestört ist, eine andere, sehr viel lockere Bindung erfolgt, so daß die Lichthämolyse rasch und schon im Reticulozytenstadium eintritt.

Die weitere klinische und vor allem biochemische Untersuchung von Bleivergifteten, für die wir dank unserer lichtbiologischen und klinisch-chemischen Methoden in manchen Kliniken ja recht gut eingerichtet sind, könnte zweifellos auch für die dermatologische Grundlagenforschung wichtige Impulse geben.

Das zweite hier zu besprechende Problem hat auch für den überwiegend klinisch tätigen Dermatologen eine besondere Bedeutung, die Frage der beruflich bedingten Porphyria cutanea tarda. Auf diesem Gebiet hat nicht nur die durch Hexachlorbenzol bedingte „türkische" Porphyrie, sondern vor allem unsere wachsende Kenntnis der Chlorakne wichtige Fortschritte gebracht. An dieser Stelle möchte ich noch einmal ausdrücklich betonen, daß es ein Dermatologe, und zwar K.H. Schulz, war, der mit der Entdeckung des Tetrachlordibenzo-p-dioxins als dem auslösenden Agens der Chlorakne in vielen, vielleicht sogar allen Fällen der Forschung zu einem entscheidenden Durchbruch verhalf. Seitdem vermehren sich aber auch die Berichte über die Assoziation der Chlorakne mit Störungen des Porphyrinstoffwechsels bis hin zur typischen Porphyria cutanea tarda. Ich möchte hier nur auf die Arbeit von Jirasek et al. (Hautarzt 27, 328-333 [1976]) hinweisen, in der nicht nur die wichtigste Literatur zu diesem Thema zusammengestellt ist, sondern in der auch über nicht weniger als elf Tarda-Fälle unter 80 Chlorakne-Patienten durch TCDD (Dioxin) berichtet wird.

Für die dermatologische Praxis ergeben sich hieraus zwei wichtige Konsequenzen: einmal sollte jeder Chlorakne-Patient über Jahre auch bezüglich seiner Leberfunktion und seines Porphyrinstoffwechsels kontrolliert werden, und zum anderen sollte umgekehrt bei jedem Patienten mit einer Porphyria cutanea tarda eine sehr sorgfältige Berufsanamnese erhoben werden.

Die intensive Beschäftigung mit diesen Fragen ist für uns Dermatologen wegen einer Reihe von klinischen und experimentellen Beobachtungen besonders wichtig. Und zwar scheint bei der Entstehung der beruflich bedingten Porphyria cutanea tarda das Dosis-Zeit-Problem eine wichtige Rolle zu spielen, weil bei Substanzen wie dem Hexachlorbenzol oder dem Tetrachlordibenzodioxin offenbar andersartige Giftwirkungen zu der porphyrinogenen Wirkung in Konkurrenz treten können.

So sprechen Beobachtungen an Tieren und Menschen dafür, daß die massive Giftexposition durch Wirkungen am Zentralnervensystem und akute Leberschädigung zu einem Zeitpunkt zum Tod führen kann, zu dem noch keinerlei Veränderungen im Porphyrinstoffwechsel nachweisbar sind. Umgekehrt scheinen gerade die Patienten, bei denen eine geringere Menge z.B. „nur" zu einer Chlorakne und später zu einer Hyperpigmentierung geführt hat, später ohne oder mit einer zusätzlichen Leberschädigung, z.B. durch Antikonzeptiva oder auch Alkohol, eine zunächst umschriebene, schließlich aber diffuse und damit auch im Urin nachweisbare Porphyria cutanea tarda zu entwickeln.

Läßt man die sicher vereinzelt nachweisbaren erblichen Porphyria cutanea tarda-Fälle einmal außer acht, so bin ich ziemlich sicher, daß wir bei weiterer Verfolgung dieser Überlegungen einen nicht unerheblichen Teil der sicher exogen-toxischen Fälle von Porphyria cutanea tarda letztendlich auf eine berufliche Ursache zurückführen können. Dabei muß die weitere Erforschung etwa der Exposition gegen Hexachlorbenzol und Tetrachlordibenzodioxin Aufschluß darüber erbringen, bei welchen Berufsstoffen zumindest als Verunreinigung mit diesen offenbar enorm verbreiteten Substanzen zu rechnen ist. Auf jeden Fall machen die verfeinerten Analyse-Methoden wahrscheinlich, daß wir nicht nur in Lebensmitteln, sondern auch bei einer Vielzahl technischer Produkte mit dem Vorhandensein solcher Porphyrinogene rechnen müssen, so daß ich alle Dermatologen zu erhöhter Aufmerksamkeit auch auf diesem Gebiet der Gewerbedermatologie aufrufen möchte.

Dipl.-Chem. Prof. Dr. H. Ippen
Univ.-Hautklinik
Von-Siebold-Str. 3
D-3400 Göttingen

2.1.6. Erläuterungen zur Empfehlung für die Einschätzung der MdE bei Berufskrankheiten nach der Nr. 5101 der BeKVO, vorgelegt von der Arbeitsgemeinschaft Berufsdermatologie der DDG

M. Kühl, Dortmund

Die von der Arbeitsgemeinschaft für Berufsdermatologie erarbeitete Empfehlung für die Einschätzung der MdE bei Berufskrankheiten nach der Nr. 5101 (bisher Nr. 46) der BeKVO legen wir zum einen vor, um zu einer möglichst einheitlichen Einschätzung dort zu kommen, wo eine solche berechtigt ist. Zum anderen sollte sie ein Leitfaden werden, an dem sich der jüngere Kollege oder auch der auf diesem Gebiet weniger Erfahrene rasch für den konkreten Fall orientieren kann. Deshalb ist die äußere Form knapp gehalten. Darüberhinaus enthält eine Präambel vornehmlich rechtliche Grundfragen, deren Kenntnis für den ärztlichen Gutachter unabdingbar ist. Angefügt ist aufschlußreiche Literatur, die zugleich weiterführende Angaben zu diesem Fragenkomplex enthält.

Aus Zeitgründen können nur einige Punkte unserer Empfehlung — und dies wiederum nur stichwortartig — erörtert werden.

Die Minderung der Erwerbsfähigkeit wird geschätzt und stellt einen abstrakten Wert dar. Die MdE ist keine Entschädigung für konkrete Erwerbseinbuße und ist als solche nicht berechenbar. Minderung der Erwerbsfähigkeit ist — wie Asanger jüngst noch einmal hervorhob — der in der sozialen Unfallversicherung allein gültige Begriff. Dennoch werden wir regelmäßig von einem Auftraggeber ersucht, die Erwerbsminderung, das wäre ja die berechenbare Erwerbseinbuße, zu schätzen, was uns nicht möglich ist, da wir weder den früheren noch den jetzigen Lohn kennen, was aber auch gar nicht gemeint sein kann.

Wenden wir uns jetzt der Tabelle 1 zu:
Etwas so selbstverständlich Erscheinendes wie die Berücksichtigung des Hautbefundes — also der morphologischen Veränderungen — kann dennoch gewisse Schwierigkeiten bereiten; so wird zunächst gewiß von niemandem infragegestellt, daß krankhafte Hautveränderungen — nicht flüchtiger Natur — mitbestimmend für die MdE sind. U.E.

ist aber ebenso zu berücksichtigen, und dies trifft nun insbesondere für nachfolgende Begutachtung zu, wenn über längere Zeit das Ekzem abgeheilt war; dem steht u.E. auch nicht entgegen, daß bei erneutem Kontakt mit dem Allergen selbst das Ekzem wieder auftreten würde. Monatelange Erscheinungsfreiheit nach der Aufgabe des ursprünglichen Berufes zeigt doch, daß z.B. eine starke Überempfindlichkeit und ggf. auch allg. Empfindlichkeit nicht zum Tragen kommt, solange der Versicherte ausschließlich den Substanzen im neuen Beruf und im privaten Bereich ausgesetzt ist.

Die Klassifikation der Erscheinungen in gering bis mittelgradig braucht hier wohl nicht erörtert zu werden. Ein Prozentsatz von 10-15 % für starke bzw. schwere Veränderungen wird nur in sehr seltenen Fällen anzunehmen sein; er scheint uns aber bei Erkrankten berechtigt, die auch nach langer Karenz von hautaggressiven Substanzen und gesicherter intensiver Behandlung an subacuten und chronischen ekzematösen Veränderungen leiden, wie sie bei fortdauernden ekzematisierten Abnutzungsdermatosen gelegentlich beobachtet werden.

Angefügt sei, daß nicht-beruflich verursachte Hauterscheinungen in der Beurteilung als solche deutlich hervorgehoben werden sollten, damit sie nicht bei der Nachuntersuchung versehentlich berücksichtigt werden.

Ob der Sensibilisierungsgrad — Stärke der Reaktion, nicht Polyvalenz — tatsächlich von solch großer Bedeutung ist, daß ihm in der Empfehlung eine Extraposition zukommt, möchte ich offen lassen. Er geht ja schon bis zu einem bestimmten Grad bei der Beurteilung der Hauterscheinungen mit ein. Der Vorteil einer gesonderten Position ist aber, daß eine zusätzliche Variationsmöglichkeit in der Einschätzung der MdE gegeben ist.

Die Häufigkeit des Allergens in krankheitsauslösender Form ist ein ebenso wichtiger wie häufig schwierig einzuschätzender Faktor. Durch eine Überempfindlichkeit, z.B. gegen Tabak oder Bienenwachs, dürften die Erwerbsmöglichkeiten auf dem allgemeinen Arbeitsfeld nicht meßbar eingeschränkt sein, anders schon bei Nickel und Terpentin.

Schwierig wird die Beurteilung bei Chromatüberempfindlichkeiten. Auf der Tagung in Graz habe ich versucht, zu belegen, daß die Häufigkeit der Entschädigungszahlen der BK 46 bei Berufsgenossenschaften, in denen Betriebe mit Chromaten als Arbeitsstoffe versichert sind, außerordentlich differieren, nämlich um mehr als 10 : 1. Zum anderen waren wir aufgrund von gutachtlichen Nachuntersuchungen zu der Feststellung gelangt, daß bis zu 78 % die Ekzeme abgeheilt oder wesentlich gebessert waren. Über die Hälfte der Untersuchten war bei der Bau-BG versichert. Frau Reichenberger hatte 25 Facharbeiter des Baugewerbes mit allergischem Chromatekzem, die Rentner wurden, erneut untersucht und fand 17 = 68 % ekzemfrei. Ich habe diese Zahlen in Erinnerung gerufen, um zu zeigen, daß das so häufig zitierte ubiquitäre Vorkommen von Chromaten für den Ekzemablauf in vielen Fällen keine Rolle spielt. Es stellt sich die Frage, ob diese Meinung nicht vielmehr über eine gleichzeitige Nickelsensibilisierung entstanden ist, für die wir — als Beispiel sei nur das allerdings nicht beruflich bedingte Hausfrauenekzem erwähnt — viel eher ein solches Vorkommen unterstellen können.

Eine Katalogisierung krankheitsauslösender Arbeitsstoffe nach ihrer Häufigkeit auf dem allgemeinen Arbeitsfeld sollte durch eine Arbeitsgruppe versucht werden und die Ergebnisse dann eine gewisse Verbindlichkeit erlangen. Daß allein durch den steten Wechsel von Arbeitsstoffen in etlichen Berufszweigen Schwierigkeiten gegeben sind, ist uns gegenwärtig. Hier und heute diese Fragen zu diskutieren, fehlen Zeit und ausreichende Untersuchungsergebnisse. Die von Herrn Bandmann heute morgen vorgelegten Auswertungen könnten Ausgangspunkt für derartige Zusammenstellungen sein.

Daß das Lebensalter bei der Einschätzung der MdE berechtigt berücksichtigt werden sollte, brauchte eigentlich nicht mehr diskutiert zu werden, da dieser Faktor rechtlich verankert und durch umfangreichere Untersuchungen begründet ist. Die Chromatüberempfindlichkeit eines 28jährigen Fliesenlegers ist weniger mindernd auf dem gesamten Gebiet des Erwerbslebens als bei einem 48jährigen Maurer.

Die hier vorgelegte Empfehlung kann weder vollständig in ihren Argumenten noch vollendet sein. Wir würden uns aber freuen, wenn sie zunächst für — sagen wir 1-2 Jahre — als Arbeitspapier gelten könnte. Aufgrund der gesammelten Erfahrungen könnten dann ggf. Ergänzungen und Verbesserungen berücksichtigt werden. Die Tabelle sollte keineswegs jetzt schon eine Verbindlichkeit haben.

Empfehlung für die Einschätzung der MdE bei Berufskrankheiten nach der Nr. 5101 der BeKVO, vorgelegt von der Arbeitsgemeinschaft Berufsdermatologie der DDG

Die unterschiedlichen Empfehlungen zur Festsetzung der MdE in berufsdermatologischen Gutachten haben die AG für Berufsdermatologie veranlaßt, die nachstehenden Richtlinien auszuarbeiten.

A) Präambel

1. Die Minderung der Erwerbsfähigkeit (MdE) ist davon abhängig, welche Arbeitsmöglichkeiten dem Versicherten unter Ausnutzung aller Arbeitsgelegenheiten — auf dem gesamten Gebiet des Erwerbslebens (BSG 4.8.1955), auf dem ganzen Bereich des wirtschaftlichen Lebens (BSG 27.4.1973) verblieben sind. Hierbei sind seine Kenntnisse, Fertigkeiten und seine Kräfte zu berücksichtigen, d.h. Alter, Geschlecht, geistige Fähigkeiten sind einzubeziehen.

2. Die MdE braucht nur geschätzt zu werden, wenn die Voraussetzungen der Nr. 5101 der 7. BeKVO vom Gutachter als erfüllt angenommen werden.

3. Der Gutachter schätzt die Höhe der MdE nach dermatologischen Gesichtspunkten. Ihre Festsetzung erfolgt durch versicherungsrechtliche Instanzen.

4. Die Schätzung einer MdE sollte möglichst erst nach Rückbildung akuter Hauterscheinungen (z.B. nach stat. Heilverfahren) erfolgen.

5. Bei der ersten Schätzung einer Dauerrente bleibt die bisherige vorläufige Rente (Höhe der MdE) unberücksichtigt. Maßgeblich sind allein die Befunde.

6. Bei weiteren Nachuntersuchungen muß die bislang gewährte Rente, also die Höhe der MdE, berücksichtigt werden. Nur eine wesentliche Änderung — sie beträgt mindestens 10 % — schlägt sich in der Regel bei der Rente nieder. Eine wesentliche Besserung oder Verschlimmerung kann aus dem zwischenzeitlichen Krankheitsverlauf, dem morphologischen Befund und auch den

Tabelle 1

1. Hauterscheinungen (a)	ohne	MdE %	gering bis mittelgradig	MdE %	stark o. persistierend (b)	MdE %
		0		5		10-15
2. Sensibilisierungsgrad (c)	keiner		geringgradiger		starker	
		0		5		10
3. Häufigkeit des Allergens (d)	selten		mittel		häufig	
		0		5		10
4. Lebensalter bis ca. 40		0 bis		5 minus		
über 40		0 bis		5 plus		

(a) Beruflich verursacht, zeitlicher und örtlicher Zusammenhang vorhanden
(b) Ggf. nach Heilbehandlung
(c) Beruflicher Zusammenhang gesichert oder wahrscheinlich
(d) Unter Berücksichtigung der unter A1 gegebenen Definition der MdE.

Zu 2. Sensibilisierungsgrad:
Zusammen mit der Häufigkeit des Allergens in krankheitsauslösender Form auf dem allgemeinen Arbeitsfeld ist hier die Möglichkeit (unter zusätzlicher Berücksichtigung des Lebensalters) gegeben, auch ohne Hauterscheinungen z.B. auf eine MdE von 20 % zu kommen.

Zu 4. Lebensalter:
Da erfahrungsgemäß die „Arbeitsgelegenheiten" jenseits des 40. Lebensjahres deutlich abnehmen, sollte dieser Umstand als Korrekturfaktor des ermittelten Wertes berücksichtigt werden.

Ergebnissen der Funktionsproben ersichtlich werden. Zweckmäßig wird jeder Faktor mit dem im maßgeblichen Vorgutachten verglichen.

7. Eine qualifizierte, von dem Versicherungsträger veranlaßte und getragene Umschulung kann für den Geschädigten eine Erweiterung der Arbeitsgelegenheiten auf dem wirtschaftlichen Arbeitsmarkt bringen. Die MdE kann daher nach erfolgreicher derartiger beruflicher Rehabilitation bei sonst unveränderten, für die Begutachtung maßgeblichen Befunden geändert, nämlich niedriger sein (§ 622 der RVO, 19.12.1974, BSG 39 § 49 = BG 1775/282 = Breith. 1975/748). Nach einem BSG-Urteil vom 30.4.1976 (8RU 142/75) ist offenbar nicht für die Anwendung des § 622 Voraussetzung, daß Berufsförderungsmaßnahmen der BG zum Erwerb neuer Kenntnisse und Fertigkeiten geführt haben.

8. Durch den Grundsatz „Rehabilitation vor Rente" entfällt in entsprechenden Fällen die Notwendigkeit, die MdE zu schätzen.

B) Empfehlung

Die zu empfehlende Einschätzung muß stets individuell, also auf den einzelnen Fall abgestimmt sein. Die Tabelle 1 soll hierbei eine Hilfe bieten.

C) Anwendung der Tabelle:

Addition der Prozentsätze von 1-3 und Korrektur durch 4 zu einem Gesamtvorschlag für die MdE.

Literatur

Asanger, R.: Zur Beurteilung der MdE bei Allergien der Haut aus versicherungsrechtlicher Sicht. Berufsdermatosen *23*, 69-78 (1975)

Asanger, R.: Die Begutachtung, insbesondere zur Minderung der Erwerbsfähigkeit, bei berufsbedingten Schäden der Haut aus juristischer Sicht. Hefte zur Unfallheilkunde, Heft 126. 2. Deutsch-Österreichisch-Schweizerische Unfalltagung in Berlin 1975

Hartung, J.: Minderung der Erwerbsfähigkeit auf dem allgemeinen Arbeitsmarkt. Arch.klin.exper. Dermat. *237*, 457 (1970)

Kühl, M.: Zur Beurteilung der Minderung der Erwerbsfähigkeit bei Allergien der Haut aus ärztlicher Sicht. Berufsdermatosen *23*, 61-69 (1975)

Memmesheimer, A.M.: Die Erwerbsminderung bei den beruflichen Hautkrankheiten. Hautarzt *5*, 6 (1954)

Schreus, H.Th., Proppe, A.: Abschätzung der Erwerbsminderung für den allgemeinen Arbeitseinsatz bei Gewerbedermatosen. Bericht über den VIII. Internationalen Kongreß für Unfallmedizin und Berufskrankheiten, Frankfurt a.M., 26.-30. Sept. 1938. Bd. II, S. 1235

Weiler, K.J.: Die Einschätzung der Erwerbsminderung in gewerbedermatologischen Gutachten. Berufsdermatosen *21*, 127 (1973)

Dr. Magdalene Kühl
Hautklinik der Städt. Kliniken
Beurhausstr. 40
D-4600 Dortmund

Diskussionsredner zu den Vorträgen 2.1.2. – 2.1.6.:
Schneider, Bartsch, Hornstein, Klingmüller, Simon, Storck, Schulz, Bandmann, Kansky, Ippen, Veltmann, Schulten, Forck und *Gropper*

2.2. Berufsdermatosen · Freie Vorträge I

Moderator: H. Tronnier, Dortmund

2.2.1. Dermatologische Aspekte der Intoxikation mit TCDD (Dioxin)

K.-H. Schulz, Hamburg

Das als TCDD bezeichnete 2, 3, 7, 8-Tetrachlordibenzodioxin kann unter besonderen Bedingungen im Verlauf der Synthese von 2, 4, 5-Trichlorphenol, einem Zwischenprodukt bei der Gewinnung von Herbiziden und antimikrobiell wirksamen Stoffen, entstehen. Es wurde erstmalig vor 20 Jahren isoliert, chemisch charakterisiert und als hochtoxische Substanz identifiziert. Seitdem sind in mehreren europäischen und amerikanischen Werken Intoxikationen bei Beschäftigten vorgekommen. Besondere Aufmerksamkeit hat das im Juli 1976 in der Nähe von Mailand eingetretene Unglück erlangt, da hier größere Giftmengen in die Atmosphäre gelangt sind und sich in der Nachbarschaft des Werkes niedergeschlagen haben.

Die Symptome der TCDD-Intoxikation betreffen in erster Linie die Haut, und zwar treten hier zunächst an den exponierten Partien flächenhafte Entzündungen auf; in einzelnen Fällen wurden Veränderungen beobachtet, die einen erythematodesähnlichen Aspekt boten oder auch an ein Erythema elevatum diutinum erinnerten. Diese 1. Phase ist durch eine mehr oder weniger ausgeprägte Photosensibilität gekennzeichnet und geht über in das Bild der Chlorakne („Perna-Krankheit"), die einen eminent chronischen Verlauf nimmt. Die wesentlichen klinischen und histologischen Merkmale werden angeführt. Außer der Chlorakne sind bei früheren Intoxikationen Zeichen einer hepatischen Porphyrie im Sinne einer Porphyria cutanea tarda beobachtet worden.

Obgleich die Haut immer das erste, häufig auch das einzige Manifestationsorgan ist, können eine Reihe anderer Organe und Organsysteme in Mitleidenschaft gezogen werden, vor allem Leber, blutbildendes System, Nervensystem, Pancreas, möglicherweise auch das Immunsystem. Weiterhin kann TCDD teratogene, vielleicht auch mutagene und cancerogene Wirkungen entfalten.

Prof. Dr. K.-H. Schulz
Univ.-Hautklinik
Martinistr. 52
D-2000 Hamburg 20

2.2.2. Untersuchungen an ptBP-exponierten Personen

O.-E. Rodermund, Bonn, und H. Wieland, Wesseling

Bereits auf dem letzten Deutschen Dermatologenkongreß in Graz 1974 haben wir über das Auftreten von vitiligoartigen Depigmentierungen, Struma und funktionellen Leberstörungen bei 3 Arbeitern nach Umgang mit paratertiärem Butylphenol (ptBP) berichtet und einen Zusammenhang zwischen diesen Veränderungen und der Exposition vermutet. Die Entstehung einer generalisierten Vitiligo durch Inhalation oder Ingestion von ptBP ohne etwaigen Zusammenhang mit einer lokalen Schädigung durch diese Substanz war in der Literatur aus verschiedenen Ländern bekannt. Das koinzidente Vorkommen von Störungen innerer Organe war bislang nur in Form subjektiver Beschwerden der Patienten berichtet, ansonsten nicht objektiviert worden. Inzwischen haben Goldmann und Thiess unsere Befunde bestätigt.

Im folgenden soll über die Untersuchung aller Arbeiter des von uns betreuten Betriebes, die überhaupt jemals mit ptBP Umgang hatten, kurz berichtet werden (vgl. Tabelle 1). Zu beachten ist dabei, daß bei einem Teil der Betroffenen die Exposition zum Zeitpunkt der Untersuchung nicht mehr gegeben war, wobei in Einzelfällen ein Zwischenraum bis zu 2 Jahren bestand. Passagere Störungen waren bei diesen Fällen somit nicht zu erfassen.

Tabelle 1. Befunde bei 32 ptBP-Kontaktpersonen

	path. Fälle	im Verlauf normalisiert
Vitiligo	12 (38%)	2
Struma	23 (72%)	8
Lebervergr.	3 (9%)	2
Milzvergr.	5 (16%)	1
Leberparenchymalteration	8 (25%)	3
Transaminasen	23 (72%)	11
BSP-Test	18 (56%)	./.

Untersucht wurden insgesamt 32 Personen, die mit ptBP in beruflichen Kontakt gekommen waren. Sieben Patienten klagten über auffallende Müdigkeit, Übelkeit, Brechreiz und Atemnot.

Eine typische *Vitiligo* ohne Hinweis auf lokale Bedingtheit fand sich in 12 Fällen. Im Verlauf einer weiteren Nachbeobachtung 1-2 Jahre nach der Erstuntersuchung kam es bei zwei Fällen zu einem Rückgang der Depigmentierung.

Bei 23 Patienten wurde eine euthyreote *Struma* (davon 4mal Struma nodosa) szintigraphisch festgestellt. Bei einer Kontrolle 1-2 Jahre nach der Erstuntersuchung war in acht Fällen der Befund normalisiert.

Das *Leber-Milzszintigramm* zeigte in drei Fällen eine Vergrößerung der Leber, in fünf Fällen eine Vergrößerung der Milz. Bei der Kontrolluntersuchung war die Lebervergrößerung in zwei Fällen, die Milzvergrößerung in einem Fall zurückgegangen. Eine atypische Leberkonfiguration mit Vergrößerung des linken Lappens und Verkürzung des rechten Lappens sowie ein inhomogenes Speichermuster (aufgelockertes Aktivitätsverteilungsmuster) in der Leber und eine vermehrte Kolloidspeicherung in der Milz, welche Befunde auf uncharakteristische Leberparenchymalterationen hinweisen, wurden in acht Fällen gesehen, im weiteren Verlauf trat dabei in drei Fällen eine Normalisierung des Befundes ein.

Die *Transaminasen* waren bei 23 Fällen erhöht. Bei der Kontrolluntersuchung nach 1-2 Jahren war in 11 Fällen eine Normalisierung der Befunde nachweisbar. Der *Bromsulphthaleintest* war in 18 Fällen positiv, hier wurde auf eine Kontrolluntersuchung verzichtet.

Erwähnt sei, daß die ausführlichen weiteren Laboruntersuchungen keine wesentlichen bzw. charakteristischen Veränderungen erkennen ließen. Ebenso ergaben die Untersuchungen der plasmatischen und thrombocytären Hämostasekomponenten keine Befunde von Krankheitswert.

Die auffällige Häufung der Vitiligo, die selbst unter Annahme eines endemischen Vorkommens hohe Inzidenz einer Struma sowie die auffällige Häufung wohl als funktionell zu deutender Leberstörungen lassen insbesondere auch im Hinblick auf die Normalisierung bei einem Teil der Fälle nach Beendigung der Exposition auf einen ursächlichen Zusammenhang mit der ptBP-Exposition schließen.

Neben der arbeitsmedizinischen Bedeutung erscheinen diese Befunde insbesondere deswegen von Interesse, weil hier wie in einem unfreiwilligen Experiment am Menschen Zusammenhänge zwischen einer Vitiligo und Schilddrüsenveränderungen aufgezeigt werden, wobei diese Koinzidenz durchaus nicht nur unter Einwirkung von ptBP auftritt, worauf Goldmann und Thiess erneut hingewiesen haben.

Literatur

1. Goldmann, P.J., Thiess, A.M.: Berufsbedingte Vitiligo durch para-tertiär-Butylphenol, eine Trias von Vitiligo, Hepatose und Struma. Hautarzt *27*, 155-159, (1976)
2. Rodermund, O.-E., Jörgens, H., Müller, R., Marsteller, H.-J.: Systemische Veränderungen bei berufsbedingter Vitiligo. Hautarzt *26*, 312-316 (1975)
3. Rodermund, O.-E., Wieland, H.: Vitiligoartige Depigmentierung durch paratertiäres Butylphenol. Erste Beobachtung in der Bundesrepublik Deutschland. Z. Hautkr. *49*, 459-465 (1974)
4. Rodermund, O.-E., Winkler, C., Wuttke, H.: Zur Frage der Schilddrüsenbeteiligung bei Vitiligo. Befunde bei ptBP-bedingter vitiligoartiger Depigmentierung. Z. Hautkr. *50*, 365-370 (1975)

Prof. Dr. O.-E. Rodermund
Univ.-Hautklinik
Venusberg
D-5300 Bonn

2.2.3. Häufigkeit und Bedeutung von Kontakterkrankungen in der zahnärztlichen Praxis

G. Forck, Münster

Im Jahre 1976 konnten in enger Zusammenarbeit mit der Zahnärztekammer Westfalen/Lippe und dem Institut für Informatik und Biomathematik (Direktor: Prof. Dr. F. Wingert) der Universität Münster mehr als 90 Zahnärzte und Zahnärztinnen sowie eine größere Zahl von Zahnarzthelferinnen gewerbedermatologisch und allergologisch untersucht werden, die an Hautveränderungen der Hände bzw. Finger litten oder gelitten hatten. Von den Ärzten bzw. Zahnarzthelferinnen selbst bzw. den behandelnden Ärzten war der Verdacht geäußert worden, daß die bestehenden Hautveränderungen durch berufseigentümliche Einflüsse entstanden waren bzw. unterhalten wurden. Der Untersuchung vorangegangen war eine umfangreiche Unterrichtung der rund 3.700 Praxisinhaber im Kammerbereich Westfalen/Lippe und die Auswertung von rund 3.800 ausgefüllten Erhebungsbögen, von denen 1.751 von Ärzten und 2.063 von Angehörigen des Praxenpersonals stammten. Aus der Abb. 1 ist ersichtlich, daß mehr als doppelt so viel Zahnärzte (15 %) wie Zahnarzthelferinnen (6 %) auf die Frage nach einer „Kontakterkrankung jetzt" mit ja antworteten. Wird hierzu der Anteil hinzugerechnet, bei dem der Verdacht auf „Kontakterkrankung jetzt" besteht, dann ist zu ver-

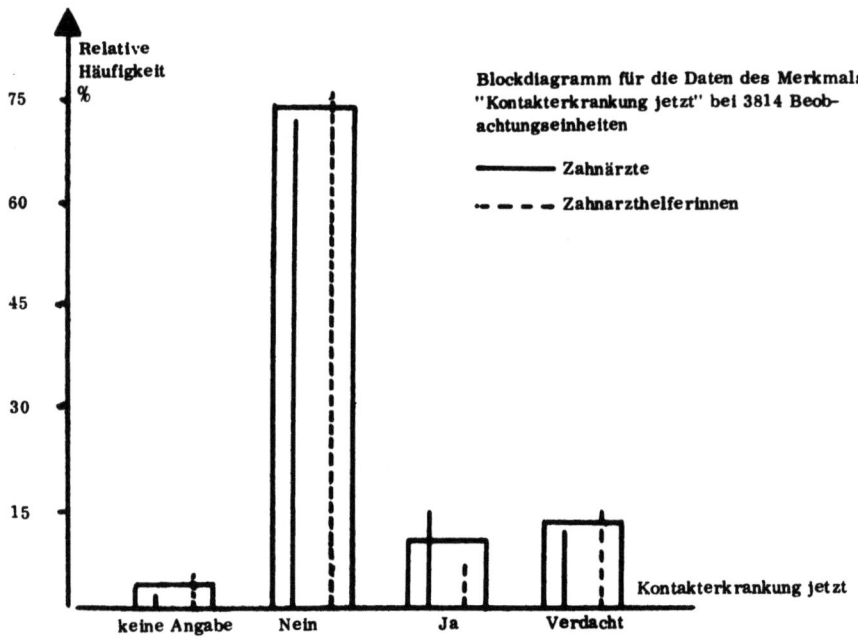

Abb. 1

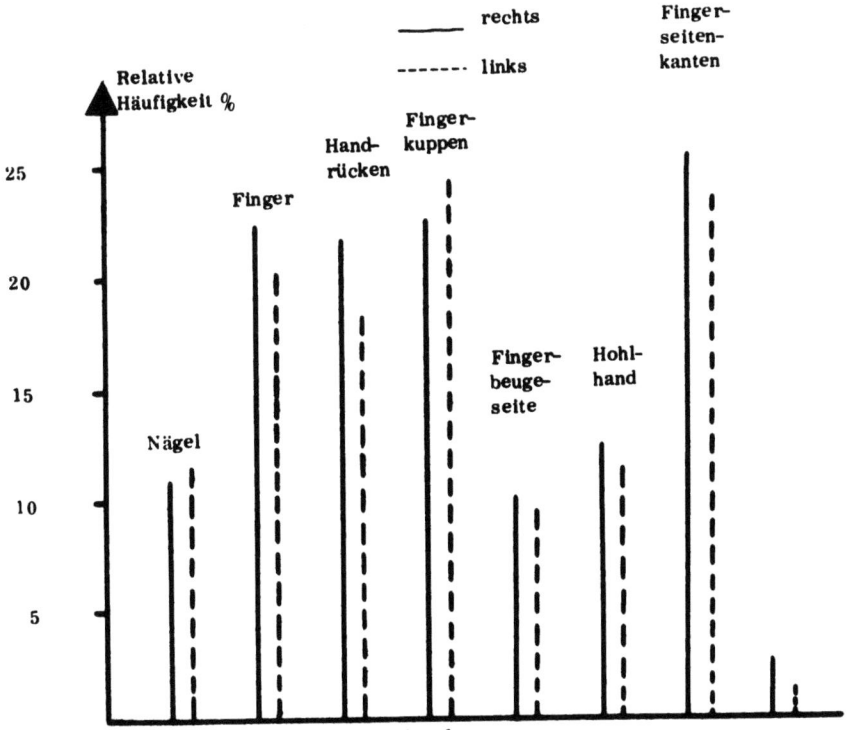

Blockdiagramm für die Daten des Merkmals "Lokalisation und Ausdehnung der Erkrankung" bei 877 Beobachtungseinheiten mit (Verdacht auf) Kontakterkrankung

Lokalisation und Ausdehnung der Erkrankung   Abb. 2

muten, daß etwa 1/4 der Zahnärzte und etwa 1/5 der Zahnarzthelferinnen eine Kontakterkrankung haben, das bedeutet, daß bei insgesamt 877 Zahnärzten bzw. Zahnarzthelferinnen vermutlich eine Kontakterkrankung vorliegt.

Ein großer Anteil, etwa 1/3 der Zahnärzte bzw. 1/5 der Zahnarzthelferinnen, der eine „Kontakterkrankung jetzt" hat, gibt an, bereits früher an einer Kontakterkrankung gelitten zu haben. Aus der Abb. 2 ist ersichtlich, daß Fingerseitenkanten und Fingerkuppen besonders häufig von Hautveränderungen befallen waren, wobei von den Zahnärzten insbesondere Einrisse mit Wunden (Abb. 3) angegeben wurden. Die Abb. 4 zeigt ein typisches klinisches Bild eines Kontaktekzems bei einem Zahnarzt. Dieses Bild gilt als repräsentativ für ähnlich aussehende Veränderungen, die sehr häufig an den Kuppen der Finger 1-3 links lokalisiert waren. Die Abb. 5 gibt die aus den Erhebungsbögen übernommenen Daten über die Art der vermuteten oder gesicherten Noxen wieder, die von den Befragten für die Entstehung des Kontaktekzems verantwortlich gemacht wurden. Hier fällt bereits auf, daß im besonderen Maße der Kontakt mit Desinfektions- und Waschmitteln als Ursache der Hautveränderungen angeschuldigt wird, eine Häufigkeit, die durch die späteren Untersuchungsergebnisse keineswegs bestätigt werden konnte.

Die allergologischen Untersuchungen erfolgten bei 73 Zahnärztinnen und Zahnärzten fast ausschließlich mit dem Epikutantest, der sich zusammensetzte aus:

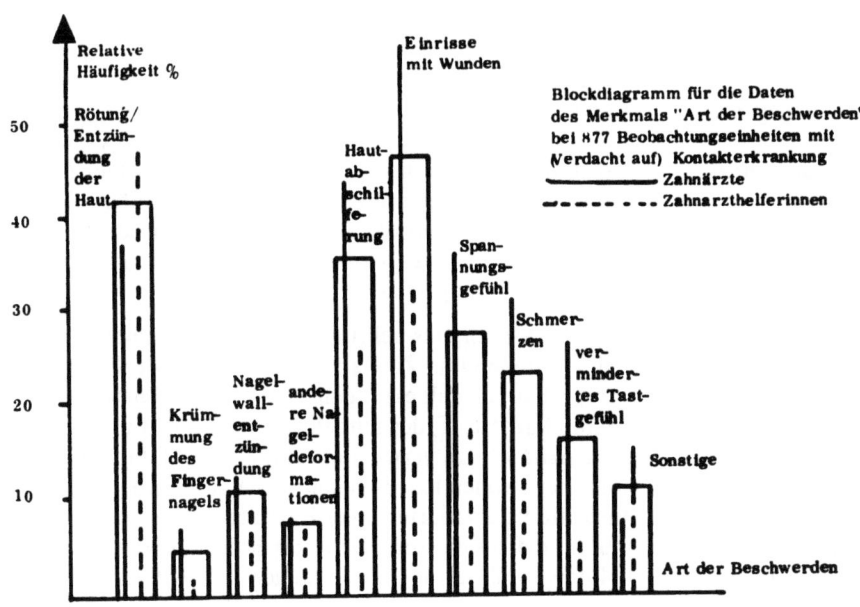

Abb. 3

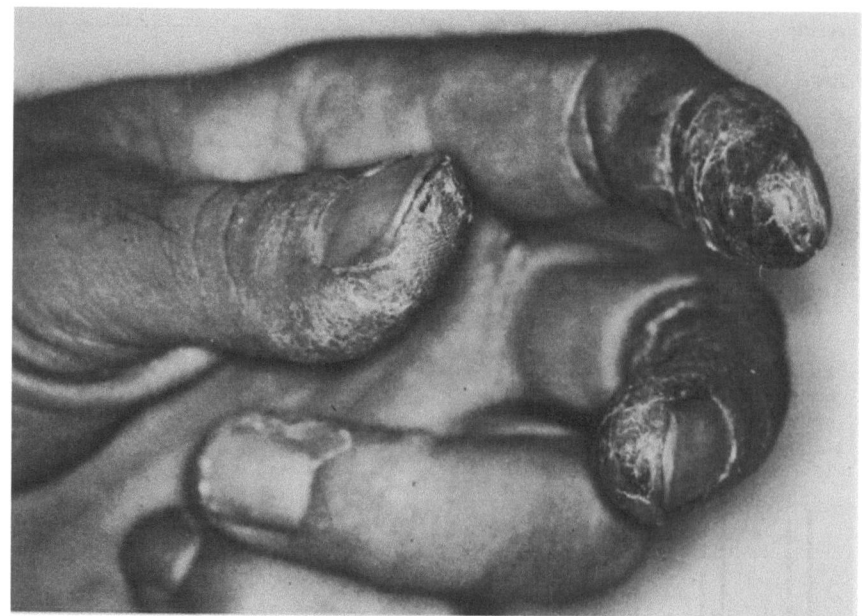

Abb. 4. Typisches Kontaktekzem an den Fingerendgliedern bei einem Zahnarzt

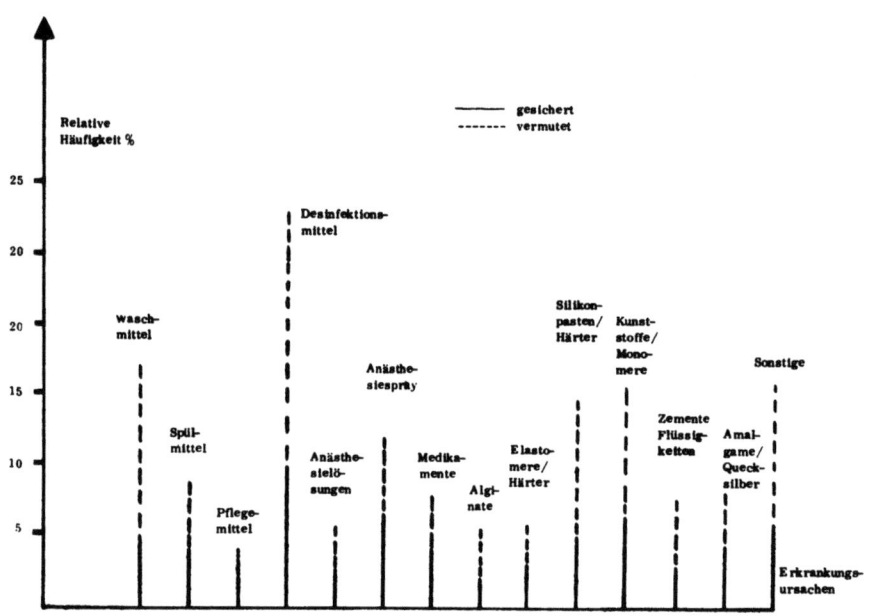

Abb. 5. Blockdiagramm für die Daten des Merkmals „Erkrankungsursachen" bei 877 Beobachtungseinheiten mit (Verdacht auf) Kontakterkrankung

1. einem Standardtest von 33 Einzelsubstanzen, die bei allen Untersuchten angewendet wurden (siehe Tabelle 1),
2. einem Auswahltest von 30 Substanzen, von denen nur die in die Testung mit einbezogen wurden, die vom Zahnarzt als mögliche Kontaktnoxen angegeben worden waren und
3. schließlich einem Ergänzungstest, der die von dem zu untersuchenden Zahnarzt mitgebrachten Berufsstoffe enthielt, die nicht schon in der Liste 1 oder 2 enthalten waren.

Ergebnisse

In der Abb. 6 sind als Teilergebnis unserer Untersuchungen die 11 Testsubstanzen aufgeführt, die bei 73 Zahnärzten am häufigsten zu positiven Epikutanreaktionen geführt haben. Dabei muß an dieser Stelle darauf hingewiesen werden, daß die in der ersten Kolumne dargestellten Ergebnisse mit Pantocain sich nur auf 11 Zahnärzte beziehen, die zusätzlich mit 0,5 %-iger Pantocain-

lösung getestet worden sind. Hierbei handelt es sich um Patienten, bei denen auch eine positive Reaktion auf *Gingicain* (jetzt nicht mehr im Handel) bzw. *Gingicain-M-Spray* aufgetreten war. Als Ursache dieser positiven Reaktion konnte das in diesem Spray enthaltene Pantocain identifiziert werden. Unter Berücksichtigung der Vorgeschichte, des klinischen Lokalbefundes und der Ergebnisse der Testung konnte am Vorliegen einer Allergie gegen Pantocain somit nicht gezweifelt werden. Diese Aussage gilt auch für das schweizerische pantocainhaltige Präparat *Tonex*, das ebenfalls als Schleimhautanästhetikum Verwendung findet.

Beim *Scutan*, das bei rund 50 % der untersuchten Zahnärztinnen und Zahnärzte zu positiven Reaktionen geführt hat, handelt es sich um einen irreversiblen, starren Epiminkunststoff, der schnell härtet und kalt polymerisiert. *Scutan* wird verwendet für die Herstellung provisorischer Kronen und Brücken sowie zum provisorischen Verschluß präparierter Inlay-Kavitäten. Es ist zu vermuten, daß als eigentliches Antigen der im *Scutan* enthaltene Katalysator anzuschuldigen ist, doch konnte eine

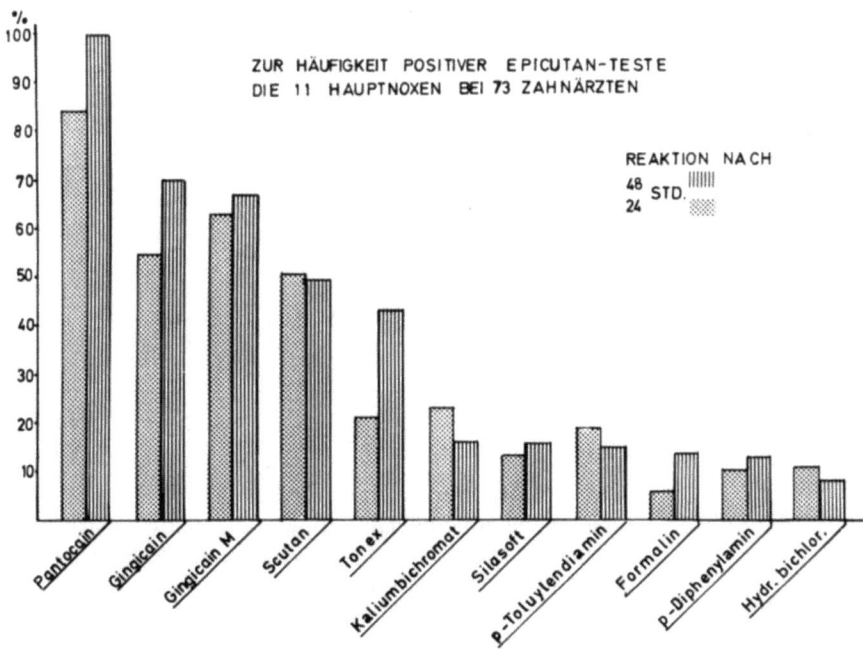

Abb. 6. Ergebnis der Epikutan-Testung bei 73 Zahnärztinnen bzw. Zahnärzten. Dargestellt sind die am häufigsten positiv gewordenen Berufsstoffe (Einzelheiten s. Text)

differenzierte epikutane Testung nicht mehr vorgenommen werden, da die beruflich stark in Anspruch genommenen Zahnärzte nicht mehr zur Verfügung standen.

Tabelle 1. Zusammensetzung des epikutanen Standard-Testes, der bei allen untersuchten Patienten angewendet wurde

	Substanz / Standard	Konzentration %	Lösungsmittel
0	Heftpflasterreaktion		
1	Kontrolle (Vaseline od. Aqua d.)	rein	
2	Gingicain	Gebrauchslsg.	
3	Paratoluylendiamin	2	Vasel.flav.
4	Formalin	2	Aqua d.
5	Kobaltsulfat	2	Aqua d.
6	Kaliumpersulfat	1	Aqua d.
7	Hydrarg. bichlor.	0,1	Aqua d.
8	Neomycin	20	Vasel.flav.
9	Perubalsam	3	Vasel.flav.
10	Nickelsulfat	5	Aqua d.
11	p-Aminobenzoesäureäthylester	5	Vasel.flav.
12	Gingicain M	Gebrauchslsg.	
13	Xylocain	Gebrauchslsg.	
14	Phenylmercuriborat	0,1	Aqua d.
15	Kaliumbichromat	0,5	Aqua d.
16	p-Hydroxybenzoesäureäthylester	2	Spir.dil.
17	Tetramethylthiuramdisulfid	2	Eucerin
18	p-Aminodiphenylamin	1	Spir.dil.
19	Eugenol	5	Vasel.flav.
20	Penicillin G	1000 E/0,1	
21	Silaplast	rein	
22	Silasoft	rein	
23	Hydrochinon	2	Aqua d.
24	Sterillium	Gebrauchslsg.	
25	Desderman	Gebrauchslsg.	
26	Phenol	0,5	H_2O
27	Kavo-Intra-Spray	Gebrauchslsg.	
28	Sagromed-Spray	Gebrauchslsg.	
29	Optosil Knet.	rein	
30	Optosil flüssig	2	Aceton
31	Jod	offen	
32	Tonex Lösung	rein	
33	Scutan flüssig	0,5	Aceton

Beim *Silasoft* handelt es sich um eine weichbleibende Silikonverbindung zur exakten Nachabformung, es ist ein Zwei-Phasenpräparat und war mit rund 15 % auch hier im Epikutantest positiv.

Die positiven Reaktionen bei Paratoluylendiamin bzw. Paradiphenylamin dürften im Sinne eines gruppenallergischen Verhaltens aufzufassen sein, da die genannten Substanzen für sich nicht zu den typischen Berufsstoffen eines Zahnarztes gehören.

Zu den bedeutungsvolleren positiven Reaktionen gehören ohne Zweifel die auf Kaliumbichromat, Formalin und Quecksilber, die mit einem Anteil von jeweils 10–20 % positiver Reaktionen bei den untersuchten 73 Zahnärzten vorkamen.

Der hohe Prozentsatz positiver Epikutanteste mit Pantocain bzw. pantocainhaltigen Berufsstoffen veranlaßte uns, diese Befunde durch Tierversuche zu überprüfen. Experimentelle Sensibilisierungsversuche wurden bei 100 Inzuchtmeerschweinchen durchgeführt. Verwendet wurde *Gingicain-M-Spray*. Mit einem zweimaligen Sprühstoß auf die rasierte Rückenhaut der Tiere konnte bereits nach 7 Tagen bei 98 von 100 Tieren eine deutliche, beginnende Ekzemreaktion festgestellt werden. Nach Abheilung der Reaktionen wurde 10 Tage später an der kontralateralen Seite der Tiere ein Epikutantest mit 1,1 %-iger Pantocainlösung durchgeführt. Ein positiver Epikutantest wurde bei 84 von 100 Tieren beobachtet.

Im Rahmen dieses Kurzreferates konnte auf weitere wichtige Zusammenhänge zwischen Hautveränderungen bei Zahnärzten und möglichen Kontakten nicht weiter eingegangen werden.

Zusammenfassend läßt sich jedoch bereits jetzt sagen, daß als Hauptursache für die Entstehung eines Kontaktekzems bei den untersuchten Zahnärztinnen und Zahnärzten eine Reihe typischer Berufsstoffe infrage kommen, daß aber ganz offensichtlich das Oberflächenanästhetikum Pantocain, besonders wenn es in Sprayform angewendet wird, ein besonders starkes Sensibilisierungsrisiko für den Zahnarzt selbst darstellt.

Prof. Dr. G. Forck
Univ.-Hautklinik
Von-Esmarch-Str. 56
D-4400 Münster

2.2.4. Penicillinallergie-Nachweis bei Werktätigen einer Arzneimittelfabrik

C. Mészáros, P. Tamási, I. Szakály und E. Ladányi, Debrecen

Penicillin und seine Abbauprodukte können im Organismus humorale und zelluläre Immunantworten hervorrufen. Die Sensibilisierung kann sowohl auf enteralem und parenteralem als auch auf inhalativem Wege und nach direktem Kontakt eintreten. Nach den Daten in der Literatur (Laubenstein u. Mitarb., 1969; Richter, 1975) wird 1 % der Berufsdermatosen von Penicillin ausgelöst. Eine berufsbedingte Penicillinallergie kommt am häufigsten bei Ärzten, Pflegepersonen oder bei Arbeitern in Penicillinfabriken vor.

Wir haben die Werktätigen der BIOGAL-Arzneimittelfabrik, welche sich in erster Linie mit der Herstellung von Penicillinpräparaten beschäftigen, untersucht. In der BIOGAL-Arzneimittelfabrik werden Penicillin G, Vegacillin (Penicillin-V-Säure) und Maripen (Penamecillin) hergestellt. Bei der Reihenuntersuchung haben wir bei hautgesunden Personen die Epikutantestung und den Nachweis hämagglutinierender Antikörper angewandt. Während eines Monats haben wir 66 Personen, 52 Frauen und 14 Männer, untersucht. Ihr Alter lag zwischen 18 und 55 Jahren, seit 1 bis 20 Jahren arbeiteten sie in der Arzneimittelfabrik. Als Kontrollgruppe dienten 30 Patienten der Univ.-Hautklinik Debrecen, die keine Allergie-Anamnese hatten. Bei der Epikutantestung wurden folgende Lösungen angewandt:

Tabelle 1. Lösungen bei der Epikutantestung

1. Benzylpenicillin G (100 000 IE/ml)
2. 1 %-ige V-Penicillinsäure
3. 1000 IE/ml Penamecillin in 30 %-iger DMSO-Lösung
4. 30 %-ige DMSO-Lösung

Mit diesen Lösungen getränkte Testpflaster wurden für 24 Stunden auf die Haut der Unterarme geklebt. Abgelesen wurden die Reaktionen 24 bzw. 48 Stunden später. Gleichzeitig wurde die Anamnese der Probanden erhoben.

Ergebnisse

Bei 5 von 66 der untersuchten Personen fanden sich positive Testreaktionen (7,5 % der Probanden). Bei allen Kontrollpersonen fielen die Epikutanteste negativ aus.

Die anamnestischen Angaben der Probanden mit positiven Reaktionen sind in Tabelle 2 aufgeführt.

Die erste Patientin hatte zweimal allergische Rhinitis-Anfälle ohne Hauterscheinungen, als sie während ihrer Arbeit in der Arzneimittelfabrik Penicillin direkt inhalierte. Wegen dieser Rhinitis-Anfälle ist sie nicht mehr bei der Herstellung von Penicillin-Tabletten beschäftigt. Die zweite und dritte Patientin klagte über einen generalisierten Pruritus bei Kontakt mit Penicillin. Keine allergischen Manifestationen beobachteten die vierte und fünfte Probandin mit einer positiven Testreaktion, wir halten sie jedoch für potentielle Allergie-Kranke.

Tabelle 2. Angaben der Werktätigen mit positivem Hauttest

Patienten	Allergische Reaktionen nach Exposition	Epikutantest		HA-Titer	LTT
		mit Penicillin G	mit Penamecillin		
1. P.H. ♀	Rhinitis allergica	+ + +	+ + + +	8	neg.
2. L.Gy. ♀	Pruritus	+ +	−	8	neg.
3. Sz.J. ♀	Pruritus	+ +	−	32	−
4. K.B. ♀	−		+ +	4	−
5. B.J. ♀	−	+ −	−	64	−

Als zweites Verfahren wurde bei dieser Reihenuntersuchung der von uns schon früher mitgeteilte passive Haemagglutinations-Test angewandt. Das Wesentliche dieser Methode besteht darin, daß die auf passive Weise mit Penicillin „sensibilisierten" Schafserythrozyten durch haemagglutinierende Antikörper in den Seren von Patienten agglutiniert werden. Diese haemagglutinierenden Antikörper gehören den Immunglobulinklassen IgG und IgM an. Der höchste Verdünnungsgrad von Seren, bei dem noch eine Agglutination zu beobachten war, ergab den Titer der haemagglutinierenden Antikörper; der Antikörpertiter wird mit dem Reziprokwert der Serumverdünnung ausgedrückt. Während der vorangegangenen Untersuchungen wurde festgestellt, daß die Titer der haemagglutinierenden Antikörper bei Penicillinallergikern zwischen 2 und 1024, nach Penicillinbehandlung *ohne* allergische Erscheinungen zwischen 2 und 64 und bei Probanden ohne Penicillinbehandlung in der Anamnese zwischen 2 und 4 lagen. Der Nachweis haemagglutinierender Antikörper bedeutet also, daß die Probanden früher einmal mit Penicillin in Kontakt gekommen waren und Antikörper gegen Penicillin produziert hatten.

Unsere Erfahrungen mit dieser Methode zeigt die Tabelle 3. Der Tabelle läßt sich entnehmen, daß *keine* wesentlichen Unterschiede der haemagglutinierenden Antikörpertiter bei Personen mit positiven oder negativen Epikutantesten bestehen.

Während der letzten 5 Jahre wurden 5 Patienten der BIOGAL-Arzneimittelfabrik wegen Penicillinallergie in die Univ.-Hautklinik Debrecen aufgenommen. Die Angaben dieser Patienten sind in Tabelle 4 zusammengefaßt.

Bei dem ersten Patienten trat an den Händen und im Gesicht eine durch Penicillin ausgelöste Kontaktdermatitis auf. Nach Desensibilisierung mit Penicillin G konnte er seine Tätigkeit in der Arzneimittelfabrik fortsetzen. Der zweite und der dritte Patient hatten beide eine makulo-papulöse Eruption nach einer Penicillin-Medikation. Später wechselten diese Patienten auf einen anderen Arbeitsplatz in der Fabrik. Die beiden letzten Patienten erlitten nach einer Penicillingabe schwere Sofortreaktionen. Sie mußten einen anderen Beruf wählen, weil sie schon von der Luft in der Arzneimittelfabrik immer neue allergische Erscheinungen bekamen.

Unsere Erfahrungen zeigen, daß die Sensibilisierung der Werktätigen in einer Penicillinfabrik ein komplexes Problem darstellt; es handelt sich nicht nur um eine berufliche, sondern auch um eine iatrogene Schädigung. Wenn sich eine berufsbedingte Allergie entwickelt hat, können bei einer späteren Penicillinmedikation schwere Reaktionen auftreten. Es ist darum angezeigt, diese

Werktätigen jährlich zu untersuchen und die Allergiker und potentiellen Allergiker von ihren Arbeitsplätzen zu entfernen.

Tabelle 3. Titer haemagglutinierender Antikörper bei Werktätigen der BIOGAL-Arzneimittelfabrik

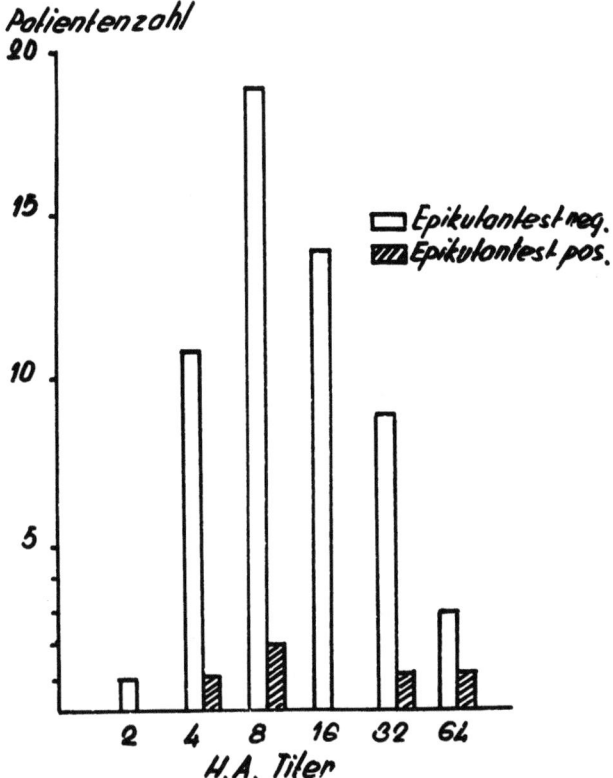

Tabelle 4. Angaben der Werktätigen mit Penicillinallergie

Patienten	Klinische Erscheinungen	Epikutantest mit Penicillin G	LTT mit Penicillin G	HA-Titer
1. P.F. ♂	Kontaktderm.	+ + + +	pos.	4
2. K.A. ♂	maculopap. Exanth.	+ + + +	pos.	2
3. P.A. ♀	maculopap. Exanth.	+ + + +	pos.	32
4. V.A. ♂	Urticaria	+ + +	pos.	4
5. P.T. ♀	Urticaria, Anaphylaxie	+ + + +	pos.	8

Literatur

Laubenstein, H., Mönnich, H.T.: Zur Epidemiologie der Berufsdermatosen. Derm. Wschr. *154*, 649-667 (1968)

Mészáros, Cs., Debreczeni, M., Tamasi, P.: Beiträge zur Penicillinallergie. Zschr.Haut.Geschl.Kr. *48*, 227-231 (1973)

Richter, G.: Ätiologie und Epidemiologie arzneimittelbedingter Berufsdermatosen. Derm. Mschr. *161*, 989-995 (1975)

Frau Dr. C. Mészáros
Hautklinik der Med. Universität
Debrecen/Ungarn

Diskussionsredner zum Vortrag 2.2.4.:
Jarisch und *Gottmann-Lückerath*

2.2.5. Hautpigmentierung in der Jute-Industrie Ägyptens

M.A. Abdallah, H. Abdallah und A. Masoud, Kairo

In Ägypten werden Juteprodukte in zwei Industriebetrieben hergestellt, der neueste und größte Betrieb liegt in der Stadt Belbäss, 50 km nordöstlich von Kairo.

Im Jahre 1974 bemerkte einer von uns (H.A.) während der jährlichen medizinischen Untersuchungen das Auftreten von Hautpigmentierungen bei einigen Arbeitern des in Belbäss gelegenen Betriebes. Daher entschlossen wir uns, dieses Problem näher zu untersuchen. Diese Untersuchungen begannen zuerst mit einer systematischen dermatologischen Untersuchung aller Arbeiter, und diejenigen Arbeiter, bei denen möglicherweise auf berufliche Einflüsse zurückzuführende Hautveränderungen bestanden, wurden weiteren Untersuchungen zugeführt; diese bestanden in der Aufnahme einer vollständigen Anamnese (Berufs-, Familien- und Eigenanamnese), in einer sorgfältigen dermatologischen Untersuchung und Laboruntersuchungen, wie Blutbild, Leberfunktionsproben und einer Urinuntersuchung, besonders auf den Arsengehalt. Anschließend wurden die Arbeitsbedingungen und die Arbeitsumgebung untersucht, zusammen mit einer Inspektion der verschiedenen Produktionseinheiten und einer Untersuchung der im Betrieb verwandten Chemikalien.

Alle Patienten erhielten einen 6-wöchigen Krankenurlaub und wurden angewiesen, sich nicht der Sonne auszusetzen und täglich ein Bad zu nehmen.

Ergebnisse

Die Belegschaft der Jutefabrik in Belbäss besteht aus 2482 Arbeitern im Alter von 20 bis 50 Jahren, es sind alle Männer. Bei 28 Arbeitern (1,12 %) wurden beruflich bedingte Dermatosen gefunden. 19 dieser Arbeiter wiesen poikilodermieähnliche Pigmentverschiebungen auf, die vor allem die lichtexponierten Stellen betrafen und aus Erythemen, Hyperpigmentierung, Atrophie und Teleangiektasien bestanden. Morphologisch zeigten diese Pigmentverschiebungen große Ähnlichkeit mit der Melanodermatitis toxical. Bei den restlichen 9 Patienten von den 28 Arbeitern wurden periorbitale Komedonen gefunden. In drei dieser Fälle bestand außerdem eine beruflich bedingte Akne. Von den 19 Patienten mit der Melanodermatitis toxica – ähnlichen Dermatose hatten 10 auch periorbitale Komedonen und/oder eine beruflich bedingte Akne.

Die Pigmentierung war hauptsächlich an den sonnenexponierten Stellen lokalisiert (in 15 Fällen), besonders an Stirn, Wangen und hinter den Ohren; bei 4 Patienten erstreckte sie sich auch auf die von der Kleidung bedeckten Stellen.

Die bräunlich-bläuliche Pigmentierung trat gemeinsam mit Erythemen, Atrophie und Teleangiektasien auf. Diese 4 Komponenten waren in Abhängigkeit von der Dauer der Symptome verschieden miteinander kombiniert: Bei kürzerer Bestandsdauer herrschte das Erythem vor, in länger währenden Fällen dominierten retikuläre Pigmentierung, Atrophie und Teleangiektasien. Drei verschiedene Pigmentierungsmuster wurden beobachtet:

Retikuläre, diffuse und punktförmige Pigmentierung. Auch verschiedene Kombinationen dieser Muster wurden beobachtet. Es wurden bei den Patienten weder Hauttumore noch Keratosen festgestellt.

Die Häufigkeit des Auftretens der Berufsdermatosen in den verschiedenen Produktionsstufen der Juteherstellung ist in der Tabelle 1 dargestellt. Es wird deutlich, daß die Berufsdermatosen am häufigsten in der 1. Produktionsstufe sind (3,5 %), danach nimmt die Häufigkeit mit 1,8 % bzw. 1,9 % in den Produktionsstufen 2 und 4 ab, während die niedrigste Erkrankungshäufigkeit in der letzten Stufe besteht, in der nur 0,4 % der Arbeiter befallen sind.

Tabelle 1

Produktionsstufe	Anzahl der Arbeiter	Anzahl der Befallenen	%
1 Mischen	229	8	3,5
2 Kardätschen	324	6	1,8
3 Ziehen	195	–	–
4 Vorspinnen	422	8	1,9
5 Spinnen	189	1	0,5
6 Strähnen	113	1	0,8
7 Weben und Nähen	1010	4	0,4

In der 1. Produktionsstufe werden die Jutefasern mit einer Emulsion vermischt, um sie aufzuweichen. Diese Emulsion besteht aus Wasser, Harnstoff, einem Mineralöl (Coprecks) und einem Emulgator (Emijut). Die beiden letzten Substanzen werden von der Misr Petroleum Company geliefert.

Diskussion

Die Möglichkeit einer Arsenmelanose scheidet aus, da die Konzentration dieses Elementes im Urin *keine* pathologischen Werte erreicht. Die Pigmentverschiebung, die bei den Jute-Arbeitern beobachtet wurde, glich morphologisch der Melanodermatitis toxica. Das häufigste Auftreten von Pigmentierungen wurde bei Arbeitern der 1. Produktionsstufe, bei der Mineralöle verwendet werden, beobachtet. Die Pigmentierung trat vorwiegend an den lichtexponierten Stellen auf. Die Melanodermatits toxica kann durch verschiedene lichtsensibilisierende Substanzen, vor allem durch Mineralöle und Teerprodukte, ausgelöst werden (Miescher, 1953). Mineralöle verursachen nicht nur eine Pigmentierung der Haut, sondern auch periorbitale Komedonen und eine Akne (Birmingham, 1971). Verschiedene Hautveränderungen wurden von Kinnear u. Mitarb. (1954) bei den Jutearbeitern beschrieben, und zwar Pigmentierung, Atrophie, Teleangiektasien, Akne, Keratosen und Spinaliome. Kinnear u. Mitarb. halten Mineralöle für die Ursache dieser Veränderungen. Rose u. Mitarb. (1967) stellten fest, daß Mineralöle karzinogen sein können. Bei unseren Patienten bestanden weder Hauttumore noch Keratosen. Im Hinblick auf die komplexe Natur der Mineralöle (Cook u. Mitarb., 1958) kann die karzinogene Wirkung dieser Öle variieren.

Literatur

Birmingham, D.J.: Occupational Diseases. In: Fitzpatrick et. al.: Dermatology in General Medicine, p. 1061, New York, McGraw-Hill 1971

Cook, J.W., Carruthers, W., Woodhouse, D.L.: Br.med.Bull. *14*, 132 (1958) cited by Rose et al (1967)

Kinnear, J., Rogers, J., Finn, O.A.: Degenerative changes in the skin with special reference to jute-workers. Br. J. Derm. *66*, 344 (1954)

Miescher, G.: Schmieröldermatitis und Riehlsche Melanose. Dermatologica *106*, 299 (1953)

Roe, F.J.C., Carter, R.L., Taylor, W.: Cancer hazards from mineral oil used in the processing of jute. Br.Cancer J. *21*, 694 (1967)

Dr. M.A. Abdallah
Abteilung für Dermatologie
Ain Shams Universität
Kairo (Ägypten)

2.2.6. Zur Einschätzung der MdE der Hautberufsallergien aus praktischer Sicht

H. Gropper, Göppingen

Es wurden 151 Gutachten (38 Erst- und 113 Nachuntersuchungsgutachten) 21 dermatologischer Kliniken Westdeutschlands vergleichend nach allgemeiner MdE-Einschätzung, Abweichen von gewerbeärztlicher Stellungnahme, Rentenhöhe bei klinischer Erscheinungsfreiheit ohne und mit Chromatallergie, bei zusätzlichen Dermatosen und schließlich nach Bearbeitungszeit ausgewertet.

Rechtlich ist für die Feststellung der MdE der Unfallversicherungsträger und nicht der ärztliche Sachverständige zuständig. Praktisch müssen sich die Berufsgenossenschaften den ärztlichen Vorschlägen, sofern kein erheblicher Unterschied von der Norm erkennbar ist, anschließen. Den Versicherungsträgern ist es kaum möglich, nur geringfügig vom Klinikvorschlag abzuweichen.

1. Allgemeine MdE-Einschätzung

Die 21 Kliniken schlugen Erwerbsminderungen zwischen 15 und 100 % vor. Bei 34 zu einer Anerkennung als Berufskrankheit führenden *Erst*gutachten betrug die vorgeschlagene Rentenhöhe im Mittel 30,3 %, bei allen entschädigten Fällen 28,2 %.

2. Änderung der Rentenhöhe

2.1. Ein *Rentenentzug* wurde in keinem Fall vorschlagen.

2.2. 3 dieser 151 Gutachten wurden vom *Staatlichen Gewerbearzt* nach oben (meist aus rechtlichen Gründen), 8 nach unten korrigiert, einmal von 100 auf 25 % (bei gleichzeitigem Bronchialasthma und endogenem Ekzem), einmal von 100 auf 50 %, einmal von 70 auf 50 % und einmal von 60 auf 30 %.

2.3. Einmal erhöhte ein *Sozialgericht* durch ein anderes Klinikgutachten von 20 auf 30 %.

2.4. Bei den 113 *Nachuntersuchungsgutachten* behielten 3 Gutachterkliniken die Rentenhöhe stets bei, 13 empfahlen neunmal eine Erhöhung und elfmal eine Herabsetzung.

3. Rentenbeurteilung vergleichbarer Krankheitsbilder

3.1 Bei 5 anerkannten Hautberufsallergien nach jahrelanger klinischer Hauterscheinungsfreiheit, nicht mehr nachgewiesener Chromatallergie und keiner oder nur vereinzelt erkennbarer Allergie gegenüber anderen

Stoffen schwankten die MdE-Schätzungen zwischen 15 und 30 %, der Durchschnitt war 22 %.

3.2 Bei 12 anerkannten Hautberufsallergien nach jahrelanger klinischer Hauterscheinungsfreiheit, noch nachgewiesener Chromatallergie, keiner oder wenig erkennbarer Allergie gegenüber anderen Stoffen und zurückliegender Erwerbsaufgabe lagen die MdE-Schätzungen zwischen 20 und 35 %, durchschnittlich bei 26,1 %. Am höchsten schätzte die Klinik 16 mit 35 % (zweimal), 4 Kliniken schlugen 30 % (4 Fälle) und weitere 4 in der Regel 20 % (6 Fälle) vor.

3.3 Bei 7 schweren, d.h. häufig rückfälligen, zur Generalisation neigenden Krankheitsbildern mit Überempfindlichkeit gegenüber Chromat und meist weiteren Stoffen wurden Rentenhöhen zwischen 20 und 40 % vorgeschlagen, durchschnittlich 28,6 %.
Bei 2 mit 20 % entschädigten Fällen handelte es sich um Rentner, bei denen anscheinend das häusliche und private Milieu zu Rückfällen führte. Insgesamt war gegenüber leichteren Krankheitsverläufen wie Hauterscheinungsfreiheit mit abgeklungener Allergie (Ziffer 3.1.) und noch vorhandener Allergie (Ziffer 3.2.) keine wesentlich höhere Einstufung erkennbar. Klinik 16 mißt bei der Renteneinschätzung dem Testausfall das Hauptgewicht bei.

4. Hautallergien in Verbindung mit anderen dermatologischen und allergischen Erkrankungen

Klinik	Anzahl	MdE %	Besonderheiten
1	1	30	Ichthyosis
7	1	100	Bronchialasthma
8	1	30	seborrhoisches Ekzem
9	1	100	endogenes Ekzem und Bronchialasthma
10	1	30	Bronchialasthma
13	1	20	seborrhoisches Ekzem
15	1	30	Psoriasis vulgaris
16	1	35	Ichthyosis

Bei Erkrankungen mit überwiegend konstitutionellen Faktoren (z.B. endogenes Ekzem, Bronchialasthma) lagen die MdE-Werte mitunter zu hoch. Sie wurden auch vom Staatlichen Gewerbearzt geändert. Die Berufsnoxen durften lediglich im Sinne einer Verschlimmerung bewertet werden.

5. Gutachtenbearbeitunszeit

Zur Gutachtenbearbeitung sind bei den 151 Gutachten 1 bis 12 Monate erforderlich gewesen, im Durchschnitt 2,85 Monate, und zwar bis 1970 2,22 Monate, ab 1970 3,1 Monate.

Zusammenfassung

Meine Ausführungen aus praktischer Sicht verfolgen den Zweck, eine Diskussion über mehr Einheitlichkeit und damit Gerechtigkeit in der Einschätzung der MdE im Interesse unserer Versicherten anzuregen.

Das von *Kühl* vorgeschlagene Schema dürfte dazu ein guter Ausgangspunkt sein. Vor allem ist bei vergleichbaren Kriterien, wie längerer Hauterscheinungsfreiheit mit und ohne nachweisbarer Chromatallergie nach Ausscheiden aus dem Erwerbsleben, mehr Übereinstimmung in der Rentenhöhe anzustreben. Vielleicht ist der früher gemachte Vorschlag des Rentenentzuges nach 2-3jähriger klinischer Erscheinungsfreiheit auf das Ausscheiden aus dem Erwerbsleben zu begrenzen mit Prüfen einer Rentenhöhe von weniger als 20 %. Beim Überwiegen konstitutioneller Faktoren ist die bis jetzt geübte Handhabung der Renteneinschätzung teilweise zu hoch und wird nicht allen daran Interessierten gerecht.

Dr. H. Gropper
Jebenhäuserstr. 29
D-7320 Göppingen

2.2.7. Nachweis migrationshemmender und hautreaktiver Lymphokine bei Chromat-Allergikern

J. Zelger, Salzburg, und G. Michlmayr, Innsbruck

Seit über 10 Jahren weiß man, daß bei zellulären Immunphänomenen die „sensibilisierten" Lymphocyten unter der Einwirkung des spezifischen Antigens lösliche Faktoren produzieren, die sich durch bestimmte biologische Eigenschaften auszeichnen [1, 2]. Man hat für diese Mediator-Substanzen die Bezeichnung *Lymphokine* geprägt [3]. Offenbar spielen Lymphokine (L.) auch in der Pathogenese der Kontaktallergie eine Rolle. Im Tierexperiment ist es gelungen, bei chromsensibilisierten Meerschweinchen migrationshemmende und hautreaktive L. nachzuweisen [4]. Über den Nachweis von L. bei Menschen mit einer Kontaktallergie gibt es bisher nur wenige Mitteilungen [5, 6, 7, 8, 9]. Wir selbst waren in den letzten Jahren bestrebt, bei Patienten mit einer Chromat-Allergie migrationshemmende und hautreaktive L. nachzuweisen [10].

1. Migrationshemmende Lymphokine

Zum Nachweis migrationshemmender L. haben wir bei 34 Chromat-Allergikern und 8 Kontrollpersonen den *Leukocyten-Emigrationstest* [11] durchgeführt. Als Antigen verwendeten wir $CrCl_3$ in einer Konzentration von 150 µg/ml. Die durchschnittliche Emigration betrug bei den Patienten 68 %, bei den Kontrollpersonen 95 %.

Die Emigration variierte bei den Patienten zwischen 29 % und 93 %. Sie korrelierte *nicht* mit dem *Grad der Chromat-Allergie*, den wir durch eine Hauttitration, nämlich durch eine quantitative Epicutantestung mit 5-stufigen Verdünnungsreihen von Kalium-Monochromat und -Dichromat bestimmten [12].

Es bestand auch keine einfache Korrelation zwischen dem Ausmaß der Emigrationshemmung und der *Krankheitsdauer*. Als wir jedoch die Patienten in 2 Kollektive unterteilten (Abb. 1), nämlich in eine 1. Gruppe von 19 Patienten, die innerhalb der letzten 3 Monate vor dem Leukocyten-Emigrationstest hauttitriert wurden, und in eine 2. Gruppe von 15 Patienten, die während dieses Zeitraumes nicht hauttitriert wurden, ergab die Korrelationsanalyse 2 nahezu spiegelbildliche Kurven, die besagen, daß die Emigrationshemmung durch eine Hauttitration verstärkt wird; allerdings ist dieser *Booster-Effekt* nur in den ersten Krankheitsjahren festzustellen.

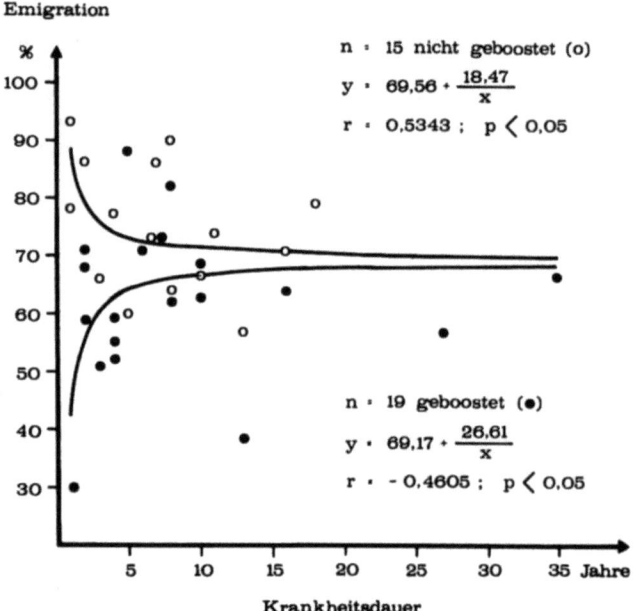

Abb. 1. Leukocyten-Emigration bei Chromatallergie

2. Hautreaktive Lymphokine

Zum Nachweis hautreaktiver L. kultivierten wir Blutleukocyten von 6 Chromat-Allergikern und 1 Kontrollperson in TC 199 während 3-5 Tagen, präinkubierten bzw. rekonstituierten die Kulturen mit $CrCl_3$ und injizierten von den Kulturüberständen 0,05 bzw. 0,1 ml bei Albino-Meerschweinchen intracutan. Die Ablesung der Intracutanteste erfolgte stündlich 2-6 Stunden nach der Injektion. Wir führten 2 Versuchsreihen durch.

a) 1. Versuchsreihe

In der 1. Versuchsreihe testeten wir bei 20 Meerschweinchen die 4-fach eingeengten bzw. nichteingeengten Überstände der Leukocyten-Kulturen von 3 Chromat-Allergikern, bei denen am Tag vor der Blutabnahme eine Hauttitration durchgeführt worden war. Die Leukocyten-Kulturen wurden mit 3 verschiedenen Antigen-Konzentrationen, nämlich 15, 150 und 1.500 µg/ml präinkubiert bzw. rekonstituiert (Abb. 2).

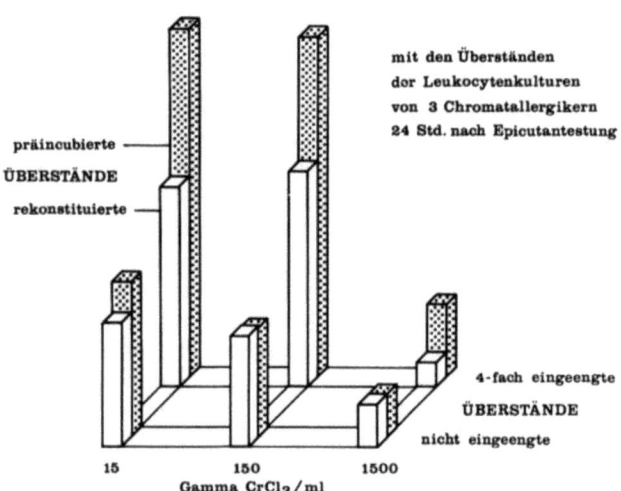

Abb. 2. Intracutanteste bei 20 Meerschweinchen

Auf die Überstände mit der höchsten, wahrscheinlich bereits toxischen Antigen-Konzentration kam es zu keinen bzw. nur zu minimalen Testreaktionen. Die Überstände mit den beiden anderen Antigen-Konzentrationen reagierten annähernd gleich stark: Erwartungsgemäß fielen die Testreaktionen mit den eingeengten Überständen wesentlich stärker aus als mit den nichteingeengten Überständen; außerdem reagierten bei den eingeengten Überständen die präinkubierten deutlich stärker als die rekonstituierten.

b) 2. Versuchsreihe

In der 2. Versuchsreihe testeten wir bei 36 Meerschweinchen die 4-fach eingeengten Überstände von Leukocyten-Kulturen, die von 3 Chromat-Allergikern und 1 Kontrollperson *vor bzw. 24 oder 48 Stunden nach einer Hauttitration* angelegt wurden. Die Leukocyten-Kulturen präinkubierten bzw. rekonstituierten wir mit 15 (oder 150) µg/ml $CrCl_3$ (Abb. 3).

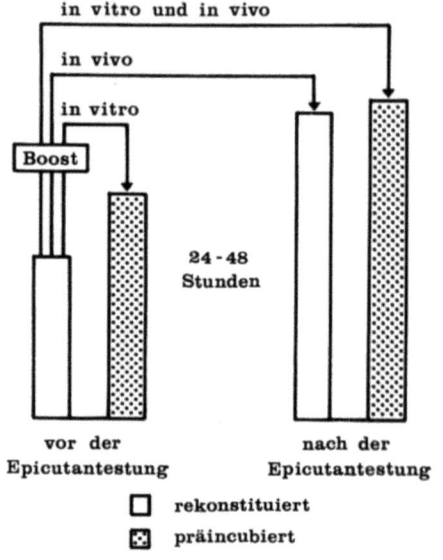

Abb. 3

Auf die Überstände der Leukocyten-Kulturen von der Kontrollperson kam es zu keinen Testreaktionen. Von den Überständen der Patienten-Leukocyten-Kulturen reagierten am schwächsten die rekonstituierten Überstände *vor* der Hauttitration, deutlich stärker die präinkubierten Überstände *vor* der Hauttitration. Zu den stärksten Testreaktionen kam es mit den Überständen *nach* der Hauttitration, wobei die rekonstituierten Überstände nur wenig schwächer reagierten als die präinkubierten Überstände. Daraus ist zu schließen, daß die sensibilisierten Lymphocyten auf 2-fache Weise zur Produktion von L. angeregt werden können, nämlich *in vivo* durch eine Hauttitration und *in vitro* durch Antigen-Zusatz zur Leukocyten-Kultur. Allerdings dürfte es eine obere Grenze („Erschöpfung") der Stimulierbarkeit der sensibilisierten Lymphocyten geben, über die hinaus – zumindest vorübergehend – keine weitere Lymphokin-Produktion mehr möglich ist, weil sich die Lymphokin-Titer beim *Doppelboost* nicht arithmetisch addieren.

Interessanterweise reagierten in geringem Umfang auch die Überstände ohne Boost. Dies spricht dafür, daß die sensibilisierten Lymphocyten der 3 Patienten zum Zeitpunkt der Untersuchung bereits spontan hautreaktive Lymphokine produzierten. Tatsächlich bestanden bei allen 3 Patienten am Tag der Blutabnahme ekzematöse

Veränderungen, vielleicht als Folge dieser Spontanaktivität der sensibilisierten Lymphocyten.

Literatur

1. David, J.R.: Delayed hypersensitivity in vitro. Proc.Nat. Acad.Sci. *56*, 72 (1966)
2. Bennett, B., Bloom, B.R.: Reactions in vivo and in vitro produced by a soluble substance associated with delayed-type hypersensitivity. Proc.Nat.Acad.Sci. *59*, 756 (1968)
3. Dumonde, D.C.: Lymphokines: Molecular mediators of cellular immune responses in animals and man. Proc.roy.Soc.Med. *63*, 899-902 (1970)
4. Polak, L., Turk, J.L., Frey, J.R.: Studies on contact hypersensitivity to chromium compounds. Progr. Allergy *17*, 145-226 (1973)
5. Nordqvist, B., Rorsman, H.: Leucocytic migration in vitro as an indicator of allergy in eczematous contact dermatitis. Trans.St.John's Hosp.Derm.Soc. (Lond.) *53*, 154 (1967)
6. Thulin, H., Zachariae, H.: The leucocyte migration test in chromium hypersensitivity. J. invest. Derm. *58*, 55-58 (1972)
7. Levis, W.R., Whalen, J.J., Miller, A.E.: Studies on the contact sensitization of man with simple chemicals. II. Lymphokine production in allergic contact dermatitis to Dinitrochlorobenzene. J. invest. Derm. *62*, 2-6 (1974)
8. Levis, W.R., Whalen, J.J., Powell, J.A.: Studies on the contact sensitization of man with simple chemicals. III. Quantitative relationships between specific lymphocyte transformation, skin sensitivity and lymphokine activitiy in response to Dinitrochlorobenzene. J. invest. Derm. *64*, 100-104 (1975)
9. Powell, J.A., Whalen, J.J., Levis, W.R.: Studies on the contact sensitization of man with simple chemicals. IV. Timing of skin reactivity, lymphokine production and blastogenesis following rechallenge with Dinitrochlorobenzene using an automated microassay. J. invest. Derm. *64*, 357-363 (1975)
10. Zelger, J., Michlmayr, G.: Lymphokine bei Chromat-Kontaktallergie. Wien.klin.Wschr. *88*, 510 (1976)
11. Soborg, M., Bendixen, G.: Human lymphocyte migration as a parameter of hypersensitivity. Acta med.Scand. *181*, 247-256 (1967)
12. Zelger, J.: Zur Klinik und Pathogenese des Chromatekzems. Arch.klin.exp.Derm. *218*, 499-542 (1964)

Primararzt Univ.-Prof. Dr. J. Zelger
Dermatologische Abt. der Landeskrankenanstalten
Müllner Hauptstr. 48
A-5020 Salzburg

2.2.8. Vergleichende Untersuchungen über den diagnostischen Wert einiger zytoimmunologischer Methoden und Läppchenteste bei Berufsekzemen

P. Michajlov, Sofia

Die Fortschritte unserer Erkenntnisse über die Rolle der Lymphocyten bei allergischen Reaktionen vom Spättyp führten zur Entwicklung einer Reihe von *in vitro*-Methoden zu ihrer Diagnostizierung. Letztere können in zwei Gruppen eingeteilt werden, und zwar: 1) Direkte Methode, die die Lymphozytenantwort bei spezifischen antigenen Einwirkungen objektiviert, d.h. der Lymphozytentransformationstest [2]. Indirekte Methoden, die den Effekt der Lymphokine auf andere Zellen bei spezifischen und unspezifischen Antigeneinwirkungen objektivieren — der Makrophagen-Migrations-Hemmtest [11].

Die Anwendung dieser Methoden bei der Kontakt-Allergie bzw. bei Berufsekzemen erscheint theoretisch völlig berechtigt, da die ursprünglich reaktive Trägerzelle bei diesen Allergie-Formen der Lymphozyt ist. Von solchen theoretischen Erwägungen ausgehend, sollten diese Methoden geeigneter, empfindlicher und spezifischer sein als der klassische Epikutantest, bei dem das Objekt die Haut des Patienten ist. Eine wesentliche Schwierigkeit dabei ist die Aufbereitung der Antigene, die im immunologischen Sinne Haptene sind, und zwar in geeigneter Form, d.h. nicht-cytotoxische Konzentration, Lösung und evtl. Konjugation mit entsprechenden Proteinen [10, 12].

Material und Methodik

Objekt gegenwärtiger Untersuchungen waren 50 Patienten mit verschiedenen Formen von Berufsekzemen im Alter von 20 bis 60 Jahren, darunter 37 Frauen und 13 Männer. Alle Kranken wurden epikutan getestet, und zwar nach der klassischen Methode nach *Jadassohn-Bloch*; gleichzeitig wurde eine der oben erwähnten *in-vitro*-Methoden angewandt. LTT (Lymphozytentransformationstest — *Schubert* [9]), MIT (Makrophagen-Migrations-Hemmtest — *Simon* [10], und spezifische Leukolyse.

Als Allergene wurden vorwiegend angewandt: Penicillin, Streptomycin, Kanamycin, Gentamycin, Novocain, Nickelsulfat, Kobaltchlorid und Kaliumbichromat. Beruflich stammten die Kranken aus folgenden Branchen: Gesundheitswesen, Metallurgie, Bauarbeiter, Friseusen.

Es wurden folgende Ergebnisse erzielt:

1. Die spezifische Leukolyse, angewandt bei 20 Kranken mit Berufsekzemen, gab nur bei zwei Kranken in der aktiven Phase positive Ergebnisse, die ganz unspezifisch mit der Klinik korrelierten.

2. Der LTT wurde bei 25 Kranken durchgeführt, vorwiegend bei im Gesundheitswesen Tätigen mit Kontaktdermatitis und durch Medikamente hervorgerufenen Ekzemen, die klinischen Diagnosen wurden im Epikutantest bestätigt. Bei 7 Kranken fanden sich positive Ergebnisse, am häufigsten gegenüber Penicillin und Streptomycin. Eine Korrelation zwischen den Ergebnissen des LTT und der epikutanen Testung konnte *nicht* festgestellt werden.

3. Der MIT wurde bei 7 Kranken durchgeführt, die Zeichen einer Kontaktallergie aufwiesen, mit Chromaten, $NiSo_4$, $CoCl_2$, Penicillin und Streptomycin als Antigenen. Positive Ergebnisse ergaben sich bei 3 Kranken — zweimal mit Kalium-Bichromat und einmal mit Penicillin als Antigenen.

Diese Ergebnisse zeigen, daß die epikutane Testung immer noch eine bessere Spezifität und Empfindlichkeit als die verschiedenen *in vitro*-Methoden aufweist. Unter letzteren scheint uns der MIT die zuverlässigste und aussichtsvollere zu sein, da er bei unsterilen Bedingungen und mit mehreren Haptenen durchführbar ist und zudem eine größere Empfindlichkeit aufweist. Die „spezifische" Leukolyse ist völlig unzuverlässig, da ihre Ergebnisse sehr unspezifisch sind. Der LTT scheint uns für die Diagnose der Kontaktallergie nicht geeignet zu sein, da er nur bei den generalisierten Fällen oder kombinierten Fällen mit verschiedenen Symptomen der Allergie vom Frühtyp empfindlich ist. Die Ergebnisse mit Metallen sind in diesem Test sehr unterschiedlich und nicht präzise.

Alle *in vitro*-Methoden haben eine stärkere Aussagekraft mit Antibiotica als Antigenen bei klinisch stark ausgeprägten Formen. In anderen Fällen sind sie oft unzuverlässig, insbesondere bei einer latenten Allergie.

Die Meinungen über den diagnostischen Wert dieser Methoden sind stark divergent. Während *Aspergen* und *Rorsman* [1] sowie *Schöpf* [8] der Meinung sind, daß die Metalle unspezifische Stimulatoren bzw. Inhibitoren sind, vertreten *Miller* [5], *Pappas* [7], *Simon* [10] gegensätzliche Anschauungen.

Die Notwendigkeit einer speziellen Vorbereitung bzw. Konjugation der Allergene macht die ganze Angelegenheit sehr umständlich und stört die Standardisierung der Methoden. Die hypothetische Möglichkeit einer Konjugation der Haptene mit den Zellproteinen direkt in den Zellkulturen (sehr wahrscheinlich für Medikamente) ist ein Problem, das immer noch nicht gelöst ist [3, 6].

Zum Schluß soll betont werden, daß trotz der unbestrittenen Vorzüge der *in vitro*-Methoden bezüglich Sicherheit und Testmöglichkeit in allen klinischen Phasen diese die epikutane Testung doch nicht ersetzen können, da sie eine schwächere Empfindlichkeit und Spezifität bei der Kontaktallergie aufweisen und außerdem eine spezielle Vorbereitung der Allergene voraussetzen.

Literatur

1. Aspergen, N.H., Rorsman: Acta Derm. Venerol. *42*, 412 (1962)
2. Halpern, N.H.: Revue Fr. d'Allergie *42*, 2, 165 (1972)
3. Hutchinson, N.: J. invest. Derm. *58*, 6, 362 (1972)
4. Millikan, L.E.: J. invest. Derm. *60*, 88 (1973)
5. Millner, J.E.: J. invest. Derm. *56*, 349 (1971)
6. Millner, J.E.: J. invest. Derm. *62*, 591 (1974)
7. Pappas, A., Orfanos, C., Bertram, R.: J. invest. Derm. *55*, 198 (1970)
8. Schöpf, E., Schulz, K.H., Isensee, I.: Arch. klin. exp. Derm. *234*, 42 (1969)
9. Schubert, A.: Dermatologica *132*, 233 (1971)
10. Simon, N., Doboszy, A., Hunyadi, J.: Arch. derm. Forsch. *244*, 327 (1972)
11. Soborg, N.G., Bendixen: Acta med. Scand. *131*, 267 (1967)
12. Thülin, H., Zacharice, H.: J. Invest. Derm. *52*, 2, 55 (1973) (1973)

Prof. Dr. P. Michajlov
Institut f. Dermatologie u. Venerologie
Akademie der Medizin 1
G. Sofiiski
1331-Sofia/Bulgarien

2.2.9. Über die Bedeutung von Alkaliresistenz, Alkalineutralisation und Hautoberflächenlipidmenge für die gutachtliche Argumentation in der Gewerbedermatologie

M. Gloor und U.W. Schnyder, Heidelberg

Anhand von Zwillingsuntersuchungen wurde von uns gezeigt, daß die Alkaliresistenz, die Alkalineutralisationszeit und die Hautoberflächenlipidmenge beim Hautgesunden idiotypisch (genetisch) regulierte, paratypisch (umweltbedingt) variierte Konstitutionsmerkmale sind. Über die Häufigkeit einer verminderten Alkalineutralisation und einer Sebostase bei Neurodermitis atopica und Ichthyosis vulgaris finden sich in der Literatur keine exakten Angaben. Im Gegensatz dazu läßt sich aus Literaturangaben ableiten, daß eine pathologische Alkali-

resistenz bei Hautgesunden in 17 % der Fälle, bei Neurodermitis atopica in etwa 87 % der Fälle und bei der Ichthyosis vulgaris obligat nachweisbar ist. Der Unterschied zwischen Ichthyosis vulgaris und Neurodermitis atopica dürfte genetisch bedingt sein. Bei der Neurodermitis atopica handelt es sich um ein fakultatives, bei der Ichthyosis vulgaris um ein obligates Merkmal. Bei der Neurodermitis atopica hat der Genotyp an und für sich keine pathogene Bedeutung, da die Auslösung nur durch exogene und endogene, nicht erbliche Noxen erfolgen kann. Die idiodispositionelle Neurodermitis darf deshalb genauso wie genetisch nicht prädisponierte Krankheiten als Berufskrankheit anerkannt werden, wenn der Beweis erbracht werden kann, daß die auslösenden und krankheitserhaltenden Faktoren überwiegend beruflicher Art sind. Neurodermitiker sollten jedoch gemäß § 45 des Jugendarbeitsschutzgesetzes u.a. wegen der fakultativ verminderten Alkaliresistenz vor Aufnahme einer Beschäftigung auf berufliche Eignung fachärztlich untersucht und beraten werden. Anders liegen die Verhältnisse bei Ichthyosis vulgaris. Dabei gehört die verminderte Alkaliresistenz wohl zum pleiotropen Wirkungsmuster der vulgären Ichthyosen. Die verminderte Alkaliresistenz ist also bei dieser Krankheitsgruppe mehr als ein konstitutionelles Stigma. *Eine verminderte Alkaliresistenz kann also bei der Ichthyosis vulgaris auf keinen Fall als Argument zur Anerkennung eines degenerativen Ekzems als Berufserkrankung im Sinne der 7. BKVO verwendet werden.* Ist auf dem Boden einer Ichthyose jedoch z.B. ein berufliches Kontaktekzem entstanden, untersteht dieses Leiden wie jede andere Berufskrankheit der Gesetzgebung der BKVO. Jugendliche mit einer Ichthyose sollten aber grundsätzlich gemäß Jugendarbeitsschutzgesetz vor Aufnahme einer beruflichen Tätigkeit fachärztlich untersucht und auf geeignete berufliche Möglichkeiten hingewiesen werden, da sie obligat mit einer verminderten Alkaliresistenz einhergeht.

Eine *ausführliche Publikation* der Befunde erfolgt durch U.W. Schnyder, M. Gloor und M. Taugner in der Zeitschrift Berufsdermatosen.

Priv.-Doz. Dr. M. Gloor
Univ.-Hautklinik
Voßstraße 2
D-6900 Heidelberg

2.3. Berufsdermatosen · Freie Vorträge II

Moderator: H. Ippen, Göttingen

2.3.1. Hautschäden in der metallverarbeitenden Industrie*

H. Ippen, Göttingen

Eine sachgerechte Beurteilung von Hautschäden in der metallverarbeitenden Industrie durch den Dermatologen darf sich keinesfalls auf die klinische Untersuchung und Testung der Betroffenen beschränken. Vielmehr zeigt die Erfahrung bei einer Reihe von Betriebsbesichtigungen,

---

* Erscheint ausführlich in „Berufsdermatosen"

daß diese einen unentbehrlichen Bestandteil der Befunderhebung und Beurteilung darstellen. Denn wie die Beobachtungen der letzten Jahre erkennen lassen, bilden allergische Hautveränderungen durch Überempfindlichkeit gegen Hilfsmittel, die z.B. als Kühl-, Bohr-, Schneidoder Honöle und -wässer eingesetzt werden, nur einen kleinen Teil solcher Dermatosen. Im Vordergrund stehen vielmehr neben der Ölakne und degenerativen Hautschäden vor allem mikrobielle Hautveränderungen von den Pyodermien bis zum bakteriellen Ekzem. Die nähere Untersuchung des Arbeitsplatzes und der Kühlsysteme deckt in der Mehrheit der Fälle mangelnde Arbeitsplatz- und Individualhygiene und mikrobielle Verunreinigung der Kühlsysteme als die eigentlichen Ursachen der gelegentlich epidemieartig auftretenden Dermatosen auf, die zunächst sehr häufig als allergisch bezeichnet und auf die Kühlschmiermittel und die darin enthaltenen Desinfizienzien zurückgeführt werden. Eine Einschränkung solcher Hautschäden erscheint dann möglich, wenn Hersteller und Verarbeiter der Kühlschmiermittel mit Dermatologen und Mikrobiologen und natürlich den Werksärzten in enger Koordination zusammenarbeiten. Dabei muß sich diese Zusammenarbeit von der Entwicklung der Kühlmittel (z.B. pH-Einstellung und Wahl des Desinfektionsmittels) über die Konstruktion und Wartung der Kühlsysteme und die Gestaltung der Arbeitsplätze bis hin zur Reinigung der Anlage und zur Aufarbeitung der Kühlmittel erstrecken.

Für den Hersteller emulgierbarer Kühlschmiermittel ergeben sich als wichtigste Forderungen die Auswahl der benutzten Konservierungsmittel und der übrigen Bestandteile nach allergologischen Gesichtspunkten und die Testung seines Produktes auf etwaige hautreizende Wirkungen. Die wichtigste Aufgabe bei der Verhütung solcher Hautschäden fällt jedoch dem Verwender zu. Dabei werfen Großanlagen durch die Konstruktion der Werkzeugmaschinen, die Beschaffenheit der Arbeitsplätze und die Größe und Gestaltung der großen, bis über 300 cbm fassenden Kühlmittelkreisläufe erhebliche Probleme auf. Diese bestehen unter anderem in oft zu hohen Temperaturen bei stehenden Emulsionen und die dadurch bedingte Förderung einer mikrobiellen Besiedlung. Diese wiederum wird durch nicht immer sachgerechtes „Nachstellen", d.h. Zugabe weiterer Konservierungsmittelmengen zu verhindern gesucht. Dagegen tritt bei den großen Systemen das früher besonders bedeutsame Problem einer unzureichenden Metallabscheidung offenbar mehr und mehr in den Hintergrund.

Schließlich fallen bei der Verhütung solcher Hautschäden aber auch den Beschäftigten und der Personalvertretung wichtige Aufgaben zu, unter denen manche durch geduldige Aufklärungsarbeit über Hautschutz und Hautpflege gelöst werden müssen, während für andere eine enge Zusammenarbeit mit der Werksleitung erforderlich ist. Hier ist besonders auf die manchmal nicht ausreichende Ausstattung großer Werkhallen mit Abfallbehältern, Waschmöglichkeiten und Toiletten hinzuweisen, die zwangsläufig eine zusätzliche (mikrobielle) Verunreinigung der Emulsionssysteme durch mißbräuchliche Verwendung der Ablauftrichter für Abfall aller Art und sogar Exkremente zur Folge hat.

Dipl.-Chem. Prof. Dr. H. Ippen
Univ.-Hautklinik
Von-Siebold-Str. 3
D-3400 Göttingen

Aussprache:

H. Gropper, Göppingen, zum Vortrag Ippen:
Die Beurteilung der Kühlmittelwirkung auf die Haut ist erschwert, da eine exakte Zusammensetzung (qualitativ und quantitativ) von den Herstellerfirmen nicht bekanntgegeben wird. Außerdem schwanken die Kühlmittel in ihrer Zusammensetzung.

2.3.2. Berufsdermatosen bei Arbeitern einer Automotorenfabrik

I. Knajtner und B. Leković, Beograd

Verschiedene Autoren berichteten über Berufsdermatosen in der Autoindustrie [1, 5, 6, 8, 10]; als schädigende Stoffe werden in erster Linie verschiedene Öle und Emulsionen (Schmier- und Bohröle) herausgestellt, ferner auch Substanzen, welche die Viskosität der Bohröle erhöhen, z.B. Nickelsulfat, Kaliumbichromat u.a. [5] und einen hohen allergologischen Index aufweisen. Durch die Entwicklung der modernen Technologie werden immer mehr derartige Stoffe in der Kraftfahrzeugindustrie verwandt. Wir untersuchten eine Gruppe von Arbeitern, die in der Motorenfabrik DMB in Beograd (FIAT-Automotoren) beschäftigt sind. Ziel unserer Untersuchung war, alle schädigenden Stoffe herauszufinden, die in diesem Zweig der Maschinenindustrie Berufsdermatosen verursachen.

Material und Methoden

Zwischen 1973 und 1974 wurden 840 Arbeiter der Motorenfabrik in Rakovica bei Beograd untersucht und getestet. In der Tabelle 1 sind die Stationen am Fließband sowie die Stoffe, mit denen die Arbeiter dort in Berührung kommen (Bohröl, Schmieröl, Schleiföl, Kühlöl, Mineralöl, Reinigungsmittel usw.) zusammengefaßt.

Tabelle 1

	Station	Zahl der Arbeiter	Kontaktstoffe
1	kleiner Block	48	Rezol 1, Sintolin, Kühlöl
2	großer Block	46	Rezol, Sintolin, Kühlöl
3	Kurbelwellen	56	Sintolin B, Grusogrind
4	Pleuelstangen	54	Rezol 21, Rezanol
5	Kolben	31	Rezol 21, Sintolin B
6	Leichtmetalle	46	Sintolin B
7	Zylinderköpfe	52	Rezol 21, Sintolin S
8	Wellenachse	38	Rezol 21, Brusogrind
9	Rohrteile	45	Rezol 21, Sintolin B
10	Schaukelteil	30	Rezol 1, Brusogrind, Kühlöl
11	Stabmaterial	69	Rezol 21, Petroleum, Kühlöl
12	Zahnräder	40	Rezol 1, Rezol 21
13	Fräser	32	Sintolin B, Kühlöl, Petroleum
14	Montage	29	Protektol
15	Industriereparatur	42	Sintolin B, Brusogrind
16	Schleifer	26	Rezol 1, Brusogrind
17	Service	40	Sintolin, Brusogrind

Neben den klinischen Untersuchungen und den Epikutantesten wurden bei der Auswertung Besonderheiten der Arbeitsplätze, die gesamte Arbeitszeit und der Gebrauch von Schutzmitteln bei der Arbeit berücksichtigt. Die Testsubstanzen wurden nach den von Bandmann [3] und Borelli [5] empfohlenen *Standard-Testsätzen* ausgewählt, ferner wurden Inhaltsstoffe der Bohr- und Kühlöle getestet (Tabelle 2).

Tabelle 2

Testsubstanzen	
am linken Arm	am rechten Arm
1. Nickelsulfat 2 % in H_2O	6. Brusogrind 4 % in H_2O
2. Kaliumbichromat 0,5 % in H_2O	7. Natriumnitrit 1 % in H_2O
3. Terpentinöl 10 % in Ol.oliv.	8. Polyamid 1 % in Vaseline
4. Rezol 21 1 % in H_2O	9. Rezol 1 1 % in H_2O
5. Sintolin B 5 % in H_2O	10. Aqua dest. (Kontrolle)

Arbeiter mit einer Berufsdermatose wurden einer klinischen Untersuchung einschließlich der notwendigen Laboruntersuchungen zugeführt.

Ergebnisse

Von 870 untersuchten Arbeitern hatten 165 eine gesunde Haut, die übrigen Arbeiter hatten Hautveränderungen an den exponierten Stellen (Hände, Unterarme) (Tabelle 3).

Die Länge der Beschäftigungszeit in der Automotorenfabrik hatte einen unmittelbaren Einfluß auf die Häufigkeit der Erkrankungen, wie aus der Tabelle 4 ersichtlich ist.

Die Benutzung von Schutzkleidung (Handschuhe, Schürzen u.a.) beeinflußte ebenfalls unmittelbar die Häufigkeit der Berufsdermatosen (Tabelle 5).

Bei den Arbeitern mit Hautveränderungen wurden Epikutanteste mit den angeführten gewerblichen Ekzemnoxen (Tabelle 2) durchgeführt, die Resultate sind in Tabelle 6 zusammengefaßt.

Tabelle 3

Klinische Befunde		
Gruppe	Gesamtzahl	%
1. Gesunde	165	21
2. Dermatitis degenerativa	318	36
3. Dermatitis exfoliativa petrolatum	274	31
4. chronisches Ekzem	56	5,9
5. Ölakne	57	6,1

Tabelle 4

Länge der Beschäftigungszeit		
klinische Gruppe	1–2 Jahre	5–6 Jahre
1. Gesunde	34,0 %	4,5 %
2. Dermatitis degenerativa	44,5 %	17,5 %
3. Dermatitis exfoliativa petrol.	19,9 %	53,5 %
4. chronisches Ekzem	0,5 %	20,0 %
5. Ölakne	1,1 %	4,5 %

Tabelle 5

Benutzung von Schutzkleidung			
klinische Gruppe	ständig	zeitweise	nicht
1. Gesunde	58 %	29 %	13 %
2. Dermatitis degenerativa	62 %	18 %	20 %
3. Dermatitis exfoliativa petrol.	25 %	40 %	35 %
4. chronisches Ekzem	22,5 %	65,5 %	12 %
5. Ölakne	7,5 %	51,5 %	41 %

Tabelle 6

Ergebnisse der Epikutanteste mit gewerblichen Ekzemnoxen					
klinische Gruppe	Gesamtzahl	+++	++	+	∅
1. Gesunde	165	0	0	3	162
2. Dermatitis degenerativa	318	1	2	2	313
3. Dermatitis exfoliativa petrol.	274	2	4	1	267
4. chronisches Ekzem	56	8	2	32	14
5. Ölakne	57	1	–	8	48

Diskussion

Unsere Untersuchungen bestätigen das Vorkommen von Berufsdermatosen bei Arbeitern einer Motorenfabrik. In erster Linie findet sich eine *Dermatitis degenerativa*, die verschiedene Ursachen haben kann; einerseits verursachen kleine Metallsplitter, die sich im Bohr- oder Kühlöl befinden, an der Haut Mikrotraumen, welche das Eindringen chemischer Noxen erleichtern, andererseits können Bohr-, Kühl- und Maschinenöle den Säureschutzmantel der Haut und das Keratin der Epidermis zerstören und die gesamte Epidermis dehydrieren; auf diese Weise wird der pH-Wert der Haut verändert und die Haut überempfindlich auf äußere Reize, und es entsteht leicht eine *Dermatitis degenerativa*.

Durch einen ähnlichen Mechanismus entsteht auch die *Dermatitis exfoliativa petrolatum*, welche von Bory beschrieben wurde und ebenfalls auf den schädigenden Einfluß von Emulsionen zurückgeführt werden muß. Die Veränderungen sind lokalisiert in den Zwischenfingerräumen, an den Fingerendgliedern und an den Streckseiten der Finger. Es entstehen juckende und brennende Desquamationen. Als Zeichen einer zunehmenden Abwehrkraft der Haut kann sich die Intensität dieser Veränderungen abschwächen. Ebenfalls als Folge eines langdauernden Kontaktes mit Industrie-Ölen kann es auch zu einer Hyperhidrosis der Fingerspitzen kommen [4, 1].

Zu Kontaktekzemen kommt es bei jenen Arbeitern, die allergisch auf einzelne Berufsstoffe sind, dies ist umso mehr der Fall, je länger die Arbeiter in der Fabrik beschäftigt sind. In der Gruppe von Arbeitern, die an Berufsdermatosen leiden, ist die Zahl der seit langer Zeit Beschäftigten größer als in der Gruppe der Gesunden. Der Gebrauch von Schutzkleidung ist geeignet zur Vorbeugung von Berufsdermatosen. Die erkrankten Arbeiter benutzen viel weniger Schutzhandschuhe als die gesunden, wahrscheinlich weil sie sich bei präzisen Manipulationen durch die Handschuhe behindert fühlen. Die Häufigkeit von Ölakne entspricht der in anderen Untersuchungen an einem vergleichbaren Personenkreis.

Der Epikutantest ist die Methode der Wahl zum Nachweis von Kontaktsensibilisierungen. 17 % der Teste fielen negativ aus, möglicherweise wurden einige Substanzen nicht in dem optimalen Vehikel gelöst. Bei 4 % der Arbeiter mit einer Dermatitis degenerativa wurden positive Testreaktionen beobachtet, es kann durchaus möglich sein, daß in diesen Fällen die klinische Diagnose nicht korrekt war oder daß es sich um ein chronisches Ekzem im Anfangsstadium handelte.

Literatur

1. Amado, R.: Les dermatoses professionelles dans l'industrie de l'automobile. Symp. de Lille 157-168 (1955)
2. Arndt, K.: Cutting oil and the skin. Cutis *12*, 241 (1955)
3. Bandmann, H., Dohn, W.: Die Epikutantestung, München: J.F. Bergmann 1967
4. Borelli, S. et al.: Vorkommen und Häufigkeit von Hautkrankheiten in der Automobilindustrie. Symp.derm.prof. Prag. 131-137 (1960)
5. Borelli, S. et al.: Das Problem des Hautschutzes und der Verhütung von Dermatosen in der Autoindustrie Symp. derm.prof., Prag. 169 (1960)
6. Jakac, D.: Über die Berufsschädigung der Haut durch Schmier- und Bohröle. Acta dermato-venerol. 366-370 (1957)
7. Lekovic, B., Knajtner, I.: Dermatoze u automobilskoj industriji. I.jug.simpozij o zast.zdravlja *II*, 543-553 (1973)
8. Moris, G.: Cutting oil dermatitis Indus.med. 22-38 (1953)
9. Peck, S.: Dermatitis from cutting oils. J.amer.med.Ass. 190 (1944)
10. Rajka, G.: Über die hautschädigende Wirkung der Mineralöle. Berufsdermatosen *3*, 164-168 (1955)

Doc. Dr. sc. I. Knajtner
Dermatovenerolog. Klinicka
bolnicagrada Beograda
Ul. Baje Sekulica 172
Beograd/Jugoslawien

2.3.3. Die Narzissenkrankheit der Gärtner

G. Lüders, Tübingen

Jedes Jahr im Frühjahr beobachten Gärtner oder deren Hilfskräfte in der Narzissensaison an sich eine charakteristische saisonale Dermatitis. Diese Dermatitis erfaßt die ersten beiden Finger der Arbeitshand und ist charakerisiert durch eine ausgesprochen exsudativ entzündliche Note, Schmerzhaftigkeit, frühe Rhagadenbildung und die Neigung zur Lichenifizierung. Die Reaktion tritt auf an den Stellen, an denen Narzissensaft beim Abschneiden der Blütenstiele auf die Haut tropft (Abb. 1). In Analogie zu echten Sensibilisierungen gegen Pflanzensäfte wurde diese Dermatitis in der Regel als allergische Kontaktreaktion angesehen [1, 5, 7].

Auffällig ist jedoch, daß die Hautveränderungen nicht in dieser Form auftreten, wenn die Betreffenden nur mit Narzissenblüten zusammenkommen, und die Tatsache,

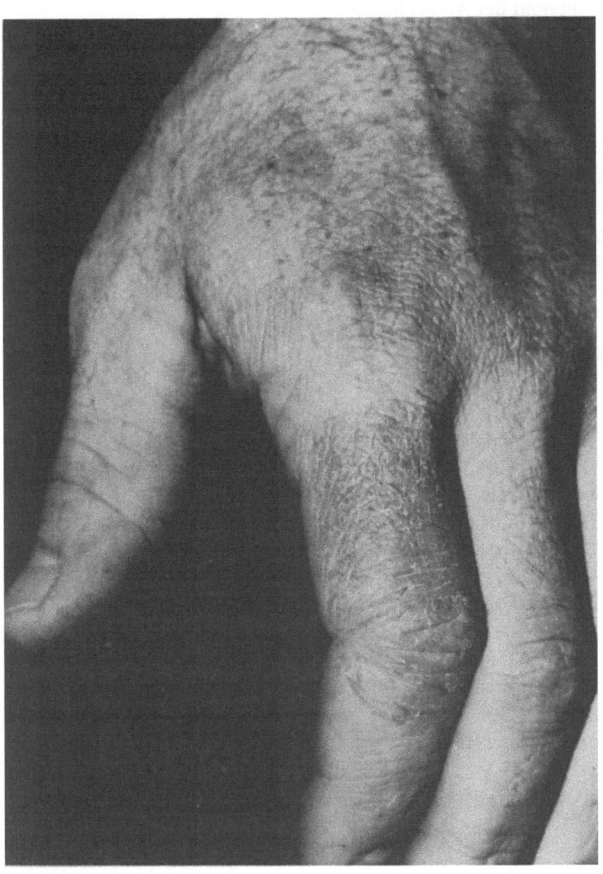
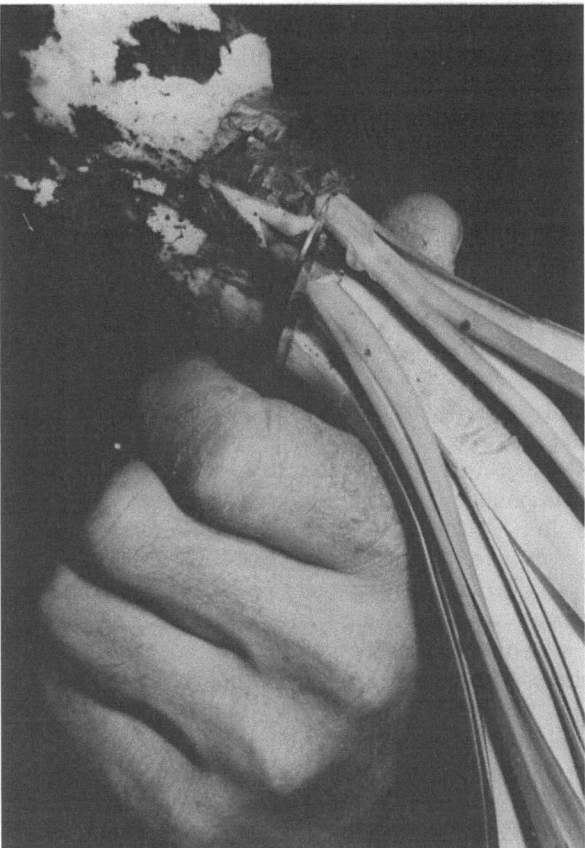

Abb. 1 Narzissendermatitis bei einem Gärtner. a) Exfoliative Entzündung mit Rhagaden an typischer Stelle von Daumen und Zeigefinger der Arbeitshand. b) Arbeitshaltung beim Ernten von Narzissenblüten, bei der Narzissensaft auf stets die gleichen Hautpartien tropft

daß die Hautveränderungen die Zeichen einer toxischen Reaktion besitzen. Gewöhnlich messen die im Gartenbau Berufstätigen dieser lästigen Dermatitis keine große Bedeutung bei, weil sie wissen, daß sie nach der Narzissenernte wieder abheilt.

Es galt nun festzustellen, ob es sich hier um eine obligat toxische Rekation oder um eine echte Allergie handelte. Wir testeten deshalb neben einem Gärtner, bei dem eine „Narzissenkrankheit" beobachtet wurde, 25 Personen im Alter zwischen 9 und 84 Jahren. Diese hatten von ihrem Beruf und ihrem Freizeitverhalten her keine Gelegenheit gehabt, sich gegen Bestandteile des Narzissensaftes zu sensibilisieren.

Das Ergebnis der Epikutantests mit dem Saft treibender Narzissen ist überraschend: alle Versuchspersonen zeigten eine starke Reaktion mit teilweise bullöser Note, wobei der Gärtner zu den am schwächsten Reagierenden gehörte. Auch bei einer 10%-igen wässrigen Lösung des Saftes zeigte sich noch eine Reaktion. Es soll nicht bestritten werden, daß es auch möglich ist, sich gegen Bestandteile des Saftes von gelben Narzissen zu sensibilisieren, wie kürzlich Schulz et al. in einer vielseitigen Übersicht der allergischen Reaktionen gegen Pflanzen zusammengestellt haben [6]. In den oben dargestellten Fällen muß es sich aber um eine toxische Reaktion auf Bestandteile des Narzissenschleims gehandelt haben.

Die gelbe Narzisse oder Osterglocke (Narcissus pseudonarcissus Linnae) gehört zu der großen Gruppe der Amaryllidaceaen – klassischen Alkaloidpflanzen. Die Amaryllidaceaen sind gewöhnlich krautige Blütenpflanzen mit berockten Zwiebeln, die über die ganze Erde verbreitet sind und nahezu 1000 Arten umfassen. Die Pflanzen ähneln sich, soweit bekannt ist, auch in ihrem Chemismus sehr. Bemerkenswert ist, daß viele Amaryllidaceaen toxisch sind. Einzelne Arten wurden sogar zur Zubereitung von Pfeilgiften verwandt. Entsprechend erwies sich auch eine cytotoxische Wirkung von wässrigen Extrakten der Zwiebeln von Narzissus- und Lykorisarten [2, 3].

Neben verschiedenen Zuckern und Schleimen im Saft von Narcissus pseudonarcissus, der jetzt gerade blühenden Osterglocke, ragen drei Substanzen besonders heraus:
1. Narcissin
2. Chelidonsäure und
3. Lycorin

Narcissin ist ein Isorhammnetin-3-rutinosid ($C_{28} H_{32} O_{16} H_2O$) [2, 3]. Es erscheint eher unwahrscheinlich, daß diese Substanz die toxischen Hautveränderungen hervorruft.

Die unter den Amaryllidaceaen weit verbreitete Chelidonsäure bildet in 20%iger Kalilauge nach Aufsprengung ihres Ringes zu Xanthochelidonsäure massenhaft gelbe, verfilzte Kristalle, die im UV-Licht blau fluoreszieren [4]. Chelidonsäure erscheint nach ihrer Struktur ebenfalls nicht der Auslöser der Narzissendermatitis zu sein. Im Dunkelfeld sind die Kristalle der Xanthochelidonsäure leicht an ihrer lanzettförmigen Gestalt zu identifizieren (Abb. 2a).

Ähnliche Alkaloide wie in den Amaryllidaceaen sind in anderen Pflanzenfamilien nicht entdeckt worden. Galantamin, Homolycorin, Lycorin und Tazettin repräsentieren die vier Grundtypen der Alkaloide in der gelben Narzisse. Lycorin scheint dabei das Leitalkaloid der Amaryllidaceaen zu sein (Abb. 2b). Es ist ein allgemeines Cytostatikum, das lokal sogar tumornekrotisierend wirken kann [2, 3].

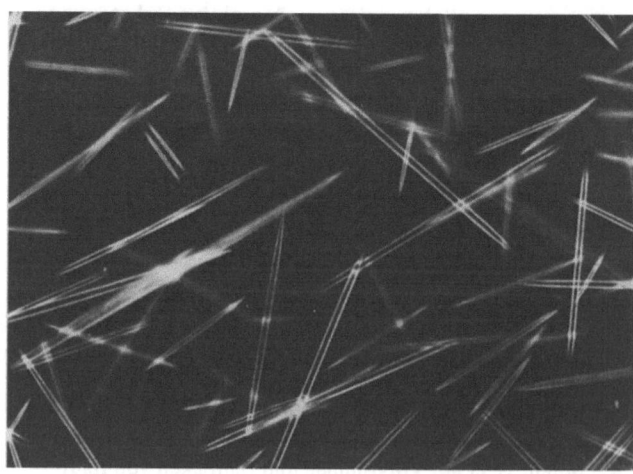

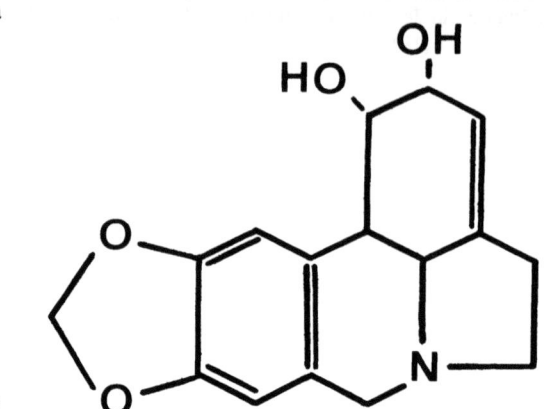

Abb. 2. Charakteristische Inhaltsstoffe des Saftes der gelben Narzisse. (a) Goldgelbe Nadeln von Xanthochelidonsäurekristallen – ausgefallen in KOH. (b) Strukturformel von Lycorin, dem Leitalkaloid der Amaryllidaceae

Die vorwiegend in den peripheren Anteilen der Narzissenzwiebel vorhandenen giftigen Alkaloide stellen offenbar einen natürlichen Schutz gegen Parasitenfraß dar [3]. Sie sind wegen ihrer Cytotoxizität mit hoher Wahrscheinlichkeit auch die Auslöser der Narzissenkrankheit der Gärtner.

Literatur

1. Bleumink, E., Nater, J.P.: Contact dermatitis in a gardener caused by daffodils. Berufsdermatosen *22*, 123-126 (1974)
2. Darnley-Gibbs, R.: Chemotaxonomy of flowering plants. I, 149-150; III, 1924-1925. Montreal-London: Mc Gill 1974
3. Hegnauer, R.: Chemotaxonomie der Pflanzen. II, 53-65. Basel-Stuttgart: Birkhäuser 1963
4. Ramstad, E,: Über das Vorkommen und die Verarbeitung der Chelidonsäure in einigen Pflanzenfamilien. Pharm.Acta Helv. *28*, 45-57 (1953)
5. Rook, A.: Plant dermatitis; the significance of variety of specific sensitization. Brit.J.Derm. *73*, 283-287 (1961)
6. Schulz, K.-H., Hausen, B.M.: Kontaktekzeme durch Pflanzen und Hölzer. Hautarzt *26*, 92-96 (1975)
7. Stryker, G.V.: Contact dermatitis caused by the jonquil (Narcissus jonquilla). J. industr.Hyg.Toxicol. *18*, 426-465 (1936)

Prof. Dr. G. Lüders
Univ.-Hautklinik
Liebermeisterstr. 25
D-7400 Tübingen

2.3.4. Berufsdermatosen im Krankenhausbereich

J. Horáček und B. Mičánek, Brno

Das Auftreten berufsbedingter Hauterkrankungen bei Beschäftigten in Einrichtungen des Gesundheitswesens ist zum gegenwärtigen Zeitpunkt verhältnismässig selten. Konsequent durchgeführte Vorsorgeuntersuchungen an Krankenschwestern und Hilfskräften *vor* ihrer Zuteilung an den Arbeitsplatz ermöglichen rechtzeitiges Erkennen und geeignete Unterbringung potentieller Ekzematiker (Atopie u. ähnl.), von Personen mit verminderter Abwehrfähigkeit der Haut (Ichthyosen und subichthyose Zustände, positive Burckhardt-Teste [Alkalineutralisationstest, Alkaliresistenztest]), oder von bereits vor dem Arbeitsantritt sensibilisierten Personen.

Ein weiterer Faktor, der zu einer relativ geringen Zahl von Berufsdermatosen im Krankenhausbereich führt, sind konsequente und geduldige Belehrungen über die an einzelnen Arbeitsplätzen bestehenden Risiken und die Kontrolle über die Einhaltung der vorgeschriebenen präventiven Maßnahmen.

Dennoch beträgt die Häufigkeit von Berufsdermatosen bei Arbeitskräften im Gesundheitswesen 2,14 % aller anerkannten berufsbedingten Hauterkrankungen im Bereich Brno innerhalb der letzten 15 Jahre.

Die Analyse einer Zusammenstellung von 111 Arbeitskräften im Krankenhausbereich, die von berufsbedingten Dermatosen befallen wurden, im Hinblick auf Berufsgruppen (Tabelle 1) hat ergeben, daß professionelle Dermatosen am häufigsten bei Krankenschwestern auftreten (50 Fälle) und in weiterer Folge bei Hilfskräften (39 Erkrankungen), bei Ärzten (10 Fälle), beim Sanitätspersonal (7 Fälle) und bei medizinisch-technischen Assistenten (5 Erkrankungen).

Die Tabelle zeigt zugleich eine auffallend *erhöhte Inzidenz* gemeldeter berufsbedingter Dermatosen bei Arbeitskräften im Gesundheitswesen in den Jahren 1965–1970 bei gleicher Legislative und unverändertem Stand der begutachtenden Ärzte. Einen Vergleich dieser Verhältnisse bei Hilfskräften und Krankenschwestern zeigt auch Abb. Abb. 1.

Wenn man die Altersstruktur der meistbetroffenen Gruppen von Arbeitskräften im Krankenhausbereich verfolgt, so findet man bei Krankenschwestern eine relativ

Tabelle 1. Die Inzidenz neugemeldeter Berufsdermatosen

	G.Z.	KS	H	S	MTA	Ä	Total
1961	446	1	–	1	–	–	2
1962	447	4	2	1	–	–	7
1963	418	2	2	–	–	–	4
1964	411	2	2	–	–	1	5
1965	445	3	3	–	3	1	10
1966	372	3	1	–	1	1	6
1967	327	2	4	–	–	1	7
1968	353	11	2	–	–	1	14
1969	304	7	3	3	–	2	15
1970	249	10	7	–	–	2	19
1971	228	1	2	–	–	1	4
1972	253	–	4	–	1	–	5
1973	265	2	3	–	–	–	5
1974	199	–	2	2	–	–	4
1975	251	1	1	–	–	–	2
1976	211	1	1	–	–	–	2
Total:	179	50	39	7	5	10	111
						=	2,14 %

KS – Krankenschwestern
H – Hilfskräfte und Raumpflegerinnen
MTA – Medizinisch-technische Assistenten
Ä – Ärzte
S – Sanitätspersonal und Pflegerinnen
G.Z. – Gesamtzahl gemeldeter Berufsdermatosen

größere Zahl berufsbedingter Dermatosen in den höheren Altersgruppen, während die Inzidenz bei Hilfskräften im ganzen der zahlenmässigen Stärke der Altersgruppe entspricht (Abb. 2 u. 3).

Dabei ist die Verhältniszahl qualifizierter Krankenschwestern zur Zahl der Hilfskräfte in Betracht zu ziehen, die ungefähr 6:1 beträgt. Dadurch gelangt diese niedrigste Kategorie von Beschäftigten im Krankenhausbereich mit 35 Erkrankungsfällen auf 1000 Bedienstete in ein sehr ungünstiges Verhältnis gegenüber der Kategorie von Krankenschwestern mit 8,8 Kranken auf 1000 Bedienstete (berechnet auf das Verhältnis im Jahre 1972). Die am häufigsten auftretenden Schadstoffe veranschaulicht Tabelle 2.

Einige davon befallen überwiegend eine bestimmte Gruppe von Beschäftigten. Überempfindlichkeit auf Medikamente aus der Gruppe der Phenothiazine (Lewis

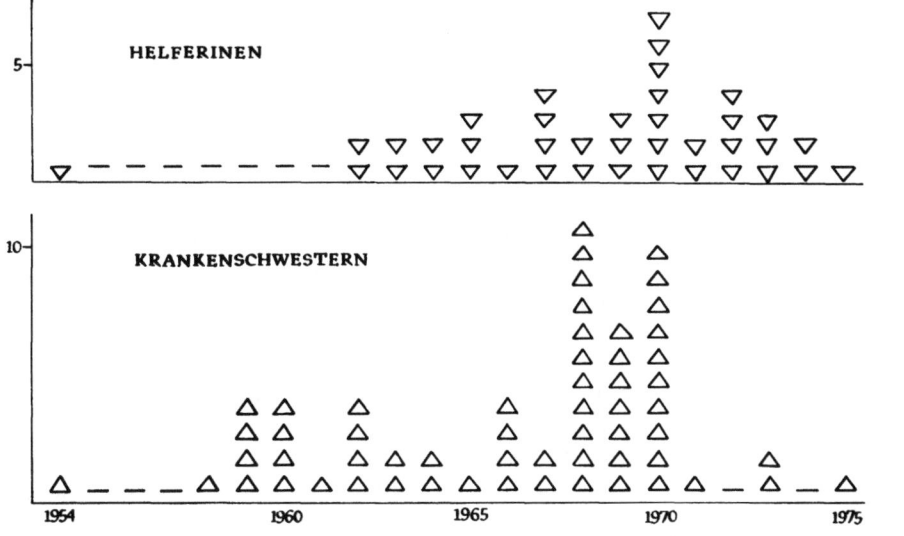

Abb. 1

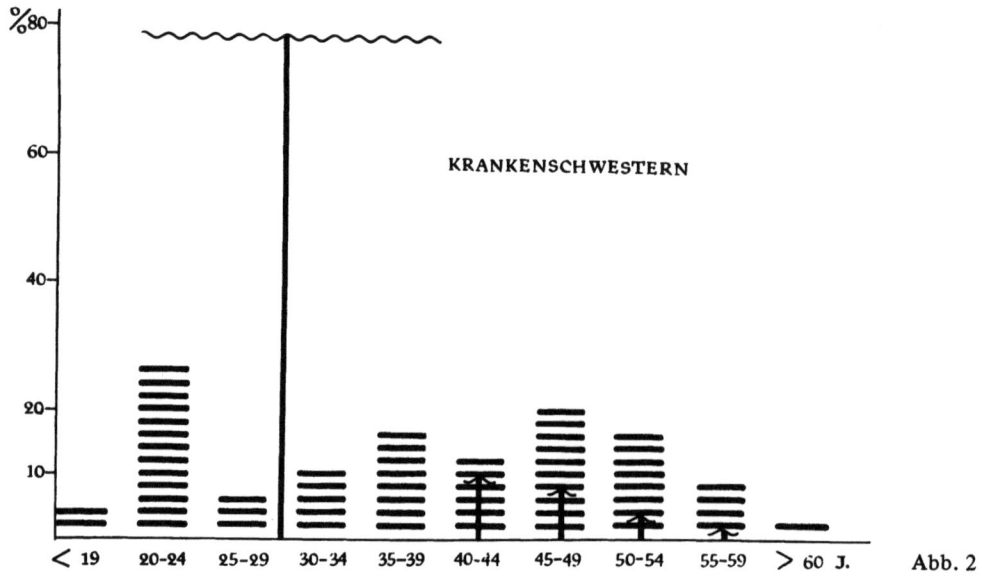

Abb. 2

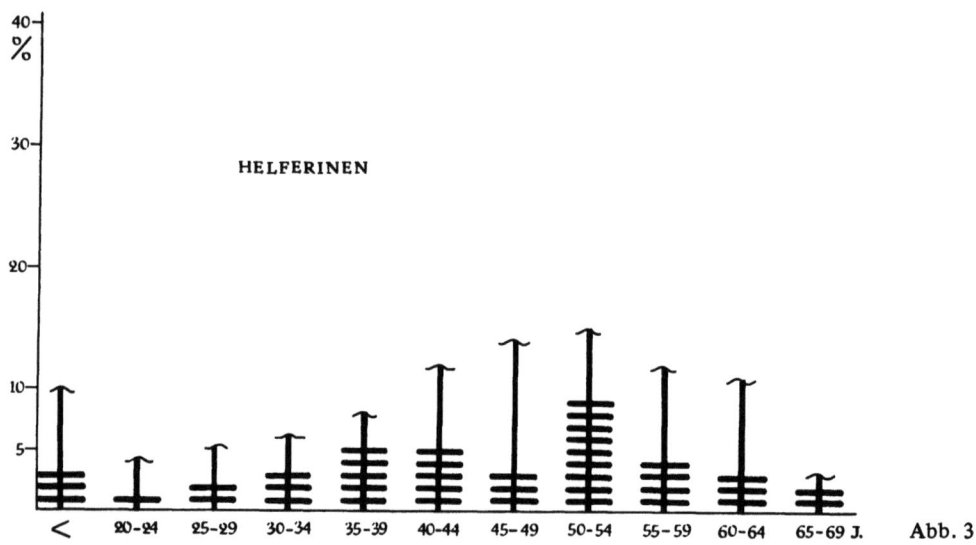

Abb. 3

Tabelle 2. Die häufigsten Schadstoffe in den einzelnen Berufsgruppen

	KS	H	S	MTA	Ä	Total
P	18	–	–	–	1	19
A	18	–	–	–	–	18
D	14[a]	11	1	–	2[a]	28
S	1	20[b]	2	–	–	23
W	1	4	4	–	–	9
Rtg	1	–	–	1	10	12
Total	53	35	7	1	13	109

[a]Hg – überempf. = 4x (Phenylhydrargyrum bas., Hydrargyrum ocycyant.)
[b]Co – überempf. = 1x
P – Phenothiazine
A – Antibiotika
D – Desinfizientien
S – Saponate
W – Waschmittel
Rtg – Röntgenstrahlen

et. al., 1955 und Schwank, 1957), praktisch am häufigsten Plegomazin, Chlorpromazin und ähnliche, kommen, genauso wie die Überempfindlichkeit gegen Antibiotika, beinahe ausschließlich bei Krankenschwestern vor. Hier pflegt das häufigste Allergen Streptomycin, weniger häufig Penicillin und nur vereinzelt sonstige Antibiotika wie Neomycin, Viomycin und andere zu sein.

Positive Epikutanteste auf phenothiazinhaltige Stoffe begannen im Jahre 1960 sporadisch aufzutreten und erreichten ihre größte Häufigkeit in den Jahren 1968 und 1970, um in den letzten drei Jahren als Ursache professioneller Dermatosen bei Beschäftigten im Krankenhausbereich völlig zu verschwinden. Berufsbedingte Ekzeme, allenfalls mit einer photoreaktiven Komponente, (Calnan, 1960) pflegen überwiegend bei Krankenschwestern höherer Altersgruppen (45-54 Jahre) aufzutreten, wogegen eine Sensibilisierung gegen Antibiotika eher bei Schwestern mittlerer Altersgruppen (35-44 Jahre) in Erscheinung trat.

Beim Hilfspersonal (Raumpflegerinnen u. dergl.) kamen als Ursache am häufigsten Desinfektionsmittel, Detergentien und Saponate bei oft herabgesetzter Resistenz der Haut gegen Alkalien (positiver Burckhardt-Test) vor. Dabei sind Desinfektionsmittel auch bei Krankenschwestern und Ärzten als sensibilisierende Schadstoffe anzusehen. Bei Routinetesten findet man hier oft genug positive Reaktionen auf Quecksilber, einem Bestandteil des bei uns noch immer mit Vorzug verwendeten Antiseptikums Famosept (Phenylhydrargyrum bas.).

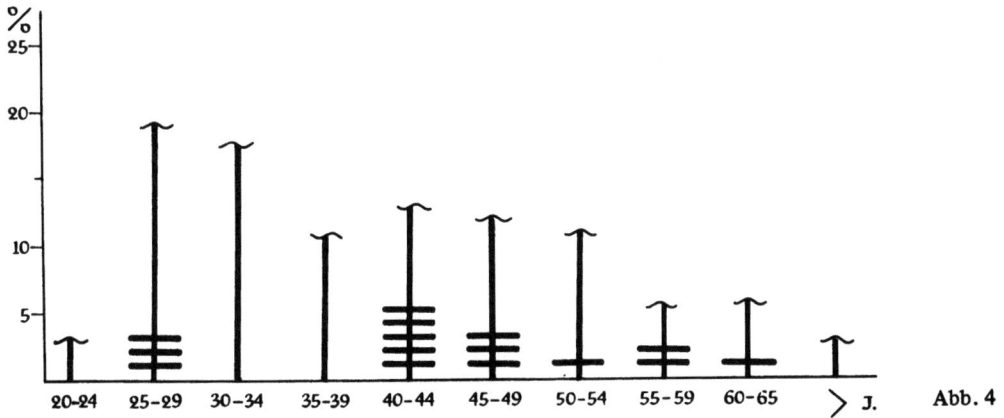
Abb. 4

Bei Ärzten handelt es sich in unserer Zusammenstellung fast ausschließlich um Schädigungen durch *Röntgenstrahlen*, besonders bei Stomatologen und vorwiegend in höherem Alter (Durchschnitt 53 Jahre), seltener bei Fachröntgenologen und Radiologen. Dieser Umstand ist durch die Art der Schädigungen leicht erklärbar (Burckhardt, 1962) (Abb. 4).

Während die Gesamtzahl aller jährlich von 1961 bis zum Jahresende 1976 gemeldeten berufsbedingten Dermatosen allmählich um 53 % absank, kam es in den Jahren 1965-1970 zu einem vorübergehenden Ansteigen befallener Arbeitskräfte im Gesundheitswesen, um sich in den letzten Jahren bei Meldungen von 2-5 Fällen jährlich, die vernachlässigt werden können, zu stabilisieren (Tabelle 1).

Zusammenfassung

Bei Bearbeitung des Materials pflichtgemäß gemeldeter professioneller Erkrankungen des Fach- und Hilfspersonals in Einrichtungen des Gesundheitswesens hat sich ergeben, daß Einwirkungen der angeführten Schadstoffe in den letzten 15 Jahren (111 Fälle) in der Regel selten auftreten, bis auf schädigende Einflüsse von Röntgenstrahlen bei Stomatologen. Am meisten betroffen ist die Gruppe von Hilfskräften (Bedienerinnen und Raumpflegerinnen) durch Desinfektionsmittel und Saponate. In den Fachkategorien, Ärzte ausgenommen, dominierte die Überempfindlichkeit gegen phenothiazinhaltige Medikamente und gebräuchliche Antibiotika (Gertler, 1972).

Eine erhebliche Verminderung des Auftretens von professionellen Erkrankungen im Krankenhausbereich wird durch Präventivmaßnahmen erreicht, wie sorgfältige Aufnahmeuntersuchungen neueintretender Arbeitskräfte, regelmässig sich wiederholende Instruktionen der Beschäftigten aller Kategorien über Risiken am Arbeitsplatz und die Kontrolle über Einhaltung von Vorschriften beim Umgang mit potentiellen und aktuellen Schadstoffen.

Literatur

Burckhardt, W.: In. Handbuch der Haut- und Geschlechtskrankheiten v. J. Jadassohn, Ergänzungswerk II/1, S. 449. Berlin-Göttingen-Heidelberg: Springer 1962
Calnan Ch.: „Drug photosensitivity with chlorpromazine." Internat.Congr. Dermat. Stockholm 1957
Gertler, W.: Systematische Dermatologie, Band II., S. 753-754, Leipzig: G. Thieme 1972
Lewis, G.M., Sawicky, H.H.: J.amer.med.Ass. *157*, 245-247 (1955)
Schwank, R.: Lékové exanthemy, (Tschech.). Praha: SZN 1957

Prof. Dr. J. Horáček
Univ.-Hautklinik
Brno/CSSR

2.3.5. Veränderungen im Spektrum der Berufsdermatosen in Ungarn

S. Korossy, E. Vincze und L. Nebenführer, Budapest

In unserem Vortrag berichten wir über die in Budapest wichtigsten ätiologischen Faktoren der Berufsdermatosen und der Kontaktdermatitiden. Die Untersuchungen wurden vom 1. Mai 1974 bis zum 30. April 1976 durchgeführt. Das Patientengut bestand aus 2 Gruppen: 1.) 590 Kranken mit Berufsdermatosen aus dem ambulanten Krankengut des Staatlichen Instituts für Arbeits- und Betriebsmedizin und 2.) 474 Kranken mit nichtprofessionellen Hautkrankheiten aus dem István-Krankenhaus.
Bei der Analyse der Daten suchten wir eine Antwort auf folgende Fragen zu erhalten:
1. Was sind die häufigsten Ursachen der Berufsdermatosen?
2. Lassen sich irgendwelche Veränderungen in der Reihenfolge der häufigsten chemischen Allergene in den letzten zwei Jahren beobachten?
3. Welche Abweichungen sieht man im Spektrum der chemischen Allergene zwischen ambulanten Kranken mit Berufsdermatosen und Hospitalisierten mit nichtprofessionellen Hautkrankheiten?
4. Wie ist die Verteilung der arzneimittelbedingten Kontaktsensibilisation bei den Krankenhauspatienten?

Unter den Ursachen der Berufsdermatosen stehen an erster Stelle (mit 17,6 %-iger Häufigkeit) die chromhaltigen bzw. Chromspuren enthaltenden Stoffe (Tabelle 1). Die 2., 3. und 4. Stelle nehmen mit nahezu gleicher Häufigkeit die Gruppe der Schmiermittel, Mineralöle und mineralölhaltigen Emulsionen (13,7 %), die organischen Lösungsmittel (12,1 %) und die Epoxydharze (12,0 %) ein. An 5. Stelle stehen mit 7,6 % die Wasch- und Reinigungsmittel. Die in der Tabelle enthaltenen Arbeitsstoffe haben in 56,4 % der Fälle eine allergische und in 37,6 % der Fälle eine irritative Kontaktdermatitis ausgelöst.

Die am häufigsten vorkommenden professionellen chemischen Allergene sind in Abb. 1. dargestellt. An erster Stelle stehen Chrom, Formaldehyd, Kobalt und Paraphenylendiamin. Gegenüber unseren vor 4 Jahren zusammengestellten Angaben hat sich die Häufigkeit des Chroms, Kobalts und Formaldehyds erhöht, während das Terpentin und die Gummihilfsstoffe eine Tendenz zur Verminderung zeigen. Unter den untersuchten speziellen Arbeitsstoffen hat sich in diesem Zeitraum die

Tabelle 1. Ursachen der Hautkrankheiten im Krankengut des Staatlichen Instituts für Arbeits- und Betriebsmedizin (N = 590)

Ätiologische Faktoren	Männer Anzahl	%	Frauen Anzahl	%	Insgesamt Anzahl	%
Chromhaltige Stoffe (Zement inbegriffen)	73	12,4	31	5,2	104	17,6
Schmiermittel, Mineralöle und deren Emulsionen	44	7,4	37	6,3	81	13,7
Organische Lösungsmittel	37	6,3	34	5,8	71	12,1
Epoxydharze	28	4,8	42	7,2	70	12,0
Wasch- und Reinigungsmittel	7	1,2	38	6,4	45	7,6
Formaldehyd	12	2,0	19	3,2	31	5,2
Arzneimittel (professionelle)	7	1,2	18	3,0	25	4,2
Säuren, Laugen	12	2,0	13	2,2	25	4,2
Kobalt	7	1,2	14	2,4	21	3,6
Paraphenylendiamin	10	1,7	9	1,5	19	3,2
Terpentin	10	1,7	7	1,2	17	2,9
Nickel	3	0,5	13	2,2	16	2,7
Farbstoffe	9	1,5	6	1,0	15	2,5
Gummi	10	1,7	5	0,8	15	2,5
Infekte	9	1,5	26	4,5	35	6,0
Insgesamt	278	47,1	312	52,9	590	100,0

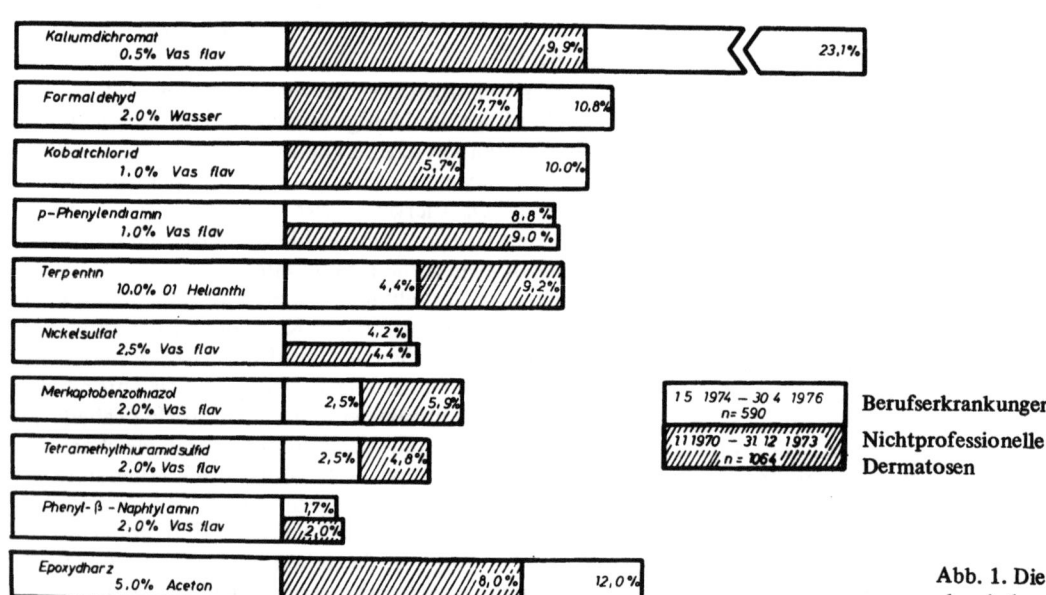

Abb. 1. Die häufigsten professionellen chemischen Allergene

Häufigkeit der Epoxydharz-Allergie von 8 % auf 12 % erhöht.

Vergleicht man die Allergen-Spektren der ambulanten Kranken mit Berufsdermatosen und der Krankenhauspatienten mit nichtprofessionellen Dermatosen (Abb. 2), so erweist sich, daß in der letzteren Gruppe — abgesehen von den Arzneimittel-Allergenen — als Umwelt-Allergene zwar die gleichen chemischen Stoffe wirken, doch besteht in der Häufigkeit der Chrom-, Formaldehyd- und Kobalt- bzw. Terpentinposivität ein erheblicher Unterschied.

Angesichts ihrer praktischen Bedeutung demonstrieren wir die Verteilung der durch Arzneimittel herbeigeführten Kontaktdermatitiden bei hospitalisierten Patienten mit nichtprofessionellen Dermatosen (Tabelle 2). An erster Stelle steht Chloramphenicol (11,6 %), dann folgen Perubalsam (10,3 %), Phenylbutazon (7,8 %), welches leider in Ungarn auch als Salbe in den Apotheken erhältlich ist, Resorcin (7,8 %) und Quecksilber (7,0 %). Die Häufigkeit der Paraben-Allergie ist zwar gering (2,5 %), doch zeigt sie eine deutliche Anstiegstendenz.

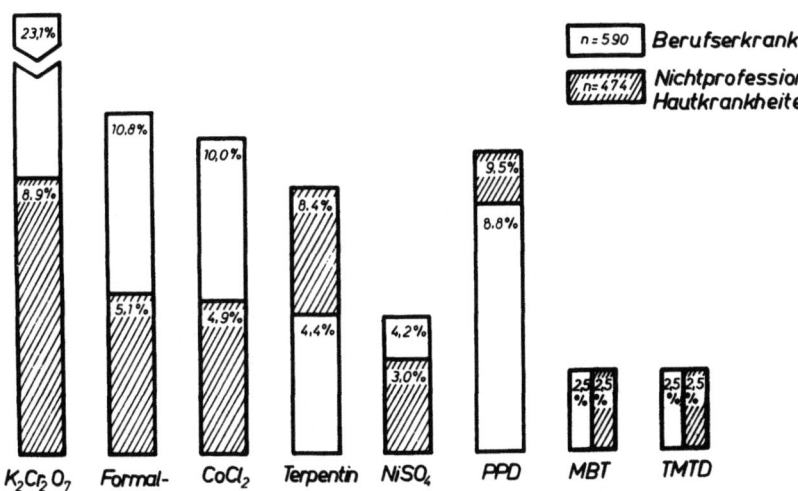

Abb. 2. Das Allergen-Spektrum der Kranken mit Berufs- und nichtprofessionellen Kontaktdermatitiden

Tabelle 2. Häufigkeit der Arzneimittelbedingten Kontakdermatitiden bei Krankenhauspatienten

Arzneimittel	Anzahl der Untersuchten	Positiver Epikutantest	% der nichtprofessionellen Dermatosen (N = 474)
Chloramphenicol 1,5 % Vas. flav.	319	55	11,6
Perubalsam 25,0 % Vas. flav.	474	49	10,3
Phenylbutazon 5,0 % Vas. flav.	206	37	7,8
Resorcin 3,0 % Wasser	197	37	7,8
$HgCl_2$ 0,03 % Wasser	204	33	7,0
Vioform 3,0 % Vas.flav.	182	26	5,5
Hg-Amidochlor. 5,0 % Vas. flav.	216	21	4,4
Novocain 1,0 % Wasser	329	16	3,4
Pellidol 2,0 % Vas. flav.	191	14	4,0
Parabene 3,0 % Vas. flav.	474	12	2,5
Benzocain 5,0 % Vas. flav.	242	11	2,3
Pix juniperi 3,0 % Vas. flav.	242	6	1,3
Adeps lanae 30,0 % Vas. flav.	189	5	1,0
Neomycin 20,0 % Vas. flav.	474	4	0,8
Pix lithantracis 5,0 % Vas. flav.	242	2	0,4

Dr. S. Korossy
Abt. f. Hautkrankheiten des
István-Krankenhauses
Nagyvárad tér 1
Po Box 10
Budapest 100/Ungarn

2.3.6. Chromat- und Nickelallergie durch Wasch-, Reinigungs- und Spülmittel?

K. Kalveram und G. Forck, Münster

Nicht abheilende Handekzeme bei Hausfrauen müssen immer daran denken lassen, daß möglicherweise eine Chromatallergie dafür verantwortlich zu machen ist. Bereits in früheren Untersuchungen konnte dieser Zusammenhang gezeigt werden. So ergab z.B. die Aufschlüsselung aller in der Allergieabteilung der Hautklinik Münster in einem bestimmten Zeitraum erfaßten Chromatallergiker nach Berufsgruppen folgendes Bild:

An erster Stelle liegen mit 473 Einzelfällen erwartungsgemäß die Bauhandwerker, die aufgrund ihres Umgangs mit Zement häufig gegen Chromat sensibilisiert sind. Bereits an zweiter Stelle folgen mit 287 Fällen die Hausfrauen, zahlenmäßig deutlich vor den Metallarbeitern (148).

Wo liegt nun eine mögliche Ursache für diesen hohen Anteil der Hausfrauen an Patienten mit einer Chromatallergie?

Bereits 1955 stellten Kroepfli und Schuppli einen Zusammenhang zwischen Chromatallergien bei Hausfrauen und ihrem Kontakt mit einem chromathaltigen Waschmittel fest; derselbe Zusammenhang ergab sich für Nickel. In dem folgenden Zeitraum gab es weitere Untersuchungen, vor allem im europäischen Ausland, bei denen ebenfalls Chrom sowie Nickel in einigen Waschmitteln nachgewiesen werden konnte.

Aus zwei Gründen haben wir uns ebenfalls mit diesem Problem beschäftigt:
1. Es interessierten die Verhältnisse bei den derzeit auf dem deutschen Markt befindlichen Produkten.
2. Alle vorangegangenen Untersuchungen arbeiteten mit überwiegend naßchemischen Methoden, deren Ergebnisse sich am Rande der Nachweisgrenze befanden, so daß manches Ergebnis unbefriedigend war.

Deshalb kam ein relativ neues Nachweisverfahren, die Atom-Absorptions-Spektrophotometrie (AAS), zum Einsatz. Mit dieser Methode sind Metalle noch bis zu einem Milliardstel Gramm quantitativ nachzuweisen, und deshalb diente sie uns auch dazu, ca. 50 Wasch-, Reinigungs- und Spülmittel auf ihren, wenn auch noch so geringen Chrom- bzw. Nickelgehalt zu untersuchen.

Die Ergebnisse der Untersuchungen zeigt die Tabelle 1. Die Chromgehalte von Waschmitteln liegen im Bereich von 0,5 bis 5,0 mg/kg, mit einem Mittelwert von 1,6 mg/kg, und sind vergleichbar mit den Werten für Putz-, Spül- und Scheuermittel im Bereich von 0,3 bis 3,5 mg/kg mit dem Mittelwert 1,0 mg/kg. Deutlich geringere Chromgehalte weisen die Weichspülmittel auf.

Tabelle 1. Bestimmung des Chromgehaltes mittels AAS

Substanzen		N	Chromgehalt in mg/kg		
			von	bis	MW
I	Haushaltswaschmittel	30	0,5	– 5,0	1,6
II	Weichspüler	5	0,1	– 0,3	0,2
III	Putz-, Spül- und Scheuermittel	17	0,3	– 3,5	1,0
IV	Portlandzement				14,0
	Hochofenzement				7,5
	Hoch. hydr. Kalk				3,5

N = Anzahl; MW = Mittelwert

In der Position IV sind zum Vergleich die ebenfalls mit Hilfe der Atom-Absorptions-Spektrophotometrie bestimmten Chromgehalte einiger Zement- bzw. Kalksorten aufgeführt. Die Werte reichen von 3,5 bis 14,0 mg/kg, und man erkennt, daß die von uns ermittelten Chromgehalte für Waschmittel sowie für Putz-, Spül- und Scheuermittel in diesen Bereich hineinragen, so daß also der Parameter „Chromgehalt" bei Zement bzw. Kalk und den Wasch- und Putzmitteln der Gruppen I und III durchaus vergleichbare Größenordnungen besitzen.

Ein weiterer wesentlicher Parameter ist die Alkalität. Bekanntlich ist sie die Ursache dafür, daß bei chronischem Kontakt mit Kalk und Zement eine Schädigung der Haut gesetzt wird, was als begünstigender Faktor für die Chromatsensibilisierung, z.B. bei Bauhandwerkern, angesehen werden kann. Deshalb haben wir die Wasch- und Putzmittel etc. auch auf ihr pH-Verhalten hin untersucht.

Tabelle 2. Bestimmung des pH-Wertes

Substanzen (1 g in 100 ml H_2O)		N	pH - Bereich		MW pH
			von	bis	
I	Haushaltswaschmittel	30	8,5	– 10,7	9,5
II	Weichspüler	5	4,5	– 6,4	5,6
III	Putz- u. Scheuermittel	13	9,2	– 10,2	9,6
	Spülmittel	4	6,6	– 7,4	6,7
IV	Zement/Kalk				11,0

N = Anzahl; MW = Mittelwert

Die Ergebnisse zeigt Tabelle 2. Beim Auswerten dieser Tabelle ist zu beachten, daß die pH-Werte für die Waschmittel etc. für Konzentrationen von 1 g Substanz/100 ml H_2O gelten. Da die üblichen Gebrauchskonzentrationen teilweise höher sind – unter anderem abhängig von der Wasserhärte – liegen auch die pH-Werte höher und damit noch mehr im alkalischen Bereich. Das bedeutet, daß für die Waschmittel sowie für die Putz- und Scheuermittel die Alkalität nahe an die des Zements bzw. Kalks heranreicht. Dagegen zeigen die Lösungen der Weichspülmittel und der Spülmittel neutrale bis schwach saure Reaktionen.

Insgesamt wird deutlich, daß für einen Großteil der untersuchten Substanzen die beiden Parameter „Chromgehalt" und „Alkalität" vergleichbar sind mit denen der Berufsstoffe Zement und Kalk, deren chromsensibilisierende Wirkung hinreichend bekannt ist.

Daraus kann man schließen, daß ein analoger Sensibilisierungsvorgang durch Wasch-, Putz- und Scheuermittel gegen Chrom möglich ist. Ein dritter wesentlicher Faktor, der Kontakt und seine Intensität, kann hier nicht verglichen werden, das muß wohl immer im Einzelfall erfolgen, vielleicht auch unter dem Aspekt der immer häufiger anzutreffenden Automatisierung im Haushalt.

Während also die Frage nach der möglichen Sensibilisierung gegen Chrom durch einen Teil der untersuchten Substanzen aufgrund des Vergleichs mit Parametern bekannter chromsensibilisierender Stoffe beantwortet werden konnte, ist die Möglichkeit einer Sensibilisierung gegen Nickel durch Waschmittel etc. nur an Hand der folgenden Daten zu diskutieren (Tabelle 3). Immerhin liegen die Nickelgehalte durchweg über denen des Chroms, wobei wiederum die niedrigen Werte bei den Weichspülern auffallen.

Tabelle 3. Bestimmung des Nickelgehaltes mittels AAS

Substanzen		N	Nickelgehalt in mg/kg		
			von	bis	MW
I	Haushaltswaschmittel	30	1,0	– 12,0	2,8
II	Weichspüler	5	0,2	– 0,8	0,4
III	Putz-, Spül- und Scheuermittel	17	0,2	– 2,4	1,5

Die für die Gruppen I und III gefundenen Nickelgehalte mit Mittelwerten von 2,8 bzw. 1,5 mg/kg sprechen jedoch wohl dafür, daß diese Substanzen auch eine Kontaktallergie gegen Nickel hervorrufen können. Allerdings ist speziell bei der Problematik „Nickelallergie von Hausfrauen" immer daran zu denken, daß nicht unbedingt ein Waschmittel, sondern auch ein unmittelbarer Metallkontakt, z.B. mit Modeschmuck, ein wesentlicher Faktor sein kann bzw. daß beides eine Rolle spielt.

Liste der untersuchten Substanzen

Waschmittel	*Weichspüler*
X-Tra	Quanto
Tandil	Kuschelweich
Pro-Dixan	Softlan
Perwoll	Lenor
Rei	Vernell
Güdrell 2000	
Ariel	*Putzmittel etc.*
Fein v. Luhns	Tip Top
Henkomat	Meister Proper
Dato	Ajax 2000
OMO	Sofix
Persil	Der General
Lux für Wolle	Dor
Henko	Ajax
Korall	Dr. Geyers Fixil
Sunil	Tenn
Kei	ATA
Weißer Riese	VIM
Taxat	IMI
Fewa	Dor flüssig
Fakt	

Liste der untersuchten Substanzen (Fortsetzung)

Super Luzil	*Spülmittel*
Mustang	*Spüli*
Sanso	*Pril*
Dash	*Coin*
Saptil	*Spül Max*

Bei einigen Waschmitteln wurden verschiedene Chargen getestet. Es zeigten sich teilweise deutliche Unterschiede in den Chrom- bzw. Nickelgehalten. Deshalb werden keine Einzelwerte angegeben, sondern der jeweilige Bereich, in dem die Metall-Konzentrationen für alle untersuchten Substanzen liegen. (siehe Tabelle 1 und 2)

Dr. K. Kalveram
Abt. f. Allergologie und Gewerbedermatologie
der Univ.-Hautklinik Münster
Von-Esmarch-Str. 56
D-4400 Münster

Diskussionsredner zu den Vorträgen 2.3.1. – 2.3.6.:
Gutschmidt, Horáček, Schneider, Forck, Böhringer, Ippen, Bandmann, Bork und *Schulten*

2.3.7. Arbeitsdermatologische Vorsorgeuntersuchungen

F. Klaschka, Berlin

Berufliche Ekzemerkrankungen nach Ziffer 46 der 7. Berufskrankheitenverordnung (BKVO) bzw. ab 1.1.77 gemäß Nr. 5101 der BKVO, insgesamt mehr als 90 % aller Berufsdermatosen, kommen nach katamnestischen Erhebungen bei 155 Rehabilitationspatienten von Pürschel u. Füst, 1972 [5], wie auch nach eigenen Untersuchungen an 82 Gutachtenpatienten aus den Jahren 1970/76 zu 50 % erst 3 und mehr Jahre nach Krankheitsbeginn zur Anzeige. Von der Erkennung der Berufskrankheit bis zur Berufsaufgabe vergingen bei den von uns näher untersuchten Gutachtenpatienten im Durchschnitt 2,3 Jahre, vom gutachterlichen Vorschlag bis zur Durchführung der Rehabilitationsmaßnahme dauerte es im Mittel 13 Monate.

Zu den aussichtsreichen Bemühungen, beruflich verursachte Hauterkrankungen frühzeitig zu erkennen oder zu verhindern, gehören insbesondere die vom Hauptverband der gewerblichen Berufsgenossenschaften e.V., Bonn, herausgegebenen „Berufsgenossenschaftlichen Grundsätze für arbeitsmedizinische Vorsorgeuntersuchungen" [1]. Der Grundsatz (G) 24 gilt speziell der „Gefährdung der Haut (mit Ausnahme der kanzerösen Hauterkrankungen)" und schafft klare Voraussetzungen für arbeitsmedizinische bzw. arbeitsdermatologische Vorsorgeuntersuchungen. Im einzelnen werden Eignungsuntersuchungen vor der Aufnahme einer Tätigkeit an Arbeitsplätzen, an denen mit typischen Hautschädigungen zu rechnen ist, sowie darüber hinaus Überwachungsuntersuchungen nach 12-18 Monaten und bei Bedarf auch späterhin vorgesehen. Für diese Untersuchungen gelten allgemeine und spezielle Untersuchungsgänge und -kriterien (Tabelle 1).

Tabelle 1. Arbeitsdermatologische Vorsorge-Untersuchungen nach Grundsatz (G) 24: Gefährdung der Haut mit Ausnahme der kanzerösen Hauterkrankungen

Art und Ablauf der Untersuchungen:

I. *Eignungsuntersuchung (EU)* vor Aufnahme einer Tätigkeit an Arbeitsplätzen, an denen mit typischen Hautschädigungen zu rechnen ist.

1. Allgemeine EU:	a) Vorgeschichte, allgemein, beruflich; Erfassung spezieller Erkrankungen
	b) Ärztliche EU, einschl. Labor
2. Spezielle EU:	a) Hauttyp
	b) Hautteste bei Ekzematikern, insbes. nach längerer spezifischer Exposition

Arbeitsmedizinische Kriterien:
– nicht geeignet:	z.B. wegen nachgewiesener Allergie; wegen Hyperhidrosis; für Tätigkeiten in feucht-kaltem Milieu; in Sonnenlicht u.a.
– geeignet:	alle anderen Personen

II. *Überwachungs-Untersuchungen (ÜU)* während der Tätigkeit

1. Überwachungsfristen:	Erste ÜU nach 12-18 Mon.; weitere ÜU in angemessenen Zeiträumen; vorzeitige ÜU bei Hauterscheinungen
2. Allgemeine ÜU:	a) Zwischenanamnese
	b) Ärztliche ÜU; gezielte Labordiagnostik
3. Spezielle ÜU:	a) Hautinspektion und ggf.
	b) Abklärung von Hauterscheinungen

Arbeitsmedizinische Kriterien:
– nicht geeignet
– befristet nicht geeignet
– dauernd nicht geeignet
– geeignet

Der von einem Landesverband der gewerblichen Berufsgenossenschaften zur Vorsorgeuntersuchung auf einem Spezialgebiet ermächtigte Arzt wird bei den Eignungs- und Überwachungs-Untersuchungen bekannte oder mögliche Schädigungsursachen und Krankheitsbilder im Auge haben, darüber hinaus aber auch bemüht sein, die ihm zu Gebote stehenden diagnostischen Methoden zielgerecht auszubauen und zu verfeinern. Je exakter die Voraussage der individuellen Hautbelastbarkeit an einem speziellen Arbeitsplatz möglich ist, um so eher werden sich Risikofaktoren von vornherein erkennen und auch vermeiden lassen. In diesem Zusammenhang ist auf konstitutionelle und individuelle Besonderheiten des Integuments, insbesondere auch der Hornschicht [2], ferner auf die mikro- und makroskopischen Verhältnisse, aber auch auf individuelle Gewohnheiten und Verhaltensweisen bei der beruflichen Tätigkeit an einem bestimmten Arbeitsplatz hinzuweisen. Eine besondere Rolle spielen dabei naturgemäß die chemischen bzw. physikalisch-chemischen Eigenschaften der jeweiligen Berufs- und Kontaktnoxen, ferner die am Arbeitsplatz herrschenden Raum-, Temperatur- und Belüftungsverhältnisse.

Anhand von zwei eigenen Untersuchungsreihen werden hier in gebotener Kürze die Ziele und Ergebnisse arbeitsdermatologischer Vorsorgeuntersuchungen beispielhaft aufgezeigt:

I. In Zusammenarbeit mit Herrn Dr. R. Gick, Betriebsarzt [4], werden die von einem Großbetrieb auszubildenden Biologie-Laborantinnen vor ihrer Einstellung und während der folgenden 3-jährigen Lehrzeit einmal jährlich einer allgemeinen und speziellen Untersuchung unterzogen. Festgestellt wird dabei, ob und ggf. nach welcher Zeit und bei welchen Auszubildenden während des über 3 Jahre einheitlichen Ausbildungsprogramms unter regelhaften Kontakten mit bestimmten Laboratoriumstieren eine Sensibilisierung eintritt. Aus einer größeren Untersuchungsreihe, über die an anderer Stelle ausführlich berichtet werden soll, zeigt Tabelle 2 die bei Lehrlingen der Einstellungsjahrgänge 1974, 1975 und 1976 gefundenen Ergebnisse. Angegeben sind in Tabelle 2 zunächst die bei den untersuchten Patienten und bei Familienangehörigen aufgetretenen Atopie-Manifestationen an der Haut, insbesondere in Form der Neurodermitis atopica, sowie an der Schleimhaut, meist eine Rhinitis allergica, seltener ein allergisches Bronchialasthma. Ferner werden die Probanden zahlenmäßig erfaßt, die vor Arbeitsbeginn bereits zu Hause, in der Schule oder anderswo intensivere Kontakte mit kleinen Haustieren, meist Nagern, hatten, das sind immerhin 31 der 42 Untersuchten. Neben den bereits vor Ausbildungsbeginn in Eignungs-Untersuchungen bei jeweils einem Patienten festgestellten Schleimhautreaktionen und Hauttestbefunden sind schließlich die bei Überwachungs-Untersuchungen in jeweils etwa 12-monatigen Abständen erhobenen Befunde pro Patient angegeben, gleichgültig, ob bei den Betroffenen nur eine oder mehrere verschiedene klinische Erscheinungen und/oder eine oder mehrere spezifische allergische Testreaktionen nachzuweisen waren. Während der knapp 1 bis 3jährigen Ausbildungszeit kam es demnach bereits bei 18 von 42 Lehrlingen zu einer im Hauttest nachweisbaren Sensibilisierung gegen mindestens eines der in feststehender Reihenfolge angewendeten Testallergene, insbesondere tierspezifische Allergene sowie gegen Heu, Stroh und Gräserpollen.

Die hier nicht weiter zu differenzierenden Ergebnisse, einschließlich qualitativer und quantitativer Immunglobulin-Analysen, sollen einerseits der Erarbeitung klarer Einstellungskriterien zugrunde gelegt werden, andererseits zur Erkennung und Vermeidung risikoreicher Tierkontakte am Arbeitsplatz führen.

II. Durch berufliche Kontakte mit Farbfilmentwicklerlösungen können nach den im neueren Schrifttum niedergelegten Beobachtungen insbesondere folgende Hautreaktionen hervorgerufen werden:
1. Kontaktdermatitis:
   irritativ;
   allergisch
2. Knötchenförmige Reaktion:
   Lichenoide Eruption;
   Lichen ruber planus, und zwar im eigentlichen Sinne oder als isomorpher Reizeffekt
3. Pigmentveränderungen:
   Hyperpigmentierung;
   Depigmentierung (?)

In einem Berliner Filmentwicklungsbetrieb (Werksärztin Frau Dr. Weitze-Rogge) erkrankten 14 Arbeiter nach unregelmäßig häufigen beruflichen Hautkontakten mit Farbfilm-Entwickler-Flüssigkeit an einer Kontaktdermatitis (Tabelle 3). Diese zeigte in 5 Fällen einen subakuten bzw. chronischen Verlauf mit Knötchenbildung unter dem Bilde eines Lichen ruber planus, der in 2 Fällen auch histologisch verifiziert werden konnte. Bei 3 Gastarbeitern aus Syrien, Algerien und dem Libanon, von denen 2 eine Lichen-ruber-planus (-ähnliche)-Reaktion nach Farbfilm-Entwickler-Kontakten aufwiesen, entstanden an den mit dem Farbentwickler kontaminierten Hautregionen — Gesicht, Hals, Nacken, Brust, Genitalien — auch fleckige oder an Knötchen gebundene, dunkelbraune Hyperpigmentierungen in einer seit 12-14 Monaten nahezu unveränderten Ausprägung [3].

Tabelle 2. Eignungs- u. Überwachungs-Untersuchungen bei Biologie-Laborantinnen nach G 24. Vorläufige Ergebnisse

Arbeitsbeginn (Ab)	1974	1975	1976	Stand 10.3.1977
Anzahl der Patienten	14	11	17	42
Atopie-Symptome				
a. Haut (H): Pat./Familie	0/2	1/1	3/0	4/3
b. Schleim-H.: Pat./Familie	2/3	1/1	4/2	7/6
Tierkontakte				
vor Ab: in Haus od. Schule	6	11	14	31
nach Ab: Betrieb	14	11	17	42
Allerg. Schleimhaut-				
Reaktion: vor Ab	2	1	4	7
nach Ab	6	2	6	42
Hauttest positiv				
vor Ab: Pollen-,	2	1	3	6
Tier-Allergene	1	1	2	4
nach Ab: Pollen-,	7	4	6	17
Tier-Allergene	4	2	5	11
Sensibilisierung nach Ab	8	4	6	18

Tabelle 3. Hautreaktionen bei 14 untersuchten Arbeitern eines Farbfilm-Entwicklungs-Betriebes

Hautbefund	Anzahl der Pat.
Kontaktdermatitis:	14
davon allerg. Kontaktreaktionen	2
Dermatitis mit papulösen Eruptionen unter dem Bild eines Lichen ruber planus bzw. einer Lichen-ruber-ähnlichen Reaktion	5
Hyperpigmentierung nach Dermatitis,	3
in Verbindung mit papulöser Reaktion	2

An ihrem Arbeitsplatz überwachen die Filmentwicklungs-Arbeiter den Transport des Filmbandes durch eine Reihe zylindrischer Gefäße mit Entwickler- und Fixierlösungen, die über Pumpsysteme gereinigt und erneuert werden. Bei technischen Pannen müssen die Arbeiter, um größere Schäden zu vermeiden, sofort eingreifen, wobei mehr oder weniger häufige und intensive Kontakte mit der Entwicklerflüssigkeit eintreten. Das Anlegen von Schutzkleidung, insbesondere Handschuhen, ist unzweckmäßig und unterbleibt daher. Zur Sofortbehandlung der kontaminierten Haut werden Gefäße mit verdünnter Essigsäure bereitgehalten. Nach Arbeitsplatzbesichtigung und Vorsorgeuntersuchungen bei den betroffenen und gefährdeten Farbfilmentwicklungs-Arbeitern gemäß G 24 wurden für 2 gegen Entwickler-Inhaltsstoffe Sensibilisierte ein innerbetrieblicher Arbeitsplatzwechsel empfohlen, für alle im Entwicklungsbetrieb Tätigen aber die regelmäßige prophylaktische Anwendung wasserabweisender Emulsionen als Hautschutzmaßnahme vorgeschlagen. Seit nunmehr 6 Monaten sind nach Mitteilung der Werksärztin weitere Hautschädigungen durch Farbfilm-Entwicklungsflüssigkeits-Kontakte nicht mehr bekannt geworden.

Mit diesem vorläufigen Bericht wird anhand von 2 Untersuchungsreihen in Berliner Betrieben auf die Möglichkeiten und ersten Ergebnisse arbeitsdermatologischer Vorsorge-Untersuchungen nach G 24 hingewiesen.

Literatur

1. Berufsgenossenschaftliche Grundsätze für arbeitsmedizinische Vorsorgeuntersuchungen. 3. Ergänzung. Stuttgart: A.W. Gentner Verlag 1975
2. Klaschka, F.: Berufsdermatosen *23*, 43-47 (1975)
3. Klaschka, F., Binder, D.: Contact dermatitis, lichen ruber planus-like eruption, and hyperpigmentation caused by color film developing agents. Referat anl. des 2. Internat. Kontaktdermatitis-Symposium, Helsingör, 15.3.1977
4. Klaschka, F., Gick, R.: Arbeitsmedizinische Vorsorgeuntersuchungen. Forsch.-Projekt Nr. 3658/3, Klinikum Steglitz der FU-Berlin
5. Pürschel, W., Fürst, G.: Berufsdermatosen *20*, 174-191 (1972)

Prof. Dr. F. Klaschka
Hautklinik der Freien Universität
Klinikum Steglitz
Hindenburgdamm 30
D-1000 Berlin 45

2.3.8. Arbeitstherapie (Ergotherapie) als dermatologische Rehabilitationsmaßnahme bei Ekzematikern

O. P. Hornstein, L. Wilsch und E. Gutschmidt, Erlangen

Der unvermindert hohe Anteil der Berufsekzeme unter allen Berufskrankheiten und die steigende Zahl entsprechender Verdachtsmeldungen machen deutlich, daß die bisher bestehenden Maßnahmen der dermatologischen Rehabilitation (einschließlich Hautarztbericht) noch nicht ausreichen. Auch die klinische Therapie chronischer oder zunehmend therapieresistenter Ekzemkrankheiten ist arbeitsmedizinisch gesehen eine absolute Schontherapie, an die sich nach Wiederaufnahme der Arbeit die berufliche Wiederbelastung der Hände meist unvermittelt anschließt. Die in der Praxis noch wenig verbreitete Erfahrung mit geeigneten prognostischen Parametern (insbesondere Hornschichtfunktionsprüfungen) und unzulängliche Hautschutzmaßnahmen der Patienten sind wesentliche Teilursachen für die relativ hohen Rezidivquoten trotz langdauernder Arbeitsunterbrechung.

Die eigentlich naheliegende Überlegung, mit aktiver Rehabilitation bereits während der klinischen Behandlung zu beginnen, wird seit 1975 an der Erlanger Klinik durch ein arbeitstherapeutisches Programm zu verwirklichen gesucht, das in einer zeitlich und graduell zunehmenden Beanspruchung der Hände durch standardisierte arbeitsähnliche Tätigkeiten unter Anleitung einer Arbeitstherapeutin besteht. Diese ärztlich überwachte, durch wiederholte Hornschichtfunktionsprüfungen ergänzte Ergotherapie ist natürlich mit der sonstigen klinisch-kurativen Therapie koordiniert. Die Behandlung beginnt nach dem Abklingen der subakuten Ekzemphase, nach Allergietestung, nach initialer Prüfung der Hornschichtfunktionen mit der schrittweisen Hautbelastung durch eine mehrstufige, täglich maximal 4 Stunden betragende Ergotherapie, zunächst mit einfachen Trockenarbeiten, fährt dann mit stärkerer Hautbelastung durch mechanische Bearbeitung von verschiedenen Materialien fort und geht schließlich auch auf Feuchtarbeiten (z.B. Tonmodellieren) über, sofern im Beruf überwiegend feuchte Arbeit ausgeführt wird. Die Anwendung von Hautschutzsalben wird individuell festgelegt und dem jeweiligen Zustand angepaßt. Wöchentlich zweimal wird an vier klinisch ekzemfreien Teststellen – darunter Handrücken und Unterarmbeugeseite – die Nitrazingelbprobe nach Suter durchgeführt. Die modifizierte Alkaliresistenzprobe nach Burckhardt und Locher führen wir mindestens zweimal durch, meist mit dreiwöchigem Abstand (Abb. 1).

Nach der Klinikentlassung werden die weiterbehandelnden Ärzte über die erforderlichen meta- und prophy-

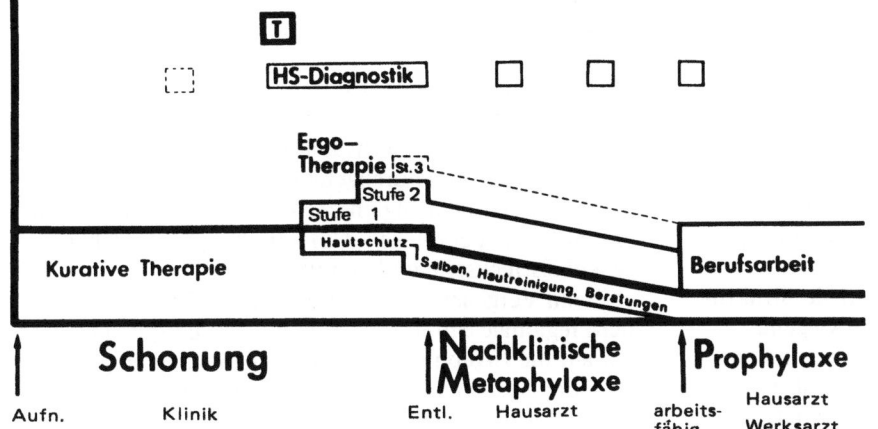

Abb. 1

laktischen Maßnahmen genau informiert, und es wird anhand der letzten Hornschichtfunktionsprüfungen die Prognose der voraussichtlichen Wiederarbeitsfähigkeit mitgeteilt. Am wichtigsten erscheint uns aber aufgrund unserer bisherigen Erfahrungen die möglichst intensive, die ganze klinische Ergotherapie-Phase begleitende *Unterweisung und Anleitung der Patienten zu zweckmäßigen Schutz- und Reinigungsmaßnahmen der Hände und Arme*. Die Gründlichkeit dieses edukativen Engagements, an dem sich nicht nur der Stationsarzt, sondern auch Schwestern, Pfleger und Arbeitstherapeutin beteiligen sollen, sehen wir als sehr wesentlich für die Prognose der nachklinischen Rekonvaleszenz und der weiteren Prävention an. Selbstverständlich sind unseren Bemühungen relativ enge Grenzen gesetzt bei allergischen Berufsekzematikern und auch angesichts der Indolenz einzelner Patienten. Ausschlaggebend sind hier die verbliebenen bekannten Möglichkeiten der beruflichen bzw. sozialen Rehabilitation, wobei der unterstützende Einfluß von Hautschutzmaßnahmen aber nicht unterschätzt werden soll.

Abschließend möchte ich auf einen nicht unwichtigen psychologischen Effekt hinweisen. Es ist das positiv motivierende Lernerlebnis der Patienten über die Wirksamkeit von Hautschutzmaßnahmen, die sie bereits während der klinischen Rehabilitationstherapie eindrucksvoll erfahren. Auch erwächst aus der Intensität der klinischen und arbeitstherapeutischen Betreuung oft eine Stärkung des Selbstvertrauens und des Gesundungswillens der nicht selten bereits zu Depression oder Resignation neigenden Patienten. Alle Bemühungen um mehr rehabilitative Effizienz muß letztlich aber scheitern, wenn es nicht gelingt, die Zusammenarbeit zwischen Klinik, Praktikern und Werksärzten gerade auf diesem Gebiet zu intensivieren und die in der Klinik erprobten Maßnahmen, insbesondere berufliche Noxenaufklärung und Durchführung von Hornschichtfunktionsprüfungen, auch zu praktizieren.

Prof. Dr. O.P. Hornstein
Dermatologische Univ.-Klinik
Hartmannstr. 14
D-8520 Erlangen

2.3.9. Bisherige Erfahrungen mit der dermatologischen Ergotherapie von Ekzematikern an der Erlanger Hautklinik

E. Gutschmidt, L. Wilsch und O. P. Hornstein, Erlangen

Innerhalb von 2 Jahren wurden 130 Patienten in unserer Rehabilitationsabteilung behandelt. Wir berichten hier nur über 77 Probanden, da bei den übrigen die Nachbeobachtungszeit noch zu kurz ist.

Die Berufsverteilung ist durch die industrielle Struktur des Einzugsbereiches unserer Klinik mit vorwiegend Klein- und Mittelbetrieben bedingt. Bauberufe sind am häufigsten, es folgen Metallverarbeitung, Verwaltung sowie viele andere. 8 Probanden waren nicht berufstätig.

Es handelte sich um folgende Diagnosen:
1. Beruflich bedingtes allerg. Kontaktekzem   28
2. Nicht beruflich bedingtes allerg. Kontaktekzem   13
3. Dysreg.-mikrobielle Ekzeme verschiedener Genese   13
4. Degeneratives Ekzem   14
5. Ölakne   1
6. Endogenes Ekzem   6
7. Psoriasis (inversa et exanthematica)   2

Bei den Berufsekzematikern ist mehr als die Hälfte über 40 Jahre alt. Auch bei den degenerativen Ekzemen überwiegen Patienten ab dem 5. Dezennium. Berufsekzematiker kommen hauptsächlich aus den Berufsgruppen Bauwesen, Metallverarbeitung und Gesundheits- und Körperpflege. Unter 28 Berufsekzematikern sind nur 4 mit monovalenten Allergien, es überwiegen oligovalente Allergien. Die Allergene wurden in Gruppen zusammengefaßt. Patienten mit allergischen Kontaktekzemen hatten am häufigsten Allergien gegen Metallionen, es folgen Paragruppenstoffe und Gummihilfsstoffe.

Ergebnisse und Erfahrungen der Ergotherapie

Bei einer durchschnittlichen stationären Behandlungszeit von 38,3 Tagen erfolgte die Ergotherapie an durchschnittlich 14 Tagen. Sie wurde meist in der 2. Hälfte des klinischen Aufenthaltes nach Abklingen akuter und subakuter Hauterscheinungen begonnen. Vorher erfolgten allergologische Hauttestungen und Hornschichtfunktionsdiagnostik. Neben der klinischen Therapie wurde die Ergotherapie stundenweise, ein bis vier Stunden täglich, entsprechend dem Hautzustand unter Anleitung einer Ergotherapeutin durchgeführt. Die Belastung und die Anwendung entsprechender Hautschutzsalben wurden individuell festgelegt und ständig überprüft. Die arbeitsähnlichen Belastungen der Haut wurden bis auf wenige Ausnahmen gut vertragen. Von 77 Patienten mußten bei 9 Patienten Unterbrechungen wegen zu starker Hautbelastungen erfolgen. Bei vier Patienten wurde die Ergotherapie wieder abgesetzt, weil sich der Hautzustand nicht besserte. Die Mehrzahl der Probanden verhielt sich kooperativ, einige waren ablehnend. Wir stellten fest, daß bei allen Patienten keine oder falsche Vorstellungen über Hautreinigung und Hautschutzmaßnahmen bestehen. Deshalb legten wir besonderen Wert auf eine intensive Unterweisung und praktische Anleitung. Bei der Entlassung händigten wir jedem ein Merkblatt mit präzisen individuellen Angaben über die weitere Behandlung, Hautreinigung und den zu erfolgenden Hautschutz aus. Der Entlassungszeitpunkt wurde auch nach dem Ausfall der Hornschichtfunktionsproben bestimmt. Aus diesem Grund ist die Dauer der stationären Behandlung relativ lang.

Zur Beurteilung der Hornschichtfunktion wurden die Alkaliresistenz-(AR)-Prüfung nach Burckhardt-Locher und die vereinfachte Permeabilitätsprobe nach Suter (sog. Nitrazingelbprobe) durchgeführt.

Die AR-Teste erfolgten bei 46 Probanden parallel an vier Stellen: Handrücken, Unterarmbeugeseite, Oberschenkelstreckseite und Schulter.

Beim Vergleich der vier Testfelder stellten sich deutliche regionale Unterschiede heraus. Als Beispiel möchten wir auf die Ergebnisse am Handrücken näher eingehen. Bei noch bestehenden Hauterscheinungen (nicht im Testbereich) war nur bei 45 % die AR normal. Bei der Entlassung wurde von 28 Getesteten bei 71 % eine normale AR ermittelt, stark vermindert war sie nur noch bei 7 %.

Die Nitrazingelb-(NZ)-Probe wird erst seit 1976 systematisch an denselben Testfeldern wie die AR durchgeführt, deshalb liegen uns nur Ergebnisse von 28 Probanden vor. Auch hier stellten wir regionale Unterschiede fest. Am Handrücken war die Probe bei noch bestehenden Hautveränderungen zu 21 % pathologisch, dagegen beim Entlassungstermin nur noch zu 5 %.

Die Ergebnisse zeigen, daß die durchgeführte Ergotherapie die Wiederherstellung der Hornschichtfunktion nicht verzögert.

Informationen über den postklinischen Verlauf erhielten wir größtenteils durch Fragebogen, die an die Patienten und weiterbehandelnden Ärzte verschickt wurden. Die Rücklaufquote betrug 93 % bei den Patienten, 77 % bei den Ärzten. Die Beurteilung des Hautzustandes nach der Entlassung ist in einer Tabelle zusammengefaßt:

Tabelle 1. Beurteilung des Hautzustandes nach Klinikentlassung

Hautbefund	Beurteilung durch Ärzte	Patienten
abgeheilt	5	9
gebessert	8	33
unverändert	10	13
verschlechtert	23	17
nicht beurteilbar	13	–
keine Antwort	18	5

Diskrepanzen bei den Beurteilungen sind auf unterschiedliche Rücklaufquoten von Patienten und Ärzten und auf unterschiedliche Zeitpunkte der Beantwortung zurückzuführen. Da viele Patienten den Arzt nicht mehr aufsuchten, kommen die nicht verwertbaren Angaben der Ärzte zustande. Sieben Probanden wurden nach der ersten stationären Behandlung erneut wegen Verschlechterung des Hautbefundes aufgenommen. Darunter waren drei Berufsekzematiker mit zahlreichen Allergien, von denen einer nachweislich sein Ekzem unterhielt.

Der Vergleich der Arbeitsunfähigkeits-(AU)-Zeiten vor und nach stationären Behandlungen, der wegen mangelnder Angaben nur bei einem Teil der Probanden möglich war, zeigt eine deutliche Verkürzung der postklinischen AU-Dauer bei mikrobiellen und degenerativen Ekzemen, während die allergischen Kontaktekzeme eine umgekehrte Tendenz aufwiesen. Als Ursache kommt in Frage, daß nur bei einem Teil der bei uns diagnostizierten 25 Berufsekzematiker ein ausreichender Arbeitsplatzwechsel durchgeführt worden ist, wozu auch die jetzige Arbeitsmarktlage beigetragen hat. Sechs Patienten wurden arbeitslos. Besonders ältere, qualifizierte Werktätige lehnten einen Berufswechsel grundsätzlich ab.

Zusammenfassend können wir feststellen:
1. Dosiert zunehmende Hautbelastung verzögert die Wiederherstellung der Hornschichtfunktion nicht.
2. Bei Patienten mit multiplen Allergien ist der postklinische Verlauf durch unsere Ergotherapie nicht positiv beeinflußt worden.
3. Alle Patienten hatten keine oder falsche Vorstellungen über Hautschutz.
4. Insbesondere nach der Entlassung aus der Klinik besteht bei vielen Patienten erstaunlich wenig Interesse, das Gelernte zum eigenen Nutzen anzuwenden.

Dr. E. Gutschmidt
Dermatologische Univ.-Klinik
Hartmannstr. 14
D-8520 Erlangen

Diskussionsredner zu den Vorträgen 2.3.7. – 2.3.9.:
Hjorth und *Forck*

2.3.10. In vitro–Nachweis einer Allergie gegen Chrom, Nickel und Kobalt mittels Leukozytenmigrationshemmtest

A. Czernielewski, T. Libiszowski und H. Dudek, Łódź

Das Ziel unserer Untersuchungen war, die Brauchbarkeit des Leukozytenmigrationshemmtestes als eine diagnostische in vitro-Methode zum Nachweis der Kontaktsensibilisierung gegen Chrom, Nickel und Kobalt zu überprüfen.

Im Epikutantest wurde bei 30 Personen eine Allergie gegen Chrom (21 Personen), Nickel (2 Personen) und Kobalt (7 Personen) nachgewiesen. Mit Leukozyten aus dem peripheren Blut dieser Patienten wurden Leukozytenmigrationshemmteste nach der Methode von Bendixen und Soeborg [1] durchgeführt. Die Kapillaren mit den isolierten Leukozyten wurden in das Kulturmedium gegeben. Als Antigene dienten Kopplungsprodukte zwischen Humanalbumin und Chrom-, Nickel- oder Kobaltsalzen [2, 3]; die Leukozytenmigrationshemmteste wurden mit drei verschiedenen Konzentrationen (10, 20 und 40 μl) des entsprechenden Antigens durchgeführt. Die Änderungen der Leukozytenauswanderung wurden in Anwesenheit und in Abwesenheit des Antigens ermittelt. Die Wanderungsareale wurden planimetrisch erfaßt und der Migrationsindex wie folgt ermittelt:

$$\text{Migrationsindex} = \frac{M_X}{M_O} \times 100$$

M_X = Wanderungsfläche in Anwesenheit des Antigens
M_O = Wanderungsfläche in Abwesenheit des Antigens

Als positive Resultate wurden Werte des Migrationsindex unter 100 % angesehen.

Im Kontrollmedium verlassen die Leukozyten der gegen Chrom, Nickel oder Kobalt überempfindlichen Patienten die Kapillaren, in Anwesenheit der Antigene hingegen wird diese Auswanderung der Leukozyten gehemmt oder weitgehend eingeschränkt. Die Mittelwerte der Migrationsindices betrugen bei Chrom als Antigen 74 %, bei Kobalt 64 % und bei Nickel 68 %. Abb. 1 zeigt die Resultate unserer Untersuchung.

Schlußfolgerungen:
1. Der Leukozytenmigrationshemmtest ist eine geeignete in vitro-Methode zum Nachweis einer Allergie gegen Chrom, Nickel und Kobalt.
2. Kopplungsprodukte von Humanalbumin und Metallsalzen sind als Antigene wirksam.
3. Die Herstellung entsprechender Antigene kann den Nachweis einer Allergie gegen chemische Verbindun-

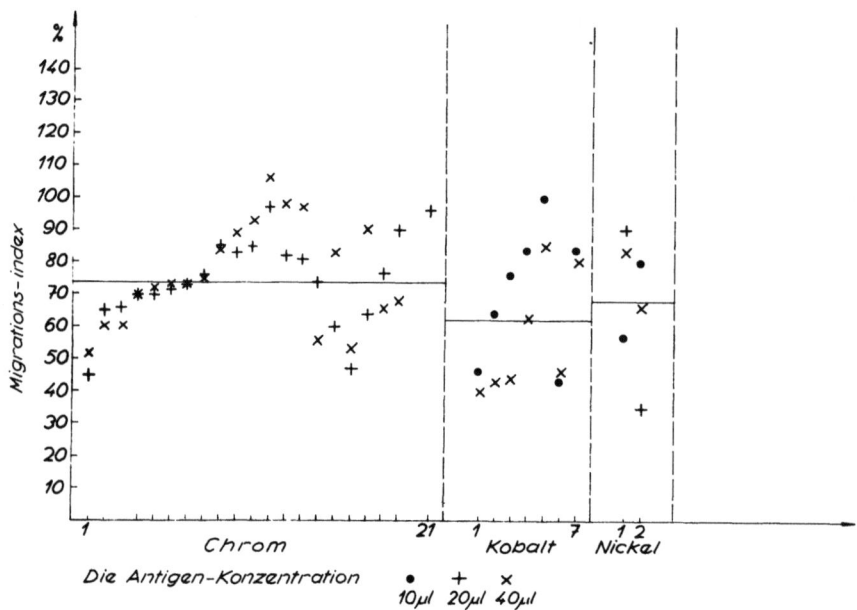

Abb. 1. Die Resultate der Testung

gen und einige Medikamente mit dem Leukozytenmigrationshemmtest ermöglichen.
4. Weitere Untersuchungen zur Verbesserung dieser Methode sind notwendig.

Literatur

1. Bendixen, G., Soeborg, M.: A leucocyte technique for in vitro detection of cellular (delayed type) hypersensitivity in man. Dan.med.bull. *16*, 1 (1969)
2. Czernielewski, A., Libiszowski, T., Dudek, H.: Zastosawanie testu zahamowania migracji leukocytów (TZM) do wykrywania nadwrażliwości na związki chromu, Przegląd Dermatologiczny *LXI*, 6, 797-802 (1974)
3. Thulin, H., Zachariac, H.: The leucocyte migration test in chromium hypersensitivity. J. invest.Derm.*58*,55 (1972)

Prof. Dr. habil. A. Czernielewski
Instytut Medycyny Wewnętrznej Am w Łódzi
Klinika Dermatologiczna
ül. Krzemieniecka Nr. 5
Łódź/Polen

2.3.11. Chinone als Ursache von pflanzenbedingten Kontaktdermatitiden

B.M. Hausen und K.-H. Schulz, Hamburg

Chinone sind im Pflanzenreich weit verbreitet, kommen aber auch im Tierreich vor. Man unterscheidet Benzo-, Naphtho- und Anthrachinone, wobei für den Dermatologen vor allem die Benzo- und Naphthochinone von Interesse sind, da seit einigen Jahrzehnten bekannt ist, daß Chinone als Ursache von Kontaktdermatitiden in Frage kommen.

Aus der Vielzahl der Chinone, die inzwischen als Allergene identifiziert und in der Struktur aufgeklärt sind, sollen einige wichtige, die in Zierpflanzen und Nutzhölzern vorkommen, hier vorgestellt werden. Wir haben einige dieser chinoiden Kontaktallergene isoliert und den Nachweis ihrer Sensibilisierungsfähigkeit am Menschen und im Tierversuch am Meerschweinchen erbracht [1,2,3]. Die fünf wichtigsten Chinone sollen kurz vorgestellt werden (Tabelle 1.).

Das *Primin* aus der Becherprimel (*Primula obconica* Hance) ist als das zur Zeit am stärksten wirksam bekannte, natürlich vorkommende Chinon anzusehen. Obwohl es bereits 1904 in kristalliner Form isoliert wurde, konnte seine Struktur erst 1967 aufgeklärt werden. Es kommt nicht nur in den Härchen an der Blattunterseite und den Stengeln vor, wie bisher immer behauptet, sondern auch in den roten Blütenblättern. Außerdem konnten wir es in mindestens 50 weiteren Arten der Familie der Primulaceen nachweisen.

Ein weiteres stark sensibilisierend wirksames Chinon ist das *Desoxylapachol* (Tabelle 1) aus dem Teakholz. Dieses Naphthochinon wurde 1963 isoliert und strukturell aufgeklärt. Bis zu diesem Zeitpunkt hielt man das ebenfalls im Teakholz vorkommende *Lapachol*, das sich vom Desoxylapachol nur durch eine zusätzliche OH-Gruppe am 3. C-Atom unterscheidet, für das eigentliche Kontaktallergen. Schulz [4] konnte aber nachweisen, daß das Desoxylapachol 100 - 200 x stärker wirksam ist als das Lapachol.

Das dritte stark wirksame Allergen ist das *R-3,4-dimethoxy-dalbergion* aus Pao ferro oder Caviuna (*Machaerium scleroxylon* Tul.), einer Holzart, die bei uns als Ersatz für Palisander (*Dalbergia nigra* All.) verwendet wird und mit dieser nah verwandt ist. Dieses Chinon gehört zur Gruppe der 6 Dalbergione, die als neue Klasse von Neoflavanoiden vor 12 Jahren in verschiedenen Dalbergia- und Machaerium-Arten entdeckt wurden. Das R-3,4-dimethoxydalbergion erwies sich in unseren Tierversuchen als das am stärksten sensibilisierend wirkende Chinon aus der Gruppe der Dalbergione. Erst im letzten Jahr sind in Norwegen 7 schwere Fälle einer Kontaktdermatitis durch eine Machaeriumart aufgetreten, die unter dem Handelsnamen Moradillo nach Europa gelangt. Aus diesem Holz konnten wir sehr hohe Mengen (bis 2 %) des R-3,4-dimethoxy-dalbergion isolieren.

Ebenfalls wirksam ist das *Mansonon A* aus dem Mansonia-Holz, das als Ersatz für Nußbaum verwendet wird (Tabelle 1). Im Tierversuch hat es sich als das am stärksten wirksame der 5 ebenfalls im gleichen Holz vorkommenden Mansonone erwiesen. Zu beachten ist, daß es sich bei diesem Chinon nicht um ein Para-, sondern um ein Orthochinon handelt. Durch unsere Sensibilisierungsversuche konnten wir damit erstmals nachweisen, daß auch natürlich vorkommende Orthochinone ebensogut wie p-Chinone als Sensibilisatoren wirksam werden können.

Als letztes sei eine Pflanze genannt, die in unseren Breiten nicht vorkommt, die aber möglicherweise in naher Zukunft, wenn sich der Tourismus in die Mittelmeerländer noch mehr ausweiten sollte, vielleicht einmal eine Rolle spielen wird. Es handelt sich um ein sehr verbreitetes Unkraut, das man in Südfrankreich, Spanien, Italien, Jugoslawien und Marokko findet. Diese Art (*Phagnalon saxatile* Cass.) könnte man im deutschen Sprachgebrauch als „Einköpfige Steinimmortelle" bezeichnen. Sie enthält ein einfaches Benzochinon – 2-Dimethylallyl-1,4-benzochinon – das sich im Tierversuch als relativ starkes Allergen erwies (Tabelle 1).

Nach Abschluß der Sensibilisierungsversuche haben wir mit diesen 5 Chinonen Kreuzreaktionsuntersuchungen an Meerschweinchen durchgeführt. Dabei stellte sich heraus, daß z.B. Tiere, die mit Primin sensibilisiert waren, auf Desoxylapachol, R-3,4-dimethoxydalbergion, Mansonon A und 2-Dimethylallyl-p-benzochinon reagierten. Ebenso ließen sich bei Meerschweinchen, die mit Desoxylapachol sensibilisiert waren, Kreuzreaktionen mit Primin und den anderen Chinonen auslösen. Gleichfalls reagierten Mansonon-sensibilisierte Tiere auf die anderen Chinone. Es stellte sich also heraus, daß die hier vorgestellten Chinone *alle untereinander kreuzreagierten,* d.h. es bestanden nicht nur Kreuzbeziehungen bei den Holzarten untereinander, sondern auch zwischen Pflanzen und Hölzern und umgekehrt.

Tabelle 1. Natürlich vorkommende Benzo- und Naphthochinone

Primin

Vorkommen:
Primula obconica Hance — Becherprimel
(Primulaceae)
in mindestens 50 weiteren Arten aus der Familie der Primulaceae

Desoxylapachol (R = H)
Lapachol (R = OH)

Tectona grandis L. — Teakholz
Verbenaceae
in verschiedenen Tabebuia-Arten

R-3,4-dimethoxy-dalbergion

Machaerium scleroxylon Tul. — Pao ferro, Caviuna
(Leguminosae-Papillionaceae)
außerdem in Moradillo (Machaerium sp.)

Mansonon A
(Mansonia-Hauptchinon)

Mansonia altissima A. Chev. — Mansonia, Bété
(Sterculiaceae)

2-Dimethylallyl-1,4-benzochinon

Phagnalon saxatile (L.) Cass. — „Einköpfige Steinimmortelle"
(Compositae)
in mindestens 4 weiteren Steinimmortellen, z.B. in *Phagnalon sordidum* (L.) Rechb. („Mehrköpfige Steinimmortelle") (Lit.:3)

Die Beziehungen der Chinone untereinander bzw. der Pflanzen und Hölzer, in denen sie vorkommen, sind in der Abb. 1 zusammengestellt.

Obwohl Fälle von Kreuzreaktionen beim Menschen bisher nicht beschrieben worden sind, wenn man einmal von den Patchtestuntersuchungen von Hjorth [5] absieht, bei denen Primelallergiker auch positive Reaktionen auf „rosewood" (wahrscheinlich Palisander) zeigten, so sind diese Untersuchungsbefunde doch von praktischer Bedeutung für den Dermatologen. Aufgrund der Befunde über die Kreuzreaktivitäten, die wir im Tierversuch gewonnen haben, muß man damit rechnen, daß z.B. ein Tischler, der eine berufsbedingte Kontaktallergie auf Teakholz hat, auch nach erfolgtem Arbeitsplatzwechsel innerhalb eines Betriebes beim Umgang mit Pao ferro, Palisander oder Mansonia wieder allergische Hauterscheinungen entwickeln kann. Dieser Tischler sollte auch in

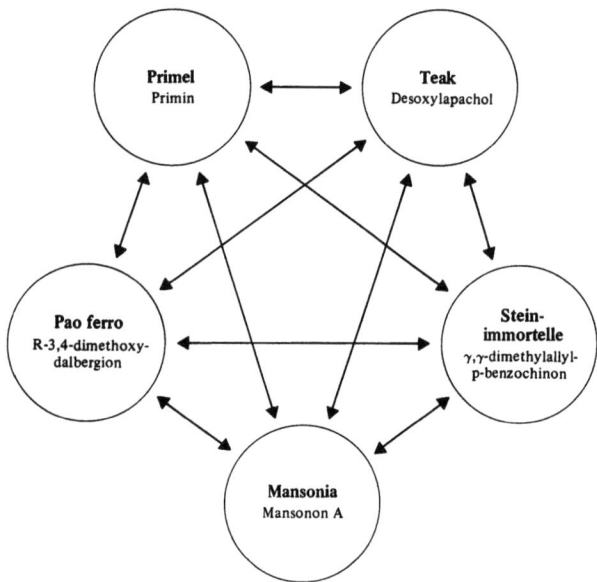

Abb. 1. Kreuzreaktivitäten

seiner Freizeit keine Primeln züchten, da es dabei zur Auslösung von Kreuzreaktionen kommen kann.

Ein Gärtner, bei dem eine berufsbedingte Primelallergie als Berufskrankheit gemeldet oder anerkannt ist, sollte durch die Berufsgenossenschaft nicht in einen Beruf aus der holzverarbeitenden Industrie umgeschult werden, da die Gefahr besteht, daß es aufgrund der Kreuzreaktivitäten in diesem Milieu erneut zu Rezidiven nach dem Kontakt mit dem Holzstaub der genannten Holzarten kommen kann.

Schließlich sei darauf hingewiesen, daß Personen, die eine berufsbedingte Allergie auf Primeln oder eine der genannten exotischen Holzarten erworben haben, während ihres Urlaubs auf Mallorca oder in Benidorm nicht ohne Schutzbekleidung mit dem dort vorkommenden Unkraut in Berührung kommen sollten, da es danach durchaus zu allergischen Hauterscheinungen kommen kann, für die sie keine Erklärung haben. In diesem Fall könnte nämlich der Kontakt mit Teilen der Pflanze *Phagnalon saxatile* Cass. (auch die durch den Wind fortgetragenen Pflanzenteile enthalten das Allergen) oder einer nah verwandten Phagnalon-Art die Ursache dafür sein.

Literatur

1. Schulz, K.H., Garbe, I, Hausen, B.M., Simatupang, M.H.: The sensitizing capicity of naturally occurring quinones. I. Naphthoquinones and related compounds. Arch. Derm. Res. (im Druck 1977)
2. Schulz, K.H., Garbe, I., Hausen, B.M., Simatupang, M.H.: The sensitizing capicity of naturally ocurring quinones. II. Benzoquinones. Arch. Derm. Res. (im Druck)
3. Hausen, B.M., Schulz, K.H.: Über das Sensibilisierungsvermögen natürlich vorkommender Chinone. III. Ein neues Kontaktallergen (2-Dimethylallyl-1,4-benzochinon) aus Phagnalon spc. (Familie: Compositae) Planta med. (im Druck)
4. Schulz, K.H.: Berufsdermatosen – ausgewählte Kapitel. Zschr. Haut- u. Geschlechtskrankh. *42*, 499-509 (1967)
5. Hjorth, N.: Primula dermatitis. Trans. St. John's Hosp. Derm. Soc. *52*, 207-219 (1966)

Dr. rer. nat. B. Hausen
Univ.-Hautklinik
Martinistr. 52
D-2000 Hamburg 20

2.3.12. Der Nitrazingelbtest in der Diagnostik des degenerativen Handekzems

I. Sandor und R. Jarisch, Wien

Die Entwicklung moderner Seifen und Waschmittel hat eine Zunahme des chronisch-degenerativen Handekzems verursacht, obwohl der zunehmende Einsatz von Geschirrspülern und Waschmaschinen das Gegenteil erwarten ließ.

Von den durchschnittlich etwa 15.000 Patienten pro Jahr, die unsere Ambulanzen aufsuchen, leiden knapp 3.000 an Ekzemen unterschiedlicher Genese. Lediglich 1 % davon wurde primär als chronisch-degeneratives Handekzem diagnostiziert.

50 Patienten mit der Diagnose eines chronisch-degenerativen Handekzems wurden katechogen für die Vielzahl anderer Patienten genau untersucht. Die Untersuchungen umfaßten den erstmals von Locher und Suter im Jahre 1962 für die Hautoberflächendiagnostik eingesetzten Nitrazingelb-Test, den Alkali-Resistenz-Test, den Epicutan-Standard-Test und den Pilzbefund bzw. -kultur.

Die Ergebnisse der Untersuchungen mit der 1-%igen, wässrigen Nitrazingelb-Indikator-Lösung sowie die Therapie sollen im Detail besprochen werden.

Nitrazingelb liegt in Form von rot-braunen Kristallen vor und ist löslich in Wasser, verdünnten Säuren und Alkalilaugen. Die befallene Haut der Hand wird mit 1 % wässriger Nitrazingelblösung eingepinselt und nach 1 Minute abgelesen und photographisch dokumentiert.

Tabelle 1

2,4-Dinitro-benzol – Azo-2-Naphthol-(1)-disulfonsäure-(3,6), Dinatriumsalz

Mol. Gew. 542,38

Rotbraune Kristalle, löslich in Wasser, verdünnten Säuren und Alkalilaugen

Indikator-Nitrazingelb
pH von 4,5 - 6,0   gelbbraun
pH von 6 - 7   braun
pH von 7 - 14   rotviolett - braunviolett

Bewertung

Gelbe Farbe bis pH 6, braune Farbe pH 6-7, blau-violette Farbe über pH 7. Die Kontrolluntersuchungen wurden zuerst in ein-, dann zweiwöchigen Abständen durchgeführt; wir baten die Patienten, am Vorabend das letzte Mal die Hände zu waschen und keinerlei Hautschutz zu verwenden.

Ergebnisse

Von unseren Patienten mit Handekzemen konnten wir drei verschiedene Formen im Nitrazingelb-Test unterscheiden:

1. Extrem trockene, fein rissige und fein schuppende Haut, die offenbar primär eingefettet wurde und bei Patienten mit pathologischem Waschzwang anzutreffen ist. Hier finden wir eine diffuse, tiefblau-bräunliche Verfärbung im Nitrazingelb-Test.
2. Ein hyperkeratotisch-rhagadiformes Ekzem, wobei besonders zahlreiche, tiefe Rhagaden auffallen. Die Hautfelderung ist vergröbert, die Furchen sind tiefer, die Haut wirkt gleichfalls trocken. Es ist dies eine Ekzemform, wie sie bei Patienten gefunden wird, die wiederholt mit alkalischen Waschmitteln, seien es Seifen oder Schnellwaschmittel zu tun haben.

Die ersten Alkalischädigungen der Haut traten meist am Ringfinger unter dem Ring auf und sind durch nicht weggewaschene Seifenreste zu erklären. Auffällig sind die tiefblauen Konturen von Nitrazingelb entsprechend der Rhagadenbildung. Die traumatisch mehr belastete Hand weist die stärkeren Hautveränderungen auf. Außerdem gibt es oft eine berufsbedingte Bevorzugung der Finger.

3. Eine Ekzemform, wobei neben hyperkeratotischen, rhagadiformen Veränderungen distinkt stehende, gruppierte Knötchen von entzündlich geröteter Farbe imponieren, die im Nitrazingelb-Test eine punktförmige tiefblau-schwarze Verfärbung aufweisen. Das ist jene Form, bei der wir eine positive Spättypreaktion im Epicutan-Standard-Test fanden. Von den 50 Patienten fanden wir 2 Patienten mit positiver Pilzkultur, 38 Patienten mit einem oder mehreren Kontaktallergenen und lediglich 10 Patienten, die dem chronisch-degenerativen Handekzem zuzuordnen sind.

Ergebnisse

Unsere Ergebnisse bestätigten unsere Vermutung
1. daß viele Handekzeme mit dem chronisch-degenerativen Handekzem beginnen;
2. daß die Patienten zu einem späteren Zeitpunkt unsere Ambulanzen aufsuchen, wenn bereits eine Kontaktsensibilisierung mit einem oder mehreren Allergenen eingetreten ist.

Seit der Prägung „Alkaliekzem und Säuremantel der Haut" spielt der pH-Wert in der Dermatologie eine bedeutende Rolle. Wir deuteten das Ergebnis des Nitrazingelb-Testes bei den Patienten, die dem chronisch-degenerativen Handekzem zuzuordnen sind, als aktuelle pH-Messung an der Hautoberfläche und als Ausdruck der Verschiebung im alkalischen Bereich sowie als Ausdruck der verminderten Pufferkapazität der Haut, ohne daß dabei das Stratum corneum, abgesehen von Rhagadenbildungen, verletzt ist.

Ganz besonders charakteristisch ist das Bild bei allergischen Kontaktekzemen, wo innerhalb von pH-mäßig kaum veränderten Hautarealen einzelnstehende, dunkelblau-violette Punkte die Zerstörung des Stratum corneum im Bereich des papulösen Ekzems anzeigen. Die alkalische Färbung entsteht durch das Eindringen des Nitrazingelb-Farbstoffes in tiefere Schichten der lebenden Epidermis, die ja im Gegensatz zur Hautoberfläche alkalisch sind.

Zur Therapie des degenerativen Handekzems

1. Alkalifreie Seifen
2. im sauren pH stabilisierte Hautschutzsalben
3. eventuell Plastikhandschuhe (*keine* Gummihandschuhe, da Gummi Kontaktallergen Nr. 1!)

Die durchschnittliche Heilungsdauer betrug 8 Wochen.

Die Cortisonsalbe ist für das chronisch-degenerative Handekzem wirkungslos und wegen ihrer katabolen, atrophisierenden Wirkung auf die Epidermis sogar kontraindiziert.

Zusammenfassend erweist sich der Nitrazingelb-Test als ausgezeichnete *in vivo*-Diagnostik des degenerativen Handekzems und des chronischen Kontaktekzems.

Zusätzlich sind die Patienten durch die tiefblaue Verfärbung ihrer eigenen Finger und Hände im Vergleich zum Gelbton der Kontrollhand tief beeindruckt und erst dadurch einer entsprechenden Therapie zugänglich.

Dr. I. Sandor
I. Univ.-Hautklinik
Alserstr. 4
A-1097 Wien

2.3.13. Vinylchloridkrankheit und ulceromultilierende Neuropathie

W. Lindemayr und H. Partsch, Wien

Kind und Hornstein haben 1975 durch die Publikation einer *Akroosteopathia ulcero-mutilans* bei einem Kunststoffarbeiter auf die Möglichkeit aufmerksam gemacht, daß unter bestimmten Bedingungen „auch andere Kunststoffe als Vinylchlorid zur Entstehung der sporadischen Form der Akroosteopathia ulcero-mutilans führen können". Damit wurde eine Diskussion ausgelöst, zu der wir einen Beitrag in Form zweier kurzer Krankenvorstellungen leisten wollen.

Krankenvorstellungen

Beim *ersten Patienten* handelt es sich um den bis jetzt einzigen in Österreich bekannt gewordenen Fall einer Vinylchlorid-Krankheit. 8 Monate nach Beginn der Tätigkeit als Autoklavenreiniger, während der der 40jährige Patient pro Tag jeweils eine Stunde lang einer MAK von einigen 100 ppm Vinylchlorid (VC) ausgesetzt war, kam es zum Auftreten von Kältegefühl und Gelenkschmerzen im Bereich der Hände, des Kiefers und weniger auch der Füße, im weiteren zur Ausbildung zunehmender sklerodermieartiger Hautveränderungen, besonders an den Händen, mit schmerzhaftem Abblassen der Finger und Zehen. Arteriographisch wurden peripherste Gefäßverschlüsse in den Fingerarterien, histologisch Erscheinungen im Sinne einer Sklerodermie festgestellt.

Zwei Jahre nach Beendigung seiner Tätigkeit als Autoklavenreiniger hatten sich die Erscheinungen weitgehend rückgebildet, wie dies auch nach der Literatur die Regel ist. Es bestanden noch eine deutliche Verdickung der Haut im Bereich der Hände mit fleckigem Hautkolorit sowie eine kolbenförmige Auftreibung der Fingerendglieder und verkürzte Nagelplatten. Die bandförmigen Aufhellungen in den Fingerendgliedern, die noch 1 1/2 Jahre zuvor bestanden hatten, waren verschwunden. Laboratoriumsmäßig und neurologisch waren keine Auffälligkeiten nachweisbar, bei der angiologischen Untersuchung fanden sich Zeichen einer funktionell-spastischen Zirkulationsstörung im Bereich der Akren.

Beim *zweiten Patienten* handelt es sich um eine sporadische Form einer ulcero-mutilierenden Neuropathie mit letztlich unklarer Ätiologie. Diabetes, Alkoholismus und Amyloidose können ausgeschlossen werden. Der Patient arbeitet seit 37 Jahren als Spritzlackierer und hatte früher vorwiegend Kontakt mit Kunstharzlacken und Nitroverbindungen, in den letzten Jahren mit Polyester- und Acryllacken.

Im Jahr 1941 wurde erstmals eine Berufskrankheitsmeldung wegen einer akuten Benzol- bzw. Kohlenwasserstoffvergiftung durchgeführt.
1943 traten Erfrierungen an beiden Händen und Füßen mit Ulcerationen an den Zehenkuppen auf.
1960 wird von einem „schlechten Blutbild" berichtet.
Seit 1972 kommt es zum Auftreten von Ulcera an den Zehen, die anfangs als „Gangraen bei Angiolopathie" gedeutet wurden, es erfolgte die Amputation einer Zehe.
1975 bestand dann das Vollbild einer ulcero-mutilierenden Neuropathie mit sockenförmigen Sensibilitätsstörungen, fehlendem Achillessehnenreflex und osteolytischen bzw. osteodestruktiven Veränderungen der Mittelfußknochen und der Phalangen. Nervenleitgeschwindigkeitsbestimmung und Biopsie des Nervus suralis ergaben den Befund einer axonalen Neuropathie.
Bei der angiologischen Untersuchung fand sich eine ausgeprägte Hyperämie, besonders des stärker befallenen Fußes, mit Zeichen einer Gefäßinnervationsstörung als Ausdruck einer autonomen Neuropathie. Aufgrund der Publikation von Kind und Hornstein mit einer analogen Patientenbeschreibung wurde die Meldung einer Berufserkrankung erstattet. Der Patient ist seit über 1 Jahr nicht mehr berufstätig, die klinischen Symptome haben sich wesentlich gebessert.

Diskussion

Die *Vinylchloridkrankheit* ist eine inzwischen eindeutig anerkannte Systemerkrankung, bei der ätiologisch vor allem hämatologische und möglicherweise auch immunologische Faktoren im Vordergrund stehen dürften. Eine Mitbeteiligung des Nervensystems scheint möglich.

Tabelle 1

	Vinylchlorid-Krankheit	Ulceromutilierende Neuropathie
Vorwiegende Lokalisation	Hände	Füße
Throphische Hautulcera	–	+
Knochenläsionen	Typ. bandförmig, Proc. unguiculares	Diffuse Lyse bzw. Destruktion, Phalangen und Metatarsalia
Periphere Neuropathie	– (+)	+
Periphere Durchblutung	Gefäßspasmen	Hyperämie
Allgemein-symptome	Thrombopenie, Splenomegalie, Leberschäden, Ventilationsstörung	Grundleiden (z.B. Diabetes) Häufig enterale Resorptionsstörung
Wichtigste Diff. DG.	M. Raynaud, Sklerodermie	Gangraen, Osteomyelitis

Dagegen handelt es sich bei der *Akropathia ulcero-mutilans* um eine Sonderform einer Neuropathie, wobei es – offenbar besonders bei einem speziellen Schädigungsmuster von vegetativen Nervenfasern – zum Auftreten von trophischen Haut- und Knochenläsionen kommt. Neben der nach *Thévenard* als *Akropathie ulcero-mutilante familiale* bezeichneten hereditären Erkrankung werden sporadische Formen abgegrenzt, welche die verschiedensten Ursachen haben können. Dabei ist es durchaus wahrscheinlich, daß hier exogen-toxische Noxen – ähnlich wie z.B. auch Alkohol – eine größere Rolle spielen können, als bisher vermutet wurde.
In der Reihe der Stoffe, die eine exogen-toxisch bedingte Neuropathie auslösen können, finden sich auch einige Berufssubstanzen (z.B. Schwefelkohlenstoff, Acrylamid, n-Hexan, Methyl-Butyl-Keton, Arsen). Deshalb sollte an diese Möglichkeit bei jeder derartigen Erkrankung gedacht werden, besonders dann, wenn sich keine anderen ätiologischen Faktoren eruieren lassen. Zuletzt werden die wichtigsten Kriterien der beiden zur Diskussion stehenden Erkrankungen kurz in einer tabellarischen Übersicht zusammengefaßt (Tabelle 1).
Die Bezeichnung Akroosteolyse sollte in jedem Fall durch eine spezifischere Nomenklatur ersetzt werden.

Literatur

Jüge, S., Lange, C.-E., Stein, G., Veltmann, G.: Über die sogenannte Vinylchlorid-Krankheit. Dtsch. med. Wschr. *98*, 2034 (1973)
Kind, R., Hornstein, O.P.: Akroosteopathia ulcero-mutilans bei einem Kunststoffarbeiter. Dtsch. med. Wschr. *100*, 1001 (1975)
Partsch, H.: Ulceromutilierende Neuropathien der unteren Extremitäten. Zum Krankheitsbild der „Acropathie ulcero-mutilante". Hautarzt *22*, 283 (1971)
Thévenard, A.: Acropathie ulcero-mutilante familiale. Rév. neurol. *74* 193 (1942)

Prof. Dr. W. Lindemayr
Hautabt. Wilhelminenspital
der Stadt Wien
Montlearstr. 37
A-1171 Wien

Diskussionsredner zu den Vorträgen 2.3.11.-2.3.13.:
Jarisch, Schulz, Ippen, Hornstein und *Bandmann*

2.3.14. Heteropathomimien bei Rentenanwärtern

M. Manok, D. Jovović und O. Cvijetić, Beograd

Der im Titel gebrauchte Begriff *Pathomimie* ist im deutschsprachigen Raum nicht gebräuchlich, es sei mir deshalb zuerst eine kurze begriffliche Abgrenzung erlaubt. Benutzt man nämlich den Terminus *Artefakt*, so bleibt unklar, ob es sich um eine zufällige, ungewollte Schädigung handelt oder aber um eine beabsichtigte und auch nicht geleugnete Schädigung. In diesen Fällen besteht jedenfalls keine Unklarheit über die Genese der Artefakte. Ganz anders verhält es sich aber in den Fällen, in denen das Artefakt mit Absicht und tendenziös als *Selbstbeschädigung* und mit *Täuschungsabsichten* ausgelöst wird, um ein bestehendes Krankheitsbild zu aggravieren oder irgendein Krankheitsgeschehen zu simulieren. Solche Selbstbeschädigungen verdienen eine begriffliche Präzision, und der Begriff *Pathomimie* erscheint uns dafür geeignet, weil durch ihn zum Ausdruck kommt, daß das Artefakt gewollt und mit Täuschungsabsicht ver-

ursacht wurde, was selbstverständlich geleugnet wird.
Die Genese der Artefakte ist in diesen Fällen nicht klar.

Hinter solchen Handlungen steht der reale, von einer normalen psychischen Einstellung aus durchaus verständliche Wunsch, sich aus einer unbefriedigenden Situation zu befreien. So ist es verständlich, daß die Motive bei Selbstbeschädigungen überwiegend in Zusammenhang mit beruflichen Problemen stehen: Befreiung von der Arbeit, Arbeitswechsel, Erzwingung der Rente, Ausnutzung von Versicherungen u.a. Um die Erfüllung ihrer Wünsche zu erzwingen, wählen manche Menschen kaum glaubhafte Wege der Selbstbeschädigungen; diese sind zuweilen so primitiv und naiv, daß die Täuschungsabsicht allzu deutlich hervortritt. Manchmal ist jedoch die Simulation so gelungen, daß man sie als solche kaum erkennen kann, besonders auch deshalb, weil bei vielen Ärzten eine Scheu besteht, ein gewolltes Artefakt überhaupt anzunehmen bzw. zu unterstellen.

Daß man diese beabsichtigten Artefakte mit der Zeit doch als solche diagnostizieren kann, beruht auf den fast immer bestehenden morphologischen Eigentümlichkeiten der Schädigungen, ihre ungewöhnliche Entwicklung und die handgerechte Lokalisation. Weitaus größere diagnostische Schwierigkeiten bereiten die noch selteneren Fälle von *Heteropathomimie*, das sind jene gewollten Artefakte, die mit Hilfe einer anderen Person ausgeführt und beigebracht werden und dann auch an jenen Stellen des Körpers lokalisiert sein können, welche von den „Trägern" der Artefakte nicht selbst erreicht werden können. Die *handgerechte Lokalisation*, eines der Kennzeichen von Artefakten, fehlt somit bei den Heteropathomimien, wodurch sich die Diagnose noch schwieriger gestaltet. Zur Illustration zwei charakteristische Fälle von Heteropathomimie:

Fall 1: V.Z., 38 Jahre, Arbeiterin in einer Automobilfabrik. Wegen mit schwarzem Schorf bedeckten Geschwüren, die von Zeit zu Zeit am Rumpf auftraten, wurde die Patientin längere Zeit unter verschiedenen Diagnosen behandelt und auch krank geschrieben. Nach der stationären Aufnahme in der Klinik fanden sich am Rumpf drei Läsionen, welche gleich den Verdacht auf eine Säureverätzung erweckten. Der Kontakt mit irgendwelchen Säuren wurde von der Patientin jedoch kategorisch negiert. Zufällig wurde jedoch bekannt, daß bei dem Ehemann der Patientin, der im gleichen Automobilwerk beschäftigt war, an den Händen identische Läsionen bestanden, wegen der er ebenfalls lange Zeit krank geschrieben worden war. Wir erfuhren dann, daß der Ehemann seiner Frau die Läsionen mit Schwefelsäure aus einem Akkumulator beibrachte, um zu beweisen, daß es sich um eine ansteckende Hautkrankheit handele. Auf diese Weise konnte er zusammen mit seiner Frau „krankfeiern".

Fall 2: R.G., 36 Jahre, Putzfrau in einer Krankenanstalt. Nachdem die Patientin 6 Jahre als Putzfrau in einem Krankenhaus gearbeitet hatte, entwickelte sich an ihren Händen ein Ekzem, dessen berufsbedingte Genese durch Epikutanteste bestätigt wurde, da sie gegen Desinfektionsmittel (Lysol, Desol) überempfindlich war. Sie wurde daraufhin als Telephonistin eingestellt. An der neuen Arbeitsstelle fühlte sich sich jedoch nicht wohl und klagte über Atemnot; sie verlangte einen weiteren Arbeitsplatzwechsel und wollte Botin werden. Aus diesem Grunde wurde sie ein zweites Mal getestet, diesmal mit 10 verschiedenen Substanzen. Alle Tests fielen auffallend stark positiv aus, die Reaktionen waren zweifelsfrei toxisch. Es war offensichtlich, daß es sich um ein Täuschungsmanöver handelte. Aus diesem Grunde wurde die Testung nach einiger Zeit wiederholt. Die einzelnen Teste wurden diesmal paravertebral angelegt, wo sie die Patientin nicht erreichen konnte. Überraschenderweise bot sich beim Ablesen der Reaktionen das gleiche Bild wie beim ersten Mal, alle Reaktionen waren stark toxisch. Es war ein auffallend starker Geruch von Essigsäure zu bemerken, außerdem waren die Testpflaster etwas verschoben. Es handelte sich in diesem Fall um eine artifizielle und laienhafte „Positivierung" von Epikutantesten.

Die Veröffentlichung solcher Fälle, welche sich mit der Zunahme der Industrialisation wahrscheinlich noch mehren werden, soll einerseits die Ärzte mahnen, sich zu hüten, den Täuschungsmanövern von Rentenbetrügern zum Opfer zu fallen, und es andererseits auch erleichtern, diese Menschen mittelbar vor ihren eigenen, unsinnigen Handlungen zu schützen.

Dr. M. Manok
Dermatologische Klinik
der Med. Fakultät Beograd
11000 Beograd / Jugoslawien

3.1. Geschlechtskrankheiten · Feste Themen

Moderator: J. Meyer-Rohn, Hamburg

3.1.1. Wandlungen im klinischen Bild der heutigen Syphilis

A. Greither, Düsseldorf

Da in 10 Minuten nur einige Aspekte dieses komplexen, eine eigene Tagung erfordernden Themas aufgezeigt werden können, sollen einige Fälle kurz vorgestellt werden, die ein Licht auf das oft schwer zu erkennende Bild der heutigen Syphilis werfen.

Beim *ersten Fall* (29-jähriger, verheirateter Mann) war die Syphilis noch relativ leicht zu diagnostizieren, weil eine Angina specifica bestand. Dennoch war das Exanthem ungewöhnlich, es bestand nur am rechten oberen Thorax und war urticariell-flach-papulös.

Schwieriger war die Diagnose beim *zweiten Fall*, einer 43-jährigen, verheirateten Frau, die an den Handgelenken einige etwa kleinfingernagelgroße Papeln aufwies, die eigentlich nach Mücken- oder Wanzenstichen aussahen. Auf Grund des histologischen Bildes wurden zunächst eine Urticaria pigmentosa oder auch differentialdiagnostisch disseminierte Lymphozytome angenommen. Erst die positiven Seroreaktionen führten auf die richtige Spur. Es handelte sich um eine etwa 6-7 Monate alte oligosymptomatische Syphilis II, wobei der Infektionsmodus trotz Untersuchung des Ehemannes, des Freundes der Patientin und der Freundin ihres Ehemannes nicht geklärt werden konnte. Bei der Behandlung war interessant, daß nicht nur eine Herxheimer-Reaktion bei der ersten Penicillin-Injektion eintrat, sondern nach jeder Injektion sich die Papeln urticariell veränderten und insgesamt nach 12 Mega IE Penicillin eine Verschlechterung des Zustandes eingetreten war. Auf eine komplette Salvarsan-Wismut-Kur erfolgte vollständige Abheilung und sofortige serologische Negativierung der sicher inzwischen 8 Monate alten Syphilis II.

Im *dritten Fall*, bei einer 46-jährigen Frau, bestanden einige flache, erythematöse Papeln im Bereich es rechten Handtellers und Nackens. Es wurde eine fixe Arzneimittelreaktion angenommen. Histologisch ergab sich jedoch der Verdacht einer Retikulosarkomatose, in einer zweiten Excision derjenige einer Mycosis fungoides. Bei der ersten stationären Aufnahme konnte die Diagnose nicht geklärt werden. Die Patientin kam dann erst 3 Monate später zu uns zur stationären Behandlung, wo dann aus den immer noch bestehenden flachen Papeln, zu denen auch noch einige in der Achselhöhle gekommen waren, Spirochäten nachgewiesen werden konnten und sich auch histologisch eine späte Syphilis II ergab. Die Behandlung mußte wegen Penicillin-Unverträglichkeit mit Paraxin und Tetracyclin durchgeführt werden. Wir verloren die Patientin aus den Augen, weil sie nach 17 Tagen die Klinik verließ.

Beim *vierten Fall* handelt es sich um einen 18-jährigen Mann, der in der Neurologischen Klinik wegen unerträglicher Kopfschmerzen aufgenommen worden war (7.5.76). Er hatte 8 Monate vorher eine Schädelfraktur und vor 5 Wochen eine Kopfgrippe durchgemacht. Die ganzen neurologischen Untersuchungen zeigten keinen verwertbaren Befund, so daß eine Meningoencephalitis angenommen wurde und der Patient nach einer Behandlung mit 3 x 2,0 Binotal entlassen wurde. 3 Tage nach der Entlassung wurde er wegen diesmal noch stärkerer Kopfschmerzen aufgenommen; der Liquor war wieder o.B. Die HNO-Klinik fand aber ein Ulcus auf der linken Tonsille und wies Spirochäten nach. Die Seroreaktionen waren komplett positiv, was übrigens auch schon bei der ersten Aufnahme der Fall gewesen war, aber nicht weiter verfolgt wurde. Zur größten Überraschung zeigte sich bei den Röntgenaufnahmen des Schädels eine Reihe von Aufhellungen in der Kalotte, die im Mai nicht bestanden hatten. Es setzte eine Fahndung nach einem Plasmozytom oder den Metastasen eines noch unbekannten Tumors ein. Die Neurologen glaubten immer noch nicht an das Vorliegen einer Syphilis und stellten mir den Patienten am 5.7.1976 vor. Es zeigte sich bei ihm noch ein syphilitisches Exanthem am rechten Gesäß, Lymphknotenschwellungen in der Leiste und in den Ellbeugen. Diese syphilitischen Erscheinungen waren noch vorhanden, obgleich der Patient bereits drei Wochen lang Penicillin erhalten hatte.

Die Beobachtung des *fünften Falles* ist noch nicht abgeschlossen. Es handelt sich um einen 39-jährigen Mann, der mit Sicherheit bereits zweimal eine Syphilis durchgemacht hatte (1970 und 1972), die jeweils serologisch und klinisch komplett ausgeheilt war. Eine dritte wurde im August 1975 entdeckt; es handelte sich damals um eine späte Syphilis II, die der Hautarzt mit 2 x 12 Mega IE Penicillin behandelte. Als der Patient am 23.7.1976 zu uns kam, stellten wir zwar eine späte Syphilis II fest, konnten aber keine Spirochäten nachweisen, weil er einen Tag zuvor Penicillin erhalten hatte. Unter der nun systematisch durchgeführten Penicillin-Behandlung entwickelte er starke, zuletzt unerträgliche Schmerzen an den Schienbeinen, wo sich übrigens auch, abgesehen von einem diskreten und aus wenigen Effloreszenzen bestehenden papulösen Spätexanthem, Pyodermien gleichende Knoten befanden. Sie ließen sich histologisch jedenfalls nicht als Syphilis verifizieren. Die ständig zunehmenden Schmerzen führten schließlich zur orthopädischen Kontrolle; die Orthopäden fanden röntgenologisch einen Befund, den sie unbezweifelbar als syphilitische Gummen ansahen. An diesem Befund änderte sich auch durch eine intensive Penicillin-Behandlung, die zum Teil in Infusionen mit täglich 10 Mega IE bestand und insgesamt 154 Mega betrug, nichts. Eine Knochenbiopsie aus dem Schienbein war mikrobiologisch negativ, es fand sich ein Granulationsgewebe, das mit einer Syphilis gut vereinbar war, eine Tuberkulose schied aus, ferner ein Morbus Bang, ebenso Metastasen eines Tumors bzw. ein Sarkom. Die Veränderungen sind seit 5 Monaten stationär, der Patient bekam Gipsschalen wegen Frakturgefahr, 3-wöchige Jod-Kali-Behandlung brachte eine gewisse Konsolidierung, und es ist, da Neosalvarsan nicht mehr verfügbar ist, eine Behandlung mit Tetracyclin vorgesehen. Ausführliche Publikation ist vorgesehen bzw. bleibt vorbehalten.

Prof. Dr. Dr. A. Greither
Univ.-Hautklinik
Moorenstr. 5
D-4000 Düsseldorf

Diskussionsredner zum Vortrag 3.1.1.:
Petzoldt, Luger, Heite und *Meinicke*

3.1.2. Moderne Syphilisserologie

G. Lüders, Tübingen

Die Bedeutung der modernen Luesserologie wird von zwei Faktoren geprägt, die die eindeutige Diagnose der chronischen Infektionskrankheit Syphilis durch den Erregernachweis einschränken:
1. die (im Vergleich zur Gesamtkrankheitsdauer) sehr kurze Zeitspanne, in der das Treponema pallidum zugänglich ist;
2. die jetzt häufiger auftretenden larvierten Lueserkrankungen (z.B. infolge eines unkontrollierten Antibiotikagebrauches).

Es ist deshalb nötig, in allen Phasen sowohl eine Lues zu diagnostizieren bzw. eine Lues auszuschließen, als auch den Therapieerfolg sicher zu kontrollieren. Wir benötigen also verläßliche serologische *Suchreaktionen, Bestätigungsreaktionen* und *Verlaufskontrollen.*

Seit den ersten serodiagnostischen Syphilisreaktionen von Wassermann, Neisser und Bruck im Jahre 1906 wurden weit über 200 serologische Teste inauguriert, welche je nach dem benutzten Antigen in drei Gruppen einzuteilen sind:
1. Reaktionen mit Lipoidantigenen.
2. Reaktionen mit Suspensionen, Homogenisaten oder Extrakten aus *Reiter*'schen Kulturspirochäten.
3. Reaktionen mit dem pathogenen Treponema pallidum vom *Nichols*-Stamm oder Teilen derselben.

Bisher erstellten die meisten Laboratorien in Anlehnung an die Reichsvorschrift aus dem Jahre 1934 ein serologisches Spektrum mit den ersten beiden genannten Antigengruppen. Recht gut geeignet für Verlaufskontrollen mit dem eigentlich *nicht spezifischen* Antigen Cardiolipin erscheinen mir die Mikroflockungsreaktion mit Cardiolipin unter Zusatz von Cholesterin und Lecithin wie im *VDRL-Test* (Venereal-Disease-Research-Laboratory-Test) und eine Komplementbindungsreaktion mit Cardiolipin in der Kälteverbindung nach *Jacobsthal* (gewöhnlich als *Kolmer-Reaktion* bezeichnet).

Hinzu nahm man eine Komplementbindungsreaktion mit homogenisierten *Reiter*'schen Kulturspirochäten als Antigen (die sogenannte *Pallida* - oder besser SER-Reaktion) und eine Reaktion mit „rohem" Lipoidantigen (z.B. in der *Meinicke*-Klärungsreaktion II) und erhielt ein Spektrum mit durchaus günstiger Aussagekraft.

Mit den neuen spezifischen Reaktionen und ihren Modifikationen können wir aber *eindeutiger* und schneller die Syphilisdiagnose untermauern. Gerade in differenzierten Fällen sollten vor der Diagnose einer Lues und der antisyphilitischen Behandlung die modernen spezifischen Seroreaktionen angestellt werden, welche sich auf das Treponema pallidum selbst als Antigen stützen. Diese spezifischen Reaktionen erfassen unterschiedliche Antikörper, so daß dadurch ihre Aussagekraft erheblich erweitert wird.

Die bewährten *spezifischen* serologischen Methoden sind der Treponema-Pallidum-Immobilisationstest (TPI-Test oder *Nelson*-Test), der Fluorescent-Treponema-Antibody-Test (FTA-Test) mit seinen Verbesserungen als FTA-ABS-Test und FTA-IgM-Test sowie der Treponema-Pallidum-Hämagglutinations-Test (TPHA-Test). Die in den Antihuman-Gammaglobulin-Antikörper-Test (AGAT-Test) gesetzten Erwartungen hinsichtlich seiner Sensibilität und Spezifität konnten nicht bestätigt werden.

Der technisch aufwendige *TPI-Test* wird mit lebenden, in Kaninchenhodenpassagen gezüchteten und in einem Basalmedium für 20 bis 40 Stunden am Leben gehaltenen pathogenen Treponemen vom *Nichols*-Stamm ausgeführt. Deswegen darf das Serum der betreffenden Patienten keine treponemiziden Substanzen, wie z.B. Penicillin, enthalten. Die bei den Reaktionen stufenweise wirkenden, immobilisierenden Antikörper benötigen aktives Komplement und Lysozym. Der TPI-Test ist bei richtiger technischer Ausführung hochspezifisch und sein positiver Ausfall bei Frambösie und Pinta beweist nur die Treponemenspezifität der immobilisierenden Antikörper.

Technisch einfacher, routinemäßig leicht titrierbar und auch bei antibiotisch vorbehandelten Patienten mit kleinen Serum- und Liquormengen durchführbar, ist der FTA-Test in seinen Variationen. Als Antigen dienen lyophilisierte *Nichols*-Treponemen, an denen ohne Vermittlung durch aktives Komplement je nach spezieller Variante des Testes überwiegend IgG oder IgM durch ein markiertes Antihumanglobulin fluoreszenzmikroskopisch nachgewiesen wird. Um die Spezifität zu steigern, wurde der FTA-ABS-Test inauguriert, bei dem die fraglichen Seren vorher mit *Reiter*-Spirochäten-Antigen absorbiert werden, um Gruppenantikörper zu entfernen. Das Serum-Titer-Verhalten während des Heilverlaufes einer gesicherten Lues ist aber einfacher durch den FTA-Test ohne Absorption zu dokumentieren.

Ebenfalls einfach ausführbar ist der inzwischen verbesserte *Treponema-pallidum-Hämagglutinationstest* (TPHA-Test). Dabei werden tannierte und mit Formalin behandelte Hammelerythrozyten mit Treponema-pallidum-Antigen vom *Nichols*-Stamm beladen. Enthält das zu untersuchende Serum Antikörper gegen Treponema pallidum, kommt es zu charakteristischen Hämagglutinationen. Der TPHA-Test ist sehr empfindlich und auch titrierbar. Seine Ergebnisse korrelieren nach eigenen Erfahrungen sehr gut mit den übrigen luesspezifischen Reaktionen. Die Titer beim TPHA-Test fallen nur sehr langsam ab, so daß sich dieser Test sehr gut als Suchreaktion, aber kaum für die Kontrolle des Heilverlaufes einer Lues eignet. Hinzu kommt, daß der TPHA-Test sehr früh, kurz nach dem FTA-Test reaktiv wird.

Betrachtet man die Entwicklung der Antikörpertiter bei der *unbehandelten Lues,* so ergibt sich vereinfacht das folgende durchschnittliche Bild: Der FTA-ABS-Test wird noch vor dem TPHA-Test am frühesten reaktiv, es folgen die Reaktionen mit Lipoidantigenen und als letzter überschreitet der TPI-Test die serologische Nachweisgrenze.

Aufgrund des Titerverhaltens und der Einfachheit der modernen spezifischen Reaktionen wird sich eine Verschiebung auf den TPHA-Test bzw. den automatisierten Micro-Hämagglutinationstest (AMHA-TP-Test) als Suchreaktion und den FTA-ABS-Test als Bestätigungsreaktion ergeben. Als Reaktion für den Ausschluß einer konnatalen Lues eignet sich besonders der FTA-IgM-Test, weil IgM praktisch nicht diaplazentar übertragen wird. Nur bei zweifelhaftem Ausfall der eben genannten Reaktionen sollte zusätzlich der TPI-Test durchgeführt werden.

Der eindeutige klinische *Beweis* der Heilung einer Lues ist *nicht* zu führen. Wie schon betont, behalten hier die serologischen Reaktionen mit Cardiolipin als Antigen eine gewisse Berechtigung, da ja vorher mit spezifischen Reaktionen oder durch den Erregernachweis die Diagnose der Lues gesichert wurde.

Bei ausreichend behandelter *Lues I* ist zu erwarten, daß nicht nur die klassischen Seroreaktionen, sondern auch die FTA-Teste, der TPHA-Test und der TPI-Test die serologische Nachweisgrenze unterschreiten. Gewöhnlich bleibt der TPHA-Test am längsten als Serumnarbe erhalten.

Bei der behandelten *sekundären Lues* können der TPI-Test und der TPHA-Test dauernd reaktiv bleiben, während die klassischen Seroreaktionen und die FTA-Teste in der Regel „nicht reaktiv" werden. Weil der Abfall hoher Titer unter die Nachweisgrenze häufig mehr als ein Jahr in Anspruch nimmt, ist die Bestimmung der Ausgangstiter von VDRL- oder Kolmer-Reaktion, FTA- und TPHA-Test mit frischem Serum (abgenommen einen Tag nach Therapieabschluß) unerläßlich, damit aufgrund des nachgewiesenen Titerabfalles Arzt und Patient sich ohne Panik mit der schulmäßigen Behandlung zufrieden geben können.

Bei der *tertiären Lues* bleiben auch nach Therapie die eigengesetzlich ablaufenden klassischen Seroreaktionen häufig, der TPI-Test und TPHA-Test fast immer reaktiv. Nachzuweisen ist allerdings auch hier ein langsamer Titerabfall im VDRL-Test, in der Cardiolipin-KBR und den FTA-Testen.

Die gleichen Verhältnisse gelten in etwas abgemilderter Form für die alte *Lues connata*. Bei der frischen, sofort therapierten Lues connata dagegen kann erwartet werden, daß die klassischen Seroreaktionen, die FTA-Teste, der TPI-Test und nach den bisherigen Erfahrungen auch der TPHA-Test nach durchschnittlich 2 Jahren nicht mehr reaktiv sind.

Die Therapie der *Neurolues* hat in letzter Zeit eine grundsätzliche Veränderung erfahren. Wir müssen auch nach eigenen Erfahrungen davon ausgehen, daß wir einen Teil dieser Patienten früher nicht ausreichend therapierten. Aus diesem Grunde wurden häufig widersprüchliche Titer bei den serologischen Reaktionen beobachtet. Grundsätzlich ist zu sagen: Der TPI-Test unterschreitet nur in ganz vereinzelten Fällen ebenso wie der TPHA-Test und die FTA-Teste (u.a. auch im Liquor) die serologische Nachweisgrenze. Deshalb ist die Feststellung der primären Titer sofort nach Behandlung im FTA-Test und z.B. in der VDRL-Reaktion unerläßlich, damit man über den in der Regel immer nachweisbaren Titerabfall einen Hinweis auf den Behandlungserfolg hat.

Ausgehend von drei großen Antigengruppen und der deutlichen Verbesserung der spezifischen Reaktionen sind wir bei gezielter und kritischer Anwendung unserer serodiagnostischen Möglichkeiten heute in der Lage, verbindliche Aussagen über eine Erkrankung an Syphilis, den Ausschluß einer luischen Infektion und den Heilverlauf zu machen. Die entscheidende Voraussetzung dafür ist, daß früh positive spezifische Reaktionen rechtzeitig angestellt und daß sofort nach der Behandlung die Ausgangstiter für die Kontrollreaktionen — *stets im gleichen Labor* — ermittelt werden.

Literatur

Borkhardt, H.-L.: Die Bedeutung inkompletter Antikörper für die Serodiagnostik der Lues. 2. Mtlg. Derm.Mschr. *162*, 243-246 (1976)

Guthe, T., Luger, A.: Immunitätsverhältnisse bei Treponematosen. Hautarzt *22*, 320-333 (1971)

Kraft, D., Morgenstern, H., Raff, M., Söltz-Szöts, J.: Der Hämagglutinationstest in der Lues-Serologie im Vergleich zu den spezifischen Testen TPI und FTA-ABS. Z. Haut. u. Geschl.Kr. *48*, 221-226 (1973)

Leyh, F.: Geschlechtskrankheiten. München: W. Goldmann, 1972

Lüders, G.: Aktuelle serologische Luesdiagnostik und ihre Bewertung. Med.Klin. *69*, 1317-1325 (1974)

Meyer-Rohn, J.: Moderne Syphilis-Serologie. Z.Hautkr. *51*, 713-717 (1976)

Müller, F.: Perspektiven immunologischer Syphilis-Diagnostik. Dtsch. Ärzteblatt *73*, 9-14 (1976)

Müller, F., Luger, A.: Treponemen-spezifische Immundiagnostik der Syphilis. Z.Hautkr. *51*, 643-651 (1976)

Ritter, G., Volles, F., Müller, F., Nabert-Bock, G.: Blut-Liquor-Kinetik von Penicillin G bei Neurosyphilis. Münch.med.Wschr. *117*, 1383-1386 (1975)

Schierz, G., Meigel, W.: Der Treponemen-Immunfloreszenz-Absorptionstest (FTA-ABS). Untersuchungen zur Technik der quantitaiven Absorption und ihrer Bedeutung für die Spezifität Z.Haut.u.Geschl.Kr. *49*, 9-16 (1968)

Prof. Dr. G. Lüders
Univ.-Hautklinik
Liebermeisterstr. 25
D-7400 Tübingen

Diskussionsredner zum Vortrag 3.1.2.:
Heite, Meinicke, Müller und *Fegeler*

3.1.3. Gonorrhoe – Differentialdiagnose

J. Meyer-Rohn, Hamburg

Sieht man von den vom Mikrobiologen mit Zurückhaltung betrachteten Berichten über Gonokokkeninfektionen des Pharynx durch Fellatio oder Cunnilingus, ferner von den vorwiegend aus Skandinavien beschriebenen Fällen von Go-Sepsis ab, dann hat sich das Bild der Gonorrhoe sowohl beim Mann als auch bei der Frau nicht grundlegend gewandelt.

Differentialdiagnostisch muß in erster Linie die unspezifische oder besser, die nicht-gonorrhoische Urethritis von der Gonorrhoe abgegrenzt werden. K. Wolff hat unlängst mit der Frage „wie unspezifisch ist die unspezifische Urethritis" darauf hingewiesen, daß pathologische Veränderungen der Harnröhre, die die Urodynamik stören, wie Strikturen und Divertikel, auch zur unspezifischen

Urethritis führen. Sie kann deshalb keinesfalls als Synonym für *sexually transmitted disease* stehen. Dieser Ausdruck darf nur den durch Mikroorganismen verursachten Urethritiden vorbehalten bleiben. Zu ergänzen wäre, daß ein postgonorrhoischer Katarrh, Angst, schlechtes Gewissen, Manipulationen, thermische und chemische Reize wie auch Allergien zu Urethritiden führen können; für diese ist dann die Bezeichnung unspezifische Urethritis zutreffend.

Dennoch müssen auch diese Formen in unsere Betrachtungen einbezogen und von der eigentlichen Gonorrhoe scharf abgegrenzt werden. Diese Tatsache impliziert schon die Notwendigkeit einer subtilen Diagnostik im Hinblick auf eine erfolgversprechende Therapie.

Die nichtgonorrhoische Urethritis ist kein einheitliches Krankheitsbild, ihrer Ätiologie nach kann sie in 6 Gruppen eingeteilt werden:
1. Urethritis durch Mikroorganismen
2. Traumatische Urethritis
3. Allergische Urethritis
4. Urethritis durch Lokalerkrankungen der Harnröhre
5. Urethritis als Begleiterscheinung bei Allgemeinerkrankungen
6. Psychogene Urethritis

1. Die mikrobielle nichtgonorrhoische Urethritis

Jeder pathogene Keim kann praktisch eine Urethritis auslösen:

    Virusarten   Mycoplasmen
    Bakterien   Chlamydozoen
    Blastomyceten   Trichomonaden

a) Virus-Urethritis

Die häufigste Form ist die *Urethritis herpetica* (Herpes simplex). Sie setzt 1 bis 2 Tage nach dem G.V. mit Brennen beim Wasserlassen ein. Der Ausfluß ist glasig-schleimig oder auch gelb-eitrig. Meist bestehen starke, bis in die Leistenregion und Hoden ausstrahlende Schmerzen; die Leistenlymphknoten sind geschwollen und dolent; nicht selten besteht gleichzeitig ein Herpes genitalis. In der Urethra entstehen scharf umgrenzte Erosionen von tiefroter Farbe mit weiß-gelbem Belag.

b) Bakterielle Urethritis

Alle pathogenen Keimarten können zu einer Urethritis führen. Das klinische Bild unterscheidet sich wenig von der Gonorrhoe – meist ist es nicht so dramatisch, eher schleichend. Im Harnröhrenabstrich findet man neben zahlreichen Leukozyten und Epithelien Kokken und Stäbchen verschiedenen Gramverhaltens; die Keimart kann ausschließlich durch das Kulturverfahren differenziert werden. Im Rahmen der bakteriellen Urethritis verlangt die Infektion mit gramnegativen Diplokokken noch einen besonderen Hinweis. Diese sind morphologisch nicht von Gonokokken zu unterscheiden. Es handelt sich dabei um die Gruppe der anspruchslosen Neisserien, für die der treffende Ausdruck *Pseudogonokokken* geprägt wurde. Auch im kulturellen Verhalten ähneln sich alle Neisseria-Arten morphologisch so stark, daß eine einwandfreie Differenzierung erst durch umständliche biochemische Untersuchungsverfahren zu erzielen ist. Man kennt heute mehr als 25 Arten; gegenüber Antibiotika verhalten sie sich unterschiedlich.

c) Urethritis durch Hefepilze

Erreger sind vornehmlich Candida-Arten, die heute durch Anwendung der Pille und durch Verwendung bakterizider Intimsprays in falscher Anwendungsweise oder im Rahmen des Infektionswechsel nach Therapie mit Breitspektrum-Antibiotika häufiger im weiblichen Genitale anzutreffen sind als in früheren Jahren.

Das klinische Bild verläuft vorwiegend subakut, aber symptomarm; mit Juckreiz, gelegentlichem Brennen beim Wasserlassen und geringgradigen morgendlichen Ausfluß. Die Infektion nimmt oft von einer Candida-Balanitis ihren Ausgang. Seltener ist die akute Form mit massivem eitrigen Ausfluß, mit starkem Harndrang, sowie Schmerzen im Terminalbereich der Urethra. Urethroskopisch bietet sich das Bild eines entzündlichen Prozesses, bisweilen mit membranösen Belägen. Beim Mann ist fast immer nur die Pars anterior urethrae beteiligt. Aszensionen sind jedoch möglich.

Die bakteriologische Diagnose ist einfach und oft schon durch das Methylenblaupräparat zu stellen. Sproßpilze sind durch Größe und Form leicht von Bakterien abzugrenzen.

d) Chlamydozoen-Urethritis

Hauptvertreter dieser Gruppe sind Psittakose-Lymphogranuloma inguinale-Trachom (PLT). Es sind sogenannte große Virusarten, die hinsichtlich Morphologie und Mikrobiologie zwischen den echten organischen Virusarten und den Bakterien stehen.

Die mikroskopisch nach Giemsa-Färbung nachzuweisende Chlamydozoen- oder Einschluß-Urethritis ist eine milde Erkrankung der männlichen Harnröhre, die fast nur die Pars anterior befällt. Sie kann chronisch oder intermittierend verlaufen und heilt nach Monaten spontan ab. Als Inkubationszeit können 4-30 Tage angenommen werden. Die Schleimhaut der Urethra ist diffus gerötet und weist stellenweise kleinere, weiche Infiltrate auf, in denen hirsekorngroße, graugelbe Knötchen sitzen. Subjektiv besteht leichter Juckreiz und Brennen beim Urinieren. Tenesmen sind selten. Der oft sehr geringe Ausfluß ist serös, weiß-grau oder schleimig bis eitrig. Im Sediment finden sich Leukozyten, Epithelien und auffallend wenig Bakterien. Schwierig wird die Diagnose bei gleichzeitigem Befall mit banalen Keimen oder mit Neisserien.

e) Mycoplasmen-Urethritis

Urethritiden durch Mycoplasmen werden in den letzten Jahren wieder diskutiert, nachdem eine solche Genese jahrelang abgelehnt worden war, weil man Mycoplasmen unter der alten Bezeichnung PPLO als Saprophyten ansah.

Als Symptome werden die verschiedensten Formen des Urethralausflusses bei negativem bakteriologischen und Trichomonadenbefund angegeben: vom morgendlichen Tropfen bis zu heftigen, den ganzen Tag anhaltenden, serös eitrigen Sekretionen mit Brennen beim Wasserlassen und Schmerzen in der Glans.

f) Trichomonaden-Urethritis

Der Erreger – Trichomonas vaginalis – ist ein Flagellat von $16 \times 10\,\mu$ Größe und darüber. Der Nachweis erfolgt sehr einfach mikroskopisch im Nativpräparat; im richtig abgeblendeten Hellfeld oder im Phasenkontrastverfahren sind die lebhaft zuckenden Trichomonaden leicht zu erkennen. Im akuten Stadium besteht Harndrang, Juckreiz, Brennen in der Harnröhre mit Ausfluß, der im subakuten Stadium eine wässrig-milchige, später eine schleimige Beschaffenheit hat.

Für alle mikrobiell bedingten Urethritiden gilt als Gesetz: Gleichzeitige Behandlung der Partnerin, um „Ping-Pong"-Infektionen zu vermeiden.

2. Traumatische Urethritis

Eine traumatische Urethritis kann mechanisch, thermisch oder chemisch ausgelöst worden sein. Die Symptome sind vielgestaltig und abhängig von der einwirkenden Noxe: Verbrennung, Verätzung, Zerreissung oder Einrisse.

3. Allergische Urethritis

Eine allergische Urethritis zeigt sich subjektiv an durch Jucken, Brennen in der Urethra, deren Öffnung mit grauweißem Sekret verklebt ist. Sie kann im Gefolge einer kontaktallergischen Balanitis (Condom) auftreten.

Auf die Punkte 4. und 5. braucht hier nicht eingegangen zu werden.

4. Psychogene Urethritis

Die psychogene Urethritis ist charakterisiert durch Beschwerden vorwiegend subjektiver Art: Schmerzen im gesamten Genitalbereich, in den Leisten, Jucken und Brennen der Harnröhre, Klagen über früher durchgemachte, spezifische und unspezifische Erkrankungen. Objektiv kann oft bis auf den morgendlichen Tropfen kaum ein Befund erhoben werden: die Urethra ist vielfach trocken, ein Prostataexprimat oder Ejakulat erbringt keine pathologischen Befunde. Jahrelanges Bestehen der Beschwerden, Verhaltensweise des Patienten und das Fehlen objektiver Befunde führen bald zur richtigen Diagnose.

Prof. Dr. J. Meyer-Rohn
Univ.-Hautklinik
Martinistr. 52
D-2000 Hamburg 20

3.1.4. Bakteriologische Diagnose und Nachkontrolle der Gonorrhoe

S. Nolting, Münster

Erst im Jahre 1832 konnte *Ricord* durch Impfungen auf den Menschen nachweisen, daß Gonorrhoe und Syphilis zwei Krankheiten sind, und 1879 gelang *Neisser* dann die wichtige Entdeckung der Gonokokken. Lange Zeit wurde der Nachweis der Gonokokken im Untersuchungsmaterial von vielen Autoren als einfach durchführbar angesehen. Erst heute ist man sich der großen Schwierigkeiten bewußt, die beim *zweifelsfreien* Nachweis des Erregers auftreten können.

Der Erreger der Gonorrhoe wird der Familie der *Neisseriaceae* zugeordnet (Tabelle 1). *Neisseria gonorrhoeae* ist unbeweglich, hat einen Durchmesser von 0,6 bis 0,1 μ und wird als nieren-, semmel- oder kaffeebohnenförmig beschrieben. Die Erreger sind in der Regel paarweise mit ihren konkaven Seiten aneinander gelagert, während die anspruchslosen Neisserien hingegen eher in Vierergruppen auftreten. Einige sind harmlose Bewohner des menschlichen Respirationstraktes, und diese leben vorwiegend extrazellulär. Die Gonokokken hingegen findet man vor allem intrazellulär. Sie sind hochinfektiöse, anspruchsvoll lebende Schleimhautparasiten, die *keine* Immunität bedingen. Die Generationszeit beträgt bis zu 20 Minuten, und ihre Teilung geschieht immer senkrecht zur vorherigen Teilungsebene.

Tabelle 1. Neisseria gonorrhoeae

$\emptyset$ 0,6 - 1,0 μ
unbeweglich
sporenlos
Teilung – 20 Min.
senkrecht zur vorigen Ebene
paarweise Lagerung
gramnegativ
Temperaturoptimum 35 - 37 °
kleine, glatte, transparente Kolonien
empfindlich, Autolyse
Oxydase +
Catalase +
Nitratreduktion –
penicillinempfindlich

Es gibt eine Reihe von bakteriologischen Untersuchungsmethoden, die isoliert durchgeführt, oft die Diagnose nicht sichern können. Andere wiederum sind sehr kosten- und zeitaufwendig (Tabelle 2). Das einfachste und immer zumutbare Verfahren stellt die mikroskopische Ausstrichuntersuchung nach der Methylenblau-Färbung dar. Die Gonokokken färben sich dann tiefblau an und heben sich deutlich von der Umgebung ab. Bei Vorliegen einer frischen Gonorrhoe ist die Lagerung im Protoplasma der polymorphkernigen Leukocyten vorherrschend, während sich das Verhältnis im Verlaufe der Erkrankung zu einer mehr extrazellulären Lagerung wandelt. Die Untersuchung im Methylenblau-Präparat mit passendem klinischen Befund und eindeutiger Anamnese macht das Vorliegen einer Gonorrhoe sehr wahrscheinlich. Eine zweifelsfreie Sicherung ist jedoch nicht gegeben, da auch andere Neisserien das gleiche mikroskopische Bild bieten. Selbst bei Geübten kommen Fehldeutungen mit einer Schwankungsbreite von 5 bis 20 % vor. Auch die mikroskopische Untersuchung nach der schwieriger durchzuführenden Gramfärbung läßt keine wesentlich eindeutigeren Ergebnisse erwarten und stellt so zu diesem Zeitpunkt keine Bereicherung dar, da auch anspruchslose Neisserien unterschiedliche Gramfärbbarkeit aufweisen.

Beim direkten Fluoreszenznachweis werden auf dem Objektträger getrocknete und hitzefixierte Bakterien mit einem fluoresceinmarkierten Anti-Gonokokken-Serum 30 Minuten bei 37 °C in einer feuchten Kammer inkubiert. Das markierte Serum bleibt an der antigenen Hülle der Erreger haften, und diese leuchten in Fluoreszenzlicht auf. Dieser Gonokokkennachweis wäre die Ideallösung, wenn es zum einen gelänge, das dazu gehörige einwandfreie Anti-Gonokokken-Serum herzustellen, zum anderen beeinträchtigt auch die unspezifische Fluoreszenz die Genauigkeit der Befunde.

Tabelle 2. Untersuchungsverfahren zur Diagnosestellung der Gonorrhoe

1. mikroskopische Ausstrichuntersuchung
   a) Methylenblaufärbung
   b) Gramfärbung
   c) direkte Immunfluoreszenz

2. Transportmedien

3. kulturelle Anzüchtung
   a) verzögerte Immunfluoreszenz
   b) biochemisches Verhalten
      Wachstum auf einfachem Nährboden
      Temperaturverhalten
      Austrocknung, Oxydasereaktion
      Zuckervergärungsvermögen
      Pigmentbildung
      Nitratreduktion
      Verhalten gegenüber Antibiotika
      Elektronenmikroskopie

4. Antikörpernachweis im Serum durch Komplementbindungsreaktion

Weiterführend für die Diagnose ist dann die kulturelle Anzüchtung. Diese macht eine einwandfreie Durchführung und sachkundige Interpretation in einem dafür eingerichteten Labor notwendig. Für den niedergelassenen Arzt entsteht die Schwierigkeit des Transportes, da die Gonokokken empfindlich gegen Austrocknung und Oxydationsprozesse sind. Niedrige Temperaturen und langsame Abkühlung werden weitaus besser vertragen. Das Transportmedium nach Stuart enthält 0,1 % Thioglykolsäure zur Verhinderung der Oxydationsprozesse und Methylenblau-Lösung als Oxydationsdikator. Auch eine CO_2-reiche Transportflasche zur besseren Anzüchtung steht zur Verfügung. Schwierigkeiten treten in erster Linie bei der Haltbarkeit auf, und auch die Ergebnisse einer erfolgreichen Verimpfung von Transportmedien auf Kulturplatten sind nicht ermutigend.

Nach kultureller Anzüchtung ist die Möglichkeit gegeben, eine verzögerte Immunfluoreszenz durchzuführen. Jedoch gilt auch hier, daß es sich um eine zwar subtile, doch aufwendige und wesentlich subjektiven Einflüssen ausgesetzte Untersuchung handelt.

Der kulturelle Nachweis und die sich anschließenden Untersuchungsmethoden sind am besten geeignet, die Diagnose einer Gonorrhoe zu sichern. Jedoch gilt die vorsichtige Einschränkung, daß die Züchtung der Gonokokken mit vielen Unzulänglichkeiten belastet ist. Bewährt hat sich der sog. Schokoladen-Agar nach Thayer-Martin, der antibakterielle und antimycetische Substanzen zur Unterdrückung der unerwünschten Begleitflora enthält, denn andere Erreger sind den Gonokokken allein schon wegen ihrer geringeren Ansprüche überlegen. Es kann vorkommen, daß sich manche Keime, wie auch Neisseria catarrhalis und Mima polymorpha, gegen diese elektive Wirkung stemmen können (Tabelle 3). Umgekehrt können die Antibiotika auch einmal Neisseria gonorrhoeae im Wachstum unterdrücken. Das Abstrichmaterial wird möglichst unmittelbar vom Patienten auf die vorgewärmten Platten gebracht. Dabei ist darauf zu achten, daß die Entnahmestelle vorher von Begleitkeimen gereinigt wird. Für das Wachstum ist ein mit Kohlensäure angereichertes und sauerstoffarmes Milieu erforderlich. Die Angaben in der Literatur über die optimale Wachstumstemperatur schwanken von 35°C bis 37°C. Neisseria gonorrhoeae wächst in kleinen, grau-weißlichen Kolonien, die zum Teil durchsichtig sind. Die Oxydasereaktion muß positiv sein, und auch eine Gramfärbung kann zu diesem Zeitpunkt als sinnvolle Ergänzung dienen.

Tabelle 3. Neisseriaceae nach Bergey's Manual of Determinative Bacteriology, 1974

Neisseria gonorrhoeae
Neisseria meningitidis
   N. sicca
   N. subflava
   N. flavescens
   N. mucosa
   N. incertae sedis
   Branhamella (N. catarrhalis)
   Moraxella
   Acinetobacter (Tribus mimeae)

Zur weiteren Differenzierung dient das biochemische Verhalten, wie es z.B. mit der Feststellung des Zuckervergärungsvermögens geschieht. Die bakteriologische Diagnose stützt sich weiter auf die Pigmentbildung, auf die Nitratreduktion und in besonderem Maße auf das Verhalten gegenüber Antibiotika.

Elektronenmikroskopische Untersuchungen lassen eine Aufteilung der Gonokokken in verschiedene Typen zu. Dabei hängt die Pathogenität der Erreger vom Vorhandensein sogenannter *Pili* ab. Sie kommen bei Typ I und II vor und befähigen offensichtlich die Gonokokken, an der menschlichen Epithelzelle intensiver zu haften, sie zu attackieren und auch der Phagozytose besser zu widerstehen.

Die Komplementbindungs-Reaktion ist für die Diagnosestellung der Gonorrhoe allenfalls 4 Wochen nach der Infektion erfolgversprechend. Das Antigen ist ein Eiweißextrakt aus einer Anzahl ausgewählter Gonokokkenstämme verschiedenen Ursprungs und Alters. Die Aussagekraft dieses Untersuchungsverfahrens ist nur auf spezielle Fälle beschränkt und hat lediglich ergänzende Bedeutung.

Ein besonderes Problem stellen die Nachkontrollen zur Feststellung der Heilung einer Gonorrhoe dar. Die Angaben und die Forderungen, die von verschiedenen Untersuchern gestellt werden, gehen dabei weit auseinander. Sie reichen von völliger Vernachlässigung jeder Kontrolluntersuchung bis zu 5-6maliger kultureller Untersuchung mit Provokationen. In den Richtlinien, die 1976 von der Deutschen Gesellschaft zur Bekämpfung der Geschlechtskrankheiten herausgegeben wurden, kann man lesen, daß Heilungskontrollen nach abgeschlossener Behandlung unerläßlich sind und 7 Tage nach Therapieende durchgeführt werden sollen. Bei Frauen hat sich die Wiederholung der Kontrolluntersuchung unmittelbar nach der nächsten Menstruation bewährt.

Ein erfolgreiches Angehen und die Bewältigung des Problems Gonorrhoe ist in naher Zukunft noch nicht zu erwarten. Das beruht einmal auf den großen Bevölkerungsbewegungen, der Anwendung empfängnisverhütender Mittel, steigender Promiskuität und nicht zuletzt auf der menschlichen Unzulänglichkeit. Wünschenswert wäre, leichter anwendbare, in kurzer Zeit durchzuführende, weniger aufwendige Untersuchungsmethoden zu schaffen, um das Problem in diagnostischer Hinsicht besser angehen zu können. Die Untersuchungsmethoden sollten vereinfacht und damit breiter anwendbar gemacht werden.

Literatur

Berger, U.: Fortschritte der bakteriologischen Gornorrhoe-Diagnostik. Dtsch.med.Wschr. *92*, 847-850 (1967)

Hantschke, D.: Die Antibiotika-Empfindlichkeit von Neisseria gonorrhoeae-Stämmen im Essener Raum unter besonderer Berücksichtigung der Penicillin-Sensibilität. Zschr. Haut-Gesch.-Krkh. *45*, 49-62 (1970)

Heite, J.-J., Petzoldt, D.: Richtlinien 1976 der Deutschen Gesellschaft zur Bekämpfung der Geschlechtskrankheiten e.V. zur Diagnostik und Therapie von Gonorrhö und Syphilis. Hautarzt *28*, 152-154 (1977)

Meyer-Rohn, J.: Klinische Bedeutung der Pseudogonococcen, ihre Diagnostik und Therapiemöglichkeiten. Hautarzt *23*, 193-195 (1972)

Nolting, S.: Diagnostik der Gonorrhoe. Castellani *4*, 173-176 (1976)

Petzoldt, D.: Die Immunfluoreszenz in der Gonorrhoe-Diagnostik. Arch.Derm.Forsch. *224*, 288-290 (1972)

Reichlin, B., Rufli, Th.: Zur Aussagekraft heute verfügbarer Gonorrhoe-Untersuchungsmethoden. Schweiz.med.Wschr. *104*, 1712-1717 (1974)

Rufli, Th.: Zur IF-Diagnostik der Gonorrhoe. Dermatologica (Basel) *146*, 269-280 (1973)

Söltz-Szöts, U.: Urethritis non gonorrhoica des Mannes. Berlin–Heidelberg–New York: Springer-Verlag, 1973

Thayer, J.D., Martin, J.E.: Improved medium selective for cultivation of N. gonorrhoeae and N. meningitidis. Publ. Hlth. Rep. (Wash.) *81*, 559-562 (1966)

Prof. Dr. S. Nolting
Univ.-Hautklinik
Von-Esmarch-Str. 56
D-4400 Münster

3.1.5. Gonorrhoe-Therapie

H. Röckl, Würzburg

Bei der Therapie der Gonorrhoe ist von der Tatsache auszugehen, daß es 1. bislang keine absolute Penicillinresistenz der Gonokokken gibt und 2., daß das beste und wirkungsvollste Antibioticum nach wie vor Penicillin ist. Zwar wird neuerdings wieder von angeblich penicillinresistenten Gonokokken berichtet, dies ist jedoch noch kein Grund, die obligate Penicillin-Therapie vorzeitig aufzugeben. Die Einzeldosen wurden im Laufe der letzten Jahre allerdings erhöht. Man behandelt nicht mehr wie am Anfang der Go.-Therapie mit der gerade noch wirksamen Dosis, vielmehr appliziert man — auch in Anbetracht der Atoxizität des Penicillins — Dosen, die nicht nur weitgehende Erfolgssicherheit bedeuten, sondern auch im Stande sind, eine u.U. gleichzeitig acquirierte Lues im ersten Inkubationsstadium prophylaktisch zu therapieren. Die Wahl der Präparatezubereitung spielt eine sehr große Rolle. Man sollte deshalb nur Präparate verwenden, die neben der ausreichenden Depotwirkung einen genügend hohen Anteil an wasserlöslichem Penicillin G-Na oder -K enthalten, damit ein Serum- bzw. Gewebsspiegel von mehr als 2 E/ml für die Dauer von mindestens 2 Stunden erreicht wird. Als Beispiele seien genannt: Hormocillin, Hydracillin, Liquocillin, Megacillin. Die *orale* Penicillin-Therapie der Go., theoretisch durchaus möglich, wird der erfahrene Venerologe trotzdem nicht durchführen; dem Patienten soll man weder die Dosierung, noch den Zeitpunkt der Einnahme anvertrauen.

Folgende Behandlungsschemata sind möglich

1. Akute, unkomplizierte Gonorrhoe

a) einmalige Applikation von 4 Mill. E Depot-Penicillin (z.B. Hormocillin forte, Hydracillin forte, Liquocillin, Megacillin forte).

Die hierbei mögliche *minimale Versagerquote* kann praktisch beseitigt werden durch Applikation von

b) je 4 Mill. E Depot-Penicillin an 3 aufeinander folgenden Tagen (z.B. siehe unter a)).

2. Chronische Gonorrhoe mit und ohne Komplikation

an 3 aufeinander folgenden Tagen je 4 Mill. E Depot-Penicillin (z.B. siehe unter a)).

Die Dosierung an 3 aufeinander folgenden Tagen wie z.B. unter b) reicht aus, um eine gleichzeitig erworbene Syphilis zu verhindern.

Sogenannte Penicillin-Versager sind unbedingt durch die Kultur zu verifizieren. Die Heilungskontrolle der Gonorrhoe sollte möglichst kulturell unmittelbar nach Therapieende und 8-14 Tage später erfolgen. Provokationsverfahren sind überholt.

Bei nachgewiesener (Teste!) Penicillin-Allergie muß mit gruppenallergischen Reaktionen auch auf andere Penicilline, u.U. auch auf Cephalosporine, gerechnet werden, eine Möglichkeit, vor der nicht eindringlich genug gewarnt werden kann.

Ausweichmöglichkeiten bestehen in Form von:
Tetracycline (2 g p.o./die über 4 Tage oder 250 mg i.m. über 5 Tage) (cave: Gravidität).

Erythromycin: 2 g p.o./die über 4 Tage oder 100 mg i.m. über 5 Tage)

Spectinomycin (Stanilo): Eine gleichzeitig acquirierte Syphilis wird dadurch nicht beeinflußt. Die Dosierung beträgt 2 g beim Mann und 4 g bei der Frau (cave: Gravidität). Im übrigen halte ich es gerade bei diesem derzeit so propagierten Antibioticum für möglich, daß wir nach wenigen Jahren mit sehr rasch ansteigenden und hohen Versagerquoten konfrontiert werden — eine Erfahrung, die Siboulet am Hôpital Saint-Louis in gleicher Weise für das Spiramycin machte. Theoretisch ist dies jedenfalls zu vermuten, da das Spectinomycin zu den Antibioticatypen gehört, bei denen schon nach *einmaligem* (meist 2-4 maligem) Kontakt der Erreger Mutanten resultieren, die *hohe* und *höchste* Resistenzgrade aufweisen (sog. one step mutation).

Sero-Kontrollen nach Abschluß der Go.-Therapie, zumindest einmal nach etwa fünf Wochen, sind erforderlich.

Prof. Dr. H. Röckl
Univ.-Hautklinik
Josef-Schneider-Str. 2
D-8700 Würzburg

3.1.6. Ulcus molle und Lymphogranuloma inguinale

J.J. Herzberg, Bremen

Die dem Thema zugebilligten 10 Minuten lassen erkennen, daß von vornherein nur Randbemerkungen, insonderheit klinische, ge- und erwünscht waren. Hier sind sie:

Ulcus molle

1. Die Epidemiologie des Ulcus molle ist für diejenigen interessant, welche erst in der Aera der Sulfonamid- und Antibiotika-Therapie mit dieser, fast ausschließlich durch den Geschlechtsverkehr übertragbaren Krankheit zu tun hatten. Lange vor 1936, dem Beginn der klinischen Sulfonamid-Aera, war das Ulcus molle – eine während des ersten Weltkrieges noch gefürchtete Geschlechtskrankheit – verschwunden, dem genius epidemicus gehorchend. Im zweiten Weltkrieg und der daran anschließenden Schwemme von Geschlechtskrankheiten spielte das Ulcus molle auch noch eine untergeordnete Rolle. Erst jetzt fängt der weiche Schanker wieder an, sich langsam sowohl zahlenmäßig wie differentialdiagnostisch vorzuarbeiten (Herzberg, 1970; Civatte, 1976) und dies trotz bester therapeutischer Möglichkeiten!
2. Noch wird die Mehrzahl der Erkrankungen mit Ulcus molle eingeschleppt von der „Geschlechtskrankheiten-Transportgesellschaft", den Seeleuten. Es gibt aber schon einzelne autochthone Ansteckungen in Hafenstädten bzw. bestimmten Großstadt-Bereichen. Hierbei ist auf die während des ersten Weltkrieges festgestellte Bedeutung der symptomlosen Überträgerinnen aufmerksam zu machen.
3. Wie bei anderen venerischen Krankheiten wird auf einen Wandel in der Symptomatik des Ulcus molle hingewiesen: Es fehlen in ca. 40 % der Fälle die diagnostisch wichtigen Schmerzen der Geschwüre. Die Topographie hat sich insofern geändert, als bei weitem die Erscheinungen in der Kranzfurche und auf der Vorhaut praevalieren, während der früher so kennzeichnende, zur Fensterung führende Frenulumbefall eher selten geworden ist. Es überwiegt auch der syphiloide Aspekt, d.h. der harte Einzelschanker anstelle der multiplen Ulcera mollia. Diese Veränderung ist besonders deshalb hervorzuheben, weil die Syphilis umgekehrt statt des Einzelprimäraffektes gehäuft multiple zeigt und bis zur Suppuration reichende, entzündliche Leistendrüsenschwellungen! Hier liegen die schwerwiegenden Verwechslungsmöglichkeiten, welche die Serokontrollen nach 2 und 6 Monaten ebenso zur Pflicht machen wie
4. die Erstbehandlung der Ulcera mollia mit den modernen Sulfonamiden, wobei unsere Erfahrungen mit dem Kombinationspräparat Trimethoprim und Sulfamethoxazol, 8 Tage lang 2 x 2 Tabl., hervorragend sind. Damit wird – übrigens auch mit Streptomycin – eine begleitende Syphilis nicht maskiert und dem Nachweis zugänglicher.
5. Die Erreger des Ulcus molle, *Haemophilus ducreyi*, sind im Methylenblau-gefärbten Ausstrich-Präparat, insbesondere wenn man Material von den überhängenden Ulcusrändern nimmt oder aus einem Überimpfungsulcus, leicht zu finden.
6. Es ist erfreulich festzustellen, daß jene Varianten, die man früher als atypisch und selten bezeichnet hat, wirklich kaum noch vorkommen: etwa die follikulären, die flüchtigen herpetiformen Zwergschanker, die – wahrscheinlich auf Störungen im zellvermittelten Immunsystem beruhenden – serpiginösen, große Teile der Körperhaut abgrasenden oder die phagedaenischen Schanker.

Lymphopathia venerea

1. Bis vor ganz kurzer Zeit wurde die *Nicolas-Favre'sche Krankheit* ausschließlich aus Westafrika, Südostasien oder Südamerika eingeschleppt. Wie mir vor wenigen Tagen Herr Prof. Stüttgen mitgeteilt hat, scheint sich – genau wie vor 40 Jahren – in Berlin wieder ein autochthoner Herd aufgetan zu haben, der die Ansteckung im Lande ermöglicht. Dies ist für die Hafenstadt Bremen bisher noch nicht der Fall.
2. Ansteckend sind – wie eigene frühere Untersuchungen ergeben haben – alle, d.h. auch die Spätstadien.
3. Geändert hat sich der ehedem klassische Aspekt des aus vielen Fisteln eiternden, strumösen, meist einseitigen Bubo in der Inguinalgegend. Man sieht dank der ungezielten Vorbehandlung, der alle Seeleute leider unterliegen, – diese sind hier die Leidtragenden im doppelten Sinn – wohl die vergrößerten Lymphknoten, meist jedoch ohne Fisteleiterung. Nur ein Zeichen ist noch erhalten geblieben: das „Grabenzeichen", d.h. die durch das Leistenband verursachte Einziehung, welche die supra- von den infrapoupartischen Lymphknoten trennt. – Der Primäraffekt, unspezifisch im Aussehen, oft flüchtig, fehlt bei ca. 75 % in unserer Serie. – Die schweren genito-ano-rectalen Syndrome, deren Spezifität von *Degos* und *Stelzner* angezweifelt wird, – Esthiomène als polyaetiologisches Syndrom – beobachtet man derzeit überhaupt nicht mehr, wohl eine erfreuliche Folge der Therapie.
4. Wenn man die Geschlechtsverteilung der Spätfälle mit derjenigen der Frühfälle vergleicht, so muß mit einer sehr großen Spontanheilungsrate in Abhängigkeit vom primären Lymphknotenbefall gerechnet werden. Obwohl unsere lymphographischen Untersuchungen 1966-1968, gemeinsam mit Frau Dr. Reinert-Dilthey, ergeben haben, daß auch bei klinisch einseitigem inguinalen Lymphknotenbefall die andere Seite inapparent miterkrankt sein kann, auf jeden Fall jedoch die iliacalen und hohen pelvinen bis zu den paraaortalen Lymphknoten-Gruppen an dem krankhaften Prozeß beteiligt sind, so findet sich doch unter diesen Patienten kaum einer mit Spätbefall, im Gegensatz zu den in den Frühstadien kaum betroffenen Frauen, die die Masse der L.i.-bedingten Esthiomène-Fälle stellen. Da auch homosexuelle Männer so wie die Frauen reagieren, scheint der primär befallenen Lymphknotengruppe die entscheidende Rolle zuzukommen, ob ein ano-genito-rectales Syndrom auftritt oder nicht.
5. Auf die schwierige serologische Diagnostik ist anderenorts hingewiesen worden. Es fehlt überhaupt – da menschliches Frei-Antigen nicht mehr verfügbar ist – eine der Schwere und den Folgen dieser Geschlechtskrankheit angemessene Diagnostik.
6. Ausgeglichen wird diese Tatsache durch die gute Beeinflussung der den Rickettsien näher als den Viren stehenden Chlamydozoen (*Miyagawanella lymphogranulomatosis*) durch Sulfonamide und Tetracycline.
7. Der Histopathologe sollte heute bei Lymphknoten-Einsendungen auch an das Lymphogranuloma inguinale

denken, wenn er ein Präparat mit den ziemlich typischen Sternabszessen vor sich hat. Die Dreiteilung: sternförmige Nekrose, epitheloid- und riesenzelliges Granulationsgewebe sowie Infiltrat mit reichlich Plasmazellen ist immerhin so charakteristisch, daß wir in Bremen zwei typische Erkrankungsfälle via Histologie nach chirurgischer Lymphknoten-Exstirpation entdeckt haben.

Literatur

Civatte, J., Marcais, G., Delzant, O., Degos, R.: Ulcus molle-Epidemie im Pariser Gebiet. (Über 132 Fälle in den Jahren 1973/74). Hautarzt *Suppl. I*, 245-248 (1976)

Herzberg, J.J.: Lymphographische Studien bei der Lymphopathia venerea. Derm.Wschr. *153*, 854-857 (1967)

Herzberg, J.J.: Erkennung und Behandlung der Lymphopathia venerea. Fortschritte prakt.Derm. und Venerol., 6. Band, 286-291. Berlin–Heidelberg–New York: Springer 1970

Prof. Dr. J.J. Herzberg
Hautklinik Städt. Krankenanstalten
St.-Jürgen-Str. 51
D-2800 Bremen

3.2. Geschlechtskrankheiten · Freie Vorträge

Moderator: D. Petzoldt, Lübeck

3.2.1. Untersuchungen über das soziale Rollenverhalten von Geschlechtskranken

H. Szarmach, A. Kwiatkowska, W. Zając und A. Wroński, Białystok

Jeder Mensch spielt in seinem Leben verschiedene Rollen, welche z.B. zusammenhängen mit seinem Alter oder seinem Geschlecht, welche aber auch zum Teil frei gewählt sind, z.B. in seinem Beruf oder auch als Ehepartner. Ziel der vorliegenden Arbeit war, die Unterschiede im Erfüllen der sozialen Rollen durch Lueskranke und Gesunde zu analysieren.

Material und Methoden

Die Untersuchung umfaßt 51 Kranke (32 Männer und 19 Frauen) – Gruppe W. Die Kontrollgruppe (Gruppe K) umfaßt 20 Personen (10 Männer und 10 Frauen), die in der Hautklinik wegen verschiedener Hautkrankheiten hospitalisiert worden waren. Diese Gruppe wurde ausgelost, es wurde dabei beachtet, daß Alter und soziale Stellung in beiden Gruppen gleich verteilt waren (Tabelle 1). Die Untersuchungen stützten sich auf eine programmierte, mit dem allgemeinen klinischen Verfahren übereinstimmende Anamnese [2]. Die von den Patienten erfragten Auskünfte betrafen:
1. Verhalten in der Familie
2. Verhalten in der Schule
3. Verhalten im Beruf
4. Verhalten in der sozialen Gruppe
5. Verhalten in der Ehe
6. Verhalten in der geschlechtsgebundenen Rolle

Die so erhaltenen Daten wurden kategorisiert und mittels des Wesentlichkeitstestes für Lagemessungen in der Nominalskala für zwei unabhängige Versuche [3] statistisch bearbeitet.

Besprechung der bei den Männern erhobenen Untersuchungsergebnisse

In bezug auf ihre Lage als Kind in der Familie kann gesagt werden, daß sich die Mitglieder der Luesgruppe von denen der Kontrollgruppe nur durch das emotionale Verhältnis zur eigenen Kindheit unterscheiden. Die Lueskranken bewerten ihre Situation als Kind häufiger als angenehm ($p_{m,1} = 0,375$; $p_{m,2} = 0,100$).

Die Analyse des Verhaltens in der Schule ergibt interessante Ergebnisse. Die lueskranken Männer verneinen häufiger jegliche Schwierigkeiten im Unterricht in der Grundschule als die Mitglieder der Kontrollgruppe ($p_{m,1} = 0,782$; $p_{m,2} = 0,500$). Die Lueskranken sind dafür seltener bemüht, einen höheren Bildungsgrad als den gegenwärtigen zu erreichen ($p_{m,1} = 0,325$; $p_{m,2} = 0,500$).

Was das Verhalten in der sozialen Gruppe anbetrifft, so wurden Daten ermittelt, die auf bedeutende Unterschiede zwischen den Lueskranken und der Kontrollgruppe hinweisen. Es erwies sich, daß die Lueskranken seltener herzliche Kontakte mit Mitgliedern der näheren und weiteren Familie aufrechterhalten ($p_{m,1} = 0,187$;

Tabelle 1. Die untersuchten Geschlechtskranken (Gruppe W) und Personen aus der Kontrollgruppe (Gruppe K)

Geschlecht	Gruppe	Zahl der Untersuchten	Mittleres Alter	Altersverteilung				
				19	20-29	30-39	40-49	50
Männer	W	32	38,6	1	18	6	1	6
	K	10	32,6	1	5	1	1	2
Frauen	W	19	26,3	2	12	3	1	1
	K	10	25,6	1	7	2	0	0

$p_{m,2} = 0{,}500$), wie sie sich auch seltener in positiven Beziehungen zu Nachbarn engagieren ($p_{m,1} = 0{,}062$; $p_{m,2} = 0{,}200$).

Die untersuchten Gruppen unterschieden sich ebenfalls dadurch, daß manche Lueskranke angaben, daß sie keine engeren gesellschaftlichen Kontakte pflegen. Signifikante Unterschiede wurden auch in der Freizeitgestaltung beobachtet. Die Geschlechtskranken verweilten lieber in Gaststätten und Cafés und neigten zu Alkoholabusus ($p_{m,1} = 0{,}750$; $p_{m,2} = 0{,}300$).

Die Unterschiede in der Realisierung der Rollen eines Ehepartners und Vaters verdienen eine besondere Hervorhebung. Die außeremotionellen Motive der Eheschließung (z.B. materielle Gründe, Zwangssituationen) wurden von den Lueskranken angegeben ($p_{m,1} = 0{,}312$), von den Mitgliedern der Kontrollgruppe jedoch verschwiegen. Die Lueskranken gingen öfter als die Kontrollgruppe außerehelichen Geschlechtsverkehr ein ($p_{m,1} = 0{,}589$; $p_{m,2} = 0{,}200$). Es hat fernerhin den Anschein, daß Lueskranke als Väter auf die psychischen Bedürfnisse ihrer Kinder nicht ausreichend eingehen ($p_{m,1} = 0{,}636$), was bei den Vätern aus der Kontrollgruppe wegen der zu kleinen Zahl der Versuche statistisch nicht bestätigt werden konnte.

Im geschlechtsgebundenen Verhalten fällt die Tatsache auf, daß bei den Männern der Luesgruppe die Wahl des sexuellen Partners häufiger dem Zufall unterliegt als in der Kontrollgruppe ($p_{m,1} = 0{,}406$; $p_{m,2} = 0{,}100$). Es fehlt bei ihnen außerdem eine emotionale Bindung an die Partnerin ($p_{m,1} = 0{,}625$; $p_{m,2} = 0{,}100$). Die lueskranken Männer haben offenbar auch häufiger Geschlechtsverkehr, unabhängig von der Länge der Bekanntschaft mit ihrer Partnerin ($p_{m,1} = 0{,}656$; $p_{m,2} = 0{,}100$).

Besprechung der bei den Frauen erhobenen Untersuchungsergebnisse

Die Analyse der die Kindheit betreffenden Daten zeigt, daß sich die lueskranken Frauen ihrer sozialen Herkunft nach wesentlich von den Frauen der Kontrollgruppe unterscheiden, und zwar befanden sich unter den Frauen aus ländlichem Milieu weniger Lueskranke ($p_{m,1} = 0{,}312$; $p_{m,2} = 0{,}800$). Die Frauen aus der Luesgruppe bewerteten die in ihren Familien herrschenden Verhältnisse als ungerecht, da andere Geschwister vorgezogen wurden ($p_{m,1} = 0{,}782$; $p_{m,2} = 0{,}200$). Außerdem wurde in dieser Gruppe von einer Perzeption der Nichtakzeptierung seitens der Mutter gesprochen ($p_{m,1} = 0{,}160$). Ein Teil der lueskranken Frauen kannte ihre leiblichen Väter nicht, sie waren als uneheliche Kinder geboren ($p_{m,1} = 0{,}160$), ein Teil von ihnen hatte als eigentliche Erzieher in der Kindheit die Großeltern ($p_{m,1} = 0{,}160$), was in der Kontrollgruppe nicht nachgewiesen werden konnte. Das Verhalten in der Schule zeigte ebenfalls deutliche Unterschiede zwischen beiden Gruppen. Die Frauen der Luesgruppe bildeten sich seltener als die Frauen der Kontrollgruppe nach dem Abschluß der Grundschule fort ($p_{m,1} = 0{,}260$; $p_{m,2} = 0{,}600$), und sie sprachen auch häufiger von Schwierigkeiten im Unterricht ($p_{m,1} = 0{,}429$; $p_{m,2} = 0{,}100$). Dagegen bestanden seltener positive Kontakte zum Lehrer ($p_{m,1} = 0{,}160$; $p_{m,2} = 0{,}900$) oder zu den Mitschülern ($p_{m,1} = 0{,}100$; $p_{m,2} = 0{,}800$). Die lueskranken Frauen verspürten seltener als die Frauen der Kontrollgruppe ein Bedürfnis nach Weiterbildung ($p_{m,1} = 0{,}050$; $p_{m,2} = 0{,}300$).

Die Analyse des Verhaltens im Beruf zeigte, daß die lueskranken Frauen häufiger als die Frauen aus der Kontrollgruppe die Arbeitsstelle vor Jahresfrist wechselten ($p_{m,1} = 0{,}870$; $p_{m,2} = 0{,}500$). Als Motiv für dieses Verhalten wurde von den Frauen der Luesgruppe ein niedriger Verdienst angegeben ($p_{m,1} = 0{,}360$; $p_{m,2} = 0{,}125$); sie beurteilten den gegenwärtigen Arbeitsplatz seltener positiv als die Frauen der Kontrollgruppe ($p_{m,1} = 0{,}143$; $p_{m,2} = 0{,}750$).

Die Analyse des Verhaltens in den sozialen Rollen zeigte, daß die lueskranken Frauen seltener als diejenigen der Kontrollgruppe in den Mitgliedern der näheren und weiteren Familie die hauptsächlichen gesellschaftlichen Partner sehen ($p_{m,1} = 0{,}210$; $p_{m,2} = 0{,}900$); sie besitzen auch seltener eine enge Freundin ($p_{m,1} = 0{,}210$; $p_{m,2} = 0{,}500$). Beide Gruppen unterscheiden sich auch in der Art der Freizeitgestaltung. Die Frauen aus der Luesgruppe verbringen ihre Freizeit hauptsächlich in Cafés und Tanzlokalen ($p_{m,1} = 0{,}480$; $p_{m,2} = 0{,}100$).

Während der Analyse des Verhaltens in der Ehe wurde festgestellt, daß in der Luesgruppe eine Untergruppe von Frauen miterfaßt war, die in Trennung vom Ehepartner, zum Teil auch schon geschieden, lebt, was beide untersuchten Gruppen entschieden differenziert ($p_{m,1} = 0{,}710$). Die lueskranken Frauen sprechen häufiger über außeremotionale Motive der Eheschließung als die Frauen aus der Kontrollgruppe ($p_{m,1} = 0{,}710$; $p_{m,2} = 0{,}170$).

Im geschlechtsgebundenen Verhalten unterscheiden sich die Frauen der Luesgruppe dadurch, daß sehr viel seltener eine stärkere Bindung an den sexuellen Partner besteht ($p_{m,1} = 0{,}210$; $p_{m,2} = 0{,}800$). Es kommt auch seltener zu einer länger als ein Jahr anhaltenden Bindung an den gleichen Partner ($p_{m,1} = 0{,}260$; $p_{m,2} = 0{,}900$). Häufig ist auch die Bereitschaft zu geschlechtlichen Kontakten unabhängig von der Dauer der Bekanntschaft ($p_{m,1} = 0{,}530$; $p_{m,2} = 0{,}100$).

Die Verhaltensunterschiede zwischen den beiden untersuchten Gruppen zeigt Tabelle 2. Aus den erhobenen Daten folgt, daß es für die Männer und Frauen verhältnismäßig wenig gemeinsame Faktoren mit gleichem Differenzierungswert gibt. Die männlichen Differenzierungsfaktoren sind im allgemeinen nicht so einfach und schnell zu überprüfen, wie z.B. die soziale Herkunft, das Bildungsniveau und der Beruf. Diejenigen Faktoren, die anhand der durchgeführten Untersuchungen als wesentlich differenzierende angenommen worden sind, können sowohl Personen aus dem Arbeiter- als auch aus dem Gebildeten-Milieu, Personen mit Grund- oder Hochschulbildung, ferner auch Kriminelle oder Nichtkriminelle betreffen.

Bei Berücksichtigung der anderen Beobachtungen, wie z.B. die angenehmeren Kindheitserinnerungen der Lueskranken, was allerdings nicht immer der Wahrheit entsprechen muß (aufgrund des Mechanismus der Wunschbefriedigung) oder das Aufrechterhalten breiter, aber loser gesellschaftlicher Kontakte im allgemeinen, darf angenommen werden, daß die Unterschiede zwischen den Lueskranken und der Kontrollgruppe eher im Stil der Anpassung begründet sind als in einer ungenügenden sozialen Anpassungsfähigkeit. Es muß hinzugefügt werden, daß die lueskranken Männer durch ein instrumentelles, nicht emotionales Konsumptionsverhältnis gegenüber der sexuellen Partnerin gekennzeichnet sind. Ähnliche Beobachtungen machten auch andere Verfasser [4].

Die lueskranken Frauen zeichnen sich durch ein etwas anderes Verhalten und durch andere psychologische

Tabelle 2. Faktoren, welche die Gruppe der Geschlechtskranken von der Kontrollgruppe unterscheiden

Männer	Frauen
1. Verhalten in der Familie	
	– soziale Herkunft (Wohnort; Beschäftigung der Eltern)
	– Perzeption des gegenseitigen Verhältnisses der Eltern
	– Erzieher
– emotionale Beurteilung der eigenen Kindheit	
2. Verhalten in der Schule	
	– formelle Bindung
– ohne Schwierigkeiten im Unterricht	– Schwierigkeiten im Unterricht
	– Perzeption der sozialen Interaktion
ohne Bestrebungen in bezug auf Bildung	
3. Verhalten im Beruf	
berufliche Stabilität	
– Ursachen des Arbeitswechsels	
– Einstellung zur Arbeit	
4. Verhalten in der sozialen Gruppe	
Objekte der gesellschaftlichen Interaktion	
Interessen	
– Empfinden des Verlassenseins	
5. Verhalten in der Ehe	
Motive der Eheschließung	
– außereheliche Verhältnisse	
– Verhältnisse zu den Kindern	– Intensivierung der Konflikte
6. Verhalten in den geschlechtsgebundenen Rollen	
Auswahlkriterien des sexuellen Partners	
Verhältnis zu den Frauen	
emotionale Bindungen an den Partner	
Zeit bis zum Entschluß zu einem Verhältnis	
	– Dauer der Verbindung

Mechanismen aus. Unter anderem fällt das starke Gefühl der Nichtakzeptierung seitens der Eltern auf, besonders seitens der Mutter, wahrscheinlich auch das Sicherheitsbedürfnis in Zuständen der Bedrohung, in Konflikten in Schule oder Beruf. In einer solchen Situation zeigt sich, daß hier ein beständiger Persönlichkeitsdefekt im Spiel ist, welcher die Aufnahme positiver, gefühlsgebundener Kontakte erschwert oder unmöglich macht. Dies kann sich u.a. auch in einer schnellen Aufnahme von sexuellen Kontakten mit zufälligen Partnern äußern.

Schlußfolgerungen

In der Art der Erfüllung der sozialen Rollen unterscheiden sich lueskranke Frauen von den gesunden Frauen in einem höheren Grad als die Männer beider Gruppen; die lueskranken Frauen unterscheiden sich außerdem wesentlich von den lueskranken Männern. Die Unterschiede zwischen den Frauen und Männern betreffen vor allem die Funktionen in der Familie und im Beruf. Die relativ geringsten Unterschiede zwischen lueskranken Frauen und Männern wurden im ehelichen und geschlechtsgebundenen Verhalten beobachtet. Die lueskranken Männer unterschieden sich von den gesunden Männern durch das Verhalten in der Ehe, in der sozialen Gruppe und in der geschlechtsgebundenen Rolle.

Literatur

1. Czubalski, K.: Rola czyników psychosocjalnych w chorobach wenerycznch. Przeg. Derm. *59*, 325 (1972)
2. Gerstmann, S.: Rozmowa i wywiad w psychologii. Warszawa: PWN, 1973
3. Gòralska, A.: Metody opisu i wnioskowania statystycznego w psychologii. Warszawa: PWN, 1974
4. Jankowski, W., Chyba, M., Kwiatkowski S., Krajewski, Z.: Psychologiczna analiza chorych na kiłę nabytą wczesną. Przeg. Derm. *61*, 457 (1974)
5. Kelus, J.: Social and behavioural aspects of venereal disease. Brit. J. vener. Dis. *49*, 167 (1973)
6. Kelus, J.: Charakterystyka socjo-demograficzna chorych wenery cznie. Prezg. Derm. *59*, 309 (1973)
7. De Kite, E.C.: Good personality breakdown in patients attending venereal diseases clinics. Brit. J. vener. Dis. *47*, 135 (1971)
8. Lijowska, M.: Wyniki ankiety problemowej przeprowadzonej w grupie kobiet z "marginesu społecznego", leczonych w oddziale dermatologicznym w Nowej Hucie. Przeg. Derm. *59*, 301 (1973)
9. Mika, St.: Wstęp do psychologi społecznej. Warszawa: PNW, 1972
10. Morton, R.S.: Social indicators and venereal disease. Brit. J. vener. Dis. *49*, 155 (1973)
11. Newcomb, Th.M., Turner R.H. and Converse Ph.E.: Psychologia społeczna. Warszawa: PWN, 1970

12. Starck-Romanus, V.: Social and behavioural aspects of venereal disease. Brit. J. vener. Dis. *49*, 163 (1973)
13. Wells, B.W.: Personality study of V.D. patients. Brit. J. vener. Dis. *46*, 6 (1970)

Doz. Dr. habil. H. Szarmach
Kierownik Kliniki Dermatologii
Akademij Medycznej w Bialymstoku
ul. Manifestu Lipcowego 3
15-879 Białystok/Polen

3.2.2. Veränderungen der klinischen Manifestationen der Frühsyphilis in den letzten 20 Jahren

R.V. Ilea, Arad

Die Syphilis ist eine Krankheit, die seit ältesten Zeiten (5.000 Jahren) bekannt ist und auch heute ihre Aktualität nicht verloren hat, obwohl der Arzt heute über wirksame Heilmittel zu ihrer Bekämpfung verfügt.

Das liegt daran, daß verschiedene sozialoekonomische, kulturelle und moralische Faktoren sowie das Sozial- und Sexualverhalten der Individuen wie auch der gesellschaftlichen Gruppen sich ständig ändern und sich der Entwicklung der menschlichen Gesellschaft anpassen. Die therapeutischen Mittel, über welche wir heute zur Vorbeugung und Behandlung der Syphilis verfügen, haben die Plage vergangener Jahrhunderte von einer rein medizinischen Aufgabe in ein vorzugsweise soziales Problem verwandelt, an dessen Bewältigung sich auch der Arzt beteiligen muß; in diesem Zusammenhang sei es deshalb erlaubt, Schiller's Worte zu paraphrasieren: ,,Der Mohr hat seine Schuldigkeit getan, aber der Mohr muß bleiben"! Die Entdeckung des Penicillins und seine Verwendung zur Behandlung der Syphilis leitete eine neue Phase ein, nicht nur vom Gesichtspunkt der medizinischen Möglichkeiten zur Heilung der Infektion, entsprechend dem Prinzip einer ,,Therapia magna sterilisans" von Ehrlich, sondern auch vom klinischen Gesichtspunkt aus, denn als Folge einer irrationalen und empirischen Verwendung der treponemiziden Antibiotika zu präventiven und kurativen Zwecken sind gewisse quantitative und qualitative Wandlungen der klinischen Symptome und des Ablaufes der Syphilis festzustellen. Die Änderungen im Verlauf der syphilitischen Infektion, welche durch Antibiotika und andere Faktoren verursacht werden, bilden eine ständige Sorge der Syphiligraphen.

Aus diesen Gründen widmeten wir besondere Aufmerksamkeit dem Studium der Entwicklung der klinischen Symptomatologie der Frühsyphilis während der letzten 25 Jahre.

Wir haben dazu zwei vergleichbare Perioden ausgewählt, in denen zwei Gipfel der Morbiditätskurven lagen. Diese beiden Zeitabschnitte liegen zwischen 1950 und 1955 sowie 1970 und 1975, zwischen denen ein fünfzehnjähriger Zeitraum mit einem Nachlassen der Erkrankungshäufigkeit zu verzeichnen war, was erfreulicherweise auch für die letzten zwei Jahre zutrifft.

Nachfolgend werden wir einige unserer Beobachtungen bezüglich der Veränderungen der klinischen Symptomatologie der Frühsyphilis mitteilen, wie sie sich uns aufgrund des Vergleiches der klinischen Daten aus beiden erwähnten Perioden darstellen. Wir werden dabei keine statistischen Daten angeben, da diese von Rumänien an die WHO gemeldet werden.

Im Laufe der letzten 25 Jahre machten sich gewisse Veränderungen der Manifestationen der *Syphilis im Stadium I* bemerkbar:

1. Häufig werden multiple Primäraffekte mit ulzeronekrotischen Veränderungen beobachtet.
2. Wir haben 13 Patienten mit einer schnurartigen Phlebolymphangitis (nach Hoffmann) am Dorsum penis oder im Sulcus coronarius beobachtet, als ,,Nebenbefund" fanden sich gleichzeitig diskrete Mikroerosionen im Bereich des Frenulums oder der Harnröhre. Histologisch handelte es sich um eine thrombotische Phlebitis und Lymphangitis.
Über diese pathologisch-anatomischen und klinischen Untersuchungen haben wir schon früher ausführlich berichtet (Dermato-Venerologia, Bucaresti, Vol. XX, Nr. 4, Seite 273-281 [1975]). Oft suchen diese Patienten ärztlichen Rat lediglich wegen ihrer schnurförmigen oder knotigen Veränderungen, aber nach einer sehr gründlichen Untersuchung kann der Arzt die spezifischen Erosionen feststellen. Dies gelang uns nur in 23 % dieser Fälle, während die Mehrheit der Fälle auf andere Ursachen (Infektionen mit Gonokokken, Streptokokken, fusiformen Bakterien und Spirillen u.a.) zurückzuführen war.
3. Einige Male haben wir Balanoposthitiden, welche eine Candidiasis imitieren, oder eine Balanitis specifica *Follmann* als Primäraffekte mit positivem Dunkelfeldnachweis von Treponemen gesehen.
4. Keine Seltenheit waren herpesartige Primäraffekte.
5. Häufig waren primäre syphilitische Erosionen *ohne* Sklerose.
6. Die häufigste Manifestation einer Syphilis im Stadium I ist bei Frauen die Erosio colli uteri ohne charakteristische klinische Symptome. In unserem Krankengut traf dies für 29 % aller Primäraffekte bei Frauen zu. Auch erosive oder rissartige Primäraffekte der Harnröhre sind keine Seltenheit. Die Untersuchung aller Erosionen am Collum uteri im Dunkelfeldverfahren ist bei allen irgendwie verdächtigen Patientinnen unerläßlich.
7. Der Anteil Homosexueller am gesamten Patientengut mit Frühsyphilis wurde nur in den letzten Jahren registriert, er betrug 1973 4 % und 1974 7 %. Als klinisches Leitsymptom in diesen Fällen stellen wir eine einseitige, intern-crurale Lymphadenopathie heraus, welche auf einen tiefliegenden, intra-analen syphilitischen Primäraffekt hinweisen kann.

Die klinischen Manifestationen der *Syphilis im Stadium II* haben sich ebenfalls etwas gewandelt.
1. Charakteristisch für die Periode von 1970 bis 1975 ist das besonders häufige Auftreten von papulo-squamösen Syphiliden an Handtellern und Fußsohlen gleichzeitig mit Roseolen.
2. Bei einem Patienten haben wir das gleichzeitige Auftreten von Primäraffekt, Roseolen und vegetierenden Papeln am Penis beobachtet; dies beweist einen ungewöhnlich raschen Abblauf der Immunrekationen des Organismus.
3. Bei Kranken mit kavernöser Lungentuberkulose traten fieberhafte (38°–39°C), generalisierte, mikropapulöse Exantheme auf.
4. Die besondere Häufigkeit von Schleimhautsymptomen muß hervorgehoben werden: leukokeratotische, erosive oder rhagadiforme Effloreszenzen der Lippen, Zunge, Tonsillen oder des Rachens sowie auch beidseitig in den Mundwinkeln kommen vor, ferner auch

Syphilide, die eine *Leukoplakie* oder einen *Lichen planus der Mundschleimhaut* nachahmen. Eine leukoplakische Form der Frühsyphilis ist besonders wichtig, denn in der klassischen Fachliteratur wird sie als eine Spätmanifestation der Syphilis angesehen oder als ein auf alten, syphilitischen Veränderungen sich bei Rauchern entwickelnder Zustand.
5. Eine Seltenheit stellt ein verruciformes Solitärsyphilid des Daumens dar, welches die tuberkulöse *Verruca nekrogenica* imitiert.
6. Bei einem Alkoholiker beobachteten wir generalisierte, ulcero-crustöse Effloreszenzen der Syphilis maligna praecox.
7. Vier Monate nach der Infektion traten bei einer Patientin corymbiforme Syphilide auf, welche im allgemeinen erst viel später im Verlaufe der Syphilis zu beobachten sind.

Für den Zeitraum 1970-1975 lassen sich einige charakteristische Eigenschaften der Frühsyphilis feststellen; die quantitativen und qualitativen Veränderungen gegenüber der Zeit von 1950-1955 manifestieren sich in zwei Richtungen:

A) Bei unbehandelten Fällen von Frühsyphilis
1. Eine ausgeprägte Vielfalt der Hautsymptome.
2. Eine besonders häufige Beteiligung der Schleimhaut von Mund, Lippen, Zunge und Rachen.
3. Fieberhafte und ulcero-nekrotische Fälle kommen häufiger vor.
4. Erhöhte Frequenz der syphilitischen Erosio colli uteri ohne charakteristische klinische Symptome.
5. Überschneiden der klassischen klinischen Stadien durch gleichzeitiges Auftreten von Primäraffekt, Roseolen und papulo-squamösen Syphiliden der Handteller und Fußsohlen oder von Primäraffekt, Roseolen und vegetierenden Papeln.

Alles dies bezeichnet eine gewisse Veränderung der Beziehung zwischen Wirt und Erreger, bedingt durch eine Steigerung der Virulenz der Treponemen, nachdem diese in den vorausgegangenen 20 Jahren nachgelassen zu haben schien. Wie es aus der allgemeinen Pathologie bekannt ist, wird dies durch günstige epidemiologische Bedingungen, z.B. frequentere Übertragung der Erreger, ermöglicht.

B) Die *zweite Kategorie* von Patienten, bei denen gewisse Modifikationen der Symptome der Frühsyphilis beobachtet wurden, sind jene, die *vor der ärztlichen Untersuchung in unzulänglicher Weise antibiotisch behandelt worden waren*. Es handelte sich zumeist um eine von den Patienten selbst aus eigener Initiative vorgenommene, kurzfristige (3-5 Tage) Behandlung mit Penicillin V per os (etwa 10-20 Tabletten) oder Tetrazyklin per os (manchmal 5,0 gr. in einer einzigen Dosis). Man kann drei verschiedene Situationen herausstellen:
1. Eine präventive, unzulängliche Behandlung bewirkt eine Verkürzung und Abschwächung der klinischen und serologischen Symptomatologie sowie des Verlaufes.
2. Bei einer unzureichenden Behandlung einer klinisch schon manifesten Frühsyphilis kann die Symptomatologie ebenfalls abgeschwächt werden oder es treten uncharakteristische Symptome auf. Die Dunkelfelduntersuchung verläuft negativ, die klassische Serologie (Cardiolipin-Reaktion und Reiter-Test) verschiebt sich oder wird „nicht reaktiv". Nach einer Lokalbehandlung mit treponemiziden Antibiotika, meist Tetrazyklin-Salbe, wird die Dunkelfeld-Untersuchung negativ; dieser Zustand kann sogar länger als eine Woche andauern. Klinischer und epidemiologischer Verdacht veranlassen in diesen Fällen zu einer längeren klinischen und serologischen Überwachung.
3. Eine ganz besondere Form ist die von uns etwas widersprüchlich bezeichnete *unzulänglich behandelte Syphilis latens recens seronegativa*: nach insuffizienter Behandlung einer Frühsyphilis kann eine klinische „Heilung" mit dem Verschwinden der spezifischen Effloreszenzen eintreten, die klassischen serologischen Reaktionen bleiben 4-6 Monate nach der Infektion „nicht reaktiv". Bei einem Patienten in diesem Stadium bestand kein anderes Symptom als eine Narbe nach abgeheiltem Primäraffekt, obgleich er in der Zwischenzeit mehrfach sexuelle Kontakte mit dem Partner hatte, bei dem sich eine floride Sekundär-Syphilis entwickelte. In diesen Fällen ergaben quantitative serologische Untersuchungen kein prae- oder postzonales Phaenomen. Treponemen-Immobilisations-Test und FTA-ABS-Test wurden nicht durchgeführt.

Diese unzureichenden antibiotischen Behandlungen wurden von den Patienten entweder ganz bewußt wegen der ihnen bekannten genitalen Veränderungen, oder aber ganz unbewußt wegen anderer Erkrankungen (z.B. Tonsillitis, Adnexitis u.a.) vorgenommen.

Die Kenntnis dieser Situation ist aus folgenden Gründen besonders wichtig: diese Patienten können Ausgangspunkt neuer Infektionen sein, die weitere klinische Entwicklung ist verschleiert, eine spezifische Therapie muß fortgesetzt werden und schließlich ist sie ein charakteristisches Phänomen der Antibiotika-Epoche mit immunologischen und allgemein-pathologischen Konsequenzen.

Abschließend möchten wir darauf hinweisen, daß bekanntermaßen die Anwendung von Antibiotika die klinische Symptomatologie einiger Infektionskrankheiten (z.B. Scharlach, Typhus abdominalis usw.) verändert hat. Das gleiche ist auch mit den klinischen Manifestationen der Syphilis geschehen. Aus diesem Grunde kann die ständige Beobachtung des klinischen Verlaufes der Stadien der Syphilis eine Quelle neuer Erkenntnisse sein und eine Grundlage zu grundsätzlichen Forschungen bilden.

Zusammenfassung

1. Besondere klinische Manifestationen der Syphilis im Stadium I in der Periode 1970-1975 im Vergleich zur Periode von 1950-1955:
a) vermehrtes Auftreten von multiplen Primäraffekten und ulcero-nekrotischen Formen;
b) schnurartige Phlebolymphangitis am Dorsum penis oder im Sulcus coronarius als Hauptsymptome bei Mikroerosionen im Bereich des Frenulums oder der Harnröhre;
c) Balanoposthitis unter dem Bild einer Candidiasis; Balanoposthitis Follmann;
d) herpesartige Primäraffektionen;
e) Primäraffekte ohne Sklerose;
f) syphilitische Erosionen am Collum uteri ohne klinisch charakteristische Symptome (29 % aller Primäraffekte bei Frauen).
2. Besondere klinische Manifestationen der Syphilis im Stadium II in der Periode 1970-1975 im Vergleich zur Periode von 1950-1955:
a) häufigeres Auftreten von papulo-squamösen Syphiliden an Handflächen und Fußsohlen zusammen mit Roseolen und Primäraffekt!

b) in einem Fall: gleichzeitiges Auftreten von Primäraffekt, Roseolen und vegetierenden Papeln an der Glans penis;
c) fieberhafte (38°-39°C), generalisierte mikropapulöse Exantheme (Typhose syphilitique);
d) besondere Häufigkeit von Schleimhautplaques unter dem Bild von Leukokeratosen, Erosionen und Rhagaden an Lippen, Zunge, Tonsillen und Rachenschleimhaut, ferner Anguli infectiosi imitierende Syphilide in den Mundwinkeln;
e) solitäre, verrucöse Syphilide des Daumens, eine Verruca nekrogenica imitierend;
f) generalisierte ulcero-crustöse Laesionen wie bei Syphilis maligna praecox;
g) corymbiforme Syphilide, schon 4 Monate nach der Infektion.

Prof. Dr. R.V. Ilea
Dermatologische Abt. des
Krankenhauses Arad
str. Busteni 25
Arad/Rumänien

3.2.3. Bewertung der Syphilis-Therapie durch immunologische Verlaufskontrollen*

F. Leyh, Lübeck, und F. Müller, Hamburg

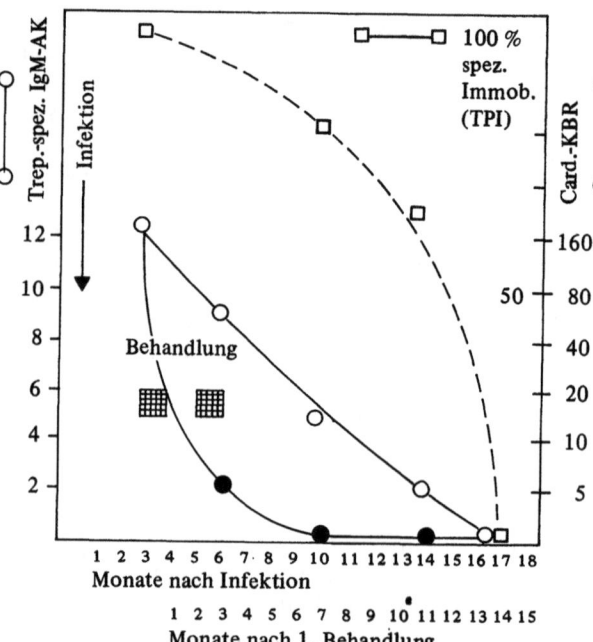

Abb. 1. Verlauf der Antikörper nach behandelter Syphilis in der Frühlatenz

Forschungsergebnisse der Infektionsimmunologie haben in jüngster Zeit auch bei der Syphilis unsere Kenntnisse wesentlich erweitert. Aus dem Spektrum der Fragestellungen haben wir eine herausgegriffen und versucht, auf sie ein Antwort zu geben: „Ist der Nachweis treponemenspezifischer IgM-Antikörper bei einem Syphilis-Patienten geeignet, eine Aussage über dessen Behandlungsbedürftigkeit zu machen?"

Grundlage der Untersuchungen sind zwei Kollektive von Patienten mit klinisch und/oder serologisch diagnostizierter Syphilis in der Früh- bzw. Spätlatenz. Über 24 Monate wurden die Patienten in zeitlichen Abständen mit dem TPHA-, dem FTA-ABS-, dem TPI-, dem IgM-FTA-ABS- und dem IgM-FTA-19S-Test [1] überwacht. Eine der beiden Patientengruppen war spezifisch behandelt worden, die andere blieb über den gleichen Zeitraum unbehandelt oder erhielt nur verzettelt einige Penicillin-Injektionen. Auf experimentelle Details wird an anderer Stelle eingegangen [3]. Hier soll nur über die Ergebnisse berichtet werden.

In Abb. 1 wird an einem Beispiel der typische Verlauf der verschiedenen Antikörper bei einem Patienten mit einer in der Frühlatenz behandelten Syphilis gezeigt. Innerhalb von 17 Monaten wird mit allen Testsystemen ein Status erreicht, der allgemein als als *nicht reaktiv* bezeichnet wird.

In der Abb. 2 sind Maxima und Minima sowie die Mittelwerte des Titerkorrelates treponemenspezifischer IgM-Antikörper in Abhängigkeit von der Behandlung dargestellt, die mit dem IgM-FTA-19S-Test bestimmt worden sind. Zwei Fakten sind bemerkenswert:
1. Die Amplitude zwischen Maxima und Minima der Titerkorrelate ist in der Zeit zwischen dem 3. und dem 6. Monat nach der Behandlung auffallend groß, und
2. die Mittelwertkurve der Titerkorrelate zeigt eine deutlich fallende Tendenz und hat nach 24 Monaten für 38 von 40 (= 95 %) der Patienten den 0-Punkt erreicht.

*Mit Unterstützung der Deutschen Forschungsgemeinschaft Bonn-Bad Godesberg, Az: Mu 28/10

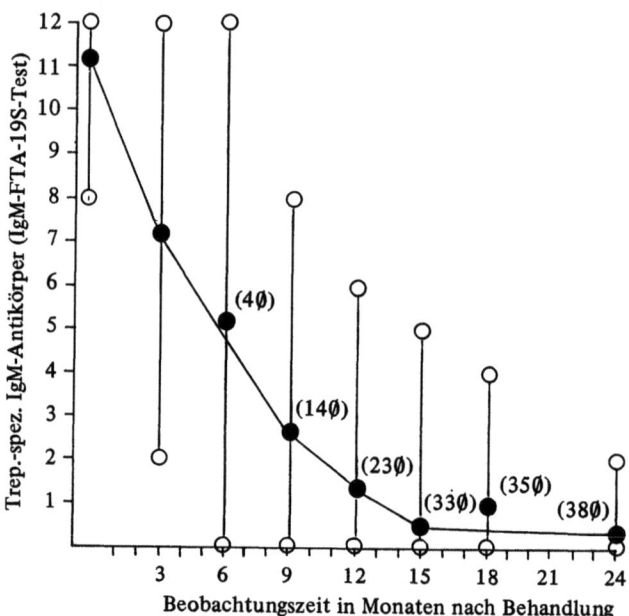

Abb. 2. *Treponemen-spezif. IgM-(19S)-Antikörper.* Titerverlauf bei Patienten mit behandelter Syphilis in der Frühlatenz (n=40)

Beide Phänomene bedürfen, bevor Schlußfolgerungen aus den Untersuchungsbefunden gezogen werden können, einer Erklärung. Zu 1. zeigt Abb. 3 einige Einzelverläufe des Abfalls treponemenspezifischer IgM-Antikörper. Die zeitliche Verschiebung (um bis zu 6 Monate) des Titerabfalls ergibt sich, weil der Wert des Maximums für das Titerkorrelat mit 12 willkürlich ist. Höhere Titer kommen vor, werden in diesem System der Darstellung jedoch zeitlich erst später erfaßt. Dies erklärt die große Amplitude zwischen dem 3. und dem 6. Monat nach der Behandlung.

Der Beobachtung des Titerabfalls treponemenspezifischer IgM-Antikörper in Abhängigkeit von der Therapie der Infektion könnte entgegengehalten werden, daß es sich dabei um ein zufälliges Zusammentreffen handelt. Es könnte unterstellt werden, daß bei diesen Patienten durch die vermehrte Produktion von IgG-Antikörpern die

Bildung der IgM-Antikörper gebremst wird (feed back). Daß diese Annahme nicht richtig ist, wird in der Abb. 4 dargestellt.

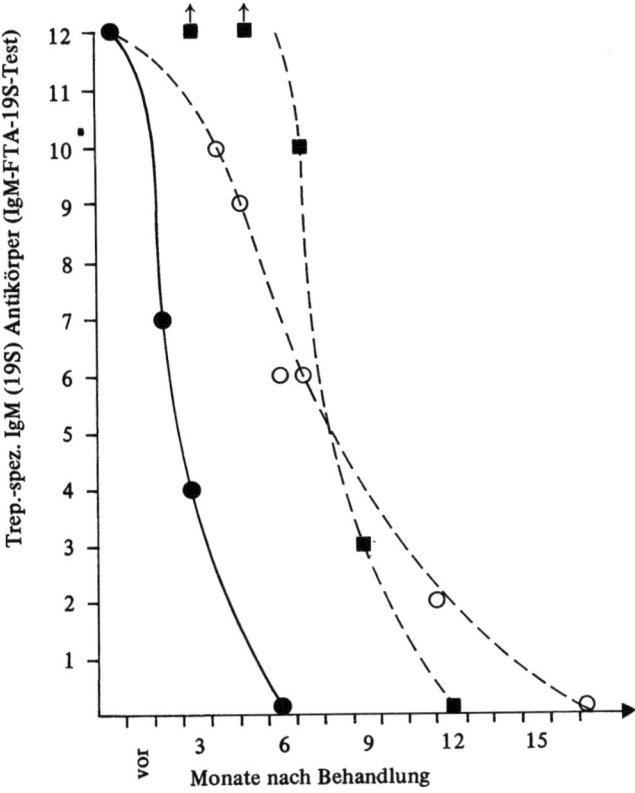

Abb. 3. Verlaufstypen des Abfalls Trep.-spezif. IgM-(19S)-Antikörper bei behandelter Syphilis in der Frühlatenz

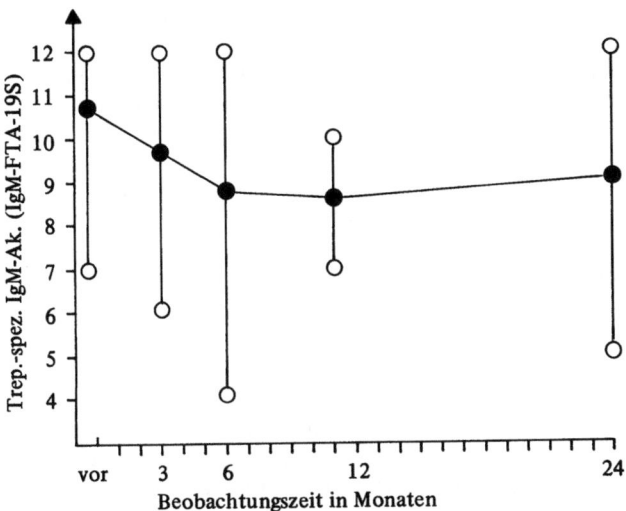

Abb. 4. *Treponemen-spezif. IgM-(19S)-Antikörper.* Titerverlauf bei unbehandelten bzw. unzureichend behandelten Patienten mit Syphilis in der Früh- oder Spätlatenz (n = 13)

Bei dieser Gruppe handelt es sich um Untersuchungsgefangene, bei denen die Syphilis bei der Aufnahme in die Haftanstalt diagnostiziert worden ist. In allen Fällen mußten die Kranken aus der U-Haft entlassen werden, bevor die Behandlung eingeleitet oder abgeschlossen werden konnte. Sie wurden in unregelmäßigen Abständen einem Gesundheitsamt zugeführt, wurden serologisch untersucht, haben sich aber einer Behandlung regelmäßig entzogen. Dieses gleichfalls über 24 Monate beobachtete Patientenkollektiv zeigte *keinen* Abfall des Mittelwertes treponemenspezifischer IgM-Antikörper auf den 0-Punkt wie die Gruppe spezifisch behandelter Patienten.

Aus diesen Beobachtungen können zwei Schlußfolgerungen gezogen werden:
1. Der Nachweis treponemenspezifischer IgM-Antikörper ist in der Regel ein Zeichen für die Behandlungsbedürftigkeit des Patienten. Diese Aussage ist in weitgehender Übereinstimmung mit derjenigen von Wilkinson und Rodin [3].
2. Fehlen treponemenspezifische IgM-Antikörper im Serum eines Patienten, der eine Syphilis durchgemacht hat, so kann dies als Zeichen ausreichender, d.h. sanierender Behandlung, oder der Spontanheilung gewertet werden. Für die Richtigkeit dieser Aussage sprechen die Untersuchungsbefunde von mehr als 200 Syphilis-Patienten, von denen uns Daten zur Infektion und Behandlung bekannt sind und die im IgM-FTA-19S-Test *nicht reaktiv* waren.

Untersuchungsergebnisse und die aus ihnen gezogenen Folgerungen werden zur Diskussion gestellt.

Literatur

1. Müller, F.: Zur Technik des Nachweises treponemenspezifischer 19S-IgM-Antikörper bei der latenten und spätlatenten Syphilis. Immunität und Infektion (im Druck)
2. Müller, F., Loa, P.L.: Neue Möglichkeiten in der immunologischen Diagnostik der Treponemen-Infektion (Syphilis). Infection 2, 127-131, (1974)
3. Wilkinson, A.E., Rodin, P.: The IgM-FTA test in syphilis in adults.: its relation to clinical findings. Brit. J. ven Dis. 52, 219 (1976)

Frau Prof. Dr. F. Leyh
Med. Hochschule
Ratzeburger Allee 160
D-2400 Lübeck

3.2.4. Kritische Beurteilung der spezifischen Syphilisseroreaktionen anhand humoraler und zellulärer immunologischer Parameter

M. Sandhofer und J. Fritz, Graz

Mit der Einführung der spezifischen Syphilisseroreaktionen und den damit verbundenen Absorptionstechniken schien anfänglich das serologische Problem der biologisch falsch positiven Reaktionen weitgehend gelöst zu sein. Doch bald wurden in mehreren Publikationen sowohl beim FTA-Abs. als auch beim TPHA biologisch falsch reaktive (BFR) Untersuchungsergebnisse mitgeteilt, wenngleich in einem wesentlich geringeren Prozentsatz als bei den klassischen Reaktionen [2, 3, 4].

In der vorliegenden Arbeit versuchten wir, die spezifische Antikörperdynamik, das zelluläre Verhalten des immunologischen Systems gegenüber Treponemen und einen Autoantikörperstatus bei Syphilispatienten zu charakterisieren und diese Eigenschaften vergleichend bei Probanden mit wahrscheinlich biologisch falscher Reaktivität (BFR) zu untersuchen.

Patientengut

Untersucht wurden 52 Sera von Patienten mit unbehandelter Syphilis (15 mit Syphilis I, 22 mit manifester Syphilis II, 18 mit früh- und spätlatenter Syphilis, 2 mit manifester Spätsyphilis), 59 Sera von seit mindestens einem halben Jahr ausreichend behandelten Syphilitikern (6 mit Syphilis I, 18 mit Syphilis II, 35 mit früh- und spätlatenter Syphilis latens) und 21 sog. Problemsera. Diese stammten von Patienten mit systemischem Lupus erythematodes [2], bandförmiger Sklerodermie [1], bullösem Pemphigoid [1], Morbus Wilson [1], Zirrhosis hepatis [4], Diabetes mellitus [4], Myocardinfarkt [1], Hyperlipoproteinämie [2]. Bei den restlichen Probanden mit Problemsera konnte wie bei den eben aufgezählten weder anamnestisch noch klinisch-epidemiologisch ein Anhalt für eine durchgemachte Syphilis eruiert werden. Neben einer Reaktivität in den klassischen Seroreaktionen fanden wir bei den 21 Problemsera zumindest in einer, meist jedoch in beiden der von uns durchgeführten spezifischen Reaktionen eine Positivität.

Methoden

1.a) Der TPHA-Test nach der Methode von Tomizawa et al. [8] in der quantitativen Makromethode und der FTA-Abs.-Test mit H-kettenspezifischen Antisera wurden mit kommerziell erhältlichen Reagenzien durchgeführt (Fujizoki Pharma Co. Ltd. Tokio; Behring-Werke). Die monospezifischen Antisera wurden auf ihre Spezifität immunelektrophoretisch überprüft und die ideale Gebrauchsverdünnung mit einer Schachbretttitration ermittelt.

b) Zur Inaktivierung der 19-S-Globuline behandelten wir die Patientensera mit Dithiotreitol (DTT), welches die pentamere Struktur der IgM-Moleküle über ihre Disulfidgruppen auflöst und zumindest die Agglutinationseigenschaften derselben hemmt. Wir hielten uns dabei an die Methode von Olson et al. [6]. Gleiche Teile von 0,01 molaren DTT und des Testserums wurden bei 37° über 30 Minuten inkubiert. Diese vorbehandelten Sera wurden ebenfalls mit dem TPHA und FTA-Abs. untersucht.

2. Bestimmung des Leukocytenmigrationshemmtestes nach Søberg und Bendixen unter Zusatz von treponemalem Antigen – Stamm Nichols – [1, 7].

3. Autoantikörperscreenig mittels indirekter Immunfluoreszenz. *Substrat:* Rattenleber und -magen, Kaninchenoesophagus.

Ergebnisse

Bei den *unbehandelten Patienten* (Tabelle 1) mit Syphilis I fanden wir eine relativ gering ausgeprägte Reaktivität im TPHA-Test; im FTA-Abs.-Test fanden wir spezifische Antikörper aus allen Immunglobulinklassen. Mit DTT gelang es, 7 TPHA-Reaktionen zu negativieren. Als Beweis, daß die für die Agglutination verantwortlichen IgM- und teils IgA-Moleküle inaktiviert wurden, kann man die meist negativierte monospezifische Fluoreszenz im FTA-Abs.-Test nach der Thiol-Reduktion anführen. Durch diese Reduktion nicht wesentlich beeinflußt wurden der meist hochreaktive TPHA- und der IgG-Antikörpertiter bei Patienten mit manifester *Syphilis II* und *Syphilis latens*. Interessanterweise wurden bei dieser Patientengruppe die IgM- und IgA-Aktivitäten durch DTT kaum aufgehoben. Hämagglutination und Fluoreszenztest waren auch bei Seren von Patienten mit *manifester Spätsyphilis* durch Thiolbehandlung nicht zu beeinflussen.

Tabelle 1. 52 Sera von Patienten mit unbehandelter Syphilis. D = mit Dithiotreitol vorbehandelte Sera

TPHA		D.	FTA - Abs.					
SI (15)			γ	γ-D.	μ	μ-D.	α	α-D.
5120	4	2	++++	2	2			
1280			+++	6	3			
320	4	2	++	3	5	2	1	2	1
80	3		+	3	3	11	2	8	4
NR	4	11	NR	1	2	2	12	5	10
SII (22)		D.	γ	γ-D.	μ	μ-D.	α	α-D.
5120	17	11	++++	10	10			
1280	1		+++	10	10	2		2	1
320		2	++	2	2	3	2	5	6
80	4	5	+			14	15	14	12
NR		4	NR			3	5	1	3
S.LAT.(18)		D.	γ	γ-D.	μ	μ-D.	α	α-D.
5120	16	11	++++	6	7			
1280			+++	10	9	1		2	
320	1	3	++	2		1	2	3	4
80	1	2	+		1	13	11	12	9
NR		2	NR			1	5	1	5
SIII (2)		D.	γ	γ-D.	μ	μ-D.	α	α-D.
5120	2	2	++++	2	2			
1280			+++					1	
320			++					1	1
80			+			1	2	1	1
NR			NR						

Bei den *6 behandelten Patienten mit Syphilis I* lagen ein niedrigtitriger TPHA-Test und ein schwach reaktiver IgG-FTA-Abs. vor. Bei den 53 Probanden mit behandelter Syphilis II und Syphilis latens imponierte die hohe Reaktivität im TPHA und IgA-FTA-Abs.-Test, wenngleich nicht in dem Ausmaß wie bei den Sera unbehandelter Syphilitiker. Die DTT-Technik „reduzierte" bei dieser Gruppe mehr den TPHA-Titer als die IgG-Reaktion im FTA-Abs.-Test. Die bei etwa der Hälfte der Patientensera gefundene IgM- und IgA-Aktivität im FTA-Abs. wurde nur teilweise durch DTT aufgehoben.

Bei unseren 21 Problemsera von Patienten (Tabelle 2), deren Seroreaktionen wahrscheinlich *nicht auf eine Syphilisinfektion zurückzuführen* waren, fanden wir im Gegensatz zu den differentialdiagnostisch in Frage kommenden Patienten mit Syphilis latens nur eine geringe Reaktivität im TPHA- und IgG-FTA-Abs.-Test, die Vorbehandlung mit DTT bewirkte in jeweils nur 4 Fällen eine Negativierung dieser beiden Teste. Dagegen wurde die in 9 Fällen festgestellte IgM-Fluoreszenz durch Thiol-Reduktion aufgehoben.

Im *Migrationshemmtest* fanden wir bei 18 von 20 Patienten mit unbehandelter Syphilis latens Migrationshemmungen auf treponemales Antigen, dagegen nur bei 1 von 6 Probanden mit BFR.

In einem *Autoantikörperscreening* waren bei 8 von den 21 Problemsera antinucleäre Antikörper in mehr oder minder hohen Titerstufen nachzuweisen. Je einmal waren antimitochondriale, gegen Basalmembran und gegen glatte Muskulatur gerichtete Autoantikörper zu identifizieren. Beim untersuchten Patientenkollektiv mit behandelter und unbehandelter latenter Syphilis war hingegen keine dieser Antikörperqualitäten aufzudecken.

Tabelle 2. Problemsera von 21 Personen mit vermutlich biologisch falscher Reaktivität. D = mit Dithiotreitol vorbehandelte Sera

TPHA	D.	FTA-Abs.	γ	γ-D	μ	μ-D	α	α-D
5120	4	1	++++					
1280	1		+++	5	3			
320	4	2	++	7				
80	5	7	+	8	13	9	8	3
NR	7	11	NR	1	5	12	21	13	18

Besprechung und Zusammenfassung

1. Die von uns durchgeführten Vorbehandlungen der Seren mit DTT und die damit verbundene Inaktivierung des makromolekularen IgM zeigte, daß das serologische Verhalten von biologisch falsch reaktiven Probanden dem von Patienten mit unbehandelter Syphilis I ähnelt. Die nicht zu beeinflussende IgM-Reaktivität in späteren Stadien der Syphilis dürfte am ehesten auf das kürzlich von Müller [5] genauer charakterisierte monomere 8S-IgM zurückzuführen sein.

2. Im Migrationshemmtest zeigten die Leukocyten der „Problempatienten" kaum spezifisch-zelluläre Reaktionen im Gegensatz zum relevanten Vergleichskollektiv.

3. Aufgrund des gehäuften Auftretens von Autoantikörpern bei den biologisch falsch reagierenden Probanden kann auch die antitreponemale Aktivität vermutlich fallweise als Autoimmunphänomen aufgefaßt werden.

Literatur

1. Fritz, J., Sandhofer, M: Nachweis der zellulären Immunität bei der Syphilis mit dem Leukocyten-Migrations-Inhibitionstest, Z.Hautkr. *51*, 727-734, (1976)
2. Garner, M.F., Backhouse, J.L., Daskalopoulos, G., Walsh, J.L.: The Treponema pallidum hemagglutination (TPHA-test) in biological false positive and leprosy sera. J.clin.Path. *26*, 258-260 (1973)
3. Kiraly, K., Prera, H.: Evaluation of the Treponema pallidum hemagglutination (TPHA) test for syphilis on „problem sera". Acta Dermatovener. *54*, 303-310 (1974)
4. Meyer-Rohn, J.: Unspezifisch positive Reaktionen im FTA-Test. Hautarzt *25*, 528-529 (1974)
5. Müller, F., Oelerich, S.: Treponemenspezifische 8 S-IgM-Antikörper bei Patienten mit behandelter bzw. unbehandelter Syphilis. IV. Jahrestagung der Arbeitsgemeinschaft Dermatologische Forschung 1976
6. Olson, R.R., Weiblen, B.J., O'Leary, J.J., Moscowitz, A.J., McCullough, J.: A simple technique for the inactivation of IgM antibodies using Dithiotreitol. Vox.Sang *30*, 149-159 (1976)
7. Søberg, M., Bendixen, G.: Human lymphocyte migration as a parameter of hypersensitivity. Acta Med.Scand. *81*, 247-256 (1967)
8. Tomizawa, T., Kasamatsu, S.: Hemagglutination test for diagnosis of syphilis. Jap.J.med.Sci.Biol. *19*, 305-308 (1966)

Dr. M. Sandhofer
Univ.-Klinik für Dermatologie und Venerologie
Auenbruggerplatz 8
A-8036 Graz

3.2.5. Fünf Jahre klinische Erfahrungen mit dem Treponema pallidum-Hämagglutinations-(TPHA)-Test bei Syphilis

Th.-D. Turek und U. Bayer, Graz

Der TPHA-Test wird an der Grazer Hautklinik seit nunmehr fast 6 Jahren routinemäßig im Rahmen der Syphilisdiagnostik verwendet. Um den Wert der Methode anhand unseres Krankengutes zu beurteilen, haben wir im Blut und Liquor den TPHA-Test im Vergleich mit dem FTA-ABS- und dem VDRL-Test bzw. CKBR untersucht.

Insgesamt wurden von uns 5321 Sera untersucht, davon 5098 syphilitische (von behandelten und unbehandelten Patienten) und 323 nichtsyphilitische. Als der Test mit der größten Erfassungsbreite erwies sich der TPHA-Test mit 4996 reaktiven Sera; im FTA-ABS-Test waren dagegen nur 4687, im VDRL-Test 3143 Sera reaktiv. Die allgemeine Übereinstimmung zwischen dem TPHA-Test und dem FTA-ABS-Test lag bei 94 %, zwischen dem TPHA- und dem VDRL-Test bei 63 %. Dies unterstreicht die offensichtlich überlegene Empfindlichkeit des TPHA-Testes. Was die Spezifität des TPHA-Testes betrifft, so scheinen aspezifisch reaktive Ergebnisse nach unseren Erfahrungen mit einem sehr großen Material eher selten zu sein. Bezüglich der manchmal in Frage gestellten Relevanz eines TPHA-Titers von 1:80 konnten wir bei diesen Fällen nach Ausschluß von technischen Fehlern häufig jahrelang zurückliegende und ausreichend behandelte Syphiliserkrankungen aufdecken.

Nun zu den Ergebnissen im einzelnen: Bei unbehandelter Syphilis I (66 Fälle) wies der FTA-ABS-Test mit 86 % reaktiven Sera die größte Empfindlichkeit auf, gefolgt vom TPHA- und VDRL-Test mit je 77 %. Aus den Ergebnissen (siehe Tabelle 1) läßt sich erkennen, daß der TPHA-Test bei Syphilis I mit oder vor dem FTA-ABS-Test reaktiv wird, Spätkontrollen (51 Fälle), die zum Teil mehr als 10 Jahre nach ausreichender Therapie einer Syphilis I durchgeführt wurden, zeigen, daß die Zahl der reaktiven Sera sowohl im TPHA-Test als auch im FTA-ABS-Test absinkt (siehe Tabelle 2). Der Titer im TPHA-Test war bei Syphilis I vor der Therapie überwiegend hoch, nach der Therapie meist auf 1:80 erniedrigt.

Bei Syphilis II (89 Fälle) waren sowohl der TPHA-Test als auch der FTA-ABS-Test vor und 6 Monate nach der Therapie in allen Fällen reaktiv. Der Titer war beim TPHA-Test vor der Behandlung durchwegs hoch, nach der Therapie wurde im Verlauf von Jahren ein langsames Absinken auf 1:80 beobachtet.

Bei Syphilis latens (92 Fälle) ergibt sich ein nur geringfügig anderes Bild als bei Syphilis II. Vor und 6 Monate nach der Therapie war der TPHA-Test in 100 %, der FTA-ABS-Test in 99 % der Fälle reaktiv. Bei Spätkontrollen zeigte sich im Verlauf von Jahren bei Fällen von Frühlatenz ein Absinken des TPHA-Titers auf 1:80, dagegen blieb bei Fällen von Spätlatenz der Titer konstant hoch.

Bei unseren wenigen Fällen von Syphilis III (3 Fälle) und Syphilis cerebrospinalis (15 Fälle) waren sowohl der TPHA-Test als auch der FTA-ABS-Test und der VDRL-Test vor und nach der Therapie immer reaktiv.

Im Rahmen der Untersuchung des Liquor cerebrospinalis wurden der TPHA-Test, der FTA-ABS-Test und die Cardiolipin-Komplement-Bindungsreaktion (CKBR) nach Kolmer durchgeführt, außerdem die Zellzahl und das Gesamteiweiß bestimmt.

Tabelle 1. Seroreaktivität bei unbehandelter Syphilis I (66 Fälle)

vermutliche Infektionsdauer	Fälle	VDRL	FTA-ABS	TPHA
3-4 Wochen	23	52,1%	69,5%	73,2%
> 4 Wochen	43	90,7%	95,3%	79%
Summe	66	77,3%	86,4%	77,3%

Tabelle 2. Seroreaktivität bei Syphilis I (51 Fälle)

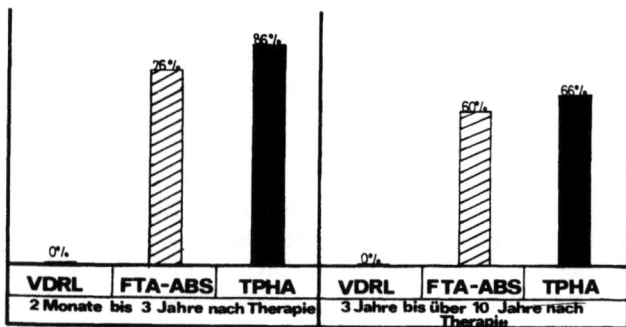

Bei Syphilis II ohne neurologische Symptomatik (25 Fälle) war der TPHA-Test mit 43 % reaktiven Liquores bei normaler Zellzahl bzw. 100 % reaktiven Liquores bei erhöhter Zellzahl die empfindlichste Methode.

Bei 91 Fällen von Syphilis latens (Früh- und Spätlatenz) ohne klinische Zeichen einer ZNS-Beteiligung bot sich ein ähnliches Bild. Wiederum erwies sich der TPHA-Test mit 45 % reaktiven Liquores bei normaler Zellzahl bzw. 89 % reaktiven Liquores bei erhöhter Zellzahl als die Methode mit der größten Empfindlichkeit. Bei Sekundärlatenz war der TPHA-Test im Liquor nie reaktiv. Bei manifester Neurosyphilis (15 Fälle) waren alle 3 Teste reaktiv und die Zellzahl durchwegs erhöht.

Zusammenfassend ergeben sich folgende Schlußfolgerungen: In unserem Patientengut erwies sich im allgemeinen der TPHA-Test hinsichtlich der Empfindlichkeit dem FTA-ABS-Test überlegen. Was die Spezifität des TPHA-Testes betrifft, so scheinen reaktive TPHA-Werte bei Patienten ohne Syphilis eher selten zu sein. Hinsichtlich des Therapieerfolges läßt der TPHA-Test keine Aussage zu. Im Liquor cerebrospinalis erwies sich der TPHA-Test als die empfindlichste Methode. Bei sonst fehlenden klinischen Zeichen einer ZNS-Beteiligung und bei unauffälligen cytologisch-eiweißchemischen Befunden kann jedoch eine Reaktivität im TPHA-Test vorerst nicht als Indiz für das Vorliegen einer asympotmatischen Neurosyphilis gewertet werden.

Literatur

Kerl, H., Bayer, U., Turek, Th.-D.: Beurteilung und klinische Bedeutung des Treponema-Pallidum-Hämagglutinations (TPHA)-Testes in der Syphilisdiagnostik. Z. Hautkr. *51*, 718-726 (1976)
Kern, A.: Serologische Gesamtdiagnostik der Syphilis. Derm. Mschr. *161*, 905-917 (1975)
Lüders, G.: Serologische Suchreaktionen und serologische Verlaufskontrollen bei Syphilis. In: Fortschritte der praktischen Dermatologie, Band 8, S. 405-410 (Hrsg. O. Braun-Falco und S. Marghescu). Berlin: Springer 1976
Luger, A., Spendlingwimmer, I., Zips, A., Ogris, E., Hawlicek, F., Pühringer, R.: Das Verhalten der Reaktivität in syphilisserologischen Untersuchungsmethoden. Z.Hautkr. *49*, 529-540 (1974)
Meyer-Rohn, J.: Moderne Syphilis-Serologie. Z.Hautkr. *51*, 713-717 (1976)
Müller, F.: Der TPHA-Test: Prinzip, Aussagekraft und bisherige Erfahrungen. akt.dermatol. *3*, 123-130 (1976)
Robertson, D. et al.: Clinical value of the treponema. Brit. J. vener.Dis. *51*, 79-82 (1975)
Spendlingwimmer, I.: Der TPHA-Test, eine neue Methode zum Nachweis einer Syphilisinfektion. Z.Hautkr. *51*, 788-790 (1976)

Dr. Th.-D. Turek
Univ.-Klinik für Dermatologie und Venerologie
Auenbruggerplatz 8
A-8036 Graz

3.2.6. Die Ultrastruktur der Treponemata pallida im Bereich der Epidermis nässender Papeln bei Syphilis

K. Lejman und R. Pawlicki, Krakau

Elektronenmikroskopische Untersuchungen über das Verhalten und über die Ultrastruktur von Treponema pallidum im Bereich der Epidermis nässender Genitalpapeln bei frischer Syphilis wurden durchgeführt, nachdem einer von uns (K.L.) versilberte Serienschnitte entsprechender Papeln von 40 Patienten untersucht hatte. Die Migration der Treponemen durch die Wände der erweiterten Kapillarschlingen in das Rete Malpighi sowie ihre enorme Anhäufung in den Interzellularspalten des Stratum basale und der unteren Zellreihen des Stratum spinosum stellen ein günstiges Modell für elektronenmikroskopische Studien an diesen Erregern dar. In den Anfangsstadien dringen die Treponemen in zunächst enge, von zahlreichen Fortsätzen, Verzahnungen und Ausstülpungen des Cytoplasmas begrenzte Interzellularräume ein. Die Einzelheiten der Struktur der Treponemen, wie dreischichtige Außenhülle, dreischichtige Cytoplasmamembran, das Fibrillenband (Achsialfilament) sowie ein dem Fibrillenband benachbartes, inneres, intracytoplasmatisches Fibrillenband (Mikrotubulifilamente) sind erkennbar. Besonders deutlich zeichnen sich die Ribosomen im Inneren des Cytoplasmastranges ab. Einzelne Treponemen sind mit mehr oder weniger dichtem feingranulären Material umgeben. Als Seltenheit sind Ausstülpungen der Außenhülle der Treponemen anzusehen. In fortgeschrittenen Stadien der Epidermisdurchdringung kommt es zu einer erheblichen Erweiterung der Interzellularräume und zum Abriß der strukturell unveränderten Desmosomen der benachbarten Retezellen einschließlich Cytoplasmafetzen und anliegenden Tonofilamenten. Bisher sind keine Involutionsformen oder sichere Cystenformen der Treponemen im Bereich des infizierten Rete Malpighi festgestellt worden. Obwohl wir eine intrazelluläre Lage der Treponemen im Bereich des Rete Malpighi nicht eindeutig beobachtet haben, scheint eine solche Möglichkeit jedoch nicht ausgeschlossen zu sein.

Die vorgestellten Beobachtungen über die höchstvirulenten, eine ausgesprochene Epidermotropie aufweisenden Treponemen scheinen mit den Angaben anderer Autoren hinsichtlich der Ultrastruktur dieser Erreger in anderen infizierten Geweben bei der menschlichen Syphilis sowie auch bei der experimentellen Kaninchen-Syphilis übereinzustimmen.

Prof. Dr. K. Lejman
Klinka Dermatologiczna A.M.
ul. Kopernika 17
Krakau / Polen

3.2.7. Die Penicillinempfindlichkeit von Neisseria gonorrhoeae im Lübecker Raum unter Berücksichtigung etwaiger Penicillinasebildner

K. Gründer und D. Petzoldt, Lübeck

Die in den letzten 20 Jahren weltweit festgestellte Empfindlichkeitseinbuße von Neisseria gonorrhoeae gegenüber Penicillin wurde auch in der Bundesrepublik bestätigt. Dabei bestehen regionale Unterschiede

In Hamburg stellte Meyer-Rohn [3] 1955 eine ausnahmslos hohe Empfindlichkeit fest. 1961 lag das Profil bereits an der Grenze zwischen normaler und geringerer Empfindlichkeit. Im Münchner Material der Jahre 1956 bis 1962 fand Röckl [7] weniger empfindliche Stämme in einer Größenordnung von 1 %. 1974 berichteten Petzoldt und Reyn [5] über eine erhebliche Empfindlichkeitsabnahme auch in diesem Raum: bereits 44 % der untersuchten 87 Stämme erwiesen sich als weniger empfindlich (Abb. 1). In Essen fand Hantschke [1] von 1967 bis 1970 28 % weniger empfindliche Stämme.

Unsere Untersuchungen erfassen 100 Stämme der Jahre 1976/77 aus dem Lübecker Raum. Die Empfindlichkeitsbestimmungen wurden mit dem Plattenverdünnungstest nach der Methode des Gonokokken-Referenzzentrums der WHO, Kopenhagen, durchgeführt.

Die Auswertung erfolgte mit der Kärber-Methode unter Angabe einer mittleren Hemmkonzentration (= IC_{50}). Dadurch wird innerhalb einer Verdünnungsstufe eine weitere halbquantitative Unterteilung der minimalen Hemmkonzentration in drei Unterbereiche ermöglicht. Abb. 2 zeigt die Verteilung der Penicillinempfindlichkeit unserer 100 Stämme ohne besondere Aufschlüsselung: 77 % sind empfindlich, 23 % weniger empfindlich, die Grenze liegt nach allgemeiner Übereinkunft bei 0,09 IE/ml. Der Mittelwert der IC_{50} liegt bei 0,023 IE/ml. Damit ergeben sich für den Lübecker Raum noch relativ günstige Verhältnisse. Der Kurvenverlauf mit den einzelnen Maxima ist der Kopenhagener Verteilung von 1971 angenähert, wie aus der oberen Abbildung hervorgeht.

Die Geschlechtsverteilung ist mit 51 „männlichen" zu 49 „weiblichen" Stämmen nahezu gleichgewichtig. Übereinstimmend mit Befunden von Reyn [6] zeigt das männliche Kollektiv eine größere Anzahl „weniger empfindlicher" Stämme: 29 %; bei Frauen sind es nur 18 % (Abb. 3).

Eine weitere Aufschlüsselung des Gesamtkollektivs in die Kolonietypien I, II, III und IV nach Kellogg erschien interessant: Typ I und II sind klein und dunkel pigmentiert, I zeigt im Kolonieprofil einen flach auslaufenden, II einen steil abfallenden Rand. III und IV sind größer als I und II, haben ebenfalls den flachen Rand, III ist granuliert und dunkel, IV dagegen hell und transparent.

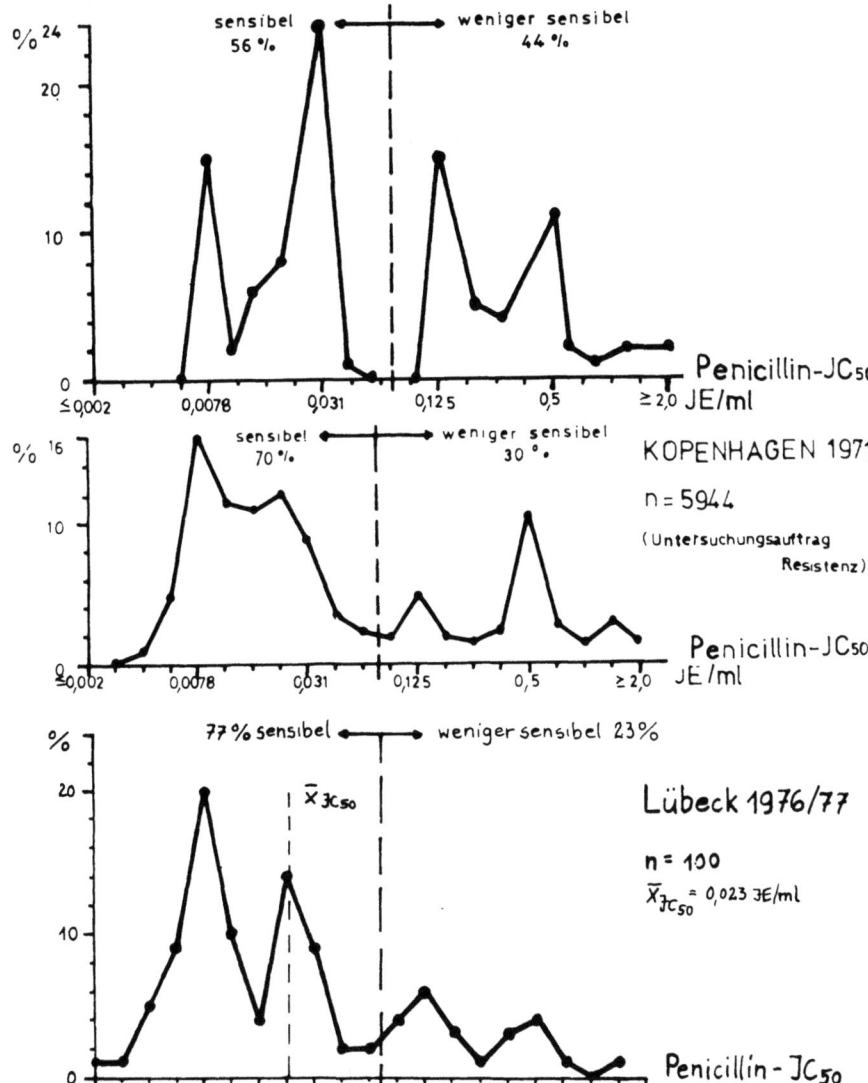

Abb. 1. Verteilungsmuster der Penicillinempfindlichkeit v. 87 Neisseria gonorrhoeae-Stämmen im Münchner Raum 1974/75 (nach Petzoldt und Reyn)

Abb. 2. Verteilungsmuster der Penicillinempfindlichkeit v. 100 Neisseria gonorrhoeae-Stämmen i. Lübecker Raum 1976/77 i. Vgl. mit Kopenhagener Untersuchungen 1971 (obere Abb.)

Tabelle 1. Kolonietypen-Verteilung bei Männern und Frauen

Typ / Geschlecht	I	II	III u. IV
♂	26	19	4
♀	34	10	7
	60	29	11

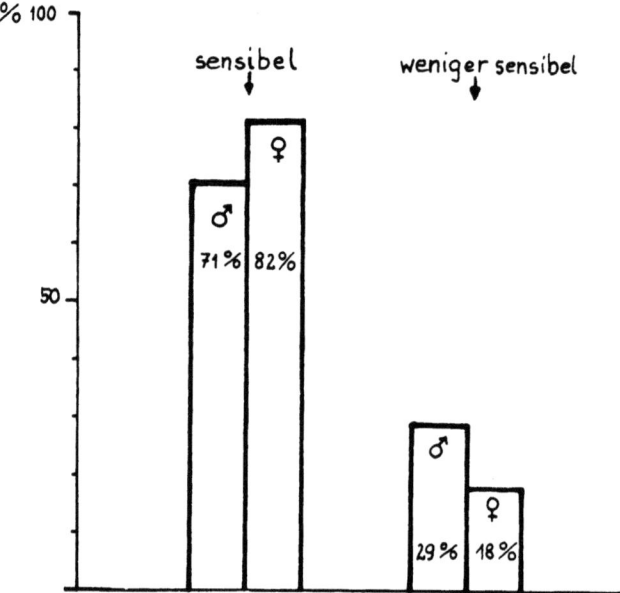

Abb. 3. Sensibilitätsunterschiede zwischen Neisseria gonorrhoeae-Stämmen von Männern und Frauen (Lübeck 1976/77)

Diese Merkmale sind auch unter dem Stereomikroskop bei seitlichem Auflicht gut zu beurteilen (Abb. 4).

Die Einteilung ist klinisch bedeutsam, weil angenommen wird, daß I und II virulente, für aktue Infektionen verantwortliche Keime sind, während III und IV als avirulente Erreger chronische und symptomarme Infektionen verursachen sollen.

Die Auswertung unseres Kollektivs ergab übereinstimmend mit Befunden von Jephcott und Reyn [2] folgende Typenverteilung: Typ I: 60, II: 29, II und IV: 11. Interessant ist die Geschlechtszuordnung von Typ II, der bei Männern signifikant häufiger vorkommt (Tabelle 1).

Aufschlußreich war schließlich die Überprüfung der Penicillinempfindlichkeit der einzelnen Typenkollektive für sich:

Typ I folgt der Verteilung des Gesamtkollektivs mit 78 % empfindlichen, 22 % weniger empfindlichen Stämmen. Der Mittelwert der IC_{50} liegt bei 0,021 IE/ml. Bei Typ II findet sich ein anderes Verteilungsmuster: der Anteil weniger empfindlicher Stämme ist mit 34 % erheblich höher. Der Mittelwert der IC_{50} ist mit 0,037 IE/ml statistisch signifikant nach rechts verschoben ($2p < 0,05$). Bei Typ III und IV finden sich ausnahmslos sensible Stämme. Der Mittelwert der IC_{50} ist mit 0,013 IE/ml signifikant nach links verschoben ($2p < 0,05$) (Abb. 5).

Penicillinasebildner haben wir unter unseren 100 Stämmen nicht gefunden. Sie waren aufgrund unseres Verteilungsdiagrammes auch nicht zu erwarten, da sie ja wesentlich höhere Hemmkonzentrationen benötigen.

Unseres Wissens wurde ein solcher Stamm auch andernorts in Deutschland bisher nicht endeckt. Einziger Anhaltspunkt ist die Aussage eines ghanesischen Seemannes, der in Liverpool wegen penicillinresistenter Gonorrhoe behandelt wurde und angab, sich in Deutschland infiziert zu haben.

Die Überprüfung unserer 22 weniger empfindlichen Stämme auf Penicillinase- oder ß-Lactamaseaktivität

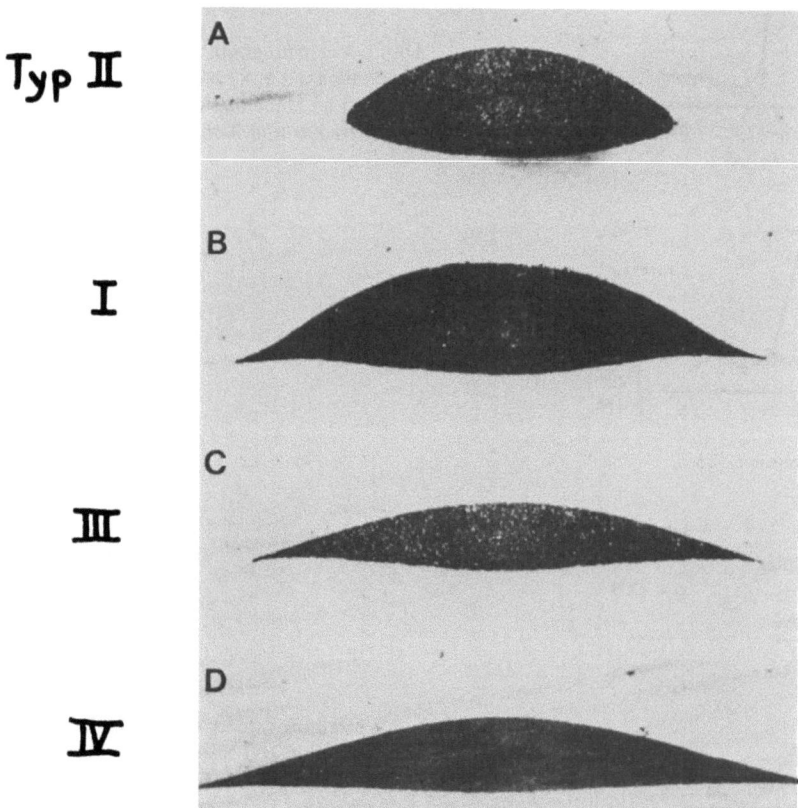

Abb. 4. Kolonietypen v. Neisseria gonorrhoeae im histologischen Vertikalschnitt (nach Reyn et al.)

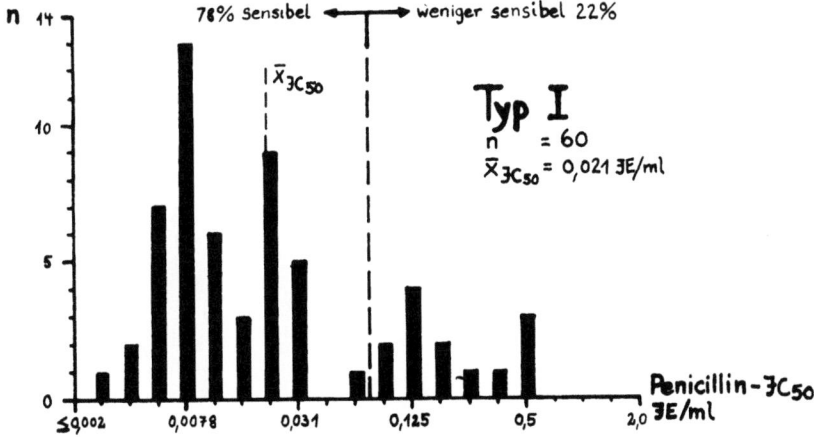
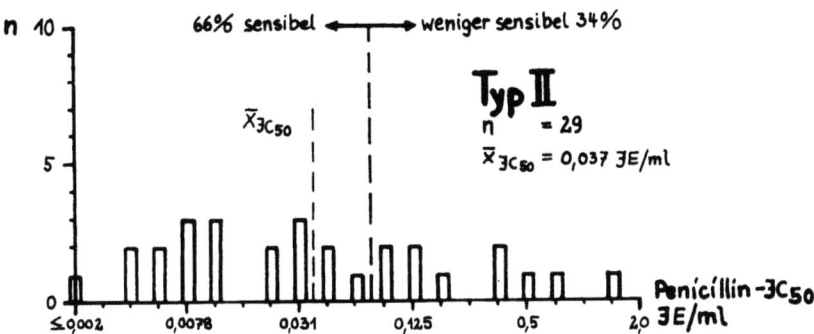
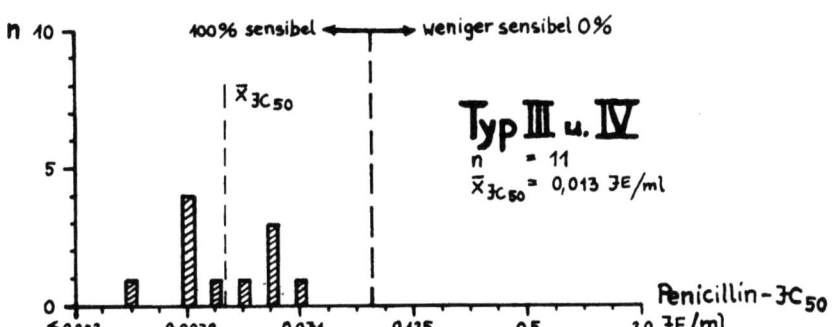

Abb. 5. Verteilungsmuster der Penicillinempfindlichkeit v. 100 N.go-Stämmen innerhalb verschiedener Kolonietypen

Abb. 6. Spaltung des ß-Lactamringes im Molekül des chromogenen Cephalosporins (87/312, Glaxo) durch ß-Lactamase (nach O'Callaghan et al., 1972)

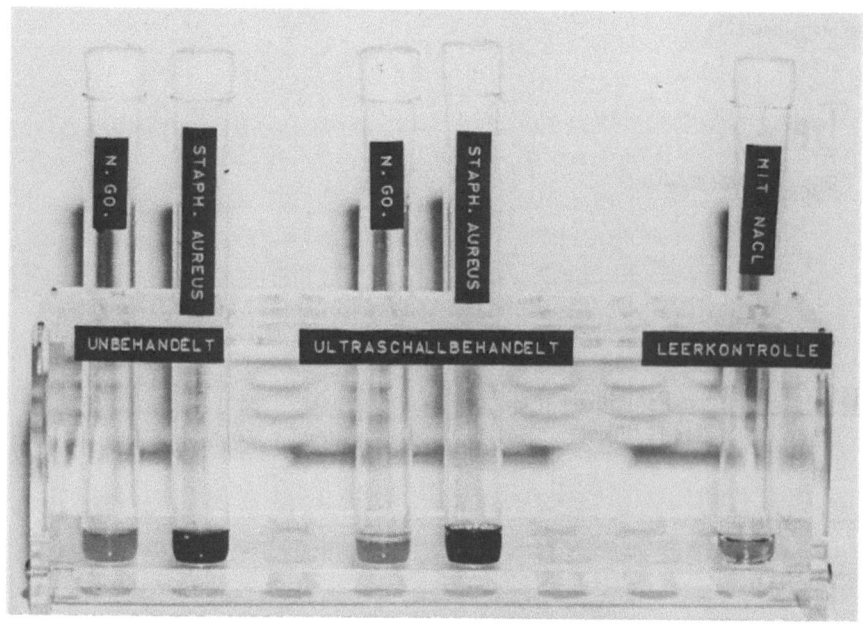

Abb. 7. ß-Lactamasenachweis mit chromogenem Cephalosporin (87/312, Glaxo) an Bakteriensuspensionen

führten wir mit chromogenem Cephalosporin von Glaxo durch. Das Enzym, falls es vorhanden ist, spaltet hydrolytisch den ß-Lactamring. Dies ist mit einem Farbumschlag von Gelb nach Rot verbunden. Der Farbumschlag ist Folge einer Elektronenverschiebung, die von den geladenen Nachbargruppen an den Enden des geöffneten ß-Lactamringes ausgeht und sich über die insgesamt 5 konjugierten Doppelbindungen der rechten Molekülhälfte bis in den endständigen Dinitrobenzolring fortpflanzt (Abb. 6.)

Zum Nachweis intrazellulär gebundener ß-Lactamase ist eine vorhergehende Ultraschallbehandlung der zu untersuchenden Keimsuspension erforderlich. Links eine nicht mit Ultraschall behandelte dichte Gonokokkensuspension in physiologischer Kochsalzlösung, in der Mitte derselbe Stamm nach Ultraschallbehandlung: in beiden Fällen keine Farbänderung. Jeweils rechts daneben intensive Rotfärbung eines ß-lactamasebildenden Staphylokokkus aureus. Die Rotfärbung zeigt die Anwesenheit von Penicillinase deutlich an (Abb. 7).

Technisch einfacher ist direktes Auftropfen des Reagenz auf die Kolonien. Die Reaktion ist aber schwieriger zu beurteilen. Außerdem können Serumbestandteile im Nährboden eine unspezifische Rotfärbung verursachen.

Zusammenfassend ist festzustellen, daß die Penicillinempfindlichkeit der Gonokokken im Lübecker Raum günstig zu beurteilen ist, daß Penicillinasebildner bisher nicht aufgetaucht sind und daß somit keine Notwendigkeit zu Abkehr von der Penicillinbehandlung besteht.

Literatur

1. Hantschke, D.: Die Antibiotika-Empfindlichkeit von Neisseria gonorrhoeae-Stämmen im Essener Raum unter besonderer Berücksichtigung der Penicillin-Sensibilität. Z. Haut-Geschl. Kr. *45*, 49-62 (1970)
2. Jephcott, A.E., Reyn, A.: Gonococcal colony appearances WHO/VDT/RES/GON/70. 40
3. Meyer-Rohn, J.: Derzeitiger Stand der Gonorrhoe-Behandlung unter besonderer Berücksichtigung der Penicillinsensibilitätseinbußen bestimmter Gonokokkenstämme. Z. Haut-Geschl.Kr. *45*, 533-534 (1970)
4. O'Callaghan, C., Morris, A., Kirby, S.M., Shingler, A.H.: Novel Method for Detection of ß-Lactamases by Using a chromogenic Cephalosporin Substrat. Antimicrobial Agents and Chemotherapy *1*, 283-288 (1972)
5. Petzoldt, D., Reyn, A.: Die Penicillinempfindlichkeit von Neisseria gonorrhoeae im Münchner Raum. Vortrag bei der Jahrestagung der Nordwestdeutschen Dermatologischen Gesellschaft vom 30.5. - 1.6.1975 in Kiel
6. Reyn, A.: Activities of the WHO International Reference Centre for Gonococci in Copenhagen for the Year 1972. WHO/VDT/RES/GON/72. 80
7. Röckl, H.: Welche therapeutischen Konsequenzen ergeben sich aus der abnehmenden Penicillinempfindlichkeit der Gonokokken? Münch.med.Wschr. *104*, 1169-1174 (1962)

Dr. K. Gründer
Abt. f. Dermatologie
d. Med. Hochschule Lübeck
Ratzeburger Allee 160
D-2400 Lübeck

3.2.8. Therapie der akuten Gonorrhoe

F. Gilliet, Bellinzona, und A. Eichmann, Zürich

Bei den therapeutischen Empfehlungen zur Therapie der akuten Gonorrhoe bestehen regionale Unterschiede, wohl basierend auf verschiedenen Resistenzlagen der Gonokokken.

Der Massentourismus zwingt uns, ein international gültiges Therapieschema auszuarbeiten, das auch importierten, resistenten Gonorrhoen Rechnung trägt.

Seit dem Auftreten von vollständig penicillinresistenten, penicillinasebildenden Gonokokken kann Penicillin nicht mehr als Mittel der Wahl bei der Therapie der akuten Gonorrhoe empfohlen werden.

Um die weitere Selektion resistenter Stämme zu verhindern, empfehlen wir, die akute Gonorrhoe mit Thiamphenicol oder Spectinomycin zu behandeln.

Empfehlungen zur Behandlung der aktuten Gonorrhoe 1977

1. *Thiamphenicol*   2,5 p.o. in einer Dosis oder 0,75 i.m. (1 Amp.)
2. *Spectinomycin*   2,0 i.m. (1 Amp.) (Männer und Frauen)

Kontrollen nach 7 Tagen

Ausführliche Publikation mit Literatur-Angaben in der Schweiz. Med. Wochenschrift

Dr. F. Gilliet
Hospital San Giovanni
Via Camminata 6
I-6500 Bellinzona

3.2.9. Unerwünschte Antibiotikawirkungen bei Gonorrhoebehandlung

W. Raab, Wien

Akute, unerwünschte Antibiotikawirkungen

Wie in Tabelle 1 zusammengestellt, unterscheidet man eine Reihe akuter, unerwünschter Antibiotikawirkungen nach ihren Entstehungsmechanismen. Vielfach wird die Auswahl des zu verabreichenden Antibiotikums nicht nur nach den Kriterien der Wirksamkeit getroffen, sondern der Gesichtspunkt der fehlenden oder nur geringen unerwünschten Wirkungen wird in steigendem Maße in die Überlegungen mit einbezogen.

Folgen einer Idiosynkrasie oder einer Intoleranz manifestieren sich nach Antibiotikagaben nur selten. Bei Gonorrhoebehandlung sind auch die Effekte des Keimzerfalls (Phänomene nach Art der Jarisch-Herxheimer-Reaktion, Reaktionen nach Art eines Endotoxinschocks) zu vernachlässigen. Von Bedeutung hingegen sind die anaphylaktischen und anaphylaktoiden Schockzustände (generalisierter Schock, Schockfragmente) sowie das Auftreten zerebraler Mikroembolien (*Hoigné*-Syndrom).

Die Rate der akuten, unerwünschten Wirkungen nach Gabe von Gonokokken-wirksamen Antibiotika liegt zwischen 0,5 und 5 %, wie in Tabelle 2 zusammengestellt [3, 4, 13, 16].

Bei der Entwicklung neuer Antibiotika erhebt sich immer wieder die Frage nach den sensibilisierenden Eigenschaften und nach der anaphylaktoiden Aktivität. Auch das Auftreten von embolischen Reaktionen sollte durch Verwendung von Lösungen oder Mikrosuspensionen vermieden werden.

Tabelle 1. Akute, unerwünschte Antibiotikawirkungen

1. Anaphylaxie: Schock und Schockfragmente

2. Anaphylaktoidie: Schock und Schockfragmente

3. Folgen des Keimzerfalls: Schock, Phänomene nach Art der Jarisch-Herxheimer-Reaktion

4. Mikroembolien: lokale Embolien; zerebrale Embolien (*Hoigné*-Syndrom)

Tabelle 2. Rate akuter, unerwünschter Wirkungen

Penicillinpräparate	1 - 5 %
Tetracycline	1 - 5 %
Chloramphenicol	1 - 3 %
Thiamphenicol	1 - 3 %
Aminoglykoside	2 - 3 %
Spectinomycin	0,5 %

Anaphylaktischer Schock

Die Gesamtinzidenz von Arzneimittelallergien in hochentwickelten Ländern wird mit über 3 % angegeben, das heißt, daß unter 100 Personen mindestens 3 gegen (mindestens) ein Medikament überempfindlich sind (vgl. Tabelle 3). Bei chronisch Kranken liegt die Rate der Arzneimittelallergien um 10 % (Zahlen aus den USA).

Tabelle 3. Inzidenz von Arzneimittelallergien

Gesamt (Industrieländer)
   3 % (mindestens *ein* Medikament)
Chronisch Kranke (USA): 10 %

Venerologische Pat.   USA 1959: 10 %
(Penicillin)   USA 1964:   7 %

Die größte medizinische Bedeutung gewann die Allergie gegen Penicillin, das Antibiotikum, welches nach den Empfehlungen der Weltgesundheitsorganisation das Mittel der Wahl zur Gonorrhoebehandlung darstellt. Mit der Verbesserung der Penicillinpräparate sank zwar die Rate der Penicillinallergiker in venerologischen Patientenkollektiven von 10 % im Jahre 1959 auf 7 bzw. 4 % ab [14], trotzdem beschränkt die Penicillinallergie die Verwendung dieses Antibiotikums recht deutlich.

Die Sensibilisierung gegen Arzneimittel hängt vom Arzneistoff selbst (Antigen- bzw. Haptencharakter), von der Kontaktnahme (stärkere Sensibilisierung durch Depots, durch Anwesenheit von Mikroben, bei Oberflächenbehandlung, bei entzündlich-degenerativen Begleiterscheinungen) und von der Disposition des Patienten ab. Im Tierversuch läßt sich die sensibilisierende Potenz von Arzneistoffen vergleichend prüfen, wobei jedoch zweckmäßigerweise maximierende Maßnahmen eingesetzt werden [12]. Wie in Tabelle 4 zusammengestellt, lassen sich Meerschweinchen gegen Penicillin relativ leicht sensibilisieren, sowohl bei lokaler als auch bei systemischer Anwendung. Gegen andere Antibiotika wie zum Beispiel Erythromycin oder Spectinomycin konnte unter den gleichen Bedingungen keine Sensibilisierung erzielt werden.

Tabelle 4. Sensibilisierungsraten einiger Antibiotika im Tierversuch (Maximation)

1. Systemisch		*2. Lokal*	
Penicilline	4 von 20	Penicilline	8 von 20
Erythromycin	0 von 20	Erythromycin	0 von 20
Spectinomycin	0 von 20	Spectinomycin	0 von 20
Tetracyclin	0 von 20	(Sulfonamide	14 von 20)

Die sensibilisierende Potenz von Antibiotika beim Menschen läßt sich nur durch Beobachtung großer Kollektive beurteilen. Eine Methode der experimentellen Sensibilisierung von Versuchspersonen stellt der sog. „Maximationstest" nach Kligman [8] dar. Die Sensibilisierungsraten einiger Antibiotika in diesem Maximationstest sind in Tabelle 5 zusammengestellt. Auch hier erweist sich Penicillin als stark sensibilisierend, womit durch das klinische Experiment die klinische Erfahrung bestätigt ist.

Tabelle 5. Sensibilisierungsraten im Maximationstest (Kligman 1966)

Streptomycin	20 von 25
K-Penicillin-G	16 von 24
Procain-Penicillin	9 von 25
Erythromycin	0 von 21
Tetracyclin	0 von 25
Chloramphenicol	0 von 25
Spectinomycin	nicht durchgeführt

Anaphylaktoider Schock

Unter anaphylaktoider Aktivität versteht man die Eigenschaft bestimmter Substanzen (Pharmaka) Histamin aus Mastzellen freizusetzen oder Kinine zu aktivieren. Die anaphylaktoide Aktivität ist eine pharmakologische Eigenschaft und als solche dosisabhängig [12].

Nach Gabe von Antibiotika kann eine Freisetzung von Histamin aus Mastzellen erfolgen, wobei je nach Antibiotikum große Unterschiede bestehen. Klinisch ist die anaphylaktoide Reaktion (generalisierter Schock oder Schockfragmente) nicht von einer Anaphylaxie zu unterscheiden, da in beiden Fällen eine akute vaskuläre Schockreaktion vorliegt.

Die anaphylaktoide Aktivität von Pharmaka läßt sich in Tierversuch (Beobachtung der Mastzelldegranulierung, Bestimmung der Histaminfreisetzung oder des Kininogenverbrauchs usw.) und auch *in vitro* vergleichend prüfen. So zeigt zum Beispiel Polymyxin B im Mastzelldegranulierungstest eine deutliche Aktivität, während Penicillin, Tetracyclin, Chloramphenicol und Spectinomycin praktisch unwirksam sind. Beim Mastzelldegranulierungstest (siehe Abb. 1) werden Suspensionen peritonealer Mastzellen von Ratten mit Lösungen von Antibiotika zusammengebracht, die morphologischen Veränderungen der Mastzellen (Ausstoßung der Granula) werden unter dem Mikroskop verfolgt. In Gegenwart von Rattenplasma eignet sich der Mastzelldegranulierungstest auch zum Nachweis anaphylaktoider Wirkungen vom humoralen Typ durch Kininaktivierung [12].

Weiter läßt sich *in vitro* die Spaltung eines Heparin-Histamin-Komplexes (wichtigster Baustein der Mastzellgranula) durch Antibiotika messen [12]. In Abb. 2 sind die Mengen an Histamin dargestellt, die in der 1. Stunde nach Zusatz von 3 mg verschiedener Antibiotika aus einem Heparin-Histamin-Komplex freigesetzt werden. Neben Polymyxin B zeigt auch das geprüfte Aminoglykosid Gentamycin deutliche histaminfreisetzende Aktivität in diesem Modell. Im Farbstoffverdrängungstest läßt sich die Spaltung des metachromatischen Heparin-Toluidinblau-Komplexes bei Zusatz steigender Mengen eines Antibiotikums bestimmen. Man mißt entweder die Extinktionszunahme beim Absorptionsmaximum des

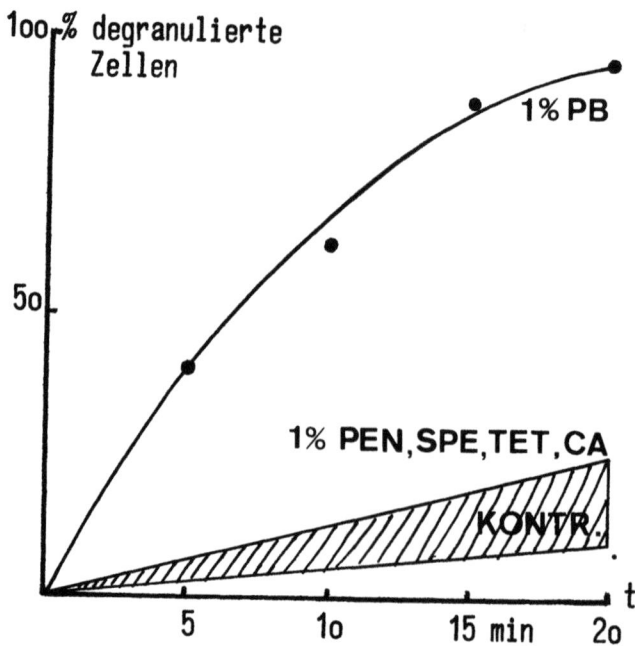

Abb. 1. Mastzelldegranulierungstest. Antibiotikalösungen (PB = Polymyxin B, PEN = Na-Penicillin-G, SPE = Spectinomycin, TET = Tetracyclin, CA = Chloramphenicol) werden zu Mastzellsuspensionen zugegeben. Nach 5, 10, 15 und 20 min wird der Prozentsatz degranulierter Zellen bestimmt. Der Kontrollbereich (0,15 mol/l NaCl) ist schraffiert [13]

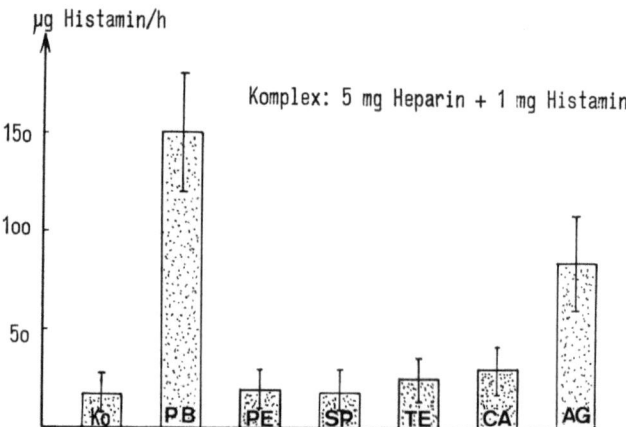

Abb. 2. Histaminverdrängungstest. 5 mg Heparin und 1 mg Histamin werden in einem Dialyseschlauch zusammengebracht und gegen destilliertes Wasser dialysiert. Nach Einstellung eines Gleichgewichtes erfolgt die Zugabe von 3 mg Antibiotikum (PB = Polymyxin B, PE = Na-Penicillin-G, SP = Spectinomycin, CA = Chloramphenicol, AG = Aminoglykosid Gentamycin). In der Graphik sind die pro Stunde freigesetzten Histaminmengen, gemessen im Dialysemedium, angegeben

Toluidinblaus (Abb. 3) oder die Extinktionsabnahme beim Absorptionsmaximum des metachromatischen Toluidinblau-Heparin-Komplexes (Abb. 4). In diesem Modell lassen Penicillin, Cephaloridin und Spectinomycin eine wesentlich schwächere Aktivität erkennen als Polymyxin B oder Aminoglykosidantibiotika [13]. Die Ergebnisse weisen darauf hin, daß die anaphylaktoide Aktivität (Mastzelldegranulierung *in vitro*, Spaltung von Heparin-Histamin- oder Heparin-Toluidinblau-Komplexen) mit dem basischen Charakter der Antibiotika zusammenhängt. In Tabelle 6 sind die Molekulargewichte und der Stickstoff-, bzw. Aminogruppengehalt einiger wichtiger Antibiotika zusammengestellt. Die stärker anaphylaktoid wirksamen Antibiotika weisen alle einen höheren Stickstoffgehalt auf als die schwächer anaphylaktoid wirksamen.

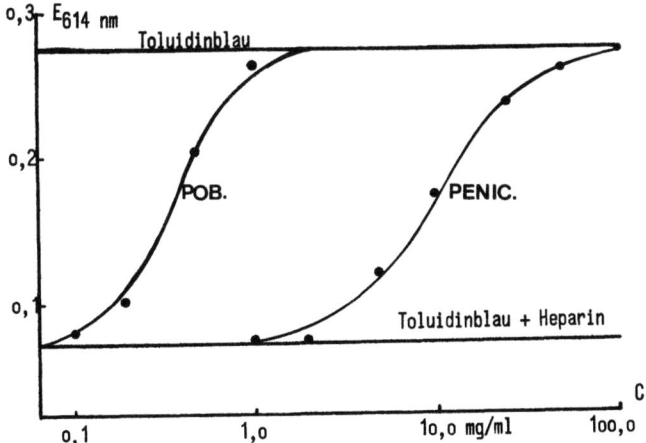

Abb. 3. Farbstoffverdrängungstest. Messung beim Absorptionsmaximum des Toluidinblaus. Zunahme der Extinktion als Maß für die Menge an freigesetztem Toluidinblau nach Zusatz steigender Menge von Antibiotikum. POB: Polymyxin B; Penic: Na-Penicillin-G [13]

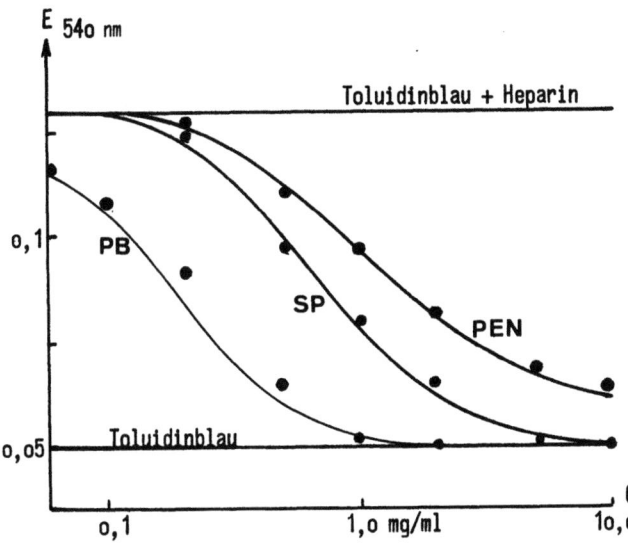

Abb. 4. Farbstoffverdrängungstext. Messung beim Absorptionsmaximum des metachromatischen Heparin-Toluidinblau-Komplexes. Abnahme der Extinktion zeigt die zunehmende Spaltung der Komplexbindung in Gegenwart steigender Mengen von Antibiotikum. PB: Polymyxin B, SP: Spectinomycin, PEN: Na-Penicillin-G [13]

Tabelle 6. Stickstoffgehalt einiger wichtiger Antibiotika

	Mol. gew.	Zahl der N	% N_2	NH_2-Gruppen
Na-Penicillin-G	356	2	8	–
Tetracyclin	444	2	8	–
Rifampicin	823	4	8	–
Chloramphenicol	323	2	10	–
Thiamphenicol	353	1	6	–
Gentamycin	460	5	15	3
Kanamycin A	484	4	12	4
Polymyxin B_1	1166	16	19	5

Mikroembolien

Nach intramuskulärer Verabreichung von gröberen Arzneimittelsuspensionen können in seltenen Fällen arterielle Embolien auftreten (lokale Infarkte) oder es kann zu Embolien kleinster Hirngefäße kommen. Dies ist mit passagerem Bewußtseinsverlust verbunden (*Hoigné*-Syndrom). Unter den zur Gonorrhoebehandlung eingesetzten Antibiotika verursachte bisher nur Penicillin derartige Mikroembolien. Spectinomycin wird zwar ebenfalls in Form einer Suspension verabreicht, jedoch sind die Partikel zu klein um Mikroembolien mit klinischer Symptomatik auszulösen.

Therapieversager

Nach den Empfehlungen der Weltgesundheitsorganisation ist Penicillin – kombiniert mit Probenecid – das Antibiotikum der ersten Wahl bei Gonorrhoe. Wie in Tabelle 7 (nach 4) zusammengestellt, ist die Gabe von 2,4 bis 6,0 Millionen E wässrigen Penicillins zusammen mit Probenecid in 98 % der Gonorrhoen erfolgreich. Die gleichen Erfolgsraten erreicht auch Ampicillin in Dosen von 1,0 bis 3,5 g zusammen mit Probenecid (Tabelle 8; nach 4).

Im letzten Jahr mehren sich die Berichte über die Isolierung von Gonokokkenstämmen, die nur schwache Penicillinempfindlichkeit aufweisen. Ferner wurde auch bereits das Vorkommen völlig penicillinunempfindlicher, penicillinasebildender Stämme in Großbritannien und in den USA nachgewiesen [1, 2, 5, 7, 10, 11, 15, 17]. Aus diesem Grund gewinnen die *Ausweichantibiotika* Tetracyclin, Thiamphenicol und Spectinomycin zunehmend an Bedeutung (vgl. Erfolgsraten in Tabelle 9). Im Hinblick auf die Tetracycline ist jedoch ganz allgemein festzustellen, daß eine verminderte Empfindlichkeit von Gonokokken gegen Penicillin mit einer verminderten Empfindlichkeit gegen Tetracycline einhergeht [9]. Chloramphenicol und Thiamphenicol treten aufgrund toxischer Wirkungen immer mehr in den Hintergrund und sollten möglichst selten angewendet werden, so daß von seiten der Sicherheit nur das Spectinomycin als Alternative zum Penicillin in der Gonorrhoebehandlung übrig bleibt. Bei den sog. *Alternativantibiotika* zur Gonorrhoebehandlung (siehe Tabelle 10; nach 4) sind die Erfolgsraten deutlich niedriger.

Tabelle 7. Erfolge der Penicillinbehandlung bei Gonorrhoe

Wässriges Penicillin:		
1,2 Mill. E	1228 Pat.	87 % Erfolge
2,4 - 6,0 Mill. E	5342 Pat.	94 % Erfolge
Wässriges Penicillin und Probenecid		
1,2 Mill. E	503 Pat.	93 % Erfolge
2,4 - 6,0 Mill. E	1810 Pat.	98 % Erfolge

Tabelle 8. Ampicillin bei Gonorrhoe

Dosis	Patientenzahl	Erfolge
< 2,0 g	313	88 %
2,0 g	1078	93 %
3,0 g	70	91 %
3,5 g	115	90 %
1,0 g + Probenecid	898	98 %
2,0 g + Probenecid	2233	98 %
3,5 g + Probenecid	276	97 %

Tabelle 9. Ausweichantibiotika bei Gonorrhoe

Antibiotikum und Dosis	Patientenzahl	Erfolge
Tetracyclin 2,0 g oral	73	98 %
Thiamphenicol 2,5 g oral	2480	98 %
0,75 g i.m.	647	96 %
Spectinomycin 2,0-4,0 g i. m.	3944	98 %

Tabelle 10. Alternativantibiotika bei Gonorrhoe

Antibiotikum und Dosis	Pat. zahl	Erfolge
Spiramycin 2,5 g oral	6247	97 %
Demetylchlortetracyclin 2,4 g	107	96 %
Doxycyclin 0,25 - 0,6 g oral	823	93 %
Triple Tetracyclin 2,4 g oral	200	92 %
Erythromycin 2,5 g oral	556	93 %
Cephaloridin 2,0 g i.m.	879	90 %
Cephalotin 3,0 i.m.	210	96 %
Rifampicin 0,9 g oral	438	90 %
Kanamycin 2,0 g i.m.	1570	94 %
Gentamycin 0,24 g i.m.	105	94 %

Tabelle 11. Antibiotika zur Gonorrhoebehandlung

	Spect.	Pen.	Tetra.	Rifa.	Amgly.	Chloram.
Sicherheit	++	+	+	+	+	+
Anaphylaxie	–	++	+	+	+	+
Anaphylaktoidie	–	–	–	–	+	–
Mikroembolien	–	++	–	–	–	–
Toxische Effekte	–	–	–	–	+	++
Luesverschleierung	–	+	+	–	–	+

Luesverschleierung

Gabe von Penicillinen oder Tetracyclinen in nicht-lueskurativen Dosen führt zur Verschleierung einer mit der Gonorrhoe zusammen acquirierten Lues. In Kollektiven von Patienten mit Lues latens läßt sich anamnestisch häufig eine antibiotische Gonorrhoebehandlung erheben [6]. Aus diesem Grund wäre zu fordern, daß entweder der Patient entsprechenden Nachkontrollen unterzogen wird — eine Forderung, die aus praktischen Gesichtspunkten unerfüllbar ist — oder daß die gewählte Penicillindosis so hoch ist, daß eine gleichzeitig noch im Inkubationsstadium vorhandene Lues ausgeheilt wird (4,8 Mill. E wässriges Procainpenicillin oder Benzylpenicillin zusammen mit 1,0 g Probenecid) [7].

Eine andere Möglichkeit besteht in der Verabreichung eines Antibiotikums, welches gegen Treponema pallidum völlig unwirksam ist, zum Beispiel von Spectinomycin.

Vergleichende Wertung

Betrachtet man die zur Gonorrhoebehandlung eingesetzten Antibiotika insgesamt, so zeigt wohl das Spectinomycin heute die höchste Sicherheit hinsichtlich der therapeutischen Wirkung. Bisher findet sich nur eine einzige Mitteilung über (zwei) spectinomycinrestistente Gonorrhoe-Fälle [7]. Anaphylaktische Reaktionen auf Spectinomycin sind bisher nicht bekannt geworden, allerdings ist dieses Antibiotikum noch vergleichsweise jung (klinischer Einsatz seit etwa 10 Jahren). Anaphylaktoide Reaktionen sind nur bei Anwendung von Aminoglykosiden zu erwarten, Mikroembolien nur bei Penicillinpräparaten, die intramuskulär gegeben werden. Toxische Effekte treten nach Aminoglykosiden in leichter Form, nach Chloramphenicol in mitunter schwerer Form auf, sind jedoch bei Penicillinen und Spectinomycin ohne Bedeutung. Die Gefahr der Luesverschleierung ist bei zu geringen Dosen von Penicillin, Tetracyclinen und Chloramphenicol gegeben, nicht bei Gabe hoher Dosen Penicillin oder bei Verabreichung von Spectinomycin.

Zusammenfassung

Unerwünschte Antibiotikawirkungen bei der meist nur ganz kurzfristigen Gonorrhoebehandlung resultieren einerseits aus akuten, unbeabsichtigten Antibiotikaeffekten und andererseits aus speziellen Faktoren bei Gonorrhoe. An unerwünschten Effekten sind in erster Linie der anaphylaktische Schock, Mikroembolien und toxische Wirkungen anzuführen, an speziellen Faktoren ist Unwirksamkeit (z.B. zunehmende Resistenz der Gonokokken gegen Penicillin) und Luesverschleierung zu nennen. Heute stehen Penicillin mit Probenecid und Spectinomycin an erster Stelle der zur Gonorrhoebehandlung geeigneten Antibiotika. Aus Gründen der Sicherheit ist Spectinomycin dem Penicillin überlegen.

Literatur

1. Ashford, W.A., Golash, R.G. Hemming, V.G.: Penicillinase-producing Neisseria gonorrhoeae. Lancet *1976 I*, 657-658
2. Ashford, W.A., Miller, M.B., Chin, J., Marek, W.J., Acree, K.H.: Penicillinase-producing Neisseria gonorrhoeae. Morb. Mort. Weekly Rep. 25, 306-307 (1976)
3. Bartmann, K.: Antimikrobielle Chemotherapie. Springer: Berlin–Heidelberg–New York 1974
4. Gilliet, F., Storck, H.: Neues zur Therapie der Gonorrhoe. Schweiz. Med. Wschr. *103*, 564-572 (1973)
5. Golash, R.G., Hemming, V.G., Ashford, W.A., Moore, F.D., Waller, T.J., Bettinger, J.J., Presley, C.C.: Penicillinase-producing Neisseria gonorrhoeae. Lancet *1976/II*, 793
6. Gschwandtner, W.R., Zelger, J.: Maskierte Syphilis. Z. f. Haut- u. Geschl. Kr. *51*, 735-741 (1976)
7. Hönigsmann, H., Wolff-Schreiner, E., Gschnait, F.: Spectinomycin in der Behandlung der männlichen Gonorrhoe. Wien.Klin.Wschr. *89*, 199-200 (1977)
8. Kligman, A.: The identification of contact allergens by human assay. III. The maximation test: a procedure for screening and rating contact sensitizers. J. Invest. Dermat. *47*, 393-409 (1966)
9. Meheus, A., Piot, P., Pattny, S., van Dyck, E., van den Berghe, D.: Activity in vitro of ten antimicrobial agents against Neisseria gonorrhoeae. A study of the correlation between the sensitivities. Brit. J. vener. Dis. *52*: 329-332 (1976)
10. Percival, A., Rowlands, J., Corkhill, J.E., Alergant, C.D., Arya, O.P., Rees, E., Annels, E.H.: Penicillinase-producing gonococci in Liverpool. Lancet *1976/II*, 1379-1382
11. Phillips, I.: ß-Lactamase-producing penicillin-resistant gonococcus. Lancet *1976/II*, 656-657
12. Raab, W.: Klinische Biochemie des Schocks. Schockentstehung und Schockbekämpfung unter besonderer Berücksichtigung der unerwünschten Arzneimittelwirkungen. Fischer: Stuttgart 1975
13. Raab, W.: Spectinomycin – Indikationen und unerwünschte Wirkungen. Schweiz.Med.Wschr. *105*, 1116-1123 (1975)
14. Raab, W., Kleinsorge, H.: Arzneimittelallergien – Klinik, Diagnose, Differentialdiagnose und Therapie. Fischer: Stuttgart 1977 (im Druck)
15. Turner, G.C., Ratcliffe, J.G., Anderson, D.: Penicillinase-producing Neisseria gonorrhoeae. Lancet *1976/II*, 793

16. Walter-Heilmeyer: Antibiotika Fibel. Thieme: Stuttgart 1969
17. Wilkinson, A.E., Seth, A.D., Rodin, P.: Infections with penicillinase-producing gonococcus. Brit.Med. J. *IV*, 1233 (1976)

Univ. Doz. Dr. W. Raab
Währingerstr. 10
A-1090 Wien

4.1. Korrektive Dermatologie · Feste Themen

Moderator: H. Tritsch, Köln

4.1.1. Korrektive Dermatologie

H. Tritsch, Köln

Mit korrektiver Dermatologie wird ein Teilgebiet aus dem Wirkungskreis des Facharztes für Hautkrankheiten bezeichnet, dessen Entwicklung sich bis auf einen der Altväter, den Wiener Dermatologen Hebra, zurückverfolgen läßt.

Die korrektive Dermatologie beschäftigt sich sowohl mit der Indikationsstellung als auch mit der Erarbeitung, Ausführung und Effektivitätskontrolle von Verfahren zur operativen Beseitigung krankhafter und unästhetischer Veränderungen der Haut und der sichtbaren Schleimhäute.

Die Behandlungsverfahren wurden teils im Fach entwickelt, teils von der Chirurgie übernommen und fachbezogen eingesetzt. Nicht nur im anglo-amerikanischen Sprachgebiet, sondern auch im deutschsprachigen Raum setzt sich für die Kennzeichnung operativer Verfahren an der Haut die Bezeichnung „Dermatochirurgie" durch.

Zu den vielfältigen Behandlungsverfahren zählen u.a. hochtouriges Fräsen, Kürettage, Elektrokoagulation, Ausschneidung, freie und gestielte Hautübertragung, Hautverschiebung sowie die Anwendung von Kälte (Kryotherapie) und energiereichen Lichtstrahlen (Laser). All diese Methoden dienen der Beseitigung von Hautveränderungen und der Wiederherstellung. Das betrifft insbesondere auch die Therapie von Hautgeschwülsten, deren Zunahme in der modernen Industriegesellschaft unbestreitbar ist.

Die Schulung in spezieller operativer Dermatologie ist in das Ausbildungsprogramm zahlreicher Hautkliniken im deutschsprachigen Raum eingegangen. Sie folgen damit unserer Weiterbildungsordnung, die „die Indikationsstellung und Durchführung der Hautchirurgie und Kryotherapie" fordert. Diesem Ausbildungsprogramm liegt ein Operationskatalog der Deutschen Dermatologischen Gesellschaft e.V. und des Verbandes der Niedergelassenen Dermatologen Deutschlands e.V. zugrunde, der auch das Fachgebiet absteckt. Das Ausmaß der operativen Tätigkeit umfaßt alle Maßnahmen, die am Hautorgan, bis zur Muskelfaszie reichend, vorgenommen werden. Damit wird der Facharzt in die Lage versetzt, die sein Fachgebiet betreffenden Eingriffe zu erlernen, um dann sein spezifisches Wissen auch therapeutisch nutzbringend einsetzen zu können. Angestrebt wird die Zusatzbezeichnung „plastische Operationen" für Dermatologen mit entsprechender Weiterbildung.

Prof. Dr. H. Tritsch
Univ.-Hautklinik
Joseph-Stelzmann-Str. 9
D-5000 Köln 41

4.1.2. Die Nahplastik in der dermatologischen Tumorchirurgie

J. Petres, Freiburg

Die Entfernung maligner und prämaligner Neubildungen der Haut ist, ebenso wie die anderer Organe, primär ein onkologisches Problem. Das heißt, im Vordergrund unseres ärztlichen Bemühens muß das Bestreben nach radikaler Ausrottung des Tumors stehen, und erst sekundär dürfen aesthetische Gesichtspunkte Berücksichtigung finden. Für das dermatochirurgische Vorgehen bedeutet dies eine exakte präoperative Planung, die einerseits weitestgehend die Gewähr bietet, daß der Tumor vollständig entfernt ist und zum anderen aber auch eine befriedigende Rekonstruktion der excidierten Strukturen beinhalten muß. Dieses Anliegen ist besonders wichtig im Gesichtsbereich, wo Nase, Lider, Lippen und Ohren für den Gesichtsausdruck und die Mimik von eminenter Bedeutung sind, wo aber auch über 90 % aller maligner epithelialer Hauttumoren gefunden werden (Mölck, 1965; Braun-Falco, 1975).

Da das Auftreten von Tumor-Rezidiven in erster Linie auf dem Nichterkennen der wirklichen Tumorausdehnung beruht, ist für den Therapieerfolg die Einhaltung eines genügend großen Sicherheitsabstandes vom makroskopisch sichtbaren Tumorrand von größter Wichtigkeit (Petres et al., 1976).

Gerade bei der häufigsten Hautgeschwulst, dem Basaliom, ist nicht selten nur ein Teil der Neubildung auf der Hautoberfläche klinisch erkennbar. Bei der Excision z.B. sklerodermiformer Basaliome dürfte die Mitnahme von nur 2 - 3 mm gesunden Gewebes (Epstein, 1973), wie auch die Untersuchungen von Burg und Konz (1975) zeigen, sicher nicht ausreichend sein. Es ist in jedem Fall günstiger, weit im Gesunden zu operieren und anschließend den Defekt plastisch-chirurgisch zu decken, als durch eine zu knappe Excision eine primäre Wundnaht zu erzwingen (Herrmann, 1968; Freilinger und Santler, 1970). Bestehen Zweifel an der vollständigen Tumorentfernung, ist die intraoperative Schnellschnittuntersuchung der suspekten Excisatränder unbedingt durchzuführen. Erst wenn Sicherheit besteht, daß kein Tumorrest im Wundbett verblieben ist, darf die Deckung des Operationsdefektes erfolgen. Ist wegen der Größe der zu excidierenden Hautveränderung eine primäre Wundnaht auch nach Unterminierung der umliegenden Hautpartien („Dehnungsplastik") nicht möglich, ziehen wir die Nahplastik der freien autologen Hauttransplantation und der Fernplastik vor. Freie Hauttransplantationen führen wir nur durch, wenn das umliegende Gewebe für eine Nahplastik nicht ausreicht oder als Interimslösung, wenn trotz histologischer Schnellschnittdiagnostik klinisch an der Radikalität der Excision Zweifel bestehen.

In der dermatologischen Tumor-Chirurgie handelt es sich bei den Methoden der Nahplastik (vergl. auch Friederich, 1970; Petres und Hundeiker, 1975; Grabb und Myers, 1976; Konz und Burg, 1977) in erster Linie um folgende Techniken:

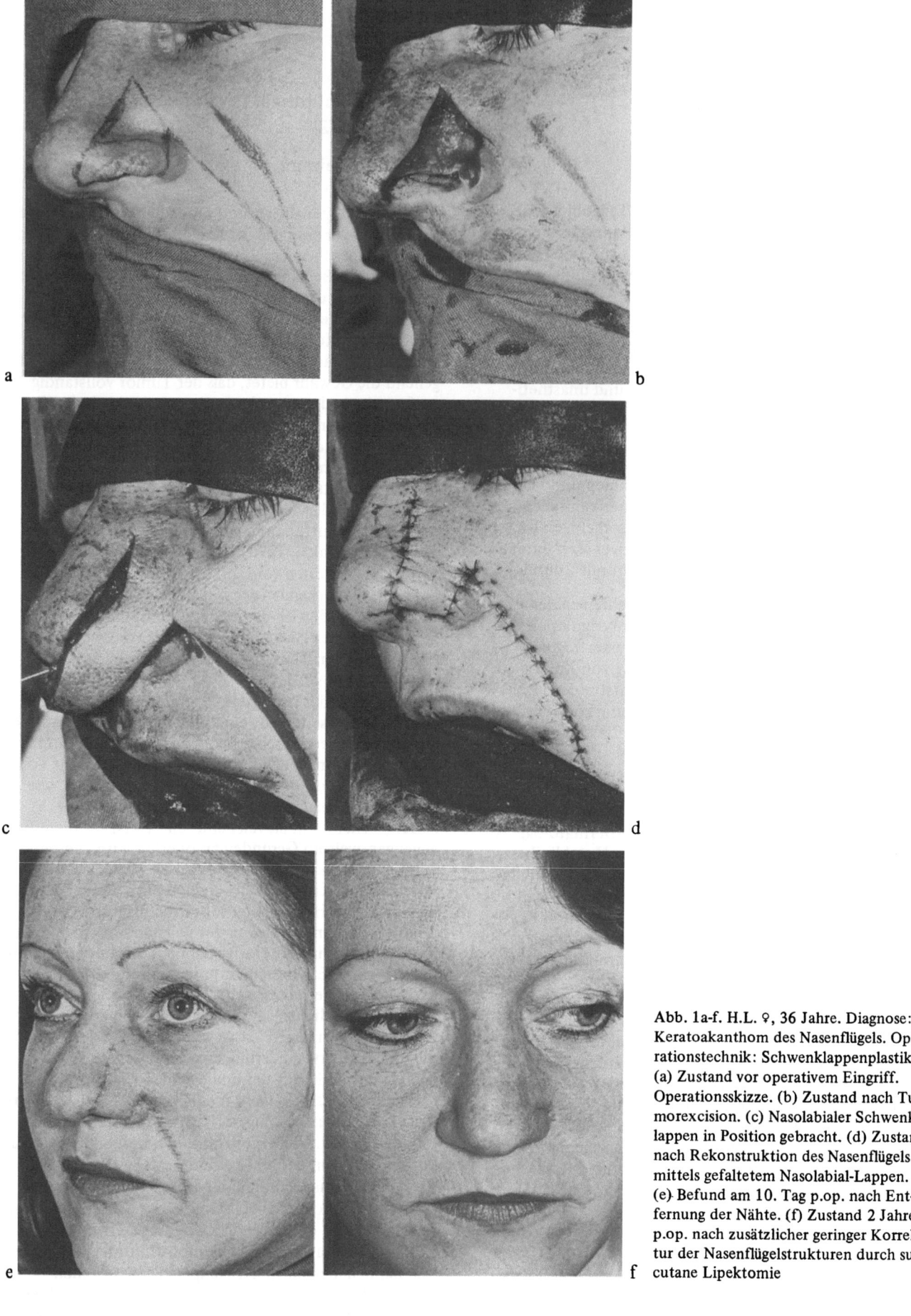

Abb. 1a-f. H.L. ♀, 36 Jahre. Diagnose: Keratoakanthom des Nasenflügels. Operationstechnik: Schwenklappenplastik. (a) Zustand vor operativem Eingriff. Operationsskizze. (b) Zustand nach Tumorexcision. (c) Nasolabialer Schwenklappen in Position gebracht. (d) Zustand nach Rekonstruktion des Nasenflügels mittels gefaltetem Nasolabial-Lappen. (e) Befund am 10. Tag p.op. nach Entfernung der Nähte. (f) Zustand 2 Jahre p.op. nach zusätzlicher geringer Korrektur der Nasenflügelstrukturen durch subcutane Lipektomie

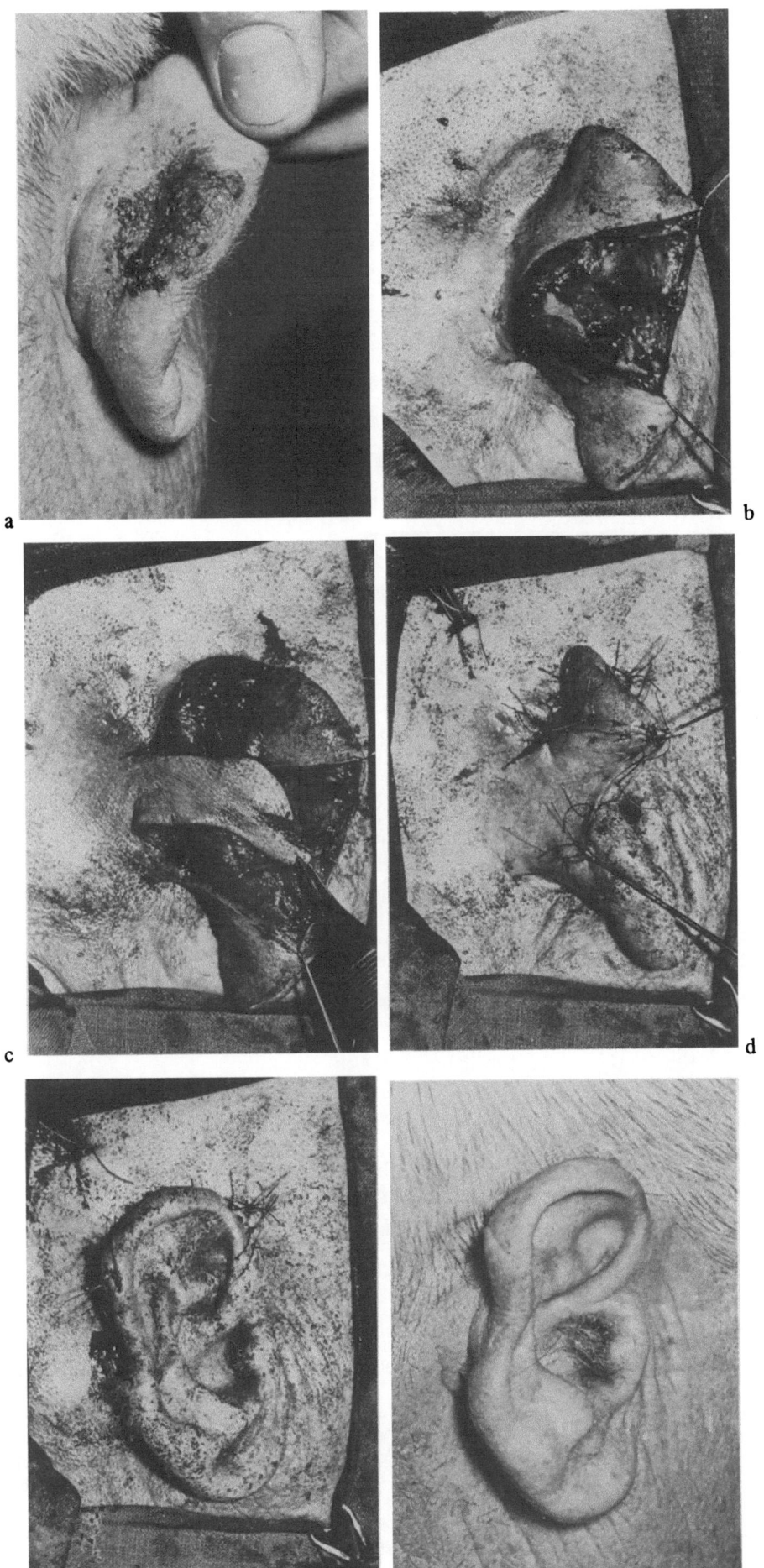

Abb. 2a-f. G.H., ♂, 75 Jahre. Diagnose: Basaliom der Ohrmuschel. Operationstechnik: Schwenklappenplastik. (a) Zustand vor operativem Eingriff. (b) Zustand nach Tumorexcision und Markierung des supraaurikulären Schwenklappens. (c) Supraaurikulärer Schwenklappen in Position gebracht. (d u. e) Zustand bei Operationsende nach Einpassung des Schwenklappens. (f) Befund 3 Jahre p.op.

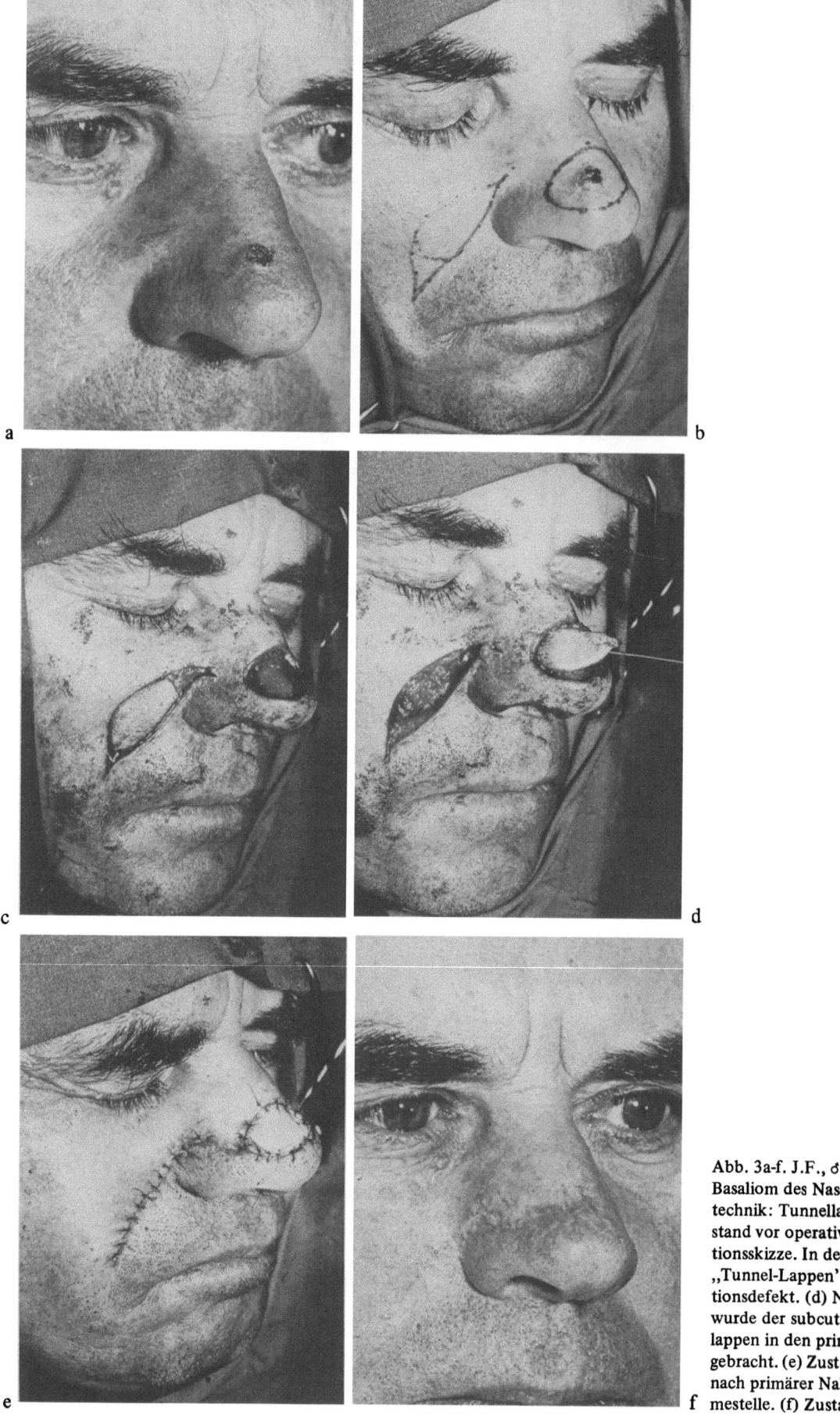

Abb. 3a-f. J.F., ♂, 66 Jahre. Diagnose: Basaliom des Nasenrückens. Operationstechnik: Tunnellappenplastik. (a) Zustand vor operativem Eingriff. (b) Operationsskizze. In der Nasolabialfalte ist der „Tunnel-Lappen" markiert. (c) Operationsdefekt. (d) Nach Unterminierung wurde der subcutan gestielte Nasolabiallappen in den primären Operationsdefekt gebracht. (e) Zustand bei Operationsende nach primärer Naht der Lappenentnahmestelle. (f) Zustand 6 Monate p.op.

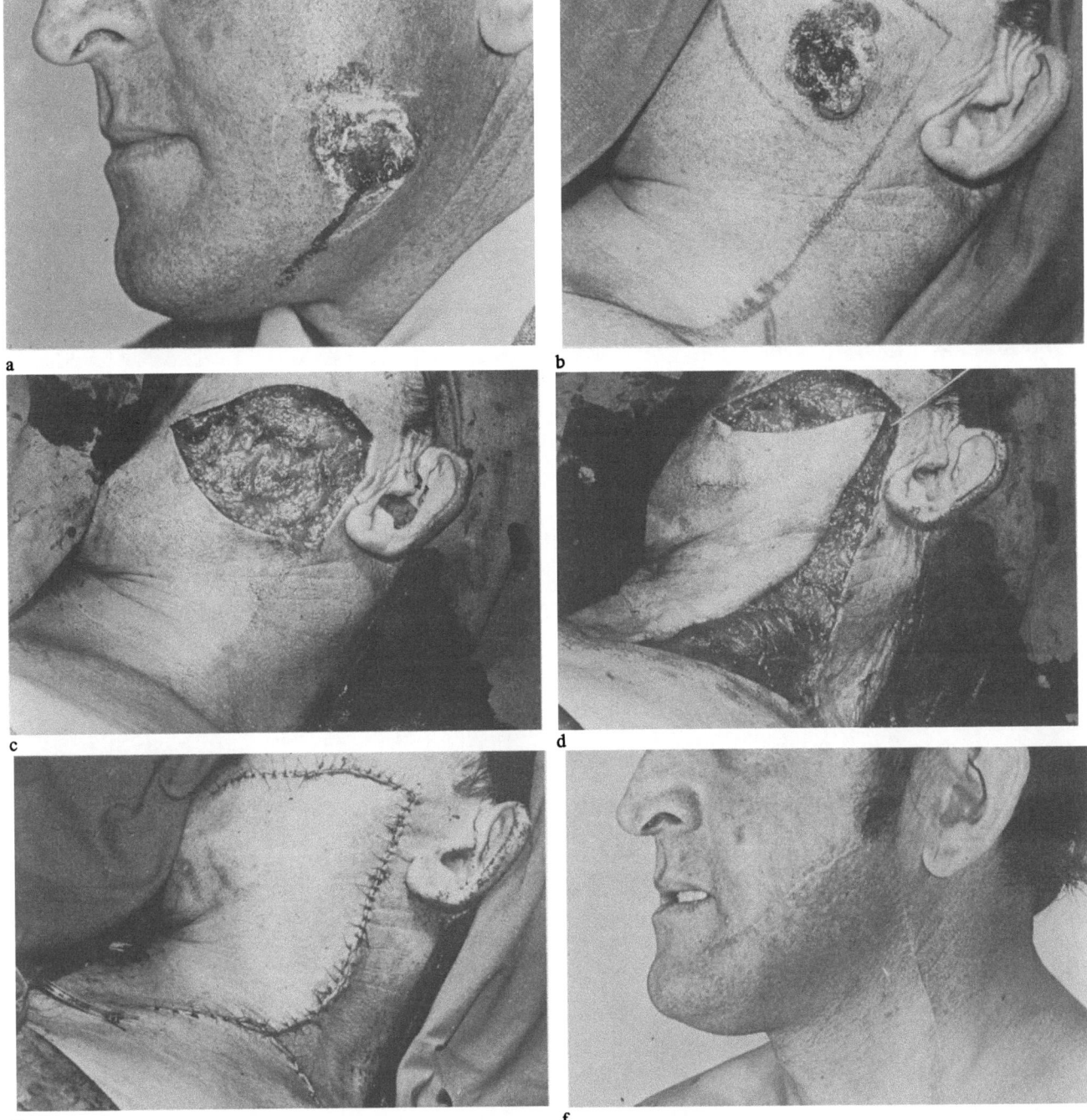

Abb. 4a-f. F.A., ♂, 45 Jahre. Diagnose: Karzinoma spinozellulare im Bereich des Unterkieferastes. Operationstechnik: Rotationsplastik. (a) Zustand vor operativem Eingriff. (b) Operationsskizze. Burow'sches Dreieck supraclaviculär. (c) Operationsdefekt. (d) Rotationslappen in Position gebracht. (e) Zustand bei Operationsende nach spannungslosem Wundverschluß und Einlegen einer Saugdrainage. (f) Zustand 6 Monate p.op.

1. *Schwenklappenplastik* (Transpositionslappenplastik): Das Prinzip dieser Technik besteht darin, daß nach Excision des Krankheitsherdes weit im Gesunden ein gestielter Lappen aus der Umgebung in den Operationsdefekt verlagert wird. Die Lappenentnahmestelle kann durch primäre Wundnaht nach lateraler Unterminierung primär geschlossen werden (Abb. 1a-f; 2a-f).

2. *Tunnellappenplastik:* Dabei handelt es sich um eine subcutan gestielte Schwenklappenplastik (Barron und Emmett, 1965). Die Epidermis im proximalen Teil des Transpositionslappens wird mit dem Skalpell abgetragen und die Haut zwischen Tumorexcisions- und Lappenentnahme-Stelle mit der Präparierschere unterminiert. Anschließend kann der Lappen durch den „Tunnel" geführt und der Epidermis-tragende distale Lappenanteil spannungsfrei in die primäre Operationswunde eingepaßt werden — bei primärer Wundnaht der Lappenentnahmestelle (Abb. 3a-f).

3. *Verschiebeplastik:* Nach keilförmiger Excision des Krankheitsherdes wird anschließend die kurze Seite des Dreiecks nach lateral, cranial oder cuadal, je nach Operationsplanung, verlängert und ein sog. Burow'sches Dreieck auf der kontralateralen Seite exciniert. Nach Unterminierung der zwischen primärer Operationswunde und Burow'schem Dreieck liegenden Hautpartie kann diese verschoben und der Operationsdefekt spannungsfrei geschlossen werden.

4. *Rotationsplastik:* Diese Plastik ist eine modifizierte Form der Verschiebeplastik. Die Schnittverlängerung im Bereich der kurzen Seite des Tumor-tragenden Dreiecks erfolgt nicht gerade sondern bogenförmig. Auch hier werden auf der kontralateralen Seite dieses Schnittes ein oder mehrere Burow'sche Dreiecke exciniert. Nach Unterminierung der zwischen primärer Excisionsstelle und Schnittende liegenden Hautpartien können diese

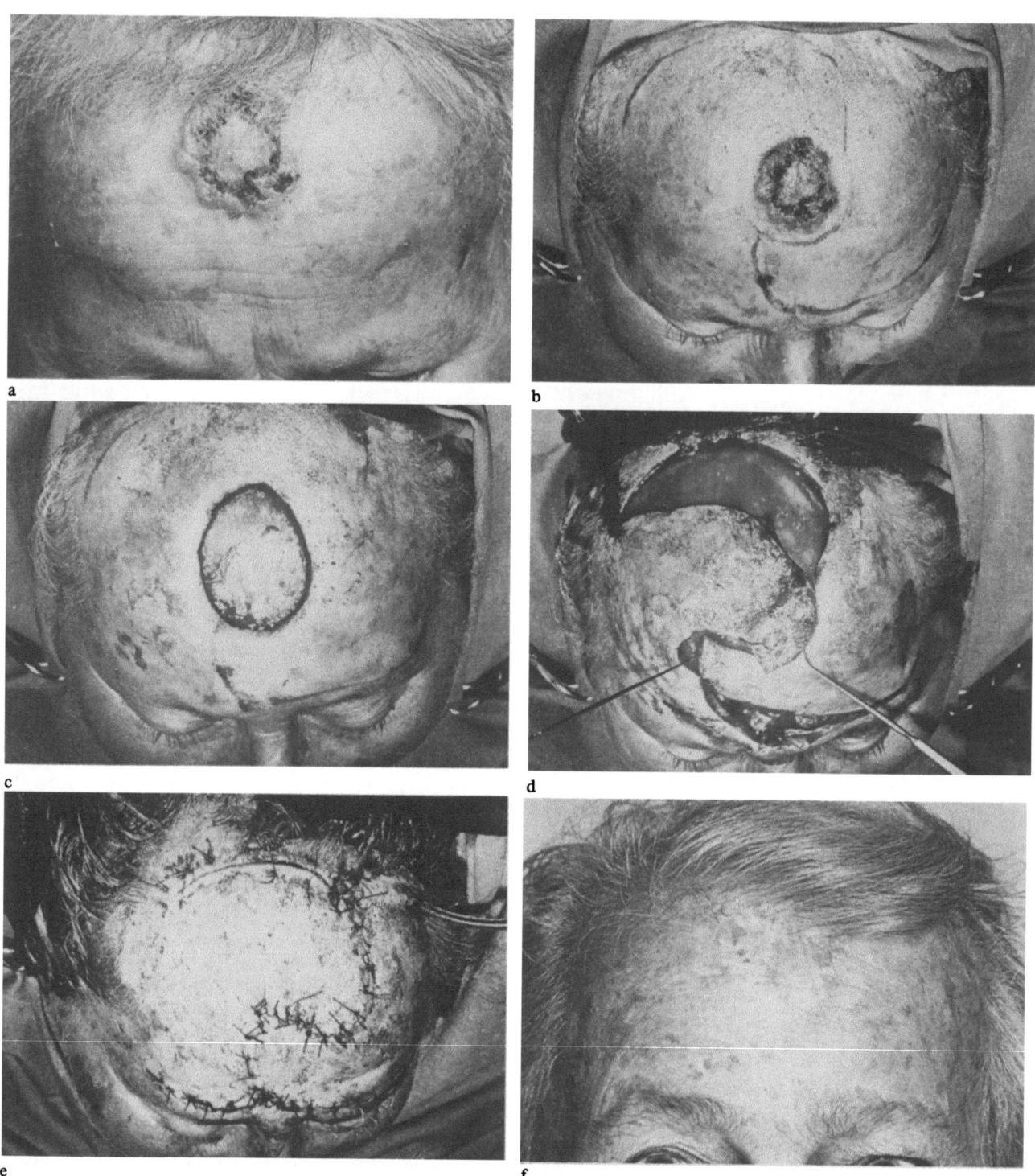

Abb. 5a-f. W.M., ♀, 71 Jahre. Diagnose: Spinozelluläres Karzinom der Stirn. Operationstechnik: Doppelte Schwenklappenplastik (a) Zustand vor operativem Eingriff. (b) Operationsskizze. (c) Operationsdefekt. (d) Nach subcutaner Mobilisation gegensinnige Verschiebung der beiden Rotationslappen. (e) Zustand bei Operationsende. (f) Befund 30 Monate p.op.

wiederum verschoben und der Operationsdefekt spannungsfrei geschlossen werden (Abb. 4a-f).

5. *Kombinationen* dieser Techniken können zum Verschluß auch größerer Operationsdefekte herangezogen werden (Abb. 5a-f; 6a-f), besonders dann, wenn die ursprüngliche Operationsplanung intra operationem geändert werden muß, da die Geschwulst wesentlich umfangreicher – als ursprünglich angenommen – ist.

Die früher aufgestellte Forderung nach Excision ausgedehnter maligner epidermaler Neoplasien auf eine sofortige Rekonstruktion zu verzichten und den Defekt passager für 1-2 Jahre mit Spalthaut zu decken, um evtl. Rezidive frühzeitig zu erkennen, wurde zwischenzeitlich erfreulicherweise weitgehend verlassen (Gabka, 1975; Kaltenbauer und Jahnke, 1975). Dies geschah nicht zuletzt wegen der mit der Entstellung bis zum Zweiteingriff einhergehenden, schweren psychischen und physischen Belastung der Patienten. Ermöglicht wurde diese Entwicklung aber durch die großen Fortschritte der Anaesthesiologie, die das Operationsrisiko bei ausgedehnten, nur in Allgemeinnarkose durchführbaren Eingriffen erheblich verminderten, die Verfeinerung der

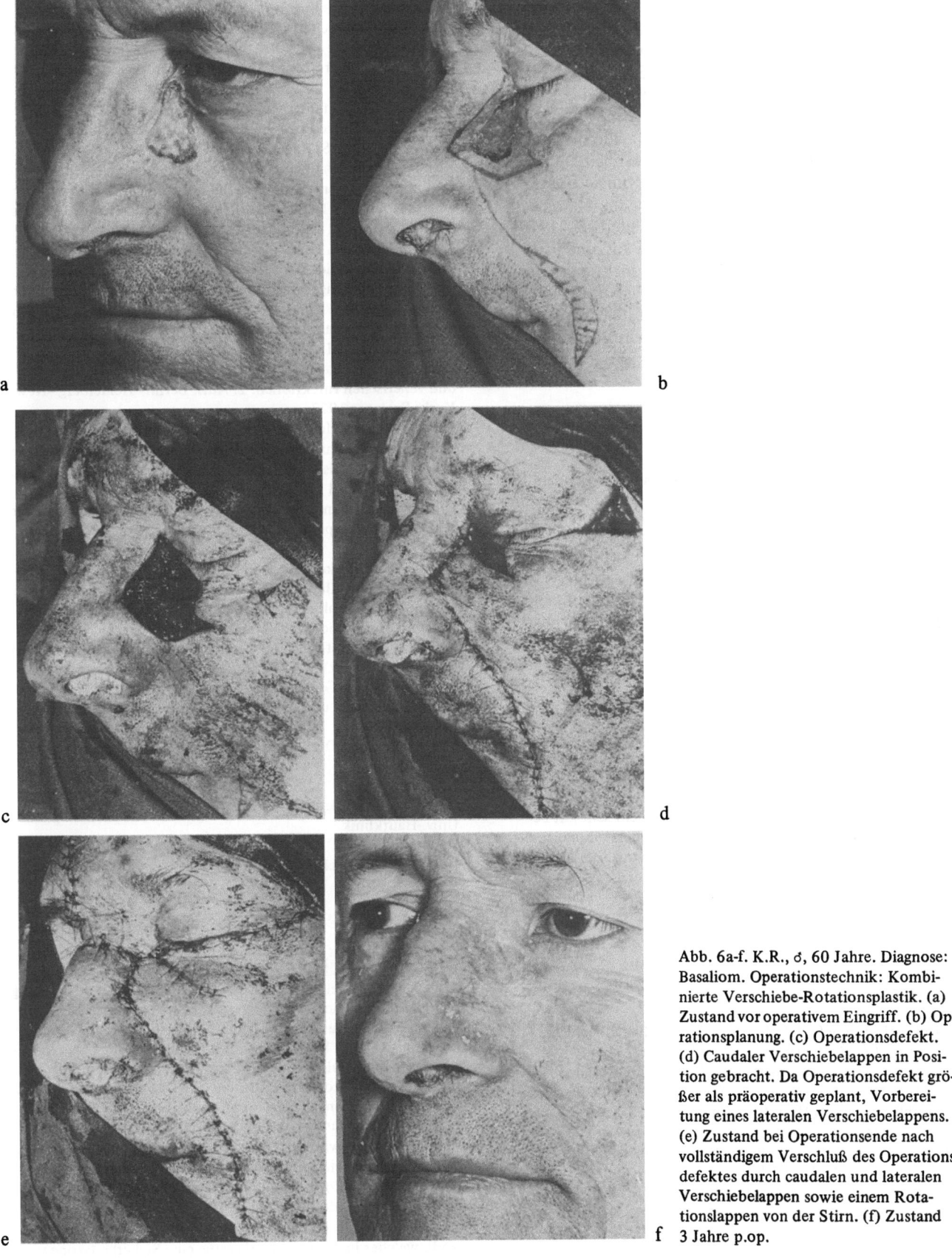

Abb. 6a-f. K.R., ♂, 60 Jahre. Diagnose: Basaliom. Operationstechnik: Kombinierte Verschiebe-Rotationsplastik. (a) Zustand vor operativem Eingriff. (b) Operationsplanung. (c) Operationsdefekt. (d) Caudaler Verschiebelappen in Position gebracht. Da Operationsdefekt größer als präoperativ geplant, Vorbereitung eines lateralen Verschiebelappens. (e) Zustand bei Operationsende nach vollständigem Verschluß des Operationsdefektes durch caudalen und lateralen Verschiebelappen sowie einem Rotationslappen von der Stirn. (f) Zustand 3 Jahre p.op.

plastischen Operationstechniken und die Perfektionierung der histologischen Diagnostik (Olivari et al., 1975; Schmidtler und Bohmert, 1975).

Die mikroskopisch kontrollierte Chirurgie (vergl. Burg und Braun-Falco, 1973; Burg und Konz, 1975) stellt eine interessante Alternative zur einzeitigen Tumorresektion an der Haut dar. Sie wird aber wegen der Aufwendigkeit dieses Verfahrens vorerst nur der Behandlung spezieller Basaliomformen, wie z.B. den sklerodermiformen Basaliomen und deren Rezidiven, vorbehalten werden müssen.

Besteht die Gewißheit, daß die Tumorentfernung vollständig war, kann die operative Wiederherstellung sofort erfolgen. Wie auch unsere Erfahrungen zeigen, erreicht man dabei durch die Methoden der Nahplastik sowohl in aesthetischer als auch in funktioneller Hinsicht die besten Ergebnisse. Transplantatnekrosen sind wegen der erhaltenen Blutversorgung selten, Colorit und Strukturen der transponierten Hautpartien stimmen mit denen der Empfängerstelle weitgehend überein.

Die bekannt hohe Heilungsrate von Basaliomen und Stachelzellkarzinomen könnte durch eine noch bessere Aufklärung der Bevölkerung und eine optimale Erstbehandlung weiter erhöht werden (Schuermann et al., 1966; Steigleder, 1972; Nasemann und Sauerbrey, 1977). Jede tumorverdächtige Veränderung, die auf eine maximal 1-2 monatige konservative Therapie nicht angesprochen hat, sollte excidiert und feingeweblich untersucht werden. Je früher die exakte Diagnose gestellt wird, umso kleiner ist der therapeutische Aufwand und umso größer die Chance für eine dauernde Rezidivfreiheit.

Zusammenfassung

Bei Stachelzellkarzinomen und Basaliomen, wobei besonders die sklerodermiform wachsenden hervorzuheben sind, ziehen wir die chirurgische Therapie anderen Behandlungsmöglichkeiten (Strahlentherapie, lokale Chemotherapie) vor. Die Entscheidung zum operativen Vorgehen wird nicht zuletzt durch die während der letzten Jahrzehnte erfolgten Verfeinerung der plastischen Operationsmethoden und die großen Fortschritte in der Anaesthesiologie erleichtert, obwohl die mitgeteilten Erfolgsstatistiken für die radiologische und operative Behandlung semimalignen und maligner epidermaler Neoplasien ungefähr gleich günstig sind. Grundsätzlich ist aber zu fordern, daß im Einzelfall jeweils jenem Verfahren der Vorzug zu geben ist, mit dem der behandelnde Arzt die größeren Erfahrungen besitzt.

Nach der Tumorentfernung ist die sofortige Rekonstruktion der excidierten Strukturen anzustreben. Dabei haben sich, wenn primäre Wundnaht oder Dehnungsplastik zur Defektdeckung nicht ausreichen, die Methoden der Nahplastik sowohl in kurativer als auch in aesthetisch-funktioneller Hinsicht sehr gut bewährt. Voraussetzung für die einzeitige Wiederherstellung ist die Gewißheit, daß die Neubildung radikal entfernt wurde. In Zweifelsfällen muß die histologische Schnellschnittdiagnostik und/oder die mikroskopisch kontrollierte Chirurgie Anwendung finden.

Literatur

Barron, J.H., Emmett, J.J.: Subcutaneous pedicle flaps. Brit. J. plast. Surg. *18*, 51-58 (1965)
Braun-Falco, O.: Maligne epitheliale Tumoren im Gesichtsbereich. In: Plastische Chirurgie des Kopf- und Halsbereiches und der weiblichen Brust (Hrsg. H. Bohmert) S. 2-19. Stuttgart: Georg Thieme 1975
Burg, G., Braun-Falco, O.: Chemochirurgie des Basalioms. Dtsch. Ärzteblatt *38*, 2303-2312 (1973)
Burg, G., Konz, B.: Mikroskopisch kontrollierte Basaliombehandlung im Gesichtsbereich. In: Plastische Chirurgie des Kopf- und Halsbereiches und der weiblichen Brust (Hrsg. H. Bohmert) S. 147-156. Stuttgart. Georg Thieme 1975
Epstein, E.: How accurate is the visual assessment of basal carcinoma margins. Brit. J. Derm. *89*, 37-43 (1973)
Freilinger, G., Santler, R.: Zur chirurgischen Behandlung maligner Hauttumoren im Nasenbereich. Z. Haut- u. Geschl.-Kr. *45*, 29-33 (1970)
Friederich, H.C.: Korrektive Dermatologie. In: Haut- und Geschlechtskrankheiten Bd. 2. (Hrsg. H.B. Bode und G.W. Korting) Stuttgart: G. Fischer 1970
Gabka, J.: Primär plastische Versorgung großer Tumoren im Schädel-Gesichts-Bereich. In: ACMF Ergebnisse des 1. Weltkongresses der Gesellschaft für Kiefer-Gesichts-Chirurgie (Hrsg. K. Pape) S. 67-69. Leipzig: J.A. Barth 1975
Grabb, W.C., Myers, M.B.: Skin flaps. Boston: Little, Brown Co. 1976
Herrmann, A.: Gefahren bei Operationen am Hals, Ohr und Gesicht und die Korrektur fehlerhafter Eingriffe. Berlin–Heidelberg–New York: Springer 1968
Kastenbauer, E., Jahnke, V.: Zur Problematik maligner Lippentumoren und deren operative Behandlung. In: Plastische Chirurgie des Kopf- und Halsbereiches und der weiblichen Brust (Hrsg. H. Bohmert) S. 118-128. Stuttgart: Georg Thieme 1975
Konz, B., Burg, G. (Hrsg.): Dermatochirurgie in Klinik und Praxis. Berlin–Heidelberg–New York: Springer 1977
Mölck, K.: Bösartige Hauttumoren und ihre Behandlung an der Dermatologischen Klinik der Philipps-Universität zu Marburg an der Lahn in den Jahren 1952-1962. Inaug. Dissertation. Universität Marburg a.d.L. 1965
Nasemann, Th., Sauerbrey, W.: Lehrbuch der Hautkrankheiten und venerischen Infektionen. 2. Aufl. Berlin–Heidelberg–New York: Springer 1977
Olivari, N., Schrudde, J., Pless, H.: Bösartige Tumoren des Gesichtes und ihre chirurgische Behandlung. In: Plastische Chirurgie des Kopf- und Halsbereiches und der weiblichen Brust (Hrsg. H. Bohmert) S. 108-117. Stuttgart: Georg Thieme 1975
Petres, J., Hartmann, M., Hagedorn, M.: Tumor-Rezidive an der Haut und deren operative Behandlung. Fortschr. Med. *94*, 633-637 (1976)
Petres, J., Hundeiker, M.: Korrektive Dermatologie – Operationen an der Haut. Berlin–Heidelberg–New York: Springer 1975
Schmidtler, F., Bohmert, H.: Partielle, subtotale und totale Nasenrekonstruktion nach Malignomentfernung. In: Plastische Chirurgie des Kopf- und Halsbereiches und der weiblichen Brust (Hrsg. H. Bohmert) S. 82-92. Stuttgart: Georg Thieme 1975
Schuermann, H., Greither, A., Hornstein, O.: Krankheiten der Mundschleimhaut und der Lippen. München: Urban & Schwarzenberg 1966
Steigleder, G.K.: Dermatologie. Stuttgart: Georg Thieme 1972

Priv.-Doz. Dr. J. Petres
Univ.-Hautklinik
Hauptstr. 7
D-7800 Freiburg i.Br.

Aussprache:

O. Braun-Falco, München, zum Vortrag Petres:
Es besteht allgemeine Übereinstimmung, daß zunächst ein maligner Tumor völlig im Gesunden entfernt sein sollte, bevor Maßnahmen zur Deckung des Defektes eingeleitet werden. An unserer Klinik hat sich besonders bei klinisch schwieriger abgrenzbaren Basaliomen, wie z.B. sklerodermiformen Basaliom, die mikroskopisch kontrollierte Chirurgie (MKC) bewährt. Dabei wird zweizeitig vorgegangen. Erst wenn nach allen Richtungen hin durch Kryostatschnitte die totale Entfernung eines Basalioms sichergestellt ist, wird die Deckung des Defektes vorgenommen. Nach planimetrischen Untersuchungen von Burg und Konz sollte beim sklerodermiformem Basaliom eine Sicherheitszone gesunder Haut von mindestens 7 mm mit entfernt werden. Dies entspricht cum grano salis auch den früheren Untersuchungen von Nödl, welcher in der Strahlentherapie eine Sicherheitszone von 5 mm empfohlen hat.

Mit welcher Technik wird von Herrn Petres die intraoperative Schnellschnittdiagnostik durchgeführt? Bei sorgfältiger, nach allen Richtungen hin gehender histologischer Untersuchung im Kryostatschnitt vergeht nämlich soviel Zeit, daß der Patient nicht in Narkose verbleiben kann, sondern daß der Eingriff zweizeitig durchgeführt werden muß.

4.1.3. Probleme und Indikationen beim Defektverschluß im Gesichtsbereich

B. Konz, München

Defekte im Gesichtsbereich entstehen in der Regel nach Exzisionen von malignen und benignen Hautveränderungen (Tabelle 1 u. 2). Steht in der operativen Therapie maligner Hauttumoren die *einzeitige* radikale Tumorentfernung ohne Rücksicht auf den zu erwartenden Defekt im Vordergrund, so ist bei benignen Hautveränderungen oft ein *mehrzeitiges* Vorgehen möglich, wodurch das operative Vorgehen vorwiegend von chirurgisch-technischen Problemen bestimmt wird. Da bei der Behandlung benigner Hautveränderungen meist ästhetisch-kosmetische Indikationen für die chirurgische Entfernung gegeben sind, muß trotz mehrfacher Operationen jeder Teileingriff mit einer primären, d.h. sofortigen Defektdeckung, abgeschlossen werden. Bei malignen Hautveränderungen hingegen, besonders bei sclerodermiformen Basaliomen und Basaliomrezidiven ist es oft unumgänglich, der sekundären Defektdeckung den Vorzug zu geben, nämlich dann, wenn eine sichere Totalentfernung aufgrund der klinischen Ausdehnung nicht möglich erscheint. Das operative Vorgehen wird aber nicht allein von der klinischen Diagnose und der Defektausdehnung bestimmt, sondern auch vom Alter des Patienten, seiner psychologischen und sozialen Struktur und den hieraus resultierenden Ansprüchen an die Leistungsfähigkeit der chirurgischen Methoden. Da die Erwartungen der Patienten in unserer heutigen Gesellschaft an das zu erreichende Ergebnis gestiegen sind, sollte es die Aufgabe des operativ tätigen Dermatologen sein, besonders bei Defekten im Gesichtsbereich, seine chirurgischen Möglichkeiten immer von neuem zu überprüfen.

Tabelle 1. Maligne Hautveränderungen

Praekanzerosen
Basaliom
Spinozelluläres Karzinom
Malignes Melanom
Rezidive maligner Hauttumoren

Tabelle 2. Benigne Hautveränderungen

Angeboren
 – Naevuszell-Naevi
 – Organoide Naevi

Erworben
 – Gutartige Hauttumoren
 – Röntgenspätschäden
 – Narben

Im Hinblick auf die einzelnen chirurgischen Methoden kann von folgender Überlegung ausgegangen werden: eine einfache und schnelle Technik mag ein angemessenes Resultat ergeben, ein mehr kompliziertes Vorgehen aber für die ästhetische und funktionelle Wiederherstellung ein besseres Endergebnis zeigen; ein bestimmter Defekt kann möglicherweise befriedigend geschlossen werden, aber das Ergebnis ist nur zu erreichen durch weitere Narbenbildungen, die durch den technischen Aufwand entstehen, einen sekundären Defekt verschließen zu müssen. Somit ist bei der Operationsindikation gewissenhaft zu prüfen, ob infolge des eigentlichen Defektverschlußes keine neuen Verunstaltungen zutage treten, die in keiner Relation zur ursprünglichen Hautveränderung stehen. Dies ist besonders in der operativen Behandlung von benignen Hauttumoren zu beachten. Deshalb ist bei der Defektdeckung im Gesichtsbereich in jedem einzelnen Fall die Frage zu prüfen: Welches operative Verfahren ist aufgrund der klinischen bzw. histologischen Diagnose, des Alters und des Allgemeinzustandes des Patienten und der jeweiligen Defektsituation am besten geeignet?

Somit hat man bei den praeoperativen Überlegungen zunächst die Defektsituation zu beurteilen: Alterszustand der Haut, Größe und Tiefe des Defektes, Lokalisation des Defektes, Beschaffenheit des Wundgrundes sowie kosmetische Gesichtspunkte. Entsprechend den jeweiligen Gegebenheiten ist dann zwischen mehreren Methoden des Defektverschlusses zu entscheiden.

Für die freie dermatologische Praxis kommen hier der primäre Wundverschluß, die Dehnungsplastik mit primärem Wundverschluß sowie V-Y-Plastik in Frage. W-Plastik und Z-Plastik werden bei Narbenkorrekturen eingesetzt. Da dem primären Wundverschluß im Gesichtsbereich, je nach Alterszustand der Haut, enge Grenzen gesetzt sind, müssen oft freie Hauttransplantationen oder gestielte Hautlappenplastiken angewendet werden. Nur so lassen sich entstellende Verziehungen und Deformationen, wie z.B. Ektropiumbildung, Verziehung von Augenbrauen, Nasenflügeln und Mundwinkeln vermeiden. Wichtig erscheint jedoch, auch bei kleinen Exzisionen im Gesichtsbereich die Linien geringster Hautspannung (sog. relaxed skin tension lines) zu beachten. Diese Linien entsprechen den Altersfalten der Haut und sind nicht immer mit den sog. *Langer'*schen Linien identisch. Die genaue Beachtung der Linien minimalster Spannung erleichtert bei Exzisionen im Gesichtsbereich den spannungsfreien Wundverschluß. Dadurch sind kosmetisch gute Narben zu erreichen, da sie in den natürlichen Hautfalten zu liegen kommen. Eine weitere Hilfe für den primären Wundverschluß stellt die Mobilisation der seitlichen Wundränder dar, wodurch die Adaption der Wundränder verbessert werden kann und die Spannung im Wundbereich reduziert wird. Die Mobilisation wird mit einer stumpfen Schere vorgenommen und erfolgt in der Gesichtsregion nur knapp bis ins subcutane Fettgewebe, um tiefer liegende Strukturen, wie Gefäße und Nerven (Nervus facialis) und mimische Muskulatur zu schonen. Oft zeigt sich aber bereits bei der praeoperativen Planung, daß der zu erwartende Defekt möglicherweise nicht über eine primäre Wundnaht zu verschließen ist. In dieser Situation ist höchste Vorsicht geboten. Es mag manchmal richtig sein, ein abwartendes Vorgehen einzuschlagen, d.h. einen operativen Eingriff unter dem Motto „wait and see" zu beginnen und erst während der Operation das geeignete Verfahren zur Defektdeckung auszuwählen. In der Mehrzahl der Fälle jedoch ist durch genaue Beurteilung der jeweiligen Situation, unter kritischer Beleuchtung der eigenen operativen Fähigkeiten, eine bessere praeoperative Planung möglich und bewahrt vor unangenehmen intraoperativen Überraschungen.

So ist es bei der Defektdeckung im Gesichtsbereich oft richtiger, eine freie Hautplastik oder eine gestielte Lappenplastik zu planen, als einen primären Wundverschluß zu erzwingen. Dies gilt insbesondere für die Behandlung maligner Hauttumore, wo es unter allen Umständen zu vermeiden ist, auf Kosten des notwendigen Sicherheitsabstandes einen primären Verschluß doch noch zu erreichen.

Für das Gelingen einer freien Hautplastik müssen einige Punkte berücksichtigt werden. Je nach Lokalisation des Defektgebietes ist zunächst festzulegen, ob eine Spalthaut- oder Vollhautplastik durchgeführt werden soll. Hier ist besonders die richtige Wahl der Spenderregion für freie Hauttransplantate von Bedeutung. Spalthautlappen werden in der Regel vom Oberschenkel bzw. von der Glutealregion entnommen. Spenderregionen für Vollhauttransplantate stellen die Retroaurikular- sowie die Supra- und Infraclavicularregion dar. Somit unterscheiden sich diese beiden Transplantatarten nicht nur durch ihre unterschiedliche Dicke, sondern auch durch die regionsgebundenen Eigenschaften der Spenderregion in Hinblick auf Struktur und Pigmentierung. Da die Haut der Retroaurikularregion sowie der Infra- und Supraclavicularregion den strukturellen Gegebenheiten der Gesichtsregion am ehesten entspricht, ist eine Vollhautplastik im allgemeinen einer Spalthautplastik für die Defektdeckung im Gesichtsbereich vorzuziehen. Trotz dieser Einschränkung können dicke Spalthauttransplantate, sog. Dreiviertellappen, für Defekte im Stirn-Schläfenbereich mit gutem kosmetischen Endergebnis verwendet werden. Für Defekte der zentralen Gesichtsabschnitte, wie Nase, Orbital- und Oberlippenregion sind in der Regel nur Vollhauttransplantate geeignet.

Aber nicht nur die indikationsgerechte Auswahl der Transplantatart entscheidet über das endgültige Ergebnis einer freien Hauttransplantation. Auch deren form- und funktionsgerechte Eingliederung in die Gesichtsregion ist zu beachten. Dabei sind die anatomischen Gesichtseinheiten (Abb. 1) von besonderem Interesse. Man unterscheidet eine Frontal- und Temporalregion, die wie bereits festgestellt, gute Empfängerregionen für *Spalthaut*transplantate sind, eine Supra- und Infraorbitalregion sowie eine Orbitalregion, eine Labial- und Nasalregion, die alle gute Empfängerareale für *Vollhaut*transplantate sind. Die Wangenregion kann man in 2 Teile unterteilen: eine vordere, weiche und geschmeidige Zone und eine hintere, über dem Musculus masseter gelegene, die fester und weniger mobil ist. Für die Wangenregion kommen freie Transplantate nur bedingt in Frage und meist nur bei besonderer Indikation. Hier sind Verschiebe-, Rotations- und Transpositionsplastiken vorzuziehen.

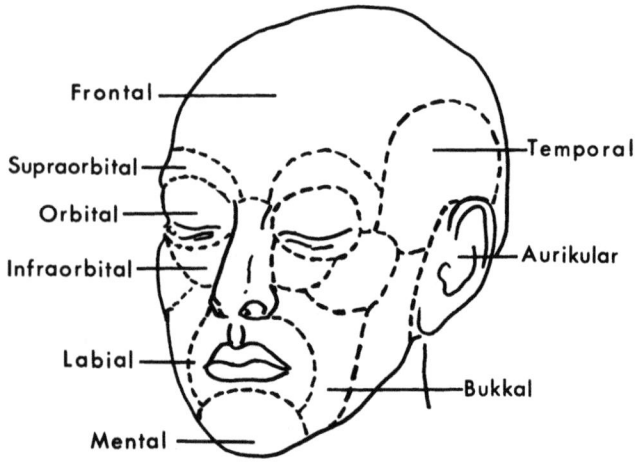

Abb. 1. Einheiten der Gesichtsregion

Die Verwendung freier Hauttransplantate wird oft durch Faktoren von seiten des Defektes begrenzt. Nämlich dann, wenn die Durchblutung der Defektregion nicht ausreichend ist, wenn tiefgreifende Defekte mit Freilegung von Knochen und Knorpelelementen vorliegen oder wenn durch die operative Behandlung maligner Hautveränderungen form- und funktionstragende Strukturen, wie zum Beispiel Nasenflügel, verlorengegangen sind. In diesen Fällen müssen gestielte, vaskularisierte Hautlappenplastiken angewendet werden. Die gestielten Hautlappen werden in der Regel in 2 Gruppen eingeteilt: Nahlappenplastiken und Fernlappenplastiken. Unter den Fernlappenplastiken sind für die dermatochirurgische Praxis in erster Linie die regionalen Lappenplastiken von Bedeutung. Das Prinzip all dieser Lappenarten besteht darin, daß sowohl Haut als auch subcutanes Fettgewebe verpflanzt werden und daß die Lappen zur Sicherung der vaskulären Versorgung durch einen Stiel mit dem umgebenden Gewebe verbunden bleiben. Bei der Planung solcher Plastiken ist der ausreichenden Blutversorgung besondere Beachtung zu schenken. In dieser Hinsicht sind die Verhältnisse in der Gesichtsregion besonders günstig, da der relativ konstante Verlauf der größeren Gefäße sowie die dichte Verteilung der dermalen und subdermalen Gefäßnetze meist eine gute Durchblutung gewährleisten. Trotzdem muß durch ein adäquates Verhältnis zwischen Lappenbreite und Lappenlänge die ausreichende Blutzirkulation gesichert werden.

Bei richtiger Indikationsstellung ergeben die gestielten Hautlappenplastiken bei der Defektdeckung im Gesichtsbereich die besten kosmetischen und funktionellen Ergebnisse. Man sollte aber berücksichtigen, daß bei falscher Indikation oder mangelhafter Operationstechnik ein weitaus größerer Schaden entstehen kann, als dies z.B. bei einer mißlungenen freien Hauttransplantation der Fall ist. Bei der Planung solcher Lappenplastiken sollte man sich immer vor Augen halten, daß diese Methoden nur einmal durchführbar sind und daß eine Lappennekrose in der Regel, gerade im Gesichtsbereich, zu schwerwiegenden, kosmetischen Beeinträchtigungen führen kann. Dies ist besonders unangenehm, wenn der versorgte Defekt durch die operative Entfernung einer benignen Hautveränderung entstanden ist. Aber auch bei malignen Hautveränderungen sind gestielte Lappenplastiken nur dann indiziert, wenn durch klinische Begutachtung und ggf. intraoperative Schnellschnittuntersuchungen eine sichere Totalentfernung des Tumors gewährleistet ist. Man sollte niemals der Verlockung nachgeben, trotz einer gewissen Unsicherheit über die Radikalität der Tumorentfernung, den Defekt über eine Nahlappenplastik zu verschließen, weil sich diese gerade als beste Möglichkeit anbietet. Dies gilt insbesondere in der operativen Behandlung von sclerodermiformen Basaliomen und Basaliomrezidiven. Sind noch Tumorreste im Defektbereich verblieben, so führt das Rezidiv zu einer Zerstörung der möglicherweise gut gelungenen Hautplastik und zum unwiederbringlichen Verlust wertvollen Deckmaterials. Weiterhin kann es oft Jahre dauern, bis sich ein Rezidiv unter einer Hautlappenplastik bemerkbar macht, nämlich erst dann, wenn es zur Oberfläche durchbricht. Bis zu diesem Zeitpunkt ist es aber oft zu einer erheblichen Tiefenausdehnung gekommen mit Zerstörung von Periost, Knochen und Knorpelelementen, so daß eine endgültige Heilung des Patienten nur über eine große und belastende Operation erreicht werden kann.

Tabelle 3. Freie Hauttransplantate

Vorteile	– Einfache Methode – Indikationsgerecht angewandt, besser als Nahlappenplastik
Nachteile	– Schrumpfung – Pigmentverschiebung – Strukturunterschied – Muldenbildung

Somit stellt die Indikationsstellung für eine gestielte Lappenplastik besonders in der Behandlung maligner Hauttumore eine sehr verantwortliche Aufgabe dar. Die Erfahrung hat gezeigt, daß es oft besser ist, im Interesse des Patienten bei irgendwelchen Zweifeln über die totale Tumorentfernung eine vorläufige Defektdeckung mit einem freien Transplantat vorzunehmen und erst später die endgültige Rekonstruktion anzuschließen. Durch diese provisorische Deckung sind sowohl Exzisionsrand sowie Exzisionsgrund einer genauen klinischen Beobachtung zugänglich.

Tabelle 4. Gestielte Hautlappenplastiken

Vorteile	– Ersatz von Haut und Subkutis – Kaum Anspruch an Empfängerregion – Pigmentierung u. Hautstruktur optimal – Kaum Schrumpfungsneigung
Nachteile	– Aufwendige Methode – Zusätzliche Narben – Mehrere Operationen

Da jede operative Methode ihre Vor- und Nachteile hat (Tabelle 3 u. 4), ist bei der praeoperativen Planung eine genaue Abwägung notwendig. Die ständige Überprüfung der Indikationen in jedem Einzelfall sowie ein bedachtes operatives Vorgehen sichern am ehesten ein gutes postoperatives Resultat.

Literatur

Borges, F.A.: Elective incisions and scar revision. p. 1-14. Boston: Little, Brown and Company 1973
Friederich, H.C.: Schwenklappenplastiken. Derm.Wschr. *150*, 39-53 (1964)
Konz, B.: Möglichkeiten zum Wundverschluß im dermatochirurgischen Bereich. In: Dermatochirurgie in Klinik und Praxis. S. 20-40. Berlin–Heidelberg–New York: Springer 1977
Konz, B.: Use of skin flaps in dermatologic surgery of the face. J. Derm. Surg. *1*, 25-30 (1975)
Konz, B.: Zur operativen Behandlung maligner Hauttumoren im Gesichtsbereich, Therapiewoche 25. *20*, 2877-2866 (1975)
Petres, J., Hundeiker, M.: Korrektive Dermatologie, Berlin–Heidelberg–New York: Springer 1975
Schröder, F.: Deckung von Gesichtsdefekten nach Tumoroperationen bei Patienten höheren Alters. Chir. plast. et reconstr. *5*, 152-161 (1968)

Dr. B. Konz
Univ.-Hautklinik
Frauenlobstr. 9
D-8000 München 2

4.1.4. Operationen in der Mundumgebung und Rekonstruktion der Lippe

G. Mahrle, Göttingen

Die Mehrzahl der operativen Eingriffe im Bereich der Lippe werden bei *1.* gutartigen Tumoren, z.B. Phlebektasien, Granuloma pyogenicum, Fremdkörpergranulom, Irritationsfibrom, *2.* bei prämalignen Veränderungen, z.B. Cheilitis actinica, Melanosis praeblastomatosa oder *3.* bei malignen Tumoren, z.B. Basaliom, Melanom und Carcinom, durchgeführt. Bei kleineren Tumoren genügt meist eine einfache Excision (Abb. 1). Bei flachen, aber ausgedehnten Veränderungen des Lippenrotes bietet sich eine vollständige Abtragung und Neubildung derselben aus der angrenzenden Mundschleimhaut an *(Langenbeck-von Bruns).* Falls erforderlich, ist die einfache Excision mit der Lippenrot-Ersatzplastik zu kombinieren (Abb. 2).

Das Ziel jedes operativen Eingriffs ist die radikale Entfernung des Tumors ohne nennenswerte funktionelle und kosmetische Beeinträchtigung. Soweit Malignome betroffen sind, beschränken sich unsere Erfahrungen auf Vor- bzw. Frühstadien ohne Lymphknotenbeteiligung. Nach Größe und Lage des Tumors unterscheiden wir *1.* die einfache Excision mit direktem Verschluß des Defekts < 1/3 der Lippenlänge, *2.* die Excision mit partiellem Lippenersatz von der gegenüberliegenden Lippe (Defekt ca. 1/3 der Lippenlänge) und *3.* die Excision und Defektdeckung mit Hilfe eines Wangenlappens und Rekonstruktion der Lippe (Defekt > 1/3 der Lippenlänge).

Zahlreiche operative Methoden sind bekannt, aber für die Praxis genügt die Beherrschung einiger weniger (vgl. *Petres und Hundeiker,* 1975, *Tritsch,* 1976, *Konz und Burg,* 1977). Diese Standardmethoden werden durch Variation und Kombination den jeweiligen individuellen Gegebenheiten angepaßt. Die hier überwiegend an der Unterlippe beschriebenen operativen Eingriffe sind grundsätzlich auch an der Oberlippe anwendbar.

Die einfache Excision wird meist als W-förmige Excision durchgeführt. Im Vergleich zur V-förmigen Excision paßt sich die W-förmige Excision der Kinnpartie besser an und ermöglicht einen spannungsfreien Wundverschluß. Um den Längenverlust der Lippe bei größeren Excisionen auszugleichen, wird aus der gegenüberliegenden Lippe ein Keil in der Ausdehnung der halben Defektbreite eingeschwenkt *(Estlander).* Dieser gestielte Vollappen (Haut, M.orbicularis oris, Schleimhaut) kann bei einem Defekt im Mundwinkelbereich direkt oder bei einem Defekt in Lippenmitte über einen Entlastungsschnitt eingepaßt werden. Nicht selten bildet sich als Folge der *Estlander*-Plastik eine störende laterale Mundwinkelfalte. Hier bietet sich als Alternative die Fächerplastik nach *Gillies* an, bei der der gesamte Mundwinkel rechteckig umschnitten und in den viereckigen Defekt rotiert wird. Um die einseitige Verkürzung der Mundwinkelöffnung durch die oben genannten Verfahren zu vermeiden und um den natürlichen Mundwinkel zu erhalten, bietet sich die Möglichkeit, größere Defekte in der Lippenmitte durch einen gestielten Rotationslappen nach *Abbe* zu decken (Abb. 3a-c). Der Stiel wird nach frühestens einer Woche in einer zweiten Sitzung durchtrennt.

Größere Lippenresektionen machen die Defektdeckung und die Rekonstruktion aus Wangenanteilen erforderlich. Die Verschiebeplastiken aus der Wange werden

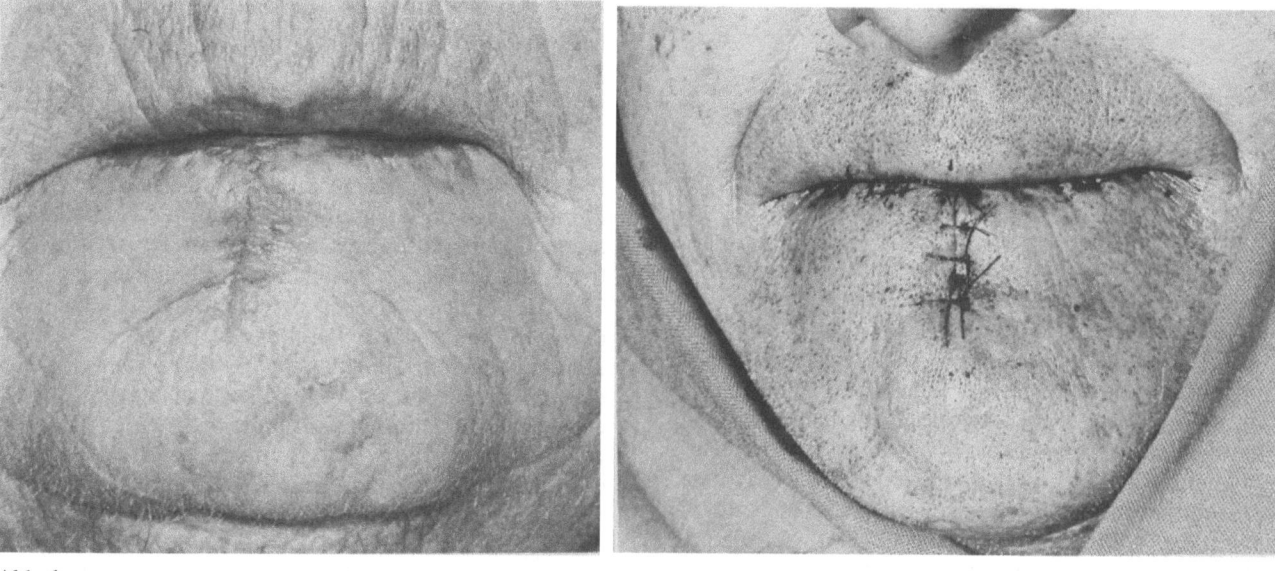

Abb. 1. Abb. 2.
Abb. 1. Zustand ca. 4 Wochen nach einer einfachen *V-förmigen Excision* der Unterlippe. Abb. 2. Zustand nach *V-förmiger Excision und Lippenrot-Ersatzplastik*, Operationstag

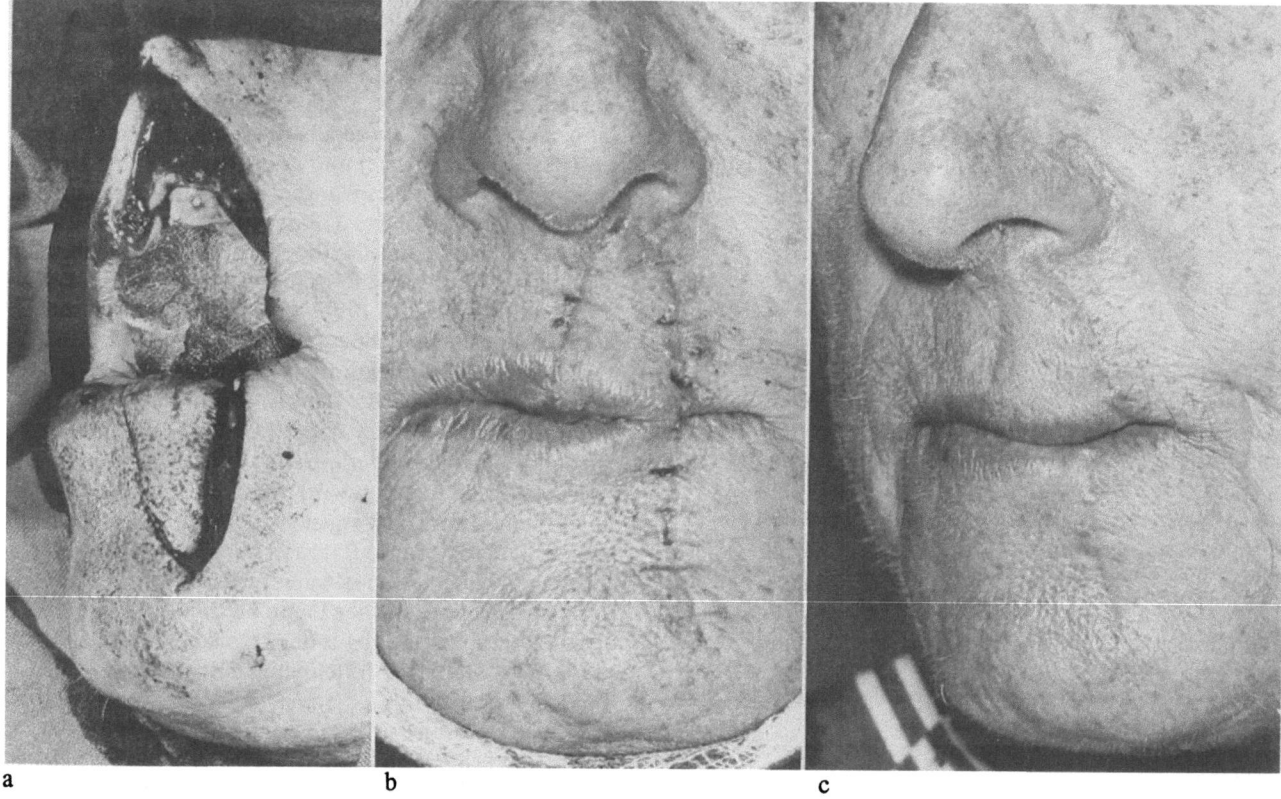

a   b   c

Abb. 3a-c. Zustand nach Excision einer Melanosis circumscripta praeblastomatosa der Oberlippe und Vorbereitung einer *Abbe-Plastik* (a). Ca. 1 Woche nach Einschwenken des Abbe-Lappens (b), ca. 2 Monate nach Operation (c)

in Form von *Dieffenbach*-Lappen oder mit Hilfe *Burow'* scher Dreiecke durchgeführt. Die Schleimhautlappen werden etwas größer als der übrige Haut-Muskellappen geschnitten, um eine gute Rekonstruktion des Lippenrotes zu gewährleisten. Die *Burow*'sche Plastik (Abb. 4 a-b, Abb. 5 a-c) ist nach unseren Erfahrungen der *Dieffenbach*-Plastik hinsichtlich kosmetischer und funktioneller Ergebnisse überlegen.

Bis auf die großen Lippenplastiken können die Eingriffe in Lokalanästhesie vorgenommen werden. In jedem Fall ist vorher die Schnittführung anzuzeichnen, da sich die Spannungsverhältnisse nach Applikation des Lokalanästhetikums verändern. Die Schließung der Nahtstellen erfolgt schichtweise, Schleimhaut und Muskulatur mit chromatfreiem Catgut, die Haut mit monofilem oder geflochtenem Kunststoffaden, die Lippenschleimhaut im Bereich des Lippenrotes mit einem resorbierbaren synthetischen Nahtmaterial. Postoperativ erhält der Patient in unserer Klinik ein abschwellendes Mittel und fakultativ ein Antibiotikum. Die Fäden werden ab 5. postoperativem Tag gezogen.

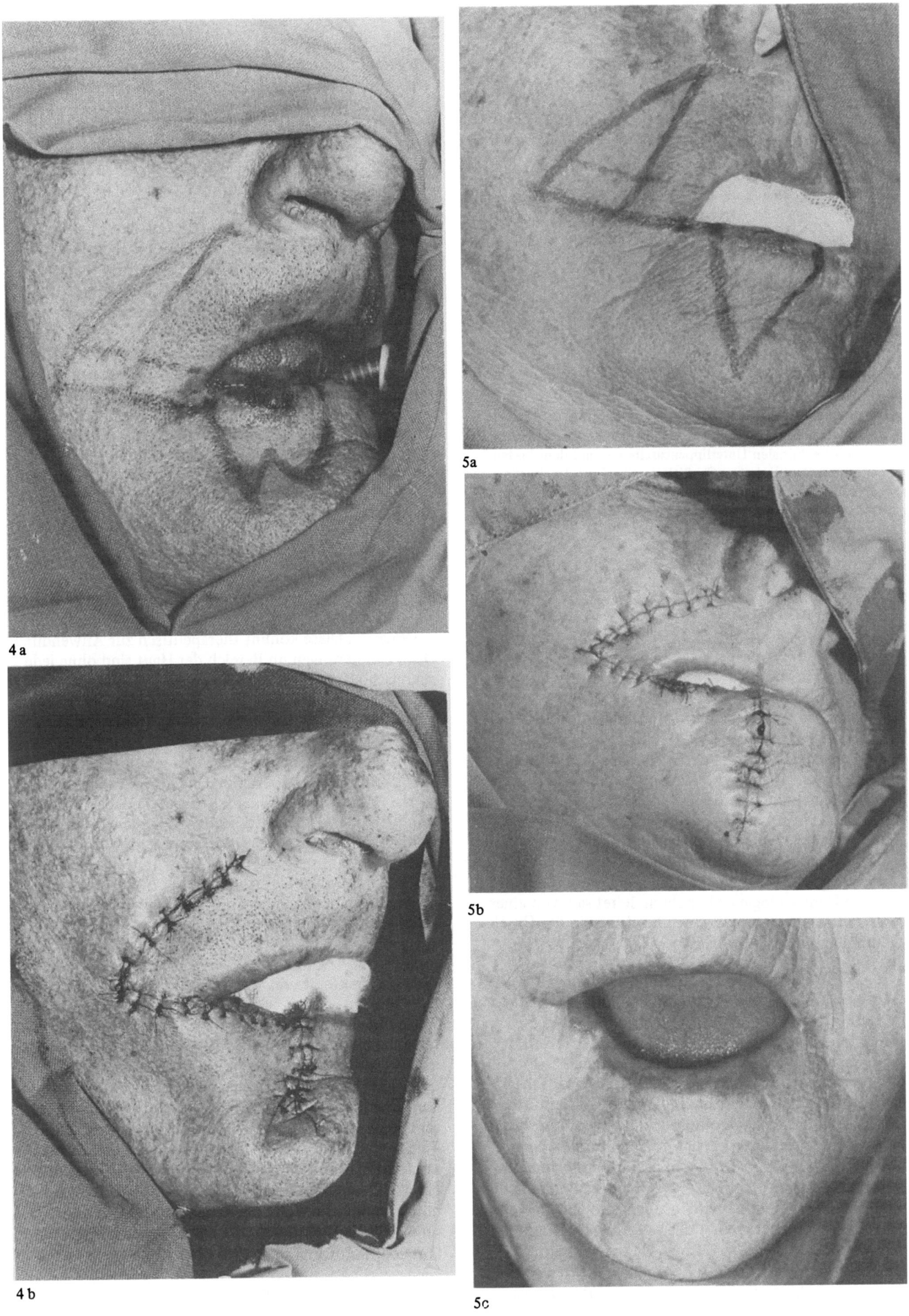

Abb. 4 a und b. *Burow'sche Plastik* bei W-förmiger Excision. Situationszeichnung (a), Zustand mit frischer Naht (b)

Abb. 5 a-c. *Burow'sche Plastik* bei V-förmiger Excision. Situationszeichnung (a), Zustand mit frischer Naht (b), 3 Monate nach der Operation (c)

Literatur

Petres, J., Hundeiker, M.: Korrektive Dermatologie. Operationen an der Haut. Berlin–Heidelberg–New York: Springer 1975
Tritsch, H.: Dermatochirurgie für die Praxis. Folia Ichthyolica, Heft 21. Mitteilungen der Ichthyol-Gesellschaft Cordes. Hamburg: Hermanni & Co. 1976
Konz, B., Burg, G.: Dermatochirurgie in Klinik und Praxis. Berlin–Heidelberg–New York: Springer 1977

Priv.-Doz. Dr. G. Mahrle
Univ.-Hautklinik
Von-Siebold-Str. 3
D-3400 Göttingen

Aussprache:

O. Braun-Falco, München, zum Vortrag Mahrle:
Lip-Shaving wird auch an unserer Klinik mit sehr gutem Erfolg, besonders bei initialen Unterlippencarcinomen auf dem Boden einer chronisch-aktinischen Cheilitis durchgeführt. In einigen unserer Fälle kam es in relativ kurzer Zeit (1-2 Jahre) in der zur Unterlippenneubildung nach außen verlagerten Mundschleimhaut zu leukoplakieartigen Veränderungen.

4.1.5. Kryotherapie

W. Wittels, Wien

Einleitend möchte ich bemerken, daß der zum Verständnis notwendige vollständige Titel „Kryotherapie gutartiger, praecanceröser und superficiell maligner Hautveränderungen sowie Pigmentanomalien mit flüssigem Stickstoff" heißen müßte. Dieser lange Titel hätte wohl die meisten erschreckt, aber enthält andererseits alle die Punkte, die noch zu besprechen sein werden.

Die Berechtigung des Referenten, über diese nicht sehr verbreitet geübte Therapie innerhalb der chirurgisch-korrektiven Dermatologie zu berichten, leitet sich von einer 1 1/2 Jahrzehnte langen, eigenen Erfahrung in der Durchführung dieser Behandlung ab.

Medico-historische Entwicklung der Kältetherapie

Die ersten Mitteilungen über die Anwendung von Kälte zu therapeutischen Zwecken stammen aus dem Jahre 1899 von *Campbell, White* und *Chr. Trimer*. Auffallend ist, daß *White* bereits mit einem *flüssigen* Gefriermittel, nämlich flüssiger Luft arbeitete. 1907 wiesen *Bower* und *Towle* auf die Gefahren bei der Verwendung flüssiger Luft hin, insbesondere auf deren Explosionsneigung. Im gleichen Jahr empfiehlt *W.A. Pusey* seine Kohlensäureschneebehandlung. Diese wird in den folgenden Jahrzehnten die meist verbreitete Art der Kryotherapie in der Welt und insbesondere in Europa. Nicht unerwähnt sei, daß der Nordamerikaner *Pusey* vor allem in Wien seine dermatologische Ausbildung vervollkommnete. Er war auch ein Mitbegründer des „Archives of Dermatology". 1910 teilt *J. Gold* seine Ergebnisse bei Verwendung flüssigen Sauerstoffs mit und erweitert die Indikationsstellungen *Whites*. Nach längerer Beobachtungszeit ließen sich bei Verwendung flüssigen Sauerstoffes einige schwerwiegende Nachteile dieses Mittels feststellen. Gewebszerreißungen und Nekrosen traten auf, und ebenso wie flüssige Luft ist flüssiger Sauerstoff unter häufig gegebenen Umweltbedingungen hochexplosibel. 1947 bzw. 1949 erschienen die ersten Literaturberichte über die Verwendung flüssigen Stickstoffes von *Kile* und *Welsch* bzw. *Allington*. Seit diesem Zeitpunkt stehen in der modernen Kryotherapie nun die Kohlensäureschneebehandlung und die mit flüssigem Stickstoff einander als Konkurrenten gegenüber bzw. ergänzen sich bei ausgewählter Indikationsstellung. Das europäische Schrifttum verfügt bisher nur über relativ wenige Mitteilungen über die Therapie mit flüssigem Stickstoff: aus Frankreich *Duperrat* und *Cauvin, Basset* und *Cauvin,* aus Holland *Hermans* jr. und *Bakker* sowie *Zierz* und *Endres* aus Deutschland.

Inzwischen wurden in den letzten Jahren auch in Europa etliche Publikationen über dermatologische Kryotherapie veröffentlicht. Wir haben den Eindruck, daß insbesondere Frankreich und Österreich diese Therapie verbreitet verwenden.

Physikalische Daten

Flüssiger Stickstoff ist chemisch inert und *nicht entflammbar*. Die kritische Temperatur liegt bei $-146\,^\circ C$, bei der ein kritischer Druck von 35 Atm. entsteht. Die Verflüssigungstemperatur beträgt zwischen $-195{,}7\,^\circ$ bis $-195{,}8\,^\circ C$. Diese kommt therapeutisch zur Anwendung. Die Veränderungen im Bereich der Haut sind ohne jede chemische Komponente lediglich ein physikalischer Effekt der extrem tiefen Temperatur. Vergleichsweise beträgt die Temperatur festgepreßten Kohlensäureschnees $-85\,^\circ C$.

Die physikalisch gesetzten Veränderungen an der Haut entsprechen akuten Erfrierungen aller 3 Grade.

Die mitgeteilten pysikalischen Daten machen es verständlich, daß flüssiger Stickstoff an kühlen Orten aufbewahrt werden soll. Andererseits muß man wissen, daß eine Aufbewahrung in künstlich gekühlten Räumen, Kühlkammern oder Tiefkühltruhen weder bessere Sicherheitsbedingungen noch einen geringeren täglichen Schwund mit sich bringt.

Technisches Gerät und Methode der Therapie

Wenn man Entwicklungen für Kryotherapiegeräte im Bereich der gesamten Medizin verfolgt, wobei diese besonders bei der Prostatachirurgie sowie der Leberparenchymchirurgie zur Anwendung gelangen, kann man feststellen, daß es hochentwickelte Geräte mit meßbaren physikalischen Daten, automatischen Zeitabschaltungen und Temperatursonden im behandelten Gewebe gibt. Diese sehr teuren und auch teilweise kompliziert zu handhabenden Geräte werden in der Dermato-Kryotherapie durch empirische Werte des erfahrenen Therapeuten ersetzt. Welche Richtlinien und klinischen Lokalbefunde hier von Bedeutung sind, wird noch im Detail besprochen.

Ich möchte nun die Durchführung der Behandlung, wie sie an unserer Klinik gemacht wird, besprechen.

Am Beginn, in den Jahren ab April 1961, verwendeten wir zur Aufbewahrung des flüssigen Stickstoffs metallische Dewar-Behälter mit ca. 5 kg Inhalt, wie sie damals von der Firma Linde hergestellt wurden. Die geringe Auslauföffnung von 2 cm im Durchmesser gestattete die Verwendung nicht zu dicker Wattestieltupfer und hatte durch die enge Öffnung geringe Verdampfungsverluste. Aber gerade deshalb waren die Verluste bei der Füllung der Behälter besonders groß. Wir verwenden deswegen heute Dewar-Behälter von Union Carbid mit einer Öffnung von ca. 7 cm und einem Inhalt von ca. 15 kg flüssigem Stickstoff. Die Füllungsverluste sind ungleich niedriger, und der Verdunstungsschwund, bedingt durch die stärkere Eigenkühlung durch die größere Menge, hält sich in denselben Grenzen wie vorher. Mit einer Füllung wird bei unserer Frequenz von durchschnittlich 25-35 Behandlungen täglich an 5 Tagen der Woche durch 14 Tage ein Auslangen gefunden. Sämtliche Behälter für flüssigen Stickstoff besitzen lose aufsitzende Verschlüsse, um die dauernde, leichte Verdunstung nicht zu behindern. Jeder Versuch, diese zu unterbinden, ergibt sofortige, zunehmende Drucksteigerung im Gefäß und damit *akute Explosionsgefahr*.

Seit über 3 Jahren besitzt die Klinik ein Kryotherapiegerät mit geschlossenem System der Firma Chemie Grünenthal. Dieses besteht aus einem Dewar-Behälter aus Leichtmetall mit einer Füllmenge von ca. 17 kg. In diesen kommt ein Aggregat mit Heizelement und einem Schlauch mit isoliertem Handgriff zur Durchführung der Therapie. Dieses wird mit dem Behälter dicht verschlossen. Die notwendige Abdunstung und Verhinderung eines Überdruckes wird durch zwei Federventile mit feinster Ansprechbarkeit gewährleistet. Vor Inbetriebnahme nach jeder Füllung wird der notwendige Betriebsdruck durch Aufheizen mit einer Tauchelektrode erreicht, der an einem markierten Manometer abgelesen werden kann, und der bis zum völligen Verbrauch der Füllung ohne weiteres Aufheizen bestehen bleibt. Auch hier reicht eine Füllung in der Regel zwei Wochen.

Zwei Applikationsmöglichkeiten der Kryotherapie stehen uns hier zu Verfügung:
1. Die Anwendung des Sprayverfahrens mittels Düse.
2. Die Anwendung mit Sonden verschiedener Größe.

Die lange Sonde dient der Therapie von Schleimhautveränderungen im Bereich der Mundhöhle und evtl. der Vagina. Hauptindikationsgebiet für diese Sonde sind leukoplakische und papillomatöse Veränderungen benigner und praeceröser Natur.

Der Spray wiederum dient dem zarten, flächenhaften Einfrieren ausgedehnter Hautareale wie beim Naevus flammeus, der Rosacea faciei und der perioralen Dermatitis. Auch für Fälle von Nasenröte und chronischem discoiden Lupus erythematodes eignet er sich gut.

Das Hauptkontingent unserer Patienten wird mit dem getränkten Wattestieltupfer behandelt. Die Vereisung tritt hier schneller ein als bei der Sonde, insbesondere wenn Druck ausgeübt wird. Die Ausdehnung der Vereisung ist hierbei jedoch nicht optimal steuerbar und gelingt mit der Sonde besser. Bei blutenden oder nässenden Veränderungen ist die Sondenbehandlung vorzuziehen, da es zu keinen Verklebungen kommt.

Von *welchen Faktoren* ist nun die gewünschte Intensität der Erfrierung des zu behandelnden Areals abhängig:
1. Dauer des Einfrierens
2. Ausgeübter Druck auf das Gewebe = Grad der Anaemisierung
3. Lokalisation (wirksame Faktoren: Durchblutung, Hautdicke, lokale Hyperkeratose)
4. Mehrmaliges Einfrieren nach komplettem Auftauen (Tabelle 1)

Alle diese Faktoren müssen bei den verschiedensten Indikationen der Kryotherapie in Betracht gezogen werden und reichen von zartem Einfrieren bei Hyperpigmentationen über mittlere Grade bei aktinischen und seborrhoischen Keratosen und oberflächlichen Warzen zu tiefem Einfrieren bei Clavi (Schwielen), plantaren Warzen und Praecancerosen. Superfizielle, oberflächliche, maligne Veränderungen dürfen bis zur oberflächlichen Nekrosebildung eingefroren werden.

Nun einige Worte zur *Schmerzhaftigkeit* und der Anwendung von Lokalanaesthesie. Die Schmerzhaftigkeit ist je nach Lokalisation und Art der behandelten Hautveränderung sehr variabel. Ihre größte Intensität hat sie in den hyperkeratotischen Bereichen der Fußsohlen bei Warzen und Schwielen sowie bei perionychialen Warzen rund um die Fingernägel. Die *Schmerzqualität* ist eine ganz andere als bei der Elektrokoagulation, das heißt, sie wird leichter ertragen, und der Schmerz setzt später ein. Dies ist vor allem bei der Behandlung von Kindern von großem Vorteil.

Tabelle 1. Indikationen für flüssigen Stickstoff

Verrucae vulgares, perionychiales, plantares
Clavi plantares
Verruca seborrhoica
Senile Keratosen
Mollusca contagiosa

Resultate sehr gut bis ausgezeichnet

Naevus flammeus
Naevus pigmentosus
Granuloma anulare
Erythematodes chronicus
Lichen ruber verrucosus
Prurigo nodularis *Hyde*
Morbus Kaposi
Chondrodermatitis nodularis helicis
Lupus verrucosus
Basaliome
Lentigo maligna
Rosacea + Nasenröte
Keratoakanthom
Dermatitis perioralis

Resultate bei ausgewählten Fällen: sehr gut bis gut

Narbenkeloide
Fibrome
Condylomata acuminata

Resultate: unbefriedigend

Der Schmerz bei der Behandlung ist für den Arzt ein Gradmesser der Intensität seiner Therapie und leitet ihn bei entsprechender Erfahrung. Diese Tatsache ist auch Begründung dafür, daß wir in der Regel keine Lokalanaesthesie machen, außerdem verstärkt die zusätzliche Flüssigkeitsmenge des Lokalanaesthetikums im Gewebe den Einfriereffekt. Bei Behandlung erfahrungsgemäß stark schmerzender Stellen geben wir vor der Behandlung per os Analgetica, die den verzögert einsetzenden Schmerz absolut erträglich machen.

Was sind nun die *therapeutisch erwünschten Reaktionen* im behandelten Hautgebiet? Auch hier ist wieder eine Differenzierung hinsichtlich der vorliegenden klinischen Diagnose nötig. Sie reichen vom schnell schwindenden *Erythem*, wie bei Rosacea, perioraler Dermatitis, Nasenröte u.ä., über eine *exsudative, exfoliierende Reaktion* bei kosmetisch störenden Hyperpigmentationen zur eindeutigen *Blasenbildung* bei tiefer liegenden Veränderungen, wie Warzen, Schwielen, oberflächlichen Naevusbildungen, der Lentigo maligna und aktinischen Keratosen, bis zur umschriebenen *Nekrose* bei granulomatösen und echt malignen Veränderungen, wie Granuloma pyogenicum, superfic. Epitheliomen, Hautmetastasen, Kaposi-Sarkom u.a.

Die *Art der Abheilung* dieser künstlich gesetzten akuten Erfrierungen ist mit ein Hauptargument für die Anwendung dieser Therapie. Selbst Gewebsschädigungen bis zur oberflächlichen Nekrose heilen mit einer für das

Auge kaum sichtbaren, zarten Narbenbildung ab. Reaktionen, auch bis zur sehr intensiven Blasenbildung, heilen mit einer Restitutio ad integrum, das heißt ohne Hinterlassung merkbarer Veränderungen, ab. Die Therapie ist praktisch *immer unblutig*.

Komplikationen

Die möglichen Komplikationen der Therapie mit flüssigem Stickstoff werden zweckmäßig in *vermeidbare* und *unvermeidbare* unterteilt. Die extrem niedrige Temperatur von ca. – 195 °C am Wattetupfer bzw. an der Sonde gewährleistet einerseits eine schnelle und wirkungsvolle Einfrierung des Gewebes bis zur gewünschten Denaturierung, andererseits kann man mit ihr bei mangelnder Erfahrung zuweit reichende Zerstörungen des Gewebes setzen. Die Folgen sind dann mehr oder minder tiefe und ausgedehnte Nekrosen, die eine lange Heilungsdauer haben und kosmetisch unschöne Narben bzw. Nageldystrophien hinterlassen. Dies sind die vermeidbaren Komplikationen. Besonders zu beachten sind hier Lokalisationen in Knorpelnähe (Nasenflügel, Ohrmuschel) sowie nahe dem Periost (Schienbein, Stirn). Schlecht durchblutete Akren stellen ebenfalls einen Risikofaktor dar. Bei Behandlungen in Augennähe muß eine Assistenz die Augen unbedingt durch *dicke, trockene* Tupfer schützen. Wegen der erwähnten Komplikationsmöglichkeiten geben wir allen Neulingen in dieser Therapie den Rat, zuerst eine zu geringere Reaktion in Kauf zu nehmen und die Behandlung lieber mehrmals bis zum gewünschten Resultat zu wiederholen. An der Klinik müssen die Kollegen mindestens 2 Wochen unter Anleitung eines erfahrenen Kryotherapeuten arbeiten, ehe sie selbständig behandeln dürfen.

Die *unvermeidbaren* Komplikationen sind sehr selten, betragen nicht einmal 1 % aller behandelten Fälle. Von Bedeutung ist eigentlich nur eine, und zwar die Kälteneuropathie. Sie äußert sich in den reversiblen Fällen (die in der absoluten Mehrzahl sind) in Schmerzen im Bereich des versorgenden sensiblen Nervs oder in einer Anaesthesie. Die extrem seltenen Fälle von irreversibler Neuropathie, die wir regelmäßig in der Literatur finden, hinterlassen eine umschriebene Anaesthesie der Haut.

Indikationen zur dermatologischen Kryotherapie

In der anschließenden Tabelle 1. sind die Indikationen geordnet und nach ihren Resultaten auf Grund der Erfahrungen an der von Professor Dr. J. Tappeiner geleiteten 1. Univ.-Hautklinik in Wien zusammengefaßt.

Je nach Erfahrung und der dadurch bedingten richtigen Einschätzung der Hautveränderung mit der für sie notwendigen Dosierung verbessern sich die Resultate. So konnten wir in letzter Zeit sehr gute Ergebnisse beim Granuloma pyogenicum erzielen, was die Behandlung bei Kleinkindern ohne Narkose oder Lokalanaesthesie ermöglicht. In den Fällen, bei denen die Granuloma durch einen Unguis incarnatus (meist der Großzehe) bedingt waren, konnte man in der Regel auf die Extraktion des Nagels verzichten.

Zusammenfassung

Die Vorteile der Therapie mit flüssigem Stickstoff sind durch die folgenden Tatsachen gegeben. Der flüssige Aggregatzustand, die extrem niedrige Temperatur sowie die technisch leichte Anwendbarkeit machen ihn anderen Kryotherapiemöglichkeiten überlegen. Die Risiken hinsichtlich Schädigungen durch die tiefe Temperatur sind dann gering, wenn entsprechende Einarbeitungszeit und Anleitung eines erfahrenen Therapeuten eingehalten werden. Die teils geringe, teils prophylaktisch herabzusetzende Schmerzhaftigkeit erleichtert die Anwendung bei Kindern. Die Therapie ist praktisch immer *unblutig*. Bei malignen Erkrankungen ist durch die tiefe Temperatur mit ihrer sofortigen Zellschädigung eine Propagation nicht zu befürchten. Als Letztes muß noch auf die guten kosmetischen Resultate hingewiesen werden, die mit dieser Form der Kryotherapie erzielt werden.

Prof. Dr. W. Wittels
I. Universitäts-Hautklinik
Alserstr. 4
A-1097 Wien

Diskussionsredner zu den Vorträgen 4.1.1. – 4.1.5.:
Friederich, Polemann, Welke, Hundeiker, Drepper, Knoth, Weber, Landes, Storck, Konz, Petres und *Goetz*

4.1.6. Behandlung von Tätowierungen

R. Shimshoni und K. Salfeld, Minden

Während des letzten Jahres sind von uns 74 Jugendliche einer Strafanstalt wegen ihrer Tätowierungen behandelt worden, was u.a. zu ihrer Resozialisierung beitragen sollte. Wir erhofften uns davon, gewisse Regeln erarbeiten zu können für die Anwendung der bereits bekannten Behandlungen bei Tätowierungen – je nach Art der Läsion, ihrer Lokalisation und ähnlicher Parameter. Dieser Zielsetzung sind wir nicht wesentlich nähergekommen. Dabei bestand die Hauptschwierigkeit in der mangelnden Überprüfbarkeit der Behandlungsergebnisse.

Es haben sich nämlich nur in seltenen Fällen Entlassene wieder vorgestellt. Erneute Inhaftierung in einer anderen Strafanstalt, Selbstmord und Desinteresse waren die häufigsten Gründe dafür. Im übrigen waren die Gefangenen meist nicht wegen der Resozialisierung zu den Behandlungen gekommen, sondern weil sie damit wenigstens für Stunden ihrem Gefangenendasein entkommen konnten und sich darüber hinaus von dem Klinikbesuch eine Möglichkeit zur Flucht erhofften. Unter diesem Blickwinkel ist es auch verständlich, daß sich Gefangene nach bereits weitgehender Beseitigung der Tätowierungen über Nacht wieder neue Tätowierungen beibringen ließen, so daß wir wieder am Anfang der medizinischen Resozialisierung standen.

Zur Beseitigung von Tätowierungen bieten sich folgende Verfahren an:
1. chemisch (Ätzen)
2. chemisch-halbchirurgisch (Ätzen nach vorhergehendem Abfräsen)
3. chirurgisch (Fräsen, Excidieren).

Bei unserem Krankengut wandten wir nur die chirurgische Methode an. Die nicht *lege artis* durchgeführten Tätowierungen, bei denen das Pigment in ganz unterschiedliche Hautschichten eingebracht war, waren den anderen Behandlungsmethoden nicht zugänglich. Überhaupt konnte ein nicht unerheblicher Teil von Tätowierungen nicht entscheidend beeinflußt werden, weil Ausdehnung und Lokalisation einen entsprechenden Eingriff nicht zuließen. Nur Tätowierungen geringeren Ausmaßes oder bestimmter Konfigurationen konnten behandelt werden.

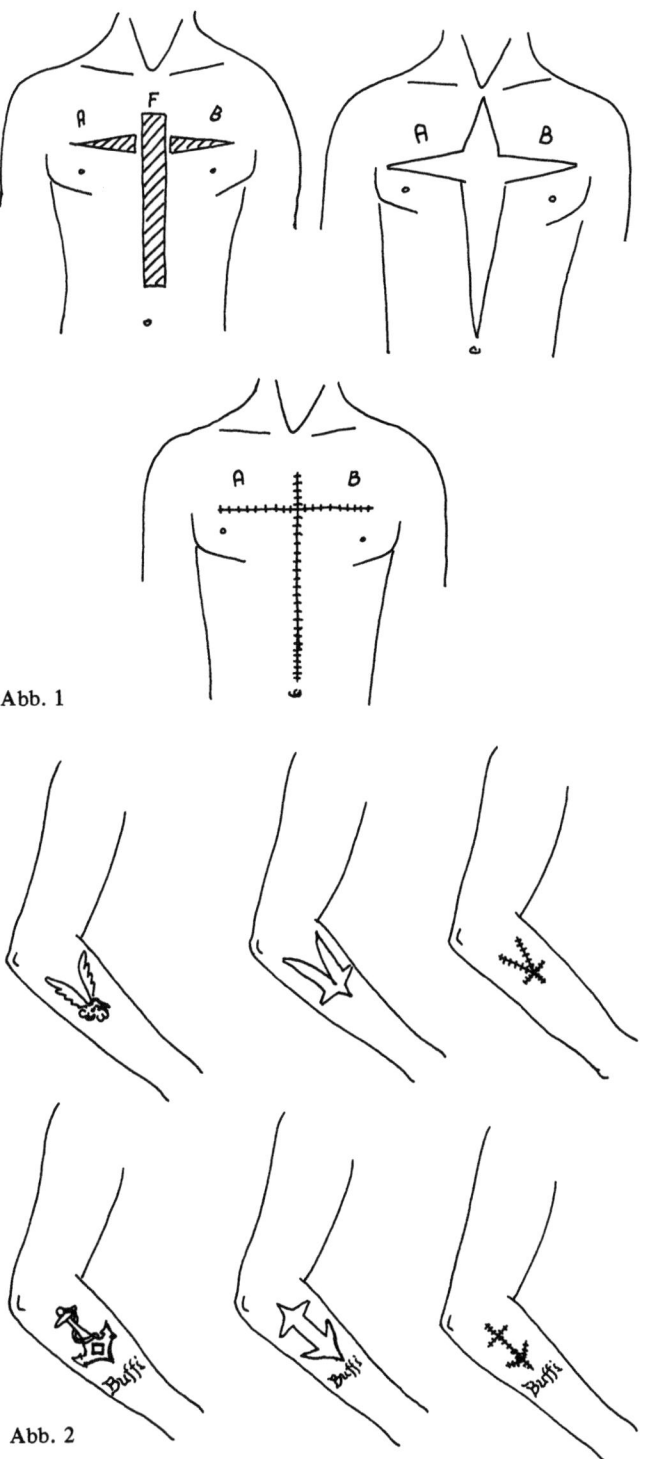

Abb. 1

Abb. 2

Abb. 1 und 2. Schnittführungen zur Excision von Tätowierungen bei unterschiedlichen Konfigurationen

Wir bevorzugten stets die Excision vor der Fräsung – die Narben waren hierbei unauffälliger; in manchen Fällen wurden flächenhafte Tätowierungen excidiert, strichförmige dagegen gefräst. Bei flächenhaften Tätowierungen in Lokalisationen, in denen eine Hautexcision in dem geforderten Ausmaß nicht möglich war, blieb nur die Fräsung als Mittel der Wahl. Das Ergebnis einer Fräsbehandlung hängt von der Tiefe der eingelagerten Pigmentstoffe, von der Größe der zu fräsenden Fläche, von der Lokalisation, dem Alter des Patienten und letztlich von der Technik des Fräsens ab. Erhitzen oder gar Verkochen des Gewebes bei der Fräsung führt mit an Sicherheit grenzender Wahrscheinlichkeit zur Bildung hypertropher Narben oder sogar zu Keloiden.

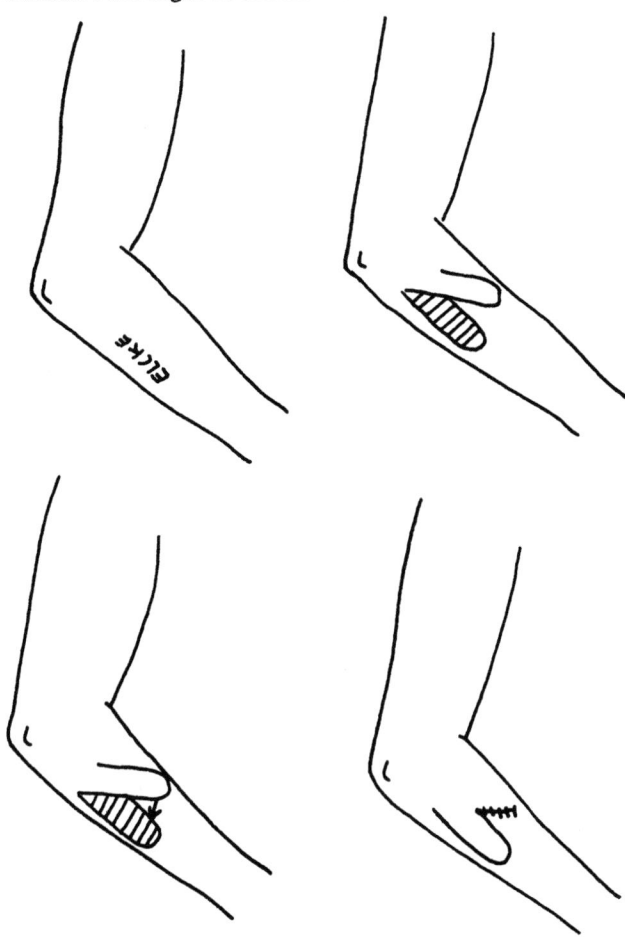

Abb. 3. Schwenklappenplastik bei der Excision einer Tätowierung

Die von Haneke angegebene Methode – Deckung der gefrästen Hautstelle mit einem vorher abgenommenen dünnen *Thiersch-Lappen* – konnten wir bei unseren Patienten kaum anwenden, weil sich die Pigmentationen teilweise in zu tiefen Hautschichten befanden. Bei einigen Patienten verblieb auch in sehr dünnen *Thiersch*-Lappen soviel Pigment, daß wir später in bestimmten Bereichen nachexcidieren mußten. Eine Modifizierung dieses Verfahrens hatten wir außerdem insofern vorgenommen, als wir den *Thiersch*-Lappen nicht annähten, sondern mit einem Gewebekleber fixierten, was sich vom Ergebnis her durchaus bewährte.

Im Gegensatz zu diesen sogenannten „Schmucktätowierungen", deren Behandlung für Arzt und Patient oft unbefriedigend bleibt, ist die Entfernung von Schmutztätowierungen durchaus dankbar, und zwar dann am besten, wenn unmittelbar nach der Verletzung eine Entfernung der eingesprengten Partikel vorgenommen werden kann. Nach Greither ist innerhalb der ersten 60 Stunden nach Verletzung eine vollständige Schmutzentfernung durch Ausbürsten, Auskratzen bzw. Behandeln mit 1 %-igem Oxycyanat und dadurch eine weitgehende Wiederherstellung zu erreichen.

Bei den Schmucktätowierungen muß nach wie vor durch Auswahl adäquater Methoden oder durch Kombination verschiedener Behandlungsverfahren ein für den Patienten zumindest akzeptables Ergebnis angestrebt werden. Oft wird eine unschöne oder sogar keloidartige Narbe in Kauf genommen, wenn dadurch eine diskriminierende Tätowierung beseitigt wird.

Literatur

Greither, A.: Die Behandlung von Tätowierungen. Ärztl. Kosmetologie 6, 41-49 (1976)
Haneke, E.: Kombinierte Spalthautlappen- und Schleif- oder Excisionsbehandlung der Tätowierungen. Symp. Dermatochirurgie, München 1975

Dr. R. Shimshoni
Hautklinik
Kreiskrankenhaus Minden
Bismarckstr. 6
D-4950 Minden

4.1.7. Größere operative Eingriffe innerhalb der Dermatologie

K. Salfeld, Minden

Die alljährlich durchgeführte statistische Erhebung operativer Maßnahmen in den einzelnen Kliniken macht es notwendig, die dermato-chirurgischen Leistungen in kleine, mittelgroße und große Operationen aufzuteilen.

Welches sind nun die großen operativen Eingriffe in der Dermatologie? Wovon hängt ihre Größe ab? Ist es die Länge der Operation, der Schwierigkeitsgrad oder die Gefährlichkeit? Mögen unsere operativen Maßnahmen auch noch so lang oder schwierig sein, als große Eingriffe können wir sie nur mit einigem Vorbehalt bezeichnen. Man sollte eher von größeren Eingriffen sprechen, wenn man beispielsweise folgende Maßnahmen meint:

1. Hohe Ligatur der Vena saphena magna mit anschließender Verödung (in Anlehnung an *Madelung*), totale Exhairese der varicös veränderten oberflächlichen Venen (in Anlehnung an *Babcock*), halbtotale, partiell II- und partiell I-Varicenexhairese (nach eigener Einteilung)

2. Operative Sanierung der Hyperhidrosis axillaris und Hidradenitis suppurativa (Syn. Acne conglobata)

3. Plastisch-chirurgische Behandlung der Dermatochalasis von Bauch- und Gesichtshaut sowie der Wammenbildung bei *M. Recklinghausen*, fortgeschrittener Hauttumoren, ausgedehnter Tierfellnaevi, flächiger, hypertrophischer Narben

4. Operative Beseitigung von Haemorrhoidalvaricen, Fissuren und Fisteln im Analbereich.

Werden diese hier aufgezeigten operativen Eingriffe an dermatologischen Kliniken vorgenommen, lassen sich Überschneidungen mit anderen Fachdisziplinen sicher nicht ganz vermeiden. Man sollte jedoch versuchen, sie so gering wie möglich zu halten. Die dermato-chirurgische Tätigkeit kann sich auf dem großen operativen Sektor nur dann endgültig etablieren, wenn mit Zielstrebigkeit und Geschick bestimmte, für die Dermatologie noch festzulegende Eingriffe vorgenommen werden. Die Dermatochirurgie sollte sich nicht scheuen, die Muskelfascie als markante Schranke und Grenze zugleich zu betrachten und alle Eingriffe an der darüberliegenden Haut stets als ihre Aufgabe anzusehen.

Anhand einer kleinen Auswahl von Operationsverfahren, die zu den größeren Eingriffen in der Dermatochirurgie zu zählen sind, soll gezeigt werden, daß die für ihre Durchführung notwendige Technik durchaus von Dermatologen erlernbar ist und sie selbst eine sinnvolle Ergänzung zur konservativen dermatologischen Therapie darstellen.

Operative Eingriffe bei phlebologischen Leiden

Als klassische Maßnahme gilt die totale Varicenexhairese, worunter man die Exhairese der oberflächlichen Hauptstammvenen, die Beseitigung ihrer Nebenäste und das Unterbrechen der Venae perforantes versteht. Die Schwierigkeit dieses operativen Eingriffs liegt zweifelsfrei in der exakten Durchführung der hohen Ligatur, die andererseits aber erst eine einwandfreie Sanierung des Venenleidens garantiert. Dennoch gibt es genügend Indikationsbereiche, insbesondere bei Vorliegen sekundärer Erscheinungen wie Ulcera und Dermatosklerosen, bei denen durch partielle Ligaturen oder Extraktion von Venenstücken eine der Verödung überlegene Hilfe geleistet werden kann [9, 10].

Der kleinstmögliche Eingriff am venös-insuffizienten System ist die Beseitigung oder Unterbrechung der unmittelbar mit dem Ulcus oder dem Ekzem zusammenhängenden Varicen. Dieser Eingriff wird an unserer Klinik als *partielle Varicenentfernung I* (Abb. 1) bezeichnet. Er kann selbst bei älteren Patienten in weniger gutem Allgemeinzustand und auch ambulant vorgenommen werden. Der nächstgrößere Eingriff betrifft die Ausräumung der oberflächlichen Varicen im Vena saphena magna- bzw. Vena saphena parva-Bereich und das Angehen der Venae perforantes am ganzen Unterschenkel *(partielle Varicenentfernung II;* Abb. 2). Auch diese Maßnahme kann ambulant durchgeführt werden. Der begrenzende Faktor liegt lediglich in der Lokalanaesthesie.

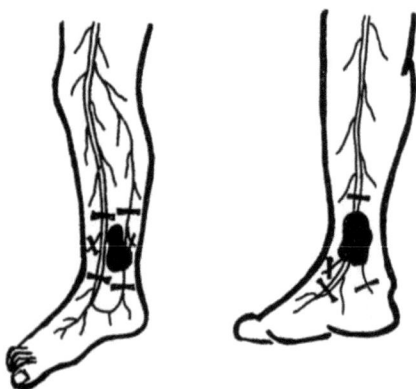

Abb. 1. Varizensanierung partiell I

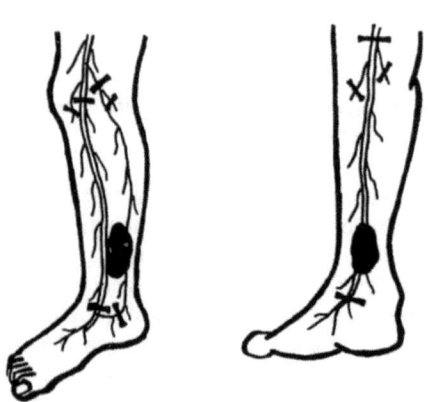

Abb. 2. Varizensanierung partiell II

Eine gewisse Weiterung stellt die *halbtotale Varicenentfernung* (Abb. 3) dar, bei der die Vena saphena magna so hoch wie möglich ligiert werden sollte. Laterale Nebenäste im Bereich des Oberschenkels sollten mitunterbunden oder extrahiert werden. Dieser Eingriff kommt schon der radikalen Varicenentfernung sehr nahe; es fehlt hierbei nur die hohe Ligatur. Von den Gefäßchirurgen wird er mit Recht abgelehnt, weil das Stehenlassen eines Vena saphena magna-Stumpfes und vor allem ihrer Nebenäste Recidive ermöglicht. Dennoch dürfte diese Behandlung jeder Verödung überlegen sein, zumal neben der Verkürzung der Behandlungszeit auch die Dauerhaftigkeit unbestreitbar ist. Diese Maßnahmen können ambulant — allerdings in mehreren Sitzungen — vorgenommen werden.

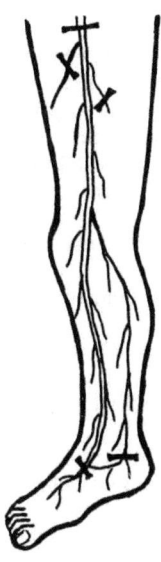

Abb. 3. Varizensanierung halbtotal

An unserer Klinik entschließen wir uns, wenn nicht besondere Gründe dagegen sprechen, stets zur *totalen Varicenextraktion*. Diese Maßnahme erfordert Kenntnis der Topographie und Beherrschung der Technik, die am besten an einer gefäßchirurgischen Klinik erworben werden sollte. In jedem Fall gilt es, die Schnittzahl so klein und den Einzelschnitt so kurz wie möglich zu halten, um eine günstige Relation zwischen verbleibenden Narben und bestehenden Krampfadern zu finden [1, 2, 5]. Durch Vorhalten eines geeigneten Instrumentariums und Anwendung einer ausgefeilten Technik können Narbenbildungen weitgehend ausgeschlossen werden. Der Leistenschnitt wird zum Beispiel direkt in die Leistenfalte gelegt, dadurch wird ein optimaler Zugang für die Crossektomie und hohe Saphena-Ligatur erreicht, und die Narbe ist später in der Leistenfalte kaum noch zu erkennen. Der Hautschnitt für die operative Entfernung der insuffizienten Vena saphena parva wird aus dem gleichen Grund in die Querfalten der Kniekehle gelegt. Die Schnitte am Bein müssen, um optimale kosmetische Ergebnisse zu erzielen, parallel zu den Hautfalten der Haut liegen. Die Schnittlänge muß danach gewählt werden, eine genügende Übersicht über das Operationsgebiet zu erhalten — bei schlanken Menschen reicht ein Leistenschnitt von 5 cm aus, bei adipösen Patienten muß die Wunde auf 7 - 9 cm erweitert werden. Oberhalb des Innenknöchels ist eine Schnittlänge von 1,5 cm erforderlich, die übrigen Schnitte brauchen nicht größer als 0,6 cm zu sein. Für die Wundheilung ist es notwendig, die Hautnaht atraumatisch zu legen, Quetschungen der Wundränder, Spannungen und Strangulationen zu vermeiden sowie das richtige Nahtmaterial zu verwenden.

Die totale Venenexhairese als größere bzw. größte Operation an unserer Klinik ist nach allen Kriterien einer Operation in der Chirurgie durchzuführen [3].

I. Untersuchung und Vorbereitung zur Operation

1. Allgemeinuntersuchung zur Feststellung der Operabilität (Blutbild, EKG, Blutzucker, Urinstatus, BSR, Röntgenaufnahme des Thorax, WaR)

2. Funktionsprüfung am Venensystem
a) Mahorner-Ochsner-Trendelenburg
b) Ultraschall-Strömungsmessung
c) eventuell Phlebographie

3. Festlegung des Operationsausmaßes und der Art der Anaesthesie
a) Anzeichnen der insuffizienten Venen
b) Festlegung der Anaesthesie (ITN, peridural, spinal)

II. Durchführung des operativen Eingriffes

1. Vorbereitung auf die Operation (Prämedikation, Sterilität)

2. Operationsgang (Sondieren und Strippen der Hauptstammvenen; lokale Ligaturen bzw. Unterbrechung der Nebenäste, Ligieren insuffizienter Venae perforantes)

3. Anlegen eines dem Operationshergang adäquaten Verbandes

III. Postoperative Maßnahmen

1. Mobilisierung des Patienten, Lehren der Verbandstechnik, Versorgung der Wunden und Maßnahmen nach der Entlassung

2. Versorgung von eventuellen Komplikationen (Haematom, Serom etc., Hypaesthesien)

Ad I: Zu den Allgemeinuntersuchungen zur Feststellung der Operabilität eines Patienten gehören das Blutbild, das EKG, eine Röntgenaufnahme des Thorax und die Untersuchung des Urins auf Eiweiß und Zucker. Bei solchen Patienten, bei denen eine Blutungsneigung bekannt ist, erweitert sich dieser Katalog noch um die Bestimmung der Thrombocytenzahl sowie der Blutungs- und Gerinnungszeit; ausnahmsweise wird der Prothrombin-Wert ermittelt.

Ad II: Insuffiziente Hauptstammvaricen (Vena saphena magna und Vena saphena parva) werden in jedem Fall *in toto* excidiert, ebenso gedoppelte Venenstränge und die zahlreichen Nebenäste im Mündungsbereich der Vena saphena magna, größere Nebenäste entweder nur ligiert oder excidiert bzw. teilexcidiert. Die kleinen Seitenäste können auch nachverödet werden. Die Venae perforantes im Bereich der *Cockett*'schen Gruppe werden zusammen mit der hinteren Bogenvene beseitigt, dagegen werden die Venae perforantes der *Dodd*- und der *Boyd*'schen Gruppe nur dann ligiert, wenn gleichzeitig eine Arkadenvene zu beseitigen ist. Nach Beendigung des operativen Eingriffes wird jeder Schnitt mit einem dünnen Mulltupfer abgedeckt, Gegenden mit stärkerer Haematombildung ausgepolstert und über allem ein fester Verband angelegt.

Ad III: Einen halben bis einen Dreivierteltag p.o. Verbandswechsel und danach unter schaumgummielastischen Verbänden Mobilisierung. Entlassung erfolgt am 6. - 8. postoperativen Tag, nachdem vorher die Fäden entfernt worden sind. Im Sommer tragen die Patienten einige Wochen lang elastische Verbände, im Winter Gummistrümpfe. Kontrollen erfolgen nach 4 Wochen, 1/2 und 1 Jahr.

Komplikationen sind sehr selten. Gelegentlich treten Haematome, manchmal auch Serome auf, die gut beherrscht werden können. In manchen Fällen werden Taubheitsgefühl oder Paraesthesien, insbesondere im Bereich des lateralen Malleolus, angegeben, die in der Mehrzahl temporärer Natur sind. In unserem Krankengut von etwa 7000 Patienten ist es bisher nur einmal zu einer lebensgefährlichen Phlegmasia alba dolens gekommen, nachdem der Patient – aus beruflichen Gründen vorzeitig entlassen – unsere Anweisungen nicht befolgt hatte und stundenlang Auto gefahren war, ohne die Beine zu wickeln. Darüber hinaus war er zu Phlebitiden prädestiniert und hätte eigentlich wissen müssen, daß gerade bei ihm peinlich genaue Befolgung der nachoperativen Vorschriften notwendig gewesen wäre.

Bei Einhaltung aller obengenannten Kautelen sind die Gefahren eines solchen operativen Vorgehens gering, das kosmetische Ergebnis sehr gut und die Dauerhaftigkeit des Erfolges unbestreitbar weitaus besser als nach Verödungen. Im allgemeinen rechnen wir mit etwa 95 % Recidivfreiheit bei Stammvaricen-Exhairese. Diese Ergebnisse werden andernorts auch erzielt – vorausgesetzt, die Eingriffe werden von erfahrenen Venenchirurgen vorgenommen; sonst sind es maximal 66 % [7]. Sind reticuläre Venen zusätzlich vorhanden, muß man eher mit sich neu bildenden, allerdings lokalisierten Recidiven rechnen.

Operative Behandlung der Hyperhidrosis axillaris

Die Schwierigkeit oder gar Unmöglichkeit, die *Hyperhidrosis axillaris* mit konservativen Methoden anzugehen, ist hinlänglich bekannt. Selbst die Röntgenbehandlung, von der man sich eine Zeitlang viel versprach, hat sich nicht bewährt. Dagegen macht man zunehmend gute Erfahrungen mit der Excision der axillären Schweißdrüsen, die ihre Grundlage in der Tatsache findet, daß sich die Schweißdrüsen in der Achselhöhle auf ein Stück Haut beschränken, das relativ gut abgegrenzt und dadurch leicht entfernbar ist.

Wir halten die operative Sanierung aus folgenden Gründen für das Mittel der Wahl:

Der Eingriff kann gut in Lokalanaesthesie vorgenommen werden, eventuell sogar ambulant (obwohl wir mit der stationären Aufnahme und Versorgung der Patienten die besseren Erfahrungen gemacht haben). Er ist vom Technischen her nicht schwierig. Die Patienten werden durch diesen Eingriff psychisch nur wenig belastet. Der Erfolg der Operation steht bei entsprechender Auswahl der Patienten außer Diskussion. Die Heilung ist komplikationslos.

Die Indikation zur operativen Sanierung ist immer gegeben, wenn es sich ausschließlich um eine Hyperhidrosis im axillären Bereich handelt und wenn die Schwitzzonen gegen die nichtschwitzende Umgebung scharf abgegrenzt sind.

Bei der Operation selbst stellt ein Ovalärschnitt in Längsrichtung der Achselhöhle die Standardmethode dar. Die erste von Skoog und Thyresson [12] publizierte Schnitt-Technik bestand in dem 4-Zipfel-Schnitt, bei dem die Haut in der Axille in 4 Zipfeln abgehoben und die Schweißdrüsen von der Unterseite her wegpräpariert wurden. Hurley und Shelley [6] waren ein Jahr später schon so weit, daß sie ein elliptisches Stück Haut aus der Achselhöhle herausnahmen und die Schweißdrüsen mit Unterminierung des Randes entfernten, um anschließend die Haut wieder zusammenzufügen. Nur legten sie, dem Faltenzug folgend, den Schnitt zu Anfang in Richtung quer zur Axille. Bei dieser Schnittrichtung ergaben sich jedoch unschöne und breitgezogene Narben, so daß man später allgemein zu der jetzt üblichen Schnittrichtung überging (Abb. 4).

Bei atypischer Ausdehnung der Schwitzareale, wobei sich meist ein Ausläufer nach ventral findet, sollte die von uns angegebene Y-Plastik angewandt werden [11]. In den letzten Jahren sind wir mit diesen beiden Techniken ausgekommen.

Nach Rasur beider Achselhöhlen *Minor*'scher Schwitzversuch. Dort, wo die Schweißdrüsen gehäuft vorkommen, entstehen umschriebene blauschwarze Inseln. Die gesamte Schwitzzone wird dann mit einem nicht abwaschbaren Stift gekennzeichnet, danach Vorgehen, wie es in den folgenden Übersichten dargestellt wird:
1. Nicht zu ausgedehntes Unterminieren der Wundränder im mittleren Teil (Blutversorgung),
2. subtile Blutstillung und exakte subcutane Naht zur spannungsfreien Adaption der Wundränder,
3. Schließen der Wunde durch Knopfnaht ohne Dehiszenz, Hautränder etwas hochstehend halten,
4. druckfreier Klebeverband – bald Mullkompressen, durch Netzhemd fixiert,
5. Entfernen der Fäden spät – mindestens 6 - 8 Tage p.o., Restfäden 14 Tage p.o.,
6. Entlasten der Narbe durch Pflasterverband, Meiden von narbenbelastenden Körperstellungen (bestimmte sportliche Betätigungen).

Eine 1977 durchgeführte Befragung von operierten Patienten, bei der wir die Ergebnisse bei 190 Personen erfaßten, was gut 80 % entsprach, ergab eine Erfolgsquote von 87 % bei den männlichen und 91 % bei den weiblichen Patienten. Allerdings wurde auch von den restlichen 13 % bzw. 9 % eine Besserung oder auch starke Besserung ihrer Belästigung durch das Achselschwitzen angegeben. Hier ist gegenüber der ersten Umfrage im Jahre 1973 eine deutliche Verbesserung des Operationsergebnisses festzustellen, was sicher auf eine immer exaktere Indikationsstellung bzw. Auswahl der Patienten und eine weiter verfeinerte bzw. radikalere Operationsmethode zurückzuführen ist, wie es schon der Ausblick auf zukünftige Ergebnisse nach der letzten Befragung erkennen ließ.

Operative Sanierung der Hidradenitis suppurativa

Die *Hidradenitis suppurativa* tritt bevorzugt im Achselhöhlenbereich auf, kann sich aber auch an anderen Körperstellen finden, in denen apokrine Schweißdrüsen vor-

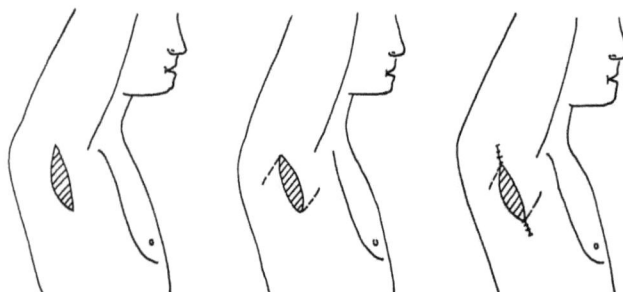
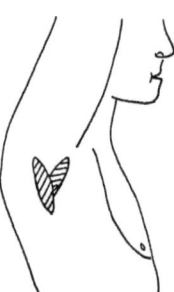

Abb. 4

kommen, z.B. perigenital, perianal. Eine völlige Abheilung auf konservativem Wege ist nur selten oder überhaupt nicht zu erreichen. Selbst Steroidmedikation führt nicht immer zum Erfolg. Wir bevorzugen deshalb nach vorausgehender konservativer Anbehandlung die totale Excision des befallenen Gebietes. Nicht in allen Fällen müssen komplizierte plastisch-chirurgische Verfahren angewandt werden. Dort, wo auch durch ovaläre Mehrfachexcision eine radikale Entfernung des befallenen Gebietes möglich ist, sollte man diese Methode anwenden. Die Narbe bleibt dann im vorgeschädigten Hautgebiet. Bei Rotationsplastiken können gelegentlich Infekte im Schnittbereich auftreten, die die Narbe recht unschön werden lassen.

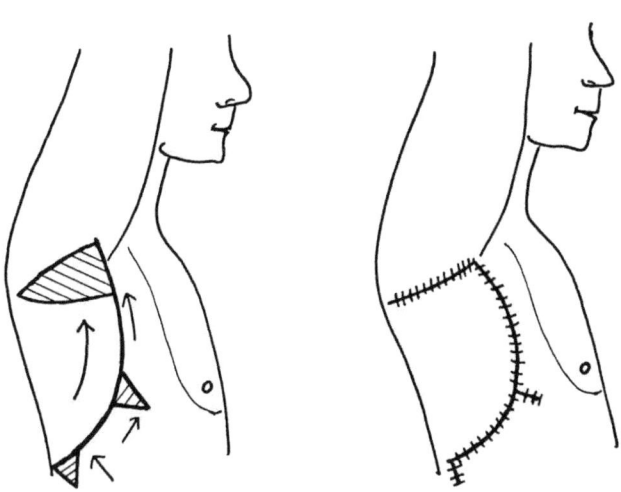

Abb. 5. Rotationsplastik bei Hidradenitis supp. (Achsel)

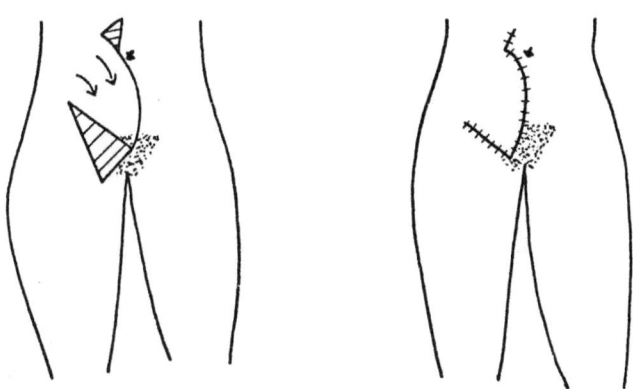

Abb. 6. Rotationsplastik bei Hidradenitis supp. (inguinal)

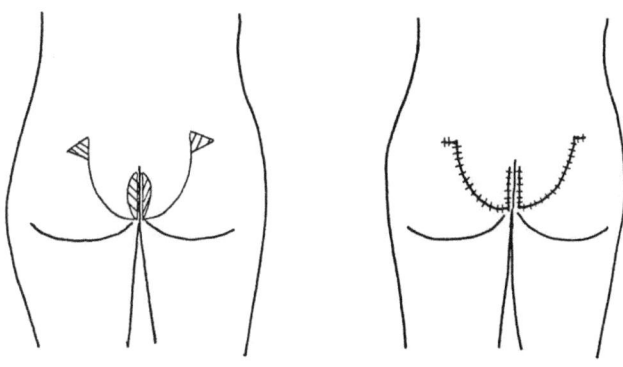

Abb. 7. Rotationsplastik bei Hidradenitis supp. (Gesäß)

Es kann auch hier in Lokalanaesthesie operiert werden. Wenn kein Ovalärschnitt möglich ist, erfolgt die Deckung des excidierten Areals mittels Rotationsplastik, und zwar sowohl im axillären wie inguinalen als auch im Gesäßbereich (Abb. 5, 6, 7). Die Liegezeit nach der Operation ist etwas länger als bei der Sanierung der Hyperhidrosis axillaris, Komplikationen traten bei unseren Patienten nicht auf.

Operative Korrektur bei Dermatochalasis der Bauchhaut und Wammenbildung

Nach Adipositas, Schwangerschaften und auch anlagemäßig bedingt tritt eine Dermatochalasis der Bauchhaut auf, die für die betroffenen Patienten nicht nur unschön ist, sondern auch — bedingt durch das Aufeinanderliegen der Hautfalten — zu Entzündungen neigt. Je nach Ausmaß und Lokalisation ergeben sich verschiedene Operationsmöglichkeiten, die aber stets zur Aufgabe haben, den Bauchnabel zu schonen und das oberhalb und unterhalb liegende Fettgewebe zu entfernen.

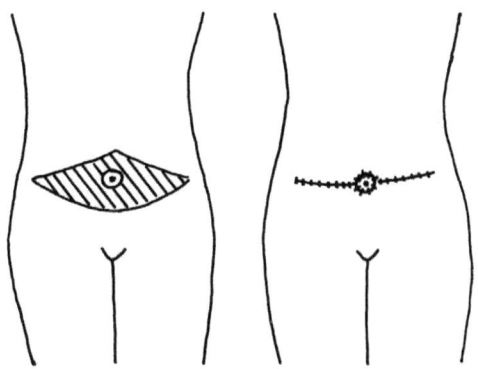

Abb. 8. Schnittführung bei Bauchhautraffung

Für die Durchführung der Operation bei Dermatochalasis und Wammenbildung ist es notwendig, daß exakt im Stehen angezeichnet wird. Sind die Linien, in denen die Schnitte verlaufen sollen, nach Ausmaß und Verlauf festgelegt, empfiehlt es sich, einen Haltefaden ober- und unterhalb des zu entfernenden Hautareals anzubringen und durch Zusammenziehen der Fäden festzustellen, ob sich die Hautränder auf diese Weise adaptieren lassen. Zur Vermeidung von Fetteinziehungen muß neben dem Hautschnitt ein 1 cm breiter Fettrand bestehenbleiben. Das Einlegen eines Redon-Drains und die Kompression durch Auflegen von Sand- oder Gipssäcken sollen der Ausbildung von Seromen vorbeugen [4, 8]. Weitere Komplikationen sind bei Patienten mit wenig Fettansatz nicht zu befürchten, bei stärkerer Fettablagerung sind Fettgewebsnekrosen sowie manchmal auch Infektionen nicht auszuschließen, außerdem sind Narbenhypertrophien relativ leicht möglich, da die entstehenden Wundränder nicht ohne Zugwirkung zusammenzubringen sind. Von den meisten Patienten werden diese Narbenbildungen aber anstandslos toleriert (Abb. 8).

Literatur

1. Flora, G.: Die Prinzipien der modernen Varicenoperationstechnik. Phlebologie und Proktologie 3, 140 (1974)
2. Hach, W.: Kosmetische Gesichtspunkte in der Varicenchirurgie. Phlebologie und Proktologie 3, 277 (1974)
3. Haeger, K., Lundskog, O., May, R.: Varicen. In May, R.: Chirurgie der Bein- und Beckenvenen. Stuttgart: Georg Thieme 1974

4. Höhler, H., Lemperle, G.: Lipektomien am Rumpf und an den Extremitäten. In: Plastische Chirurgie des Kopf- und Halsbereichs und der weiblichen Brust (Hrsg. H. Bohmert). Stuttgart: Georg Thieme 1975
5. Hohlbaum, G.G.: Sogenannte radikale Operationen und Narbenkosmetik in der Varicenchirurgie. Phlebologie und Proktologie 4, 37 (1975)
7. Leu, H.J.: Die phlebologische Sprechstunde. 52/53. Bern: Hans Huber 1969
8. Mühlbauer, W.: Die plastisch-chirurgische Behandlung der Fettleibigkeit. In: Plastische Chirurgie des Kopf- und Halsbereichs und der weiblichen Brust (Hrsg. H. Bohmert) Stuttgart: Georg Thieme 1975
9. Salfeld, K.: Moderne Gesichtspunkte zum Thema „Beinleiden" — Technik und Indikationen chirurgischer und konservativer Maßnahmen beim varicösen Symptomenkomplex, Ringelheimer Biologische Umschau 23, 83 (1968)
10. Salfeld, K.: Vergleich der Behandlungsresultate nach unterschiedlichen operativen Eingriffen bei Varicosis. Ergebnisse der Angiologie 6, 180 (1972)
11. Salfeld, K.: Hyperhidrosis axillaris und Hidradenitis suppurativa. In: Dermatochirurgie in Klinik und Praxis (Hrsg. Konz/Burg) Berlin-Heidelberg-New York: Springer 1977
12. Skoog, T., Thyresson, N.: Hyperhidrosis of the axillae. Acta Chir. Scand. 124, 531 (1962)

Prof. Dr. Dr. K. Salfeld
Hautklinik
Kreiskrankenhaus Minden
Bismarckstr. 6
D-4950 Minden

Aussprache:

O. Braun-Falco, München, zum Vortrag Salfeld:
Die Eingriffe zur operativen Entfernung größerer Anteile varicös erweiterter Venen, wie beispielsweise mit dem Verfahren von Babcock, verlangen nicht nur eine entsprechende apparative Ausrüstung im OP, sondern auch eine große Erfahrung des Operateurs. Wo werden die Grenzen solcher operativer Verfahren für den Dermatologen gesehen?

4.1.8. Möglichkeiten und Grenzen der kombinierten Spalthautlappen- und Schleiftherapie von Tätowierungen

E. Haneke, Erlangen

Tätowierungen sind sehr häufig bleibende Andenken an eine unerfreuliche Vergangenheit. Die Motive, die „künstlerische" Ausführung und die Lokalisation verraten dem Kundigen oft, wo und eventuell unter welchen Bedingungen sie angefertigt wurden. Ihre Entfernung wird meist aus Gründen der Resozialisierung gewünscht.

Alle bisherigen chemischen, chemisch-chirurgischen und chirurgischen Methoden (siehe Friederich und Willmund, 1974; Greither, 1976; Kneist, 1977) hinterlassen nur im Idealfall kosmetisch wirklich befriedigende Narben, und von dieser Kritik an allen Detatauierungsmethoden nehme ich auch die nicht aus, die im folgenden geschildert wird.

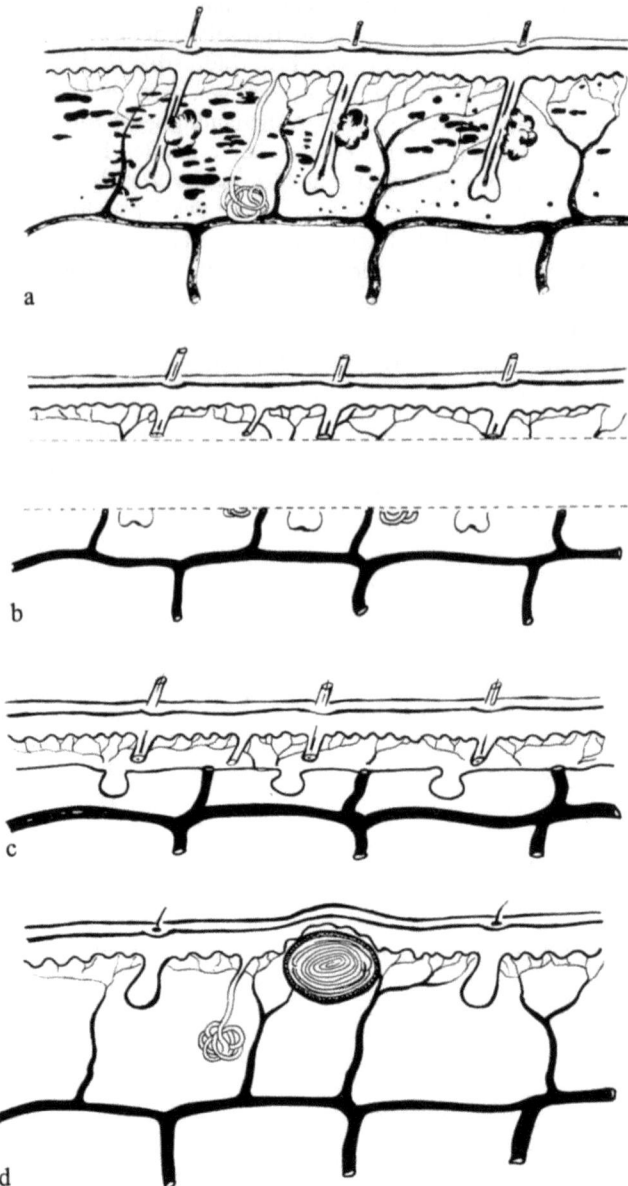

Abb. 1a-d. Schematische Darstellung der Operationsmethode. (a) Verteilung der Farbstoffpartikel im Corium. (b) Spalthaut und Coriumrest nach Entfernung der Tätowierung. (c) Spalthaut wird auf das gefräste Corium genäht. (d) Zustand nach Anheilung der Spalthaut: Beginnende Bildung neuer Haarfollikel und einer kleinen Follikelcyste

Methodik

Der tätowierte Hautbezirk wird großflächig mit 0,5 % Mepivacain (Scandicain, mit Noradrenalin 1 : 100 00 unterspritzt, eventuell werden Niveauunterschiede zur besseren Abnehmbarkeit der Spalthaut noch durch Unterspritzen mit physiologischer Kochsalzlösung ausgeglichen.

Über der Tätowierung wird ein möglichst dünner Spalthautlappen abgenommen, dessen proximale Verbindung belassen wird. Er ist insbesondere bei tief gestochenen Tätowierungen im Idealfall fast frei von Tuscheteilchen.

Die im Corium nun deutlich sichtbare Tätowierung wird je nach Form und Ausdehnung gefräst oder excidiert. Bis in die Subcutis reichende Coriumdefekte werden mit 4-0 Dexon verschlossen.

Kompressen mit 1-3 % Wasserstoffperoxid werden während der Bearbeitung der Spalthaut aufgelegt. Mit der hochtourigen Fräse nach *Schreus* wird anschließend versucht, die in der Spalthaut verbliebenen Farbstoffpartikel zu entfernen. Ist das nicht möglich, wird excidiert und der Lappen danach genäht.

Um den Lappen einfacher fräsen zu können, ist es ratsam, vorher 3M-Folie aufzukleben, ihn über einen dünnen Tupfer auf den linken Zeigefinger zu spannen und vorsichtig unter häufigem Anfeuchten mit physiologischer Kochsalzlösung bei voller Tourenzahl des Gerätes zu fräsen.

Eventuell kann der Lappen auf ein steriles Brettchen gespannt und ohne Gefahr für die eigene Hand bearbeitet werden. Auch hierbei sollte die zu fräsende Stelle nochmals zwischen Daumen und Zeigefinger gespannt werden.

Muß man Tätowierungsanteile excidieren, sollte man den Lappen vorher auf eine Folie kleben, weil er sich dann einfacher bearbeiten läßt. Nach der Naht wird der Thiersch-Lappen über das gefräste Corium gezogen und mit Dexon oder Prolene angenäht. Durch Dehnung läßt sich der Flächenverlust nach Excision bis zu einem gewissen Grade ausgleichen. Zudem kommen dadurch praktisch nie excidierte oder gefräste Stellen übereinander zu liegen. Zusätzlich kann man mit Klammerpflaster die Spalthaut fixieren.

Anschließend folgen ein steriler Salben- und ein gepolsterter Druckverband. Der erste Verbandswechsel wird nach 5-7 Tagen vorgenommen.

Ergebnisse

Die Wundheilung ist gegenüber einer reinen Dermabrasion, die eine flächenhafte, oft bis an die Cutis-Subcutis-Grenze reichende Wunde ohne Epithelinseln hinterläßt, bedeutend schneller abgeschlossen. Sie erfolgte in allen Fällen primär, wenn sich eine weitgehende Deckung des Defektes erreichen ließ. Auch bei nur partieller Deckung kommt es gegenüber der alleinigen Dermabrasion wesentlich früher zur Wundheilung, da man die besonders tief ausgefrästen Stellen mit der vorhandenen Spalthaut decken kann, die ihrerseits auch noch als Epithelisationsinsel wirkt.

Bisher wurde stets ein befriedigendes Resultat erreicht, soweit von den Patienten überhaupt noch Angaben zu erhalten waren.

Nachteile

Die Tätowierung muß an einer Stelle angebracht sein, von der sich ein Thiersch-Lappen abnehmen läßt. Der Lappen sollte entweder frei von Tuschepartikeln sein oder sich davon befreien lassen. Wenn man sie nicht durch hochtouriges Schleifen entfernen kann, muß die Zeichnung strichförmig sein, damit nach der Excision noch genügend Spalthaut zur Verfügung steht, um den wesentlichen Teil des Defektes zu decken.

Obwohl zunächst durch die Abnahme der Spalthaut bedeutend weniger vom Corium geschliffen werden muß, ist wegen der aufwendigen Bearbeitung des Lappens, der Naht und Fixierung mit einem größeren Zeitaufwand zu rechnen.

Theoretisch kann es zur Bildung epidermaler und Follikelretentionscysten kommen, da der Lappen so dünn abgenommen wird, daß die unteren Haarfollikelanteile erhalten bleiben. Gelegentlich sind, insbesondere wenn der Lappen etwas dicker war, gewisse Niveauunterschiede zwischen den gedeckten und nicht gedeckten Stellen über eine mehr oder weniger lange Zeit zu sehen.

Freie Transplantate neigen grundsätzlich zu einer stärkeren Pigmentierung als normale Haut (Lopes Mas et al., 1972), besonders jedoch an lichtexponierten Stellen.

Beseitigung der Nachteile

Unebenheiten, die die Abnahme eines Spalthautlappens erschweren oder unmöglich machen, kann man eventuell

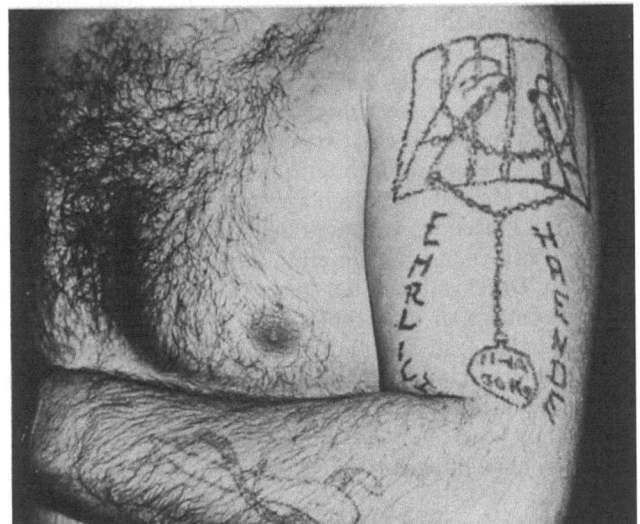

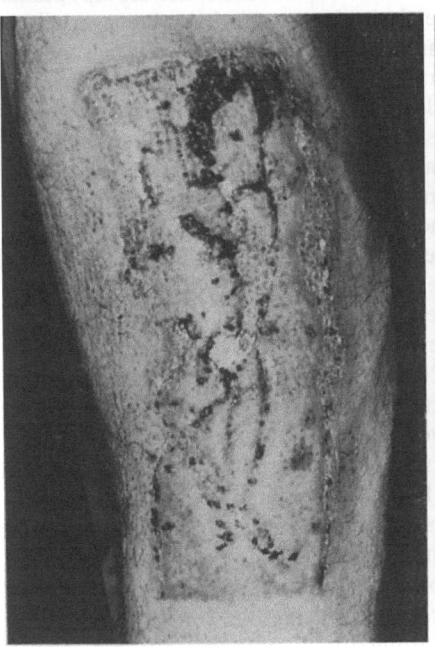

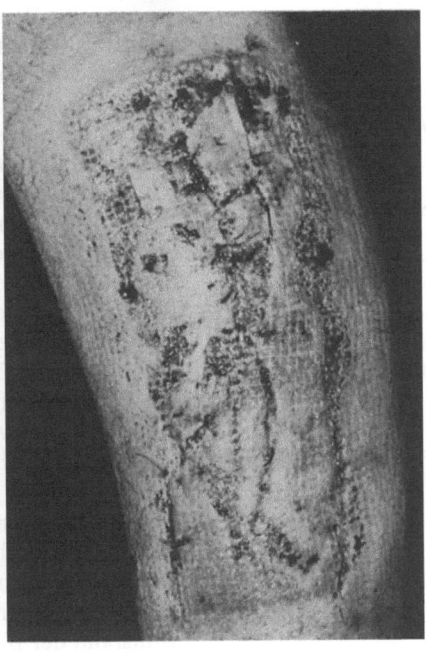

Abb. 2a-c. Behandlungsergebnis.
(a) Tätowierung vor der Operation.
(b) Zustand am 5. postoperativen Tag.
(c) Bereits völlige Epithelisierung am 11. Tag nach der Operation

durch zusätzliches Unterspritzen mit physiologischer Kochsalzlösung ausgleichen.

Tuschepartikel, die sich nicht durch Fräsen entfernen lassen, können herausgeschnitten werden, der Lappen wird dann genäht und kann zur Deckung des Defektes verwendet werden.

Milien und Follikelcystchen lassen sich ohne Anästhesie durch Stichelung mit dem Elektrokauter einfach entfernen. Niveauunterschiede, die durch unterschiedliche Tiefe des Defektes und Dicke der Spalthaut bedingt sind, können durch nochmaliges Fräsen ausgeglichen werden. Diese Maßnahme dient gleichzeitig zur definitiven Eröffnung der Milien und Cysten und Beseitigung von Hyperpigmentierung (Lopes Mas et al., 1972), die ihrerseits auch durch (corticoidhaltige) depigmentierende Salben verhindert werden kann.

Vorteile

Die Wundheilung geht bedeutend schneller vonstatten. Das kosmetische Ergebnis ist im allgemeinen besser. Bei alleiniger Dermabrasion muß oft so tief geschliffen werden, daß die Wunde nur langsam zugranuliert und sich zentrale Anteile verzögert epithelisieren. Schrumpfungsvorgänge des vernarbten Granulationsgewebes führen zu Narbenbildern, die Keloiden ähneln können, oder es kommt a priori zu einer echten Keloidbildung. Bei keinem unserer Fälle wurden solche Folgen beobachtet.

Vermutlich wegen der wesentlich schnelleren Wundheilung wurde keine die Wundheilung verzögernde Superinfektion beobachtet. Länger anhaltende, späte purpurische Reaktionen, auf die Fritsch und Mitarb. 1976 aufmerksam gemacht haben, und Blasenbildung auf den Dermabrasionsnarben, die wir früher gesehen haben, kommen anscheinend gar nicht vor. Solche purpurischen Reaktionen haben wir auch an den Entnahmestellen von Spalthautlappen gesehen, nicht aber, nachdem die abgenommene Haut, ganz gleich, ob vollständig oder nur partiell, wieder aufgenäht worden war.

Zusammenfassend ist festzustellen, daß diese Methode in günstig gelagerten Fällen bessere Ergebnisse bringt als die alleinige Dermabrasion.

Literatur

Friederich, H.C., Willmund, G.: Entfernung von Tätowierungen. Dtsch. Ärzteblatt 296-299 (1974)
Fritsch, W.C., Maharry, R.R., Clabough, W.A.: Delayed purpuric reaction following superficial dermabrasion. Arch.Dermatol. *112*, 83-85 (1976)
Greither, A.: Die Behandlung von Tätowierungen. Ärztl. Kosmetol. *6*, 41-49 (1976)
Haneke, E.: Kombinierte Spalthautlappen- und Schleif- oder Excisionsbehandlung der Tätowierungen In: Dermatochirurgie in Klinik und Praxis (Hrsg. B. Konz, G. Burg). Berlin-Heidelberg-New York: Springer 1977
Lopes Mas, J., Ortiz-Monasterio, F., Viale de Conzales, M., Olmedo, A.: Skin graft pigmentation. A new approach to prevention. Plast. reconstruct. Surg. *49*, 18-21 (1972)

Dr. E. Haneke
Dermatologische Univ.-Klinik
Hartmannstr. 14
D-8520 Erlangen

4.1.9. Unfallversorgung in der Dermatologie

G. Weber, Nürnberg

Das mir übertragene Thema impliziert eine Fülle inkongruenter Vorkommnisse, Zustandsbilder und Handlungsabläufe, woraus zwangsläufig eine zusammenhangslose Darstellung von Einzelthemen resultiert. Daß dabei die Skala vom banalen bis zum lebensrettenden Eingriff reicht, liegt nahe und entspricht den Vorkommnissen in der täglichen Praxis. Um den Aufgaben der Praxis und Klinik in gleichem Maße gerecht zu werden, sind die Handlungsweisen gesondert für den einen wie für den anderen Bereich dargestellt und kenntlich gemacht.

Beginnen wir mit einem, in dermatologischen Lehrbüchern wohl kaum abgehandelten, fast täglichen Ereignis, nämlich der *Entfernung* eines den ödematös aufgetriebenen Finger strangulierenden *Ringes*. Nicht selten, besonders dann, wenn es sich um einen Ehering handelt, sträubt sich der Patient gegen die Zerstörung des Schmuckstückes. Abhilfe schafft ein starker Faden, der doppelt um den Ring geschlungen und festgezogen wird (Abb. 1a u. b). Bei der kreisförmigen Bewegung um den betroffenen Finger und bei gleichmäßigem Zug kann der Ring selbst über stark geschwollene Finger und Gelenke drehend entfernt werden, ohne daß Hautorgan und Schmuckstück alteriert werden.

Ein den Patienten und Medizinneuling erschreckendes Bild ist die *Varizenblutung*, zumal wenn der Patient zu Fuß den Arzt aufsucht, Strümpfe und Schuhe blutüberströmt, eine Blutspur hinter sich lassend.

Erste Maßnahme: Flachlagerung des Patienten, Hochlage des blutenden varicösen Beines. Reinigung mit Alkohol, Umstechung und Unterbindung mit einem Catgut-Faden, Druckverband. Bei starker oder länger als 10 Minuten dauernder Varizenblutung muß 4 bis 6, spätestens 12 Stunden später ein Blutbild angefertigt werden, um die sich erst dann nach Leerung der Blutdepots zeigende Anämie festzustellen. Ihre Behandlung besteht selbstverständlich in der Verabreichung von Blutkonserven. Die Weiterbehandlung der Varizen sollte nicht vergessen werden.

In zunehmender Zahl beobachten wir die *Apoplexia cutanea* im Bereich der Unterschenkel; eine arterielle Blutung, spontan oder nach stumpfen Traumen auftretend. Der Unterschenkel schwillt unter steigenden Schmerzen rasch an, der Umfang gegenüber dem gesunden vergrößert sich zusehends, Haut und Gewebe erhalten die pralle Elastizität eines Fußballes. Die Feststellung, ob es sich um eine arterielle oder venöse Blutung handelt, ist leicht. Nehmen Umfang und Schmerz beim hochgelagerten Bein weiter zu, handelt es sich um eine arterielle Blutung. Differentialdiagnostisch ist die Phlebothrombose abzugrenzen, bei der im Gegensatz zur Apoplexia cutanea auch der Umfang der Fessel zunimmt (Abb. 2a u. b). Zumeist 24 Stunden später gelangt das Hämatom an die Oberfläche, kenntlich an der typischen Verfärbung. Die intravenöse Verabreichung von Orgastyptin zur Gefäßabdichtung kann versucht werden, der Patient muß unbedingt Bettruhe einhalten. Ein Kompressionsverband über das ganze Bein begünstigt das Sistieren der Blutung dadurch, daß der steigende Innendruck des Hämatoms das blutende Gefäß zunehmend komprimiert. Die Patienten brauchen Analgetika. Hat man sich vom Stillstand der Blutung durch Umfangmessungen in mar-

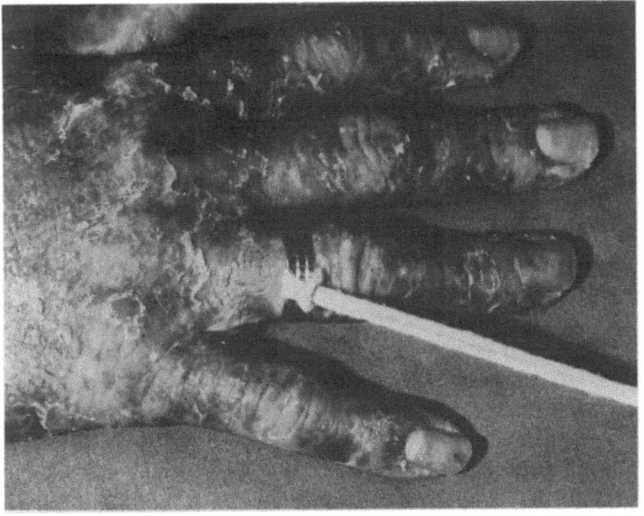
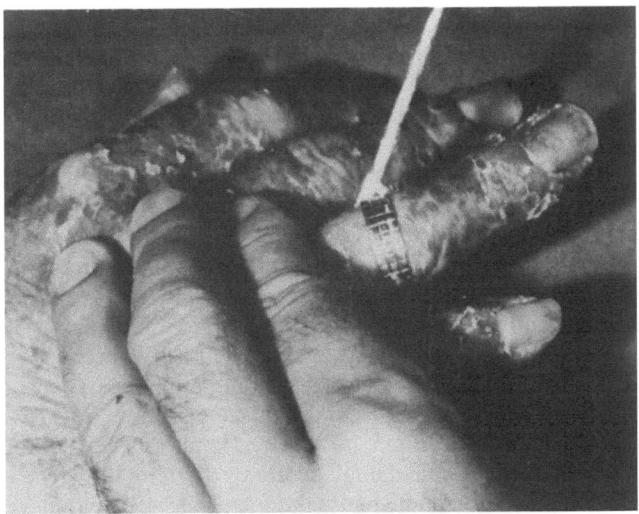

Abb. 1a und b. Entfernung eines Ringes vom ödematös geschwollenen Finger

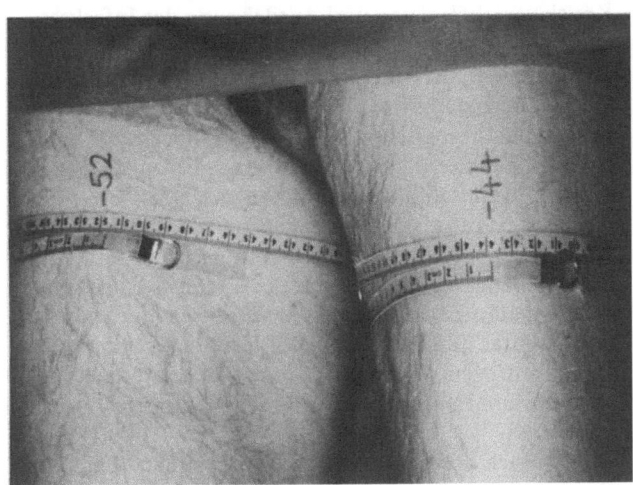
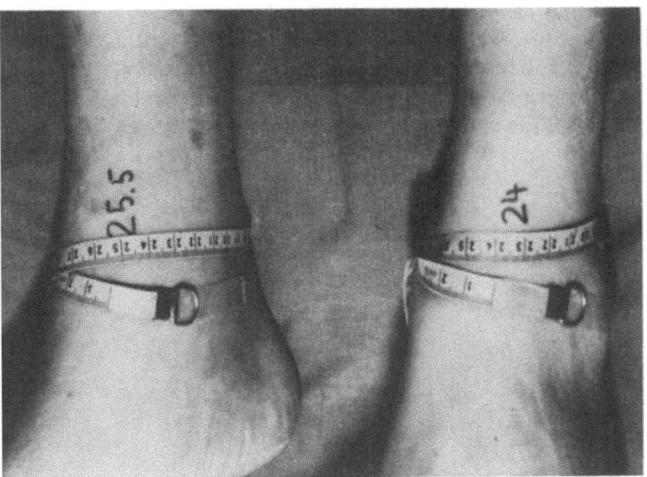

Abb. 2a und b. Umfangzunahme von Ober- und Unterschenkel bei Phlebothrombose

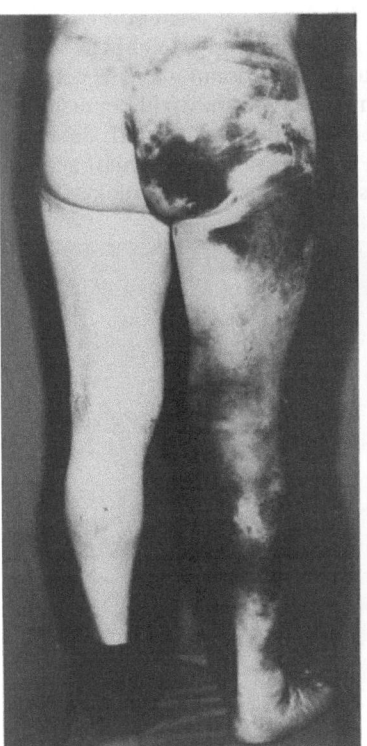
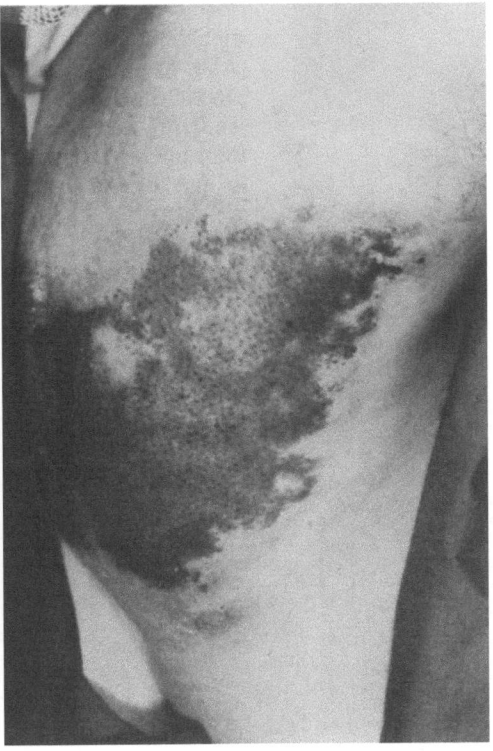

Abb. 3. Versehentliche intraarterielle Injektion

Abb. 4. Nekrose nach intraarterieller Injektion

kierten Bereichen überzeugt, kann unter peinlicher Asepsis versucht werden, mit einer großkalibrigen Kanüle das Hämatom möglichst weitgehend abzusaugen. Jedesmal ist danach wieder ein fester, aber nicht strangulierender Kompressionsverband anzulegen. *Eine Hämatomincision ist zu vermeiden* wegen der Gefahr der Sekundärinfektion mit phlegmonöser Ausbreitung. Bestehende Ödeme sind mit Lasix drastisch auszuschwemmen.

Kommt es bei einer intramuskulären Applikation zur *versehentlichen intraarteriellen Injektion,* so werden die Folgen um so schwerwiegender sein, je großmolekularer bzw. je visköser die Injektionsflüssigkeit ist. Während wässrige Lösungen sich vorwiegend in peripherwärts ausstrahlendem Schmerz bemerkbar machen, führen Suspensionen zu ausgedehnten, peripheren Hämorrhagien (Abb. 3.), die keiner Behandlung bedürfen, sofern nicht Ödembildung und entzündliche Reaktionen Folgeerscheinungen sind. Die intraarterielle Injektion von Emulsionen oder öligen Zubereitungen hat stets hämorrhagische Infarzierung und Nekrose zur Folge, deren Ausdehnung vom Kaliber der medikamentös embolisch verschlossenen Arterie abhängt (Abb. 4). Dieser Befund ist unverwechselbar mit den *Marcumar-Nekrosen,* die, abgesehen in diesem Bilde vom Sitz, multipel und in regelloser Anordnung auftreten (Abb. 5). Die im Schrifttum gegebene Empfehlung von vasodilatorischen Substanzen möchte ich nicht unterstützen, da das Ausbreitungsgebiet der Nekrose noch größer werden könnte, was in Anbetracht der verstümmelnden Narbenbildung selbst bei frühzeitiger Transplantation nachteilig ist. Im Frühstadium wird man durch die Gabe von Lasix versuchen, das kollaterale Ödem auszuschwemmen. Von Inzisionen ist wegen der Gefahr der Sekundärinfektion und der phlegmonösen Ausbreitung abzusehen. Die Nekrose kann chemisch oder enzymatisch abgebaut, dann schließlich chirurgisch abgetragen werden.

Die *versehentliche intravenöse Applikation* bedingt zwei Sofortreaktionen: Handelt es sich um *öliges* Material, so wird eine *Lungenembolie* die Folge sein, die sich mit stechendem Schmerz im Thoraxbereich, Atemnot und motorischer Unruhe bis zum Schock ausweiten kann. Notarztwagen oder sofortige Klinikeinweisung sind in der Praxis dringend. Der Kliniker wird je nach EKG, Kreislaufverhältnissen und Ausdehnung des Infarktes handeln.

Handelt es sich um Suspensionen von Penicillin und Corticosteroiden, wird ein schlagartig einsetzendes, vorwiegend neurologisches Zustandsbild mit Parästhesien, heftigen Schmerzen, Schreien, Sinnesstörungen, Beklemmungen und Streckkrämpfen ausgelöst. Gleiches wurde nach intraläsionaler Injektion von Triamcinolon-Kristallsuspension von der Würzburger Hautklinik beschrieben. Die Autoren dieses als *Hoigné-Syndrom* bezeichneten Zustandes weisen auf die rasche Spontanreversibilität hin. Es bleibt zu diskutieren, ob durch sofortige intravenöse Injektion stark vasodilatorisch wirkender Substanzen ein therapeutischer Erfolg erzielt werden kann.

Wenn ich die therapeutischen Maßnahmen bei der *Paraphimose* bringe, so nur, weil sich dieses Problem dem Arzt in Praxis und Klinik häufig stellt. 2 bis 3 Ampullen Kinetin, also Hyaluronidase, werden in rund 5 ccm physiologischer Kochsalzlösung aufgelöst, mit 0,5 ccm Hostacain versetzt und zirkulär in das ödematös aufgetriebene Präputium mit einer dünnen Nadel injiziert (Abb. 6). Bereits 2 Minuten später kann man aus den Einstichstellen die Ödemflüssigkeit im Strahl herauspressen. Dort wo es nicht gelingt, wird nachinjiziert, das Exprimieren wiederholt bis das Präputium schlaff genug ist, um die Glans mittels des „Klingelknopfdruckes"

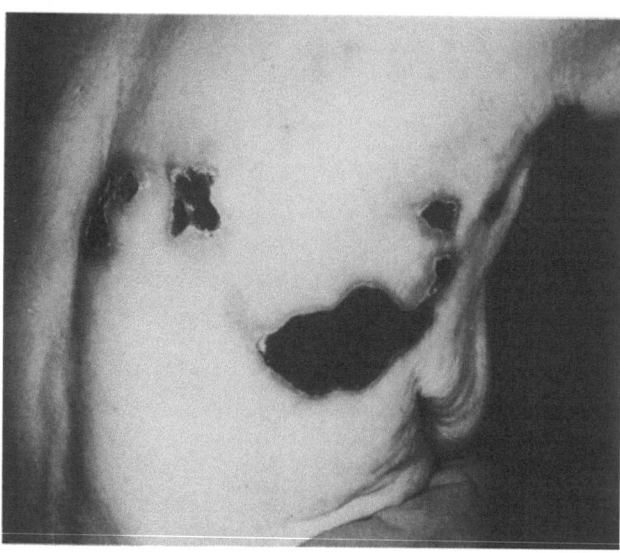

Abb. 5. Marcumar-Nekrosen

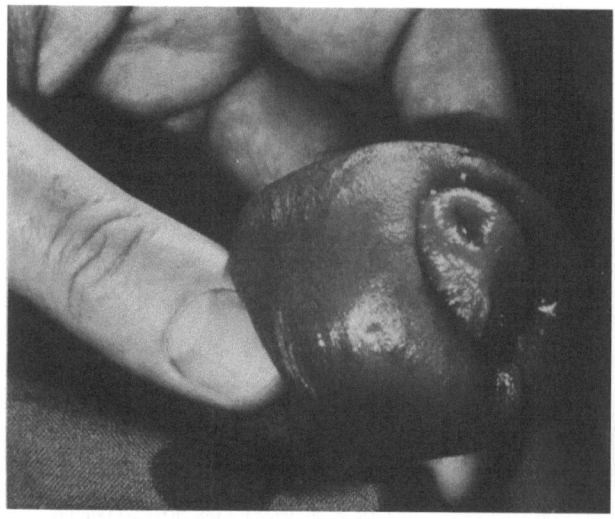

Abb. 6. Infiltration der Paraphimose mit Kinetin

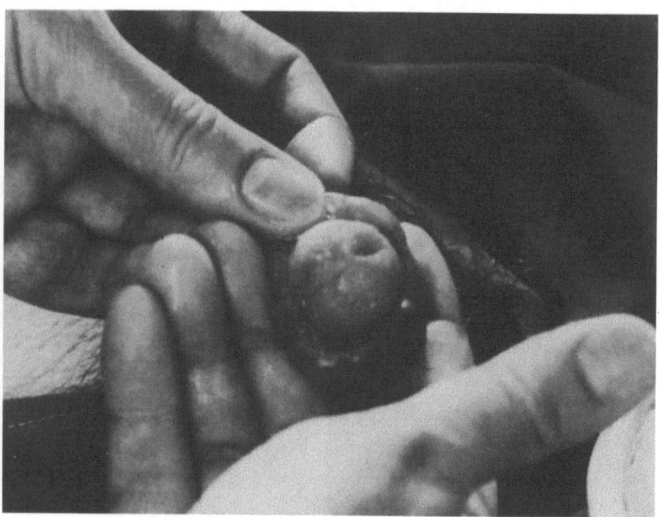

Abb. 7. Nach Ödemauspressung „Klingelknopfreponierung"

zu reponieren (Abb. 7). Diese Methode halten wir für die beste, da schnell und unblutig, sie ist allerdings nicht ganz schmerzlos.

Ein paar Worte nur zur Therapie des *Priapismus*. Zwar handelt es sich in den allerwenigsten Fällen um eine unfallbedingte Erkrankung, ihre Behandlung wird aber literarisch gelegentlich zu wenig dringlich dargestellt. Die Maßnahme in der Praxis kann nur heißen: Einweisung in eine urologische oder dermatologische Klinik. Die Maßnahmen der Klinik: Konsil durch Urologen, Dermatologen, Internisten, Neurologen. Liegt eine Thrombose der Corpora cavernosa dem Priapismus zugrunde, so gibt es alternativ nur zwei Behandlungen: 1. Bei kurzzeitigem Krankheitsbeginn Streptokinase-Therapie, 2. bei Krankheitsdauer von mehr als 24 Stunden oder erfolgloser Streptokinase-Behandlung die operative Intervention. Jedes andere Vorgehen ist riskant.

Die in diesem Zusammenhang zu erwähnende *Penisfraktur*, ebenso wie die *Torsion* von *Hoden* und *Samenstrang* gehören in die Hand des Urologen, und zwar sofort. Jeder vorausgehende, konservative therapeutische Versuch ist riskant.

Die *Schmutztätowierung*, eine gelegentliche Begleiterscheinung bei Sport- und Autounfällen, sollte, sofern sie sich in der dermatologischen Praxis einfindet, der Klinik überwiesen werden, damit dort je nach Ausdehnung in Lokal- oder Allgemeinanästhesie eine Bürstenreinigung oder Fräsung vorgenommen wird.

Bei operativen Eingriffen, bei Varizenverödungen oder bei Materialentnahme ist für den Arzt die Gefahr der Verletzung und damit einer *Infektionsübertragung* gegeben. Handelt es sich um *luisches* Material, so sollte sich der Arzt aus forensischen Gründen die Seroreaktionen abnehmen lassen. Handelt es sich um eine Kontamination einer Verletzung mit dem Blut des Patienten, ist aus forensischen Gründen die Bestimmung des *Australia-Antigens* sowohl beim Patienten als auch beim Arzt dringend anzuraten. Als Beispiel verweise ich auf einen Mitarbeiter, der nach Transplantationen an einem Schwerverbrannten an einer Virushepatitis erkrankte. Die örtliche Behandlung besteht in einem fünf Minuten-Bad mit 80 %igem (!) Alkohol, Jodtinktur oder einem Schnelldesinfektionsmittel. Von einer prophylaktischen Lues-Therapie halte ich wegen der damit unumgänglichen Penicillinbelastung nichts, die Entstehung eines initialen Primäraffektes kann man bei der heutigen Sicherheit der Therapie beruhigt abwarten. Die Entscheidung hierüber sollte aber jeder für sich selbst treffen. Anders aber bei Verletzungen und Kontamination mit Hepatitisvirus-haltigem Material: Ich habe mir in dieser Situation sofort die Fingerkuppe inzidiert, so daß eine kräftige Blutung einsetzte, bevor ich die Umgebung desinfizierte. Die zweimalige Untersuchung auf Australia-Antigen war negativ. Systemisch wird eine Prophylaxe mit Gammaglobulin empfohlen.

Langsam kündigt sich der *Sonnenstich* an, der mit einem Crescendo von Kopfschmerzen, Übelkeit, Tachycardie und Hautbrennen verläuft. Der zunehmende Kopfschmerz weist auf Hirndruckzeichen hin, die Therapie der Wahl ist dann die intravenöse Applikation von 100 bis 250 mg Lasix, also 5 Ampullen Lasix oder 1 Ampulle Lasix spezial. Im klinischen Bereich sind Hämatokrit, BSG und Hb als Parameter einer Eindickung des Blutes sowie der zentrale Venendruck als Zeichen für die Rechtsherzbelastung zu bestimmen und entsprechend zu kompensieren.

Zum dramatischen Wettrennen um das Leben des Patienten kommt es bei der *Kälteurticaria*, wenn sie durch den Sprung in ein Schwimmbecken ausgelöst wird. Sofern der Patient nicht unmittelbar in klinische Behandlung gelangt, sondern wegen der urticariellen Schwellungen erst zu einem Dermatologen, raten wir bei der Behandlung von Erwachsenen zur Applikation von: 300 bis 1000 mg Prednisolon i.v. oder Urbason-Solubile i.v., 2 bis 4 Ampullen Lasix i.v., zu einer Infusion mit Elektrolytlösung unter Zusatz von 5 bis 10 Ampullen Akrinor bei Blutdruckabfall. Von der Infusion physiologischer Kochsalzlösung ist abzuraten, die nach den Untersuchungen von *Duesberg* und *Röder* sowie eigenen eine periphere Gefäßerweiterung und damit eine Vertiefung des Kollapses verursachen kann.

In unseren Breitengraden werden *Insektenstiche* zur Gefahr bei Vorhandensein von Durchblutungsstörungen, Allergie oder bei Mehrfachstichen. Bei hochgradiger Akroasphyxie, bei arteriellen Durchblutungsstörungen arteriosklerotischer oder diabetischer Genese können durch einen Bienen- oder Wespenstich tiefe Ulcera entstehen, die, durch das Grundleiden bedingt, Neigung zum zentrifugalen Wachstum und zur Sekundärinfektion besitzen. Sofortmaßnahme: Auftragen einer corticoidhaltigen Creme; bei Ödemneigung 1 bis 2 Tabletten Lasix, dann auch Ruhigstellung der Extremität und durchblutungsfördernde Mittel.'

Bei Bestehen einer *Bienen-* oder *Wespengiftallergie*, die dem Patienten zumeist bekannt ist, da sich der Sensibilisierungsvorgang in der Regel in einer Intensitätszunahme der Symptome von Mal zu Mal äußert, muß dieser selbst sofort handeln. Beste Maßnahme ist die sofortige Einnahme von Tabletten 20 mg Ultralan oral in einer Dosierung, die ärztlicherseits schon prophylaktisch festgelegt wird. Bei Erwachsenen empfehlen wir zumeist 5 bis 7 Tabletten sofort und die restlichen der 10 Tabletten für den Fall, daß die Symptome zunehmen. Eine Hilfsmaßnahme ist das Auflegen von Eiswürfeln, das proximale Abbinden, wenn es sich um Stiche in den Finger handelt. Der Transport zum Arzt, der telefonisch über das Unfallereignis informiert sein muß, soll sofort erfolgen. Bei Transportunfähigkeit ist ein Notarztwagen anzufordern. Die ärztlichen Maßnahmen bei der Insektenallergie werden unter der Schockbehandlung besprochen.

Bei der *Allergentestung*, der *Hyposensibilisierung*, der *Injektion von Penicillin*, einem früher als völlig ungefährlich geltenden Medikament, kann es ebenso blitzartig zum *Schock* kommen, wie nach *Verbrennungen, Stromverletzungen* oder länger dauernden *Varizenblutungen*. Alle diese Ereignisse mehrten sich in den vergangenen Jahren, so daß heute jeder Dermatologe in Praxis und Klinik nicht nur mit diesen Vorkommnissen rechnen, sondern auch in der Lage sein muß, sie zu behandeln. Klinisch unterscheiden wir den zentralen und den peripheren Kollaps (Tabelle 1). Beim *zentralen* Kollaps ist die Haut rot, warm und feucht, demzufolge der Patient verhältnismäßig lange gesund aussehend, lebhaft und voll orientiert. Ursache ist, daß das Blut sich aus dem Splanchnikusgebiet in die Peripherie verlagert, demzufolge sind die peripheren Gefäße weit, der Blutdruck fällt rasch, es kommt zur Tachycardie und schließlich zur Bewußtlosigkeit. Hier darf das scheinbare Wohlbefinden des Patienten nicht darüber hinweg täuschen, daß der Schock schon in vollem Gange ist. Gibt also der Patient als Behandlungsfolge Parästhesien, motorische Unruhe,

Hitzewallungen, Schweißausbrüche an, so ist die Diagnose des zentralen Kollapses zu stellen.

Der *periphere Kollaps* ist dadurch gekennzeichnet, daß die Haut weiß, kühl und feucht ist. Die peripheren Gefäße sind eng gestellt und verengern sich proximalwärts zunehmend, es kommt zum Blutdruckabfall, zur Zentralisation, frühen Bewußtlosigkeit, Tachycardie, Diese Schockform ist typisch für die Verbrennung oder die Blutung.

Die *Therapie des anaphylaktischen oder zentralen Schocks:* Patienten hinlegen, Braunüle, 300 bis 500 mg Solu-Decortin oder Urbason-Solubile i.v., 20 bis 40 mg Lasix i.v., 5 bis 10 Ampullen Akrinor in 500 ml Elektrolytlösung infundieren. Infusionsgeschwindigkeit nach den Werten des laufend zu messenden Blutdruckes einstellen. Um die Werte des Erfordernisdruckes therapeutisch einstellen zu können, rate ich, prophylaktisch vor allen operativen Eingriffen mit Lokalanästhesie, vor Prick und Desensibilisierung, den Blutdruck zu messen und schriftlich zu fixieren. Die Schockbehandlung bei Kindern ist im Prinzip gleich, jedoch wird als Bezugsgröße das Körpergewicht verwendet. In praxi bewähren sich wegen der erheblichen Variabilität der Dosierung die Anfertigung von Übersichtskurven zur schnellen Information (Tabelle 2a, b, c). Die erforderliche Ausrüstung ist die Voraussetzung für jede Allergie-Diagnostik und -Therapie. Hier genügt es nicht, nur die Telefonnummer des Notarztes zu wissen (Tabelle 3).

Die Behandlung der *Verbrennung*, die früher selbstverständlich Domäne des Dermatologen war, und auch berechtigt, wegen seiner speziellen Kenntnisse des Haut-

Tabelle 1. Schock-Therapie in der Praxis

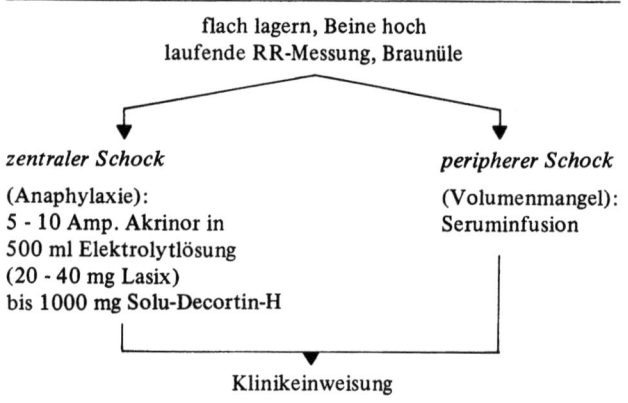

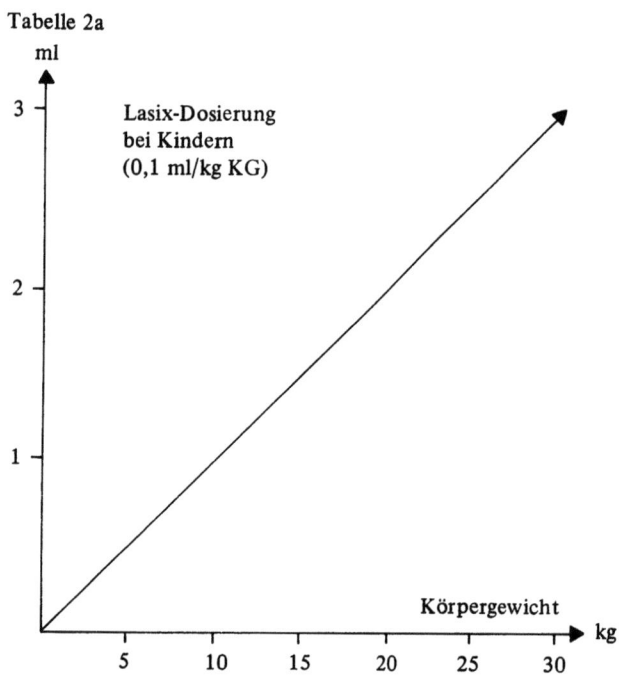

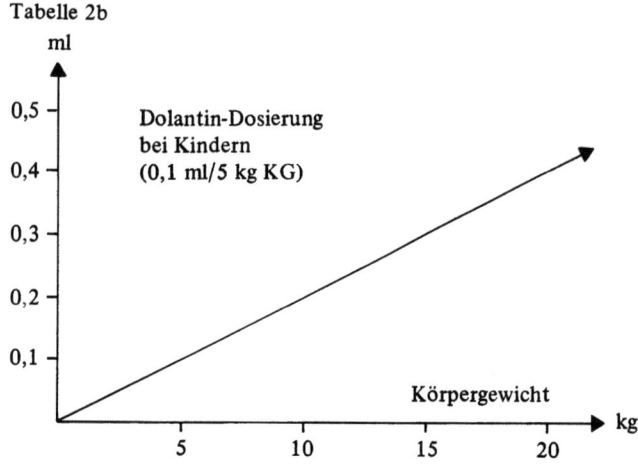

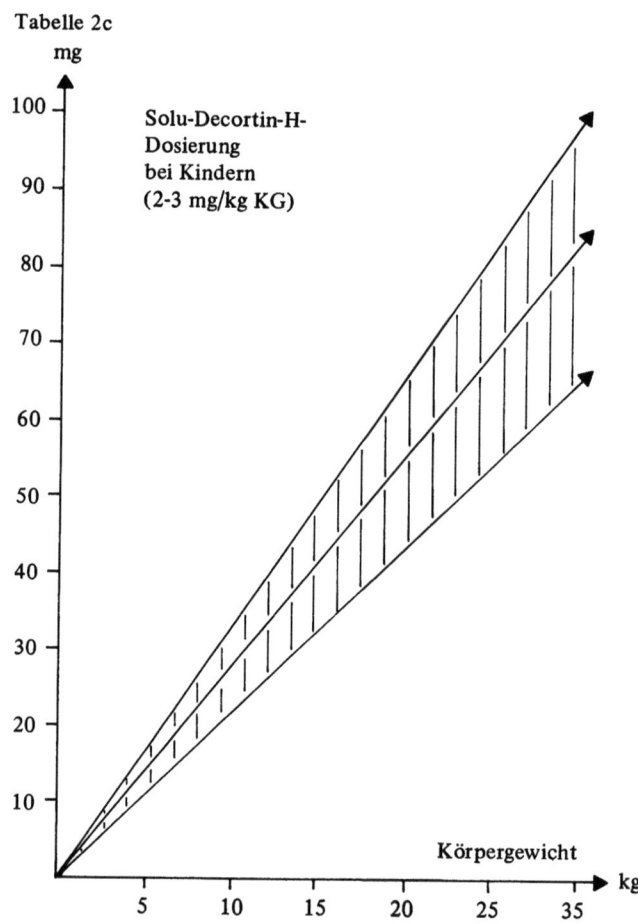

Tabelle 3. Schock-Besteck

Guedeltubus
Intubationsbesteck
Atembeutel (mit Maske)
Sauerstofflasche
Blutdruckmeßgerät
Staubinde
Braunüle (evtl. Cava-Katheter), Infusionsbesteck
Infusionen: Plasmaexpander, Elektrolyte, Eiweiße
Cortison, Antihistaminica, Suprarenin, Lasix

organs, wird zwar zumeist von Chirurgen wahrgenommen, sollte aber ebensogut von Dermatologen beherrscht werden. Bei Verbrennungen I. Grades, die sich als erythematöse Reaktion zeigen und gleicherweise durch Sonne, Feuer oder Photochemotherapie zustande kommen können, wird die Behandlung, sofern weniger als 20 % der Körperoberfläche betroffen sind, in praxi in der Lokalapplikation einer corticoid- und antibiotikahaltigen Creme zu gleichen Teilen mit sterilem Verband erfolgen. Die Tetanusprophylaxe wird allgemein durchgeführt (Tabelle 4a). Bei Verbrennungen I. Grades über 20 % der Körperoberfläche ist nach lokaler Behandlung, oraler Flüssigkeitszufuhr, Blutdruckmessungen und davon abhängig Infusionen mit Elektrolytlösungen die Klinikeinweisung anzuraten, da wir schon hierbei hypovolämische Schockzustände beobachtet haben (Tabelle 4b). Die Verbrennung II. Grades unter 20 % der Körperoberfläche unterscheidet sich nur durch die zusätzliche Abtragung der Blasen (Tabelle 5a). Sind mehr als 20 % des Hautorgans derartig alteriert, ist eine Seruminfusion anzulegen und die Einweisung in die Klinik unerläßlich (Tabelle 5b). Dort wird eine Routineüberwachung und Ausgleichstherapie, je nach den pathologisch veränderten Parametern, einsetzen. Bei der Verbrennung III. Grades unter 20 % ist im Regelfall die Klinikeinweisung unerläßlich, da chemisch-enzymatische oder operative Nekrolyse und plastische Deckungen erforderlich werden können (Tabelle 6a). Die drittgradige Verbrennung über 20 % sollte schon in der Praxis mit dem Anlegen einer Seruminfusion sowie der subkutanen Injektion von 5000 I.E. Liquemin behandelt werden, um die Ausgangslage für die klinische Behandlung günstig zu gestalten (Tabelle 6b). Bei allen schweren Verbrennungen ist die Einweisung in eine Spezialklinik anzuraten. Die moderne Behandlung der Ver-

Tabelle 4a. Verbrennung I.° unter 20 % Körperoberfläche

Praxis:	*Klinik:*
lokal: corticoid- und antibiotikahaltige Cremes āā Verbände	=
systemisch: Analgetica bei Bedarf Tetanol 0,5 ml / Tetagam 1,0 ml } i.m.	=

Tabelle 4b. Verbrennung I.° über 20 % Körperoberfläche

Praxis:	*Klinik:*
lokal: =	=
systemisch: = + reichliche Flüssigkeitszufuhr, RR ↓ evtl. Infusion von Elektrolytlösung ↓ Klinik	Hb, HK, Elektrolyte, RR, Urinausfuhr ausgleichende Therapie

Tabelle 5a. Verbrennung II.° unter 20 % Körperoberfläche

Praxis:	*Klinik:*
lokal: Abtragung von Blasen, antibiotikahaltige Salbe oder Sofra-Tüll	=
systemisch: Analgetica schmerzentsprechend Tetanol 0,5 ml / Tetagam 1,0 ml } i.m. ↓ evtl. Klinik	=

Tabelle 5b. Verbrennung II.° über 20 % Körperoberfläche

Praxis:	*Klinik:*
lokal: steriler Verband	Blasenabtragung, Sofra-Tüll antibiotikahaltige Salbe
systemisch: = + Seruminfusion RR ⟶ Klinik	Cava-Kath., Magensonde, Blasenkath., Dauerüberwachung von ZDV, RR, Puls, Urinausfuhr, Temperatur. *Labor:* Hb, HK, Elektrolyte, BZ, Astrup, TEG *Therapie:* Ausgleichstherapie je nach pathol. veränderten Parametern. Fibrinolyse

Tabelle 6a. Verbrennung III.° unter 20 % Körperoberfläche

Praxis:	*Klinik:*
lokal: steriler Verband	antibiotikahaltige und abdauende Externa, mechanische Abtragung, Transplantation
systemisch: Analgetika Tetanol i.m. Tetagam i.m. im Regelfall Klinik	= ggf. Fibrinolyse

Tabelle 6b. Verbrennung III.° über 20 % Körperoberfläche

Praxis:	*Klinik:*
lokal: steriler Verband	wie bei Verbrennung unter 20 %
systemisch: = + Seruminfusion 5000 E Liquemin s.c. RR ⟶ Klinik	Cava-Kath., Magensonde, Blasenkath., Dauerüberwachung von ZDV, RR, Puls, Urinausfuhr, Temperatur *Labor:* Hb, HK, Elektrolyte, BZ, Astrup, TEG *Therapie:* Ausgleichstherapie, je nach pathol. veränderten Parametern. Fibrinolyse

brennungskrankheit setzt ein theoretisches Wissen und eine apparative Ausrüstung voraus, die in den allerwenigsten Kliniken vorhanden ist; die Überlebensrate wäre sicherlich höher, wenn die Versorgung dieser Patienten ausschließlich in den Spezialkliniken und nicht weit gestreut in jeder chirurgischen Klinik erfolgte. Welche Perfektion auf diesem Gebiet zu erreichen ist, beweist eine

dung des Patienten die Hinzuziehung des Internisten oder die Einweisung des Patienten mit einem Notarztwagen mit kardiologischer Ausrüstung unerläßlich.

Kommt in Ihre Behandlung eine *Erfrierung,* so genügt, sofern sie lokalisiert ist, die Anlegung von Watteverbänden und die orale Einnahme von durchblutungsfördernden Substanzen. Bei der zweitgradigen, also

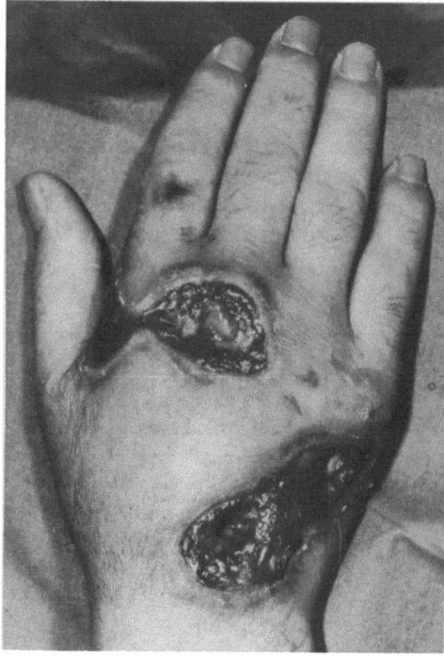
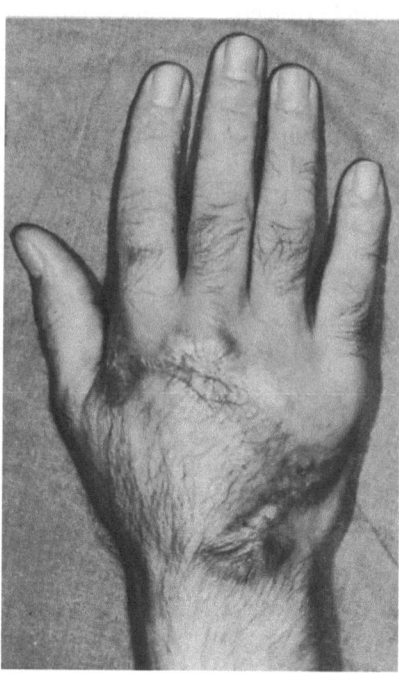

Abb. 8. Drittgradige Strommarke

Abb. 9. Sekundärheilung

Abb. 8.   Abb. 9.

in unserer Klinik entwickelte Einheit, mit der wir automatisch die wichtigen pathophysiologischen Parameter bei Verbrennungskranken abnehmen. Diese werden dann im Sinne eines kybernetischen Prinzips mit einem Prozeßrechner, der die Werte von Gesunden und Kranken vergleicht, wiederum automatisch in die erforderliche Therapie umgesetzt. Schließlich steuert der Rechner automatisch verschiedene Infusionsmaschinen und damit verschiedene Lösungen und Medikamente, die quantitativ und qualitativ dem Patienten infundiert werden. Wenngleich es sich hierbei noch um eine automatische Teildiagnose und automatische Teiltherapie handelt, verfügen wir damit als einzige der Kliniken zur Behandlung von Verbrennungskranken über eine Einrichtung, die mit unvorstellbarer Schnelligkeit und höchster Präzision pathologische Reaktionsabläufe erfaßt, verarbeitet und medikamentös beantwortet.

Elektrische Stromunfälle können, wenn es sich um Lichtbogenverbrennungen handelt, erst- bis drittgradig sein (Abb. 8, 9). Sie machen die der Flammenverbrennung analoge Therapie erforderlich. Handelt es sich aber um Stromeintritte, so ist wegen der kardialen Gefähr-

blasigen Erfrierung ist die Klinikeinweisung vorzunehmen, da entweder Fibrinolyse-Therapie oder Durchblutungsbehandlung mit Infusionen anzuwenden sind.

Schäden der Haut durch *Laugen* oder *Säuren* sind sofort unter laufendem Wasser zu spülen. Die Weiterbehandlung erfolgt wie bei Verbrennungen entsprechender Schweregrade.

Erinnern wir uns des ersten Beispieles, der Entfernung des Ringes von dem ödematös aufgetriebenen Finger sowie der verschiedenartigen Zustandsbilder als Unfallereignis bis hin zu den komplizierten technischen Einrichtungen einer dermatologischen Klinik, so sehen wir, wie weit der Bogen in unserem Fachgebiet reicht und auch, daß die Dermatologie sich zu einem Spezialwissen mit den höchstmöglichen Schweregraden entwickelt hat.

Prof. Dr. G. Weber
Hautklinik der Städt. Krankenanstalten
Flurstr. 17
D-8500 Nürnberg

Venenleiden und Proktologie · Feste Themen

Moderator: H. Fischer, Tübingen

4.1.10. Diagnose und Differentialdiagnose der extrafaszialen und intrafaszialen Veneninsuffizienz

W. Lindemayr und R. Santler, Wien

Die häufige Beobachtung, daß einerseits ausgedehnte Varizen ohne gleichzeitige Ulzeration auftreten und andererseits in der Umgebung größflächiger variköser Beingeschwüre keine Krampfadern zu finden sind, läßt die Bezeichnung „variköser Symptomenkomplex" als falsch und unhaltbar erscheinen.

Die ausschließlich *extrafasziale Insuffizienz* (primäre Varizen) begünstigt durch die Prallfüllung der Varizen sogar den Abfluß in die Tiefe, solange das Perforanssystem, die Muskelpumpe und das tiefe Leitsystem unbeschädigt geblieben sind. In der Regel ist auch mit keinen weiteren Spätkomplikationen im Sinne einer chronisch-venösen Insuffizienz zu rechnen.

Eine primäre extrafasziale Varikose kompliziert sich erst, wenn es zur *Varizenblutung* kommt oder eine sogenannte *Thrombophlebitis* abläuft; unter besonderen Umständen kann eine oberflächliche Thrombophlebitis einschmelzen und zur Ulkusbildung führen. Die Lokalisation befindet sich demnach entlang der veränderten Venenstränge, besonders häufig in der Knöchelregion.

Die Zuordnung der Gamaschenulzera zu den Folgen der primären Varikose ist noch umstritten. Varikositäten der Netzvenen werden oft erst phlebographisch erkannt, während weder am sichtbaren Venensystem noch in dem der Tiefe pathologische Veränderungen diagnostiziert werden können. Nach Fischer sind Mikrothrombosen in den Geflechten der Leder- und Unterhaut krankheitsauslösend; sie verhindern den natürlichen Drainageweg nach den intrafaszial gelegenen Hauptabflußbahnen, wie dies die profuse Sekretion aus dem Ulkusgrund anschaulich beweist. Das Ulkus begrenzt sich mit dem Erreichen des angrenzenden Quellgebietes und bildet dort seine charakteristischen Ränder.

Der Schwellungszustand in mangelhaft drainierten extrafaszialen „Sümpfen" kann durch entzündliche Reize, von denen die retikulohistiozytäre Reaktion zur extralymphatischen Eiweißkörperbewältigung (Földi) hervorgehoben werden soll, zur *Hypodermitis* führen. Meist jedoch geht der Hypodermitis kein extrafasziales, sondern ein infrafasziales thrombotisches Geschehen voraus.

Das tiefe und das oberflächliche Venensystem wird durch zahlreiche *Vv.perforantes* verbunden, von denen einige — an typischer Stelle gelegen — Eigennamen tragen. Vor allem diesen kommt — wegen ihrer Radiusgröße und der Möglichkeit der Klappeninsuffizienz — zentrale Bedeutung zu. Somit ist es wenig verwunderlich, daß Schäden am Venennetz der Oberfläche und der Tiefe meist gemeinsam auftreten. Wenn z.B. die Einflußschleife einer Wadenmuskelvene insuffizient wird, kann sich an jener Stelle, an der das Blut durch die Muskelkontraktion gegen das oberfläche Netz gepreßt wird, ein *Blow-out* ausbilden. Dies führt gar nicht selten zur Entwicklung kleiner, länglicher Ulzera, die wir als Blow-out- oder Kulissenulzera bezeichnen, da sie bevorzugt die Region zwischen Knöchel und Achillessehne einnehmen.

Die schweren Insuffizienzen des *tiefen* Venensystems erklären sich größtenteils aus postthrombotischen Schäden (Klappenschädigung, Strombahneinengung bzw. Obturation), während andere Ursachen, wie der sogenannte Venensporn, Kompression von außen oder die primäre Klappenagenesie, zahlenmäßig in den Hintergrund treten. Die Literatur über die Thrombogenese liefert heute zahlreiche, zum Teil bereits anerkannte, aber auch noch umstrittene Theorien.

Sieht man von der seltenen Phlegmasia coerulea dolens ab, so ist die thrombotische Verlegung der V.iliaca communis bzw. externa als folgenschwerstes Krankheitsbild zu bezeichnen. Die Kapazität der Umgehungskreisläufe über das Einzugsgebiet der V.iliaca int., Vv. ischiadicae, Vv. obturatoriae und Lumbalvenen einerseits, V. epigastrica, V.pudendalis ext. und circumflexa ilium andererseits ist beschränkt.

Günstigere Voraussetzungen zur Kompensation bietet die isolierte Femoralisvenenthrombose, gibt es doch mit den Vv.concomitantes, der V.saphena und der V.profunda femoris drei Abflußwege mit besserer Leistung.

Thrombosen der V.poplitea zeigen hinsichtlich ihrer haemodynamischen Folgen ein vergleichbares Verhalten wie die der Femoralis. Thrombotische Verschlüsse einzelner oder mehrerer Unterschenkelvenen imponieren durch eine unterschiedliche Symptomatik; doch selbst bei nahezu inapparenten Verläufen findet sich fast stets ein recht charakteristisches Zeichen, nämlich ein perimalleoläres Oedem. Haemodynamisch entscheidend ist die Strömungsumkehr in den Perforansvenen, wodurch die V.saphena so gut als möglich kompensatorisch einspringen kann.

Bei allen diesen zum postthrombotischen Zustandsbild führenden Geschehen sind Grad und Dauer der Abflußstörung für die Schwere der Folgezustände maßgeblich. In den letzten Jahren wurde besonders intensiv angestrebt, den klinisch erfaßbaren Sekundärveränderungen, wie sekundäre Varikose, Sklerose, Ödem, Pigmentablagerung, Ekzem, Crampi (?) und verschiedene Ulkusformen, aus Druck/Volumenmessungen erhobene Zahlenwerte zuzuordnen. Doch oft läßt allein das klinische Bild Rückschlüsse auf die Lokalisation der Gefäßinsuffizienz zu:

Das wohl klassischste Bild bieten die Folgen der Beckenvenenthrombose: Beinödem, Caput medusae der Leiste und die Siderosklerose mit nachfolgendem Stauungsulkus in der medialen Fesselgegend bilden das pelvine Stenosesyndrom nach Schneider und Fischer. Schwieriger ist die Diagnosestellung bei Thrombosefolgen der tiefen Unterschenkelvenen, die als „gummöse" Ulzera an Waden und an den Medialseiten der Unterschenkel in Erscheinung treten, aber auch als ekthyma-artige Ulzera an den Steck- und Lateralseiten der Unterschenkel in entzündlich veränderter Haut imponieren können.

Differentialdiagnostisch bieten sich periphlebitische und vaskulitische sowie angiopathische Ulzera an, ganz abgesehen von zahlreichen anderen, exulcerierenden Dermatosen in dieser Region.

Wenn auch das klinische Bild für den Sitz der Thrombose in vielen Fällen charakteristisch ist, kommt der phlebographischen Dokumentation immer noch die größte Bedeutung zu. Zur Darstellung der venösen Thrombose stehen uns vor allem die Phlebographie, die Isotopenphlebographie des Beckenbereiches mit 99 m Technetium-Pertechnetat und der ^{125}J- bzw. ^{131}J-Radiofibrinogentest zur Verfügung.

Als Screeningmethoden haben sich vor allem die Untersuchung mit der Doppler-Sonde im Iliacal- und proximalen Femoralisvenenbereich bewährt (Treffsicherheit bei 90 %). Prozesse distal davon sind nur in etwa mehr als der Hälfte der Fälle zu erkennen, da das intrafasziale Gefäßsystem durch das Schallbündel auf Grund der antomischen Verhältnisse nur in der Leistenbeuge und bestenfalls in der Kniekehle einer brauchbaren Beurteilung zugänglich ist. Das für das thrombotische Geschehen charakteristische kontinuierliche Strömungsgeräusch kann bei asthenischen Patienten mit ausgeprägt thorakalem Atemtyp zu falsch positiven Resultaten führen. Falsch negativen Befunden liegen häufig Gefäßanomalien oder besonders günstige Strömungsverhältnisse zugrunde.

Doppler-Sonde und Venenverschlußplethysmographie lassen recht zuverlässige Aussagen über thrombotische Prozesse an der unteren Extremität zu; die Ergebnisse der Impedanzplethysmographie fallen dagegen etwas ab (Niederle). Mit Hilfe plethysmographischer Verfahren sind zwar keine genauen lokalisatorischen Aussagen zu treffen, doch gestatten die Ergebnisse von Volumenbestimmungen in verschiedenen Beinsegmenten eine Bestätigung von Erkenntnissen, die mit anderen Methoden gewonnen wurden. Mittels Plethysmographie werden das bei venöser Stauung mit einer Manschette sich ansammelnde Venenblutvolumen der Wade und seine Entleerungszeit bestimmt. Beide Parameter sind bei thrombotischer Verlegung der Stammvenen vermindert bzw. verzögert.

Der Schweregrad des postthrombotischen Zustandsbildes hängt von der Funktionstüchtigkeit der Strombahn ab, die sich aus dem Grade der Rekanalisation und der Funktionstüchtigkeit des Kollateralkreislaufes zusammensetzt, wobei eine allmähliche Dilatation bzw. variköse Veränderung derselben eine Leistungsminderung nach sich ziehen soll. Fast immer bleibt aber ein Engpaß im venösen Abtransport bestehen, der sich durch Messung des peripheren Druckverhaltens unter Betätigung der Muskelpumpe dokumentieren läßt und durch Starre der Venenwand und Klappenzerstörung sowie Lumeneinengung bedingt ist.

Zur Erkennung akuter thrombotischer Prozesse wie auch zur Verlaufsbeobachtung des postthrombotischen Syndroms leisten verschiedene Meßmethoden, z.B. die blutige Venendruckmessung, aber auch die Plethysmographie oder eine Kombination beider, ausgezeichnete Dienste. Freilich ist eine genaue Thromboselokalisation auf Grund solcher Meßwerte nicht möglich.

Literaturhinweise über Druckbestimmungen am tiefen Venensystem sind rar. Arnoldi fand bei simultanen Messungen an der V.tibialis posterior und der V.saphena magna im distalen Unterschenkeldrittel unter Wadenmuskelkontraktion einen gegenüber Gesunden schwächeren Druckabfall bei Patienten mit ausschließlich extrafaszialer Veneninsuffizienz. Patienten mit Insuffizienzen des tiefen Systems erbrachten erwartungsgemäß deutlich noch ungünstigere Werte. Die Phlebodynamometrie gestattet es, zwischen Insuffizienzen der tiefen, oberflächlichen und Perforansvenenklappen zu unterscheiden

(Kriessmann). Er wies als erster darauf hin, daß die Meßergebnisse bei Insuffizienz der Perforantes jenen Werten näher stehen, die bei Postthrombotikern gefunden wurden, als jenen, die bei Varizenpatienten ohne Perforansinsuffizienz erhoben wurden.

Unterhalb des Knies kann durch den Ausfall von 1-2 Klappen das Regurgitationsvolumen weitgehend kompensiert werden, solange die Perforansvenen suffizient sind. Ist jedoch eine einzige Klappe zwischen Saphenamündung und Knie insuffizient, ist die Druckentlastung beim Gehen in den Fußrückenvenen deutlich vermindert (Kriessmann). Eine ausschließliche Insuffizienz der V.saphena magna bedingt deshalb auch kein Ulkus. Zahl und Lokalisation undichter Perforansvenenklappen bedingen ein unterschiedliches Druck/Volumenverhalten in der V.saphena magna. Insuffizienzen der Perforansvenen bedeuten, daß durch Muskelkontraktion entstandene Druckwellen ohne wesentliche Energieverluste auf kurzem Weg retrograd die terminale Strombahn erreichen. Fagrell konnte mit Hilfe der Vitalkapillarmikroskopie zeigen, daß perikapilläre Oedeme gerade über solchen Blow-outs häufig sind, wohingegen angrenzende Areale weitgehend verschont bleiben. Die rein epifasziale chronisch-venöse Insuffizienz verändert das Kapillarbild nur wenig.

Literatur

Kriessmann, A.: Periphere Phlebodynamometrie. Vasa suppl. *IV* (1975)

Arnoldi, D.D.: Venous pressure in patients with valvular incompatence of the veins of the lower-limb. Acta chir.Scand *132*, 628 (1966)

Schneider, W.: Zur Pathophysiologie der venösen Insuffizienz unter Berücksichtigung der lymphovenösen Beziehung. In: Ergebnisse der Angiologie, 11, 3-14 (1976)

Fischer, H.: Diagnose und Differentialdiagnose der chron.ven. Insuffizienz. Ergebnisse der Angiologie *11*, 15-19 (1976)

Fagrell, B.: Microcirculatory changes of the skin in venous disorders of the leg, studied by vital capillaroscopy. In: Die venöse Insuffizienz, S. 202-212. Baden-Baden: K.W. Schneider Verlag G. Witzstrock 1972

Prof. Dr. W. Lindemayr
Hautabt. Wilhelminenspital
der Stadt Wien
Montlearstr. 37
A-1171 Wien

4.1.11. Konservative Behandlung chronischer Stauungsdermatosen

H. Fischer, Tübingen

Die geläufigen pathophysiologischen Vorstellungen der Stauungsdermatosen geben sich immer noch mit der Theorie der Umgehungskreisläufe, der Klappen- und Perforantesinsuffizienz mit paradoxem Kreislauf, Drucksteigerung im Venensystem und Verkürzung der Reabsorptionsstrecke im Kapillarbereich zufrieden. Daran hat auch die Phlebographie nichts geändert, die gewöhnlich nur zur Feststellung eines Venenverschlusses in der Tiefe eingesetzt wird. Daß dabei die klinischen Annahmen so gut wie nie bestätigt werden, tut dem Festhalten an den so bequemen, eingefahrenen Vorstellungen ebensowenig Abbruch wie die gar nicht einmal neuen Ergebnisse der Venendruckmessung, und schon gar nicht werden irgendwelche Folgerungen für die Lokaltherapie der Unterschenkelgeschwüre gezogen. Regelmäßig erscheinen noch bessere Externa auf dem Markt, unter denen Ulzera noch rascher abheilen sollen als bisher, ohne daß von den zugrundeliegenden Kreislaufveränderungen am Ort oder entfernt davon, subfaszial im Abstromgebiet, überhaupt auch nur die Rede wäre.

Lassen Sie mich bei dieser Sachlage mein Referat daher mehr als Aphorismen zur gängigen Lokaltherapie auffassen, um dann vielleicht doch noch zu einigermaßen besser belegten pathogenetischen Vorstellungen und entsprechenden Folgerungen für eine sinnvollere Therapie zu gelangen — auch wenn ich zunächst mehr zu negativen Feststellungen als zu positiven Aussagen kommen muß.

Nach dem *Starling*'schen Modell entsteht ein Ödem, wenn die Filtration die Reabsorption übertrifft. Dies tritt z.B. ein, wenn der Druck im venösen Kapillarschenkel ansteigt. Umgekehrt führt, wie in diesem Zusammenhang noch wichtiger ist, eine Senkung des venösen Druckes zu einer vermehrten Reabsorption. Wird in Anlehnung an Pappenheimer und Gauer der hydrodynamische Filtrationsdruck PK im Kapillarbett als Funktion der arteriolären und venösen Drucke (PA und PV) sowie der prae- und postkapillären Widerstände (r_A und r_V) berechnet, erhalten wir unter Anwendung des Ohm'schen Gesetzes die Formel

$$PK = \frac{PA \cdot \frac{r_V}{r_A} + PV}{1 + \frac{r_V}{r_A}}$$

Da der Quotient $\frac{r_V}{r_A}$ im allgemeinen sehr viel kleiner als 1 ist, wird der Filtrationsdruck durch eine Änderung des arteriellen Druckes weit weniger beeinflußt als durch eine solche des venösen. Dabei braucht sich der Gesamtwiderstand $r_V + r_A$ nicht zu ändern!

Der Druckgradient im Kapillarbett wird aber auch durch eine Dilatation der Arteriolen bis hinein in die kleinen Venen erhöht, mit der Folge, daß sich die filtrierende Kapillarstrecke auf Kosten der resorbierenden verlängert. Auf diese Weise kann also die Ödemanschoppung ebenfalls verstärkt werden!

Hinzu kommt, daß die nachgeschalteten Venolen und kleinen Venen, deren Kapazität bis zu 1/3 der Gesamtkapazität des Gefäßsystems betragen kann, noch zusätzlich passiv erweitert werden und so nicht nur vermehrt auswärts filtrieren, sondern auch mehr Blut speichern, als sie dies bei venöser Stauung an sich schon tun.

Diese Verhältnisse werden bei der Indikationsstellung gefäßerweiternder Substanzen bei chronischen Stauungsdermatosen gewöhnlich nicht bedacht, wenn man nur davon ausgeht, durch Erweiterung der Arteriolen den Krankheitsbezirken mehr Blut zuzuführen. Dabei liegen die Verhältnisse in der Regel doch gerade umgekehrt: Die Strömung stagniert bei der chronischen Stauungsdermatose nicht infolge einer Einengung der arteriellen Strombahn wie bei arterieller Verschlußkrankheit oder diabetischer Angiolopathie — und wir wissen auch, wie hochgradig die Verschlüsse dabei sein müssen, bis eine ischämische Nekrose auftritt —, sondern infolge mangelhaften Abstromes i.S. einer Rückwärtsdekompensation.

Die Gefäße sind im Gegenteil funktionell infolge der Hypoxie und anatomisch in der Coriumfibrose maximal erweitert, und die Blutströmung kommt sozusagen von selbst wieder in Gang, wenn die Aus- bzw. Abflußbahn freigemacht wird.

Ähnliche Berechnungen sollten auch angestellt werden, bevor eine sog. Tonussteigerung des Venensystems angestrebt wird, durch die primär der Strömungswiderstand erhöht oder allenfalls das Volumen vermindert wird, ohne Entlastung der vorgeschalteten Kapillarbahnen.

Da der venöse Rückstrom in der Gewebsperipherie über keine eigenen Förderungsmechanismen verfügt und mehr oder weniger passiv erfolgt, muß auch die Therapie entsprechend ansetzen.

Herzaktion und Zwerchfellbewegung als entscheidende zentrale Kräfte für den venösen Rücktransport liegen bei der chronischen Veneninsuffizienz jenseits des Strombahnhindernisses, so daß sie als Ansatz für eine bessere Gewebsdrainage weitgehend ausscheiden. So bleiben nur die Hochlagerung zur dauerhaften Entstauung oder eine unmittelbare mechanische Auspressung sowie die Verbesserung des Rücktransportes durch Verstärkung der Muskelpumpe.

Da bei Ruhigstellung durch *Hochlagerung* die Thrombosegefahr erheblich steigt, sollte diese Maßnahme der Nacht vorbehalten bleiben. Dabei ist aber darauf zu achten, daß die Knie nicht hohl liegen und überstreckt werden, weil dadurch, wie bei der Phlebographie immer wieder beobachtet werden kann, die V. poplitea pfriemenförmig eingeengt und so der Rückstrom erschwert wird. Ein Kopfkeil am Fußende genügt daher nicht — ganz abgesehen davon, daß der ganze Effekt beim Anziehen der Beine entfällt —, sondern es sollte das ganze Bett hochgestellt werden. Sehr bewährt hat sich uns in letzter Zeit ein aufblasbares Venenkissen mit 4 Zellen, das bis unter den Oberschenkel reicht, das aber leider noch nicht kassenüblich ist.

Hochhalten der Beine in Verbindung mit Ausstreich- und Bewegungsübungen bringt ganz allgemein eine fühlbare Entlastung und sollte daher bei Stauungsgefühl im Laufe des Tages mehrmals wiederholt werden.

Der *Kompressionsverband* übt nicht nur einen mechanischen Druck auf das Gewebe aus und verbessert dadurch die Reabsorption einschließlich die der Lymphgefäße, welche bei Druck von außen erweitert werden, sondern er entleert auch die extrafaszialen Venenpools, stellt die Klappenfunktion soweit wie möglich wieder her und verschließt insuffiziente Perforansvenen. Die Beeinträchtigung der Muskelpumpe wird in der Pathogenese der chronischen Stauungsdermatosen immer noch zu wenig beachtet. Dabei bestätigen die Messungen des Venendruckes, wie sie neuerdings von Kriegmann, May, Wuppermann, der Wiener Arbeitsgruppe um Lofferer, Mostbeck und Partsch oder auch von uns ausgeführt werden, die früheren Feststellungen von Santler oder Nachbur, daß der Venendruck bei chronischer Veneninsuffizienz primär nicht und allenfalls nur bei den schwersten Störungsgraden erhöht ist. Die Störung besteht vielmehr darin, daß der Venendruck bei Muskelarbeit nicht bzw. nur ungenügend abfällt — entsprechend der mangelhaften Blutabschöpfung, wie sich bei gleichzeitigen Volumenmessungen zeigen läßt.

Diese ungenügende Entlastung unter Muskelarbeit ist es also vor allem, die im Laufe der Zeit die Kapillaren schädigt und so auch die nachfolgenden Gewebsveränderungen bewirkt. Dann setzt, wie auch Tierexperimente von Felix zeigen, ein Mechanismus ein, wie beim Rumpel-Leede'schen Versuch: Eine längere Stauung führt zu einer Schädigung der Kapillarwand, die jedoch erst manifest wird, wenn der Stau wieder beseitigt wird und Blut neu einströmt; beim Rumpel-Leede'schen Versuch treten erst jetzt sichtbare Punktblutungen auf, und in den Versuchen von Felix kommt es ebenfalls erst nach Wiedereröffnung der Strombahn zu einer u.U. ganz massiven Ödembildung. Felix unterscheidet daher mit Recht zwischen *hämodynamischen* Ödemen bei Stauung (und intakter Kapillare) und *morphologischen* infolge Schädigung der Kapillarwand, wie sie z.B. auch anderen experimentellen Ödemen, wie dem Kaolin- oder Dextranödem der Rattenpfote und so auch der chronischen Stauungsdermatose zu Grunde liegt. In diesen Fällen gilt das *Starling*'sche Gesetz nicht mehr so ausschließlich wie beim akuten Stauungsödem, und hier liegt wohl auch einer der Unterschiede zwischen den thrombotischen Früh- und den postthrombotischen Spätödemen, welche zu ihrer Entwicklung immer eine bestimmte Zeit benötigen und erst auftreten, wenn der Thrombus resorbiert oder erheblich verkleinert und die Strombahn wesentlich freier ist als während der akuten Thrombose.

Der Kompressionsverband kann aber auch das Kapillarsystem unmittelbar entlasten, wenn es unter der Muskelkontraktion ausgepreßt wird, sich während der Entspannung aber wieder auffüllen kann. Dies ist aber nur möglich, wenn der Andruck nachläßt und die Kapillare freigibt. Aus diesem Grunde lehnen wir Binden mit langem Zug, die allen Volumenänderungen des Beines folgen und die Haut unter einem gleichmäßigen Dauerdruck halten, ab zugunsten weniger nachgiebiger Binden mit kurzem Zug, unter denen während der Muskelerschlaffung der Andruck abfällt, so daß sich die Kapillaren von der arteriellen Seite her wieder auffüllen können. Mit der verbesserten Perfusion steigt auch die Sauerstoffspannung im Ulkusgrund wieder an, wie wir nach rhythmischer Kompression mit dem Jobst-Gerät und nach Tragen eines Kompressionsverbandes nachweisen konnten.

Der Kompressionsverband erlangt demnach seine volle Wirksamkeit erst in Verbindung mit Muskelarbeit. Der Patient soll daher umhergehen und nicht im Bett liegenbleiben. In dieser Form stellt der Kompressionsverband nicht nur eine entscheidende therapeutische, sondern im Hinblick auf die sekundären morphologischen Kapillar- und Gewebsveränderungen der chronischen Stauungsdermatosen auch eine eminent wichtige prophylaktische Maßnahme dar. Er bildet daher die Grundtherapie jeder konservativen Behandlung, jedoch muß seine Anwendung, besonders hinsichtlich des Andruckes, sehr dosiert und abgestuft erfolgen. Als Grundregel kann gelten: Je stärker das Ödem, desto stärker der Andruck, bei Stökkelbeinen sollte die Binde dagegen nur fest angedrückt und möglichst nicht zu sehr angezogen werden.

Unterstützt wird die vorwiegend entstauende Wirkung des Kompressionsverbandes durch die sog. *Venenmittel* mit ihrer sog. protektiven Ödemwirkung. Sie schützen die Kapillarwand und erschweren die Ausbildung eines Ödems und sind daher besonders in den Frühstadien angezeigt, wenn sich der Kranke z.B. noch nicht zu einer Kompressionstherapie entschließen kann. Die Verzögerung sekundärer Gewebsveränderungen, die zur chronischen Stauungsdermatose führen, sollte dabei nicht übersehen werden.

Saluretika schwemmen dagegen schon vorhandene Ödeme wieder aus. Um Kreislauf- und sonstige regulatorische Reaktionen zu verhindern, sind die später, weniger stark und länger wirkenden Präparate mit distalem Angriffspunkt am Tubulus, die zugleich eine kaliumsparende Wirkung besitzen, in relativ niedriger Dosierung den rasch, stark und kurz wirkenden mit proximalem Angriffspunkt vorzuziehen. Ferner sollten sie möglichst intermittierend oder nur in Intervallen eingenommen und abgesetzt werden, wenn das Ödem ausgeschwemmt ist. Zur Prophylaxe wie die sog. Venenmittel eignen sie sich dagegen nicht.

Der Entlastung des Kapillarsystems dient ferner, so paradox dies zunächst auch klingen mag, die *Varizenverödung*, wenn sie Randvarizen eines Unterschenkelgeschwüres oder eine insuffiziente Perforansvene ausschaltet, durch die ein sog. *Blow-out-Ulcus* unterhalten wird. Dasselbe gilt für die sog. Nährvenen, durch die einem Ulcus paradoxerweise Blut zugeführt (anstatt abgeleitet) wird und für die insuffiziente hintere Bogenvene. Periphlebitische Ulcera in der Knöchelgegend werden durch ausgedehnte Varizenkonvolute unterhalten, deren Ausschaltung ebenfalls eine Abheilung einleiten kann. Bei Gamaschengeschwüren stellt die Ausschaltung retikulärer Varizen ebenfalls die einzige Möglichkeit einer kausalen Therapie dar.

Sie werden sich gewundert haben, daß von der *Lokaltherapie* noch nicht die Rede war, obwohl sie dem Laien und manchmal auch noch manchem Arzt als die wichtigste Maßnahme der konservativen Therapie erscheint. Auch hier bedarf es einiger kritischer Bemerkungen.

Voraussetzung für die Abheilung eines Geschwüres ist die Bildung eines unspezifischen Granulationsgewebes. Unter einer ausreichenden Granulation kommt es sehr rasch zur Abstoßung der fibrinoiden Beläge und zur Reinigung des Ulcusgrundes. Werden nun manchmal nicht Ursache und Wirkung verwechselt, wenn lediglich auf eine „Reinigung" hingearbeitet wird, ohne gleichzeitig bzw. primär den Ulcusgrund und damit das Terrain zu ändern? Dabei besteht sicher auch ein Unterschied zwischen Eiterungen in einer sonst gesunden Umgebung und Eiterungen im Bereich der Koriumfibrose einer Stauungsdermatose.

Erheblich sezernierende und schmierig belegte Gamaschengeschwüre „reinigen" sich ohne jede sonstige Lokaltherapie in wenigen Tagen, wenn unter einem festen Kompressionsverband durch eine bessere Perfusion ebenso rasch eine kräftige Granulation einsetzt, im Gegensatz zu den kallösen Blow out-Geschwüren mit ihrem schlaffen, reaktionslosen Grund über einer ausgedehnten Koriumfibrose.

Ein Granulationsgewebe stellt außerdem den besten Infektionsschutz dar. Ist es nicht erstaunlich, wie relativ selten sich aus einem venösen Unterschenkelgeschwür beispielsweise eine Phlegmone oder ein Erysipel entwickelt, obwohl die schlaffen, fibrinoiden Beläge doch geradezu einen Nährboden für Bakterien darstellen? Allerdings sollte eine Superinfektion – und wir wissen, daß hierfür alle Anflugkeime in Frage kommen – in dem Umfange beseitigt werden, in dem sie die Neubildung eines Granulationsgewebes beeinträchtigt. Über die Wahl der Mittel wird später noch die Rede sein.

Wenn aber die Granulationsbildung den wesentlichen Anstoß zur Ulcusheilung darstellt, sollte die Anwendung granulationshemmender Glukokortikoide auf jeden Fall vermieden werden.

Die größte Beeinträchtigung erfährt die lokale Therapie aber durch die zunehmende Sensibilisierung, die gerade beim chronisch Ulkuskranken ganz besonders häufig besteht. Sie ist hier auch besonders schwierig zu erkennen, weil die dermatosklerotische Haut mit ihren spärlichen Gefäßen gar nicht mehr hochakut-entzündlich reagieren kann. Mit zunehmender Erfahrung sehen wir daher bei der Stauungsdermatose schon einen bloßen Status punctosus als Zeichen einer Kontaktreaktion an. Im Ulkusgrund treten massenhaft eosinophile Leukozyten, aber auch Lymphozyten und Plasmazellen auf.

Die Ermittlung der Antigene wird dadurch noch weiter erschwert, daß die Sensibilisierung sich nicht nur gegen die Wirkstoffe, sondern in zunehmendem Maße auch gegen die Grundlagen und die Begleitstoffe ausbildet. Die Untersuchungen von Bandmann sprechen hier nur eine allzu deutliche Sprache. Hundeiker hat erst jüngst wieder betont, daß dabei das Spektrum der Sensibilisierung regional ganz verschieden sein und sich auch in einem bestimmten Bevölkerungskreis ändern kann, je nachdem, welche Salbe oder welche Therapie gerade „im Schwunge" ist. In diesem Zusammenhang hat er auf die zunehmende Sensibilisierung gegen Wollwachsalkohole und Weichmacher hingewiesen. Die mangelhafte Deklaration insbesondere der Grundlagen und der emulgierenden, konservierenden, antioxydativen und antimikrobiellen Begleitstoffe und die sich daraus ergebenden Schwierigkeiten für eine Ermittlung des schädlichen Antigens wurden in diesem Kreise schon häufig genug beanstandet.

Immer mehr Therapeuten greifen daher auf eine möglichst *indifferente Lokaltherapie* zurück, handle es sich dabei nun um indifferente Wundfolien, Kochzucker, Urea pura, Blutkammerverbände oder ganz einfach trockene Zinkpaste, Zink-Schüttelmixtur oder feuchte Mulltupfer. Kollagenfolien können entsprechend der Ulcusoberfläche zugeschnitten werden und so auch noch eine gezielte lokale Kompression ausüben.

Stark sezernierende Ulcera werden mit thixotropen Pudern oder neuerdings auch mit Dextranen trockengelegt, zu starke Austrocknung führt aber zu Schmerzen, weshalb wir bei „trockenen" Geschwüren wieder mehr zur Feuchthaltung übergegangen sind.

Zur zeitweiligen Bekämpfung einer allzu starken Infektion, insbesondere mit Pyocyaneus, ziehen wir Umschläge mit Argentum nitricum vor oder Anstriche mit Farbstoffen wie Mercurochrom, Brillantgrün oder Gentianaviolett, wobei bezüglich der Konzentration auf die neuesten Veröffentlichungen aus der Münchener Klinik hingewiesen sei. Olsen verwandte zuletzt vorwiegend Blaugaze. In der Schneider'schen Klinik haben sich Gentianaviolett und Medicrucin (evtl. ohne Neomycin) seit Jahren bewährt. Bei hypodermitischen Zuständen verabfolgen wir einen Stoß mit Kortikoiden und Antibiotika und eine Entzündungsbestrahlung.

Da jede Wunde, und so auch das Unterschenkelgeschwür, Ruhe braucht, wird der *Verbandwechsel* höchstens 2 x/Woche durchgeführt. Gut angelegte Kreuzverbände nach Pütter halten diese Zeit — nur fehlt dem Kranken oft die nötige Einsicht. Vorsicht ist lediglich mit überdeckenden Plastikfolien geboten, unter denen es auf der dermatosklerotisch veränderten Haut zu Mazerationen kommen kann. Zu beachten ist ferner, daß eine Abdeckung (auch mit Salben) insbesondere bei Behandlungsbeginn und beim reizbaren Seborrhoiker Streureaktionen nach Whitfield auslösen kann, die später nicht mehr auftreten.

Ist das Ulcus epithelisiert — und sehr oft kann diese Phase durch plastische Deckung abgekürzt werden — so ist die Behandlung keineswegs abgeschlossen, denn die auslösende Strömungs- und Drainage-Behinderung in der Tiefe besteht weiter. Schon eingangs wurde darauf hingewiesen, daß sich die Hautveränderungen der chronischen Veneninsuffizienz nicht unmittelbar auf einem akuten venösen Stauungsödem entwickeln, wie ja auch Ödeme anderer Ursache, wie cardiale, nephrogene, hepatogene oder analbuminämische, auch bei langer Bestandsdauer nicht zu sklerosierenden oder siderosklerotischen Hautveränderungen führen. Selbst die lymphogenen Stauungsödeme weisen andere Hauterscheinungen auf als die chronisch venösen, auch wenn sie noch so lange bestehen und wesentlich extremere Ausmaße annehmen. Das Spätödem der chronisch-venösen Insuffizienz ist, wie betont, kein rein hämodynamisches, sondern auch ein anatomisches, bei dem die nachfolgenden Veränderungen der Grundsubstanz und des Bindegewebes in Gefäßwand und Gewebe mindestens ebenso bedeutsam sind wie die Ödembildung als solche. Trotzdem ist das Ödem der unmittelbare Ausdruck der gestörten Gewebsdrainage und daher auch dann noch zu bekämpfen, wenn Ulcus und Ekzem äußerlich abgeheilt sind. Nur auf diese Weise lassen sich die nachfolgenden Vorgänge, die schon einmal zur Ulceration geführt haben, hintanhalten. In diesem Sinne ist der chronisch Veneninsuffiziente nie heilbar und seine Behandlung nie abgeschlossen.

Hier tritt der *Kompressionsstrumpf* in sein Recht, auch wenn er im Grunde einen Kompromiß darstellt, um den Kompressionsverband zu ersetzen. Kompressionsstrümpfe sollen die Entstehung eines Ödems verhindern, sie können ein bestehendes Ödem auf Grund ihrer besonderen Dehnungsqualitäten aber nicht auspressen. Auf dieses Mißverständnis kann nicht eindringlich genug hingewiesen werden. Die Strümpfe müssen aber richtig sitzen und genügend stark sein, sie sollen daher am entstauten Bein angepaßt bzw. angemessen und dann auch angezogen und getragen werden. Die von der *Gesellschaft für Phlebologie und Proktologie* erarbeiteten Grundsätze für die Verordnung in dem Merkblatt der Bundes-KV sind unbedingt zu beachten. Daneben ist auch die *konservierende Hautpflege* nach Schneider nicht zu vernachlässigen. Bestimmte Wirkstoffzusätze sollten nur dann angewandt werden, wenn sie indiziert sind.

So kommt die konservative Therapie der Stauungsdermatosen wieder immer mehr auf ganz einfache, altbewährte Maßnahmen zurück, die, richtig angewandt, nicht nur viele Schmerzen, sondern auch viele Kosten und Unkosten ersparen und in jeder ambulanten Praxis durchgeführt werden können.

Prof. Dr. H. Fischer
Univ.-Hautklinik
Liebermeisterstr. 25
D-7400 Tübingen

4.1.12. Operative Therapie beim venösen Symptomenkomplex (VS)

H. Tritsch, Köln

Wesentliche Kennzeichen des VS sind nicht nur Varizen, d.h. umschriebene Wandausstülpungen von Blutadern, sondern auch diffuse Venenerweiterungen [7]. Die meist kombiniert auftretenden Varizen und Venektasien im Bereich der Beingefäße werden im klinischen Sprachgebrauch als *Varikose* bezeichnet.

Die Mehrzahl der zur operativen Behandlung anstehenden Kranken leidet an primärer Varikose. Sekundäre Varikosen im Gefolge eines postthrombotischen Geschehens schränken wegen des ungünstigen Terrains die Möglichkeit der Operation und damit die Krankenzahlen ganz erheblich ein.

Beschwerden

Bei einem ausgewählten Krankenkollektiv mit einheitlich ausgeprägter, mittelschwerer-schwerer, primärer Stammvarikose der Vena saphena magna waren 16 % der Untersuchten beschwerdefrei. Sie waren durch kosmetische Gründe veranlaßt worden, ärztlichen Rat zu suchen (Tabelle 1).

Die Symptomatik hat eine breite Spannweite, die von der Beschwerdefreiheit bis zu den schwersten Zeichen der chronisch-venösen Insuffizienz (CVI) reicht. Überhaupt richtet sich das Beschwerdebild beim VS weniger nach der klinisch imponierenden Ausprägung der Varikose als vielmehr nach der durch sie bedingten Störung der Haemodynamik bzw. der venösen Hypertension.

Tabelle 1. Stammvarikose, primär, mittelschwer-schwer

		%
163 Pat.	Schmerzen	68
89 ♂	Ödeme	45
74 ♀	Schwere-Spannungsgefühl	37
19-63 Jahre	Beinkrämpfe	35
	Kosmetische Gründe	16
	Ulcus cruris	12

Krankheitswert

Die Entscheidung über die Art der operativen Behandlung des VS machen wir sowohl vom augenblicklichen als auch vom prospektiven Krankheitswert abhängig. Der augenblickliche Krankheitswert beinhaltet den objektiven Untersuchungsbefund und die Beschwerden. In den prospektiven Krankheitswert gehen darüber hinaus noch die Einschätzung von Konstitution, Realisationsfaktoren und Progredienz des Krankheitszustandes ein.

Operative Verfahren

Zur Rede stehen operative Methoden zur weitgehenden Ausschaltung des insuffizienten oberflächlichen Venensystems und der insuffizienten Verbindungsvenen.

Die Wahl des zur Anwendung kommenden Verfahrens richtet sich immer nach individuellen Gesichtspunkten, wobei auch die Möglichkeiten der zusätzlichen Sklerotherapie mit in die Überlegungen einbezogen werden. Keine Erfahrungen haben wir mit der Häkchen-Methode nach Bassi [1] und der von Denk [2] propagierten transkutanen Diszision. Die Einschnitte erfolgen möglichst nur im Bereich gesunder Haut. Folgende Verfahren werden ausgeführt:
1. Venendiszision
2. Crossektomie
3. Crossektomie + Venendiszision
4. Crossektomie + Stammvenenexhairese
5. Parva-Mündungsdiszision mit/ohne Exhairese

Indikation

Die *Venendiszision* unter Sicht als alleinige operative Maßnahme kommt bei leichten Varikosen zur Anwendung. Sie erfolgt immer dann, wenn die durch Palpation feststellbare Venenwandverdickung einen Verödungseffekt in diesem Bereich fraglich erscheinen läßt (z.B. nach frustranen Verödungsversuchen). Sie dient der Ausschaltung wichtiger Vv. perforantes und der „Trockenlegung" varikös veränderter Rankengefäße an ihrem Ursprung sowie der Ausräumung einzelner Konvolute.

Die Schnittlänge beträgt 1-2 cm und folgt den Haut-Entspannungslinien. Vom Einschnitt aus wird immer versucht, das Gefäß möglichst weitgreifend, jedoch gewebsschonend, aus seiner Umgebung auszuhülsen und zu extrahieren. Die Schnittzahl schwankt zwischen 1 bis 6. Oft wird das Verfahren durch Sklerotherapie abgerundet.

Die *Crossektomie* erfolgt über einen hohen, schrägen Leistenschnitt von 5-10 cm Länge. Eingedenk anatomischer Variationen wird die Saphena-Mündung nach Durchtrennung der Nebenvenen stumpf exakt präpariert, ganz dicht über der V. femoralis ligiert und zwischen 5 und 10 cm reseziert. Domäne für die Crossektomie sind Frauen mit mittelschweren Stammvarikosen, hoher Venenklappeninsuffizienz und *Lipoedem*.

Die Kombination von *Crossektomie* und *Diszisionen* ist ein Verfahren, das sich, wie die beiden Vorgenannten, gut in örtlicher Betäubung ausführen läßt. Es eignet sich deshalb besonders für Patienten mit mittelschweren und schweren Stammvarikosen, insbesondere dann, wenn diese den Belastungen eines größeren Eingriffs in Narkose oder Lumbalanaesthesie nicht unterzogen werden sollen und die Zeichen der CVI nicht anderweitig zu beseitigen sind. Der Eingriff kann, das bietet weitere Vorteile, auch mehrzeitig vorgenommen werden.

Jeder *Crossektomie* mit *Stammvenenexhairese* geht bei uns die Phlebographie voraus. Sie gibt Aufschluß über den Zustand des tiefen Venensystems, insbesondere über die Existenz von Muskelvarizen, die Lokalisation insuffizienter Vv. perforantes und oft auch über den Verlauf der oberflächlichen Venen. Zusätzlich lassen sich ggf. die Schweregrade postthrombotischer Zustände nach May und Niss [5] klassifizieren.

Für dieses operative Verfahren werden vornehmlich Patienten mit primären, mittelschweren bis schweren Stammvarikosen und Perforansinsuffizienzen ausgewählt. Auch Kranke mit postthrombotischen Zuständen, Stadium I/II, ohne Umgehungskreislauf über das oberflächliche Venensystem, kommen in Frage.

Bei der Stammvenenexhairese werden zusätzliche Hautinzisionen zur Diszision erforderlich. Ihre Zahl ist variabel und bewegt sich zwischen 1 und 15. Sie hängt entscheidend vom Operationsziel und auch den Gegebenheiten der Örtlichkeit ab. Große, festwandige Nebenäste, postphlebitische Verwachsungen sowie insuffiziente Vv. perforantes bestimmen die Anzahl der Hautinzisionen.

Mittelschwere Stammvarikosen ohne nennenswerte Begleitsymptomatik, deren Träger aesthetische Beschwerden in den Vordergrund stellen, erfordern im allgemeinen die geringste Inzisionszahl. Entgegen der Tatsache, daß nach Ausschaltung der Hauptstrombahn Varizenkonvolute mit sehr gutem Erfolg sklerosiert werden können, werden von vielen Patienten trotzdem, meist zugunsten der Zeitersparnis, zusätzliche Inzisionen zur Entfernung der Konvolute gerne in Kauf genommen (Stauber und Ehrlich [6]).

Die *Parva-Diszision* erfolgt nur bei starker Mündungsektasie. Der *Exhairese der Vena saphena parva* stehen wir etwas reserviert gegenüber. Sie wird nur bei ausgeprägt insuffizienten und wandstarken Gefäßen vorgenommen, zumal diese sich nach unserer Erfahrung sonst gut und dauerhaft veröden lassen. Mündungsdiszision und Exhairese der Vena saphena parva erfolgen, falls erforderlich, zusammen mit Crossektomie und Magna-Exhairese, wobei kommunizierende Nebenäste entfernt werden.

Naht

Besondere Bedeutung messen wir dem Wundverschluß zu, der häufig in einem Gebiet erfolgen muß, das in seiner Trophik erheblich gestört ist.

Vor der Naht achten wir auf eine möglichst exakte Blutstillung. Faszienlücken über abgetrennten Vv. perforantes werden verschlossen. Alle Manipulationen erfolgen unter dem Gesichtspunkt der Gewebsschonung. Zum Inzisionsverschluß verwenden wir sog. atraumatisches Nahtmaterial, wobei, wenn die Voraussetzungen gegeben sind, die Wundrandadaptation zweischichtig vorgenommen wird. Die Nähte belassen wir ca. 14 Tage. Stehen kosmetische Gesichtspunkte im Vordergrund, wird intrakutan genäht.

Verband

Nach Crossektomie mit Stammvenenexhairese wird ein die Hüftknochen umgürtender, klebeelastischer Bein-Kompressionsverband über einem Synthetik-Wattepolster mit Textilschlauch angelegt. Den Kompressionsverband belassen wir möglichst 10 Tage. Dann wird er durch einen Schenkel-Kompressionsstrumpf oder durch eine Kompressions-Strumpfhose (Kompressionsstufe II, Ellerbroek [3]) ersetzt. Diese Textilkompression tragen unsere Kranken postoperativ noch 2 bis 6 Monate. Ausschlaggebend für die Dauer der postoperativen Kompression sind nicht nur Schwellungsneigung des operierten Beines, sondern auch Belastungen, die sich aus den Lebensumständen für den Patienten ergeben. Nur am weitgehend ödemfreien Bein sind günstige Heilungsergebnisse zu erwarten.

Ergebnisse

Die Auswertung von verschickten Fragebögen (einheitliches Krankengut, nach einheitlichen Gesichtspunkten behandelt) ergab, daß 78,8 % der Patienten das Operationsergebnis nach durchschnittlich 6 Jahren als gut bis sehr gut bezeichnen (Tabelle 2). Die Symptomatik hatte sich gebessert. Neu in der Beschwerdeskala waren Pigmentierung und Paraesthesien (Tabelle 3).

Die Paraesthesien betrafen Oberschenkel, Knöchel- und Fußregion. Bei 44 % der Patienten waren eine oder mehrere Verödungsbehandlungen der Operation vorausgegangen, was umgerechnet eine prozentuale Häufigkeit von 41 % Paraesthesien ergibt. Hingegen klagten nur 13 % der nicht verödeten Patienten über Paraesthesien nach der Operation (Tabelle 4).

Bei der Befragung eines Patientenkollektivs anläßlich der Nachuntersuchung ($\approx$ 4 Jahre) ergab sich, daß die Mehrzahl der Kranken mit dem Eingriff zufrieden war. Ein Teil hatte zwischenzeitlich aktiv nachbehandelt werden müssen. Ein anderer Teil war gezwungen, Kompressionsverbände bzw. Kompressionsstrümpfe zu tragen. Außerdem ließen die Antworten auf ein insgesamt etwas schlechteres Ergebnis bei den Frauen als bei den Männern schließen (Tabelle 5).

Die objektive Beurteilung des gleichen Kollektivs ergab, daß 64 % der Patienten nicht behandlungsbedürftig („gut") waren. Die als „ausreichend" eingestuften ehemaligen Kranken bedurften zwar keiner Behandlung, zeigten jedoch retikuläre Varikosen und/oder schlecht verheilte Operationswunden. Bei 19 % fanden sich Zeichen einer CVI. Diese Patienten waren noch behandlungsbedürftig (Tabelle 6).

Geht man davon aus, daß unter den 64 % als „gut" eingestuften – wie aus Tabelle 6 annehmbar – ein gewisser Anteil von zwischenzeitlich aktiv behandelten Patienten enthalten ist, dann läßt sich vermuten, daß die Erfolgszahl von 64 % noch etwas absinkt.

Tabelle 2. Stammvarikose, primär, mittelschwer-schwer

Crossektomie + Stammvenenexhairese

Fragebogen: % Pat., nach ~6 Jahren

sehr gut	gut	befriedigend	schlecht
♂ 44,6	35,4	18,5	1,5
♀ 44,8	32,8	19,0	3,4

Tabelle 3. Stammvarikose, primär, mittelschwer-schwer

Crossektomie + Stammvenenexhairese

Fragebogen: % Pat., nach ~6 Jahren

	% vor	nach
Schmerzen	68	16
Ödeme	45	4
Schwere-Spannungsgefühl	37	2
Beinkrämpfe	35	5
Ulcus cruris	12	2
Paraesthesien	0	25
Pigmentierung	0	20

Tabelle 4. Stammvarikose, primär, mittelschwer-schwer

Crossektomie + Stammvenexhairese

Fragebogen: % Patienten nach 6 Jahren

	Paraesthesien
praeoperative Verödung 44% davon	41 % (18)
keine praeoperative Verödung 56 % davon	13 % (7)

Tabelle 5. Stammvarikose, primär, mittelschwer-schwer

Crossektomie + Stammvenenexhairese

Befragung nach ~4 Jahren

		%
208	Zufrieden	79 (62 ♀)
Beine	Beschwerden	31 (43 ♀)
♂ 115	Nachoperation	5 (4 ♀)
♀ 93	Nachverödung	27 (32 ♀)
16-67 Jahre	Kompressionsverband	15 (18 ♀)
	Medikamente	11 (14 ♀)

Tabelle 6. Stammvarikose, primär, mittelschwer-schwer

Crossektomie + Stammvenexhairese
Nachuntersuchung nach ~4 Jahren

		%
	gut	64
	ausreichend	17
	schlecht	19
208 Beine	bei den behandlungsbedürftigen Patienten mit schlechtem Spätergebnis fanden sich folgende Untersuchungsbefunde.	
115 ♂		
93 ♀		
16-67 Jahre	Belassene Stammanteile	20 %
	Retikuläre Varikosen	42 %
	Insuffiz. Vv. perf.	46 %
	Stasisdermatitis	15 %
	Ulcus cruris	11 %
	Atrophie blanche	5 %

Zusammenfassung

Das Auftreten von Zeichen des VS hängt entscheidend von konstitutionellen Faktoren ab. Unsere therapeutischen Möglichkeiten erstrecken sich auf die Symptome, was logischerweise nur zu einer Verbesserung des anlagebedingten Leidens führen kann.

Eine noch nach ~ 6 Jahren anhaltende, wesentliche Verbesserung der ehemaligen Symptomatik konnte bei einem nach einheitlichen Gesichtspunkten ausgewählten und operierten (Crossektomie + Stammvenexhairese) Krankengut festgestellt werden. Die überwiegende Mehrzahl der Befragten bezeichnete den Erfolg des Eingriffs als gut bis sehr gut.

Wichtig erscheint, daß das Auftreten von postoperativen Paraesthesien mit praeoperativen Verödungen korreliert. Ohne vorausgegangene Sklerotherapie wurden in 13 % und mit vorausgegangener Sklerotherapie in 41 % der Fälle Paraesthesien registriert.

In dem nach ~4 Jahren nachuntersuchten Kollektiv fand sich eine Gruppe von Patienten, die zwischenzeitlich aktiv nachbehandelt worden war. Ein anderer Teil der Kranken trug weiterhin Kompressionsverbände oder nahm wegen Beinbeschwerden Medikamente ein.

Die objektive postoperative Beurteilung nach ~ 4 Jahren ergab, daß 64 % der Untersuchten nicht behandlungsbedürftig waren. Dieses Ergebnis deckt sich mit Resultaten anderer Operateure (Denk [2], Hohlbaum [4]) und läßt erkennen, daß auch durch die korrekt ausgeführte Operation nur Teilerfolge erzielt werden können.

Literatur

1. Bassi, Gl.: Die Behandlung der primären Saphenavarizen gestern, heute und morgen. Erg. der Angiologie *10*, 89-98 (1975)
2. Denk, H.: Operationsmethoden der primären Varikose. In: Moderne Diagnostik und Therapie der Venenkrankheiten, Teil I. (Hrsg. W. Hach). Stuttgart-New York: K.F. Schattauer, 1974
3. Ellerbroek, U.: Therapie mit Kompressionsstrümpfen. Phlebol. u. Proktol. *3*, 305-310 (1974)
4. Hohlbaum, E.G.: Sogen. radikale Operationen und Narbenkosmetik in der Varizenchirurgie. Phlebol. u. Proktol. *4*, 37-41 (1975)
5. May, R., Nissl, R.: Die Phlebographie der unteren Extremitäten. Stuttgart: Georg Thieme, 1973
6. Stauber, R., Ehrlich, E.: Zur Frage einer kombinierten Varizentherapie. Phlebol. u. Proktol. *4*, 55-62 (1975)
7. Tritsch, H.: Der sogenannte variköse Symptomenkomplex. Rheinisches Ärzteblatt *23*, 559-564 (1969)

Prof. Dr. H. Tritsch
Univ.-Hautklinik
Joseph-Stelzmann-Str. 9
D-5000 Köln 41

4.1.13. Proktologie

E. Landes, Darmstadt

Die Proktologie ist keine spezifisch dermatologische Tätigkeit. Proktologie wird von Internisten und Chirurgen ebenso häufig ausgeführt wie von praktischen Ärzten. So gibt es keine eigentliche Zuständigkeit, und damit ergibt sich für den dermatologischen Proktologen, wenn ich ihn so nennen darf, eine besondere Verpflichtung: dieses Teilgebiet unseres Faches mit besonderer Sorgfalt und mit besonderer Kenntnis zu betreiben.

Sieht man die Literatur über Proktologie durch, so findet man, daß die Autoren unterschiedlicher „Fach-Herkunft" sind. So sind Standardwerke von praktischen Ärzten, Chirurgen, Internisten und Urologen und nicht zuletzt auch von einem Dermatologen verfaßt worden.

Ich will damit zum Ausdruck bringen, daß die dermatologische Proktologie kritisch beobachtet wird. Die gründliche proktologische Diagnostik setzt eine Reihe von Untersuchungen voraus, die der Dermatologe selbst nicht immer durchführen kann. So ist es empfehlenswert, daß sich der Dermatologe einer guten Zusammenarbeit mit einem Internisten, ggf. mit einem Chirurgen versichert. Nur so ist zu verhindern, daß der dermatologische Proktologe von denjenigen, denen breitere diagnostische und therapeutische Möglichkeiten zur Verfügung stehen, z.B. Coloskopie oder eingehendere chirurgische Maßnahmen, als Proktologe 2. Klasse angesehen wird.

Die proktologische Untersuchung

Nach gründlicher Erhebung der Anamnese, die die familiäre Belastung wie Krampfadern, Hämorrhoiden, Carcinome, Polyposis beinhalten sollte, bei der nach den Beschwerden wie Schmerzen vor, bei oder nach der Defäkation, Blutungen vor, bei oder nach der Defäkation, Schleimabgängen, Eiterabgängen, Eintritt und Dauer des Schmerzes gefragt werden muß, schließt sich die Untersuchung in folgender Reihenfolge an: Äußere Inspektion der Analregion, digitale Untersuchung, Proktoskopie und Rektoskopie.

Die Rektoskopie wird in den meisten Fällen nicht in einem Untersuchungsgang mit der Proktoskopie durchgeführt werden. Sie ist aber unmittelbar an den Anfang einer Untersuchung zu stellen, besonders dann, wenn es sich um einen länger dauernden Krankheitsprozeß mit Blutungen und Schmerzen handelt.

Die äußere Inspektion zeigt uns, ob Analekzeme, Mykosen, Rhagaden, Fissuren, Fisteln vorhanden sind. Beim Auftreten von Fissuren und Fisteln, perianalen Abszeßbildungen muß man an Analläsionen beim *Morbus Crohn* denken, wobei auch umschriebene perianale Infiltrationen vorhanden sein können. In 100 % der Fälle von Morbus Crohn sind jedenfalls derartige Veränderungen vorhanden. Es ist auch daran zu denken, daß die Analläsionen der klinischen Manifestation einer Crohn'schen Krankheit um Jahre vorausgehen können. Es mag diagnostisch hilfreich sein, daß die Fissuren beim Morbus Crohn häufig *lateral* gelegen sind und *multipel* auftreten. Sie sind auffallend wenig schmerzhaft und nicht begleitet von einer Sphinkterhypertonie, im Gegensatz zur klassischen Analfissur, meist bei 6 Uhr in Steinschnittlage, mit starker Schmerzhaftigkeit und Sphinkterhypertonie. Die

Läsionen beim Morbus Crohn sind bis zu einem gewissen Grad histologisch zu verifizieren. Besteht dieser Verdacht, so ist eine weitere diagnostische Abklärung durch internistische Untersuchungen notwendig.

Gelegentlich kann auch eine *Raphefistel* gefunden werden, *sog. Sakraldermoid* oder *Pilonidal-* oder *Steißbeinfistel*, oder auch nicht selten eine ausgeprägte *Akne conglobata*, bei der eine Kommunikation mit dem Analkanal oder Rektum nicht vorhanden ist.

Die *Analfissur*, meist bei 6 Uhr in Steinschnittlage, gelegentlich von einer sog. Vorpostenfalte, in die auch eine Fistel hineinreichen kann, begleitet, geht mit einer erheblichen Sphinkterhypertonie einher, so daß häufig eine digitale Austastung und instrumentelle Untersuchung nicht möglich ist. Hier empfiehlt es sich, eine Lokalanästhesie unter die Fissur zu setzen oder, das ist unter klinischen Voraussetzungen machbar, in Narkose zu untersuchen. Alle Untersuchungen, einschließlich der Rektoskopie, erfolgen bei uns in Steinschnittlage, die sich als die beste Position herausgestellt hat. Knie-Brust-Lage sowie linke Seitenlage nach *Sims* sind der Steinschnittlage unterlegen.

Die digitale Austastung dient zur Diagnose von Neubildungen und entzündlichen Veränderungen im Analbereich. Es stimmt nicht, wie in einigen Büchern immer wieder zu finden ist, daß 85 % der Rektum-Carcinome, da sie im unteren Mastdarmabschnitt lokalisiert sind, digitaler Untersuchung zugänglich sind. Nach Dietrich sind bis 5 cm Höhe 25 % der Carcinome, bis 10 cm Höhe 50 % und bis 15 cm 75 % der Carcinome zu finden. D.h., daß etwa 20 % digital tastbar sind. Bei einer Fingerlänge von 7,5-9 cm sind also bei einem tiefsitzenden Analkanal wahrscheinlich noch weniger zu tasten. Hämorrhoiden sind genauso wenig tastbar, wie sie mit dem Rektoskop darzustellen sind.

Die Proktoskopie, zunächst mit dem offenen Proktoskop durchgeführt, zeigt uns die Situation des Analkanals etwa bis 10 cm Höhe, bis etwa in Höhe der *Kohlrausch'* schen Falte. Durch Zurückziehen des Proktoskops sind die Darmschleimhaut zu beurteilen, Neubildungen zu erkennen, eine *Anitis* sowie eine *Kryptitis* im Bereich der Anorektallinie zu diagnostizieren, ggf. mit der Hakensonde ein Abszeß in diesem Bereich festzustellen. Die Diagnose des evtl. Hämorrhoidalleidens und seiner verschiedenen Stadien ist zu stellen und aufzuzeichnen. Uns haben sich die Proktoskope nach *Blond* in Verbindung mit einer Kaltlichtquelle bewährt.

Als letzter Untersuchungsvorgang ist die Rektoskopie bei entsprechender Anamnese durchzuführen. Erleichtert wird diese Untersuchung durch eine Saug-Spül-Anlage nach *Roschke*. Diese Anlage ermöglicht, kleine, feste Stuhlteile abzusaugen. Zunächst ist daran zu denken, daß die Insufflation von Luft, also Sauerstoff, in Verbindung mit Darmgasen, also Methan, ein hochexplosives Gasgemisch bildet und eine gleichzeitig elektrokaustische Maßnahme zu einer Explosion führen kann. Vorsichtiges Einführen ist notwendig. Manchmal kann durch eine stärkere Abknickung am Übergang vom Rektum zum Sigma das weitere Vordringen des Rektoskops erschwert werden. Treten Schmerzen auf oder ist ein Widerstand vorhanden, so sollte die Rektoskopie abgebrochen werden und durch den Gastroenterologen eine Coloskopie mit einem flexiblen Instrument durchgeführt werden.

Die Verletzungen von Colon und Rektum durch Rektoskope haben eine hohe Mortalität, besonders dann, wenn die chirurgische Intervention später als nach 12 Stunden durchgeführt wird. Die Häufigkeit wird mit 1:20000 angegeben. Trotzdem sollte man auf diese Untersuchung nicht verzichten, da sie leicht erlernbar ist. Es muß bedacht werden, daß die röntgenologische Darstellung des Rektums der Aussagekraft der Rektoskopie erheblich unterlegen ist, da ein großer Teil kleinerer Rektumtumoren im Röntgenbild noch gar nicht oder nicht sicher darstellbar ist.

Nach dieser Untersuchung, die gleichzeitig auch eine Vorsorgeuntersuchung sein kann, schließen sich die therapeutischen Maßnahmen an.

Die *Analfistel*: Während die meisten Fisteln in unmittelbarer Nähe des Analkanals auftreten, können extrasphinktäre Fisteln bis handbreit neben der Analöffnung vorhanden sein. Leitsymptom: Sekretabgang aus dem Anus oder aus einer Fistelöffnung, Schmerzen, häufig stundenlang nach der Defäkation anhaltend.

Die submucöse Fistel ist leicht über der Sonde zu spalten. Die subcutanen, intrasphinktär, transsphinktär gelegenen Fisteln, letztere mit Vorbehalt, sind der Fadendrainage zugänglich. Es soll hier bemerkt werden, daß die Klassifizierung des Fistelleidens von verschiedenen Autoren unterschiedlich gehandhabt wird.

So lehnt die englische Schule eine inkomplette Fistel ab und spricht von einem sog. Schornsteinabszeß. Auch die komplizierten suprasphinktären Fisteln oder Hufeisenfisteln sollen hier nicht besprochen werden, da sie eine komplizierte chirurgische Intervention erfordern. Vielleicht soll noch die sog. inkomplette innere intrasphinktäre Analfistel (*Roschke*) erwähnt werden, bei der es sich um eine nicht zu seltene Fistelbildung, meist in 6 Uhr-Steinschnittlage handelt, die sich durch besonders starke Schmerzhaftigkeit, meist 5-20 Minuten nach der Defäkation einsetzend, auszeichnet.

Die Fadendrainage, seit Hippokrates bekannt, ist nicht antiquiert, wie sie von manchen Chirurgen bezeichnet wird. Nach vorheriger Sondierung der Fistel, möglichst unter Fingerkontrolle, wird eine Sonde mit einer Nähnadelöhrspitze durch die Fistel geführt, am inneren Ende wird ein Perlonfaden angeknüpft, der durch die Fistel gezogen wird, so daß ein Teil des Fadens intrafistulär und ein Teil des Fadens durch den Analkanal nach außen führt. Die Verknotung erfolgt so, daß der Fadenring etwa 1 cm Spielraum hat. Bei transsphinktären Fisteln kann auch die *sog. Traction elastique continué* nach *Arnous* und *Parnoud* zur Anwendung kommen, wobei der Nylonfaden durch ein Gummiband entweder ersetzt wird, oder aber durch Anknüpfen an ein Gummiband unter ständigem Zug gehalten wird. Letztere, etwas schmerzhafte Prozedur ermöglicht eine schnellere Heilung. Mit dieser Therapie läßt sich ein Großteil der Analfisteln günstig behandeln.

Die *Analfissur*: Sitz vorwiegend bei 6 Uhr in Steinschnittlage. Symptom: Bei der Defäkation beginnender, stundenlang anhaltender, heftigster Schmerz. Das Allgemeinbefinden wird erheblich gestört, daher der Name *Fissurkrankheit*.

Kleine Fissuren können in Lokalanästhesie mit Chininlösung, wir benutzen Proctocuran, unterspritzt werden. Die Schmerzhaftigkeit läßt sofort nach, die Fissur heilt ab. Größere Fissuren sollten operativ beseitigt werden. Die Kombination mit einer Sphinkterdehnung hat sich bewährt.

Wir pflegen die mediale Sphinkterotomie bzw. Myotomie nach *Morgan* durchzuführen, wobei der weißliche, derbe, narbig veränderte Faseranteil des Musculus sphincter ani internus mit dem elektrischen Messer exzidiert wird bis auf seine braunen Fasern. Gleichzeitig ggf. Resektion der Vorpostenfalte. Anschließende Dehnung des Sphinkters. Andere Maßnahmen, wie die laterale Sphinkterotomie nach *Eisenhauer,* sollten Chirurgen überlassen bleiben. Sie sind im übrigen von einer relativ hohen Inkontinenzquote begleitet.

Eine gewisse Vorsicht ist bei der intrafissuralen Injektion geboten, da das entzündliche subfissurale Infiltrat leicht in einen intrasphinktären Abszeß mit anschließender Fistel übergehen kann. Besonders steroidhaltige Suppositorien und Salben sind kontraindiziert, da eine Fistel „gezüchtet" werden kann.

Perianalthrombose (Hämatome) oder *akute Hämorrhoidalthrombose:* Es handelt sich dabei um eine akute Thrombose in den subcutanen Venen des Analrandes, selten in den Hämorrhoiden im Stadium 3. Es tritt nach starkem Pressen beim Stuhl, Diarrhoen, starkem Heben, häufig aber auch nach langen Autofahrten auf. Das klinische Bild zeigt die typischen, blauen, schmerzhaften Knoten am Analrand von Erbs- bis Bohnengröße. Die Therapie ist die Inzision bzw. Excision in Lokalanästhesie. Bei längerem Bestehen pflegt sich die Entzündung zurückzubilden und es resultiert als Restzustand eine Marisque.

Marisquen können Juckreiz und Entzündung hervorrufen. Die Behandlung besteht in der operativen Entfernung mit dem Kauter, bei uns stets in Narkose. Sie kann auch in Lokalanästhesie durchgeführt werden. Es hat sich uns bewährt, 1-2 Catgutligaturen in die Wunde zu legen und damit ein schnelleres Abheilen zu erzielen.

Analpolypen – angiofibromatöse Tumoren –, die sich häufig aus hypertrophen Analpapillen entwickeln, sitzen meist im Bereich der Linea dentata. Es sind keine echten Polypen des Rektums und haben daher so gut wie keine Neigung zur malignen Entartung. Sobald Zweifel an der Gutartigkeit eines Polypen entstehen, sollte die Therapie einem Chirurgen überlassen werden, zumindest sofort histologisch ein Neoplasma ausgeschlossen werden. Die Therapie, die bei uns stets in Narkose durchgeführt wird, besteht in Abtragung des Polypen an der Basis mit der versenkbaren Diathermieschlinge. Bei ausreichender Stromstärke tritt keine Nachblutung auf.

Last not least soll die Besprechung der Therapie der *Hämorrhoiden* erfolgen, ein Thema, welches in den letzten Jahren auf keiner Fortbildungsveranstaltung fehlte. Ich kann mich daher kurzfassen.

Die Hämorrhoiden stellen eine Ektasie und Hyperplasie der cavernösen Bluträume in Bereich der *Morgagni'* schen Falten dar. Ob es sich dabei um pathologische Veränderungen handelt, ist nicht gewiß, da etwa 80 % aller Menschen über 30 Jahre Hämorrhoiden haben. Erst Beschwerden wie Blutungen, Nässen, Anitis, Proktitis, die dadurch entstehen, führen zum Hämorrhoidalleiden. Die Größe der Hämorrhoiden steht häufig in keinem Verhältnis zum Beschwerdebild.

Die typische Lokalisation bei 11, 3 und 7 Uhr in Steinschnittlage oder bei 9, 2, 5 Uhr in Knie-Ellenbogen-Lage kann noch ggf. um zwischen diesen Hauptpolstern gelegene Hämorrhoidalknoten erweitert werden.

Die Ausprägung wird in 3 Grade eingeteilt:
Grad 1 – Hämorrhoiden im Bereich des Gebietes zwischen Anus und *Morgagni'*schen Falten, die sich ins Proktoskop vorwölben
Grad 2 – Hämorrhoiden, die nach der Defäkation prolabieren und sich spontan wieder zurückziehen
Grad 3 – Hämorrhoiden, die nach der Defäkation reponiert werden müssen.

Die Blutungsneigung ist bei Grad 2 und 3 geringer. Es besteht aber die Gefahr der Fibrose, so daß ein irreversibler Prolaps entstehen kann.

Stadium 1 und 2 ist die Domäne der Sklerosierungsbehandlung. Ob man nun nach *Blond* mit chininhaltigen Lösungen, z.B. Proctocuran, oder nach *Bensaude* mit Natriumtetradecylsulfat oder nach *Blanchard* mit 5 % Phenol in Mandelöl behandelt, bleibt dem Therapeuten überlassen. Uns hat sich nach langjähriger Therapie mit Proctocuran die Verödung mit 5 %igem Phenol-Mandelöl bewährt. Es werden maximal 10 ml einer 5%igen Phenollösung submucös unter die Knoten injiziert. Der Vorteil dieser Methode ist, daß nur 2-3 Behandlungen notwendig sind und Komplikationen, wie Ulcerationen oder Reaktionen bei einer Chininallergie, ausgeschlossen sind.

Ein 20-Minuten-Referat mit einem so anspruchsvollen Thema kann nur unvollständig sein. Ich habe versucht, so umfassend wie möglich zu informieren und die Therapie zu demonstrieren, die sich seit Jahren an der Darmstädter Hautklinik bewährt hat.

Prof. Dr. E. Landes
Hautklinik der Städt. Kliniken
Heidelberger Landstr. 379
D-6100 Darmstadt-Eberstadt

4.2. Korrektive Dermatologie · Freie Vorträge

Moderator: H.C. Friederich, Marburg

4.2.1. Beitrag zur Diagnostik und Therapie des Lymphödems und der Elephantiasis der unteren Extremitäten

J. Konopík, Prag

Lymphödem und Elephantiasis, besonders die der unteren Extremitäten, stellen oft ein differentialdiagnostisches und therapeutisches Problem dar. Nach Ätiologie, Pathogenese und Verlauf kann man primäre und sekundäre Lymphödeme unterscheiden.

Sekundäre Lymphödeme entstehen nach Traumen und Operationen, nach Entzündungen, Röntgen- und Radiumbestrahlungen, durch Neoplasmen und nach parasitären Infektionen. Nach einem chronischen Ekzem bzw. einer chronischen Dermatitis kann ein chronisches Ödem des Coriums (Pachydermie) entstehen. Die Pathogenese des durch eine Infektion mit Parasiten bedingten Lymphödems ist noch nicht völlig geklärt; möglicherweise sind neben den Parasiten auch noch andere Keime von Bedeutung. Ebenfalls unklar ist noch das Verhältnis zwischen der *Elephantiasis tropica* und der sekundär entstandenen *Elephantiasis nostras*, welche in den gemäßigten Zonen vorkommt. Beide Formen haben einen ähnlichen Verlauf und sind therapeutisch gleichermaßen schlecht beeinflußbar.

In unserer Behandlung befindet sich eine 15-jährige Patientin, bei der sich vor 4 Jahren eine Elephantiasis am linken, später auch am rechten Bein entwickelte. Die Möglichkeit einer tropischen Infektion gab es in ihrer Umgebung nicht. Es fand sich eine starke Eosinophilie, ein positiver Hauttest mit *Wuchereria bancrofti*-Antigen und ein negativer serologischer Test. Es stellt sich das

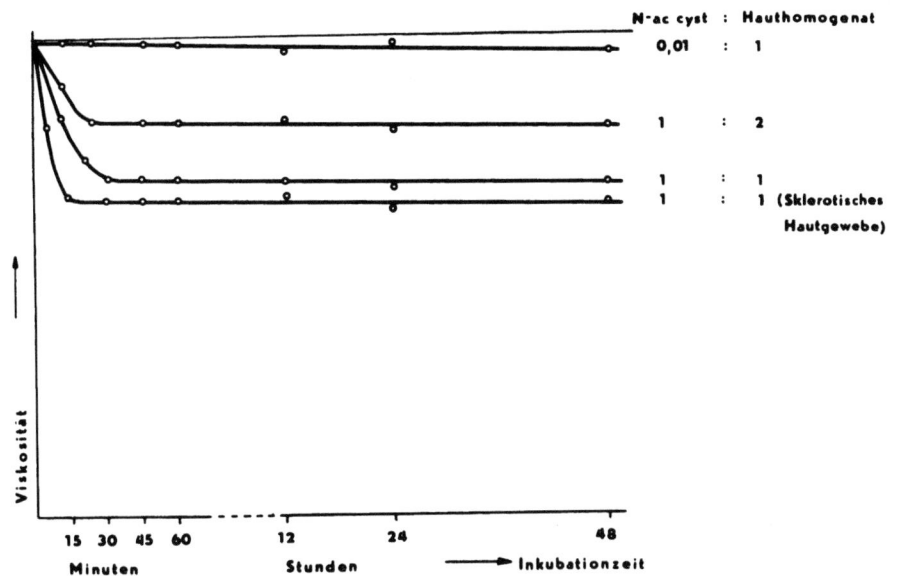

Abb. 1. Wirkung von N-acetyl-L-cystein auf die Viskosität des Homogenates der normalen und sklerotischen Haut

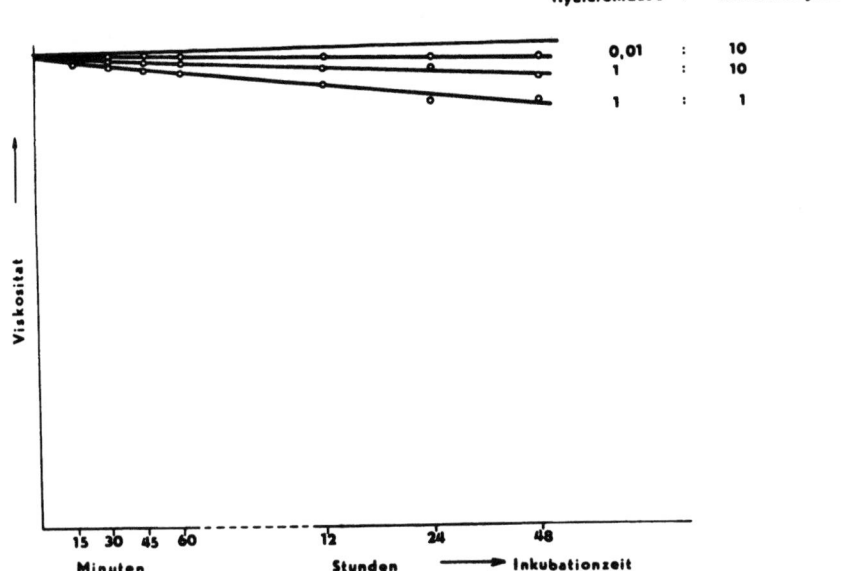

Abb. 2. Wirkung von Hyaluronidase auf die Viskosität des Homogenates der normalen Haut

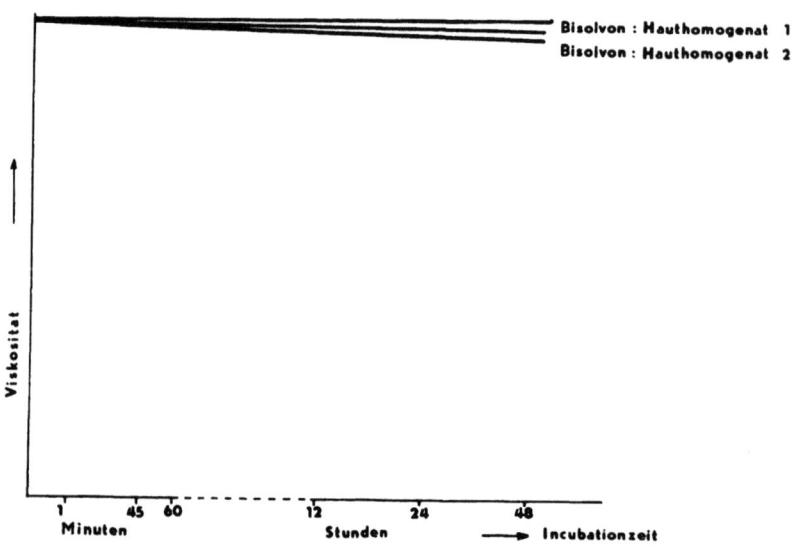

Abb. 3. Wirkung des Bisolvons auf die Viskosität des Homogenates der normalen Haut

Problem, ob die Elephantiasis nostras möglicherweise durch Filarien der gemäßigten Zonen oder durch andere Parasiten verursacht werden kann. Solche Filarien findet man bei Hunden. Eine antiparasitäre Behandlung der Elephantiasis tropica und der Elephantiasis nostras ist wenig erfolgreich. Wichtig ist hingegen eine Therapie, die sich an einer funktionellen Restitution der Lymphzirkulation orientiert. Man kann Enzyme, wie z.B. Hyaluronidase, Desoxyribonuklease, Trypsin oder Fibrinolysin anwenden; bei primären Lymphödemen ist diese Behandlung nicht aussichtsreich.

Wir haben Untersuchungen mit Substanzen niedrigen Molekulargewichtes durchgeführt; es wurden dabei Homogenate normaler, lymphödematöser und sklerotischer Haut aus der Umgebung eines Ulcus cruris während 48 Stunden mit folgenden Substanzen inkubiert:

1. mit Hoden-Hyaluronidase (MG 11000-14000), spaltet Hyaluronsäure und einige andere Mukopolysaccharide, in einem 20-prozentigen Homogenat mit physiologischer Lösung und den Hautproben;
2. mit N-acetyl-L-cystein (MG 163,2), spaltet die Disulfid-Brücken der Mukoproteine, in einem 20-prozentigen Homogenat mit physiologischer Lösung und den Hautproben;
3. mit Bisolvon (MG 376), spaltet Fasern saurer Mukopolysaccharide, in einem 20-prozentigen Homogenat mit physiologischer Lösung und den Hautproben.

Die Viskosität der Homogenate wurde durch alle 3 Substanzen vermindert; die Ergebnisse sind in den Abbildungen 1-3 dargestellt.

N-acetyl-L-cystein wirkt in verschiedenen Konzentrationen deutlich viskositätsvermindernd auf die Hauthomogenate; diese Wirkung ist dosisabhängig. Dieser Effekt ist besonders deutlich bei einem Homogenat mit sklerotischer Haut.

Hoden-Hyaluronidase wirkt ebenfalls viskositätsvermindernd, das gleiche gilt auch für die 0,2-prozentige Bisolvon-Lösung, wenn auch in geringerem Maße.

Bei der Behandlung von Pachydermien (chronisches Ödem des Koriums) haben wir Erfolge mit lokaler Anwendung von N-acetyl-L-cystein, 1-3%-ig in einer Wasser-in-Öl-Emulsion (Ungt. Aquasorb) gesehen; wir versuchen, N-acetyl-L-cystein auch parenteral anzuwenden. Gute Resultate konnten wir schon früher mit der parenteralen Anwendung von Hyaluronidase bei der Behandlung von Lymphödemen und rezidivierenden Erysipelen erzielen;

wir sind der Ansicht, daß möglicherweise auch Bisolvon bei der Behandlung von Lymphödemen günstig sein kann.

Prof. Dr. J. Konopik
Forschungslabor f. Metabolismus
und Hygiene der Haut
Karlsuniversität
Prag 2/CSSR

4.2.2. Chirurgische Behandlung des Pemphigus chronicus benignus familiaris Hailey-Hailey

R. Happle, Münster

Der *Pemphigus chronicus benignus familiaris Hailey-Hailey* ist eine autosomal dominant vererbte Dermatose, die vor allem die großen Körperfalten befällt und den Patienten durch Juckreiz, Mazeration und üblen Geruch schwer belästigen kann. Mit der üblichen konservativen Behandlung, der lokalen oder systemischen Anwendung von Corticoiden und Antibiotika, läßt sich die Krankheit zwar lindern, aber nicht beseitigen. Ab 1968 erschienen in der angelsächsischen und skandinavischen Literatur Berichte über die erfolgreiche plastisch-chirurgische Therapie des Morbus Hailey-Hailey (Thorne et al., 1968; Shelly & Randall, 1969; Bitar & Geroux, 1970; Sonck & Rintala, 1975). Bei einem eigenen Patienten konnten wir uns von der Effektivität dieser Behandlungsmethode überzeugen.

Kasuistik

Der 47jährige Patient, von Beruf Lokführer auf einer Diesellok in einem Hüttenbetrieb, litt seit 17 Jahren an juckenden, nässenden Hautveränderungen in der Perigenital- und Perianalregion, in geringem Maße auch in den Achselhöhlen und am Hals. Der Vater des Patienten hatte lebenslang dieselbe Krankheit gehabt. Die Diagnose eines Pemphigus chronicus benignus familiaris Hailey-Hailey war bereits vom einweisenden Dermatologen (Dr. Dusche, Osnabrück) gestellt und durch Probeexzision gesichert worden. Da eine langfristige Behandlung mit Corticoiden und Antibiotika keine wesentliche Besserung gebracht hatte, wurde uns der

Patient vorgestellt mit der Frage nach einer weiteren Therapiemöglichkeit. Der Patient war wegen seiner Hautkrankheit schon seit längerem arbeitsunfähig.

Befund

Scharf begrenzte, braunrote, teils nässende, teils mit weißlichen Auflagerungen bedeckte Areale in der Perigenital- und Perianalregion (Abb. 1), weniger ausgeprägt auch am Hals und in den Achselhöhlen. Bei der histologischen Untersuchung zeigte sich das für den Morbus Hailey-Hailey charakteristische Bild. Die Reteleisten waren verbreitert, es bestand eine Akantholyse mit intraepidermaler, abschnittsweise auch suprabasaler Spalt- und Blasenbildung (Abb. 2).

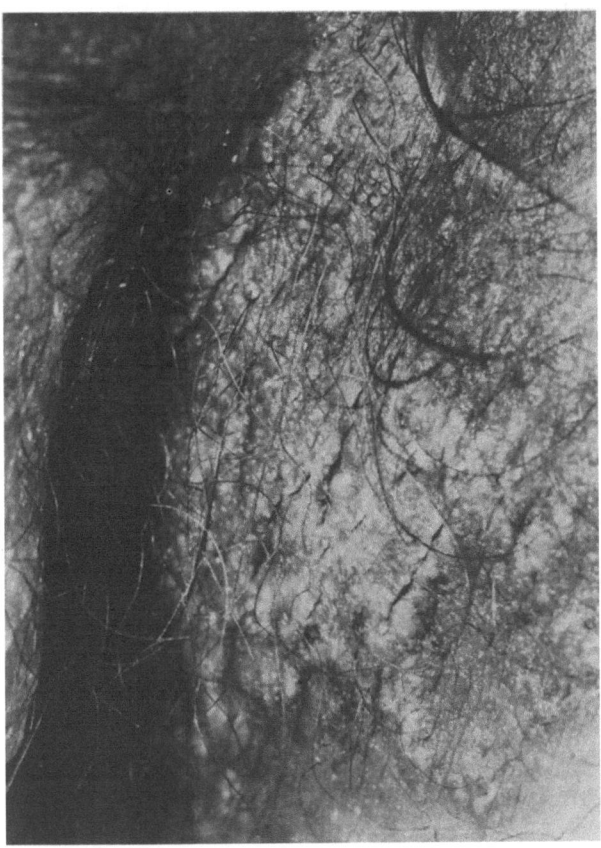

Abb. 1. Pemphigus chronicus benignus familiaris Hailey-Hailey der Perigenitalregion

Wir entschlossen uns zur operativen Entfernung der befallenen Hautbezirke, und zwar zunächst in der Perigenitalregion. Das zu exzidierende Gebiet wurde zunächst intensiv mit einer corticoidhaltigen Lotio vorbehandelt (Abb. 3). In Allgemeinnarkose wurde diese Region exzidiert, und der Defekt wurde in derselben Sitzung mit Spalthauttransplantaten von beiden Oberschenkelstreckseiten gedeckt. Der postoperative Verlauf war unter Antibiotikaschutz zunächst komplikationslos; in der sechsten Woche trat in der Umgebung der Empfängerstelle ein Erysipel auf, das trotz Penicillingabe rezidivierte und erst nach mehrmaliger Injektion von Tardocillin abheilte. Sieben Wochen post operationem wurde der Patient aus der stationären Behandlung entlassen. Während einer Nachbeobachtungszeit von 2 1/2 Jahren ist der operativ behandelte Bezirk vollkommen erscheinungsfrei geblieben (Abb. 4), obwohl in dem benachbarten, nicht behandelten Gebiet des Skrotums und in der Perianalregion der Morbus Hailey-Hailey unverändert weiter bestand. Aus diesem Grunde entschlossen wir uns zusammen mit dem Patienten, auch die Perianalregion chirurgisch zu entfernen und den Defekt plastisch zu decken. Der Darm wurde präoperativ ruhiggestellt, und der Patient wurde postoperativ 12 Tage lang mit Infusionen ernährt. Die Entlassung aus der stationären Behandlung erfolgte nach sechs Wochen. In der bisherigen Nachbeobachtungszeit von vier Monaten zeichnet sich ab, daß das Behandlungsergebnis gleich gut wird wie in der Perigenitalregion. Daß der Patient mit dem Resultat zufrieden ist, geht daraus hervor, daß er jetzt auch das Skrotum entfernt und durch Spalthauttransplantate ersetzt haben möchte. Diese dritte Operation ist für die nächste Zeit geplant.

Zusammenfassend läßt sich sagen, daß wir die bisher vorliegenden Berichte aus dem angelsächsischen und skandinavischen Raum über plastisch-chirurgische Therapieerfolge beim Pemphigus chronicus benignus Hailey-Hailey bestätigen können. Dabei sei eingeräumt, daß man aufgrund theoretischer Überlegungen einen Erfolg der plastisch-chirurgischen Behandlung eigentlich gar nicht erwarten dürfte. Denn bekanntlich ist die Disposition zur akantholytischen Blasenbildung bei Morbus Hailey-Hailey in allen Hautgebieten vorhanden, und die akantholytischen Bläschen lassen sich durch verschiedene, unspezifische Reize an jeder Hautstelle provozieren (Chorzelski 1962, Gschnait 1973). Bei unserem Patienten genügte der Zug durch das sonst gut hautverträgliche Fixomull-Pflaster, um zahlreiche Bläschen zu erzeugen. Um so erstaunlicher ist es, daß die verpflanzte Spalthaut völlig erscheinungsfrei geblieben ist. Sonck & Rintala (1975) haben ver-

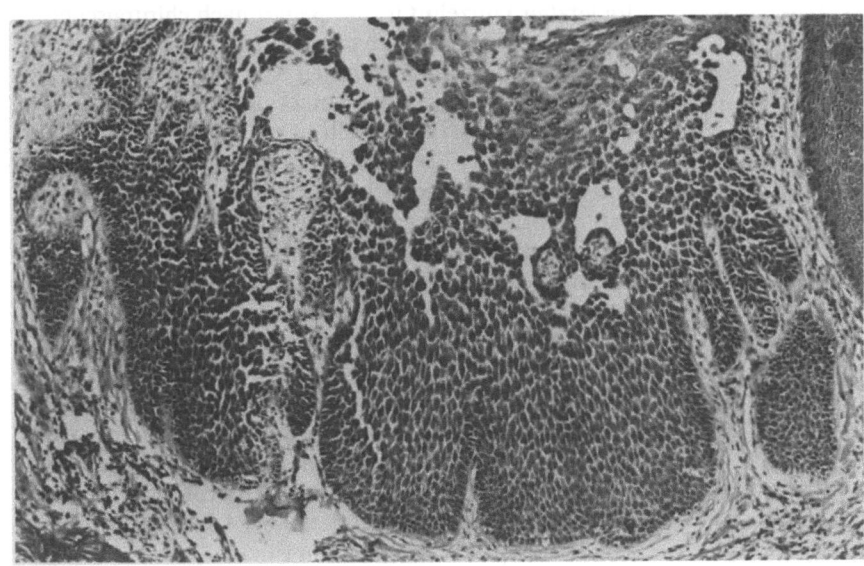

Abb. 2. Pemphigus chronicus benignus familiaris Hailey-Hailey. Akantholyse mit intraepidermaler Spalt- und Blasenbildung, Verbreiterung der Reteleisten. HE, x 72

mutet, daß das Fehlen der tieferen Dermisschichten und der Hautanhangsgebilde vielleicht von Bedeutung ist. Möglicherweise ist das Fehlen der Schweißdrüsen ein wesentlicher Faktor.

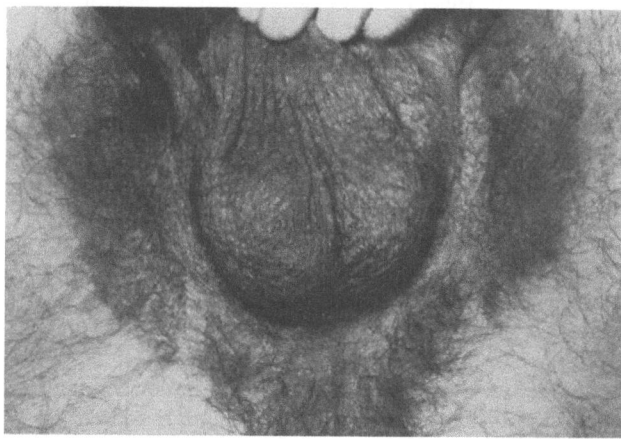

Abb. 3. Perigenitalregion nach intensiver externer Corticoidbehandlung

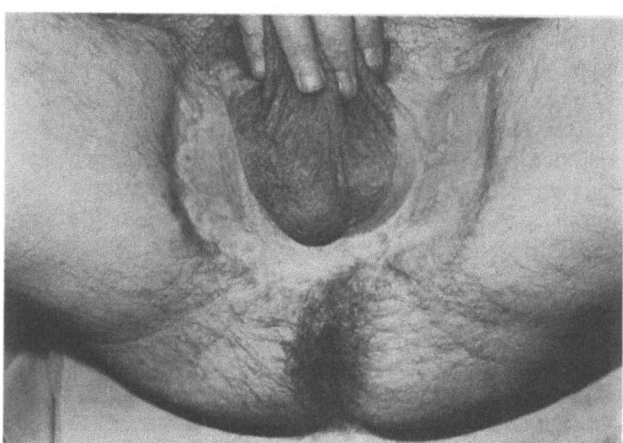

Abb. 4. Zustand 2 1/2 Jahre nach der Operation. Die Spalthauttransplantate sind erscheinungsfrei geblieben, obwohl der Morbus Hailey-Hailey im Bereich des Skrotums und der Perianalregion weiter besteht

Tabelle 1. Daten der bisher vorliegenden Berichte über die chirurgische Behandlung des Morbus Hailey-Hailey

	Behandelte Region	Nachbeobachtung	„Kontrollregion"
Thorne et al. 1968	Skrotum und Perigenitalregion	1 Jahr	Axillae
Shelley & Randall 1969	Axillae	4 Jahre	Leistenbeugen
Bitar & Giroux 1970	Perianalregion	4 Jahre	Leistenbeugen
Sonck & Rintala 1975	Axillae	8 Jahre	Leistenbeugen
eigener Patient	Perigenitalregion	2 1/2 Jahre	Axillae

Einige Daten der bisher vorliegenden fünf Fallberichte über die chirurgische Behandlung des Morbus Hailey-Hailey sind in Tabelle 1 zusammengestellt. Von Bedeutung sind die zum Teil recht langen Beobachtungszeiten und die Tatsache, daß bei allen Patienten während der Nachbeobachtungszeit nichtbehandelte „Kontrollregionen" vorhanden waren, in denen der Pemphigus chronicus benignus Hailey-Hailey weiter bestand. Die chirurgische Behandlung dieser Genodermatose ist eine wichtige Therapiemöglichkeit, und zwar immer dann, wenn die konservative Behandlung nicht zum gewünschten Erfolg führt.

Literatur

Bitar, R., Giroux, J.-M.: Treatment of benign familial pemphigus (Hailey-Hailey) by skin grafting. Brit.J. Derm. *83*, 402-404 1970)

Chorzelski, T.: Experimentally induced acantholysis in Hailey's benign pemphigus. Dermatologica *124*, 21-30 (1962)

Gschnait, F,.: Pemphigus familiaris chronicus benignus (Hailey-Hailey). Hautarzt *24*, 243-247 (1973)

Shelley, W.B., Randall, P.: Surgical eradication of familial benign chronic pemphigus from the axillae. Report of a case. Arch. Derm. *100*, 275-276 (1969)

Sonck, C.E., Rintala, A.: Treatment of familial benign chronic pemphigus by skin grafting. Acta dermatovener. (Stockholm) *55*, 395-397 (1975)

Thorne, F.L., Hall, J.H., Mladick, R.A.: Surgical treatment of familial chronic pemphigus (Hailey-Hailey disease). Arch. Derm. *98*, 522-524 (1968)

Priv.-Doz. Dr. R. Happle
Univ.-Hautklinik
Von-Esmarch-Str. 56
D-4400 Münster

Diskussionsredner zum Vortrag 4.2.4.:
Friederich und *Schnyder*

4.2.3. Einige Möglichkeiten der korrektiven Dermatologie bei ambulanten Patienten

C. Bertenyi, Szeged

Im letzten Jahrzehnt ist der Bedarf nach chirurgischer Korrektur gewisser Hautveränderungen sprunghaft angestiegen. Die Patienten erwarten, von demselben Arzt oder in derselben Klinik operiert zu werden, die auch die Operationsindikation gestellt haben [1], dies nicht allein aus Gründen der Bequemlichkeit, denn die regelmäßige und enge Kooperation von Hautarzt und Operateur bringt naturgemäß ein besseres Ergebnis für den Patienten, und dies in Bezug sowohl auf die Indikationsstellung als auch auf die technische Ausführung der Operation, als das gelegentliche Operierenlassen bei einem Chirurgen, der bestimmte Hautveränderungen wegen befürchteter Gefahren oft gar nicht anzugehen wagt. Diese Notwendigkeit hat als Spezialisten den „Dermatochirurgen", einen operierenden Hautarzt oder den Hautkranke operierenden Chirurgen entstehen lassen, der es aber keineswegs leicht hat, sich als Spezialist durchzusetzen, auch wenn sein Krankengut in den letzten 3 bis 4 Jahren weltweit geradezu explosiv angewachsen ist.

Die ersten praktischen Schwierigkeiten, mit der sich der Dermatochirurg konfrontiert sieht, ist der Mangel an Krankenhausbetten und deren Kosten. Nach amerikanischen und europäischen Berechnungen liegen die Operationskosten für die aus dermatologischer Indikation zu Operierenden wesentlich niedriger, wenn die Operation ambulant durchzuführen ist [2]. Es ist daher notwendig, den größten Teil unseres operationsbedürftigen Krankengutes ambulant zu operieren. Davis [2], Tripton [3] und auch ich selbst [4,5] haben bereits die an einem größeren Krankengut gesammelten Erfahrungen mitgeteilt, daß nämlich die ambulanten Operationsverfahren größere Möglichkeiten enthalten, als allgemein angenommen wird. An Hand eigener Erfahrungen möchte ich jene Umstände darstellen, die ich zur sicheren Abwicklung eines ambulanten Operationsprogrammes für notwendig halte.

Material

An der dermato-chirurgischen Abteilung unserer Klinik haben wir im Zeitraum von 1963 bis 1976 genau 12.095 Operationen durchgeführt, davon insgesamt 6677 ambulant. Während wir im Jahre der Einrichtung der Abteilung (1963) 56-mal ambulant zu operieren wagten, führten wir 1976 bereits 603 ambulante Operationen durch; der Durchschnitt der letzten 10 Jahre beträgt 561,6 Fälle, der Anstieg der Zahl ambulanter Operationen pro Jahr ist somit ein zehnfacher. Dies scheint der maximalen Ausnutzung unserer derzeitigen technischen Möglichkeiten zu entsprechen.

Unser ältester Patient war 93 Jahre alt; der Anteil der offenbar psychisch bedingten, mit Coffein-Injektionen kurablen Kollapse betrug 0,5-1,0 %; Mortalität: 0.

Technik

Wir bedienen uns ganz überwiegend einer plastisch-chirurgischen Operationstechnik mit einer „plastischen" Schnittführung, einer gewebeschonenden Präparier- und Nahttechnik und der Anwendung der verschiedensten plastisch-chirurgischen Operationsverfahren. Ich bin überzeugt, daß die Dermatochirurgie nur mit einer entsprechenden Ausbildung betrieben werden kann.

Wir haben ein Instrumenten-Sieb entwickelt, welches wir seit 13 Jahren ununterbrochen benutzen und mit dessen Hilfe wir bislang noch aller auftretenden Schwierigkeiten Herr geworden sind. Einzig die zur Hauttransplantation erforderlichen Instrumente werden separat behandelt, da sie eine Heißluftsterilisation nicht vertragen. Unser Sieb und unsere Technik dienen den Ansprüchen des bei „kleiner Isolierung" allein arbeitenden Operateurs. Seine wichtigsten und typischsten Instrumente sind die *Stille*'sche Pinzette, der *Crille*'sche verschlußfreie Nadelhalter und die schlanke Präparierschere; diese Instrumente könnte man gleichsam als „Abzeichen" des plastischen Chirurgen bezeichnen. Das Sieb kommt auf ein kleines, eine Hülle bildendes Tuch, das Operationsgebiet wird mit einem Schlitztuch abgedeckt. Dieses und die Gummihandschuhe sichern die notwendige Asepsis, hinsichtlich derer wir keine Kompromisse kennen. Mit einer gewissen Selbstdisziplin läßt sich eine so hochgradige Kontrolle der Bewegungen des Operateurs erreichen, daß er bei der Isolierung niemals gegen die Asepsis verstößt. Zur Reinigung dienen Benzin und Alkohol, als Nahtmaterial monofiles Kunststoffgarn und zur Gefäßunterbindung in Ermangelung eines Besseren Leinenzwirn. Hiermit haben wir eine relativ billige, puritanisch einfache Operationseinrichtung entwickelt, die in jedem beliebigen, auf gewöhnliche Weise gereinigten Raum unter Mitwirkung von nur 1 Schwester als Assistenz und bei minimalem Aufwand jederzeit einsatzbereit und hinreichend sicher ist. Wir selbst arbeiten seit Jahren mit vier solcher Siebe, die in einem einzigen Heißluftsterilisator sterilisiert werden, in dem weiter oben geschilderten Tempo.

Die Sicherung der Operationswunde, ihre infektionsfreie Heilung werden außer durch eine Keimfreiheit der Instrumente am ehesten durch den „physiologischen", atraumatischen, man könnte fast sagen „zärtlichen" Umgang mit dem Gewebe garantiert. Wenn die Wundflächen aus gut ernährten, mit lebenden Zellen bedeckten Oberflächen bestehen, die von Austrocknung und Quetschung verschont wurden, so werden eingedrungene Erreger leicht vernichtet. Ein alter Spruch lautet: „Die Kunst der Chirurgie ist die Kunst der Schichten", deshalb sichert eine exakte Wundpräparierung durch wiederholtes Öffnen der stumpfen Schere zwischen den Gewebseinheiten und Aufsuchen der vitalen Anteile, daß die freiliegenden Wundränder direkt oder mittels Lappentechnik spannungsfrei annäherungsfähig sind und somit eine gute Trophik. Auf diese Weise ist auch der Hautkranke gut operierbar.

Den spontanen Zustrom der Kranken reguliert bei uns eine spezielle gesundheitliche Einrichtung: jeder ungarische Staatsbürger ist krankenversichert, und ein besonderes dermatologisches Fürsorgenetz befaßt sich mit den Hautkranken. Diese Betreuungs- und Fürsorgestellen befinden sich in den Städten und stehen in erster Linie mit Krankenhausabteilungen und in zweiter Linie mit Kliniken in Verbindung. In Südungarn ist die Univ.-Klinik in Szeged als Zentrum zuständig für einen Umkreis von rund 100 km, praktisch ein Viertel ganz Ungarns. Da sich das erste und daher auch erfahrenste dermatochirurgische Zentrum ebenfalls hier befindet, ist der Weg zu unserer Abteilung für die Patienten geebnet, eine Beschränkung ist lediglich durch die binnen eines Tages mit öffentlichen Verkehrsmitteln zurückzulegende Entfernung gegeben. Innerhalb eines Rayons von ca. 150 km vermögen wir eine ambulante chirurgische Versorgung zu vollziehen. Nach zwei Tagen werden die Patienten zum Verbandswechsel und nach einer Woche zur Entfernung der Fäden einbestellt. Es müssen die durch den Eingriff verursachten Belastungen der Patienten und die Körperregionen, in denen operiert wird, vom Arzt in Betracht gezogen werden: an den Unterschenkeln dürfen nur kleinere Wunden den Belastungen einer längeren Fahrt ausgesetzt werden, während am Rumpf und am Kopf größere Möglichkeiten für eine ambulante Versorgung bestehen. Es kommt dabei vor allem auf das entwickelte Urteilsvermögen des Arztes an; die notwendige Erfahrung kann man sich wie Alles vorsichtig aneignen, von den kleineren zu den größeren Dingen fortschreitend. Der Umfang der ambulanten Eingriffe kann von der einfachen Exzision über die Verschiebeplastik bis zur Hauttransplantation reichen.

Die ambulante „Kleinoperation" ist ein Verfahren, das große Übung, professionelle Sicherheit und präzise Durchführung erfordert. Man darf sich nicht der Täuschung hingeben, daß sie „im Handumdrehen" zu erlernen ist [6], aber sie ist erlernbar.

Zusammenfassung

Die Erfahrung mit 6.677 ambulanten Operationen zeigt, daß
1. mehr Fälle amulant zu operieren sind, als allgemein angenommen wird,
2. mit hauptsächlich plastisch-chirurgischen Methoden, aber mit relativ einfacher Einrichtung, ein großes Krankengut operativ behandelbar ist,
3. zur Sicherheit große Übung und präzise Ausführung erforderlich sind, welche eine gründliche Vorbildung unerläßlich machen, und
4. ein weltweit sprunghafter Anstieg der Ansprüche auf eine ambulant durchgeführte Dermatochirurgie zu verzeichnen ist.

Literatur

1. Tromwitch, T.A.: Beginning Dermatologic Surgery. An Essay. Dermatologic News, October 1975
2. Davis, J.A., Demeter, D.: The ambulatory surgical unit. Am. Surgeon *175*, 856 (1972)
3. Tipton, J.B.: Office plastic surgery. Plast. Reconstr. Surg. *54*, 660-663 (1974)
4. Bertényi, C.: Plasztikai és Helyreállító osztályunk 3 éves müködéséről. Bőrgyógyászati és Venerologiai Szemle, *6*, 261-265 (1966)
5. Bertényi, C.: Ein neues Operationsverfahren zur sicheren ambulanten Entfernung kleinerer Hauttumoren. Z. Hautkr. *51*, 507-510 (1976)
6. Burks, J.W.: Dermatologic Surgery: Development in Seen As Essential. Dermatologic News, November-December 1975

Dr. C. Bertényi
Dermato-Venerolog. Klinik d. Univ.
Korányi Rakpart 8-10
Szeged/Ungarn

4.2.4. Untersuchungsmethoden der Lymphzirkulationsstörungen der unteren Extremitäten

I. Schneider und G. Nárai, Szeged

Mit Hilfe lymphangiographischer Untersuchungen ist es erstmalig gelungen, in der Differenzierung des geschwollenen, lymphödematösen Zustandes einer oder beider unteren Extremitäten Fortschritte zu erzielen; mit dieser Methode konnte der Hintergrund der primären Lymphödeme aufgeklärt werden [5]. Während die primären Lymphödeme ein typisches lymphangiographisches Bild haben, kann die Lymphgefäßveränderung der sekundären Lymphödemformen sehr vielfältig und abwechslungsreich sein [3, 8].

In der Ätiologie der sekundären Lymphödeme nehmen die pyogenen (Streptokokken-) Infektionen eine bedeutende Stelle ein. Es ist bekannt, daß bei der häufigsten Streptokokkeninfektion, dem *Erysipel*, neben der Entzündung des subkutanen Bindegewebes ein entzündlicher Zustand der präfaszialen Lymphgefäße bzw. Lymphkapillaren entsteht. Infolge der verschiedenen begünstigenden, prädestinierenden Faktoren kann es zu mehrfachen Wiederholungen des Erysipels kommen und schließlich bildet sich das Krankheitsbild des *Erysipelas recidivans* (RE) heraus. Bei den meisten Kranken pflegt an dem von der Entzündung am häufigsten befallenen Hautgebiet, oder distal davon, ein Lymphödem zu entstehen.

Im Rahmen unserer Untersuchungen bezüglich der Pathogenese des Krankheitsbildes haben wir an der Klinik insgesamt an 102 RE-Kranken eingehende klinische und Laboruntersuchungen [2, 7] angestellt; in der Anamnese dieser Kranken kamen 2 oder wesentlich mehr Rezidive vor. Bei über 60 % der Patienten war es im Anschluß an die Entzündung zu mehr oder minder schweren Lymphödemen gekommen. Bei insgesamt 47 Kranken mit Lymphödem nahmen wir an beiden unteren Extremitäten die lymphangiographische Untersuchung nach der Methode von Kinmonth [4] vor. Unmittelbar vor der Kontrastmitteleinspritzung wurde zwecks morphologischer Untersuchung direkt aus dem präfaszialen Lymphgefäß am Fußrücken ein Stückchen exzidiert. Es sollte ermittelt werden, in welcher Weise Lymphgefäßveränderungen im Anschluß an wiederholte Infektionen entstehen und inwieweit die morphologischen Methoden neben der Lymphangiographie zur Erklärung des entstehenden Lymphödems herangezogen werden können.

Nach Anwendung von *Patentblau* kam es zum *dermal back flow* bei 8 Personen mit primärem Lymphödem und bei jenen Patienten, an deren Lymphangiogramm *Lymphangiopathia posttraumatica*, sekundäre Varikosität bzw. *Lymphangiopathia obliterans* zu beobachten waren. Außer am Fußrücken erschien die diffus-bläuliche Verfärbung nicht selten auch am Unterschenkel als Zeichen der schweren Entzündung an dieser Stelle.

Nach dem Ergebnis der lymphangiographischen Untersuchung zeigten 11 von den 47 Patienten mit Lymphödem Lymphgefäßveränderungen, die dem primären Lymphödem entsprechen (Aplasie, Hypoplasie, primäre Varikosität). Im Falle der Kranken mit Lymphangitis obliterans, nicht-obliterierender Lymphangitis, sekundärer Varikosität und Lymphangiopathia posttraumatica sahen wir in verhältnismäßig hoher Zahl normale Lymphgefäße. Bemerkt sei, daß wir weder nach Patentblau, noch nach dem Kontrastmittel Lipiodol Nebenwirkungen sahen.

Im Laufe der *histologischen Untersuchung* wurden zur Darstellung der Lymphgefäßelemente mehrere histologische Methoden benutzt. Auffallend war, daß wir bei 9 unserer Lymphödem-Kranken normale Lymphgefäße — ohne jegliche Zeichen einer Entzündung — fanden. In relativ hoher Zahl sahen wir mit Wandverdünnungen verschiedenen Grades einhergehende lymphangiektatische Zustände. Bei 6 Patienten bestand Lymphangiopathia obliterans, und in diesen Fällen war das Lumen des Lymphgefäßes mit zellarmem Granulationsgewebe ausgefüllt. In einigen Fällen war der Durchmesser der Lymphgefäße ausgesprochen kleiner als üblicherweise. Sowohl im Falle der Endolymphangitis proliferans als auch bei der Perilymphangitis chronica war eine gewisse Lumenverengung zu beobachten.

Neben der histologischen Untersuchung wurde bei sämtlichen Kranken auch die *histochemische Analyse* vorgenommen. Es fanden mehrere histochemische Methoden Anwendung, da die diesbezüglichen Literaturangaben höchst spärlich sind. Die Untersuchungen zusammenfassend ist festzustellen, daß im histochemischen Bild der entzündlichen Gefäßveränderungen (Lymphangitis chronica, Perilymphangitis, Thrombolymphangitis obl., Lymphangitis fibrosa usw.) die Aktivität der mitochondrialen Enzyme (Succindehydrogenase, Nikotinsäure-Adenin-Dinukleotid-Diaphorase, Glutamatdehydrogenase und ATPase) gesteigert war, während bei den degenerativen Gefäßprozessen (Lymphangiopathia obliterans, Lymphangiektasie) die Aktivität der mitochondrialen Enzyme, der Leucin-Aminopeptidase (LAP) und der Proteinase nachließ.

Elektronenmikroskopische Untersuchungen der präfaszialen Lymphgefäße des Fußrückens erfolgten bei 27 Lymphödem-Kranken. Normale Lymphgefäße fanden sich bei 5 von ihnen. Typisch war das ultrastrukturelle Bild der Lymphangiektasie: die Endothelzellen waren meistens abgeflacht und die interendothelialen Junktionen lang gestreckt. Die Junktionen waren an vielen Stellen aufgerissen, hier war eine große zystische Höhlenbildung zu beobachten — stellenweise mit Verzweigungen. Im Zytoplasma — vornehmlich in den dem Lumen zugekehrten bzw. basalen Teilen der Zellen — fanden sich verschieden große Vesikel. An mehreren Stellen waren zwischen bzw. unter den das Lumen säumenden Zellen im Untergang begriffene Endothelzellen zu erkennen. In normalen Lymphgefäßen, wie auch im histologischen Bild der Lymphangiopathia obliterans kamen im Bereich der Media glatte Muskelzellen unterschiedlicher Densität vor, die an mehreren Stellen in engem Kontakt miteinander standen.

Bei der Bewertung der Ergebnisse der bei der Untersuchung der lymphödemtragenden Extremitäten angewandten Methoden tauchen mehrere, einer Beantwortung harrende Fragen auf. Auf Grund der Untersuchungsbefunde bedarf es nicht unbedingt einer Obliteration der präfaszialen Lymphgefäße, um ein Lymphödem erscheinen zu lassen. In Fällen von ausgesprochenem Lymphödem sahen wir histologisch normale Lymphgefäße und können dies teilweise mit der in der Subkutis auch die afferenten Äste in Mitleidenschaft ziehenden, schweren Entzündung und teils mit dem Funktionsausfall der präfaszialen Lymphgefäße erklären. Am lymphangiographischen Bild waren in diesen Fällen meistens die Klappen verschwunden und die Lymphgefäße röhrenförmig ausgezogen (Lymphangitis non-obliterans). Mit Recht ist anzunehmen, daß in diesen Lymphgefäßstrecken der Untergang der elastischen Elemente und der glatten Muskelzellen infolge der unzureichenden Funktion zum Auftreten des Lymphödems führt.

Die Thrombolymphangitis obliterans bedingt eine Okklusion des Lymphgefäßes, ebenso wie die immer mit Ödem einhergehende Lymphangiopathia obliterans. Wie andere Autoren [6], so vermuten auch wir, daß die Lymphangiopathia obliterans ein Endzustand verschiedener entzündlicher Zustände der Lymphgefäße darstellt.

Es ist bekannt, daß zwischen dem primären Lymphödem und dem Erysipel eine eigentümliche Wechselwirkung besteht, da etwa 16 % der Patienten mit primärem Lymphödem an Erysipel erkranken können [1]. Die rezidivierenden Erysipele führen in der Regel zum Auftreten eines sekundären Lymphödems. Das hypoplastische oder variköse Lymphgefäßsystem der von einem primären Lymphödem Befallenen funktioniert anfangs noch eine Zeit lang befriedigend, aber eine Weichteilverletzung oder ein eventuell nur in subklinischer Form bestehendes Erysipel führt infolge eines Verschlusses der Lymphgefäße zum Versagen ihrer Funktion und es kommt zum Ödem.

Zusammenfassend ist festzustellen, daß Patentblau mit entsprechender Technik angewandt, gewöhnlich mit Sicherheit über die Durchgängigkeit der Lymphgefäße informiert, und der eventuell erscheinende „dermal back flow" eine Folge der Lymphgefäßaplasie, -hypoplasie bzw. -varikosität (primäres Lymphödem) oder eines sekundären Verschlusses ist.

Die lymphangiographische Methode gibt eine genauere Information über den Zustand der Lymphgefäße und eventuell auch über deren Beziehungen zu den Weichteilen (z.B. Lymphangiopathia posttraumatica). Neben der leicht durchzuführenden morphologischen Untersuchung ermöglicht die histochemische und elektronenmikroskopische Analyse eine immer tiefere funktionelle Interpretation der manifesten klinischen Symptome.

Literatur

1. Brunner, U.: Zur Frühdiagnose des primären Lymphödems der Beine. Vasa *1*, 293-302 (1972)
2. Dobozy, A., Schneider, I., Hunyadi, J., Simon, N.: Leukocyte migration test in recurrent erysipelas. Acta derm.-vener. (Stockh.) *53*, 35-38 (1973)
3. Kaindl, F., Mannheimer, E., Pfleger, L., Thurnher, B.: Lymphangiographie und Lymphadenographie der Extremitäten. Stuttgart: Georg Thieme 1960
4. Kinmonth, J.B.: Lymphangiography in man. Clin. Sci. *11*, 13-20 (1952)
5. Kinmonth, J.B.: Radiologic visualisation of the lymph system: anatomic considerations and some primary anomalies. In: Lymph and the lymphatic system. S. 3-116. Springfield: Thomas Publisher 1968
6. Pfleger, L.: Histologie und Histopathologie cutaner Lymphgefäße der unteren Extremitäten, II. Mitteilung. Arch. klin. exp. Derm. *221*, 23-58 (1964)
7. Schneider, I.: Klinik und Pathogenese des rezidivierenden Erysipels. Hautarzt *24*, 145-149 (1973)
8. Thury, G., Schneider, I.: Lymphographische Untersuchungen beim Erysipelas recidivans. Fortschr. Röntgenstr. *116*, 238-245 (1972)

Priv. Doz. Dr. I. Schneider
Dermatologie des Komitatskrankenhauses Szombathely
H-9700 Szombathely

4.2.5. Die Korrektur der traumatischen Alopezien, des Lupus erythematodes discoides des behaarten Kopfes und der Alopecia androgenetica mit haartragenden Vollhauttransplantaten (Punch grafts)

R.E.A. Nordström, Helsinki

In der Therapie der Alopezien verschiedener Genese werden schon seit Jahrtausenden unterschiedliche Mittel und Operationsverfahren mit wechselndem Erfolg angewandt. Zur Zeit stellt die sog. *Punch graft-Methode* das häufigst angewandte Operationsverfahren dar. Sie besteht in der Transplantation kleiner, haartragender Vollhauttransplantate einschließlich des subkutanen Fettgewebes und der Haarfollikel von behaarten in haarlose Regionen. Der Durchmesser dieser Transplantate beträgt gewöhnlich etwa 4 mm.

Traumatische Alopezie

Die traumatisch bedingte Alopezie wird in bezug auf die operative Therapie je nach Art der Empfängerstelle in zwei Gruppen eingeteilt, und zwar ob

1. die Empfängerstelle vorher mit einem Spalthaut-Transplantat bedeckt wurde (split-thickness skin grafts) z.B. nach Verbrennungen, oder
2. ob narbige Bezirke nach sekundär geheilten Wunden vorliegen.

Bei der 1. Gruppe handelt es sich somit um die zweite Hauttransplantation. Die Haut ist hier oft dünn, manchmal weniger als 1 mm dick. Unmittelbar darunter befindet sich der Knochen oder das Periost.

Nachdem aus der Empfängerstelle Hautstanzen entnommen wurden, werden die haartragenden Transplantate in die Stanzdefekte eingebracht. Die Kontaktfläche zwischen dem Transplantat und dem Stanzdefekt in der Empfängerregion sollte möglichst groß sein.

Bei 10 Patienten wurden insgesamt 167 Transplantate mit einem Durchmesser von 4 mm und einer Haardichte von durchschnittlich 20 Haaren eingesetzt; die Haare überlebten fast 100-prozentig, etwa 24 Wochen nach der Transplantation war die Haardichte unverändert.

Zwischen den beiden Arten der Empfängerregion konnten keine wesentlichen Unterschiede festgestellt werden. Bei einem Patienten mit einem Spalthauttransplantat an der Empfängerstelle wurde 180 Tage nach der Transplantation die Follikelaktivität bestimmt und mit der des Entnahmegebietes verglichen. Es wurde die Zahl der Mitosen und Zellen in der Matrix eines Follikels, der eine 305 μ hohe Papille aufwies, bestimmt und zum Vergleich ein entsprechender Follikel aus dem Entnahmegebiet herangezogen. Es zeigte sich, daß die Zahl der Mitosen und der Zellen in beiden Follikeln gleich war; die Follikelaktivität war somit gleich, unabhängig von der unterschiedlichen Dicke und Durchblutung der Haut.

Erythematodes chronicus discoides

Beim chronischen, diskoiden Lupus erythematodes war die Erfolgsquote der Transplantation weitaus geringer. Bei 8 Patienten mit insgesamt 125 Transplantaten waren etwa 25 Wochen nach der Transplantation nur noch 53 % der Haarschäfte erhalten. Außerdem konnte festgestellt werden, daß sich auf der früher gesunden Oberfläche des Transplantates entzündliche Veränderungen manifestierten, die denen der umgebenden Haut der Empfängerregion glichen. Es besteht offenbar eine sog. *Empfänger-Dominanz*. Beim discoiden Lupus erythematodes sind also die Erfolgsaussichten einer Haartransplantation unsicher.

Androgenetische Alopezie

Aufgrund eigener experimenteller Untersuchungen kann festgestellt werden, daß bei der androgenetischen Alopezie bei einer guten Operationstechnik mit guten Instrumenten ein Überleben der Haarfollikel in den Transplantaten zu 100 % erreicht werden kann. Bei 12 Patienten wurden insgesamt 351 Transplantate mit einem Durchmesser von 4 mm übertragen, die Haardichte betrug vor der Transplantation durchschnittlich 18 Haare und nach etwa 18 Wochen 19 Haare.

Faktoren, die das Ergebnis der Transplantation beeinflussen

Die Korrelationen zwischen 30 verschiedenen Parametern wurden errechnet. Ein besonderes Augenmerk wurde dabei auf die Korrelation der Parameter mit dem erreichten Haarwachstum gerichtet. Es stellte sich heraus, daß z.B. weder das Alter des Patienten, die Blutsenkungsreaktion, die Haemoglobinkonzentration noch die Dicke des Empfängergebietes das Ergebnis der Transplantation beeinflussen.

Nachbehandlung der Entnahmestelle

Die Defekte an der Entnahmestelle können unbedeckt gelassen oder auch genäht werden; eine weitere Möglichkeit besteht in der Übertragung der an der Empfängerregion entnommenen Hautstückchen. Der Durchmesser der entstandenen Narben war statistisch unabhängig von der Verfahrensweise. Bei der letztgenannten Möglichkeit waren die Narben jedoch oft uneben und derb. Es empfiehlt sich, nur die blutenden Defekte mit einer Naht zu schließen und die übrigen lediglich mit einem Verband zu versehen.

Dr. R. Nordström
Nylandsgatan 14c-18
00120 Helsingfors/Finnland

Diskussionsredner zum Vortrag 4.2.5.:
Salfeld, Friederich und *Zaun*

4.2.6. Vereinfachte Kryotherapie

M. Hundeiker, H. Kleinoeder und K. Rüdiger, Gießen

In der dermatologischen Kryotherapie werden entweder geeignete Kühlmedien oder durch die gleichen Medien gekühlte Festkörper auf die zu behandelnden Läsionen aufgebracht. Das erste Prinzip eignet sich auch für unebene oder von wärmedämmenden, z.B. keratotischen Auflagerungen bedeckte Veränderungen [1, 2]. Das zweite erfordert glatte, dem betreffenden Instrument sich anpassende Oberflächen [3], vermeidet jedoch leichter unbeabsichtigte Schädigung anderer Hautstellen durch Ablaufen des Kühlmittels. Zum ersten gehören z.B. die Kontaktbehandlung mit gepreßtem Kohlensäureschnee oder Watteträgern mit flüssigem Stickstoff, zum zweiten das Auflegen gekühlter Metallplättchen [10]. Beide sind wegen der zu geringen erreichbaren Tiefe der Gefrierzone nur für kleine Oberflächen oder exophytische Veränderungen, wie z.B. Warzen, geeignet. Zur Behandlung maligner Veränderungen dagegen ist es nötig, Oberflächentemperaturen um −100 °C und mindestens −25 °C in 5 mm Tiefe zu erreichen [9, 10]. Bei Temperaturen über −20 °C wird das behandelte Gewebe nicht sicher zerstört [3].

Für die Tumorbehandlung sind deshalb spezielle Geräte entwickelt worden, die entweder kontinuierliches, dosiertes Aufbringen von flüssigem Stickstoff ermöglichen [7, 9] oder geschlossene Metall-Kühlsonden aufweisen, die zur Vermeidung wärmedämmender Dampfblasenbildung kontinuierlich mit dem Kühlmedium durchströmt werden. Beide Gerätetypen haben sich bereits in der Behandlung solcher Veränderungen bewährt, für die der Watteträger nicht ausreicht [5, 6, 9]. Technischer Aufwand und Preise sind jedoch sehr hoch. Deshalb haben wir versucht, für einen möglichst breiten Indikationsbereich eine einfachere Lösung zu finden.

Unser Ziel war ein frei zu handhabendes Kleingerät für kontinuierlichen halbstündigen Einsatz. Vorversuche zeigten, daß vorgekühlte Festkörper sich hierfür eignen. Als Material kommen Stoffe mit hoher Wärmekapazität bei kleinem Volumen infrage. Die Wärmekapazität verschiedener Stoffe verringert sich unterschiedlich stark bei tiefen Temperaturen. In dieser Hinsicht günstige physikalische Eigenschaften hat Kupfer. Mit Hilfe einer Wärmebedarfsrechnung unter der Voraussetzung, daß eine Erwärmung von $-190\ ^{\circ}C$ auf $-100\ ^{\circ}C$ während der Anwendungszeit vertretbar ist, wurde das nötige Metallvolumen bestimmt. Dementsprechend wurden rotationssymmetrische Kupferkörper von 645 g und dazu ein 1,5 cm starkes Styropor-Isoliergehäuse hergestellt. Jeder Kupferblock hat einen Fortsatz, der durch die Isolierung ragt. Sein Endquerschnitt entspricht der Behandlungsfläche. Gegenüber befindet sich ein Gewinde zur Aufnahme eines Manipulators, mit dessen Hilfe der Block in Flüssiggas und nach Durchkühlen in das Isoliergehäuse eingebracht wird. Ein Kühlvorgang benötigt theoretisch etwa 236 g N_2, in der Praxis kann man mit dem Verdampfen von 0,3 - 0,4 l rechnen.

Im folgenden Gebrauch dauert es mehr als 30 Minuten (z.B. zweimaliges Durchfrieren von je 12 Cylindromen für 1 min.), bis das Gerät von $-190\ ^{\circ}C$ auf $-90\ ^{\circ}C$ (gemessen an der Behandlungsfläche) erwärmt ist. Ohne Hautkontakt der Behandlungsfläche beträgt der Kälteverlust bei 25 °C Raumtemperatur etwa 1,6 °C/min..

Indikationen für die Anwendung ergeben sich vor allem bei multiplen Veränderungen, die nicht alle excidiert werden können. Das Gerät eignet sich besonders z.B. für kleine solide sowie für superfizielle Basaliome; bei den epitheliomatösen Phakomatosen kann es helfen, die Anzahl der notwendigen Excisionen zu verringern, wenn z.B. neu aufschießende, noch kleine Cylindrome jeweils gleich zerstört werden. Auch kleine Angiome kommen infrage. Für Verrucae vulgares ist dagegen unverändert der stickstoffgetränkte Watteträger am zweckmäßigsten, und große oder tiefreichende Tumoren erfordern den Einsatz der größeren Kryotherapiegeräte oder anderer Methoden.

Vorteile des beschriebenen Applikators sind seine einfache Handhabung, geringe Herstellungskosten und die Möglichkeit, beliebige Kühlmedien zu verwenden, da diese nicht in Kontakt mit dem Patienten kommen. Da allerdings mit manchen gebräuchlichen Medien, wie CO_2 ($-78,5\ ^{\circ}$), auch in Mischung mit Aceton, Freon u.ä. [4], Lachgas ($-89\ ^{\circ}$), nur für ganz superfizielle, benigne Veränderungen ausreichende Temperaturen erreichbar sind, verdienen die altbewährten [8], aber wegen der zunehmenden Sauerstoffanreicherung durch Abdampfen von N_2 nicht gern direkt am Patienten verwendete flüssige Luft (ca. $-190\ ^{\circ}C$) und flüssiger Stickstoff ($-195,8\ ^{\circ}C$) als Kühlmittel den Vorzug.

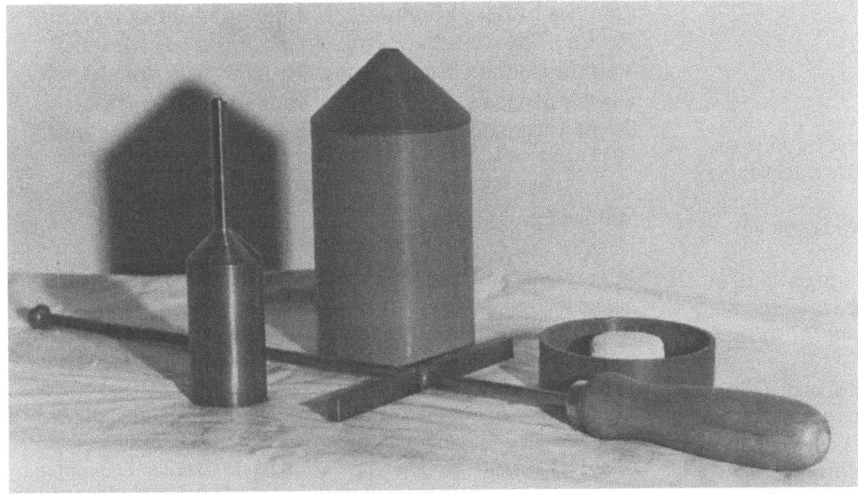

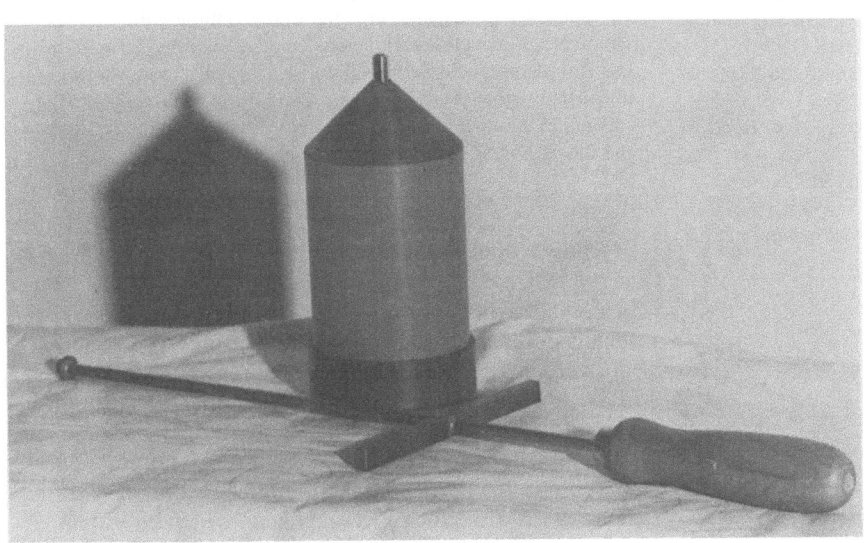

Abb. 1. Teile des Kryoapplikators und gebrauchsfertiges Gerät

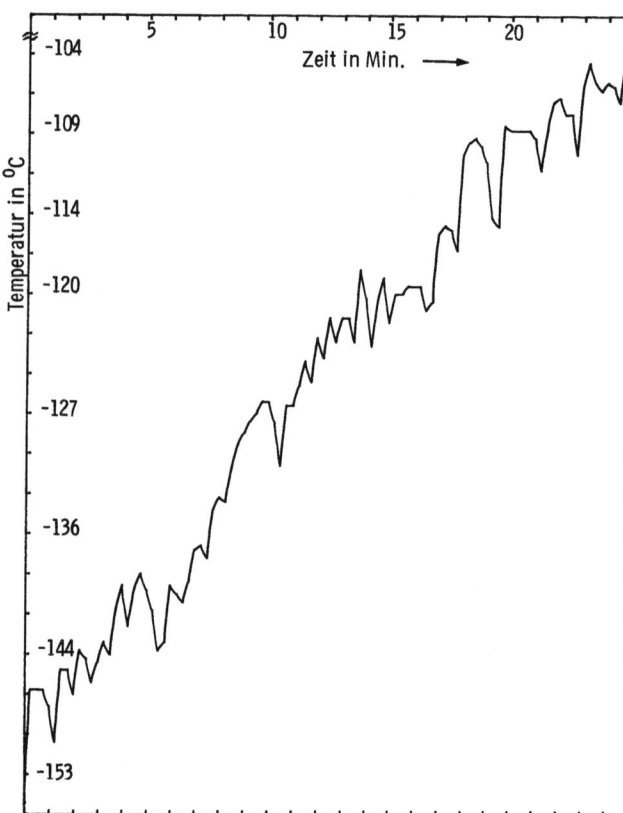

Abb. 2. Temperaturverlauf, gemessen an der Behandlungsfläche, während der Behandlung multipler Spiegler-Tumoren der Kopfhaut. Die Schwankungen ergeben sich aus dem Aufsetzen des Applikators auf neue Effloreszenzen und deren je nach Größe unterschiedliche Durchfrierzeit

Literatur

1. Allington, H.V., Allington, R.R.: Cryosurgery. In: Skin surgery (ed. by. E. Epstein) 2nd ed., pp. 299-307. Philadelphia: Lea & Febiger 1962
2. Kee, C.E.: Liquid nitrogen cryotherapy. Arch.Derm. *96*. 198-203 (1967)
3. Lenz, H.: Praktische Anwendung der Kryochirurgie an Haut- und Schleimhäuten. Fortschr.Prakt.Derm.Venerol., Bd. 8 (Hrsg. O. Braun-Falco und S. Marghescu) S. 49-54. Berlin–Heidelberg–New York: Springer 1976
4. Luikart, R.H., Ayres, S., Wilson, J.W.: Surgical planing of the skin. Dichlorotetrafluoromethane as a freezing agent. Calif. Med. *84*, 151-154 (1956)
5. Schnellen, B., Schneider, W.: Über die Kryotherapie bei Hautveränderungen. Berufsdermatosen *24*, 31-36 (1976)
6. Scholz, A., Sebastian, G.: Therapeutische Möglichkeiten bei Naevobasaliomen. Derm.Mschr. *160*, 1016-1018 (1974)
7. Torre, D.: Cutaneous Cryosurgery, J. Cryosurg. *1*, 202-209 (1968)
8. White, A.C.: Liquid air in medicine and surgery. Med. Rec. *56*, 109-114 (1899)
9. Zacarian, S.A.: Cryosurgery of tumors of the skin and oral cavity. Springfield/Ill.: C.C. Thomas 1973
10. Zacarian, S.A.: Cryosurgery of skin cancer – in proper perspective. J. of Derm. Surg. *1*, 33-38 (1975)

Prof. Dr. M. Hundeiker
Justus-Liebig-Universität
Gaffkystr. 14
D-6300 Gießen

Diskussionsredner zum Vortrag 4.2.6.:
Friederich und *Salfeld*

4.2.7. Über die Verminderung des Risikos bei der Verödung insuffizienter Venae perforantes im Innenknöchelbereich durch Untersuchung mit dem Doppler-Strömungsdetektor

M. Gloor, V. Voigtländer und J. Schröder, Heidelberg

Die Verödung insuffizienter Venae perforantes ist bei der Therapie des *Blow-out-Ulcus* indiziert. Blow-out-Ulcera sind bis zu 5 DM Stück große Ulcera mit kallösem Rand, die meist im Ausbreitungsgebiet des Ramus posterior der Vena saphena magna liegen und einen lokalisatorischen Zusammenhang mit insuffizienten Venae perforantes zeigen. Das pathogenetisch entscheidende Moment liegt darin, daß es durch die insuffizienten Venae perforantes zu einer unphysiologischen Blutströmung bzw. Druckübertragung aus den tiefen Venen in die oberflächlichen Venen kommt.

Daraus leitet sich die therapeutische Forderung ab, diese insuffizienten Venae perforantes entweder operativ oder durch Verödung auszuschalten. Für eine erfolgreiche Ulcustherapie reicht es oft aus, wenn die von der Vena perforans auf das Ulcus zuführende Vene verödet wird („Telesklerose"). Durch die Publikation von Baumgartner et al. (1976) wurde das Risiko der unbeabsichtigten Injektion des Verödungsmittels in die Art. tibialis post. bei der Sklerosierung insuffizienter Venae perforantes im Innenknöchelbereich mit der Gefahr einer akuten Gangrän des Fußes aktualisiert. Um dieses an für sich geringe Risiko noch weiter zu reduzieren, führen wir vor jeder Verödung eine Untersuchung mit dem direktionalen Dopplergerät durch. Über Methode und Aussagekraft dieser Untersuchung soll im folgenden berichtet werden.

Material und Methodik

Aus unserem großen Patientengut, das wir mit Doppler-Strömungsdetektoren untersucht haben, sollen hier Ergebnisse an 21 Patienten berichtet werden, bei denen durch Palpation, Plattenthermographie und ascendierende Phlebographie die insuffiziente Vena perforans dargestellt werden konnte. Es handelte sich um 12 Männer und 9 Frauen im Alter von 29 bis 75 Jahren, die mindestens ein Blow-out-Ulcus aufwiesen. Die Untersuchung mit dem direktionalen Dopplergerät erfolgte am sitzenden Patienten. Vor der Untersuchung wurde proximal der Untersuchungsstelle ein Stauschlauch angelegt, um eine Blutströmung durch die oberflächlichen Venen auszuschließen. Zunächst wurde versucht, mit dem Dopplergerät die Art. tibialis post. zu lokalisieren, was immer eindeutig möglich war. Dann wurde die Wade proximal des Stauschlauches manuell komprimiert. Beurteilt wurden die retrograde und die orthograde Blutströmung über der Vena perforans.

Ergebnisse und Diskussion

In allen 21 Fällen konnte gezeigt werden, daß die Art. tibialis post. in deutlichem Abstand von der Vena perforans verlief. Die Gefahr einer Verödungsmittelinjektion in die Art. tibialis post. konnte durch die Doppleruntersuchung somit wesentlich verringert werden. Über der Vena perforans war bei Waden-Kompression immer ein eindeutiges Kompressionsgeräusch neben anderen hier nicht zu diskutierenden Klangphaenomenen zu hören.

Die versehentliche Injektion des Verödungsmittels in eine Arterie ist ein schwerwiegendes Risiko bei der Verödungstherapie. Diese Gefahr besteht besonders im Innenknöchelbereich retromalleolär, da Art. tibialis post und Ramus post. der Vena saphena magna dort eng benachbart sein können. Auf dieses Risiko haben in jüngster Zeit erneut Baumgartner et al. (1976) anhand eines eigenen Falles und entsprechender Literaturangaben hingewiesen. Dies ist einer der Gründe dafür, daß die Verödung insuffizienter Venae perforantes bei der Therapie des Blow-out-Ulcus nur selten vorgenommen wird. Zwar kann man an Farbe des Blutes und Pulsation in der Regel besonders bei Verwendung größerkalibriger Kanülen erkennen, ob eine Arterie oder eine Vene punktiert wurde, es verbleibt jedoch ein allerdings geringes Restrisiko. Die vorliegenden Untersuchungen zeigen, daß man mit der Doppleruntersuchung bei geeigneter Technik dieses Risiko noch weiter reduzieren kann.

Literatur

Baumgartner, R., Brunner, U., Vaucher, J.: Beinamputationen nach Zwischenfällen bei Varizenbehandlung. Phlebol. Proktol. *5,* 136-141 (1976)

Priv.-Doz. Dr. M. Gloor
Univ.-Hautklinik
Voßstr. 2
D-6900 Heidelberg

Diskussionsredner zum Vortrag 4.2.7.:
Salfeld, Welcker und *Landes*

4.2.8. Probleme und Indikationen bei Defektverschluß mit dem autologen Maschenhauttransplantat

W. Horn, Marburg

Bei der Maschenhauttransplantation wird durch ein spezielles Verfahren ein Spalthautlappen netzartig entfaltet, um seine Flächenausdehnung zu vergrößern. Von den netzartig verbundenen Streifen autotransplantierter Spalthaut soll die Auswanderung des Epithels in die Umgebung erfolgen und ein kontinuierlicher „Hautüberzug" entstehen. Das Prinzip gleicht den Insellappenplastiken: mit wenig Spenderhaut ein Vielfaches an Wundfläche zur Epithelisierung zu bringen.

1928 schuf Douglas ein Siebtransplantat, indem er primär aus Drainagegründen relativ große Vollhauttransplantate gleichmäßig mit kleinen runden Perforationen versah. Dragstedt und Wilson modifizierten 1937 die Douglas'sche Methode und brachten in ovalären Vollhauttransplantaten 1 - 1 1/2 cm lange Inzisionen an, die sich in der Längsrichtung überlappten und eine schwammartige Entfaltung mit Flächenausdehnung des Transplantates ergaben. Die netzartige Auswalzung von Spalthaut wurde 1964 von Tanner und Vandeput angegeben und weiterentwickelt.

Beim *Mesh skin grafting* nach Tanner und Vandeput erfolgt die netzförmige Gestaltung des Transplantates mit einem Gerät, dem Meshgraft II Dermatom (Fa. Zimmer und Co., Warsaw, Indiana, USA). Durch Benutzung verschiedener Hautträger kann die Maschengröße und damit die Ausdehnung des Transplantates variiert werden.

Wir gehen bei dieser Methode folgendermaßen vor: Mit dem Elektrodermatom nach Molløwitz wird entsprechend der Flächenausdehnung der Empfängerstelle unter Berücksichtigung der primären Schrumpfung (ca. 3-5 mm/cm Breite) und der gewählten Ausdehnungseinheit ein mittlerer Spalthautlappen mit optimaler Dicke von .012 bis .015 Inches (d.h. 0,3 - 0,38 mm) entnommen. Dieser Spalthautlappen wird auf dem entsprechenden Hautträger, dessen Rillenprägung nach oben zeigt, ausgebreitet. Dabei überragt der Lappen die führende Kante des Hautträgers um einige Millimeter, um ein gleichzeitiges Schneiden in der gesamten Breite zu erreichen. Es stehen Hautträger mit Ausdehnungseinheiten von 1 1/2:1, 3:1, 6:1, 9:1 und 12:1 zur Verfügung.

Der beschickte Hautträger wird nun über ein Führungsplateau genau in den Spalt zwischen der Schneiderolle und der aufgerauhten Rolle des Meshgraft II Dermatoms geschoben. Durch Drehen einer Kurbel im Uhrzeigersinn setzen sich die Rollen des Dermatoms zueinander in Bewegung, transportieren den Hautträger und schneiden den darauf liegenden Spalthautlappen zu einem entsprechenden Netz. Um einen guten Schnitt zu erreichen, muß der gerade Eintritt des Hautträgers zwischen die Rollen des Dermatoms gesichert sein und während des Einführens des Hautträgers zwischen die Rollen und nach seinem Erscheinen hinter den Rollen Druck ausgeübt werden. Die erste geschnittene Portion wird kontrolliert. Hat der ganze Hautträger das Dermatom durchlaufen, wird der Spalthautlappen vorsichtig unter Vermeidung von Verdrehungen entnommen. Der nichtgeschnittene Anteil des Lappens, der den führenden Teil des Hautträgers überragt, wird mit Schere und Pinzette ebenfalls schonend in dünne Streifen geschnitten.

So vorbereitet, kann das Maschenhauttransplantat über der Empfängerstelle ausgebreitet werden. Wir achten darauf, daß das Netz über solchen Arealen, die nach der Heilung einer besonderen Biegebelastung ausgesetzt sind, nur minimal entfaltet ist. Die Fixierung des Transplantates kann durch Einzelknopfnähte oder durch Betropfen mit dem Gewebekleber Histoacryl blau[1] erfolgen. Einzelknopfnähte sind besser und sicherer. Wir setzen sie mit Seide in den Randpartien und, falls notwendig, zur besseren Adaption mit Catgut an den Wundgrund. Bei Verwendung von Histoacryl konnten wir beobachten, daß die Epithelisierung an den Kontaktstellen mit dem Gewebekleber deutlich verzögert ist. Es empfiehlt sich deshalb, mit geringen Mengen Histoacryl auszukommen.

Donor- und Rezeptorstelle werden dann mit Sofra-Tüll[2] bedeckt und mit einem sterilen Mullverband versehen, der die gewünschte Kompression durch Überspannen von Fixomull[3] erhält. In der gleichen Weise führen wir in 3-tägigen Abständen Verbandswechsel durch. Die Fäden werden beim 2. Verbandswechsel entfernt. Die völlige sekundäre Heilung tritt in Abhängigkeit von der gewählten Ausdehnungseinheit nach 7 bis 21 Tagen ein. Beim großflächigen Ulcus cruris ist sie häufig verzögert.

Als Vorteil der Maschenhauttransplantation kann herausgestellt werden, daß es sich um einen relativ anspruchslosen Spalthautlappen handelt, der primär und sekundär mit Anheilungserfolgen von etwa 90 % transplantiert

---

[1] n-Butylester aus der Reihe der alpha-Cyanoacrylsäureester in monomerer Form.
[2] Sterilisierte Gaze in Kohlenwasserstoff-Gel Grundlage, imprägniert mit 1 % Framycetinsulfat.
[3] Sterilisierbarer, extrem luft- und sekretdurchlässiger Klebemull.

werden kann. Die Lappendicke macht frühestens nach 3 Wochen eine erneute Lappenentnahme von derselben Spenderstelle möglich. Durch die unterschiedlichen Entfaltungsmöglichkeiten der Maschen von schlitzförmig bis quadratisch und durch die Wahl der Ausdehnungseinheit kann das funktionelle und kosmetische Endresultat den Erfordernissen angepaßt werden. Von Vorteil ist weiterhin, daß sich der Lappen infolge seiner großen Flexibilität auch an unregelmäßigen Körperoberflächen glatt anlegt.

Die Löcher im Maschenlappen bedingen eine vollständige Drainage der transplantierten Stellen, was für den Erfolg der Transplantation ebenso wichtig ist wie eine saubere Wunde, gesunde Spenderhaut und aufmerksame postoperative Nachsorge am stabilisierten Patienten.

Die sekundäre Schrumpfung der gedeckten Wunde wird lediglich von den Faktoren des Wundgewebes bestimmt. Das Maschenlappentransplantat selbst schrumpft nicht. Dieses Phänomen erklärt sich aus der enormen Zunahme der Kantenlänge, die der Spalthautlappen durch die Maschenbildung erfährt. Beispielsweise kann aus 1 cm^2 Spenderhaut mit 4 cm Kantenlänge beim Schneiden mit der Ausdehnungseinheit 3:1 etwa eine Kantenlänge von 38 cm erreicht werden. Die Maschenhauttransplantation ist daher bei gelenknahen Transplantationen indiziert, um dermatogene Kontrakturen und somit Bewegungseinschränkungen zu vermeiden.

Ein Nachteil der Maschenhauttransplantation besteht darin, daß sich zwischen den Maschen des Spalthautlappens Narbengewebe entwickelt. In diesen Bereichen fehlt die Hautstruktur mit normalen Reteleisten und Hautanhangsgebilden. Insbesondere bei Neigung zum Narbenkeloid können die Maschenlücken das kosmetische Resultat negativ beeinflussen und den Erfolg der Transplantation zunichte machen.

Aus den genannten Vor- und Nachteilen ergeben sich die Indikationen für diese Form der freien Transplantation. Neben der Versorgung von drittgradigen Verbrennungen empfiehlt sich die Meshgraft-Plastik für den Dermatochirurgen, wenn der Verschluß ausgedehnter Hautdefekte durch lokale Verschiebeplastiken zu aufwendig, risikoreich oder nicht mehr möglich ist. Die Anwendung im Gesichts- und Halsbereich ist aus ästhetischen Gründen eingeschränkt. An Händen und Füßen ist wegen der Gefahr konstanter Traumen der Spalthautlappen dem Maschentransplantat vorzuziehen.

Wir haben bisher bei 14 Patienten Maschenhauttransplantate der Ausdehnungseinheit 3:1 und 6:1 eingesetzt, und zwar zur Deckung multipler und großflächiger Ulcera cruris (insbesondere des Gamaschenulcus nach Fischer), zur primären Defektdeckung nach Exzision maligner Tumoren mit Sicherheitsabständen von 5 cm und zum primären Defektverschluß nach Exzision großflächiger Naevuszellnaevi.

Alle Transplantate heilten ein. Lappennekrosen wurden nicht beobachtet. Trotz vorübergehender hypertrophischer Narbenbildung in 2 Fällen traten keine funktionellen Beeinträchtigungen auf. Die kosmetischen Ergebnisse entsprachen den Anforderungen, die an ein Maschenhauttransplantat gestellt werden können.

Literatur

Andina, F.: Die freien Hauttransplantationen. Berlin–Heidelberg–New York: Springer 1970

Bohmert, H., Sollinger, H.W., Steinfeld, H., Brendel, W.: Deckung ausgedehnter Wundflächen durch Kombination von autogenen Netzhauttransplantaten und fetalen Hautxenotransplantaten. Chir.plast. *1*, 72-84 (1971)

Divincenti, F.C., Curreri, P.W., Pruitt, B.A.: Use of mesh skin autografts in the burned patient. Plast.reconstr.Surg. *44*, 464-467 (1969)

Douglas, B.: The sieve graft; stable transplant for covering large skin defects. Surg.Gyn.Obst. *50*, 1018-1023 (1930)

Dragstedt, L.R., Wilson, H.: A modified sieve graft; a full thickness skin for covering large defects. Surg.Gyn.Obst. *65*, 104-106 (1937)

Konz, B.: Die Maschenlappenplastik zur Deckung großer Hautdefekte. Hautarzt *26*, 277-279 (1975)

Tanner, J.C., Vandeput, J., Olley, J.F.: The mesh skin graft. Plast.reconstr.Surg. *34*, 287-292 (1964)

Tanner, J.C., Shea, P.C., Bradley, W.H., Vandeput, J.: Large-mesh skin grafts. Plast.reconstr.Surg. *44*, 504-506 (1969)

Tanner, J.C., Vandeput, J., Bradley, W.H.: Two years with mesh skin grafting. Amer.J.Surg. *111*, 543-547 (1966)

Vandeput, J., Tanner, J.C., Carlisle, J.D.: The ultra postage stamp skin graft. Plast.reconstr.Surg. *38*, 252-254 (1966)

Dr. W. Horn
Univ.-Hautklinik
Deutschhausstr. 9
D-3550 Marburg

4.2.9. Ist die Dermabrasion eine Methode zur Behandlung des Rumpfhautbasalioms?

W. Horn, Marburg

Einleitung

Etwa 80 - 90 % aller Basaliome werden im Gesicht beobachtet, annähernd 2 % befinden sich am behaarten Kopf, und in 5 % der Fälle ist die Lokalisation die Rumpfhaut.

Unter Rumpfhautbasaliomen verstehen wir an der Haut des Rumpfes, gelegentlich auch an Kopf, Gesicht und Extremitäten lokalisierte oberflächliche Basaliome, die solitär oder multipel auftreten. Nicht selten entwickeln sie sich nach langzeitiger Arsenbehandlung nach einem Intervall von 20 - 30 Jahren.

Arning (1922) schlug für diese Tumoren den Namen multiple Carcinoide der Haut vor, was bedeuten sollte, daß es sich um fast benigne Neubildungen handelt, ähnlich den sogenannten Carcinoiden der Darmschleimhaut im Appendix. Ihr psoriasiformer, ekzemähnlicher und an Morbus Paget erinnernder Aspekt führte zu den Bezeichnungen erythematoides, ekzematoides, bzw. pagetoides Basaliom. Dennoch zeigen auch Rumpfhautbasaliome die folgenden Charakteristika der *Krompecher*'schen Tumoren:

1. den typischen Perlschnursaum im Randbereich. Gelegentlich ist er nur unter Lupenvergrößerung sichtbar, er kann schwarz-blau oder schwarz-braun pigmentiert sein.

2. die langsame periphere Progredienz oft über Jahre oder Jahrzehnte hinweg.

Bei histologischer Betrachtung bildet das Tumorepithel eine fenestrierte Platte (Madsen, 1941), die an vielen Punkten mit der Unterfläche der Epidermis in Verbindung steht und in das spezifische Stroma des Basalioms eingehüllt ist. Diese eigentümliche Wachstumsform in der Pars papillaris der Cutis erklärt die Oberflächlichkeit und den gutartigen klinischen Verlauf. Die zentrifugale Wachstumsrichtung führt nach Jahren oft zu erheblichen Flächenausdehnungen dieser Basaliome.

In solchen Fällen wird sich der behandelnde Arzt die Frage stellen: wie entferne ich einen semimalignen, häufig großflächigen, aber etagenmäßig besonders oberflächlich gelagerten Tumor effizient? Es steht außer Zweifel, daß bei Rumpfhautbasaliomen, deren Größe eine fusiforme Excision zuläßt, dieses operative Vorgehen die Therapie der Wahl ist.

Das oberflächliche Wachstum der Rumpfhautbasaliome, ihre häufig erhebliche Flächenausdehnung, das multifocale Auftreten dieser relativ gutartigen Tumoren bei älteren und alten Menschen und die makroskopisch sichtbaren Grenzen der Flächenausdehnung durch den perlschnurartigen Randsaum (Petres und Hundeiker, 1975) sowie die guten Behandlungsergebnisse im amerikanischen Schrifttum (Epstein, 1970) sprachen dafür, die Dermabrasion zur Behandlung von Rumpfhautbasaliomen einzusetzen. Seit Mitte 1974 entfernen wir an unserer Klinik Rumpfhautbasaliome durch Dermabrasion mit Hilfe nieder- und hochtouriger Geräte.

Methode

Die Eingriffe erfolgen in Lokalanästhesie unter sterilen Bedingungen. Nach perifocaler Rasur, falls notwendig, und Desinfektion wird zunächst zur Sicherung der klinischen Diagnose, insbesondere bei nicht eindeutigen Veränderungen, aus der Randpartie der Läsion unter Mitnahme von etwa 2 mm normaler Haut eine Probebiopsie mittels 4 mm Stanze durchgeführt. Nach Verschluß des Stanzdefektes durch Einzelknopfnaht, die durch die gesunde Haut gelegt wird, wird nun der Tumor entweder mit einer Stahlbürste im niedertourigen, batteriebetriebenen Mini-Brader (Concept Modell 050) bei Drehzahlen von 650 pro min. ± 6 % oder mit Hilfe einer Fräse im hochtourigen Schnellfrequenz-Hautschleifgerät (A. Schumann, Fabrik für Feinmechanik, Düsseldorf) im mittleren Drehzahlbereich zwischen 20.000 und 30.000 Umdrehungen pro min. abradiert. Die manuelle Bewegung der Stahlbürste bzw. Fräse erfolgt dabei im rechten Winkel zur Drehrichtung, d.h. im Verlauf der Längsachse des Gerätes in Form von 0,5 - 1 cm langen Schleifstrichen mit geringem Druck und gehaltener Kraft. Da das Tumorgewebe weicher ist als normale Haut, ist der Endpunkt der Dermabrasion erreicht, wenn das festere, bindegewebige Corium sichtbar und spürbar wird. Die auftretende Blutung ist unerheblich, eine Blutstillung war in keinem Fall notwendig.

Bei Verbandswechsel in 8-tägigen Abständen führen wir die postoperative Lokalbehandlung mit Corticotulle lumiére[1] unter Mullverband durch. Diese Lokalbehandlung dermabradierter Areale hat sich allgemein bewährt, da der Verbandswechsel durch das Abfließen des Wundsekrets durch die Maschen des Tülls erleichtert ist und die Wundbehandlung eine Keloid-Prophylaxe einschließt.

Binnen 3 bis 4 Wochen sind die Hautdefekte in der Regel vollständig reepithelisiert. Diese Methode zur Behandlung von Rumpfhautbasaliomen belastet den Patienten kaum und ist auch für den niedergelassenen Dermatologen kostenmäßig vertretbar. Lediglich die zumutbare Menge des Lokalanästhetikums begrenzt die Anzahl der Dermabrasionen pro Sitzung.

---

[1] Erythrosin gefärbtes Baumwollgewebe, enthält Neomycinsulfat, Polymyxin B-Sulfat, Triamcinolonacetonid und weiße Vaseline.

Ergebnisse

Zur Klärung der Frage, ob die Dermabrasion eine mögliche Methode zur Behandlung von Rumpfhautbasaliomen ist, haben wir 13 durch Dermabrasion behandelte großnumuläre Rumpfhautbasaliome an 10 Patienten (1 Frau, 9 Männer) im Alter von 49 - 74 Jahren (Mittelwert 64,7) durchschnittlich 2 Jahre post operationem auf Rezidivhäufigkeit und Folgezustände beobachtet. Die kürzeste Nachbeobachtungszeit betrug 1/2 Jahr, die längste 3 3/4 Jahre. Wir sahen dreimal Randrezidive und ein zentrales Rezidiv. Die Flächenausdehnung dieser Rumpfhautbasaliomrezidive war so gering, daß sie durch spindelförmige Excision entfernt werden konnten.

Alle dermabradierten Areale zeigten eine Depigmentierung, teilweise mit angedeuteter Hyperpigmentierung in den Randpartien. Lediglich in 2 Fällen konnten wir leicht hypertrophe Narben beobachten, während die übrigen 11 Fälle keine oder nur diskrete Narbenbildung zeigten. Alle Patienten wurden nach dem kosmetischen Ergebnis befragt und äußerten sich zufrieden.

Zusammenfassend kann gesagt werden, daß sich die Dermabrasion zur Behandlung von Rumpfhautbasaliomen nicht als ideale Behandlungsmethode erweist. Sie kann aber, wenn man die Eigenschaften dieser Tumoren, das Alter ihrer Träger, die geringe Belastung für Patient und Arzt und die Folgezustände gegeneinander abwägt, als effizient bezeichnet werden.

Eine optimale Therapie großer und multipler Rumpfhautbasaliome ist bisher nicht bekannt. In der Literatur werden zahlreiche Behandlungsmethoden angegeben. Genannt seien Ätzverfahren wie die Zinkchloridätzung nach *Schreus* und die Chemochirurgie nach *Mohs*, die Behandlung mit 5 Fluorouracil, die fraktionierte Röntgenweichstrahltherapie, die Elektrodissekation und Kürettage, die inkomplette chirurgische Excision und ökonomische Reexcision (Kuta, 1970), die Kryochirurgie und die Kryotherapie mit flüssigem Stickstoff sowie der Dermabrasion verwandte Behandlungsmethoden wie die Kürettage und Dermatomexcision. Die Indikation für eine dieser Therapiemöglichkeiten muß anhand des jeweiligen Einzelfalles gestellt werden.

Literatur

Arning, E.: Fall von multiplen Carcinoiden der Haut. Arch.Derm. Syph. (Berl.) *138*, 458 (1922)

Braun-Falco, O., Lukacs, S.: Dermatologische Röntgentherapie. Berlin–Heidelberg–New York: Springer 1973

Broadbent, T.R., Carlquist, J.H., Woolf, R.M., Walker, H., Garcia-Valesco, J.: Dermatome-Excision of superficial multicentric basal cell carcinoma. Plast.reconstr.Surg. *36*, 440-446 (1965)

Epstein, E.: Skin Surgery, Third edition. Springfield, Ill.: Charles C. Thomas 1970

Friederich, H.C., Horn, W., Pfitzmann, A.: Hautatrophien. Deutsches Ärzteblatt *49*, 3369-3374 (1973)

Gründer, K., Leyh, F.: Lokale Behandlung von Hauttumoren mit 5 % 5-Fluorouracilsalbe, Hautarzt *23*, 217-221 (1972)

Gutowski, W., Golenda, A.: Treatment of epithelioma superficiale multiplex with liquid notrogen. Przegl.Derm. *61*, 345-349 (1974)

Keining, E., Braun-Falco, O.: Dermatologie und Venerologie. Ein Lehrbuch für Studierende und Ärzte. 2. Aufl. München: J.F. Lehmanns 1969

Klein, E., Stoll, H.L., Milgrom, H., Case, R.W., Traenkle, H.L., Graham, S., Loar, Y., Helm, F.: Tumors of the skin: Doubleblind study of the effects of local administration of antitumor agents in basal cell carcinoma. J. invest.Derm. *44*, 351-353 (1965)

Knox, J.M., Lyles, T.W., Shapiro, E.M., Martin, R.D.: Curettage and electrodesiccation in the treatment of skin cancer. Arch. Derm. *82*, 197-204 (1960)

Konz, B.: Dermatomexcision multipler Rumpfhautbasaliome. Hautarzt *26*, 647-650 (1975)

Korting, G.W., Denk, R.: Dermatologische Differentialdiagnose. Stuttgart–New York: F.K. Schattauer 1974

Krompecher, E.: Der Basalzellenkrebs. Jena: Fischer 1903

Kúta, A.: Über die chirurgische Behandlung der Basaliome unter besonderer Berücksichtigung des kosmetischen Erfolges. Cosmetologica *19*, 123-130 (1970)

Landes, E.: Über die Behandlung von Carcinomen und Praecancerosen mit 5-Fluorouracil. Arch.klin.exp.Derm. *237*, 237-240 (1970)

Littlewood, M., Murray, D.S.: A clinical trial of the use of 5-Fluorouracil in the treatment of some cutaneous malignancies. Brit. J. plast. Surg. *26*, 140-146 (1973)

Maden, A.: De l'épithelioma basocellulaire superficial. Acta derm. vener. (Stockh.) Suppl. *7*, 1 (1941)

Mohs, F.E.: Chemosurgery: A microscopically controlled method of cancer excision. Arch.Surg. *42*, 279-282 (1941)

Petres, J., Hundeiker, M.: Korrektive Dermatologie, Operationen an der Haut. Berlin–Heidelberg–New York: Springer 1975

Pinkus, H., Mehregan, A.H.: Tumoren der Haut, Fehl- und Neubildungen des Haar-Talgdrüsenapparates. In: Spez.path.Anat. (Hrsg. Doerr, W., Seifert, G., Uehlinger, E.) Bd. 7, S. 562. Berlin–Heidelberg–New York: Springer 1973

Reymann, F.: Multiple basal cell carcinomas of the skin. Treatment with Curettage. Arch.Derm. (Chicago) *110*, 877-879 (1975)

Schnellen, B., Ehinger, H.: Über die Behandlungsmöglichkeiten multipler Rumpfhautepitheliome. Z.Haut-Gesch-Kr. *48*, 287-291 (1973)

Schreus, H.Th.: Chlorzinkschnellätzung des Epithelioms. Ein Beitrag zur Chemochirurgie. Hautarzt *2*, 317-319 (1951)

Schreus, H.Th.: Schleifen und Fräsen der Haut. Aesthetische Medizin in Einzeldarstellungen, Bd. 2. Heidelberg: Dr. Alfred Hüthig 1955

Undeutsch, W.: Beitrag zur Kasuistik der multiplen Follikeldysplasien (Hamartien des primären Epithelkeimes). Hautarzt *22*, 57-63 (1971)

Dr. W. Horn
Univ.-Hautklinik
Deutschhausstr. 9
D-3550 Marburg

Diskussionsredner zu den Vorträgen 4.2.8. - 4.2.9.: *Salfeld, Petres* und *Konz*

4.2.10. Über die Bedeutung des unteren Ohrmuschelrandes als Spenderstelle für Freihauttransplantate – Defektdeckung im Nasenbereich durch Freihauttransplantate aus dem Ohrläppchen

H.-J. Hölting, Marburg

Die vorliegende Arbeit befaßt sich mit der plastischen Versorgung von intraoperativ notwendig gewordenen Epidermis-Cutis-Defekten im Bereich der Nase durch Transplantate (Composit grafts) aus dem Ohrläppchen.

Zur Diskussion stand die Behauptung von Crawford, Horton und Adamson in der Zeitschrift *Plastic and Reconstructive Surgery*, Juli 1968, daß die postoperativen Resultate dieses Operationsverfahrens den Ergebnissen der Verpflanzung von Vollhauttransplantaten aus der postauriculären, der supra- oder infraclaviculären Gegend und sogar den Ergebnissen der gestielten Lappenplastik überlegen seien. Die Autoren verwendeten bei insgesamt 13 Kranken 15 Ohrläppchentransplantate zur Deckung von Weichteildefekten im Bereich der Nase und der angrenzenden Gesichtsanteile, wobei einmal sogar die Transplantate aus beiden Ohrläppchen entnommen wurden und später miteinander vernäht wurden. Die maximale Größe der Transplantate betrug 1,5-2 cm.

Die dermato-chirurgischen Operationen an der äußeren Nase sollten so vorgeplant sein, daß die notwendige Radikalität des Eingriffes gesichert, die Funktion unangetastet, Form und Aesthetik erhalten bleiben. Als Spenderstelle für ein Transplantat, dessen Verwendung im Bereich der Nase vorgesehen ist, besitzt das Ohrläppchen eindeutige Vorzüge. Farbe und Textur sind, verglichen mit den Nasenweichteilen, fast identisch.

Der operative Eingriff zur Transplantatgewinnung ist technisch einfach, er beansprucht einen kurzen Zeitaufwand.

Operationsvorgehen:
1. Vorbereitung der Donor- und Rezeptorstelle
2. Markierung der Schnittführung an der Rezeptorstelle mit Tinte und Feder oder Farbstift (Surgical Marking Pen)
3. Übertragung der Maße der Rezeptorstelle auf eine durchsichtige Kunststoffolie oder Op-Handschuh
4. Übertragung der Maße auf die Donorstelle (Lobulus articularis)
5. Anaesthesie an der Donor- und Rezeptorstelle
6. Excision an der Rezeptorstelle. Eine Blutstillung ist meist nicht notwendig
7. Entnahme des Transplantates an der Donorstelle
8. Präparation des Transplantates (Spaltung des Keiles mit Aufklappung und Abtragung des subcutanen Fettgewebes)
9. Verpassung an der Rezeptorstelle mit evtl. notwendiger Korrektur der Maße
10. Einpflanzung des Transplantates an der Rezeptorstelle. Druckverband
11. Verschluß der Donorstelle durch Naht, Verband

Die Deformierung der Spenderstelle an der Ohrmuschel ist minimal, wenn sie vom Patienten beanstandet werden sollte, kann eine gleichartige Operation im Bereich des anderen Ohres wieder zu einem einheitlichen Körperbild führen. Da kein Zug im Bereich der Spenderstelle entsteht, erfolgt bei primärer Wundheilung niemals eine Dehiszenz, lediglich eine strichförmige, kaum sichtbare Narbenbildung.

In der Zeit von April bis August 1976 wurden insgesamt 11 Patienten in der Dermatologischen Klinik, Marburg/Lahn, operiert. 9 Patienten wegen eines Basalioms im Bereich der Nase, 1 Patient wurde im Bereich der Nasolabialfalte wegen eines Basalioms und ein anderer Patient wurde im Bereich der rechten Wange wegen eines Spinalioms nach o.g. Verfahren operiert. Die größte Ausdehnung eines Tumors betrug 1,4 cm.

Die Nachuntersuchungsergebnisse im Februar 1977 ergaben ein Basaliomrezidiv im Bereich des Nasenrückens und einmal eine geringe hypertrophische Narbenbildung im Bereich der Wange. Alle anderen Transplantate waren gut eingeheilt und glichen in Farbe und Textur weitestgehend der gesunden Haut mit gutem kosmetischem Ergebnis. Im Bereich der Entnahmestelle waren die Narben erst bei näherem, genauen Hinsehen sichtbar, auch fand sich keine wesentliche Größendifferenz der Ohrläppchen.

Wir halten dieses Operationsverfahren, auch nach der nur geringen Fallzahl, doch gegenüber den Ergebnissen der Verpflanzung von Vollhauttransplantaten aus der postauriculären, supra- oder infraclaviculären Gegend für kosmetisch wesentlich überzeugender; die gestielte Nah- oder Fernlappenplastik (Verschiebung, Verlegung, Schwenkung, Transposition, Rotation) besitzt zwar ebenfalls den Vorteil, daß gesunde Haut mit nahezu identischer Farbe und Textur in den Hautdefekt eingebracht wird, es ist jedoch unvermeidbar, daß die durch die Operation notwendige Schnittführung wesenlich größer ausfallen muß.

Dr. H.-J. Hölting
Dermatologische Klinik u. Poliklinik
der Philipps-Universität
Deutschhausstr. 9
D-3550 Marburg

4.2.11. Wann besteht aus dermatologischer Sicht eine Indikation zum Einsatz von Allo-Transplantaten

U. Hill und H.-J. Hölting, Marburg

Ein Einsatz dermato-chirurgischer, plastischer Maßnahmen im Heilplan therapieresistenter Ulcera cruris ist unter der Voraussetzung zu bejahen, daß:
1. Eine spontane Defekt-Heilung nicht eintritt.
2. Eine spontane Defekt-Heilung nach Behandlung einer kausal zugrunde liegenden pathologischen Gefäßveränderung (Operation oder Verödung) nicht beobachtet wird.
3. Eine Defekt-Heilung durch Einsatz topisch-medikamentöser Maßnahmen nicht erfolgt.
4. Eine Defekt-Heilung durch „Wickelverbände" in unbefriedigendem Maße registrierbar ist.
5. Eine Defekt-Heilung durch parenteral-medikamentöse Therapie nur zögernd sichtbar wird.
6. Eine Defekt-Heilung durch therapeutische Kombination der unter 2 bis 5 aufgeführten Maßnahmen ausbleibt.

Die vorliegende Arbeit befaßt sich mit dem Defektverschluß therapieresistenter Ulcera durch Einsatz synthetischer Hetero-Transplantate.

In die gestellte Problematik hinein spielt die Wunschvorstellung vom hetero-plastischen, „biologischen", beliebig oft wiederholbaren „Temporären Dressing" mit Schmerzausschaltung, Infektabwehr, Aufhebung des Eiweißverlustes, Anstoß der Granulation, Anregung der Epithelisation durch ein „inertes" Hetero-Transplantat ohne notwendige Rücksichtnahme auf eine allergische Gesamtsituation der Empfängerperson, ohne Sorge vor dem Auftreten unerwünschter immunologischer Abwehrreaktionen des Rezeptor-Organismus und ohne Verletzung der Unversehrtheit der gesunden Haut des Kranken bis zum Termin einer „frühzeitigen" autoplastischen Endversorgung. Damit wächst die Aussicht auf eine wesentliche Abkürzung des notwendigen klinischen Aufenthaltes, in einer Zeit der Kostenexplosion der Krankenhauskosten ein bedeutsamer Faktor.

Verpflanzt wurde Aeroplast spezial, ein synthetischer Hautersatz ohne medikamentöse Imprägnierung. Es ist ein zweischichtiger, mikroporöser Kunststoff. Das Material ist immunologisch inaktiv. Die der Wunde zugewandte Seite des Transplantates bildet eine offene Matrix aus elastisch-weichem Polyurethan-Schaum (1,57 mm) mit definierter Hohlraum-Struktur. Die Außenschicht besteht aus einem dünnen, mikroporösen Polytetrafluorethylen-Film (2,5 Mikron). Die Porengröße beträgt 0,25 Mikron.

Benutzt wurde folgendes Operationsschema. Der Umfang der für die Transplantation vorbehandelten (Varidase) Hautdefekte wird mit Tinte und Feder auf eine durchsichtige Kunststoffolie (Stück Gummihandschuh, sterilisierte Klarsichthülle) aufgezeichnet. Die so gewonnene „Defektskizze" wird mit einer Schere ausgeschnitten. Die Maße des Modells werden auf Aeroplast spezial übertragen und mit der Schere maßgerecht zur Transplantation ausgeschnitten und in den Defekt verlegt. Ein praxisnahes Vorgehen ist die Pinselung des Defektgrundes mit Pyoktanin-Lösung (wässrig, 1 %). Auf die angefärbte Ulcusfläche wird Aeroplast spezial aufgedrückt. Das „Negativ" wird maßgerecht ausgeschnitten. Das so produzierte Allo-Transplantat wird mit der offenen Schaumstoffschicht nach unten auf den Hautdefekt aufgelegt.

Ein Ankleben des Aeroplast spezial mit Histacryl erschwert ein Verrutschen. Die Hemmhöfe bakterieller Besiedlung um die Klebestellen sind erwünscht. Fixation des Transplantates durch Mullbinde und den Pütterschen Verband schließt den Eingriff ab.

Transplantatwechsel mit identischer OP-Technik erfolgt jeden 3. Tag. Das Auswechseln des Transplantates ist bei einem solchen Vorgehen fast beschwerdefrei. Die Transplantatserie wird abgebrochen, wenn das Ulcusbett die Verlegung eines Autotransplantates erlaubt. („Hautzüchtung", Stanz-,„Punch"-,„Pinch"-Transplantat, Reverdin-, Thiersch-, Spalthaut-Postage-Stamp, Mesh-, Wolfe-Krause-Transplantate). Welche Methode am Schluß eingesetzt wird, hängt vom Lokalbefund und der Flächenausdehnung der Defektbildung, nicht zuletzt von der therapeutischen Einstellung des Operierenden ab.

Die durch Aeroplast spezial in vorausgegangenen Arbeiten anderer Autoren und eigener Veröffentlichungen im Experiment und am Menschen demonstrierten Ergebnisse sind durch die Resultate eigener Untersuchungen voll zu bestätigen. Aeroplast spezial bedingt durch eine „epithetische" Wirkung einen mechanischen Schutz der Wundränder und des Ulcusbettes. Die Schmerzhaftigkeit des Defektes gegenüber der exogenen mechanischen Einwirkung wird herabgesetzt.

Mit Aeroplast spezial steht ein synthetisches Allo-Transplantat zur Verfügung, das durch Verlegung in Hautlücken eine „Interimstherapie" ermöglicht, die als Phase der OP-Vorbereitung eine günstige Ausgangslage für eine nachfolgende autoplastische Versorgung ergibt.

Der rhythmische Transplantatwechsel in 3-tägigen Intervallen erscheint unproblematisch, kann ohne instrumentellen und operativen Aufwand als aktive Operationsvorbereitung in der Praxis ausgeübt werden.

Die bisherigen vorläufigen Ergebnisse der Langzeittherapie sprechen dafür, daß die „epithetische" Versorgung von Hautdefekten mit Aeroplast offensichtlich wegen der Haftfähigkeit und der Verträglichkeit des Transplantates an Wundboden und Wundumgebung möglich ist. Die antibakterielle Barrierewirkung erschwert eine Superinfektion von außen.

Die Beobachtungszeit von 12 bis 40 Tagen ergab, daß außer einer „Bilderrahmenschrumpfung" des Allo-Transplantates – sie tritt im übrigen auch bei autologen Vollhauttransplantaten ein – außer einer schmutziggrauen Verfärbung und zarten Fältelung sowie einer geringen innerlichen Transplantatversteifung eine nennenswerte Zustandsänderung nicht eintritt, bis die Schaumstoffschicht abgebaut ist und sich das Allo-Transplantat blasig abhebt. Die Patienten empfinden dieses Phänomen – es ist aus dem Tierversuch bereits bekannt – nicht als unangenehm. Ein „Drücken" der etwas starr gewordenen Folie auf den Wundgrund tritt nicht ein.

Das Haftvermögen des synthetischen Allo-Transplantates auch im Langzeiteinsatz war ebenso eindrucksvoll wie in der Interimstherapie. In der ersten Versuchsphase wurde das Allo-Transplantat mit Histacryl fixiert, um ein Verrutschen zu verhindern. Gleichzeitig sollte die antibakterielle Wirkung des Klebers im Rahmen der topischen Wundtherapie ausgenutzt werden. Später wurde darauf verzichtet. Der Paetzold'sche Granulationswall ließ die Transplantate „satt" anliegen und hielt sie fest. Die Angaben der Münchner Arbeitsgruppe sind zu bestätigen, daß diese Haftfähigkeit bereits ab dem 3. Tag so stark ist, daß eine Entfernung mit „Gewalt" auf Schwierigkeiten stößt, daß eine Entfernung ohne grobe Verletzung des Wundbodens schlecht möglich ist. Die Schmerzhaftigkeit des Transplantatwechsels ermutigte uns zu unserem Vorgehen.

Der wohl evidenteste Vorteil des therapeutischen Einsatzes eines synthetischen Allo-Transplantates (Aeroplast spezial) ist, daß bei der Operation ein Allo-Transplantat und kein Auto- oder Homotransplantat verlegt wird. Die zeitraubende intra- und postoperative Versorgung der Donor-Stelle entfällt. Die Aufklärung der Kranken über „unvermeidliche", meistens „unerhebliche" Behandlungsfolgezustände am Ort der Entnahme des Autotransplantats kann aus der praeoperativen Beratung ausgeklammert werden. Dies ist, – der „aufgeklärte, kritische" Patient registriert neuerdings auch stärkere Follikelzeichnung nach Insolation an der Stelle der Entnahme von Spalthautlappen oder Dermabrasio als unerwünschte Veränderungen des Körperbildes – vorteilhaft.

Eine Aufklärung über möglicherweise auftretende unerwünschte, immunologische Abstoßungsreaktionen wie sie bei Transplantationen homologer Transplantate des „Zoo"-Grafts unerläßlich ist, entfällt. All dies macht eine erhebliche Vereinfachung der praeoperativen Phase aus. Der Patient ist zu diesem Zeitpunkt besonders mißtrauisch und unruhig; für ihn stellt die Durchführung einer „Plastik" von vornherein schon eine seelische Belastung dar. „Vereinfachende" Presseberichte über komplizierte immunologische Vorgänge bei der Heterotransplantation haben viel Verwirrung gestiftet.

Aber auch eine Unverträglichkeitsreaktion des bereits sensibilisierten Patienten gegenüber Konservierungsmitteln oder medikamentösen Zusätzen entfällt bei Gebrauch von Aeroplast spezial. Die Folie ist primär medikamentenfrei.

Ein weiterer, nicht unerheblicher Vorteil gegenüber der Verlegung von homologen Transplantaten und „Zoografts" ist die Tatsache, daß die Möglichkeit einer Übertragung von Krankheiten des Spenders auf den Empfänger ausgeklammert wird. Dies gilt besonders für den „homologen" Kadavergraft. Das Problem der „gesicherten" Ausschaltung einer infektiösen Hepatitis beim Spender war eines der Probleme, die an der Klinik nicht optimal lösbar waren und zur Einführung von Aeroplast spezial führten.

Die Operation selbst, die Verlegung von Aeroplast spezial ist schmerzlos. Eine Lokal- oder Allgemeinanästhesie entfällt. Die Operation ist wirtschaftlich bei minutiös-sparsamer Ausnutzung der angelieferten Fläche (Vorplanung durch Schablonen der Defekte, Übertrag auf Papiermuster, erst dann Übertrag auf das industriell angefertigte Aeroplast-Stück, Zusammenlegung mehrerer Transplantationen). Benötigt werden lediglich Pinzette, Schere, Tinte, Feder, Gummihandschuhe, Aeroplast und Desinfektionsmittel. Empfehlenswert ist die praeoperative Pinselung des Defektgrundes mit Pyoktanin-Lösung wässrig, 1 %. Das vorgeplante, flächenhaft zugeschnittene Transplantat wird auf den von der Farblösung befeuchteten Defekt aufgedrückt und kann aufgrund dieser Farbmarkierung in seiner Fläche aus dem „Mutterstück" erarbeitet und dann „maßgerecht" verpaßt werden. Dann erst erfolgt die Pyoktanin-Pinselung der Wundumgebung. Das Allo-Transplantat wird damit gleichzeitig zum antibakteriell-topisch wirksamen Medikamententräger.

Aeroplast-Reste können sterilisiert und wieder verwendet werden.

Das wichtigste Argument für die Wirtschaftlichkeit des Verfahrens ist die Abkürzung der Krankheitsdauer, besser gesagt, der klinischen Behandlungsdauer auf die Phase der Autotransplantation. Die im Einzelfall notwendigen Transplantatwechsel können bedenkenlos in der Sprechstunde vorgenommen werden. Der Zeitpunkt der Verlegung des Autotransplantates und der damit meist unvermeidbaren klinischen Behandlung – Stanz-„Punch"-Transplantate können erfolgreich auch in der Sprechstunde verlegt werden – kann genau vorgeplant, die klinische Behandlungsdauer damit auf die geringst notwendige Zeiteinheit herabgedrückt werden. Die Indikation dazu wird gesetzt, wenn das Ulcus „reif" ist, d.h. wenn das Wundbett sauber, der Ulcusrand von Auflagerungen befreit, die Granulationen saftig, der Ulcusgrund „angehoben", die Sekretion überschaubar, der Foetor verschwunden ist. Wie im einzelnen vorgegangen wird, entscheidet die Auffassung des Operateurs. Das eigene Vorgehen bevorzugt die Verlegung des Autotransplantates (Postage-Stamp, Stanz-„Punch"-„Pinch"-Graft, Spalthaut, Spalthaut mit Einschnitten, instrumentell vorbereiteter Mesh-Graft), nachdem in der gleichen Sitzung ein 6 bis 8 Tage liegendes Aeroplast-Transplantat in Vollnarkose oder Periduralanästhesie entfernt wurde. In das saubere Wundbett hinein erfolgt sofort, ohne jede weitere medikamentöse Therapie, die Verlegung der vorgeplanten Art des Autotransplantates.

Die Aeroplastverlegung kann also unbedenklich in der Sprechstunde (Beinsprechstunde) ausgeführt werden. Sie erweitert den Katalog dermatologischer Eingriffe des praktischen Dermatologen um ein „plastisches" Verfahren.

Im Informationsteil des Herstellers ist kein Hinweis auf eine antibakterielle Wirkung des Aeroplast enthalten. Die im Experiment gemachte Beobachtung, daß durch Aeroplast eine antibakterielle Barriere gegenüber der Umgebung aufgebaut wird, ist im klinischen Verlauf zu bestätigen. Das gilt für die Interimsdeckung und für die Langzeitdeckung.

Das Aufsaugen antibakterieller, antiseptisch wirksamer Arzneimittel durch Aeroplast – d.h. die Umfunktionierung des Aeroplast spezial zum antibakteriell wirksamen Medikamententräger – bietet sich an. Der Therapeut hat die Möglichkeit, antibakteriell, antiseptisch zu behandeln und gleichzeitig das notwendige Debridement durchzuführen, wenn er nicht gleich zum scharfen Löffel greift.

Nicht bewährt hat sich Aeroplast spezial zur Deckung der Donorstellen von Spalthautlappen, auch nicht bei der Wundversorgung nach Dermabrasio (hochtouriger Schliff der Epidermis in dem oberen Teil der Cutis, z.B. zum Zweck der Korrektur von Tätowierungen). Diese Beobachtungen decken sich mit denen von Miller, der Abstoßung von frischen Spalthauttransplantaten auf einer Spalthautdonorstelle und die nachfolgende Entstehung eines Vollhautdefektes sah. Es scheint, daß durch derartige alloplastische und autoplastische Manipulationen der normale Heilvorgang eher unterbrochen als gefördert wird.

Aeroplast spezial ist hautverträglich. Unerwünschte, faßbare Nebenwirkungen an Wundboden und in der Umgebung traten in der Beobachtungszeit nicht ein. Bei maßgerechter Anpassung von Aeroplast spezial an die Defekte — praeoperative Planung — wurden keine klinisch erkennbaren Reaktionen unter den Bedingungen der Langzeitdeckung in der unmittelbaren Wundumgebung nachgewiesen. Erst die fortschreitende „Anhebung" des Wundbettes bedingt eine Vorwölbung des Implantats. Nach Verlust der Schaumseite hebt es sich blasenförmig ab.

Verträglichkeit und Haftfestigkeit der Transplantate waren es in erster Linie, die an eine „potentielle Sofortprothese" von Hautdefekten denken ließ. Dazu ist synthetisches Material geeignet, das keine immunologischen Abwehrreaktionen induziert und langsam abgebaut wird. Dies wurde ausgenutzt, um Defekte, die durch die heranbringende Umgebung nicht zu decken waren, zu verschließen.

Im Gegensatz zu dem von der Münchner Dermatologen-Chirurgen-Gruppe benutzten Behandlungsmodus wurde die Einlage bei 4 Kranken (Zustand nach Basaliomentfernung (2), Ulcus cruris (2)) nicht immer am 3. postoperativen Tag ausgewechselt; sie blieb „langzeitig" liegen (14 Tage). Es erfolgte nicht ausschließlich eine „temporäre" Wundabdeckung mit dem Ziel einer Vorbereitung des Wundbettes auf eine nachfolgende Deckung mit Autotransplantaten, sondern ein „langzeitiger, temporärer Defektverschluß".

Die Ergebnisse weisen aus, daß ein solcher Modus möglich ist, ohne daß in der Regel Nachteile am Ort der Implantation und der Umgebung auftreten.

Dr. U. Hill
Univ.-Hautklinik
Deutschhausstr. 9
D-3550 Marburg

4.2.12. Moderne Lokalbehandlung umschriebener Verbrennungen

W. Wittels und E. Diem, Wien

Einleitend ist der Begriff „umschriebene Verbrennung" zu definieren. Darunter verstehen wir Verbrennungen, die eine Gesamtausdehnung von 9 - 10 % der Körperoberfläche nicht überschreiten. Das entspricht etwa einer gesamten oberen Extremität, einem kompletten Ober- oder Unterschenkel mit Fuß bzw. zwei Drittel einer vorderen oder rückwärtigen Stammpartie. Verbrennungen die darüber hinaus gehen, bedürfen außer der Lokaltherapie einer stationären Allgemeinbehandlung. Hinzuweisen ist auch darauf, daß die Tiefe einer Verbrennung, als ihr Grad bezeichnet, kurz nach dem Unfall selbst vom Erfahrenen oft nicht mit Sicherheit festgestellt werden kann. Es sind somit tägliche Kontrollen des Patienten am Beginn der Behandlung unbedingt notwendig, um die optimale Therapie oder aber die rechtzeitige Einweisung zu plastisch-chirurgischen Eingriffen zu veranlassen.

Die *Erstversorgung* gleich nach dem Unfall soll die Verbrennungswunde möglichst steril erhalten. Es sind daher Präparate zu verwenden, die das gewährleisten. Die Tabelle führt die zur Zeit verbreitetsten Externa mit ihren Vor- und Nachteilen an (Tabelle 1).

Tabelle 1. Topische Chemotherapie

Medikament	Nebenwirkungen und Nachteile
Polyvinylpyrrolidonjod (Betaisodona)	Eventuell Überwuchern von Staphylokokken
Silbernitrat (0,5 %)	Elektrolytverschiebungen (Kinder!); Verfärbung der in Berührung kommenden Gegenstände, großer Zeitaufwand, geringe Penetranz, Argyrie
Mafenidacetat 10 % (Sulfamylon) (Napaltan)	Störungen im Säurebasenhaushalt, schmerzhafte Applikation, Allergie (zirka 10 % der Patienten); eventuell Knochemarksdepression und hyaline Membranen-Krankheit; Begünstigung mykotischer Superinfektionen
Gentamycin 0,1 % (Refobacin)	u.U. nephrotoxisch, ototoxisch, teuer
Silbersulfadiazin 1 % (Flammazine)	Noch in Erprobung; eventuell allergische Reaktionen. Sonst bis jetzt praktisch keine Nebenwirkungen bekannt

Auf Grund der eigenen Erfahrungen lehnen wir Silbernitrat und Tanninzubereitungen ab, da hier die Nachteile in der Anwendung überwiegen. Betaisodona-Zubereitungen (Lösung oder Salbe) sowie Gentamycin enthaltende Creme werden bevorzugt angewendet. Sehr gute Erfahrungen haben wir auch mit dem noch nicht im Handel erhältlichen 1 % Silbersulfadiazin (Flammazine).

Die zur Zeit so favorisierte Anwendung von kaltem Wasser ist nur dann sinnvoll, wenn sie gleich nach dem Unfall möglich ist und sich auf Extremitäten beschränkt. In diesem Falle bringt sie eine schnelle Schmerzlinderung und vermindert lokale Ödembereitschaft.

Besondere Aufmerksamkeit ist den kritischen Lokalisationen, wie Gesicht und Hals, Hände und Füße sowie Genitale, zuzuwenden. Zu spätes Erkennen oder Nichtbeachtung von tiefreichenden Nekrosen und somit zu späte oder versäumte plastisch-chirurgische Versorgung ergeben lebenslange, funktionelle und kosmetische Störungen. Bei Gesichtsverbrennungen II. Grades leisten Steroid-Schaum sowie steroid- und antibioticahaltige Sprays Ausgezeichnetes. Bei technisch leicht zu versorgenden Extremitäten- und Stammverbrennungen bevorzugen wir eine geschlossene Behandlung mit Fettgaze unter Zugabe der genannten Präparate. Kleine, nur I.- II.-gradige Verbrennungen können auch mit Antibioticapuderverbänden versorgt werden.

In der Versorgung von Verbrennungen ist eine regelmäßige Reinigung von großer Bedeutung. Man soll daher Verbrennungswunden schon ab dem 3. - 4. Tag in ca. 2-tägigen Intervallen baden. Es genügt meist warmes Wasser ohne Zusätze, nur wenn eine starke, eitrige Exsudation durch Superinfektion besteht, sollen nach dem Bad vor der nächsten Verbandanlage antiseptische Umschläge mit Cetavlon oder Betaisodona gemacht werden. Die lediglich II.-gradige Verbrennung ist in der Regel nach 8 bis 10 Tagen abgeheilt. Sie muß aber auf alle Fälle noch für einige Zeit vor intensiver Sonnenbestrahlung geschützt werden, da sie für Sonnenbrand besonders anfällig ist.

Bei oberflächliche Nekrosen aufweisenden Verbrennungen ist eine konservative Weiterbehandlung im Endresultat die beste. Die Nekrolyse kann auf verschiedene Weise beschleunigt werden:
1. durch Verwendung von Xenotransplantaten, wie Kollagenplatten oder lyophilisierte Schweinehaut, die in ca. 3-tägigen Intervallen gewechselt werden sollen.
2. durch Enzyme enthaltende Sprays oder Salben, wie Trypure-Spray oder Iruxol-Salbe.

Mit Iruxol haben wir jahrelang ausgezeichnete Erfahrungen. Die Applikation erfolgt direkt auf die mit Nekrosen bedeckte Haut, darüber kommen Fettgaze und feuchte (steriles Wasser oder Kochsalzlösung) Mullkompressen, evtl. auch an geeigneten Stellen mit zusätzlichem Occlusivverband. Das feuchte Milieu begünstigt die Kollagenasewirkung. Diese Technik führt zu einer sehr schnellen Nekrolyse. Erweisen sich Teile einer Verbrennungswunde als tiefreichend, so daß sich Granulationsgewebe bildet, beschleunigen Xenotransplantate, insbesondere Collagenimplant, unter leichtem Druck anbandagiert, die Epithelisierung.

Mit Narbenbildung abgeheilte Verbrennungen, besonders wenn sie an funktionell wichtigen Stellen lokalisiert sind, sollen über mehrere Monate kontrolliert werden. Zeigen sich nämlich Veränderungen im Sinne hypertrophischer Narbenbildung, kann eine elastische Kompressionsverbandanlage, die nach Maß von speziell ausgebildeten Bandagisten ausgeführt wird, sowie entsprechende Massage mit heparinoidhaltigen Salben Gutes leisten.

Prof. Dr. W. Wittels
I. Univ.-Hautklinik
Alserstr. 4
A-1097 Wien

4.2.13. Die Behandlung von Verbrennungsfolgen an der Haut

H. Drepper, Hornheide

Die wirksamste Maßnahme, Verbrennungsfolgen zu vermeiden, ist, wie wir alle wissen, die sachgemäße Primärbehandlung von Verbrennungswunden. Trotz dieser Erkenntnis müssen wir in der Praxis mit Verbrennungsfolgen in immer noch steigender Zahl und Vielfalt rechnen. Sie beginnen kurz nach der Wundheilung mit *keloidartigen*, häufig entstellenden *Narbenwucherungen*, die oft in bewegungseinschränkende *Narbenkontrakturen* übergehen. Nach Jahren entwickeln sich vielfach *Schäden des Haltungs- und Bewegungsapparates* sowie *Kontaktallergien* und *Abnutzungsdermatosen*. Nicht selten treten auch *seelische Schäden* und *Verhaltensstörungen* als sekundäre Folgen auf. Nach Jahrzehnten komplizieren schließlich *Narbenkeratome*, *Plattenepithel-* und *Basalzellkarzinome* die Verbrennungskrankheit. Das alles macht eine langfristige *Nachsorge* notwendig. Dabei darf sich unser Blick aber nicht auf die beschädigte Haut beschränken. So scheinen z.B. schwerverbrannte Jugendliche - wie auch wir erfahren mußten — *hodenkarzinomgefährdet* zu sein. Hier können wir allerdings nur die Primärfolgen, nämlich die Narbenwucherungen und Kontrakturen, behandeln.

Die Narbenwucherungen nach Verbrennungswunden sind in Symptomatik, Verlauf und Behandlung von den echten Keloiden abzugrenzen. Wir bezeichnen sie als *keloidartige Narbenhypertrophien*. Im Wissen um ihre spontane Rückbildungstendenz dürfen wir uns auch bei Drängen der Patienten nicht in unserer abwartenden Haltung beirren lassen.

Wir bekämpfen den Juckreiz und fördern die Rückbildung mit folgenden Mitteln:

1. Intensive Fettsalbenbehandlung, nötigenfalls unter Folienverbänden.

2. Kompressionsbehandlung in Form von Kompressionsstrümpfen, Handschuhen, Druckverbänden oder Druckplatten, wie wir sie an Gesicht und Hals sowie an unregelmäßig geformten Körperregionen anwenden. Der durchsichtige Kunststoff läßt an der Anämisierung die Druckverteilung kontrollieren. (Abb. 1)

3. Bei lokalisierten Hypertrophien streng intrazikatrizielle Injektion von Triamcinolon-Kristallsuspension. Die Wirkung ist beim echten Keloid oft frappant, aber nicht immer reproduzierbar.

Die gelegentlich angezeigte Röntgentherapie ist jedoch bei der Behandlung der keloidartigen Narbenhypertrophien grundsätzlich abzulehnen!

Ist die Rückbildung der Narbenhypertrophie weitgehend abgeschlossen, können wir Narben an Gesicht und Händen gelegentlich durch hochtouriges Schleifen und Fräsen glätten.

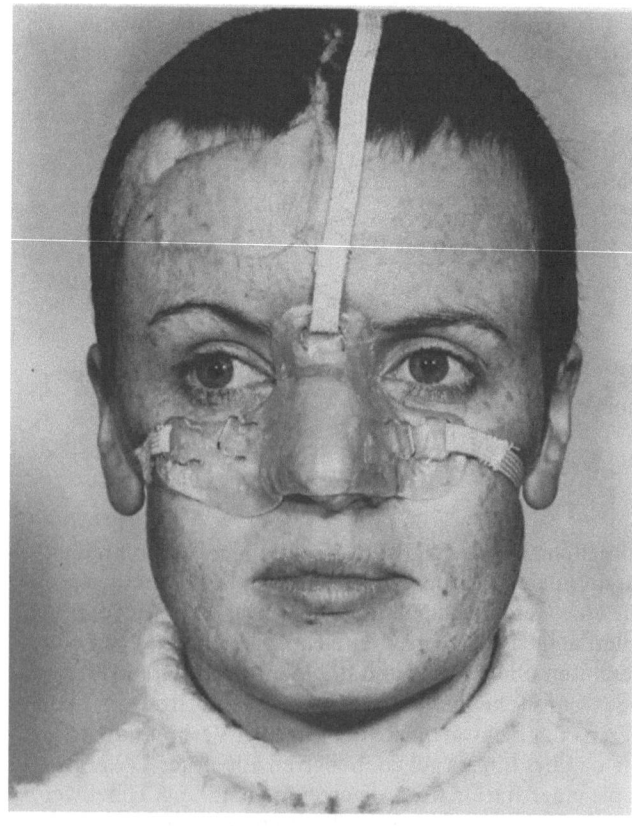

Abb. 1. Druckplatte aus durchsichtigem Kunststoff (Bioglas) zur Prophylaxe und Behandlung von Narbenhypertrophien

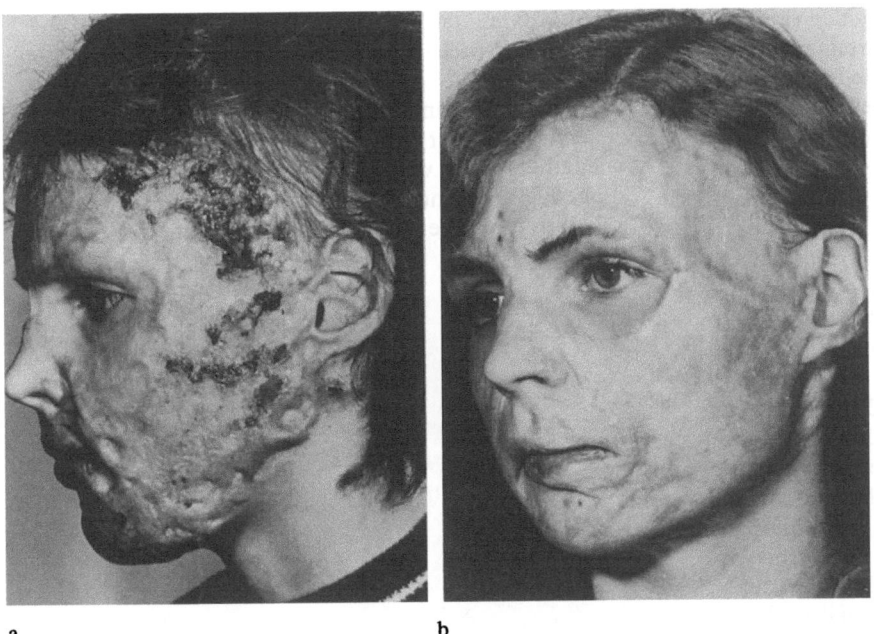

Abb. 2a und b. 12-jähriges, großflächig drittgradig verbranntes Mädchen. (a) Vor der plastisch-chirurgischen Behandlung. (b) 2 Jahre nach der plastisch-chirurgischen Behandlung

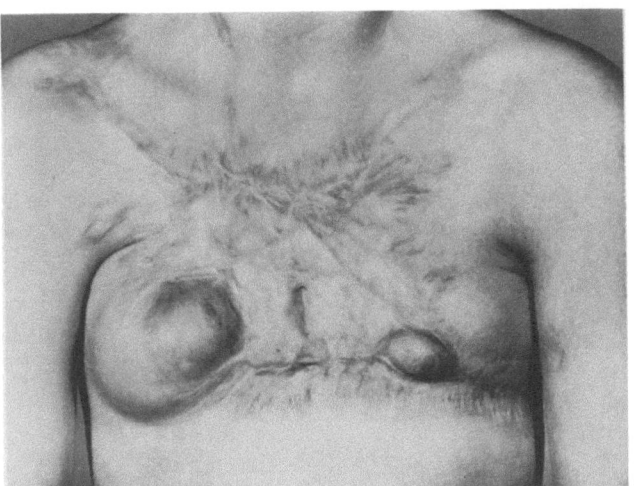 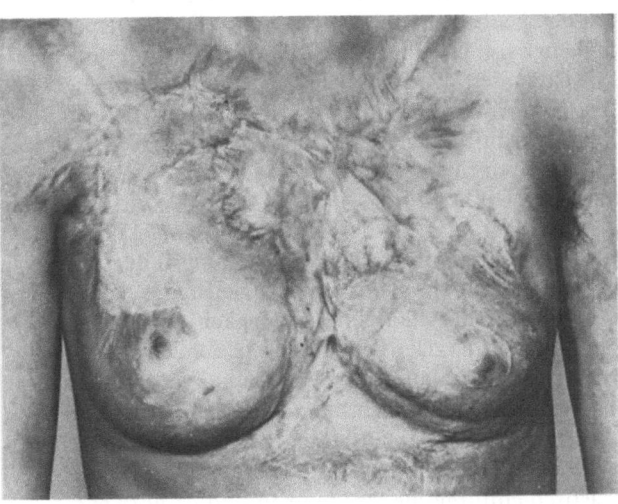

Abb. 3a und b. (a) 6 Jahre alte Verbrennungsnarbe an der wachsenden Mädchenbrust. (b) Zustand 1 Jahr nach 3/4-Hautplastik

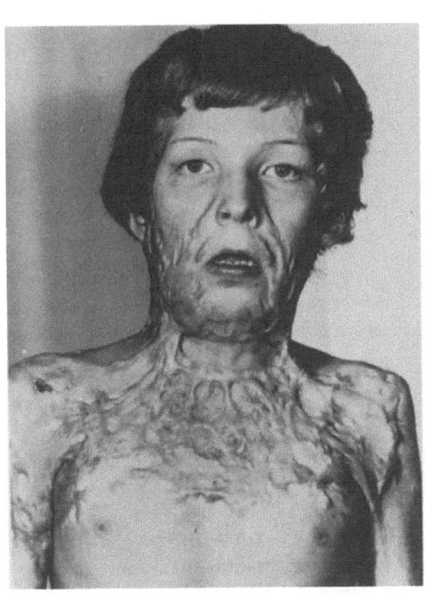 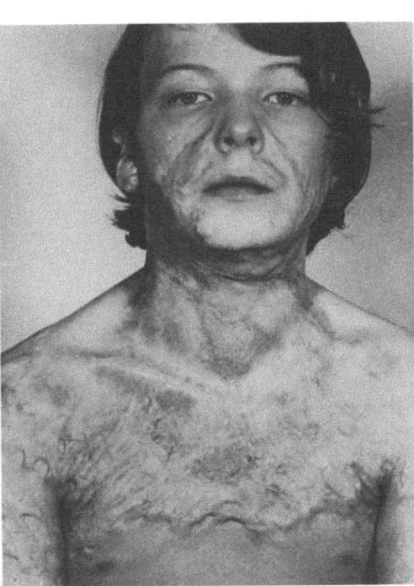 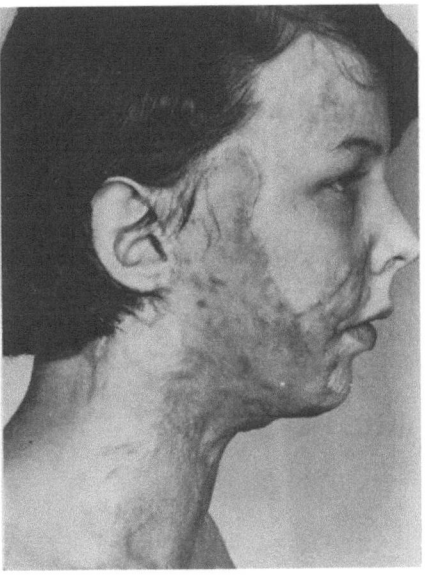

Abb. 4a – c. (a) Mit 10 Jahren verbrennungsgeschädigter Junge vor der Behandlung. (b) Nach der Behandlung. (c) Seitenbild

Größere keloidartige Narbenhypertrophien sind schließlich durch freie Voll- oder Dreiviertelhautplastik glatt und widerstandsfähig wiederherzustellen, allerdings um den Preis zusätzlicher Narben. Bei Gesichtsnarben ist ferner zu bedenken, daß wir nicht nur eine möglichst ebenmäßige Haut wiederherstellen wollen, sondern den lebendigen Gesichtsausdruck mit Mienenspiel und nuancierter Hauttönung zurückgewinnen möchten. Dieses lebendige Gesicht können wir durch keine Hautplastik voll wiederherstellen. Deswegen halten wir flächenhafte Hautplastiken im Gesicht nur dann für angezeigt, wenn die Gesichtszüge selbst durch Narbenkontrakturen entstellt sind.

In der Abb. 2a, b sehen Sie ein mit 12 Jahren schwerverbranntes Mädchen, bei dem Narbenwülste die Mimik weitgehend zerstört haben. Das machte eine Rekonstruktion durch großzügige Vollhautplastik erforderlich.

Damit kommen wir zur Behandlung der *Narbenkontrakturen*. Auf diese Längenentwicklung der Narbe wirken zwei einander entgegengerichtete Kräfte ein: die streckende Hautspannung durch Muskeln und subkutanes Polster sowie die kontrahierende Kraft der Bindegewebswucherung. Die Intensität dieser zweiten Kraft wird durch den Narbenquerschnitt bestimmt. Die Hautspannung hängt von jeweiligen funktionellen Anforderungen ab, sie ist an den Akren stärker als an den Gelenkbeugen.

Wie Herr *Bittar* in einer Dissertation an unserer Klinik durch Narbenmessungen bestätigen konnte, strecken sich viele Narben nach Monaten durch das Übergewicht der extendierenden Kraft.

Aktives Training, z.B. der Schultergürtelmuskulatur, vermag die kontrahierende Narbenspannung in der Schlüsselbeingegend zum großen Teil auszugleichen.

Allerdings endet die Dehnungsfähigkeit der Narben mit der Ausreifung. Der Druck der wachsenden Mädchenbrust vermag die 6 Jahre alten Narben der verbrannten Brust in Abb. 3a nicht mehr zu dehnen. Hier bringt erst die Narbenexzision, Mobilisation und freie Spalthautplastik die Brust zur vollen Entfaltung (Abb. 3b).

Plastisch-chirurgische Maßnahmen sind da notwendig, wo Kontrakturen Wachstum und Entwicklung gefährden oder einschränken und wichtige Funktionen behindern. Dies ist am ehesten an Gelenkbeugen und natürlichen Konkavitäten der Körperoberflächen der Fall, z.B. am Hals, und an Stellen stark beweglicher Haut, wie an Lidern und Lippen.

Am Beispiel eines mit 10 Jahren verbrannten Jungen sehen wir, wie der Hals durch Hautplastiken formgerecht wiederhergestellt wird (Abb. 4a-c). Dazu müssen allerdings alle spannenden Narbenzüge exzidiert bzw. an den Rändern mobilisiert und die Transplantate mit angemes-

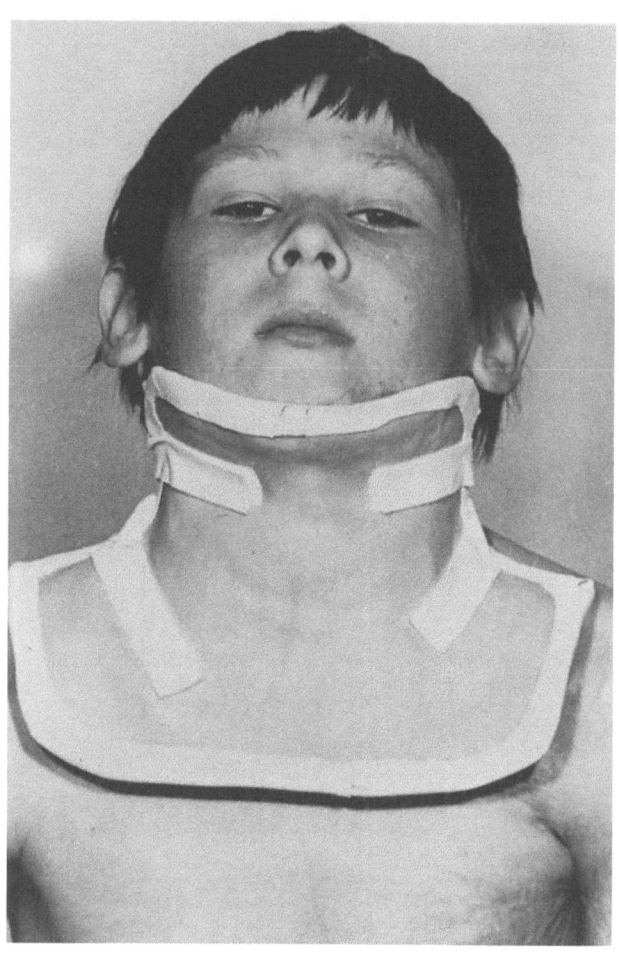

Abb. 5. Halsformer aus Kunststoff zur Nachbehandlung plastisch versorgter Halskontrakturen

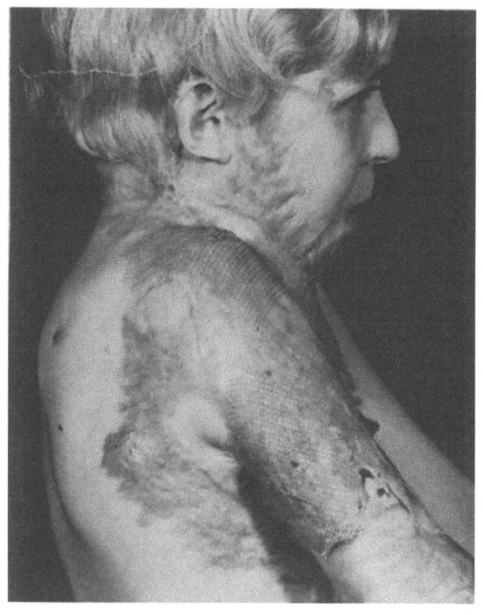
a

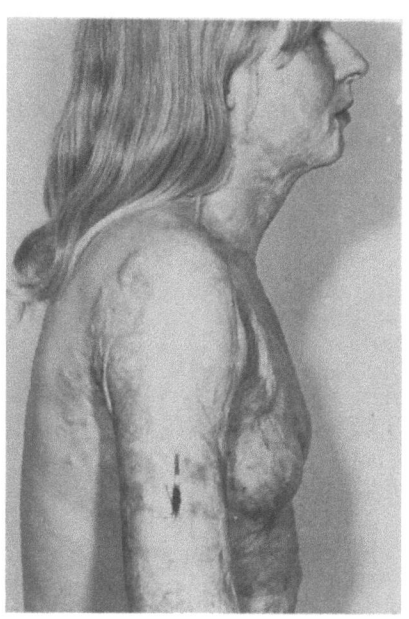
b

Abb. 6a und b. (a) 9-jähriges Mädchen drittgradig verbrannt. (b) 2 Jahre nach der Behandlung mit Vollhaut- und 3/4-Hauptplastiken

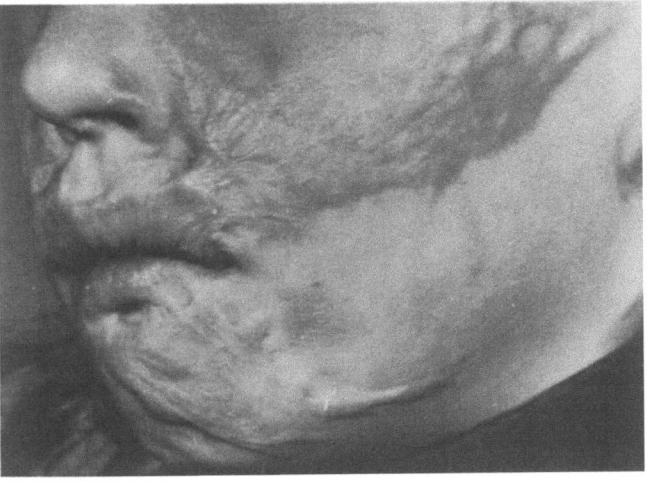
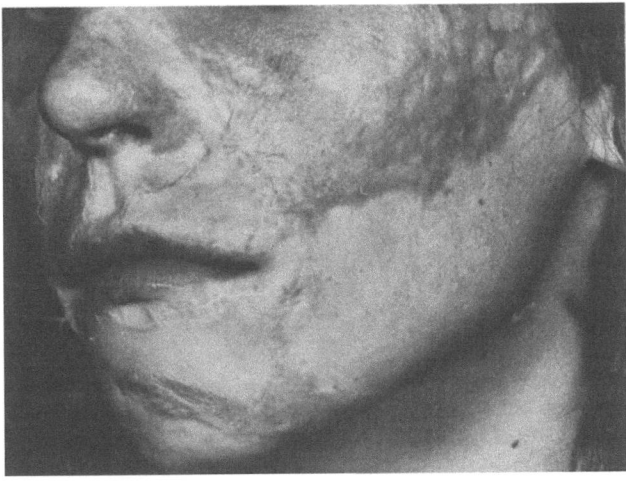

Abb. 7a und b. (a) Am Mund führen schon geringe Züge zu Kontrakturen. (b) Die gleiche Patientin nach Narbenmobilisation und Vollhautplastik

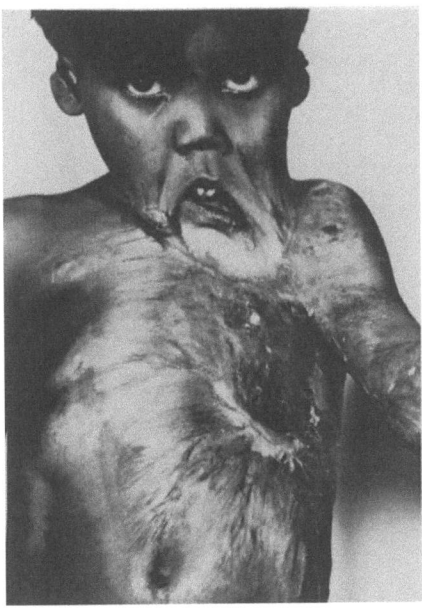
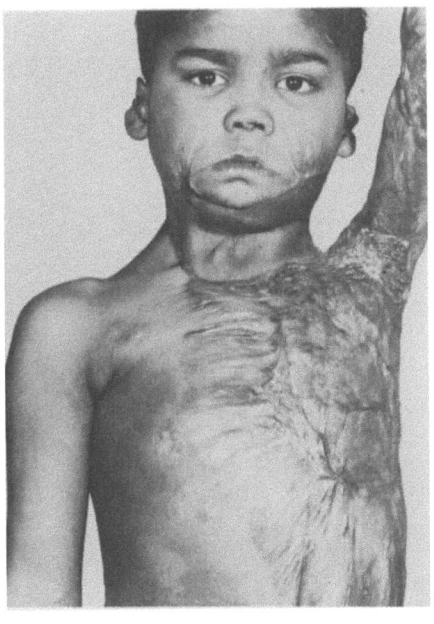

Abb. 8a und b. (a) 6-jähriger Patient mit schwersten Narbenkontrakturen an Hals, Brust und Achseln. (b) Aufbau des Halses durch Rollappenplastik vom Rücken. Spalthautplastik an Achseln und Brust

sener Querspannung in der Zungenbeinebene so zugeschnitten werden, daß sie sich auch an den submandibulären Furchen ohne Druck der Unterlage glatt anfügen.

Ohne die komprimierende und streckende Nachbehandlung mit Halsbandagen über 1/2 Jahr ginge das Halsprofil allerdings infolge sekundärer Schrumpfungen wieder verloren (Abb. 5).

In Abb. 6a und b zeigt sich noch drastischer das Ausmaß der Kontrakturen und die Neuformung des Halsprofiles sowie der Achsel. Zu beachten ist dabei auch die Streckung des Halses unter der orthopädischen Nachbehandlung.

Abb. 7a und b zeigt, wie schon geringe Narbenzüge an den Öffnungen des Gesichtes zu Kontrakturen führen, die eine plastische Rekonstruktion mit retroaurikulärer Haut notwendig machen. Auch hier ist das intra- und postoperative Strecken der Narbenränder, besonders des Lippenrotsaumes, Grundvoraussetzung des Erfolges!

Während wir die negative Auswirkung des Narbenzuges auf die wachsenden Extremitätenknochen lange überschätzt haben, blieb die Anfälligkeit des Unterkieferwachstums gegenüber narbenbedingten Parafunktionen vielfach unterbewertet.

Bei dem sechsjährigen Pakistaner in der Abb. 8a war der Unterkiefer durch Narbenzug ein Jahr nach der Verbrennung regelrecht durchgebogen. Der Hals mußte durch eine gestielte Rollappenplastik vom Rücken neu geformt werden (Abb. 8b).

Zum Abschluß ist zu betonen, daß der schwerverbrannte Mensch trotz funktionsgerechter Wiederherstellung versehrt bleibt. Daraus ergeben sich Konflikte in seinen eigenen und den mitmenschlichen Beziehungen zu seinem versehrten Körper. Die wichtigste Hilfe, die wir dem Versehrten in dieser Situation anzubieten haben, ist: Ihm keine unrealistischen Verheißungen zu machen, sondern taktvoll zu der Erkenntnis zu motivieren, daß die Lösung jener Konflikte seine unausweichliche Aufgabe ist, die aber zugleich die Chance zum Aufbau eines neuen, stabilisierten Selbstbewußtseins bietet.

Dr. Dr. H. Drepper
Abt. f. Gesichts- u.
plastische Chirurgie
d. Fachklinik Hornheide
Dornbaum 48
D-4400 Münster-Hornheide

5.1. Mykologie · Feste Themen

Moderator: H. Götz, Essen

5.1.1. Mykologie — Einführung in den Verhandlungsgegenstand

H. Götz, Essen

Unser letztes mykologisches Symposion im Rahmen eines Kongresses der Deutschen Dermatologischen Gesellschaft fand vor zwölf Jahren in Freiburg statt. Aus der Tatsache, daß in unserer täglichen Sprechstunde der Anteil der Pilzkrankheiten der Haut- und Schleimhäute mehr als 10% ausmacht, mögen Sie ersehen, daß dieses Teilgebiet unseres Spezialfaches keineswegs eine *quantité négligeable* dargestellt. So ließ sich im Raum von Essen, einem hochindustrialisierten Gebiet, bei der dortigen Bevölkerung ein durchschnittlicher Pilzbefall von rund 40% der Fälle nachweisen. Wenn es sich auch vorwiegend um Dermatophyteninfektionen handelt, so kommt doch auch den durch Hefeinfektion bedingten Krankheitsbildern eine wachsende Bedeutung zu. Antibiotika, Cytostatika und Ovulationshemmer spielen hierbei eine wichtige Rolle.

Bei der Auswahl der Themen und der Referenten, die sich dankenswerterweise alle zur Verfügung gestellt haben, hatte ich in erster Linie die Interessen des in der Praxis tätigen Dermatologen vor Augen. Manche Pilzinfektion hat sich in ihrem klassischen Bild durch Dauerapplikation von Kortikoidsalben verändert; manche Hautkrankheit wird im Zeitalter eines weltweiten Reiseverkehrs aus tropisch-subtropischen Gebieten eingeschleppt, an die in unseren Breiten differentialdiagnostisch oft gar nicht gedacht wird. Auch die Chronizität so mancher Mykose konnte bislang nicht befriedigend beseitigt werden.

Aus diesen wenigen Hinweisen ergeben sich bereits Fragen, die in der Kürze der zur Verfügung stehenden Zeit zumindest angeschnitten werden sollen.

Prof. Dr. Dr. H. Götz
Dermatologische Univ.-Klinik
Hufelandstr. 45
D-4300 Essen

5.1.2. Der Wert gegenwärtiger Pilznachweismethoden in der Praxis

H. Hauck, Frankfurt

Die Pilzdiagnostik gehört heute zu den Routine-Laboruntersuchungen des praktisch tätigen Dermatologen. Sie baut sich auf aus verschiedenen Untersuchungsgängen, die sich einander ergänzen. Zu unterscheiden sind eine orientierende Schnelldiagnostik von einer kulturellen Differenzierung. Eine einfach durchführbare Methode der Schnelldiagnostik ist das Kalilauge-Nativpräparat. Der Nachweis von septiertem Myzel erlaubt uns nur die Diagnose höherer Pilze; hierin ist der größte Teil der menschenpathogenen Pilze eingeschlossen. Dermatophyten, Hefen und die meisten Schimmelpilze sind höhere Pilze. Ihnen gegenüber stehen die niederen Pilze. Diese bilden in der Regel unseptiertes Myzel. Zu den niederen Pilzen gehören nur einige fakultativ menschenpathogene Schimmelpilze wie *Rhizopus-*, *Mucor-* und *Absidia*-Arten. Diese sind als Erreger der Mucormykose bekannt. Im Laufe einer solchen Erkrankung kann es bei abwehrgeschwächten Personen aufsteigend von der Nasenschleimhaut zu einem Befall des Gehirns kommen. Dieses Krankheitsbild gelangt aber im allgemeinen nicht zur Diagnostik des Dermatologen. Das Kalilauge-Nativpräparat ist — trotz seiner nur oberflächlichen Aussage — für die Praxis weiterhin zu empfehlen. Hierdurch gelingt die sofortige Bestätigung der klinisch gestellten Diagnose „Mykose". Damit kann auch schnell die lokale Behandlung eingeleitet werden. An weiteren Methoden der Schnelldiagnostik stehen zur Verfügung: Das Methylenblau-gefärbte Abstrichpräparat; dieses ist besonders geeignet zum Untersuchen genitalen Fluors. In einigen Fällen kann auch hiermit ein sofortiger Pilznachweis geführt werden. Die Labordiagnostik der Pityriasis versicolor ist am einfachsten durchzuführen. Hier bestimmt das Direktpräparat die endgültige Feindiagnose. Bewährt hat sich in diesem Rahmen der Methylenblau-gefärbte Tesafilmabriß. Es empfiehlt sich folgendes Vorgehen: Zunächst Aufrauhen der klinisch veränderten Hautstellen mit einem Holzspatel; danach Abriß in üblicher Weise und anschließende Färbung. Als weitere erprobte Methode der Schnelldiagnostik ist die Untersuchung verdächtiger Herde mit der Woodlampe zu nennen. Diese Methode leistet am meisten bei der Entdeckung von Mikrosporieerkrankungen. Im Frankfurter Raum sehen wir Mikrosporuminfektionen ausgesprochen häufig. Immer wird in der Kultur in solchen Fällen *Mikrosporum (M.) canis* nachgewiesen. Jeder Haarausfall und alle klinischen Bilder, welche dem einer oberflächlichen Trichophytie des Körpers entsprechen, sollten einer Untersuchung unter der Woodlampe zugeführt werden. Im positiven Fall ist die typische, hellgrüne Fluoreszenz der befallenen Haare sichtbar. In einem Teil der Fälle versagt jedoch die Woodlampendiagnostik, d.h. die Krankheitsherde fluoreszieren nicht. Wir sehen dies manchmal bei mikrosporiekranken Katzen und deren infizierten Frauchen und Herrchen. Die kulturelle Untersuchung stellt das wichtigste Hilfsmittel dar. Diese führt uns zur Feindiagnose des Erregers und ermöglicht so eine gezielte Behandlung. Eine Pilzkultur sollte — mit Ausname der Pityriasis versicolor — ebenfalls in jedem Verdachtsfall angelegt werden. Mit welchen Erregern müssen wir rechnen? An Dermatophyten werden am häufigsten *Trichophyton (T.) rubrum*, *Trichophyton mentagrophytes var. quinckeanum* oder kurz *T. quinckeanum* sowie *T. mentagrophytes* nachgewiesen. *T. quinckeanum* wird in fast allen Fällen durch Meerschweinchen oder Zierhasen auf die Menschen der Umgebung übertragen. Danach folgt als weiterer Dermatophyt *M. canis*. Dieser Erreger — vierthäufigster Dermatophyt in unserem Untersuchungsmaterial — hat heute die größte Bedeutung als Übertrager der Mikrosporie. In fast allen Fällen ist ein erkranktes Haustier die Infektionsquelle. Meist handelt es sich um Katzen oder Hunde.

Bei Nachweis von *T.quinckeanum* oder *M.canis* in der Kultur werden Umgebungsuntersuchungen erforderlich. Hier ist mit Erkrankung mehrerer Personen zu rechnen. Vor allem müssen Haustiere einem mykologisch versierten Tierarzt zu Diagnose und gegebenenfalls Therapie vorgestellt werden.

Bei Hefenachweis in der Primärkultur kann anschließend auf Reisagar überimpft werden. Die Reisagarplatte ermöglicht die Differenzierung von *Candida albicans*. Eine Differenzierung ist immer dann erforderlich, wenn der klinische Befund und die auf der Erstkultur gewachsene Hefe keine diagnostische Einheit ergeben. Eine histologische Untersuchung (PAS-Färbung) kann ebenfalls zur Abklärung eines mykotischen Krankheitsbildes beitragen. Sie wird dann nötig, wenn die Pilzkultur negativ bleibt, der klinische Verdacht auf eine Mykose jedoch fortbesteht. Zur histologischen Pilzdiagnostik geeignet sind Hautexcisate und Nagelspanmaterial.

Dr. H. Hauck
Mykolog. Laboratorium
der Univ.-Hautklinik
Theodor-Stern-Kai 7
D-6000 Frankfurt a.M.

5.1.3. Ungewöhnliche Bilder durch Dermatophyten-Infektionen

W. Meinhof, Aachen*

Ungewöhnliche Erscheinungsformen von Dermatophytosen führen leicht zu ihrer Verkennung und Fehlbehandlung. Im Folgenden sollen daher einige Beispiele angeführt werden, die demonstrieren, wie weit das Spektrum der morphologischen Variationen dieser Erkrankungsgruppe sein kann. Die Themenstellung brachte es mit sich, daß ich von mehreren Kollegen Unterstützung durch Ausleihen von Bildern erbat. Für ihre Mitwirkung bin ich ihnen besonders dankbar.

Ein für mich sehr eindrucksvolles Krankheitsbild wurde gemeinsam mit *Rieth* beobachtet: Eine junge Frau litt seit Jahren unter ausgedehnten, dermatitisartigen Hautveränderungen. Trotz Konsultation zahlreicher Dermatologen in verschiedenen Städten und trotz mehrfacher Probeexzisionen gelang nicht die diagnostische Klärung. Erst als die kleine Tochter mit eigentümlichen Hautveränderungen am Capillitium ebenfalls in die Klinik kam und bei ihr eine Tinea capitis durch Trichophyton quinckeanum festgestellt wurde, konnte auch die Erkrankung der Mutter als generalisierte Tinea corporis (Trichophytia superficialis) aufgeklärt werden. T. quinckeanum hatte bei beiden Patienten nicht zu Scutula-artigen Hautveränderungen geführt.

Der echte Favus mit Scutula ist bei uns sehr selten geworden, wird jedoch oft lange verkannt, wenn er auftritt [8, 14]. Frau *Bielunska* verdanke ich sehr typische Abbildungen des Körperfavus [1]. Beim Favus des Kopfes muß nicht immer das typische Bild mit Scutula vorliegen, sondern im frischen Stadium können sie auch fehlen [10].

Vor allem im Gesicht werden atypische Dermatophytosen beobachtet, die verschiedene andere Dermatosen imitieren. Häufig ist über Lupus erythematodes-artige Formen berichtet worden [2]. Auch Granuloma anulare-artige Bilder (durch fehlende epidermale Veränderungen) werden gesehen. Frau *Hauck* verdanke ich die folgenden Bilder: eine Tinea faciei, die als Erythema chronicum migrans verkannt und behandelt wurde (Erreger T. quinckeanum) und eine an Akne erinnernde follikuläre Tinea faciei durch T. mentagrophytes [3, 4].

Im Inguinalbereich kommen Abweichungen vom klassischen Erscheinungsbild des Eczema marginatum durch verringerte wie auch durch verstärkte entzündliche Reaktionen vor. Der Erythrasma-ähnliche Typ der Tinea inguinalis (ohne Randbetonung und mit der feinen Fältelung der Hautoberfläche) wurde schon 1928 von Karrenberg beschrieben [6, 11]. Auf der anderen Seite können tiefgreifende Entzündungen mit knotigen oder vegetierenden Herden auftreten, wie *Lischka* kürzlich demonstrierte [9].

Bei den Onychomykosen ist die Leukonychia trichophytica Jessner als seltene Mykose mit primärem Eindringen der Pilze in die oberste Schicht der Nagelplatte wenig bekannt [5]. Diese Form der Onychomykose bietet besonders günstige Voraussetzungen für eine erfolgreiche, ausschließlich lokale Behandlung [12]. Ebenfalls weißlich sind die Nagelveränderungen, wenn die Pilze in Form des sogenannten transversalen Netzwerkes nach Alkiewicz die Nagelplatte durchwachsen. Hierbei finden sich die Pilze in den tieferen Anteilen der Nagelplatte.

Ungewöhnliche Erscheinungsformen von Dermatophytosen treten besonders auch bei Patienten mit langfristiger Steroidtherapie oder anderen Störungen der Infektabwehr auf. Von Kind u. Mitarbeitern wurde an unserer Klinik eine Patientin beobachtet, bei der sich eine Tinea capitis durch Trichophyton rubrum gleichzeitig mit multiplen Hauttumoren entwickelte. Bei der Patientin konnte ein partieller Immundefekt, unter anderem mit negativem Intracutantest und spezifischem LTT auf Trichophytin, festgestellt werden [7].

Bei einer weiteren Patientin mit langfristiger lokaler Steroid-Therapie sowie Diabetes mellitus, Hyperurikämie und Hypertonie fanden sich disseminierte, papulöse Erscheinungen im Gesicht, am Capillitium und an den Extremitäten, gering auch am Stamm, die durch Trichophyton rubrum hervorgerufen worden waren. Außerdem bestand eine Pityriasis versicolor.

Abschließend möchte ich kurz unsere bereits publizierte Beobachtung einer Patientin mit subcutanen T.rubrum-Abszessen demonstrieren [13]. Die Grundkrankheit war eine langjährige, progredient chronische Polyarthritis mit entsprechend langfristiger immunsuppressiver Therapie. Die subcutanen Abszesse traten plötzlich und multipel am Gesäß und Beinen im Bereich einer ausgedehnten oberflächlichen Tinea generalisata auf. Die Tiefe der Abszesse und der reichliche Nachweis von lebensfähigem, offenbar wachsendem Myzel innerhalb der Abszesse lassen dieses Krankheitsbild eindeutig von den knotig-granulomatösen Dermatophytosen (z.B. Tinea granulomatosa nodularis cruris oder Granuloma trichophyticum *Majocchi*) abgrenzen.

Literatur

1. Bielunska, S.: Bilddemonstrationen. 4 Mykologisches Symposium mit Internat. Beteiligung. Białystok, 12.-13.9.1976

---

* unter Mitwirkung von: S. Bielunska, Warschau, H. Hauck, Frankfurt, G.G. Lischka, Mannheim, und H. Rieth, Hamburg

2. Feuerman, E.J., Alteras, I., Sandbank, M.: Lupus erythematosus-like tinea faciei (a clinical and mycological survey of 16 cases). Castellania *4*, 21-23 (1976)
3. Hauck, H., Diezemann, V.: Folliku läre Trichophytie des Gesichtes bei gleichzeitig bestehender Fingernagelmykose. Mykosen *14*, 233-236 (1971)
4. Hauck, H., von Pander, N.A.: Pilzerkrankungen im Gesichtsbereich. Z.Hautkr. *51*, 455-458 (1976)
5. Jessner, M.: Über eine neue Form von Nagelmykosen (Leukonychia trichophytica). Arch.Derm.Syph. (Berl.) *141*, 1-8 (1922)
6. Herrenberg, C.L.: Über eine wenig beachtete Form der inguinalen Epidermophytie: „Type érythrasmoide" des Eczema marginatum. Arch.Derm.Syph. (Berl.) *154*, 605-610 (1928)
7. Kind, R., Hornstein, O.P., Meinhof, W., Weidner, F.: Tinea capitis durch Trichophyton rubrum und Multimorbidität im Senium mit partiellem Defekt der zellulären Immunität. Hautarzt *25*, 606-610 (1974)
8. Kirch-Nietzki, M., Haferkorn, R.: Unerkannte Favusfälle im Raum Hannover – über 5 Jahrzehnte bestehend. Z.Haut- u. Geschlkr. *39*, 458-464 (1965)
9. Lischka, G.G.: Patientendemonstration, Dermatologennachmittag, Mannheim 24.3.1976
10. Marchionini, A., Götz, H.: Über Kopfpilzerkrankungen in Anatolien mit besonderer Berücksichtigung des Favus. Arch.Derm.Syph. (Berl.) *190*, 75-88 (1950)
11. Meinhof, W., Jander, H.A.: Heimschul-Epidemie einer erythrasmaähnlichen Tinea inguinalis durch Epidermophyton floccosum und Trichophyton mentagrophytes. Hautarzt *22*, 192-199 (1971)
12. Meinhof, W.: Therapie der Onychomykosen. akt. dermatologie *2*, 155-164 (1976)
13. Meinhof, W., Hornstein, O.P., Scheiffarth, F.: Multiple subcutane Trichophyton rubrum-Abszesse – Pathomorphose einer generalisierten superficiellen Tinea bei gestörter Infektabwehr. Hautarzt *27*, 318-327 (1976)
14. Röckl, H., Schröpl, F., Müller, E.: Favus mit Körperherden und Nagelbefall. Z.Haut u. Geschlkr. *45*, 99-100 (1970)

Prof. Dr. W. Meinhof
Klinikum der RWTH Aachen
Abt. Dermatologie
Goethestr. 27-29
D-4100 Aachen

5.1.4. Welchen Mykosen aus tropisch-subtropischen Gebieten können wir in Deutschland in der Praxis begegnen?

L. Krempl-Lamprecht, München

Der Redezeit angemessen, umfaßt mein Bericht nur eigene Beobachtungen und – soweit vorhanden – den Hinweis auf analoge Fälle der letzten Zeit in Deutschland. Aus der Bestandsaufnahme exotischer Mykosen in Europa, die Rückschlüsse auf ein denkbares Auftreten in Deutschland zulassen, entnehme ich nur wenige Beispiele für mein Einteilungsschema. Ebenso verzichte ich auf eine eingehende mykologische Schilderung der seltenen Pilze zugunsten von Hinweisen, unter welchen Situationen in der Praxis Mykosen durch diese nicht alltäglichen Pilze zu bedenken sind.

Am Anfang steht die Frage nach möglichen *Infektionsquellen*. Hierbei ist eine kurze biologisch-ökologische Überlegung von Nutzen. Pathogene Pilze können als *fakultative Parasiten* lebende Wirte und tote organische Materie zur Ernährung nutzen. Es sind also *zwei Infektionswege* zu berücksichtigen, entweder eine *Direktübertragung* des Pilzes zwischen lebenden Wirten (Mensch oder Tier) oder eine diskontinuierliche Infekt-Kette durch Kontakt mit dem saprophytär bewachsenen Material, sog. Reservoire. In den Reservoiren – Erdboden, Pflanzenteile, tierische Substanzen – unterliegen die Pilze Umwelteinflüssen wie Temperatur, Feuchtigkeit, Strahlung u.ä.. Ein Teil von ihnen zeigt sich dabei ausgesprochen robust, man findet sie – und die durch sie verursachten Mykosen! – seit jeher über die ganze Welt verbreitet. Der andere Teil aber findet optimale Lebensbedingungen am und außerhalb eines Wirtes nur in bestimmten Klimaten. Diese Zuordnung bedeutete früher ein zuverlässiges Argument bei der Pilzdiagnostik, da man Pilze aus umschriebenen Endemiegebieten fast nie außerhalb deren Grenzen antraf. Heute haben sich die Verhältnisse geändert; besonders in den beiden letzten Jahrzehnten hat ein weltweiter Handel und Arbeitsplatzwechsel und nicht zuletzt der Fern-Tourismus die Areale vermischt, so daß auch in Deutschland bisher unbekannte Mykosen in Erwägung zu ziehen sind.

Für die Praxis bedeutet dies eine besonders genaue Kontrolle folgender Personenkreise:

1. *Einheimische*, die beruflich oder im Urlaub, für mehr oder minder lange Zeit, Orte in aller Welt besuchten. Bei u.U. klimabedingter, verminderter körperlicher Widerstandsfähigkeit können sie dort landestypische Mykosen erworben und diese nach Hause mitgebracht haben.

2. *Personen, die in anderen Kontinenten*, zumindest anderen Klimazonen, *gebürtig* sind und sich längere Zeit zur Arbeit, zum Studium oder aus anderen Gründen in Deutschland aufhalten. An ihnen können eingeschleppte Mykosen sofort oder auch erst nach längerer Latenzzeit sichtbar werden.

3. Sogenannte *Kontaktpersonen*. Der Kontakt bezieht sich einerseits auf die Personenkreise 1 und 2, auch wenn die Überträger u.U. erscheinungsfrei sind; zum anderen auf Materialien aus tropisch-subtropischen Ländern, an denen vitale Pilzelemente haften können.

Als Beispiel für Gruppe 1 führe ich den (bisher dreimaligen) Nachweis von *Tinea nigra* in Deutschland an. Auf die für die Praxis besonders wichtigen Punkte sei besonders verwiesen. Die Lokalisation dieser Fälle – 1x palmar, 2x plantar – war charakteristisch für diese Mykose. Auch die Anamnesen ergaben gleichartige Anhaltspunkte für die Infektion, nämlich jeweils Besuch subtropischer Gebiete. Alle Autoren betonen, daß man diese oberflächliche, harmlose Mykose kennen muß, um sie in differentialdiagnostische Erörterungen einzubeziehen und gegenüber pigmentierten Herden mit bevorzugter Lokalisation an Handtellern und Fußsohlen und malignen oder prämalignen Neubildungen abzugrenzen. In der Praxis erlaubt bereits das einfache Nativpräparat mit KOH diese grundlegende Feststellung: es zeigt dunkelpigmentierte, kurzseptierte Hyphen, z.T. mit knorrig wirkender Verzweigung (wie aus allen Publikationen zu entnehmen ist, auch bei der von Kane geschilderten ersten Tinea nigra in Kanada).

Bemerkenswert ist, daß in allen Tinea-nigra-Fällen aus gemäßigten Klimaten als Erreger *Cladosporium werneckii Horta*, noch nie aber Cladosporium mansonii oder Cladosporium castellanii gefunden wurde. Möglicherweise besitzt diese Art eine breitere Temperaturtoleranz als die beiden anderen Erregerarten.

Ein für die 1. Personengruppe typisches Beispiel ist auch die in Homburg/Saar bei einem deutschen Patienten diagnostizierte *Blastomykose*. Der Fall wird darum hier erwähnt, weil sich bei dem Patienten, der 15 Jahre als Landarbeiter in Paraguay tätig war, erst *ca. 20 Jahre* nach seiner Rückkehr nach Deutschland diese Mykose ausbreitete und dann rasch zum Tode führte.

Bei der 2. Gruppe, den Ausländern, kommt es nicht nur darauf an, daß in der Praxis bei dem fremdartigen – besonders im Anfangsstadium oft schwer ansprechbarren – klinischen Bild an eine Mykose gedacht wird, sondern auch, daß bei der Pilzdifferenzierung die speziellen Mykosen der Heimatländer von vornherein bedacht werden.

Als charakteristisches Beispiel soll hier ein *Maduramycetom* gelten, das bei einem, als Baupraktikant in München weilenden jungen Mann aus Sierra Leone (West Afrika) diagnostiziert und erfolgreich behandelt wurde. Der für die Therapie entscheidende Befund, daß es sich bei der umfangreichen Geschwulst im linken Fußgewölbe um eine Mykose handelte, konnte bereits durch das Nativpräparat gestellt werden. Die dunklen Körnchen, sog. Granula, die aus der Tiefe zahlreicher Fisteln exprimiert wurden, enthielten dunkle Pilzhyphen. Die Züchtung des Erregers in Kulturen und die Differenzierung als *Madurella mycetomi* waren dagegen schwieriger, da eine beträchtliche Anzahl von Pilzen als Erreger des Maduramycetoms in den Hauptverbreitungsgebieten Afrika und Indien bekannt sind.

Als Beispiel zur 2. Gruppe möchte ich ferner die *Tinea capitis* durch *Trichophyton violaceum* anführen, einen nicht auf Tropen oder Subtropen beschränkten, sondern auch in S-Europa, N-Afrika und dem Nahen Osten heimischen Pilz. Wir fanden ihn im Verlaufe der letzen Jahre 7x bei *griechischen* und *türkischen* Staatsangehörigen, 1x als *T. glabrum*, 1x in Mischinfektion mit *T. schönleinii* (auch in anderen europäischen Ländern wurde er diagnostiziert, ebenso wie das ihm verwandte *T. gourvilii*). Bei Tinea capitis dunkelhäutiger Patienten wurde das im tropischen Afrika beheimatete *T. soudanense* isoliert (seit 1963 mehrfach in Deutschland und anderen europäischen Ländern).

Daß diese Trichophyton-Art auch bei Europäern, die aus Afrika zurückkehrten, und sogar bei englischen und französischen Kindern als Mykoseerreger ermittelt wurde, führt zu Gruppe 3, den Personen, die durch Kontakte infiziert wurden. Hierzu gehört auch die *Trich. soudanense*-Infektion am Handrücken einer deutschen Gärtnerin, die nie Kontakte zu Afrikanern hatte. Auf die richtige Spur zur Infektionsquelle deutet vielleicht die Beobachtung eines schwarzkörnigen Mycetoms an der Hand einer 26-jährigen Holländerin hin, bei der eine Infektion durch Pflanzenmaterial aus Ägypten vermutet wurde.

Mein Abschlußbeispiel sei die Schilderung einer *Ferrugineum-Mikrosporie* in München. Bei einem 9-jährigen deutschen Jungen wurde klinisch eine Microsporie diagnostiziert, bestätigt durch eine typische grüne Fluoreszenz und ein Nativpräparat, das einen ektotrichen Mantel kleiner Sporen an den epilierten Haarstümpfchen aufwies. Nach Reinzüchtung und einer Reihe morphologischer und physiologischer Untersuchungen stand fest, daß als Erreger *Microsporum ferrugineum* vorlag, aber gleichzeitig auch das Problem, wie das Auftreten dieses (für den Fernen Osten charakteristischen) Pilzes in München denkbar ist. Die daraufhin angestellten eingehenden Erhebungen zur Familienanamnese lieferten eine ebenso verblüffende wie verständliche Erklärung: 1 Jahr zuvor war von der Familie ein (gesundes) Kind aus Korea aufgenommen und adoptiert worden. Bei einer anschließenden Untersuchung sämtlicher Familienmitglieder wurden dann auch beim Adoptivsohn und der Mutter minutiöse Mykoseherde entdeckt, aus denen – übereinstimmend mit dem ersten Fund – Microsporum ferrugineum gezüchtet wurde.

Mit meinen Ausführungen wollte ich darlegen, daß in der Praxis eine besonders eingehende Anamnese bei bestimmten Personenkreisen und ein einfaches mikroskopisches Nativpräparat in vielen Fällen auf die richtige Spur der seltenen Mykosen führen.

Prof. Dr. rer. nat. Luise Krempl-Lamprecht
Dermatologische
Klinik u. Poliklinik
der TU
Biedersteiner Str. 21-29
D-8000 München 40

5.1.5. Fakultativ und obligatorisch pathogene Schimmel bei Hautaffektionen

H. Rieth, Hamburg

Schimmelpilze in Pilzkulturen zu beurteilen und ihre Bedeutung für Hautaffektionen, aus denen sie isoliert wurden, abzuklären, ist ein echtes Problem sowohl für die Klinik wie auch für die dermatologische Praxis. In den 140 Jahren Auseinandersetzung der Dermatomykologen mit den Schimmelpilzen schwankten die Meinungen zwischen Überbewertung, ignorierender Verdrängung und kritischer Forschung.

Abgrenzung der Schimmelpilze von Dermatophyten und Hefen

Aus therapeutischen Gründen müssen die Schimmel absolut zweifelsfrei von den Dermatophyten abgegrenzt werden, da nur diese – Trichophyton, Mikrosporum, Epidermophyton und Keratinomyces – auf eine orale Griseofulvinbehandlung ansprechen. Die Unterscheidung erfolgt aufgrund der für Dermatophyten typischen Kriterien, die „in natura" im Pilzlabor erlernt werden müssen. Die Abgrenzung von Hefen ist leichter, da diese kein Luftmyzel bilden.

Was sich nicht als „D" (Dermatophyt) oder „H" (Hefe) erweist, fällt bei der Identifizierung zunächst unter „S" (Schimmel- und sonstige Pilze). Die weitere Aufschlüsselung ist nicht ganz einfach, da es viele Tausende verschiedener Schimmelpilze gibt.

Bedingt pathogene Saprophyten

Für die Praxis hat es sich bewährt, nicht jeden in einer Pilzkultur gewachsenen Schimmel zu identifizieren, sondern nur diejenigen in Betracht zu ziehen, die nach sorgfältiger wissenschaftlicher Prüfung in mehreren mykologischen Laboratorien als zumindest fakultativ-pathogen erkannt wurden. Unter ganz bestimmten Bedingungen, die hier nicht näher zu erörtern sind, können sie die

Haut des Menschen, die Nägel und bisweilen auch die Haare angreifen. Sie sind ausgesprochene Opportunisten, auch Nosoparasiten genannt; damit sind Schimmelmykosen – ähnlich wie Hefemykosen (Levurosen) – eine „Krankheit von Kranken".

Allerdings muß betont werden, daß bestimmte Eigenschaften bei diesen Schimmelpilzen vorausgesetzt werden müssen, damit sie – auch bei geschwächter Abwehr – überhaupt als fakultativ-pathogene Krankheitserreger relevant sind. Ohne ein Minimum an pathogenen Fähigkeiten werden die auf oder in die Haut gelangten Schimmelpilze allenfalls als Fremdkörper Reaktionen auslösen, aber keine Mykose in Gang bringen, auch keine sekundäre.

Entscheidend ist oft allein schon die Temperaturabhängigkeit eines Schimmelpilzes: welcher bei 30-37 °C nicht wächst, scheidet als Krankheitserreger aus. Diese einfache Prüfung läßt sich überall, wo Pilze gezüchtet werden, leicht durchführen.

Außer den fakultativ-pathogenen Schimmelpilzen, deren Vorkommen in Hautaffektionen zunächst deshalb so kritisch zu bewerten ist, weil diese Pilze in der Umgebung des Menschen sowieso in unterschiedlicher Menge mehr oder weniger häufig anzutreffen sind, gibt es aber auch einige – allerdings sehr wenige – Schimmelpilze, deren Nachweis in Krankheitserscheinungen als pathognomonisch bezeichnet werden darf. Da auch keine außergewöhnlichen Bedingungen erforderlich sind, damit die Infektion angeht, kann hier – wenn auch mit der gleichen Einschränkung wie bei Dermatophyten – von einer obligatorischen Pathogenität gesprochen werden. Dies betrifft z.B. die Erreger der Sporotrichose, der Chromomykose, der Piedra nigra und Tinea nigra.

Saprophyten sind alle Schimmelpilze, sonst könnten sie auch gar nicht auf den üblichen Pilznährböden wachsen. Zahlreiche Schimmelpilze verursachen Pflanzenkrankheiten, z.B. schwarze Flecken auf Bohnen oder Gurken. Die Pflanzenpathogenität ist jedoch nur selten mit Humanpathogenität vergesellschaftet. Humanpathogene Enzymsysteme wirken anders als pflanzenpathogene.

Einteilung der Schimmelmykosen nach der Lokalisation

Da nicht der Pilz selbst zuerst in Erscheinung tritt, wenn der Patient ärztliche Hilfe sucht, sondern ein Krankheitsbild in bestimmten Körperregionen, hat sich die Einteilung nach der Lokalisation bewährt.

Ob es sich z.B. um eine Pilzerkrankung des Nagels handelt, ist relativ rasch festzustellen, nämlich durch mikroskopische Untersuchung des Nativpräparates in Kalilauge; damit steht „Onychomykose" zwar fest, doch muß die Kultur klären, ob „D", „H" oder „S" einzeln oder gemeinsam als Erreger identifiziert werden. Die ätiologische Diagnose läßt sich also immer erst später stellen; meist vergehen Wochen.

Nach der Lokalisation (Tabelle 1) stehen die *Onychomykosen* im Vordergrund des Interesses. Therapieresistenz nach oft langdauernder Griseofulvinbehandlung erwies sich nicht selten als durch nicht griseofulvinempfindliche Schimmelpilze bedingt. Besonders häufig finden sich Schimmelpilze im äußeren Gehörgang. Dafür hat sich zwar weltweit die Bezeichnung *Otomykose* eingebürgert, doch handelt es sich meist um ein seborrhoisches Ohrekzem, auf dem sich die Pilze ansiedeln; natürlich nur solche, die die Fähigkeit dazu besitzen. Die Mehrzahl der Anflugsporen hat diese Fähigkeit jedoch nicht.

Auch die glatte oder die lanugobehaarte Haut kann von einigen Schimmelpilzen befallen werden, z.B. von Aspergillus fumigatus oder Chrysosporium pannorum. Das Krankheitsbild kann einer oberflächlichen Trichophytie ähneln.

Tabelle 1. Schimmelmykosen der Haut (nach der Lokalisation)

Onychomykose
Otomykose
Dermatomykose (sensu strictu)
Trichomykose
Myzetom
Subkutane Mykose

Pilzbefall des Kopfhaares durch den schwarzen Schimmelpilz Piedraia hortae führt zur Piedra nigra. Sehr selten können andere Schimmelpilze den Kopfboden befallen, z.B. Aspergillus, wie in einem Falle, als Kuhdung einem Kind in die Haare geriet.

Eine große Anzahl von Schimmelpilzen, die bei 37 °C gedeihen können, kommt als Ursache für Myzetome in Betracht. Eintrittspforte sind Verletzungen durch Dornen, spitze Gräser und anderes. Ähnlich verhält es sich mit den subkutanen Mykosen, meist durch Pilze verursacht, die zur früheren Klasse der Phykomyzeten gezählt wurden. Diese Pilzklasse ist heute aufgeteilt in Zygomyzeten und weitere.

Einteilung nach den Erregern

In Tabelle 2 sind die wichtigsten Schimmelmykosen aufgeführt, die therapeutisch angegangen werden müssen, wenn geklärt ist, daß die betreffenden Schimmel tatsächlich Erreger oder Miterreger der in Frage stehenden Hautaffektion sind.

Tabelle 2. Schimmelmykosen der Haut (nach dem Erreger)

Allescheriose (=Monosporiose)
Aspergillose
Basidiobolomykose
Cephalosporiose
Cercosporose
Chrysosporiose
Cladosporiose
Entomophthorose
Fusariose
Geotrichose
Hendersonulose
Madurellose
Mucormykose
Scopulariopsidose
Verticilliose
Zygomykose (=Phykomykose)

Die *Scopulariopsidose* vor allem des Großzehnagels wird meist durch Scopulariopsis brevicaulis verursacht (Abb. 1 und 2), die Cephalosporiose – oft in mehreren Fußnägeln anzutreffen – durch Cephalosporium acremonium (Abb. 3 und 4). Der Nachweis dieser Pilze durch Kultur bei gleichzeitig positivem Nativpräparat erfordert

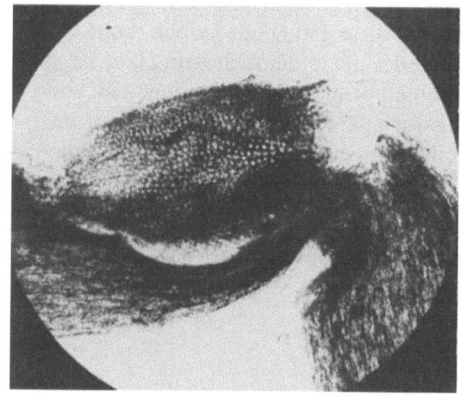

Abb. 1. Primärkultur von Scopulariopsis brevicaulis aus Großzehennagel

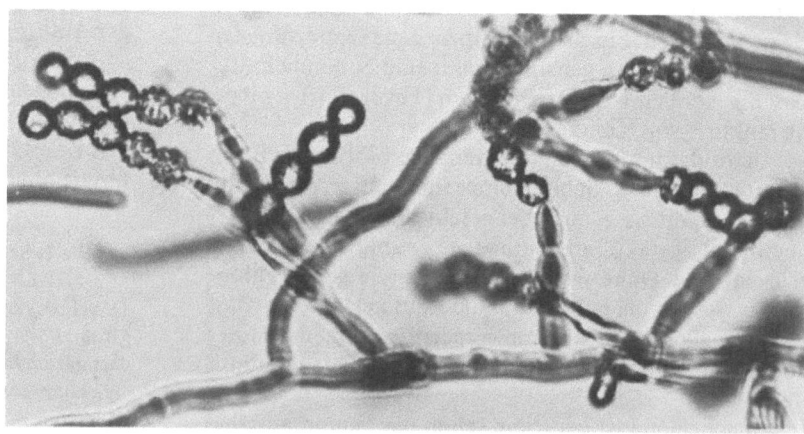

Abb. 2. Typische stachelige Konidien aus einer Mikrokultur von Scopulariopsis brevicaulis

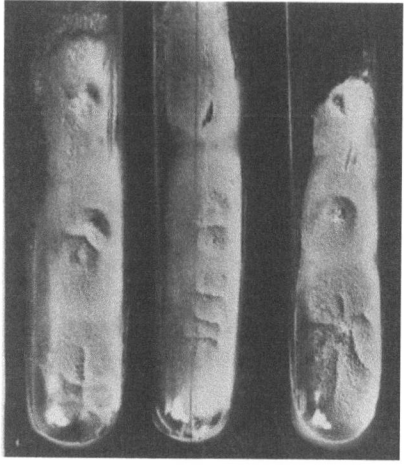

Abb. 3. Drillingskultur von Cephalosporium acremonium auf Glukose-Pepton-Agar

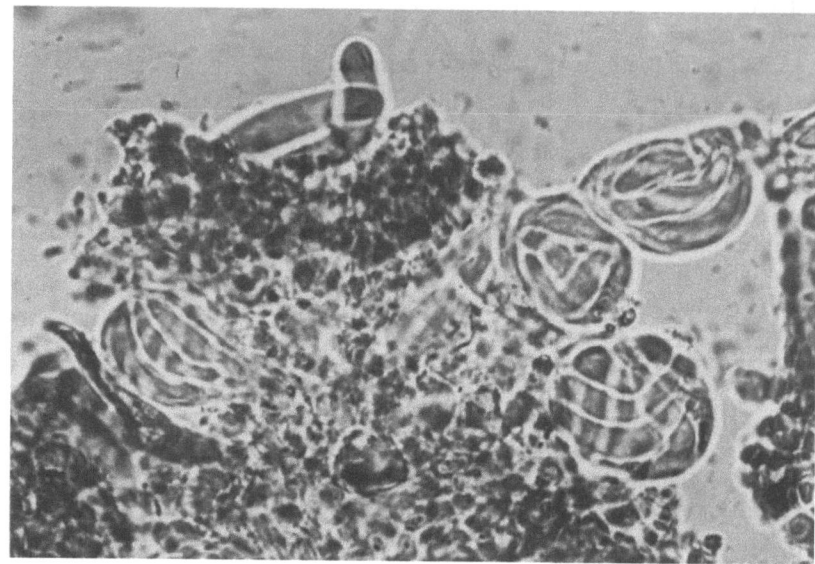

Abb. 4. Endständige Konidien von Cephalosporium acremonium in einer Mikrokultur auf Kimmig-Agar

in jedem Falle eine Eliminierung der Pilze, ganz gleich, ob es sich um eine primäre oder sekundäre Mykose handelt.

Auf Mischinfektionen achten

Es kommt vor, daß Schimmelpilze in Nägeln wachsen, die primär von einem Dermatophyten, meist Trichophyton rubrum, befallen sind. Wenn ein Teil der Nährböden mit Cycloheximid versetzt wird, werden die Schimmel teilweise gehemmt, so daß die Dermatophyten sich entwickeln können (*Kaden*).

Schimmelpilze bei Interdigitalmykosen

Vorwiegend in Betracht kommen Alleschería, Aspergillus, Cephalosporium, Chrysosporium, Fusarium, Scopulariopsis und Verticillium. Die Angaben von *Blandin* können auch heute noch bestätigt werden.

Schimmelpilzgattungen mit hautpathogenen Arten

In Tabelle 3 sind 30 Gattungen aufgelistet, in denen pathogene Arten vorkommen, die nachweislich in einer Reihe von Fällen eine pathogenetische Bedeutung hatten. Auf einige Arten sei besonders hingewiesen: Piedraia hortae (Abb. 5) ist in tropischen Gebieten auch von Touristen zu erwerben.

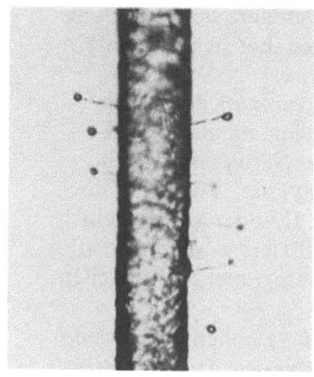

Abb. 5. Haarschaft mit steinharten Knötchen von Piedra nigra

Myzetome entwickeln sich zwar meist bei den Einheimischen, doch sind in Nahost schon beginnende Myzetome bei Kindern von Urlaubern festgestellt worden. Madurella mycetomi (Abb. 6) ist einer der häufigsten Erreger.

Tabelle 3. Schimmelpilzgattungen mit hautpathogenen Arten

Absidia
Allescheria (= Monosporium)
Alternaria
Aspergillus
Botryodiplodia
Cephalosporium
Cercospora
Chrysosporium
Cladosporium
Cochliobolus
Curvularia
Entomophthora
Fusarium
Geotrichum
Helminthosporium (=Drechslera)
Hendersonula
Leptosphaeria
Madurella
Mortierella
Mucor
Peyronellaea
Phialophora
Phoma
Piedraia
Pyrenochaeta
Rhizopus
Scopulariopsis
Sporothrix
Stemphylium
Verticillium

In der Gattung Chrysosporium gibt es die Arten Ch. pannorum (Abb. 7), Ch.keratinophilum und Ch.luteum, die aus Hautmaterial isoliert werden können [10]; zumindest Ch.pannorum ist als fakultativ-pathogen einzustufen. Weitere Einzelheiten über die Problematik der Pathogenität von Schimmelpilzen sind in Übersichtsarbeiten zu finden [1, 7, 8, 11, 12].

Chromomykose und Sporotrichose

Die Erreger der Chromomykose — Phialophora-Arten — und der Sporotrichose — Sporothrix schenckii — sind Schimmelpilze, die vor allem auf Pflanzen vorkommen, und zwar besonders häufig in waldreichen Gebieten. Auch aus Holzsplittern sind schon Infektionen entstanden. In der gemäßigten Zone kommen diese Pilze kaum als Anflugkeime vor, so daß ihr Nachweis anders zu beurteilen ist als der Nachweis der hier heimischen Pilzflora.

Therapie der Schimmelmykosen

Die Therapie ist einerseits von der Lokalisation abhängig, andererseits auch von speziellen Eigenschaften der Erreger. Bei Chromomykose wird Amphotericin B als Infusion mit 2 % Procainlösung in das kranke Gewebe gegeben, einmal pro Woche 5-20 mg; Versuche mit Miconazol oral verliefen erfolgversprechend. Bei Sporotrichose wird immer noch Jodkali eingesetzt; lokale Überwärmung ist zusätzlich oder sogar schon als einzige therapeutische Maßnahme als verantwortlich für die Heilung beschrieben worden.

Bei schwer heilenden Nagelmykosen ist die Extraktion mit nachfolgender Behandlung manchmal die „ultima ratio". Wirksam sind Breitspektrum-Antimykotika wie Clotrimazol, Miconazol, Econazol, Dibenzthion, Dequaliniumchlorid, Dequaliniumsalicylat u.a., außerdem sind bei einer Reihe von Schimmelpilzen auch Amphotericin B, Nystatin und Pimaricin (= Natamycin) erfolgversprechend. Die Empfindlichkeit ist in chronischen oder rezidivierenden Fällen zu testen. Bei Otomykosen und Dermatomykosen (sensu strictu) kommen die gleichen Medikamente in Betracht.

Myzetome durch echte Pilze können im Anfangsstadium wie Chromomykose behandelt werden; meist ist es jedoch zu spät dafür, so daß chirurgische Maßnahmen notwendig werden. Piedra nigra wird zunächst durch Wegschneiden der pilzbefallenen Haare angegangen; sodann sind Haartinkturen mit antimyzetischen Zusätzen angezeigt. Zygomykosen im subkutanen Bereich heilen fast immer nach längerer Dauer spontan ab.

Insgesamt gesehen, sind die von Götz [6] erhobenen Forderungen — mikroskopischer Nachweis, wiederholte Isolierung aus den Läsionen und Züchtung bei 27-37 °C, Tierversuche zur allgemeinen Klärung der Pathogenität und bei Generalisierung immunbiologisch-serologische Untersuchungen — auch heute noch aktuell, um die Pathogenität von Schimmelpilzen zu beurteilen.

Einerseits sollte nicht jede Schimmelpilzkolonie in einer Primärkultur therapeutische Hektik auslösen, andererseits aber hat ein Patient mit einer echten Schimmelmykose einen Anspruch darauf, daß diese Art von Mykose richtig erkannt und durch die geeignete Therapie auch geheilt wird.

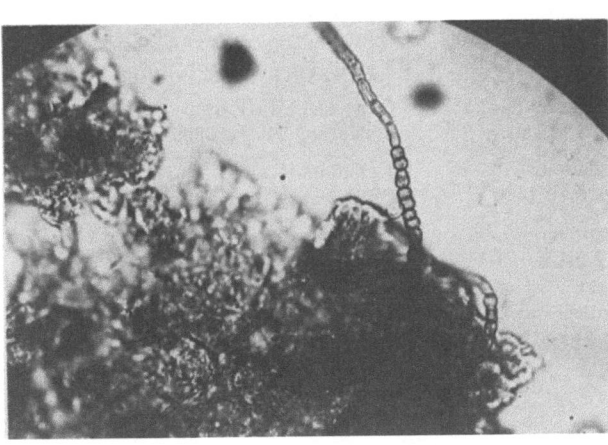

Abb. 6. Aus Arthrosporen bestehender Pilzfaden von Madurella mycetomi, aus einem schwarzen Myzetomgranulum herauswachsend

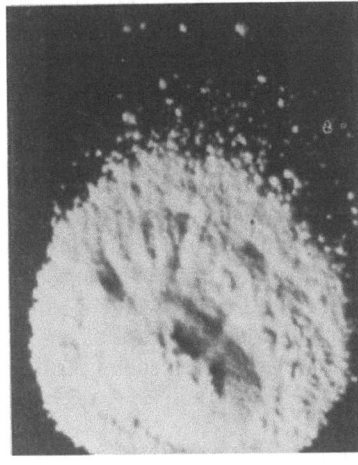

Abb. 7. Primärkultur von Chrysosporium pannorum (= Aleurisma carnis), mit Trichophyton-Arten leicht zu verwechseln

Literatur

1. Adam, W., Lucke, H.J.: Häufigkeit und Bedeutung von Anflugschimmeln. In: H. Grimmer u. H. Rieth [7]
2. Blandin, P.D.: Vorkommen von Schimmelpilzen bei Hand- und Fußmykosen. In: H. Grimmer u. H. Rieth [7]
3. Campbell, C.K.: Studies on Hendersonula toruloidea isolated from human skin and nail. Sabouraudia *12* (2), 150-156 (1971)
4. Eades, Susan M., Corbel, M.J.: Metastatic subcutaneous zygomycosis following intravenous and intracerebral inoculation of Absidia corymbifera. Sabouraudia *13* (2), 200-203 (1975)
5. Fegeler, F.: Scopulariopsis und Cephalosporium als Erreger von Dermatomykosen. In [7]
6. Götz, H.: Zur Problematik der Schimmelpilze als pathogene Organismen. In [7]
7. Grimmer, H., Rieth, H.: Krankheiten durch Schimmelpilze bei Mensch und Tier. Berlin–Heidelberg–New York: Springer 1965
8. Kaden, R.: Die Schimmelpilzdermatosen. In: Handb. Haut- u. Geschl.krkh. (Hrsg. J. Jadassohn) Erg.werk, Bd. IV/4. Berlin–Göttingen–Heidelberg; Springer 1963
9. Kaden, R.: Zum Pathogenitäts-Problem der Schimmelpilze in der Dermatologie. In [7]
10. Krempl-Lamprecht, L.: Über das Vorkommen von Pilzen aus der Gattung Chrysosporium auf der Haut und Diskussion ihrer systematischen Stellung. In [7]
11. Rieth, H.: Synopsis der Schimmelpilzinfektionen bei Mensch und Tier. In [7]
12. Rieth, H.: Diagnostik und Therapie der Mykosen. FdM-Tabellen für die Praxis. Folge 3: Schimmelmykosen. Fortschr. Med. *83*, 972-975 (1965)
13. Seipp, W., Fegeler, F., Reich. H.: Beobachtung einer Chromomykose. In [7]
14. Zierz, P.: Über die Bedeutung von Schimmelpilzen bei der Otitis externa. In [7]

Prof. Dr. h.c. H. Rieth
Univ.-Hautklinik
Martinistr. 52
D-2000 Hamburg 20

5.1.6. Nachweis von Antikörpern gegen verschiedene Sproßpilzarten

H.-L. Müller, Basel

Mit der Zunahme der Sproßpilzinfektionen, insbesondere bedingt durch moderne Heilmittel und Behandlungsmethoden, hat die Diagnostik dieser Infektionskrankheiten besondere Bedeutung erlangt. Da Sproßpilze mit großer Häufigkeit auch im Material gesunder Personen vorkommen, ist die Aussagekraft kultureller Befunde bei Schleimhaut- und Systemmykosen begrenzt. Die Serologie ist deshalb zu einer wichtigen Hilfe bei der Erkennung von Sproßpilzinfektionen geworden.

Der Wert der Serodiagnostik ist abhängig von der Auswahl sich sinnvoll ergänzender Methoden und der verwendeten Antigene. In der Candida-Serologie weisen wir als Folge der ständigen Konfrontation mit den Sproßpilzen auch bei gesunden Personen Antikörper nach. Um signifikante Titerschwankungen erfassen zu können, sind deshalb empfindliche Testmethoden notwendig. Uns erwies sich die Kombination von indirektem Hämagglutinationstest, mit überwiegender Erfassung von IgM, und indirektem Immunfluoreszenztest, mit überwiegender Erfassung von IgG, als besonders erfolgreich.

Als Antigen in der Routine-Sproßpilz-Serologie empfiehlt sich Candida albicans. Einerseits werden über 80 % der Sproßpilzinfektionen durch C.albicans verursacht, andrerseits besitzt dieser Sproßpilz Antigengemeinschaften mit den in der Humanmedizin am häufigsten vorkommenden Sproßpilzen. Nach dem anfangs der 60-iger Jahre von Tsuchiya aufgestellten Antigenschema der Zellwandantigene besteht eine besonders enge Verwandtschaft zwischen C.albicans und C.tropicalis mit 6 gemeinsamen Antigenen. Bezogen auf C.albicans folgen dann C.parapsilosis und C.guilliermondii mit je 4 gemeinsamen Antigenen, dann T.glabrata und C.krusei mit 3 und schließlich C.pseudotropicalis mit nur einem gemeinsamen Antigen mit C.albicans.

Tabelle 1

Antikörper gegen	Reaktionen[a] mit folgenden Sproßpilzen im IF-Test
C.albicans 1,2,3,4,5,6,7	*C.albicans*, C.tropicalis (6), T.glabrata (3), C.guilliermondii (4)
C.pseudotropicalis 1,8,28,31, (10)a	*C.pseudotropicalis*
C.krusei 1,2,5, (11)b	*C.krusei*
C.parapsilosis 1,2,3,5,13,(14),(15)c	C.parapsilosis, C.albicans (4) C.pseudotropicalis (1), C.krusei (2) C.guilliermondii (3), [C.tropicalis (4)]
C.tropicalis 1,2,3,4,5,6	C.tropicalis, C.albicans (6) T.glabrata (2), C.guilliermondii (4)
T.glabrata 1,3,6,10,34 K	T.glabrata [C.albicans (3), C.tropicalis (3), C.guilliermondii (2)]
C.guilliermondii 1,2,3,4,9	*C.guilliermondii*
Antigenformel nach Tsuchiya	[a] identische Titer [eine Titerstufe niedriger] (Zahl der gemeinsamen Antigene)

Wie weit reichen jedoch Antigengemeinschaften, z.B. mit C. albicans, aus, um auch bei heterologen Sproßpilzinfektionen signifikante Titerschwankungen nachzuweisen? Mit Hilfe des indirekten Immunfluoreszenztestes führten wir Kreuzreaktionen zwischen C.albicans-, C.tropicalis-, C.krusei-, C.pseudotropicalis-, C.parapsilosis-, C.guilliermondii- und Torulopsis glabrata-Zellen und gegen sie gerichtete Hyperimmunseren von Kaninchen durch. Dabei ergaben sich folgende Konsequenzen: Bei Verwendung von C.albicans-Zellen als Antigen im indirekten Immunfluoreszenztest reagieren Antikörper gegen C.tropicalis und gegen C.parapsilosis mit dem gleichen Titer wie die homologen Antikörper, Antikörper gegen T.glabrata nur eine Titerstufe niedriger. Damit dürften mit C.albicans-Antigen über 90 % aller Sproßpilzinfektionen serologisch im indirekten Immunfluoreszenztest erfaßt werden. Um jedoch die Titerdynamik auch bei anderen Sproßpilzerkrankungen nachweisen zu können, müssen auch C.krusei, C.pseudotropicalis und C.guilliermondii als Antigene eingesetzt werden.

Die Ergebnisse zeigten ferner, daß die Anzahl der gemeinsamen Antigene allein nicht entscheidend für die

Stärke der Kreuzreaktionen ist. So reagieren z.B. Antikörper gegen C.parapsilosis mit Zellen von C.pseudotropicalis in gleicher Titerhöhe wie mit den homologen Zellen, obgleich die beiden Sproßpilze nur ein gemeinsames Antigen besitzen. Andrerseits zeigen Antikörper gegen C.guilliermondii mit C.albicans-Zellen einen wesentlich geringeren Titer als mit den homologen Zellen bei 4 gemeinsamen Antigenen. Unterschiedliche quantitative Verhältnisse der einzelnen Antigene in den verschiedenen Sproßpilzarten mögen hierbei eine Rolle spielen. Für die Praxis bedeutet das, daß Kreuzreaktionen nicht einfach angenommen werden können, sondern sorgfältig geprüft werden müssen.

Unter Berücksichtigung dieser Erkenntnisse vermag der Antikörpernachweis eine wertvolle diagnostische Hilfe bei Sproßpilzinfektionen zu sein.

Literatur

Cohen, I.R., Norris, L.C., Julian, A.J.: Competition between, and effectiveness of IgM and IgG antibodies in indirekt fluorescent antibody and other tests. J.Immunol. *98*, 143-149 (1967)

Königer, G., Adam, G.: Serologischer Nachweis systemischer Candida-Infektionen mit Hilfe von Antikörpertiterrelationen. Klin.Wschr. *51*, 437-444 (1973)

Müller, H.-L., Holtmannspötter, H.: Vergleichende Titerbestimmungen mit dem Candida-Hämagglutinationstest und dem Candida-Immunfluoreszenztest. Mykosen *18*, 91-96 (1975)

Müller, H.-L.: Serologische Diagnostik der Mykosen. Chemotherapy *22*, 87-102 (1976)

Seeliger, H.P.R.: Aktuelle Probleme der Pilzdiagnostik. Zbl.Bakt. Hyg., I.Abt.Orig. A *220*, 174-185 (1972)

Tsuchiya, T., Tukazawa, Y., Kawakita, S.: Significance of serological studies on yeasts. Mycopathol. et Mycol. Appl. *25*, 1-5 (1964)

Prof. Dr. Hanne-Lene Müller
Hoffmann-La-Roche
CH-4002 Basel

5.1.7. Die Mykosetherapie im Alltag des Dermatologen

O. Male, Wien

Die wichtigsten, gegenwärtig verfügbaren Antimycetica (AM) sind entsprechend ihrer Wirksamkeit gegenüber den häufigsten Vertretern der drei großen Erregergruppen Dermatophyten, Hefen und Schimmelpilze in Tabelle 1 und 2 zusammengestellt. Hinsichtlich der Zusammensetzung der handelsüblichen Präparate, von denen die meisten aus 2 und mehr Wirkstoffen bestehen, sei auf eine sehr übersichtliche Aufstellung von Scherwitz und Meinhof (1974) verwiesen.

Grundsätzlich ist die Wahl jenes AM anzustreben, das eine möglichst hohe Wirksamkeit gegen den betreffenden Erreger, die geringsten Nebenwirkungen, das engste Wirkungsspektrum und eine den jeweiligen Krankheitserscheinungen angepaßte Galenik besitzt.

Die *Beurteilung der antimycetischen Wirksamkeit* stützt sich in erster Linie auf die in-vitro-Hemmwerte des AM. Diese stimmen mit den in-vivo-Verhältnissen zwar nicht völlig überein, entsprechen ihnen aber i.allg. doch so weitgehend, daß sie eine brauchbare Orientierungshilfe abgeben [17]. Primäre Erregerresistenzen von relevantem Grad kommen bei den in der Praxis anwendbaren AM nicht vor, sekundäre Wirksamkeitsverluste können sich zwar entwickeln, sind jedoch insgesamt so selten und geringfügig, daß sie vernachlässigt werden können.

Von den *Nebenwirkungen* haben in erster Linie solche allergischer Art Bedeutung. Sie kommen bei sämtlichen AM vor [27] und müssen, da eine generelle Verträglichkeitsprüfung vor der Behandlung naturgemäß nicht möglich ist, in einem gewissen Prozentsatz der Fälle in Kauf genommen werden. Bei Erhebung einer entsprechenden Allergieanamnese und Berücksichtigung allfälliger Besonderheiten, wie Überempfindlichkeit, verstärkte Lichtexposition u.ähnl. sowie Vermeidung von Präparaten mit bekannt hoher Sensibilisierungsquote, läßt sich dieser Prozentsatz jedoch in einem vertretbaren Rahmen, nämlich bei etwa 0,5 % halten.

Neben der Wahl eines geeigneten AM erfordert die sachgerechte Behandlung einer Mykose die Berücksichtigung der nosologischen und pathogenetischen Besonderheiten des betreffenden Falles. Es sollen deshalb anschließend die bei den einzelnen Mykoseformen jeweils wichtigsten derartigen Sachverhalte stichwortartig besprochen werden.

1. Mykosen der unbehaarten Haut

Erreger: in der Palmar- und Plantar-Region ausschließlich Dermatophyten; ca. 94 % T.rubrum und die wollige Variante von T.mentagrophytes (= „T.interdigitale"), ca. 5 % E.floccosum; Hefen, hauptsächlich C.albicans, kommen nur in den Zwischenfinger- und Zwischenzehenräumen vor.

Sitz der Erreger: Dermatophyten lediglich im Stratum corneum. Hefen zusätzlich im Epithel, extrem selten auch in der Subcutis.

Disposition: Bei den Hefemykosen der Hände durch exogene, vorübergehend einwirkende, relativ leicht ausschaltbare, meist professionelle Ursachen, speziell lokale Mazeration. Bei den Fußmykosen teils exogene, teils endogene, überwiegend anhaltende, schwer beeinflußbare, häufig konstitutionelle Faktoren, wie Wärme- und Feuchtigkeitsstauung, Hyperhidrose, interdigitale Mazeration und Clavi, Hyperkeratosen und chronische, venöse Stase [2, 4, 6].

Therapie: Bei den Hefemykosen der Zwischenfingerräume weitgehend problemlos. Durch Lokalanwendung der entsprechenden AM, oft auch schon allein durch austrocknende Maßnahmen, innerhalb von 10 bis 14 Tagen sanierbar. Bei den Mykosen der Füße, besonders jenen der Zwischenzehenräume, überwiegend diffizil und vor allem langwierig. Griseofulvin ist weitgehend ineffizient, was in erster Linie daraus resultiert, daß es in den hier erreichbaren Konzentrationen nur fungistatisch wirkt und die Abstoßung der verdickten Hornschicht unverhältnismäßig lange dauert. Darüberhinaus scheint es durch den Schweiß inaktiviert zu werden. Therapie der Wahl ist deshalb die *Lokalbehandlung.* Haupterfordernisse hierbei sind a) die auf die Art der jeweiligen Krankheitsveränderungen abgestimmte *Galenik*, bzw. „*Vehikulisierung" des Wirkstoffes;* vor allem hinsichtlich dessen ausreichender Keratinpenetrationsfähigkeit, b) die *genügend lange Dauer der Behandlung*, c) die gleichzeitige

Tabelle 1. Gegenüberstellung der häufigsten pathogenen Pilze mit den jeweils wirksamen Antimycetica

Erreger	Antimycetica	
	lokal	systemisch
Dermatophyten		
Epidermophyton floccosum	Tolnaftat	
	Miconazol	
Trichophyton-Arten	Clotrimazol	Griseofulvin
	Econazol	
Microsporon-Arten	Weitere Präparate in Tab. 3	
Sproßpilze (Hefen)		
Candida-Arten	Nystatin	5-Fluorocytosin
	Natamycin	
Torulopsis-Arten	Miconazol	Amphotericin B
	Clotrimazol	
Pityrosporum-orbiculare	Econazol	(Miconazol)
u.a.		
Schimmelpilze		
Scopulariopsis-Arten	nur bedingt wirksam:	Ampotericin B
	Sulfadiazin	
Alternaria-Arten	Dichlorhydroxychinaldin	5-Fluorocytosin
Aspergillus-Arten	Quarternäre Ammoniumbasen	(Miconazol)
u.a.	Amphotericin B	
	u.a.	

Tabelle 2. Wirkungsspektrum und mittlere Hemmkonzentrationen der wichtigsten Antimycetica in vitro

Wirkstoff. Chemische Bezeichnung (Präparat)	wirksam gegen[a]	MHK in (γ/ml)
Tolnaftat (Tonoftal, Tinaderm, Focusan)	D	0,1–1–(3)
Miconazol (Daktarin, Epi-Monistat)	D	0,5–1–(10)
	H	0,1–2
	(S)	(0,5–10)
Clotrimazol (Canesten)	D	0,1–1–2
	H	0,02–1–(4)
	(S)	(0,2–1–10)
Econazol (Pevaryl)	D	0,1–1–(2)
	H	0,1 – 2
	(S)	(0,5 – 10)
Salicylsäure u. Derivate z.B. Bromchlorsalicylanilid (z.B. Multifungin)	D	0,02–1–3
	(H)	(2)
8-Oxychinolin u. Derivate z.B. 5,7-Dichlor-8-hydroxychinaldin (z.B. Sterosan, Diodoquin)	D	0,05 – 0,5
	(H)	(1 – 2)
Invertseifen, Quarternäre Ammoniumbasen z.B. Dodecyltriphenol-phosphoriumbromid (Myxal, Bradosol)	D	0,03 – 0,2
	(H)	(0,5 – 5)
Aromatische Sulfide und Sulfone z.B. Dioxydichlordiphenylsulfid (z.B. Novex)	D	0,1 – 1

Fortsetzung Tabelle 2. Wirkungsspektrum und mittlere Hemmkonzentrationen der wichtigsten Antimycetica in vitro

Wirkstoff, Chemische Bezeichnung (Präparat)	wirksam gegen[a]	MHK in (γ/ml)
Thiadiazinderivate z.B. Dibenzthion (z.B. Fungiplex)	D H	0,05 – 0,2 0,1 – 0,5 – (5)
Carbonsäuren u. Derivate z.B. Undecylensäure (z.B. Fungichthol)	D	0,2 – 20
p-Hydroxybenzoesäureester (Nipaester)	D	0,1 – 1
Phenol u. Derivate z.B. Hexachlorophen (z.B. Amykon)	D (H)	0,2 – 10 (0,5 – 5)
Triphenylmethan-Farbstoffe z.B. Brillantgrün	D H	0,01 – 0,2 0,05 – 0,2
Organische Quecksilberverbindungen z.B. N^1-Äthyl-Hg-albucid	D H (S)	0,01 – 0,2 0,02 – 2 (0,5 – 10)
Benzimidazole z.B. Phenylbenzimidazol	D	0,05 – 0,2
Griseofulvin (Grisovin, Fulcin, Likuden)	D	0,1 – 1 – 5
Nystatin (Mycostatin, Moronal)	H	1 – 3
Natamycin, Pimaricin (Pimafucin)	H	(1) – 3 – 10
5-Fluorocytosin (Ancotil, Ancobon, Alcobon)	H	0,1 – 1
Amphotericin B	H S	0,1 – 0,5 0,3 – 10

[a] D = Dermatophyten, H = Hefen, S = Schimmelpilze

Desinfektion der Fußbekleidung und sonstiger „Kontaktgegenstände", wie Badematten u.ähnl. [7, 9] und d) die weitestmögliche *Ausschaltung der mykosedisponierenden pathogenetischen Faktoren*.

Ad a) Bezüglich dieses Punktes lassen sich keine allgemein gültigen Richtlinien aufstellen, da die optimale Applikationsform weitgehend von den chemischen Eigenschaften des jeweiligen AM abhängt. Im allgemeinen sind als Lösungsmittel höherprozentige Alkohole dem Polyäthylenglycol deutlich überlegen und es bewähren sich Keratinolytica und Tenside als Adjuvantien [3, 1, 8, 25, 29].

Ad b) Bei der plantar häufig gegebenen höhergradigen Verdickung des Stratum corneum können einzelne der in dessen basalen Schichten gelegenen Pilzelemente trotz hoch wirksamer AM längere Zeit vegetationsfähig bleiben, so daß die Therapie so lange durchgeführt werden muß, bis diese Pilzelemente, meist Arthrosporen, im Zuge der epidermalen Regeneration an die Oberfläche gelangen. Da dies mindestens mehrere Wochen, oft auch länger dauert, der den Patienten in erster Linie behelligende Juckreiz – speziell bei Anwendung von Präparaten mit antiinflammatorischen oder antipruriginösen Adjuvantien – i.allg. aber schon innerhalb einiger Tage abklingt, und eine kosmetische Störung an den Füßen ja nicht gegeben ist, werden die Behandlungen häufig vorzeitig abgebrochen oder nicht konsequent durchgeführt (vgl. Götz, 1973). Eine Behandlungsdauer unter 4 Wochen ist kaum ausreichend, meist sind 2-3 Monate erforderlich.

Ad d) Die mykosedisponierenden Faktoren werden entweder in ihrer nosologischen Bedeutung unterschätzt oder sind nur zum Teil beeinflußbar. Ein zwar recht banaler, aber zahlenmäßig besonders ins Gewicht fallender exogener Faktor ist die durch luftundurchlässige Fußbekleidung und/oder hochgradig unphysiologische Umweltbedingungen verursachte örtliche Wärme- und Feuchtigkeitsstauung [11]. Ihre pathogenetische Bedeutung wird dadurch bestätigt, daß Fußmykosen bei entsprechend disponierten Personen (Bergleute, Heizer, Spritzlackierer, Sportler u.ähnl.) in Quoten bis zu 90 % auftreten, bei Primitivvölkern, die keine Fußbekleidung tragen, hingegen überhaupt nicht vorkommen (Götz, 1962). Die Therapieerfolge lassen sich, speziell bei jüngeren Patienten, ganz entscheidend allein durch Vermeidung kunststoffhaltiger Fußbekleidung verbessern. Schwieriger ist die Situation bei den konstitutionellen Faktoren, da sie naturgemäß nicht völlig normalisierbar sind. Wo sie sich aber wenigstens bessern lassen (z.B. eine venöse Stauung oder eine durch statische Anomalien bedingte interdigitale Mazeration oder Clavusbildung) sollte dies jedoch nie verabsäumt werden.

2. Mykosen der behaarten Haut ohne Befall des Follikels

a) Bei Erwachsenen

Häufigste Lokalistaion: inguinocrural, seltener perianal, bei Frauen submammär.
Erreger: in ca. 95 % C.albicans, in den übrigen Fällen andere Candida-Arten und Vertreter verwandter Genera, meist Torulopsis-Spezies. Pilzbefallene Gewebsschichten: Epithel.
Disponierung: In erster Linie durch örtliche Hyperhidrose, Adipositas, Diabetes.
Therapie: In leichteren Fällen oft alleinige Austrocknung ausreichend. Bei schwereren Formen Lokalanwendung eines adäquaten AM in entsprechender Galenik. Bei Rezidivneigung (speziell in der Perianalregion) Stuhluntersuchung. Falls relevante Hefequantität, Darmsanierung.

b) Bei Säuglingen (Sonderform)

Beginn fast stets perianal, dann Befall des Windelhosenbereiches. Bei schweren oder nichterkannten Fällen Ausbreitung; speziell auf Stamm, Hals und Capillitium.
Erreger: wie oben; Herkunft meist Fäzes, selten mütterliche Geburtswege.
Disponierende Faktoren: Okklusion durch Windelhosen; zusätzlicher Status seborrhoicus wird diskutiert.
Therapie: Abkrusten der seborrhoiden (psoriasiformen) Herde durch Bäder und/oder Fettsalben, sonst im wesentlichen wie oben.

3. Mykosen der behaarten Haut mit Befall des Follikels

a) Oberflächliche Formen

α) *Pityriasis versicolor* (klinisch charakteristisch)
Lokalisation: Neben dem Stamm fallweise auch Hals und Kopf, speziell die Retroauricularregion und Nackenhaargrenze, befallen.
Erreger: Pityrosporum orbiculare.
Pilzbefallene Gewebsschichten: Stratum corneum, Follikeltrichter.
Disponierende Faktoren: Konstitutionelle und konditionelle Hyperhidrose (und wahrscheinlich auch noch andere konstitutionelle Anomalien) offenbar obligatorisch, da „Normalpersonen" unter Normalbedingungen auch bei anhaltender Exposition nicht erkranken.
Therapie: Hauptproblem ist einerseits, *sämtliche – auch die an ungewöhnlicher Stelle lokalisierten – Herde* in die Behandlung einzubeziehen und andererseits, die AM auch an die infundibulär lokalisierten Pilzelemente heranzubringen. Beides läßt sich am verläßlichsten durch Badebehandlung erreichen, für die sich folgendes Vorgehen empfiehlt: möglichst warme Vollbäder mit keratinolytischem Badezusatz (z.B. kolloidalem Schwefel, der gleichzeitig nicht unerheblich fungistatisch wirkt) während 15 bis 20 Minuten, anschließend gründliches Abreiben oder Bürsten der betroffenen Hautpartien zwecks Entfernung der follikulären Hyperkeratosen und Einstreichen mit geeignetem AM, am besten in liquider Form. Behandlungsdauer mindestens 6 Wochen.

β) Klinisch nicht charakteristische Formen
Häufigste Lokalisation: In über 80 % die Inguinocrural-, Perianal- und Glutäalregion, seltener andere lanugobehaarte Hautbezirke.
Betroffene Gewebsschichten: Neben der interfollikulären Epidermis in erster Linie der infundibuläre Anteil des Follikels, seltener dessen angrenzender, bis zur Einmündung der Talgdrüse reichender Abschnitt. Der Haarschaft bleibt frei.
Erreger: In über 95 % T.rubrum und T.interdigitale, in den übrigen Fällen hauptsächlich T.tonsurans, T.violaceum und M.gypseum.
Disponierung: meist durch örtliche Hyperhidrose, Adipositas und Diabetes.
Therapie: Eine den jeweiligen Gewebsveränderungen angepaßte Galenik vorausgesetzt, Lokal-AM ausreichend. Nur in schwereren Fällen zusätzliche orale Griseofulvintherapie angezeigt, da damit die Behandlungsdauer wesentlich abgekürzt werden kann.

Perianal und inguinocrural finden sich in 1-2 % der Fälle neben den Dermatophyten, meist bei Infektionen mit T.rubrum, auch Sproßpilze. Da diese unter den gegebenen Umständen nicht in die Follikel eindringen, sondern auf die Epidermis beschränkt bleiben, führt eine Lokalbehandlung mit einem AM der entsprechenden Gruppe meist rasch zur Abheilung. Bei quantitativ positiver Stuhlkultur Darmsanierung erforderlich.

b) Tiefe Formen

Häufigste Lokalisationen: Capillitium, Bartregion, Unterarme und -schenkel.
Erreger: Geo- und zoophile Dermatophyten; hauptsächlich die granulären Varianten von T.mentagrophytes, seltener T.verrucosum und M.canis, extrem selten Candida- und Torulopsis-Species.
Betroffene Gewebsanteile: Neben der interfollikulären Epidermis der gesamte Haarbalg einschließlich dem Haarschaft. Die „gewöhnliche" Form geht mit hochgradigen, akuten Entzündungserscheinungen einher. Eine oligophlegmasische, chronisch granulomatöse, nur an den Unterschenkeln von Frauen vorkommende Variante wird hier nicht näher besprochen, da sie äußerst selten ist und zudem ihre Therapie im wesentlichen der der akuten Form entspricht.
Pathogenese: Mit Ausnahme der hefebedingten Formen sind die tiefen Follikelmykosen die einzigen Dermatomykosen mit ausschließlich primärer Pathogenese.
Therapie: Obwohl die dermatophytenbedingten Formen die schwersten Mykosen der Haut darstellen, verursachen sie die geringsten therapeutischen Probleme; außerdem betragen ihre Heilungsquoten volle 100 %. Dies liegt daran, daß die Pilze hier einerseits das einzige pathogene Agens darstellen und sie andererseits auf Griseofulvin – das zudem unter den gegebenen Umständen im Follikel in besonderem Maße angereichert wird – höhergradig empfindlich sind. Die notwendige Dauer der Behandlung hängt von der Schwere des Falles ab. Sie liegt bei einer Tagesdosis von 7,5 mg/kg Körpergewicht des feinkristallinen Präparates i.allg. zwischen 6 und 8 Wochen. Die zusätzlich durchzuführende antimycetische Lokalbehandlung hat hier in erster Linie den Zweck, die

mykotischen Herde oberflächlich ansteckungsfrei zu machen und zielt nur sekundär auf einen unterstützenden Sanationseffekt ab.

Die extrem seltenen, hefebedingten Formen sind entweder durch Lokalbehandlung mit den entsprechenden AM innerhalb von 2 bis 3 Wochen sanierbar oder sie sind – wobei sie meist mit chronischen Schleimhautmykosen einhergehen – Teilsymptom einer immunologischen Störung, in welchem Falle sie einer klinischen Behandlung bedürfen.

3. Mykosen des Nagelorgans

a) Onychomykosen (im engeren Sinn)

Erreger: In über 90 % T.rubrum und T.interdigitale, in ca. 8 % T.granulosum, T.tonsurans und andere Dermatophytenspecies, in weniger als 0,5 % Schimmelpilze, meist Scopulariopsis brevicaulis. (Eine seltene, im Rahmen schwerer Immunopathien, z.B. der Akrodermatitis enteropathica, vorkommende, hefebedingte Onychomykoseform wird hier übergangen, da sie klinische Behandlung benötigt).

Betroffene Abschnitte des Nagelorgans: In der Reihenfolge ihres Befalles: Sohlenhorn, Nagelgrube, hyponychiale Hyperkeratosen, die ventrale und erst im sehr fortgeschrittenen Stadium auch die intermediäre und dorsale Schicht der Nagelplatte. Bei einer in etwa 1 % der Fälle vorkommenden Sonderform Beginn der Infektion am proximalen Eponychium.

Pathogenese: Durchwegs Sekundärgeschehen, bei denen die Primärstörungen („Basisläsionen") obligatorische Wertigkeit haben. Häufigste Basisläsionen sind subunguale Hyperkeratosen, hyponychiale Schwielen, partielle Onycholysen, strukturelle und substantielle Anomalien der Nagelplatte sowie Bradyplasie als Folge von Traumen, fortgesetzter mechanischer Alteration (meist durch Schuhdruck), chronischer Stase und Spondylopathien [19, 20, 21, 22, 23].

Therapie: Aus den besonderen strukturellen und substantiellen bzw. pathogenetischen Gegebenheiten resultieren folgende, ebenfalls obligatorische Voraussetzungen für eine erfolgversprechende Behandlung: a) Die AM in der nötigen Konzentration und für die erforderliche Einwirkungsdauer an die Erreger heranzubringen und b) die Basisläsionen zu beseitigen.

Die unter Punkt a) genannten Bedingungen lassen sich im Rahmen einer Lokalbehandlung, vor allem nach Extraktion der befallenen Nägel, mit Sicherheit erfüllen; ohne Nagelextraktion lediglich im Initialstadium der Infektion, d.h. wenn die Erreger noch nicht weiter als bis in die der Nagelgrube benachbarten Abschnitte des Hyponychiums vorgedrungen sind.

Zwar finden sich im Schrifttum immer wieder Berichte über imposante Erfolge mit verschiedensten – meist neueren – Lokaltherapeutica, jedoch blieb bisher durchweg ihre Bestätigung durch andere Untersucher aus. Hinzu kommt, daß die Mehrzahl dieser Publikationen von vornherein Skepsis herausfordern, weil sie grundlegend wichtige Sachverhalte, wie etwa Art und Grad des Nagelbefalles (eponychial oder hyponychial, bzw. Margo liber- oder Matrixbereich betroffen) nicht berücksichtigen, ja in mehreren Fällen nicht einmal zwischen Onychomykose, Onychomykotisation und myzetischer Paronychie differenziert wird und sogar kulturell negative Nagelveränderungen für die Beurteilung herangezogen werden. Ähnliche Einschränkungen bestehen bei einer Reihe von Berichten über die erfolgreiche Behandlung von Onychomykosen durch chemische Entfernung der Nagelplatte mit Keratinolytica, abgesehen davon, daß diese Vorgangsweise wesentlich umständlicher und zeitraubender als die chirurgische Extraktion ist [Vgl. 24, 15, 14, 16, 3, 18, 5, 28, 30].

Der unter b) genannte Punkt stellt das zentrale Problem der Onychomykosebehandlung dar; im gegebenen Rahmen kann es nur gestreift werden. Die Hauptschwierigkeit besteht darin, daß die Beseitigung der Basisläsionen nur bei einem relativ kleinen Teil der Fälle möglich ist. Nämlich lediglich bei jenen, denen vorübergehende oder beeinflußbare funktionelle Störungen – etwa solche zirkulatorischer, innervatorischer oder irritativer Art – zugrunde liegen. Die Tatsache, daß bei der verbleibenden Mehrheit der Fälle die Ursachen irreparable Dauerschäden, speziell vaskuläre oder spondylotische Abnützungserscheinungen sind, ist der Grund für die insgesamt schlechten (im Durchschnitt nur um 40 % betragenden) Behandlungserfolge. Die Bedeutung der genannten Ursachen kommt auch darin zum Ausdruck, daß die Behandlungsergebnisse bei jüngeren, etwa bis 30jährigen Patienten bis 85 % betragen, während sie ab dem 50. Lebensjahr rasch abnehmen und jenseits des 70. Jahres praktisch auf 0 absinken.

Sofern aufgrund der pathogenetischen Situation die Therapie einer Onychomykose erfolgversprechend ist, erscheint unter den gegenwärtig gegebenen Bedingungen in jedem Fall, der das Initialstadium überschritten hat, die Extraktion der Nagelplatte im Verein mit einer sorgfältigen Abrasio des Hyponychiums und einer erregeradäquaten Lokalbehandlung als zweckmäßigste Methode. Bei den dermatophytenbedingten Formen führt eine zusätzliche *Griseofulvintherapie – deren Dauer aber mit 2 bis 4 Wochen begrenzt werden sollte* – zu signifikant besseren Resultaten.

b) Mykosen des Perionychiums

In 96 % sind die Finger, in nur 4 % die Zehen betroffen.

Erreger: Meist Candida albicans, seltener verwandte Hefespecies; an den Fingern häufig in Kombination (anscheinend Symbiose) mit Bakterien, speziell B.pyocyaneum.

Mykotische Gewebsschichten: Epidermis der Ventralseite des Nagelwalles, im fortgeschrittenen Stadium auch die der lateralen Hyponychialzone. Die Nagelplatte bleibt üblicherweise frei; lediglich in sehr schweren Fällen kann sie in den seitlichen Randbereichen sekundär befallen (mykotisiert) werden. Die Dystrophie der Nagelplatte (hauptsächlich quere Substanzdefekte der Dorsalschicht) ist Folge der Inflammation der entsprechenden Nagelbildungszonen.

Pathogenese: An den Händen im wesentlichen analog jener der Zwischenfingermykose. Ca. 70 % sind weibliche Patienten, die Kontakt mit Säuglingen bzw. Windeln haben (Herkunft der Keime: Fäzes). An den Füßen, wo meist die Großzehen betroffen sind, tritt die Mykose fast ausschließlich im Rahmen einer höhergradigen, arteriellen Minderdurchblutung (Prägangrän) auf.

Therapie: Hauptschwierigkeit ist, die AM an die im Dach des proximalen Nagelfalzes befindlichen Keime heranzubringen, da dieser durch die Entzündung des Nagelwalles beträchtlich vertieft und weitgehend verstrichen bzw. verklebt ist. Zweckmäßigstes Vorgehen: erweichende Fingerbäder mit warmen Tensidlösungen (mindestens 10 Min, 2 mal täglich), anschließend instrumentelle Reinigung bzw. Erweiterung des Nagelfalzes, in den sodann möglichst große Depots der – am besten fettinkorporierten — AM möglichst tief eingestrichen werden sollen. Erforderliche Behandlungsdauer bis zu 3 Monaten.

Bei den restlichen Mykoseformen sind die Erreger durchwegs Sproßpilze, deren Spektrum im wesentlichen dem der myzetischen Paronychien entspricht. Ebenso ist jeweils die gleiche Gewebsschicht, nämlich — von sehr seltenen Ausnahmen abgesehen — nur das Epithel befallen.

Mykosen der Mundwinkel und/oder Mundschleimhaut
Disponierung: Bei älteren Patienten meist durch verstärkte lokale Faltenbildung und Mazeration infolge Zahnlosigkeit (Entfernung der Prothese über Nacht, seltener schlechter Prothesensitz, Unverträglichkeit von Prothesenmaterial oder Reinigungs- (Desinfektions-)Mitteln). Bei zusätzlichem Befall der Mundschleimhaut im allgemeinen schwere Allgemeinkrankheiten. Bei jüngeren Patienten, bei denen fast stets die Mundschleimhaut mitbetroffen ist, wird zwischen einer passageren und einer chronisch rezidivierenden, ev.vegetierend-granulomatösen Form unterschieden. Die erstere kommt bei *vorübergehender,* schwerer Reduktion (Polytraumatisierung, Intoxikationen, Infekte, hochdosierte Antibiotikabehandlung) die letztere bei Hämoblastosen, Malignomen, Immunopathien u. ähnl. vor.

Therapie: Bei ausschließlichem Befall der Mundwinkel unter Lokalanwendung eines adäquaten AM i.allg. rasche Sanierung, jedoch ausgeprägte Rezidivneigung, wenn Ausschaltung der Grundstörung nicht möglich. Bei zusätzlichem Befall der Mundschleimhaut Spülungen und Pinselungen mindestens 5x täglich mit höherkonzentrierten Lösungen bzw. Suspensionen; z.B. dickflüssigen bis breiigen, wäßrigen Aufschwemmungen der kristallinen Form der entsprechenden Wirkstoffe.

Mykosen des weiblichen Genitales
Disponierung: Bei älteren Patientinnen durch Diabetes, Deszensus, Malignome u.ähnl.; bei jüngeren Patientinnen am häufigsten durch hormonelle Kontrazeptiva, seltener Gravidität, Diabetes u.a..

Therapie: Mindestens zweiwöchige Lokalbehandlung von Vulva, Perigenital- und Perianalregion, sowie 7-14 tägige, gegebenenfalls postmenstruell zu wiederholende, intravaginale Therapie mit täglich einem Ovulum eines der adäquaten AM. Bei hormoneller Kontrazeption Absetzen der Ovulationshemmer oder Versuch mit einem Präparat mit höherer Östrogen- oder niedrigerer Gestagenkomponente. Bei allen hartnäckigen Fällen Stuhlkultur; falls positiv, Darmsanierung. Bei allen Fällen mit sexuellem Kontakt Partnersanierung.

Zusammenfassung

Die sachgerechte Behandlung einer Mykose in der Praxis erfordert 1. die mindestens grobe Identifizierung des Erregers (Bestimmung der Zugehörigkeit zu den Dermatophyten, Hefen oder Schimmelpilzen), 2. die Auswahl des jeweils wirksamsten AM mit den geringstmöglichen Nebenwirkungen in einer den Krankheitserscheinungen des betreffenden Falles angepaßten Galenik, 3. die weitestmögliche Ausschaltung der der Infektion in über 90 % der Fälle pathogenetisch zugrundeliegenden mykosedisponierenden Faktoren sowie 4. eine entsprechende Infektionsprophylaxe. Die jeweils wesentlichsten der genannten Aspekte werden anhand der einzelnen Mykoseformen stichwortartig besprochen.

Literatur

1. Adams, K.: Galenische Fragen zu antimykotisch wirksamen Präparaten. Mykosen S. 133-138 5. Norddeutsche Therapiegespräche Braunlage, Nov. 1974. Stuttgart: G. Thieme 1975
2. Andriasyan, G.K.: Epidermophytosis of feet in disturbed circulation in the lower extremities. Vestn. Derm Vener. (Mosk.) *42,* 58-61 (1968)
3. Botter, A.A.: Topical treatment of nail and skin infections with miconazole, a new broad-spectrum antimycotic. Mykosen *14,* 187-191 (1971)
4. Cabernard, A.: Fußpilz und Fußdeformitäten. Dermatologica (Basel) *138,* 263-267 (1969)
5. Czubak, E., Pasyk, K.: Removal of nail bodies with barium sulphide in the treatment of onychomycosis. Przegl.Derm. Vener. *8,* 627 (1958)
6. Dahlke, H.: Zur Pathogenese der Tinea pedis, insbesondere bei peripheren Durchblutungsstörungen. Mykosen *14,* 353-359 (1971)
7. Drouhet, E., Marcel, M., Labonde, J.: Flore dermatophytique, des piscines. Bull.Soc.Franç.Derm.Syph. *74,* 719-724 (1967)
8. Elkhouly, A.E.: Verfügbarkeit von Nystatin aus verschiedenen Dermatica gegen Candida albicans. Mykosen *19,* (7), 227-237 (1975)
9. Gip, L., Aschan-Aberg, K.: Dermatophytes isolated from an open air public bath. Acta dermatovener. (Stockholm) *48,* 246-248 (1968)
10. Götz, H., Elsner, M.: Untersuchungen über den Einfluß von Strümpfen aus Polyamidfasern auf die Tinea (Epidermophytia) pedis. Mykosen *1,* 6-11 (1961)
11. Götz, H.: Pilzerkrankungen der Haut durch Dermatophyten. In: Jadassohn, Handbuch der Haut- und Geschlechtskrankheiten, Erg.Werk Bd. IV/3 (Hrsg. A. Marchionini u. H. Götz) Berlin–Göttingen–Heidelberg: Springer 1962
12. Götz, H.: Therapeutische Probleme bei der Behandlung der Dermatomykosen. Mykosen *16* (1), 1-8 (1973)
13. Grubmüller, H.K.: Erfahrungen mit einem neuen antimikrobiellen Präparat. Mykosen *14* (2) 569-572 (1971)
14. Heinke, E.: Erfahrungsbericht: Klinische Erfahrungen mit Miconazol unter besonderer Berücksichtigung einer konservativen Behandlung der Onychomykosen und Paronychien. Mykosen *15* (10), 405-407 (1972)
15. Hiemisch, J.: Erfahrungen mit der lokalen Anwendung eines Dimethylsulfoxyd (DMSO) incorporierten Antimycoticums bei Onychomykosen. Mykosen *13,*175 (1970)
16. Kejda, J.: Nagelmykosen in der Praxis. Castellania *2* (11), 251 (1974)
17. Kimmig, J.: Moderne Erkenntnisse in der Behandlung von Pilzerkrankungen. In: Mykologische Fortbildung (Hrsg. E. Heinke, K.F. Schaller, H. Rieth) München: Schwarzeck Verlag 1974
18. Kull, E.: Lokale Behandlung von Pilzaffektionen der Haut und Nägel mit Daktarin, einem neuen Breitbandantibioticum. Schweiz. Rundsch.Med. (Praxis) *61,* 1308 (1972)
19. Male, O., Tappeiner, J.: Nagelveränderungen durch Schimmelpilze, Derm.Wschr. *151,* 212-221 (1965)
20. Male, O.: Zur Bedeutung individueller Faktoren für das griseofulvinrefraktäre Verhalten von Onychomykosen. Proc. 5. Internat. Congr. f. Chemotherapie, Wien, Bd. *VI,* 597-605 (1967)
21. Meinhof, W.: Diagnostische und therapeutische Probleme bei Onychomykosen. Mykosen. 5. Norddeutsche Therapiegespräche Braunlage, Nov. 1974, 71-76. Stuttgart: Georg Thieme 1975
22. Meyer-Rohn, J.: Ursachen des Griseofulvin-Versagens bei Nagelmykosen. Castellania 1 (1), 14 (1973)
23. Nolting, S., Fegeler, K., Ludwig, G., Plischewski, K.: Behandlung der Tinea ungium und Nachuntersuchungsergebnisse seit Einführung des Griseofulvins. Mykosen *18* (1), 11-15 (1975)
24. Ortega, R.A.: Konservative Behandlung der Nagelmykosen mit Onycho-Phytex. Schweiz.med.Wschr. *88,* 290 (1958)

25. Krystyna, P., Laskownicka, Z., Zemburowa, K., Porebska, A.: The effectiveness of different Pimaricin (Natamycin) preparations in the local treatment of mycotic infections. Mykosen *19* (7), 214-246 (1975)
26. Schwerwitz, Ch., Meinhof, W.: Antimykotika für die externe Behandlung von Dermatomykosen, Hautarzt *25*, 463-470 (1974)
27. Schulz, K.H.: Allergie und Mykosen. In: Mykologische Fortbildung (Hrsg. E. Heinke, K.F. Schaller). München: Schwarzeck-Verlag 1974
28. Suringa, D.W.R.: Treatment of superficial onychomycosis with topically applied glutaraldehyde. A preliminary study. Arch.Derm. (Chic.) *102*, 163 (1970)
29. Vanderdonckt, J., Lauwers, W., Bockaert, J.: Miconazole alcoholic solution in the treatment of mycotic nail infections. Mykosen *19* (7), 251-256 (1976)
30. Vilensky, M.M.: Removal of nail plates in onychomycoses by drill. Vestn.Derm.Vener. (Mosk.) *45*, 89 (1971)

Univ.-Doz. Dr. O. Male
I. Univ.-Hautklinik
Alserstr. 4
A-1180 Wien

5.1.8. Prophylaxe der mykotischen Infektionen

S.-A. Qadripur, Göttingen

Neben Fortschritten der Mykose-Therapie, welche in den letzten Jahren im wesentlichen erzielt wurden, sollte noch versucht werden, auch auf dem Gebiet der Vorbeugung der mykotischen Infektionen prophylaktische Erfolge zu erreichen. Es kann auf drei verschiedenen Wegen die Entstehung einer Pilzinfektion verhindert werden:
Expositionsprophylaxe
Dispositionsprophylaxe
Chemoprophylaxe

Im Hinblick auf Exposition spielen epidemiologisch nicht erkannte Ansteckungsquellen eine wesentliche Rolle. Zwei Beispiele hierfür: Ein wichtiger Ort für die Ansteckung einer Pilzinfektion oder Übertragung der Pilze von Mensch zu Mensch ist die Badeanstalt. Die Benutzer können unter Berücksichtigung gewisser Maßnahmen hier zu der Infektionsprophylaxe wesentlich beitragen (Tabelle 1).

Eine weitere, unerkannte Quelle für Pilzinfektionen, welche ständig an Bedeutung gewinnt, ist die Ansteckung der Kinder durch Haustiere. Durch engen und kontinuierlichen Kontakt der Kinder mit den kleinen Nagetieren beim täglichen Spielen dürfte jederzeit mit einer Pilzinfektion zu rechnen sein.

Zur Dispositionsprophylaxe gehört das Schützen immunschwacher Patienten gegen die Pilzinvasion.

Im Rahmen der Chemoprophylaxe können verschiedene Antimykotika und auch diverse Desinfektionsmittel, welche antimykotisch effektiv sind, eingesetzt werden. Um einige Beispiele zu nennen, es kommen folgende Verbindungen in Frage:

1. Phenole (z.B. chloriertes Benzylphenol oder halogeniertes Alkylphenol).
2. Quartäre Ammoniumverbindungen (z.B. Dodecylammoniumchlorid bzw. Phosphoniumbomid).
3. Metallsalzkomplexe (z.B. Tributylzinnbenzoat, Phenylhydrargyriborat).
4. Invertseifen.
5. Kationische oberflächenaktive Verbindungen bzw. Amphotenside.
6. Sauerstoff- oder Chlor-abspaltende Substanzen.
7. Jodophore (z.B. Polyvidon-Jod oder Betadine).

Da die üblichen Seifen kaum antimykotisch wirksam sind, empfiehlt es sich, bei der körperlichen Hygiene anstatt dieser waschaktiven Substanzen zu benutzen. Dies soll vor allem bei bestimmten Berufsgruppen (Landwirte, Tierzüchter, Pflegepersonal) oder prädisponierten Personen (Bergmann, Schwimmer, Soldaten) der Fall sein. Eine Körperhygiene ist auch bei erhöhter Körpertranspiration angezeigt, da die Feuchtigkeit das Angehen der Pilze induziert. Hinsichtlich der Prophylaxe von Candida-Infektionen der Säuglinge und der Vorbeugung von Nagelinfektionen durch Pilze wird auf Tabelle 2 und 3 verwiesen.

Tabelle 2. Prophylaxe der Säuglings-Candidose

1. Behandlung des Vaginalsoor der Mütter durch Schwangerschaftsvorsorgeuntersuchung.
2. Desinfektion der Trinkgläser, Löffel, Schnuller.
3. Vorbeugung von Mazerationen im Genitalbereich.
4. Prophylaktische Gaben von 300.000 E Nystatin an Frühgeborene und Babys von Müttern mit Vaginalsoor, vom 2. bis 4. Lebenstag.

Tabelle 3. Prophylaxe der Nagelinfektionen durch Pilze

1. Durchlüftung der Vorfüße durch Tragen von Sandalen und Vermeiden von Strümpfen aus synthetischen Fasern.
2. Fahnden nach nervaler oder zirkulatorischer Dysfunktion im Bereich der Extremitäten — gegebenenfalls Beseitigung der Dysfunktionen. Ebenfalls Untersuchung der Gliedmaßen hinsichtlich anatomischer Mißverhältnisse.
3. Säuberung der Nägel nach täglicher Arbeit bei Beschäftigten in Süß- und Teigwarenbetrieben.
4. Beseitigung der Feuchtigkeit (starke Schweißabsonderung) und Wärmestauung in den Vorfüßen und Interdigitalräumen.

Tabelle 1. Expositions- und Dispositionsprophylaxe

1. Die Umkleidekabinen, Duschräume und Badehallen der öffentlichen Badeanstalten dürfen nicht barfuß betreten werden.
2. Für Kinder sind kleine Tiere zum Spielen nicht gestattet.
3. Größere Textilien sind mit Formalin, kleine Stücke mittels Kochen oder Heißbügeln zu desinfizieren.
4. Die Schuhe werden mit formalingetränkter Watte gefüllt und für 24 Stunden – in einem Plastikbeutel verschlossen – aufbewahrt. Nach Entfernen der Watte werden die Schuhe reichlich durchlüftet.
5. Prophylaktische Anwendung von antimykotischem Puder, Aerosol oder Lösung in den Zehenzwischenräumen, bei adipösen Diabetikern auch in den Körperfalten.

Es wurde versucht darzustellen, daß durch eine Reihe von Maßnahmen eine Prophylaxe der mykotischen Infektionen möglich ist. Diese müssen aber ständig und konsequent durchgeführt werden.

Dr. S.-A. Qadripur
Univ.-Hautklinik
Von-Siebold-Str. 3
D-3400 Göttingen

5.1.9. Resistenzbestimmung von Hefen zwecks gezielter Therapie

D. Hantschke, Essen

In der Bakteriologie ist es selbstverständlich, Bakterienstämme auf ihre Antibiotikaempfindlichkeit auszutesten und eine erforderliche antibakterielle Therapie nach dem vorliegenden Testergebnis durchzuführen.

Nachdem in den letzten Jahren das Angebot der zur Therapie von Mykosen zur Verfügung stehenden Antimykotika zugenommen hat, gehen die Bestrebungen dahin, diese möglichst gezielt einzusetzen. Einen wichtigen Faktor für eine optimale antimyzetische Behandlung stellen die zu ermittelnden minimalen Hemmkonzentrationen (MHK) dar. Für die Testung von Hefen, Dermatophyten und Schimmeln können die nachfolgenden Antimykotika herangezogen werden (Tabelle 1).

Als Testagar wird der Morphologieagar (Difco) verwendet. Die Keimeinsaat beträgt 10^5 Pilzzellen je ml Medium, eine Zahl, die unserer Ansicht *in vivo*-Verhältnissen gerecht wird. Bei niedriger Keimeinsaat erhält man günstigere MHK-Werte (Bartmann und Plempel, 1976), die unserer Erfahrung nach als Voraussetzung für eine antimyzetische Therapie nicht ausreichend sind, sondern ein therapeutisches Risiko darstellen (Tabelle 2).

Tabelle 1. Häufig verwendete Antimykotika für die Behandlung von Haut-, Schleimhaut- bzw. Endomykosen

Amphotericin B
Natamycin
Nystatin
Clotrimazol ⎤
Econazol ⎬ Imidazolderivate
Miconazol ⎦
5-Fluorocytosin

Tabelle 2. Minimale Hemmkonzentration (γ/ml) und Keimeinsaat

Antimykotikum	Candida albicans – Zellen	
	1000	100.000
Amphotericin B	0,05	0,05
Clotrimazol Econazol Miconazol	0,25	12,5

Unterschiedliche pH-Werte beeinflussen die MHK-Werte in der Regel nicht wesentlich, bei pH-Werten über sieben kann die Wachstumsintensität von Hefen leicht herabgesetzt sein (Hantschke, 1977).

Die Ablesung der Testergebnisse von Reihenverdünnungs- und Diffusionstesten sollte nach 20-24 Stunden erfolgen. Mit zunehmender Bebrütungsdauer steigen in der Regel die MHK-Werte weiter an, bis nach mehreren Tagen eine absolute Hemmung erfolgt. Für eine antimyzetische Therapie ist der MHK-Wert von 20-24 Stunden heranzuziehen.

Bei der Behandlung von Mykosen ist eine lokale und systemische Therapie zu unterscheiden. Im ersten Fall sollte vor allem dann eine Testung des Pilzstammes erfolgen, wenn dieser unter einer antimyzetischen Therapie – bei sich kaum änderndem klinischen Bild – wiederholt angezüchtet wird. Bei Vaginalmykosen wird bereits über therapieresistente Torulopsis glabrata-Stämme gegen Miconazol von Notowicz (1975) berichtet.

Bei einer systemischen Behandlung gibt der Therapiequotient – Wert aus durchschnittlich erreichbarer Serumkonzentration und MHK-Wert – über den Einsatz eines Antimykotikums Aufschluß (Hantschke et al., 1977). Dieser sollte in der Regel ein Mehrfaches von eins betragen. Nur bei einem fungizid wirkenden Antimykotikum wäre ein Therapiequotient von eins unter Umständen noch vertretbar.

Bei der lokalen Behandlung von Sproßpilzmykosen sind Nystatin, Amphotericin B, Natamycin sowie die Imidazolderivate – wenngleich deren MHK-Werte in der Regel viel höher liegen als die der erstgenannten Antimykotika – weiter empfehlenswert. Weit günstigere MHK-Werte finden wir dagegen bei Hyphomyzeten – Dermatophyten und Schimmelpilzen – für die Imidazolderivate. Resistente Stämme sind bisher nicht beobachtet worden. Das 5-Fluorocytosin kann erfolgversprechend bei sproßpilzbedingten Schleimhautmykosen eingesetzt werden. Eine Testung dieser Stämme ist unumgänglich, da primärresistente Hefen existieren.

Bei der Behandlung von durch Sproßpilze verursachten Endomykosen wird aufgrund der Testergebnisse und der relativ guten Verträglichkeit das 5-Fluorocytosin im Vordergrund stehen. Bei primär resistenten Sproßpilzstämmen wäre auf das Amphotericin B auszuweichen. Die Hefen – vor allem Candida albicans-Stämme – weisen meistens gegen Imidazolderivate zu hohe MHK-Werte auf, die somit eine systemische Behandlung mit diesen Antimykotika in der Regel nicht rechtfertigen. Die Imidazolderivate – Clotrimazol, Econazol und Miconazol –

Tabelle 3. Durchschnittliche minimale Hemmkonzentration (γ/ml) humanpathogener Pilze

Antimykotika	Trichophyton-Arten	Pilzstämme Candida albicans	Aspergillus fumigatus
Imidazolderivate Clotrimazol Econazol Miconazol	<0,1 – 2,0	<6,25 – 25,0	<0,1 – >3,0
Amphotericin B	>15,0	<0,025 – >2,0	<0,1 – >12,0
Nystatin	>15,0	<0,1 – >6,0	<0,1 – >12,0
Natamycin	<0,5 – >5,0	<2,0 – >3,0	<1,0 – >12,0
5-Fluorocytosin	>100,0	<0,025 – >1,0	<0,1 – >12,0

könnten dagegen aufgrund sehr niedriger minimaler Hemmkonzentrationen zur Behandlung von schimmelpilzbedingten Endomykosen herangezogen werden (Tabelle 3).

Die vorangehenden Ausführungen lassen erkennen, daß der Begriff *resistent* eine variable Größe ist. Diese ergibt sich aus den unterschiedlichsten Faktoren. So kann ein Erreger einer Dermatomykose gegen ein Antimykotikum empfindlich sein, ist aber gegen das gleiche Mittel resistent, wenn es sich bei dem gleichen Keim um das Agens einer Endomykose handelt.

Die Testung von Pilzstämmen gegen Antimykotika wird in Zukunft zur Routine gehören. Erst die Testergebnisse erlauben eine gezielte Behandlung von Mykosen, vor allem der Endomykosen.

Literatur

Bartmann, K., Plempel, M.: Neue Testmethoden in der Mykologie. Münch. med. Wschr. *118* Suppl. 1, 6-11 (1976)

Hantschke, D.: Sensitivity in vitro Tests with Antimycetic Imidazole Derivatives and Evaluation of Results. International Symposium of Medical Mycology. Flims, Switzerland, January 24-26, 1977

Hantschke, D., Wente, W., Gronemann, A.: Paronychie durch Aspergillus flavus Link. Mykosen *20*, 122-126 (1977)

Notowicz, A.: Therapeutic failure of Miconazole in the treatment of Torulopsis glabrata infection in the vagina. Mykosen *18*, 285-287 (1975)

Dr. D. Hantschke
Mykolog. Abt. der Dermatolog. Klinik
Hufelandstr. 45
D-4300 Essen

5.2. Mykologie · Freie Vorträge

Moderator: G. Polemann, Krefeld

5.2.1. Die Bedeutung des Terrains für die Entstehung von Mykosen

W. Hauser, Bonn

Für die Entstehung einer Mykose sind nicht nur Pilze, sondern auch ein geeigneter Nährboden, ein geeignetes Terrain, erforderlich. Dieses ist so ohne weiteres an der Haut offensichtlich nicht gegeben. Dafür spricht, daß z.B. Partnerinfektionen auch bei Inguinal- und Fußmykosen wider Erwarten nicht sonderlich häufig sind. Fuß- und Perigenitalmykosen sind bei Kindern verhältnismäßig selten. Sie nehmen erst nach der Pubertät entscheidend zahlenmäßig zu, wie vor allem die Untersuchungen von Badillet u.a. zeigen. Offensichtlich liegt ein mykosegeeignetes Terrain auch bei dem einzelnen Mykosekran-

Tabelle 1. Viszero-kutane Reflexprojektionen

Lunge	C3, 4	Th1-10	(Oberlappen: Th1-6, Unter- bzw. Mittellappen: Th3-10 nach Holle)
Pleura	C3, 4	Th3-12	
Herz	C3, 4, 8	Th1-8	links
Aorta	C3, 4, 8	Th1- 4	links
Ösophagus	C3, 4	Th1- 8	links (Demling)
Leber, Gallenblase	C3, 4, 8	Th6-10	rechts
Duodenum	C3, 4	Th6-10	rechts
Magen	C3, 4	Th5- 9	links
Pankreas	C3, 4	Th7- 9	links
Milz	C3, 4	Th7-10	links
Jejunum	C3, 4	Th8-11	links
Ileum	C3, 4	(Th4-8) Th9-11 (Th12,L1) beidseits	
Colon: Coecum, Appendix, Colon ascendens/transversum (distaler Teil), Colon transversum (ditaler Teil), Colon descendens, Sigma und	C3, 4	Th9-L1	rechts
Rectum	C3, 4	Th9-L1	links (nach Porges nur Linksprojektionen), ferner L1-3, S2-5 (Foerster)
Niere, Ureter	C3, 4	Th9-L3	
Uterus	C3, 4	Th10-L3, S1-4 (S5?)	
Adnexe	C3, 4	Th10-L4	
Blase	C3, 4	Th11-L3, S2-5	
Prostata		Th10-12, L5, S1-3 (Head), ferner L1-3 (Holle)	
Hoden, Nebenhoden		Th11-L3	

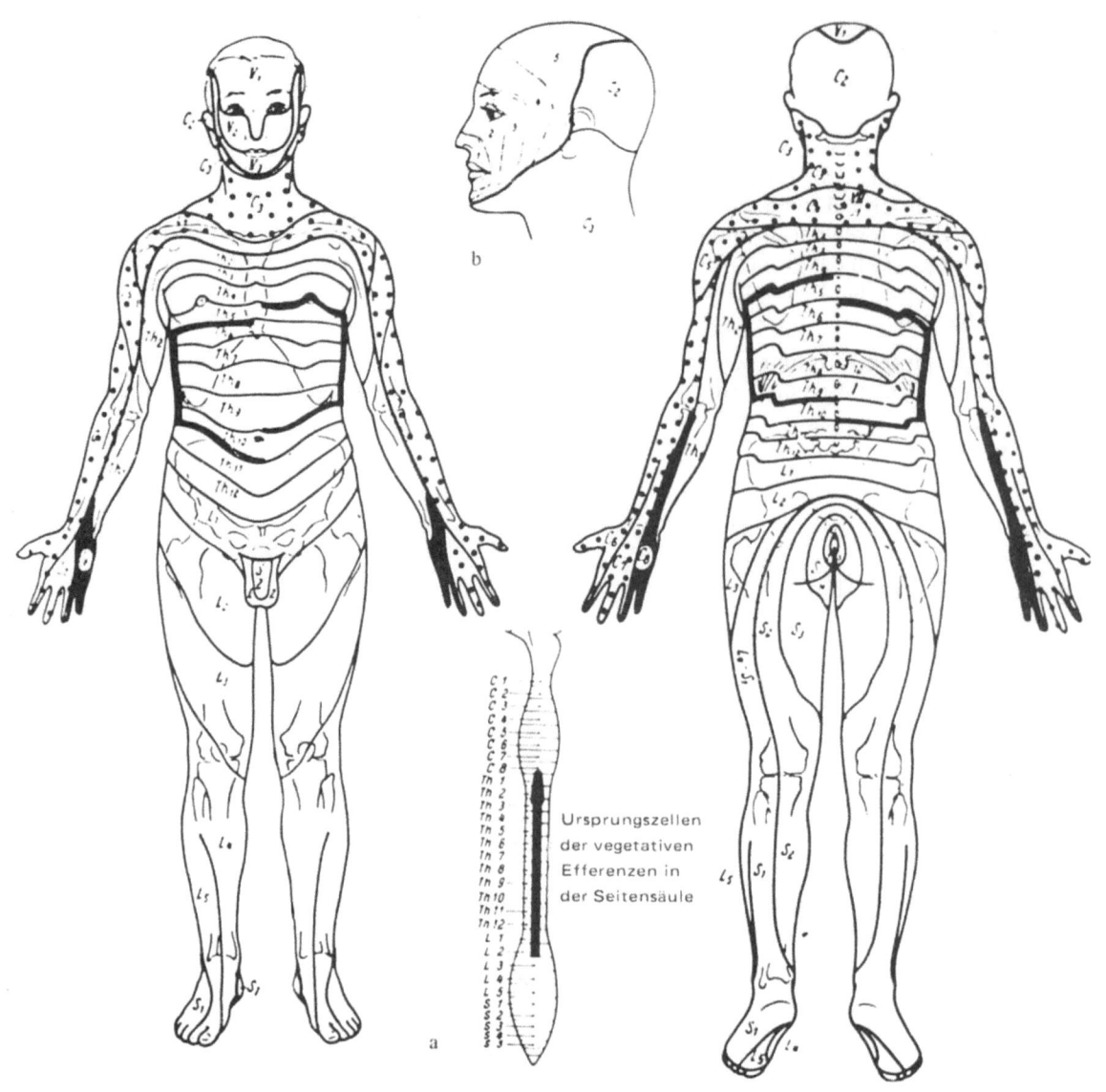

Abb. 1. Dermatomschema (nach Hansen und Schliack) mit eingezeichneten *Projektionsfeldern:* Th6-10 rechts von Leber, Gallenblase, Duodenum und Th5-9 links von Magen; *cervikalen Fernprojektionsfeldern* (punktiert: C3-7); *C8* (schwarz ausgezeichnet), dem Projektionsfeld des cranialen Endes der *sympathischen Kernsäule C8-L2* (Zusatzskizze a). Zusatzskizze b: Laehr-v.Södersche Linien (*zentrale Trigeminusprojektionsfelder*)

ken nicht am ganzen Integument vor. Vielfach ist die Mykose einseitig, z.B. nur an einer Hand, während die andere trotz ständigen Pilzkontaktes nicht befallen wird. Es läßt sich zeigen, daß das mykosegeeignete Terrain auf viszero-kutanem Reflexwege durch Änderung der Strömungsverhältnisse im Endstrombahnbereich und in Abhängigkeit davon der Gewebsverhältnisse zustande kommt (Abb. 1, Tabelle 1). Dies sei an einigen Beispielen im folgenden demonstriert:

Candidiasis

Was die Candidiasis der Haut betrifft, so findet sie sich im Kindesalter nach pulmonalen Infekten in den der Lunge zugeordneten thorakalen Direktreflexprojektionen und/ oder im Gesicht an den lateralen Wangenfeldern; das sind die 3. zentralen Trigeminusprojektionsfelder, die von Thoraxorganen reflektorisch induziert werden können, wie dies z.B. bei endogenem Ekzem, Hertoghe-Zeichen und der Wangenröte bei Herz- und Lungenkrankheiten auch der Fall ist. Es kann nach pulmonalen Infekten auch zur Candidiasis in den Hautprojektionsfeldern des N.phrenicus(C3,4) im Hals-Schultergürtelbereich kommen.

Die *soorbedingte Windeldermatitis* tritt nach Darm- oder Harnwegsinfekten auf. Ihre Lokalisation ist an thorako-lumbale Projektionsfelder gebunden, die sich nur zum Teil mit dem unter Windeln befindlichen Hautgebiet deckt.

Wenn für die Entwicklung der *Erosio interdigitalis candidomycetica* im 3. Interdigitalraum die schlechte Abspreizbarkeit des 4. vom 3. Finger und andere exogene Momente geltend gemacht werden, so erklärt dies nicht die häufige Einseitigkeit. Man findet aber bei linksseitigen Fällen (Abb. 2) vor allem Coronarinsuffizienz, bei rechtsseitigen Fällen Leberschäden. Die viszero-kutane Reflexprojektion, die hier gegeben ist, betrifft das Randgebiet von C8 als periphere Projektion des cranialen Endes der vegetativen Kernsäule C8-L2 im Rückenmark, der Großschaltstelle sympathischer Reflexe (Hansen). Eine C8-Projektion ist häufig auch gegeben bei Dermatosen der Hohlhand, z.B. bei einer *granulomatösen Candidasis,* induziert von chronischer Bronchitis und Pneumonien.

Wenn *submammär lokalisierte Candidiasis* betont links erscheint, so wegen Herzinsuffizienz und Diabetes, die Linksprojektionen bedingen, während eine rechtsseitige submammäre Candidiasis beispielsweise von chronischem Leberschaden abhängt (Abb. 3).

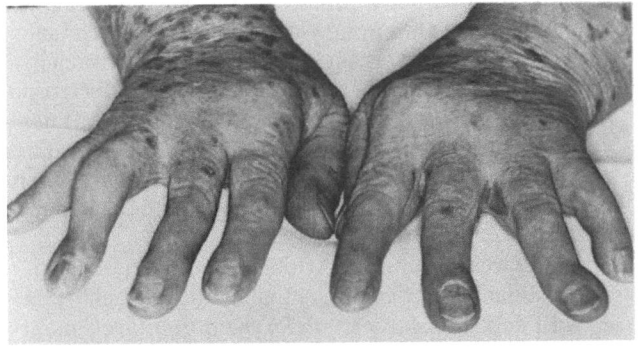

Abb. 2. Erosio interdigitalis candidomycetica links bei coronaren Durchblutungsstörungen (Herz bedingt Linksprojektionen)

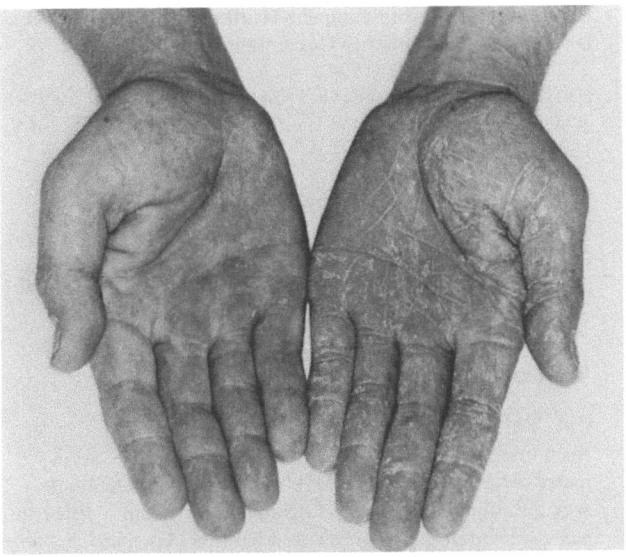

Abb. 4. Epidermale Trichophytie der linken Hohlhand (die rechte ist nicht befallen!) bei alter Tuberkulose des *linken* Lungenoberlappens)

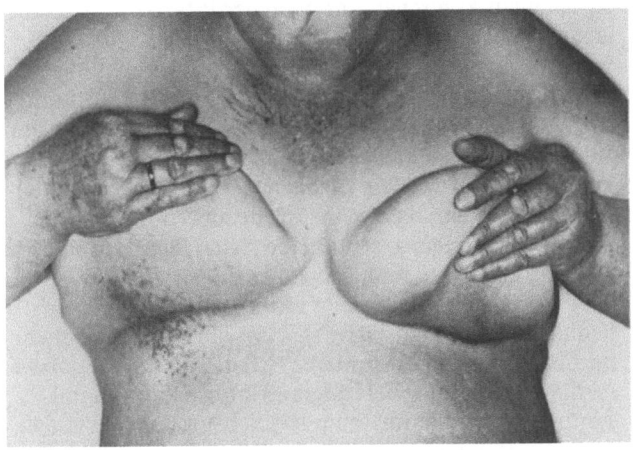

Abb. 3. Candidiasis submammär rechts (Th6) bei chronischem Leberschaden. (Leberprojektion: Th6-10 rechts)

Trichophytien

Bei Kindern finden sich Trichophytien vorzüglich in reflektorischer Abhängigkeit von Erkrankungen der oberen Luftwege und der Lunge. So kann man bei Bronchitisanamnese den Thorax in den lungenabhängigen Direktprojektionsfeldern befallen sehen und damit an Partien, an denen wahrscheinlich die Pilze nicht primär aufgenommen wurden. Die Hände sind gegebenenfalls aber frei von Mykose.

Bei Abhängigkeit von einem chronischen Nierenschaden sieht man eine epidermale Trichophytie wiederum in den nierenabhängigen thorako-lumbalen Projektionsfeldern Th10-L3. *Einseitige Hohlhandtrichophytien* werden induziert an der linken Hohlhand (Abb. 4) beispielsweise von einer linksseitigen, alten Oberlappentuberkulose, bei Befall der rechten Hohlhand z.B. von einem chronischen Leberschaden. Eine seit 8 Jahren bestehende epidermale *Trichophytie der linken Oberschenkelinnenseite* – die anliegende rechte Oberschenkelinnenseite blieb stets frei (Abb. 5) – wird terrainmäßig induziert durch Prozesse des Enddarmes (Analfissuren, Haemorrhoidenoperation), der nur zu Linksprojektionen führt (Porges).

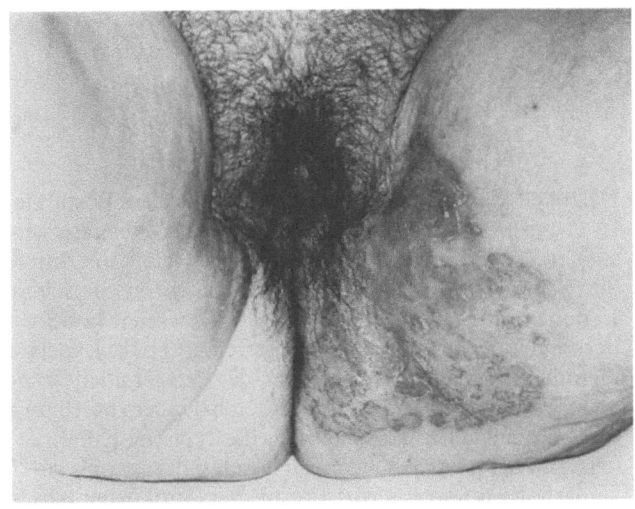

Abb. 5. Epidermale Trichophytie der *linken* Oberschenkelinnenseite (der anliegende rechte Oberschenkel ist nicht infiziert!) bei Enddarmanamnese (Haemorrhoiden, Analfissuren). Der Enddarm führt nur zu *linksseitigen* Reflexprojektionen

Diese wenigen Beispiele zeigen, daß es viszero-kutanreflektorisch induzierte Terrains sind, die bei Besiedlung mit Pilzelementen die Entwicklung einer Mykose erst ermöglichen. Wird das Terrain nicht saniert, so kommt es zu Rezidiven. Die Sanierung der viszeralen Irritationszentren ist daher neben einer antimykotischen Therapie unabdingbar erforderlich.

Literatur

Badillet, G.: Les dermatophyties de l'enfant. La Semaine des Hôpitaux (Annales de Pédiatrie) 45, 655 und 2733 (1969)

Hansen, K., Schliack, H.: Segmentale Innervation. Ihre Bedeutung für Klinik und Praxis. Stuttgart: Georg Thieme 1962

Hauser, W.: Die Bedeutung viscero-kutaner Reflexe für die Pathogenese von Dermatosen. In: Dermatologie und Venerologie, Ergänz. u. Reg.-Band, Gottron, H.A., W. Schönfeld, S. 329-388. Stuttgart: Georg Thieme 1970

Hauser, W.: Die Lokalisation von Hautkrankheiten im Gesicht. Die visceral-reflektorischen Gesichtszonen. Fortschr.Med. *92*, 877-881 und 919-922 (1974)

Hauser, W.: Die Bedeutung viscero-kutaner Reflexe für die Pathogenese und Lokalisation von Hautkrankheiten. akt.dermatol. *1*, 15-25 (1975)

Prof. Dr. W. Hauser
Univ.-Hautklinik
D-5300 Bonn 1

Aussprache:

V.A. Balabanoff, Sofia, zum Vortrag Hauser:
Nach unseren Erfahrungen kann eine rein einseitige, asymmetrische Lokalisation von Mykosen auch exogen bedingt sein, z.B. hyperkeratotische Trichophyton rubrum – Infektionen der rechten Hand bei gewissen Berufen (Tischlern, Schlossern und Trägern). In diesen Fällen werden die durch manuelle Tätigkeit bedingten Tylositäten von den Pilzen besiedelt.

5.2.2. Zur Ätiologie der Pityriasis versicolor

M. Dorn, München

Nach den klassischen Kriterien der Koch'schen Postulate ist *Pityrosporum orbiculare* der Erreger der Pityriasis versicolor. Die lipophile und lipidabhängige Hefe kann unter besonderen Kulturbedingungen regelmäßig von klinischen Läsionen isoliert werden, und ihre Abwesenheit korreliert andererseits mit Erscheinungsfreiheit [10]. Experimentelle Infektionen, selbst wenn der Erreger über Generationen rein gezüchtet wurde, rufen bei einem bestimmten, empfänglichen Personenkreis das typische Krankheitsbild hervor [2]. Schließlich lassen sich sogar als geforderte Reaktion des Wirtsorganismus Antikörper bei Erkrankten mit Pityriasis versicolor nachweisen, die gleichermaßen gegen *Pityrosporum orbiculare* und *Malassezia furfur* gerichtet sind [9].

Allerdings scheinen andere Gegebenheiten dieser einfachen Schlußfolgerung zu widersprechen. Da ist einmal die Tatsache, daß die Hefe bei fast 74 % der Bevölkerung auf normaler Haut vorkommt, ohne Krankheitserscheinungen hervorzurufen [8]. Das Argument scheint jedoch unerheblich, wenn berücksichtigt wird, daß beim Menschen kommensalische Besiedlung mit nur fakultativpathogenen Sproßpilzen häufig ist. Ähnlich wie bei Candidosen sind neben der Virulenz des jeweiligen Pilzstammes vor allem individuelle Faktoren des betroffenen Organismus für das Manifestwerden von Krankheitserscheinungen verantwortlich [7]. Bedeutender schien dagegen lange Zeit, daß *Pityrosporum orbiculare* in der Kultur ausschließlich in der Hefeform gefunden wird, während im mikroskopischen Bild der Pityriasis versicolor *Malassezia furfur* durch das Nebeneinander von kurzen, teilweise segmentierten Hyphen und von manchmal sprossenden Hefezellen charakterisiert ist. Man hat den Pilz daher den dimorphen Hefen zugerechnet, die einer Hefe-Myzel-Konversion fähig sind, wobei Sproßzellen das saprophytäre Stadium und Hyphen die parasitäre Phase ausmachen sollten [7, 10]. Zufällige Einzelbeobachtungen kurzer Hyphen in Kulturen haben die Theorie gestützt, bisher war es aber nicht möglich, Übergänge von der Hefe- zur Hyphenform in vitro regelmäßig zu induzieren [2, 3, 8, 10]. In kürzlich vorgestellten Untersuchungen haben wir jedoch zeigen können, daß *Pityrosporum orbiculare* in einem chemisch definierten Kulturmedium unter Einfluß von 0,05 M Glycin filamentieren kann [4]. Dimorphe Wachstums- und Fortpflanzungsformen des Pilzes sind in vivo und in vitro gleich, so daß kein Zweifel mehr an der Identität von *Pityrosporum orbiculare* und *Malassezia furfur* besteht. Statt der verschiedenen Bezeichnungen des Pilzes in der parasitären und der saprophytären Phase ist daher konsequenterweise und nomenklatorisch richtig die integrierende Benennung *Pityrosporum furfur* gültig [6].

Die Beweisführung zur Ätiologie der Pityriasis versicolor ist damit aber noch nicht endgültig abgeschlossen. Es wird derzeit diskutiert, ob *Pityrosporum ovale* nicht doch der gleiche Pilz ist wie *Pityrosporum furfur* [10, 11]. Auch diese lipidabhängige Hefe wird wie *Pityrosporum furfur* weitverbreitet saprophytär in talgdrüsenreichen Arealen auf menschlicher Haut gefunden, vereinzelt ist sie auch aus klinischen Läsionen der Pityriasis versicolor anstatt oder zusammen mit *Pityrosporum furfur* kultiviert worden [7]. Sie wird üblicherweise als apathogen angesehen, da es bisher nicht gelungen ist, ihr Vorkommen mit irgendwelchen Krankheiten des seborrhoischen Formenkreises zu korrelieren [7]. *Pityrosporum ovale* kann von *Pityrosporum furfur* nur morphologisch unterschieden werden, da die Ansprüche an Nährmedien und die Kulturbedingungen für beide Arten identisch sind [3]. Das Kriterium unterschiedlicher Morphologie ist aber wenig zuverlässig, da es mit Variation der Kulturbedingungen gelingt, *Pityrosporum ovale* zu rundlichen Sproßzellen zu transformieren, wie sie für *Pityrosporum furfur* typisch sind. Bei unseren Untersuchungen mit synthetischem Nährmedium hat sich sogar ergeben, daß unter Einfluß von Nicotinsäureamid *Pityrosporum ovale* genauso wie *Pityrosporum furfur* kurze Pseudohyphen bilden kann, also die Fähigkeit zur Hefe-Myzel-Konversion besitzt, die für den Erreger der Pityriasis versicolor charakteristisch ist. Unter Einfluß von Glycin bildet allerdings nur *Pityrosporum furfur* Hyphen aus und möglicherweise liegt darin eine kulturelle Unterscheidungsmöglichkeit, die aber erst nach einer größeren Zahl untersuchter Pilzstämme etabliert werden könnte [5]. In der Literatur liegen widersprüchliche Berichte zur serologischen Differenzierbarkeit der beiden Hefen vor. Sternberg und Keddie [9] haben in einem menschlichen Serum agglutinierende Antikörper nachgewiesen, die gegen *Pityrosporum furfur,* aber nicht gegen *Pityrosporum ovale* gerichtet waren. Dagegen hat Alexander [1] mit Patientenseren und mit tierexperimentellen Hyperimmunseren mittels Immunfluoreszenztechnik keine Antigenunterschiede bei beiden Pityrosporum-Arten finden können. Vorläufige Ergebnisse unserer derzeitigen Untersuchungen, wo in quantitativer Komplement-Bindungs-Reaktion tierexperimentelle Hyperimmunseren und ganze Hefezellen der beiden Arten als Antigen eingesetzt werden, deuten auf eine serologische Unterscheidbarkeit hin.

Trotz der vielen Gemeinsamkeiten der beiden Hefen kann daher als Arbeitshypothese gelten, daß sie doch zwei verschiedene Spezies darstellen und letztlich nur *Pityrosporum furfur* der Erreger der Pityriasis versicolor ist.

Literatur

1. Alexander, S.: Loss of hair and dandruff. Brit. J. Derm. *79*, 549-552 (1967)
2. Burke, R.C.: Tinea versicolor: susceptibility factors and experimental infection in human beings. J. Invest. Derm. *36*, 389-401 (1961)
3. Caprilli, F., Mercantini, R., Nazarro Porro, M., Passi, S., Tonolo, A.: Studies of the genus Pityrosporum in submerged culture. Mycol. Appl. *51*, 171-189 (1973)
4. Dorn, M.: Scanning electron microscopy of Pityrosporum furfur. Vortr. Int. Symp. Medical Mycology, Flims, 24.-27.1.1977; Mykosen (im Druck)
5. Dorn, M., Roehnert, K.: Dimorphism of Pityrosporum orbiculare in a defined culture medium. J. Invest. Derm. (im Druck)
6. Emmons, C.W., Binford, C.H., Utz, J.P.: Pityriasis versicolor. In: Medical Mycology, P. 156-162. Philadelphia: Lea & Febiger, 1970
7. Noble, W.C., Somerville, D.A.: The fungal flora. In: Microbiology of Human Skin, p. 206-224. London-Philadelphia-Toronto: W.B. Saunders, 1974
8. Roberts, S.O.B.: Pityrosporum orbiculare: incidence and distribution of clinically normal skin. Brit. J. Derm. *81*, 264-269 (1969)
9. Sternberg, T.H., Keddie, F.M.: Immunofluorescence studies in tinea versicolor. Arch. Derm. *84*, 999-1003 (1961)
10. Sloof, W.C.: Pityrosporum Sabouraud. In: The Yeasts (Ed. J. Lodder), p. 1167-1186. Amsterdam-London: North Holland Publishing Company, 1971
11. Vanbreuseghem, R.: Pityriasis versicolor: introductory remarks. Vortr. Int. Symp. Medical Mycology, Flims, 24.-27.1.1977; Mykosen (im Druck)

Dr. M. Dorn
Dermatologische Klinik und Poliklinik
der Universität
Frauenlobstr. 9
D-8000 München 5

5.2.3. Eine Mäusehaarinfektion als Quelle einer Dermatomykose-Endemie bei Menschen

B. Sielicka, E. Baran und A. Bliżanowska, Wrocław

Das Vorkommen von Dermatophyten und keratinophilen Pilzen an der Körperoberfläche von wilden Kleinsäugern war Gegenstand der Berichte mehrerer Verfasser. Diese Untersuchungen erklären teilweise die Rolle der Kleinsäuger bei der Entstehung und Verbreitung von Dermatomykosen bei Menschen und Tieren. In den meisten untersuchten Fällen geht die Anwesenheit sowohl zoophiler als auch geophiler Pilze *nicht* mit Hautläsionen einher. Einige Autoren weisen darauf hin, daß sich bei Mäusen die Immunität gegen virulente Dermatophyten schon in den ersten Lebenstagen entwickelt. Es ist unklar, ob die an der Haut vorkommenden Dermatophyten parasitärer (Keratinausnützung) oder saprophytärer Natur sind oder nur passiv transportiert werden. Es ist bekannt, daß Trichophyton mentagrophytes nicht in der Erde vorkommt, sondern mit lebenden Organismen eng verbunden ist; der Pilz kann am Haarkleid von Mäusen in latenter Form vorkommen.

Unsere Beobachtungen betreffen eine klinische Dermatomykose bei Mäusen der Zucht „Porton". Die Aufzucht der Mäuse erfolgte unter Standardbedingungen. Bei den Mäusen traten Alopezie, Verdickung und Faltenbildung der Haut (besonders bei den jungen Tieren) und Schuppenkrusten an den verschiedenen Hautregionen auf. Die bei den Mäusen beobachteten Hautveränderungen waren Ausgangspunkt einer Dermatose bei den Tierpflegern. Bei den Tierpflegern (4 Frauen, 2 Männer und 1 familiäre Infektion) verlief die Erkrankung endemisch. Mikroskopische und kulturelle Untersuchungen wiesen auf eine mykologische Ätiologie hin. Auf Kimmig-Agar wuchs Trichophyton mentagrophytes var. granulosum.

Eine nachträgliche Untersuchung der veränderten Mäusehaut ergab das Vorhandensein zweier Dermatocoptes-scabiei-Arten (Mycoptes musculinus und Myobia musculi). Die durch diese Parasiten verursachte Hyperkeratose führte wahrscheinlich zur Entwicklung des klinischen Bildes der Mykose bei den Mäusen. Die dermatocoptesfreien Mäuse waren klinisch unauffällig, obgleich aus ihren Haaren ebenfalls Trichophyton gezüchtet werden konnte.

Beschreibung der Fälle

Ein 24-jähriger Tierpfleger suchte die dermatologische Klinik wegen eines 2,0 x 3,0 cm großen, mäßig schmerzhaften, entzündlichen Infiltrates im Bereich der Haut des Kinnes auf. Die regionären Lymphknoten waren vergrößert. Mikroskopisch konnte eine mykotische Infektion der Haare nachgewiesen werden, zahlreiche Sporen und Pilzfäden bedeckten das Haar, das Bild erinnerte an eine Ectothrix-Infektion. Kulturell wurde Trichophyton mentagrophytes var. granulosum nachgewiesen. Der Patient wurde ambulant mit oralen und lokalen Antimykotika behandelt.

Die 22-jährige Frau des Patienten konsultierte die Klinik wegen infiltrierter, roter Flecken am Kinn, am rechten Oberlid, am Hals und an der linken Schulter. Die Effloreszenzen waren nach den Symptomen ihres Mannes aufgetreten. Eine ambulante Lokaltherapie mit Pimafucort und Tinctura Castellani war erfolglos, so daß die Patientin mit erythematösen und exfoliativen Herden, die scharf begrenzt waren und am Rande pustulöse Reaktionen zeigten, stationär aufgenommen werden mußte. Die direkte mykologische Untersuchung war positiv, kulturell wurde Trichophyton mentagrophytes var. granulosum nachgewiesen. Da die Patientin schwanger war, wurde von einer systemischen Behandlung Abstand genommen und stattdessen eine Lokalbehandlung mit verschiedenen Antimykotika (Mycodermin, Undofen-Spray und Tinct. Castellani) durchgeführt. Die Hautveränderungen klangen nach 3 Wochen ab.

Eine 22-jährige Tierpflegerin, die hauptsächlich mit Mäusen zu tun hatte, bemerkte im Brustausschnitt einen erythematösen, schuppenden, mit Papeln und Bläschen besetzten Herd, der juckte. Kleinere schuppende Herde bestanden am Oberkörper und Hals. Mikroskopisch konnten Pilzfäden in den Schuppen nachgewiesen werden. Nach Behandlung mit dem Undofen-Spray, der Undecylensäure und deren Derivate enthält, heilten die Effloreszenzen nach einigen Wochen ab.

Bei 3 weiteren, im Labor tätigen Personen bestanden Hautveränderungen an den Unterarmen, aus denen Trichophyton mentagrophytes var. granulosum gezüchtet werden konnte. Nach einer antimykotischen Lokalbehandlung und einer innerlichen Griseofulvin-Therapie bildeten sich die Veränderungen zurück. Bei einer Patientin traten nach kurzfristiger Behandlung wiederholt Reinfektionen an den Unterarmen und an den Wangen auf, dieser Zustand hält schon 4 Jahre an.

Alle diese Patienten blieben in Kontakt mit den Mäusen, die aus derselben, 800 Tiere umfassenden Zucht stammten.

Umfangreich ist die Literatur über die Bedeutung von Nagetieren als Reservoir für die Verbreitung von mykotischen Infektionen bei Haustieren und Menschen. Manche Untersucher, die bei wilden Nagetieren trotz fehlender klinischer Symptome verschiedene Dermatophytengattungen an der Körperoberfläche nachgewiesen haben, glauben, diesen Tieren eine geringe Bedeutung für die Verbreitung der Dermatomykosen beimessen zu können. Andere Autoren hingegen behaupten, daß sowohl die Tiere mit klinischen Veränderungen als auch die ohne manifeste Symptome eine Infektionsquelle für Menschen und Haustiere darstellen.

Bei unseren Beobachtungen handelte es sich um klinisch latente wie auch klinisch manifeste Trichophyton-Infektionen bei Mäusen, die gleichzeitig mit Dermatocoptes scabiei-Arten infiziert waren; die Mykose trat bei der Laborbelegschaft und auch in einer Familie auf.

Die Entstehung von Dermatomykosen bei Warmblütern wird von mehreren Faktoren beeinflußt; es handelt sich um eine periodische, biologische Aktivität der Pilze, um ihre Aggressivität gegenüber dem Wirtsorganismus, um eine entsprechende Phase der Haarentwicklung (anagene Phase) wie auch um eine Disposition und die (zelluläre) Immunität des Wirtsorganismus.

Literatur

Alteras, I.: Human dermatophyte infections from laboratory animals. Sabouraudia *4*, 143 (1965)

Rieth, H.: Aktuelle Probleme der Mikrosporiebekämpfung bei Mensch und Tier. Mykosen *2*, 37 (1966)

Hoffmann, R., Kolipp, D., Koch, H.: Die Bedeutung von Mäusen und anderen Kleinsäugern für die Verbreitung von Dermatophyten und anderen keratinophilen Pilzen. Mykosen *12*, 583 (1970)

Doz. Dr. habil. Bronisława Sielicka
Inst. f. Bakteriologie
Landwirtschaftl. Akademie
Ul. Michałowskiego 22
51-637 Wrocław/Polen

5.2.4. Die Mycetome in Bulgarien und ihre Behandlung

V.A. Balabanoff, Sofia

Die ersten Fälle von Mycetomen mit schwarzen Körnern (Drusen) wurden 1931 von Beron [3] veröffentlicht. Während der letzten Jahrzehnte wurden die Mycetome bei uns als Folge einer verbesserten Diagnostik nicht nur klinisch, sondern auch mykologisch [1, 2] beschrieben.

Krankengut und Methodik

Es wurden 8 Fälle von Eu- und Aktinomycetomen klinisch, mykologisch, histologisch und epidemiologisch untersucht und die Diagnose gesichert. Bei 5 früheren Fällen wurde eine Revision vorgenommen und die Diagnose präzisiert.

Ergebnisse

In der Tabelle 1 werden die bei uns bekannten 13 Fälle von Mycetomen aufgeführt. Es sind 9 Männer und 4 Frauen, vorwiegend barfuß gehende Bauern. 10 davon stammen aus Südost- und Süd-Bulgarien, nur 3 aus Nord-Bulgarien. Alle Fälle von Mycetomen mit schwarzen Drusen (M. mycetomi) traten in Südost-Bulgarien auf, wo das Klima trocken und warm ist. Die Aktinomycetome wurden verursacht von N. asteroides, S. madurae, N. species, A. transvalensis u.a. 8 Mycetome waren am linken Fuß lokalisiert, 1 Mycetom an einer Hand und ein weiteres im Bronchialsystem. 4 Patienten wurden geheilt, 3 von ihnen nach einer chirurgischen Behandlung mit gleichzeitiger Antibiotica- und Sulfonamid-Therapie, 1 Patient nach Behandlung mit Isoniazid und Streptomycin. Günstige Bedingungen für eine Behandlung bestanden, wenn die Mycetome über einer Aponeurose oder dem Knorpel gelegen waren, ohne daß schon der Knochen angegriffen worden war. Als wirksame Präparate erwiesen sich in vitro, teilweise auch in vivo, bei aeroben Aktinomyceten Langzeitsulfonamide, Bisepton, Gentamycin, Chlorozid, Rimaktan, Isoniazid und 5-Nitrox (Nibiol).

Nachfolgend möchten wir über einige der interessanten Fälle berichten.

Fall 1: Aktinomycetom des linken Fußes bei einem 46-jährigen Bauern aus Nord-Bulgarien, seit etwa 4 Jahren bestehend. Aus dem Eiter der fistelnden Knoten mit weißlichen Granula bis 200 μ wurde Nocardia asteroides (Eppinger) Blanchard 1891 isoliert. Die Granula zeigten im histologischen Präparat eine Halbmondform. Im Antibiogramm erwies sich der Erreger empfindlich auf Biseptol (0,05 mcg/ml), Chloramphenicol, Gentamycin und Rimaktan (0,25 mcg/ml) und Tetraolean (4,0 mcg/ml). Nach Anwendung dieser Antibiotika besserten sich die klinischen Erscheinungen jedoch nur sehr wenig. Das Mycetom dehnte sich weiter aus und befiel auch die Knochen des Fußes mit lakunären Defekten. Trotz Exzision des befallenen Bezirkes wurden schließlich auch die Fibula und die Haut über dem Knöchel befallen, so daß eine Amputation notwendig war. Es handelte sich hier um einen seltenen Fall eines Aktinomycetoms durch N. asteroides vom Typus A nach Schaal, empfindlich auf Gentamycin [6] mit Granulabildung, welches sich ähnlich maligne wie die Eumycetome verhält.

Fall 2: Maduramycetom des rechten Handtellers bei einem 21-jährigen Dreher aus Südostbulgarien (Schwarzes Meer), seit etwa 5 Jahren bestehend. Aus den Fisteln sonderten sich schwarze Körner ab. Histologisch stellten sich diese Körner als septierte Pilzfäden mit vesikulösen Erweiterungen dar, zentral befand sich eine homogene Masse. Der Erreger war Madurella mycetomi (Laveran) Brumpt 1905, welcher Laktose verwerten kann [5]. Nach totaler chirurgischer Ausräumung trat eine völlige Heilung ein, was bei einem Eumycetom selten ist. Dieses positive Resultat führen wir auf die Lokalisation des Mycetomes über der Aponeurose ohne Beteiligung der Knochen zurück.

Fall 3: Aktinomycetom im Bereich des rechten Bronchus bei einem 38-jährigen Mann aus Südbulgarien. Das Aktinomycetom wurde im Anschluß an eine fieberhafte Bronchopneumonie diagnostiziert, es bestand eine Infiltration des Oberlappens der rechten Lunge, bronchoskopisch fand sich eine ausgeprägte Stenose des Lumens des rechten Hauptbronchus. Nach massiver Vorbehandlung mit Penicillin und Trisulfon wurde eine obere Lobektomie mit keilförmiger Bronchusresektion und nachfolgender Plastik durchgeführt. Histologisch fanden sich in den Granulationen Drusen. Die antibiotische Behandlung wurde mit Metacillin, Benzacillin, Madribon und Amphotericin B fortgesetzt. Nach fünf Jahren ist der Patient jetzt klinisch gesund.

Tabelle 1. Die Mycetome in Bulgarien

No.	Name u. Geschl.		Alter	Dauer	Herkunft	Lokalisation	Farbe der Körner	Kultur	Therapie
Eumycetome									
1.	G.C.M.	M.	12 Jahre	6 Jahre	Jambol SEB	l. Fuß	schwarz		
	Derselbe		37 Jahre	31 Jahre	Jambol SEB	l. Fuß	schwarz	M. mycetomi	Amputation
2.	I.C.M. (Bruder von No.1)	M.	7 Jahre	2 Jahre	Jambol SEB	r. Fuß	schwarz		
3.	A.J.	M.	26 Jahre	5 Jahre	Aytos SEB	l. Fuß	schwarz		
4.	G.G.A.	M.	22 Jahre	1 Jahr	Pervomay SEB	l. Fuß	schwarz	M. mycetomi	
5.	K.M.H.	F.	53 Jahre	20 Jahre	Burgas SEB	l. Fuß	schwarz	M. mycetomi	Exstirpation
6.	G.M.J.	M.	21 Jahre	5 Jahre	Burgas SEB	l. Hand	schwarz	M. mycetomi	Exstirpation
7.	A.C.M.	F.	37 Jahre	6 Jahre	Ludogorie SEB	l. Fuß			Exstirpation Antibiotika
Aktinomycetome									
8.	A.J.G.	M.	47 Jahre	4 Jahre	Haskovo SEB	r. Fuß	gelb	A. transvalensis	Excision
9.	S.F.B.	M.	24 Jahre	2 Jahre	Levsky NB	r. Fuß	weiß		Streptomycin
10.	Z.M.M.	M.	46 Jahre	4 Jahre	Pleven NB	l. Fuß	weiß	N. asteroides	Amputation Antibiotika
11.	S.A.D.	F.	38 Jahre	4 Jahre	Blagoevgrad SB	l. Fuß	weiß	N. species	Isoniacid Streptomycin
12.	H.D.K.	M.	38 Jahre	2 Jahre	Kustendil SB	r. Bronchus		N. species	Lobektomie, Antibiotika
13.	E.P.N.	F.	67 Jahre	11 Jahre	Jambol SEB	l. Fuß	weiß	S. madurae	Antibiotika

SEB = Südostbulgarien NB = Nordbulgarien SB = Südbulgarien
M = Mann F = Frau
l. Fuß = linker Fuß r. Fuß = rechter Fuß

Fall 4: Aktinomycetom im Bereich des linken Fußes bei einer 38-jährigen Frau aus Südwestbulgarien, seit zwei Jahren bestehend. Bei dieser Patientin lautete die Diagnose zunächst M. Kaposi (Abb. 1) und es wurde eine Röntgenbehandlung eingeleitet. Der Gesundheitszustand der Patientin verschlechterte sich jedoch durch Entwicklung von neuen, tiefen und fistelnden Knoten mit zunehmender Infiltration des Gewebes und einer Beteiligung des darunter liegenden Knochens (Abb. 2). Kulturell ließ sich aus dem Eiter mit kleinen weißlichen Granula (50-100 μ) Nocardia sp. nachweisen. Die Therapie mit Isoniacid (Rimifon) und mit Streptomycin war wirksam, seit zwei Jahren ist die Patientin jetzt beschwerdefrei.

Zusammenfassung

Die Mycetome in Bulgarien werden immer häufiger diagnostiziert. Es sind jetzt 13 Fälle von Eu- und Aktinomycetomen bekannt, außerdem 12 Fälle von Lungennokardiose. Die Eumycetome sind von M. mycetomi, die Aktinomycetome durch N. asteroides, S. madurae u.a. ausgelöst worden. Zehn Patienten stammen aus Südbulgarien und die Patienten mit Eumycetomen durch M. mycetomi aus Südostbulgarien, wo das Klima trocken und warm ist. Neben der chirurgischen Behandlung wird bei Aktinomycetomen eine antibiotische Therapie mit mäßigem Erfolg eingesetzt. Ein Eumycetom und zwei Aktinomycetome konnten chirurgisch geheilt werden, ein anderes Aktinomycetom heilte nach konservativer Behandlung mit Isoniacid und Streptomycin aus.

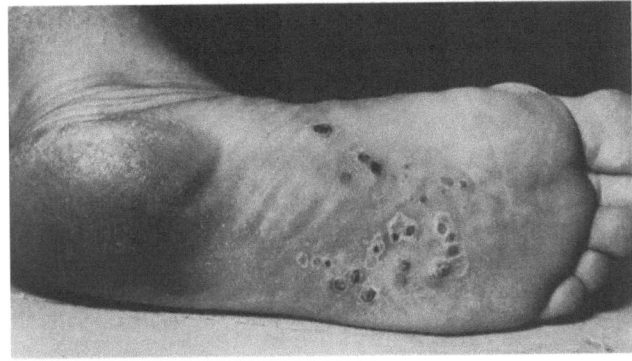

Abb. 1

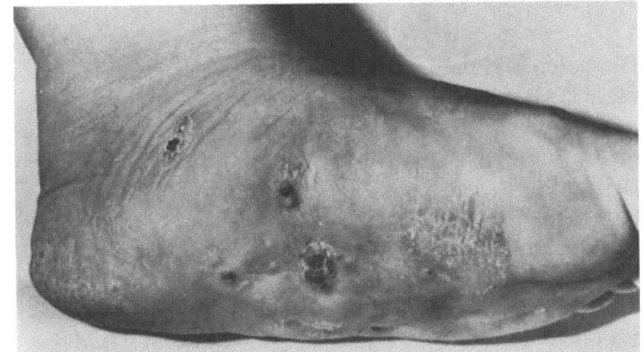

Abb. 2

Literatur

1. Balabanoff, V.A.: Die Mycetome bei uns. Klinische Medizinische Mykologie, 251-265. Sofie: Verlag Med. u. Fizkult. 1975
2. Balabanoff, V.A.: Mycopathologie (Den Haag) *20*, 157-173 (1963)
3. Beron, B.: Derm. Wschr. *92*, 265-272 (1931)
4. Klücken, N., Camain, R., Baylet, M., Basset, A.: Hautarzt *16*, 1-5 (1965)
5. Krempl-Lamprecht, L.: Castellania *2*, 9-14 (1974)
6. Schaal, K.P., Heimerzheim, H.: Mykosen *17*, 313-319 (1974)

Prof. Dr. V.A. Balabanoff
Clinique Dermatologique
de l'Université de Sofia
Rue Fr. Nansen, 5
Sofia/Bulgarien

5.2.5. Die Bedeutung der Kulturausbeute für die Beurteilung der beruflichen Genese von Dermatomykosen

L. Chmel und J. Buchvald, Bratislava

Bei der Beurteilung der beruflichen Genese von Dermatomykosen müssen verschiedene Kriterien zugrunde gelegt werden; da die Forderung, sowohl bei dem Erkrankten als auch bei der fraglichen Infektionsquelle den identischen Erreger nachzuweisen, nicht in vollem Maße erfüllt werden kann, müssen auch andere Umstände berücksichtigt werden. Es ist deshalb notwendig, die höchste Kulturausbeute zu sichern und in die Beurteilung jedes Einzelfalles die neuesten mikrobiologischen und epidemiologischen Erkenntnisse mit einzubeziehen. Dies ist für uns deshalb so wichtig, weil die beruflich bedingten Trichophytien die häufigste Berufsdermatose in der Slowakischen Sozialistischen Republik ausmachen. Seit 1955 unterliegen alle Patienten mit einer Trichophytie der Meldepflicht, außerdem muß die Diagnose kulturell gesichert werden, woraus sich auch die Möglichkeit einer ätiologischen Beurteilung ergibt. Die Ermittlung der Ätiologie der Infektion macht eine hohe Kulturausbeute des spezifischen Erregers notwendig. Aus diesem Grunde überimpfen wir jedes Material mit 24 Inokulationen auf Sabouraud-Agar. Wie die Tabelle 1 zeigt, besteht ein wesentlicher Unterschied zwischen der Kulturausbeute bei Infektionen mit Trichophyton verrucosum und

Tabelle 1. Kulturausbeute an Dermatophyten bei Trichophytien in den Jahren 1965-1975

klinische Diagnose	Kulturausbeute					
	Trichophyton mentagrophytes			Trichophyton verrucosum		
	Anzahl von Inokulationen	Anzahl positiver Inokulationen	%	Anzahl von Inokulationen	Anzahl positiver Inokulationen	%
Trichophytia superfic.	2389	1648	68,98	12277	3392	27,63
Trichophytia profunda	282	183	64,89	690	183	26,52

Trichophyton mentagrophytes. Bei Infektionen mit Tr. verrucosum liegt die Ausbeute bei etwa 27 %, bei Infektionen mit Tr. mentagrophytes bei 64-69 %. Bei insgesamt 2456 Beschäftigten in der Landwirtschaft mit Trichophytien konnte der Erreger in 31 % der Fälle kulturell nachgewiesen werden. Dieses relativ gute Ergebnis ist nicht mit der Kulturausbeute der verschiedenen Erreger im Verhältnis zur Anzahl der Inokulationen korreliert. In 70 % der 24, mit jedem eingesandten, positiven, infektiösen Material vorgenommenen Inokulationen konnte Tr. mentagrophytes gezüchtet werden, Tr. verrucosum hingegen nur in etwa 27 % der Inokulationen mit positivem, infektiösem Material. Dieser Umstand zwingt zu einer Abschwächung der strengen Kriterien bei der Feststellung einer berufsbedingten Genese der Dermatomykosen bei Angestellten in Betrieben der Tierproduktion; die Anerkennung einer berufsbedingten Genese sollte auch von dem Nachweis des Erregers bei dem Tier, bei dem sich der Patient während seiner Arbeit infizieren konnte, abhängen. Relativ einfach ist die Situation, wenn Erreger bei Rindern mit manifesten klinischen Zeichen einer Trichophytie nachgewiesen werden können; mittels routinemäßiger Methoden gelingt der kulturelle Nachweis dann in 53,8 % der Fälle. Schwierig hingegen ist die Beurteilung einer durch Tr. verrucosum verursachten Erkrankung, wenn beim Vieh keinerlei klinische Zeichen einer Infektion vorhanden sind. In solchen Fällen empfiehlt es sich, unsere Klebstreifenabriß-Methode anzuwenden, mittels der man beim Tier eine latente Tr. verrucosum-Infektion nachweisen kann. Bei Anzüchtung des auf diese Weise von klinisch gesunden Tieren gewonnenen Materiales erhoben wir in 16,3 % der Fälle einen positiven kulturellen Befund.

Bei den Infektionen mit Tr. mentagrophytes ist die Situation noch komplizierter, da Nagetiere die Infektionsquelle sind; teilweise leben diese Tiere in den Wirtschaftsgebäuden oder ziehen sich im Winter aus der freien Natur dorthin zurück. Bei der Beurteilung der beruflichen Genese von Tr. mentagrophytes-Infektionen müssen nicht nur die Lebensbedingungen dieser Nagetiere, sondern auch die Möglichkeiten eines Kontaktes von Menschen mit kontaminierten Materialien während des Arbeitsprozesses in Betracht gezogen werden.

Bei der Beurteilung einer beruflich bedingten Infektion mit Microsporum gypseum bei Gärtnern und Angestellten in bestimmten landwirtschaftlichen Betrieben ist ebenfalls die Kulturausbeute von Bedeutung. Diese keratinophilen Pilze leben oft im Humus, mit dem gerade Gärtner und Landarbeiter häufig in Berührung kommen. Als Kriterium für eine beruflich bedingte Infektion haben wir festgelegt, daß sich dieser Pilz aus mindestens 5 von 50 Bodenproben aus der Umgebung des Patienten anzüchten lassen muß; wir sind dabei von der Tatsache ausgegangen, daß in den in der Landwirtschaft am häufigsten verwandten Humuserden sich Microsporum gypseum in 10-100 % aller Proben nachweisen läßt.

Dr. L. Chmel
Univ.-Hautklinik
Bratislava /CSSR

5.2.6. Die Chromomykose in Mexiko

R. Andrade, P. Lavalle und G. Rodriguez, Mexico

Die tiefen Mykosen stellen ein schwerwiegendes Problem dar. Da sie sich hauptsächlich in schweren Hautveränderungen manifestieren, sind sie von großem Interesse für die Dermatologie (Aceves; Lavalle; Yousef Al-Doory). Die wichtigsten tiefen Mykosen sind in Mexiko (in der Reihenfolge ihrer Häufigkeit):
das Mycetom,
die Sporotrichose,
die Chromomykose.
Von diesen drei tiefen Mykosen sind vor allem das Mycetom und die Chromomykose ein großes therapeutisches Problem, welches meistens und vor allem bei der Chro-

momykose nur radikal, d.h. durch chirurgische Exstirpation, gelöst werden kann; auch diese Lösung ist oft nicht definitiv, da in vielen Fällen mit lokalen Rezidiven gerechnet werden muß. Abgesehen von dem rein medizinischen Problem stellen diese tiefen oder subcutanen Mykosen auch ein bedeutendes soziales und ökonomisches Problem dar. Wie aus der Berufsstatistik ersichtlich ist, stammen die Patienten vorwiegend aus den armen Bevölkerungsschichten und sind dazu verurteilt, über lange Jahre einen invalidisierenden Krankheitsprozeß auf sich zu nehmen, der nicht ohne Folgen für ihr persönliches, familiäres, soziales und auch wirtschaftlich-produktives Leben bleiben kann. Lavalle (d) untersuchte in einem Zeitraum von 20 Jahren 350 Fälle von Mycetom, 280 Fälle von Sporotrichose und 34 Fälle von Chromomykose, wobei 1 Fall von Chromomykose auf 10 Fälle von Mycetom und 8 Fälle von Sporotrichose kam. In Mexiko tritt die Chromomykose vorwiegend an den Küsten des Golfs von Mexiko und des Pazifischen Ozeans auf; sie findet sich entlang des Golfes in der Region Huasteca, vor allem im Bundesstaat Veracruz. Vereinzelte Fälle wurden aber auch in den Bundesstaaten Tabasco, Campeche und Yucatan diagnostiziert. An der pazifischen Küste konzentrieren sich die Fälle vorwiegend im Bundesstaat Jalisco mit Einzelfällen in den Bundesstaaten Sinaloa, Nayarit, Guerrero, Oaxaca und Chiapas.

Der Erreger der Chromomykose ist in Mexiko die Spezies *Fonsecaea Pedrosoi*. Andere Spezies als Erreger dieser Mykose haben bis jetzt nicht nachgewiesen werden können. Alle 34 Fälle von Lavalle und die 26 Fälle von Aceves wurden von der genannten Pilzart verursacht.

Nach den statistischen Untersuchungen, die Lavalle (d) zwischen 1956 und 1976 an 34 Fällen durchführte, werden hauptsächlich Männer befallen (30 von 34 Patienten), die meisten Patienten erkranken zwischen dem 20. und 60. Lebensjahr (4 Patienten waren 16-30 Jahre alt, 12 Patienten 31-45 Jahre, 13 Patienten 46-60 Jahre und 5 Patienten 61-75 Jahre). Landarbeiter erkranken am häufigsten, sie verletzen sich häufig und bei ihnen muß am ehesten mit einer Kontamination der Wunden mit Erde, Holzsplittern, verdorbenen Pflanzenteilen, Blättern usw. gerechnet werden. Von den 34 Patienten waren 24 Landarbeiter, 3 Hausfrauen, 2 Angestellte, 1 Waschfrau, 1 Arbeiter und 1 Bahnarbeiter. Die genannten Umstände bedingen auch, daß die Chromomykose am häufigsten an den Beinen lokalisiert ist. Bei 15 Patienten war nur eine Stelle an einem Bein betroffen (7-mal am Unterschenkel, 4-mal am Knie, 4-mal am Fuß), bei 12 Patienten waren mehrere Regionen an einem Bein erkrankt (10-mal Unterschenkel und Fuß, 2-mal Ober- und Unterschenkel). In 6 Fällen waren die Arme betroffen (3-mal die linke Hand, 2-mal die rechte Hand und 1-mal der Unterarm); nur bei einem Patienten war der linke Arm (Hand und Unterarm) sowie der rechte Fuß befallen. Aus der gleichen Untersuchung geht auch die Dauer der Krankheit hervor: bei 21 von 34 Patienten lag die Krankheitsdauer zwischen 6 und über 15 Jahren (1 Fall von weniger als 1 Jahr, 9 Fälle von 2 bis 5 Jahren, 8 Fälle von 6 bis 10 Jahren, 8 Fälle von 11-15 Jahren und 5 Fälle von mehr als 15 Jahren); in 3 Fällen konnte die Krankheitsdauer nicht bestimmt werden.

Diese Daten werden durch folgenden, in jeder Hinsicht typischen Fall von Chromomykose illustriert, typisch in bezug auf das Geschlecht, Alter, den Ursprungsort, die Topographie, Krankheitsdauer, Therapie und sozioökonomische Problematik.

Es handelt sich um einen männlichen Landarbeiter, 25 Jahre alt, aus dem Staate Veracruz. Er befindet sich in einem guten Allgemeinzustand. Der Krankheitsprozeß ist auf die Vorder- und Außenseite der rechten Knöchelregion beschränkt. Die Laesion besteht aus einer Plaque von 10 x 6 cm mit infiltrierten Rändern, verrukösen Oberfläche und einigen vernarbten Bezirken sowie einigen blutigen Krusten und sero-purulenter Sekretion (Abb. 1). Die Krankheitsdauer beträgt 2 Jahre. Die klinische Diagnose „Chromomykose" wurde durch die direkte Untersuchung der Krusten bestätigt, in denen sich zahlreiche fumagoide Zellen fanden. Die histologische Untersuchung war ebenfalls positiv: unregelmäßige Akanthose, entzündliches Infiltrat in der Cutis, Mikroabszeßbildung und einige vielkernige Riesenzellen. Im Inneren der Mikroabszesse sind die fumagoiden Zellen deutlich zu erkennen (Abb. 2), welche sich auch in der Hornschicht nachweisen lassen. Kulturell konnte die Spezies *Fonsecaea Pedrosoi* nachgewiesen werden. Knochenveränderungen waren röntgenologisch nicht zu erkennen, alle Laboruntersuchungen waren normal. Verschiedene therapeutische Maßnahmen führten zu keinem Erfolg, der gesamte Bezirk wurde schließlich exzidiert und der entstandene Defekt durch ein Hauttransplantat gedeckt. Im Anschluß an diesen Eingriff erhält der Patient zur Zeit Kalium jodatum und Vitamin D_2.

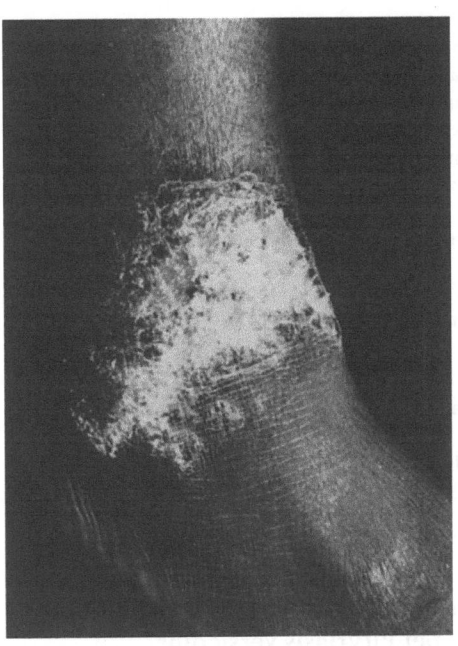

Abb. 1. Chromomykose rechter Knöchel, verruköse Plaque

An dem Beispiel der Chromomykose wird die große Variationsbreite der tropischen Dermatologie sichtbar und die Möglichkeiten, die sich daraus für die wissenschaftliche Forschung ergeben. Wir sollten dabei aber nicht aus den Augen verlieren, daß gerade in dieser Zeit der internationalen Kommunikation diese Möglichkeiten und die Resultate der Forschung den vielen leidenden, unterprivilegierten Menschen zugute kommen sollten, die auf unsere Hilfe angewiesen sind.

Literatur

Aceves, R.: Cromomicosis – Análisis de 26 casos observados en Guadalajara, Jalisco. Medicina Cutánea 4, 2: 416-428 (1970)
Lavalle, P. (a): Chromomykose, in: Handbuch der Haut- und Geschlechtskrankheiten (Hrsg. J. Jadassohn), Ergänzungswerk Bd. IV, 4, 367-435, Berlin-Göttingen-Heidelberg: Springer 1963

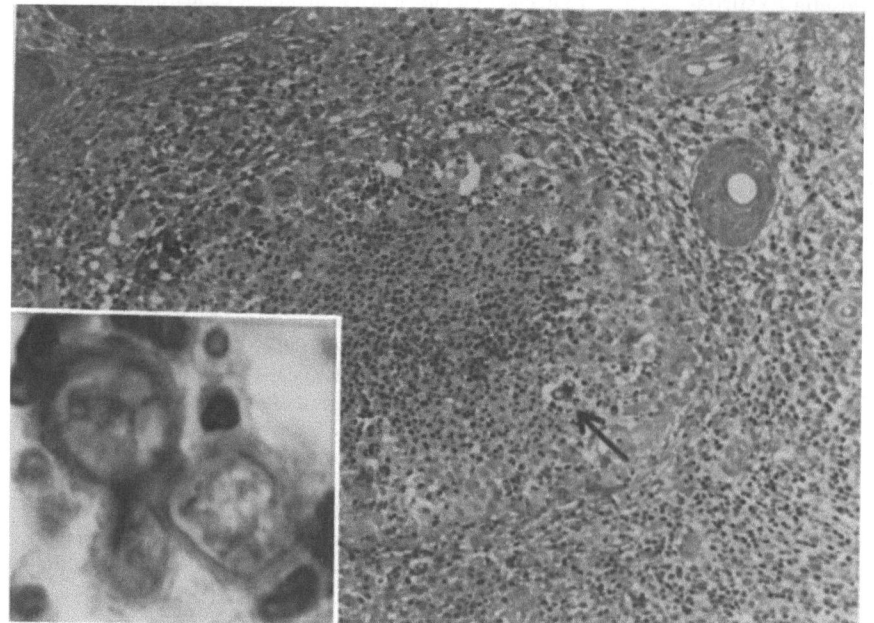

Abb. 2. Chromomykose. Tuberkuloides Granulom mit Mikroabszeß, der die fumagoiden Zellen enthält (Pfeil und starke Vergrößerung)

Lavalle, P. (b): Some comments on the etiology and epidemiology of mycetoma in Mexico. VI. Congress of the International Society for Human and Animal Mycology (ISHAM), June 29-July 4, 1975, Tokyo, Japan

Lavalle, P. (c): Chromomykosis. In: Clinical Tropical Dermatology. Blackwell Scientific Publ. Ed. O. Canizares, Oxford, 1975, 36-41

Lavalle, P. (d): Persönliche Mitteilung nach unveröffentlichtem Material

Yousef Al-Doory: Chromomycosis, Mountain Press Publ. Comp., Missouta, Montana (USA), 1972

Prof. Dr. R. Andrade
Durango 49-201
Mexico 7., D.F./Mexico

5.2.7. Doppelblind-Studie mit Clotrimazol-Spray (BAY b 5097) bei Pityriasis versicolor

N. Parisis, U. Marselou-Kinti und J. Capetanakis, Athen

In den letzten Jahren hat sich der Anteil der an Pityriasis versicolor (P.v.) leidenden Patienten merklich erhöht, so daß diese Hautkrankheit mit Abstand als die häufigste mykotische Affektion des Patientengutes an der Dermatologischen Universitätsklinik und Poliklinik von Athen anzusehen ist (Tabelle 1).

Bekanntlich handelt es sich hierbei um hartnäckig-persistierende, bräunlich pigmentierte oder farblose Hauteffloreszenzen, die durch den dimorphen Hefepilz Pityrosporum orbiculare verursacht werden [5, 7, 10, 11, 17, 23, 25, 26].

Im Hinblick darauf, daß bei der Behandlung der P.v. ein Lokaltherapeutikum der Wahl nicht vorhanden ist [23], welches einfach und praktisch angewandt werden kann, eine rasch einsetzende Wirkung besitzt und vor allem einen bleibenden Heilerfolg herbeiführt, erschien es zweckmäßig, das Antimykotikum *Clotrimazol* in Sprayform hinsichtlich Wirksamkeit und Verträglichkeit bei der Behandlung von P.v. zu prüfen. Entscheidend bei der Wahl des Präparates waren mehrere Berichte, die das Clotrimazol zu den effizientesten der derzeit verfügbaren Antimykotika zählen [6, 8, 20].

Tabelle 1. Zahl und Prozentsatz der Pityriasis versicolor-Fälle im Vergleich zu der Gesamtzahl der Mykosen an der Universitäts-Hautklinik Athen (1967-1976)

Jahre	Gesamtzahl der Mykosen	Zahl der Pityriasis-versicolor-Fälle	% der Pityriasis-versicolor-Fälle
1967	1249	277	22,2 %
1968	1265	312	24,7 %
1969	1382	346	25,1 %
1970	1482	434	29,3 %
1971	1438	412	28,7 %
1972	1699	567	33,4 %
1973	1756	663	37,8 %
1974	1994	777	39,0 %
1975	2375	1026	43,2 %
1976	2513	1123	44,7 %

Material und Methode

Im Rahmen eines voll randomisierten Doppelblind-Versuches wurde an der Dermatologischen Universitätsklinik und Poliklinik Athen in der Zeit von Mai bis Dezember 1975 bei 100 P.v.-Patienten (58 Männer und 42 Frauen) Clotrimazol-Spray im Vergleich zu Placebo-Spray überprüft.

Hauptsächlich jüngere Patienten mit ausgedehnten Effloreszenzen wurden in diese klinisch-labormäßige Prüfung einbezogen Die Krankheitsdauer betrug durchschnittlich 18 Monate. Eine Vorbehandlung wurde in den letzten 3 Monaten nicht vorgenommen. Die Diagnose wurde klinisch durch die typischen Hauterscheinungen und mikroskopisch durch den Nachweis von Sproß- oder Fadenpilzelementen im Schuppenmaterial an den befallenen Hautregionen gestellt.

Jedem Patienten wurden vier Spraydosen, die mit derselben randomisierten Nummer versehen waren, gegeben. Die Anwendung des Spraypräparates erfolgte in der Regel 2mal täglich. Die Behandlungsdauer erstreckte sich auf 4 Wochen. Den Patienten wurde empfohlen, die besprühten Hautpartien jeweils gründlich einzureiben. Die Patienten wurden in Abständen von 2 Wochen während und nach der Behandlung klinisch und mikroskopisch auf Pilzelemente durchuntersucht.

Eine Heilung wurde angenommen, wenn klinisch keine schuppenden Effloreszenzen erkennbar und im Hautgeschabsel Pilzelemente nicht mehr nachzuweisen waren.

Eine Besserung wurde nur dann angenommen, wenn vereinzelte schuppende Effloreszenzen vorhanden waren, aber die mykologische Untersuchung negativ verlief.

Von Therapieversagen wurde gesprochen, wenn Schuppung und Pilzelemente noch vorhanden waren.

Ergebnisse

Insgesamt wurden 100 Patienten einer Behandlung unterzogen, davon 50 mit Clotrimazol-Spray und 50 mit Placebo-Spray. Die Ergebnisse der Wirksamkeitsprüfung von Clotrimazol- und Placebo-Spray in zweiwöchigen Abständen sind in den Abbildungen 1, 2 und den Tabellen 2, 3 verdeutlicht. Aus diesen ist zu entnehmen, daß bei den Patienten, die mit Clotrimazol-Spray behandelt wurden, schon nach 4 Wochen eine mykologische und klinische Sanierung von 96 % erzielt werden konnte. Hervorzuheben ist, daß diese Heilungsquote auch 4 Wochen nach Abschluß der Behandlung unverändert blieb. Dagegen war der Heilerfolg bei den mit Placebo-Spray behandelten Patienten 2 %. Eine klinische Besserung bei 8 mit Placebo-Spray behandelten Patienten muß, im Hinblick auf den gleichzeitig bestehenden positiven mykologischen Befund, als zufällig und/oder vorübergehend angesehen werden [6]. Das Präparat wurde von den Patienten als angenehm empfunden. Reizerscheinungen wurden in der Halsgegend eines Patienten beobachtet. Diese hautreizende Wirkung, die durch das Treibmittel der Spraydose bedingt sein muß, klang nach einem zweitägigen behandlungsfreien Intervall ab und der Patient führte ohne Zwischenfälle die Behandlung weiter durch.

Tabelle 2. Behandlungsgruppe mit Clotrimazol-Spray

Klinisch geheilt:	48 Patienten (96 %)
Mykologisch geheilt:	48 Patienten (96 %)
Klinisch und mykologisch nicht geheilt	2 Patienten (4 %)

Tabelle 3. Behandlungsgruppe mit Placebo-Spray

Klinisch geheilt:	1 Patient (2 %)
Mykologisch geheilt:	1 Patient (2 %)
Klinisch gebessert, aber nicht mykologisch geheilt:	8 Patienten (16 %)
Mykologisch ungeheilt:	49 Patienten (98 %)

Diskussion

Zahlreiche Beobachtungen weisen darauf hin, daß die Auslösung der P.v. in einem direkten Zusammenhang mit der Vermehrung der Hefepilze Pityrosporum steht [7, 11, 17]. Hinsichtlich der Ätiopathogenese wird weiterhin große Bedeutung der massenhaften Umwandlung des dimorphen Hefepilzes Pityrosporum orbiculare von der *nicht pathogenen Sproßform* in die *pathogene Fadenform* zugemessen [19, 25, 30, 31, 32]. Über den Pathomechanismus, der diese quantitative und qualitative Verschiebungen der Hautkeime kontrolliert, besteht jedoch Unklarheit [19, 23]. Von wesentlicher Bedeutung scheint in diesem Zusammenhang die Feststellung, daß verschiedene klimabiologische, genetische, konstitutionelle, aber auch prädisponierende Faktoren das Entstehen der Hautkrankheit begünstigen [5, 21, 32].

Bei der Behandlung dieser im allgemeinen nur kosmetisch störenden Hautkrankheit werden Schwefel, Salicylsäure, Phenol, Selendisulfid, Natriumhyposulfit enthaltende Präparate und neuerdings auch Clotrimazol einge-

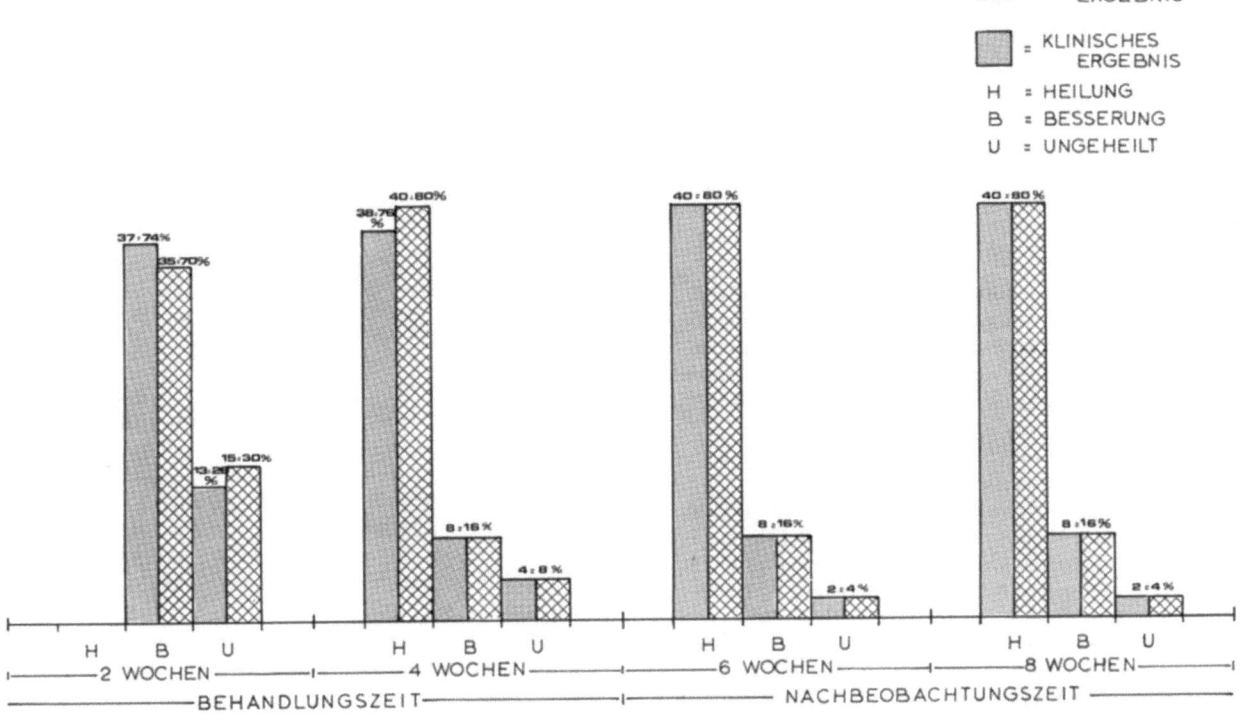

Abb. 1. Behandlungsergebnis mit Clotrimazol-Spray bei Pityriasis versicolor

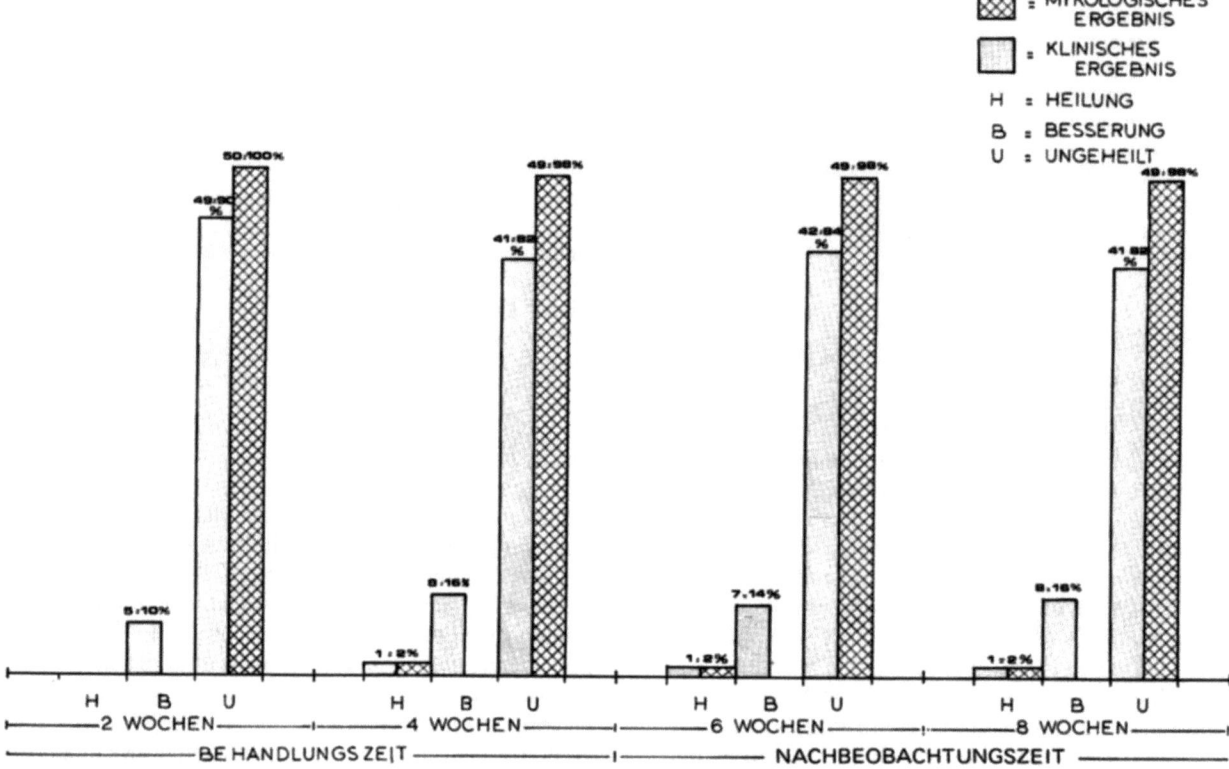

Abb. 2. Behandlungsergebnis mit Placebo-Spray bei Pityriasis versicolor

setzt [1, 4, 6, 8, 9, 12, 13, 15, 20, 21, 23]. Da nicht selten der Hautbefall mehr als 50 % der Körperoberfläche ausmacht, wird die Behandlung mit Cremes, Salben oder Suspensionen wegen des Zeitaufwandes vernachlässigt. Es erschien deshalb zweckmäßig, den Clotrimazol-Spray wegen seiner deutlichen Hemmwirkung auf das Wachstum von Pityrosporum und seiner einfachen Handhabung bei der Behandlung der P.v. anzuwenden.

Das auf Wirksamkeit und Verträglichkeit geprüfte Präparat ist im Hinblick auf das Therapie-Ergebnis, das als hochsignifikant bezeichnet wird (P $\leq$ 0,0001), tatsächlich ein effizientes und hautfreundliches Mittel und kann bedenkenlos bei der Behandlung der P.v. eingesetzt werden.

Zusammenfassung

Im Rahmen eines voll randomisierten Doppelblind-Versuches wurde an der Dermatologischen Universitätsklinik von Athen, „Andreas Sygros"-Hospital, bei 100 Patienten mit Pityriasis versicolor Clotrimazol-Spray (Bay B 5097) hinsichtlich Wirksamkeit und Verträglichkeit im Vergleich zu Placebo-Spray überprüft.

Beim Abschluß der 4-wöchigen Behandlung waren aus der Behandlungsgruppe mit Clotrimazol-Spray 96 % mykologisch und 94 % klinisch geheilt oder gebessert.

4 Wochen nach Therapie-Ende wurden die Patienten sowohl mykologisch wie auch klinisch erneut untersucht. Bei Nachuntersuchung derselben Behandlungsgruppe wurde eine mykologische Sanierung und eine klinische Heilung bzw. Besserung bei 96 % der Patienten festgestellt.

Die Behandlungsergebnisse waren sowohl hinsichtlich mykologischer als auch klinischer Beurteilung bei Therapie-Ende und auch 4 Wochen danach hochsignifikant (P $\leq$ 0,0001).

Die Verträglichkeit war sehr gut. Allergische Reaktionen wurden nicht beobachtet.

Literatur

1. Archer, V.E., Luell, E.: Effect of selenium sulfide suspension on hair roots. J. invest. Derm. *35*, 65-67 (1960)
2. Barnes, W.G., Sauer, G.C., Arnold, J.D.: Scanning electron microscopy of tinea versicolor organisms (Malassezia furfur – Pityrosporon orbiculare?). Arch. Derm. *107*, 392-394 (1973)
3. Blumenthal, H.L.: Tinea versicolor of penis. Arch. Derm. *103*, 461-462 (1971)
4. Brotherton, J.: The sulphur metabolism of Pityrosporum ovale and its inhibition by selenium compounds. J. gen. Microbiol. *49*, 393-400 (1967)
5. Burke, R.C.: Tinea versicolor: Susceptibility factors and experimental infection in human beings. J. invest. Derm. *36*, 389-402 (1961)
6. Clayton, Y.: Recent clinical and laboratory studies with Clotrimazol and Miconazole. Münch. Med. Wo. *118*, 83-85 (1976)
7. Capetanakis, J.: Dermatologie und Venerologie, 2. Aufl. Athen: G. Parisianos Editions, 1971
8. Hauk, H., Pander, N.-A.: Behandlung von Dermatomykosen mit Clotrimazol-Spray. Münch. Med. Wo. *118*, 104-106 (1976)
9. Hildick-Smith, G., Blank, H., Sarkany, I.: Fungus Diseases and Their Treatment. Boston: Little Brown and Company, 1964
10. Keddie, F.M.: A novel cellular reaction caused by tinea versicolor; Extracellular glycogen deposits. J. invest. Derm. *53*, 363-372 (1969)
11. Keddie, F., Shadomy, S.: Etiological significance of pityrosporum orbiculare in tinea versicolor. Sabouraudia *3*, 21-25 (1963)
12. Keining, E., Braun-Falco, O.: Dermatologie und Venerologie. 2. Aufl. pp. 236-239. München: J. F. Lehmanns Verlag, 1969
13. Levan, N.E.: Selenium sulfide suspension in the treatment of tinea versicolor. Arch. Derm. *75*, 128-129 (1957)

14. McGinley, K.J., Marples, R.R., Plewig, G.: A method for visualizing and quantitating the desquamating portion of the himan straum corneum. J. invest. Derm. *53*, 107-111 (1969)
15. McGinley, K.J., Lantis, L.R., Marples, R.R.: Microbiology of tinea versicolor. Arch. Derm. *102*, 168-171 (1970)
16. Maguire, H.C., Kligman, A.M.: Lack of toxicity of selenium sulfide suspension for hair roots. J. invest. Derm. *39*, 469-470 (1962)
17. Marples, M.J.: The fungi inhabiting the skin. Pityrosporum and other yeasts in the normal flora. The Ecology of the Human Skin., Chap. 23, pp. 407-429. Springfield, Illinois: Charles C. Thomas, 1965
18. Martin-Scott, I.: The Pityrosporum ovale. Brit. J. Derm. *64*, 257-273 (1952)
19. Noble, W.C., Sommerville, D.: Fungal Flora. In: Microbiology of Human Skin. London, W.B. Saunders: Philadelphia, Toronto, 1974
20. Parisis, N., Stratigos, J., Marcelou-Kinti, U., Anyfantakis, N., Capetanakis, J.: Klinische Erfahrungen mit einem neuen Antimykotikum in Griechenland. Münch. Med. Woschr. *118*, 89-91 (1976)
21. Parisis, N., Marcelou-Kinti, U., Capetanakis, J.: Pityriasis versicolor in Griechenland und ihre Prädispositionsfaktoren. Hautarzt (im Druck)
22. Plewig, G., Kligman, A.M.: Zellkinetische Untersuchungen bei Kopfschuppenerkrankung (Pityriasis simplex capilitii). Arch. klin. exp. Derm. *236*, 406-421 (1970)
23. Plewig, G., Diebel, G.: Pityriasis versicolor. Kosmetologie *3*, 100-104 (1974)
24. Potter, B.S., Burgoon, C.F., Johnson, W.C.: Pityrosporum folliculitis, Report of seven cases and review of the Pityrosporum organism relative to cuntaneous disease. Arch. Derm. *107*, 388-391 (1973)
25. Roberts, S.O.B.: Pityrosporum orbiculare: Incidence and distribution on clinical normal skin. Brit. J. Derm. *81*, 264-269 (1969)
26. Roberts, S.O.B.: Pityriasis versicolor: A clinical and mycological investigation. Brit. J. Derm. *81*, 315-326 (1969)
27. Robinson, H.M., Yaffe, S.N.: Selenium sulfide in treatment of pityriasis versicolor. JAMA *162*, 133 (1956)
28. Rocha, G.L., Candido, S., Lima, A.O., Goto, M.: Experimental studies on Pityrosporum ovale: Its pathogenicity and antigenic capacity. J. invest. Derm. *19*, 289-292 (1952)
29. Sloof, W.Ch.: Pityrosporum sabouraud. The Yeasts: A taxonomic study. pp. 1167-1186, 1970, Ed. J. Lodder, North Holland, Publishing Company Amsterdam-London
30. Spoor, H.J., Traub, E.F., Bell, M.: Pityrosporum ovale. Types cultured from normal and seborrhoic subjekts. Arch. Derm. *69*, 323-330 (1954)
31. Tosti, A., Villardita, S., Fazzini, M.L.: The parasitic colonization of the horny layer in tinea versicolor. J. invest. Derm. *59*, 233-237 (1972)
32. Weary, P.E.: Pityrosporum ovale. Observation of some aspects of host-parasite interrelationship. Arch. Derm. *98*, 408-422 (1968)
33. Weary, P.E.: Comedogenic potential of the lipid extract of Pityrosporum ovale. Arch. Derm. *102*, 84-91 (1970)
34. Weary, P.E., Graham, G.F.: A simple medium for continuous subculture of Pityrosporum orbiculare: J. invest. Derm. *47*, 55-57 (1967)
35. Weary, P.E., Russell, C.M., Butler, H.K., Hsu, Y.T.: Acneform eruption resulting from antibiotic administration. Arch. Derm. *100*, 179-183 (1969)
36. Whitlock, F.A.: Pityrosporum ovale and some scaly conditions of the scalp. Brit. Med. J. *1*, 484-487 (1953)

Dr. N. Parisis
Universitäts-Hautklinik
Akademias Str. 34
Athen/Griechenland

5.2.8. Vergleichende experimentelle Prüfung moderner Antimykotika in vitro und in vivo

I. Haller, Wuppertal

1. Einleitung

In den letzten Jahren wurden mehrere neue Antimykotika vorgestellt, weitere befinden sich in Entwicklung. Dies macht eine vergleichende Beurteilung notwendig; dabei stützen sich Hersteller wie verordnende Ärzte einerseits auf die Ergebnisse klinischer Studien, andererseits auf die Daten der experimentellen Prüfung im mikrobiologischen Labor. Ein direkter Vergleich dieser experimentellen Daten ist jedoch problematisch, da einheitliche Prüfvorschriften nicht existieren und die Ergebnisse in Abhängigkeit von den gewählten Versuchsbedingungen erheblich schwanken. Wir haben deshalb die gängigen, derzeit im Handel befindlichen Antimykotika unter einheitlichen Versuchsbedingungen *in vitro* und *in vivo* vergleichend geprüft.

2. Wirksamkeit in vitro

Zunächst zur Wirksamkeit in vitro, ermittelt im Reihenverdünnungstest. In Abb. 1 sind die minimalen Hemmkonzentrationen gegen 26 Stämme der wichtigsten Candida- und Torulopsis-Species zusammenfassend dargestellt. Die Wirkstoffkonzentrationen sind logarithmisch aufgetragen; Lage und Dicke der Balken zeigen an, wieviele Stämme bei welcher Konzentration im Wachstum vollständig gehemmt werden.

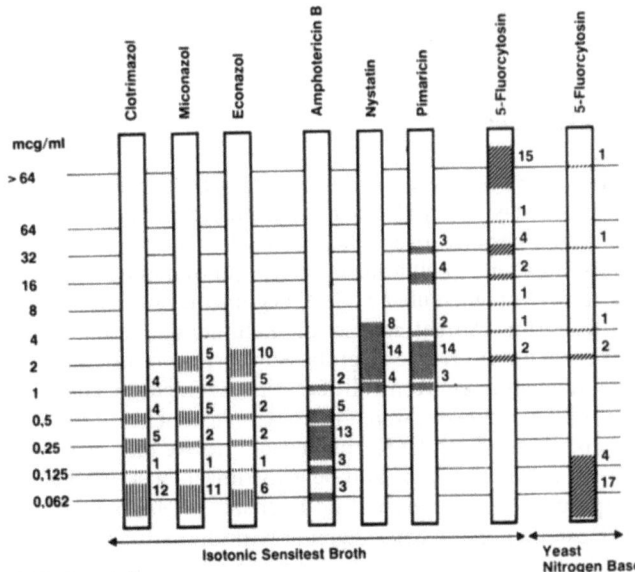

Abb. 1 und 2

Links die drei Imidazol-Derivate Clotrimazol, Miconazol und Econazol, mit leichtem Vorteil für das Clotrimazol. Dann die Polyenantimykotika, Amphotericin B und — deutlich weniger wirksam — Nystatin und Pimaricin. Schließlich 5-Fluorcytosin; es zeigt keine ausreichende Hemmwirkung, da das hierbei verwendete Testmedium „Isotonic Sensitest Broth" nicht antagonistenfrei ist.

Bei Verwendung von „Yeast Nitrogen Base" als Testmedium ist 5-Fluorcytosin gut wirksam, wobei allerdings einige resistente Stämme auffallen (Abb. 2[1]). Die übrigen Präparate zeigen in diesem Medium teilweise etwas schlechtere Wirkung; innerhalb der Azole nun Miconazol leicht im Vorteil.

Abb. 3: Die Hemmwirkung gegen Dermatophyten wurde in Nervina-Nährlösung nach Grütz mit 13 Stämmen verschiedener Species von Trichophyton, Microsporum und Epidermophyton bestimmt. Alle drei Polyenantimykotika sind hier weniger wirksam als die Imidazol-Derivate, die untereinander etwa vergleichbare Wirkung zeigen. Als Präparate mit schmalem Wirkungsspektrum speziell gegen Dermatophyten wurden Griseofulvin und Tolnaftat geprüft.

Die Wirksamkeit gegen Schimmelpilze ist für die Dermatologie von untergeordneter Bedeutung: hier zeigen alle Imidazol- und Polyenantimykotika sowie 5-Fluorcytosin befriedigende bis gute Wirkung.

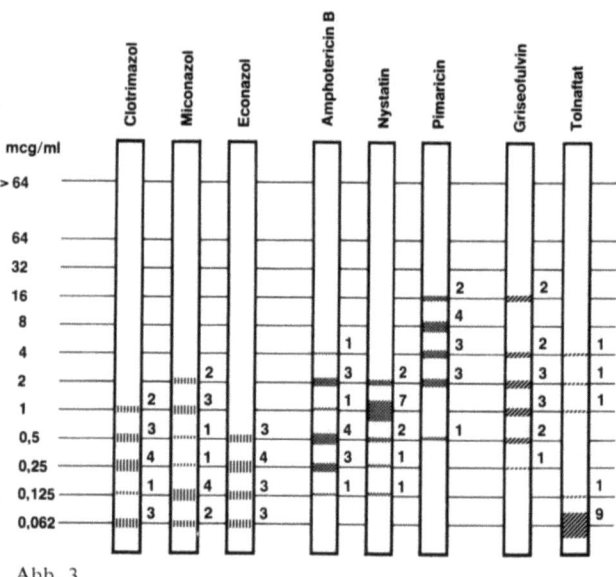

Abb. 3

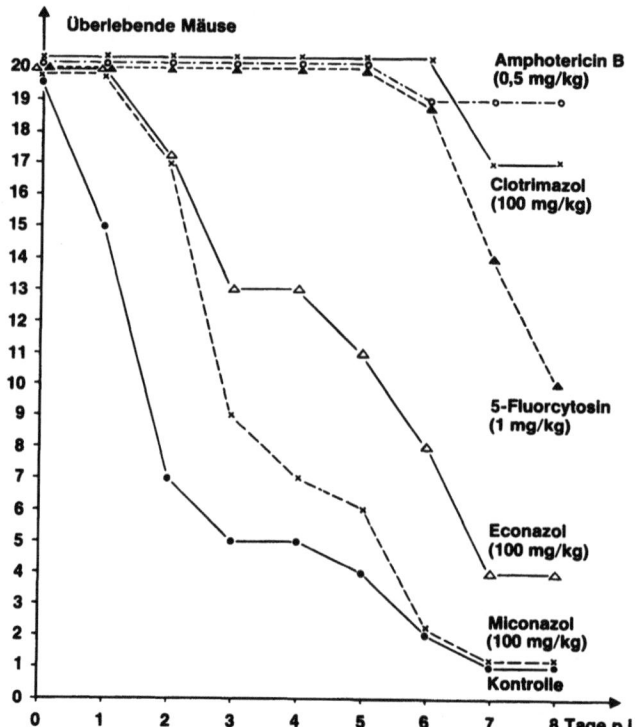

3. Wirksamkeit in vivo

Abb. 4: Zur Prüfung der Wirksamkeit in vivo gegen Hefen haben wir das Tiermodell der experimentellen Mäuse-Candidose herangezogen. Hierbei werden Mäuse intravenös mit Candida albicans infiziert und oral behandelt; Therapie 2x täglich über 5 Tage, beginnend mit dem Tag der Infektion. Aufgetragen ist die Zahl der überlebenden Tiere; die untere Kurve zeigt die Sterberate der infizierten, unbehandelten Kontrolltiere. Um einen guten Therapieeffekt zu erzielen, waren beim Amphotericin B pro Applikation 0,5 mg/kg Körpergewicht notwendig, bei 5-Fluorcytosin 1 mg/kg und bei Clotrimazol 100 mg/kg Körpergewicht. Miconazol und Econazol zeigen bei dieser Dosierung keine befriedigende Wirksamkeit, Nystatin und Pimaricin werden überhaupt nicht resorbiert. Im Rahmen dieses Modells einer systemischen Infektion sind auch pharmakokinetische Parameter wie Blutspiegel, Halbwertszeit und Enzyminduktion zu berücksichtigen, auf die ich aus Zeitgründen jedoch nicht eingehen kann.

Die topische Wirksamkeit gegen Dermatophyten haben wir am Modell der experimentellen Meerschweinchen-Trichophytie ermittelt. Meerschweinchen wurden dorsal durch Einreiben einer definierten Suspension von Trichophyton mentagrophytes infiziert. Beginnend mit dem 2. Tag post infectionem wurde behandelt, und zwar durch Auftragen handelsüblicher Creme-Zubereitungen mit den verschiedenen Wirkstoffen auf die Infektionsstelle (Abb. 5-12[1]).

Clotrimazol = gute Wirkung;
Econazol = gute Wirkung;
Nystatin = keine Wirkung;
Tolnaftat = Wirkung;
Miconazol = Wirkung;
Amphotericin B = keine Wirkung;
Pimaricin = keine Wirkung.

4. Zusammenfassung

Lassen Sie mich kurz zusammenfassen: Wir prüften die gängigen Antimykotika experimentell unter identischen Versuchsbedingungen, um einen direkten Vergleich zu ermöglichen. Die Ergebnisse bestätigen frühere Arbeiten und die klinischen Erfahrungen weitgehend – ein *direkter* Schluß von den experimentellen Daten auf die therapeutische Wirksamkeit ist jedoch nicht zulässig. Echte Breitspektrum-Antimykotika sind allein die Imidazol-Derivate: Clotrimazol erweist sich als sehr ausgewogen hinsichtlich der hier geprüften Eigenschaften; es ist in vitro und in beiden Tiermodellen gleichermaßen gut wirksam. Beim Econazol ergeben sich für die Wirkung gegen Hefepilze in vitro und in vivo etwas ungünstigere Werte, die Wirksamkeit gegen Dermatophyten ist dem Clotrimazol vergleichbar. Miconazol erreicht in beiden Tiermodellen nicht die Wirksamkeit des Clotrimazol. Amphotericin B und 5-Fluorcytosin imponieren durch ihre gute Wirksamkeit bei systemischer Applikation. Die übrigen Präparate lassen aufgrund der experimentellen Daten eine therapeutische Wirksamkeit nur bei bestimmten Indikationen nach genauer Bestimmung des Erregers erwarten, so Nystatin und Pimaricin bei lokalen Hefeinfektionen und Tolnaftat bei Dermatophytien.

Dr. rer. nat. I. Haller
Institut f. Chemotherapie, Bayer-AG
Postfach 10 17 09
D-5600 Wuppertal 1

---

[1] Die gekennzeichneten Abbildungen konnten nicht oder nicht vollständig abgedruckt werden; der Autor stellt sie auf Anfrage zur Verfügung.

5.2.9. Experimentelle Eigenschaften zweier neu synthetisierter Azol-Antimykotika

M. Plempel, Wuppertal

Die Wirkstoff-Gruppe der Azole ist in ihrer chemischen Struktur weitgehend variierbar: Essentiell für die antimykotische Wirkung unterschiedlich substituierter Derivate ist nur ein unsubstituierter Imidazol- oder Triazol-Ring und die N-C-Verknüpfung zwischen Heterocyclus und Restmolekül. (Abb. 1.)

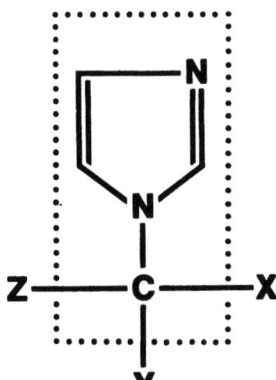

Abb. 1. Allgemeine Formel der Azol-Antimykotika

Die meisten nach diesem Prinzip konfigurierten Azole zeigen als Gruppeneigenschaften:
1. breites antimykotisches Wirkungsspektrum
2. hohe Wirkungsintensität
3. partielle Fungizidie
4. keine oder sehr langsame Resistenzentwicklung primär empfindlicher Keime
5. Enzyminduktion und Metabolisierung in der Leber von Makroorganismen.

Zur Zeit sind 3 Imidazol-Antimykotika mit diesen Eigenschaften im Handel (Abb. 2), die sich in ihrer therapeutischen Wirkung bei lokaler Anwendung weitgehend entsprechen.

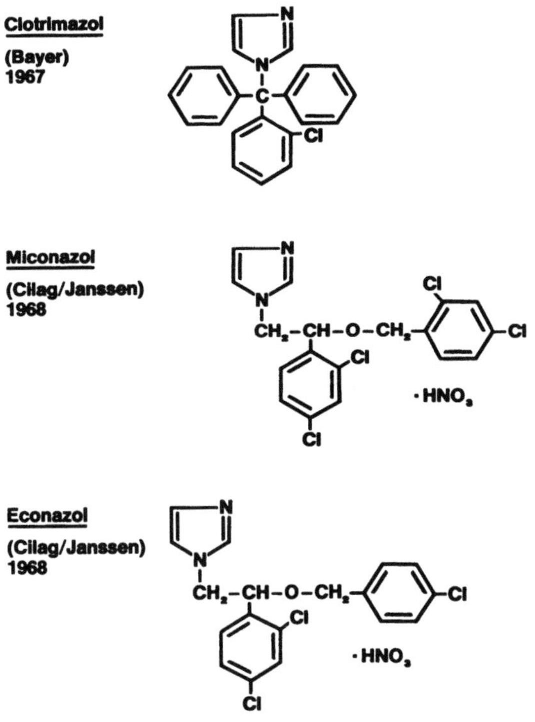

Abb. 2. Azol-Antimykotika (Handelspräparate)

Im folgenden werden 2 neuere Azol-Antimykotika und ihre experimentellen Eigenschaften beschrieben. Die Abb. 3 und Abb. 4 zeigen die Strukturformeln.

Der Wirkstoff *BAY h 4364* erwies sich im Tierexperiment bei oraler Applikation von 2 x 50 bis 2 x 100 mg/kg KG als kurativ wirksam bei:
- Dermatophytosen
  durch Trichophyton- und Microsporum-Arten
- Cryptococcose
- Aspergillose
  durch A. fumigatus und A. nidulans
- Sporotrichose
- Histoplasmose
- Paracoccidioidomykose
- Mucor-Mykose.

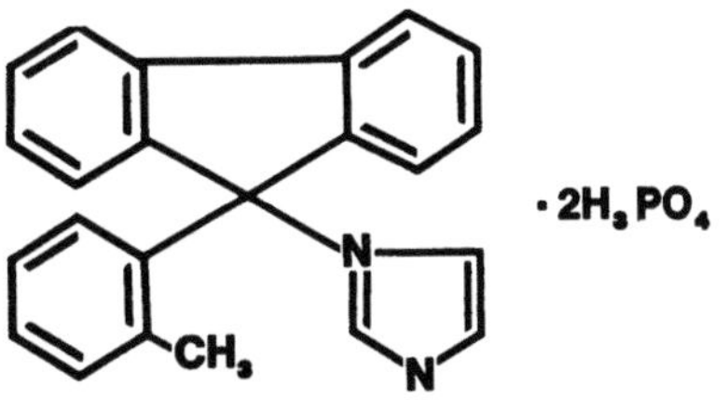

Abb. 3. BAY h 4364

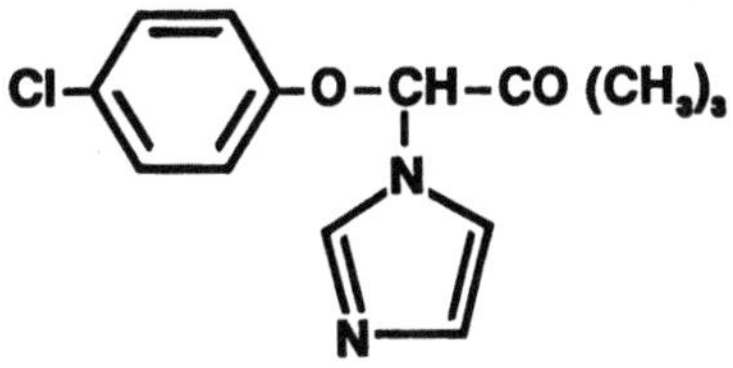

Abb. 4. BAY e 6975

In den angegebenen Dosierungen ist das Präparat in diesen Indikationen dem Amphotericin B vergleichbar, z.T. überlegen wirksam und in seinem therapeutischen Wirkungsspektrum viel breiter als 5-Fluorcytosin. Die Abb. 5 zeigt eine Korrelation der beim Menschen nach oraler Applikation von 2 x 10 mg/kg KG/die erreichbaren Serum-, Urin- und Liquorspiegel mit den in vitro-MHK-Werten der wichtigsten humanpathogenen Pilzspezies. Die in Tierexperimenten gefundenen therapeutischen Wirkungen des Präparates stimmen mit dieser Korrelation gut überein.

Nach oraler Applikation von 2 x 10 mg/kg KG — der vorgesehenen Standarddosierung — konnte das Präparat bei Menschen außer in Blut, Urin und Liquor cerebrospinalis, in Speichel, Cerumen, Schweiß und Fettgewebe in mikrobiologisch aktiver Form nachgewiesen werden.

Diese guten antimykotischen Eigenschaften des Präparates *BAY h 4364*[1] wurden durch folgende Nebenwirkungen beeinträchtigt:
a) Nicht-allergische Hautreaktionen nach Art einer superfiziellen Keratolyse mit Schuppung und Juckreiz
b) Intestinale Störungen (Magendruck, Flatulenz, Brechreiz),

die allerdings nur selten auftraten. Im Tierexperiment — bei Ratten, Kaninchen und Affen — erwies sich das Präparat bei oralen Dosen von 100 mg/kg KG/die als teratogen.

Diese — gravierende — Nebenwirkung begrenzt die Anwendung von *BAY h 4364* beim Menschen auf: *schwere Systemmykosen, Männer sowie Frauen außerhalb des gebärfähigen Alters.*

Bei den — z.Zt. auf Amphotericin B, 5-Fluorcytosin und Miconazol i.v. — begrenzten Möglichkeiten der Therapie von Systemmykosen halten wir *BAY h 4364* trotz dieser Restriktionen für entwicklungswürdig.

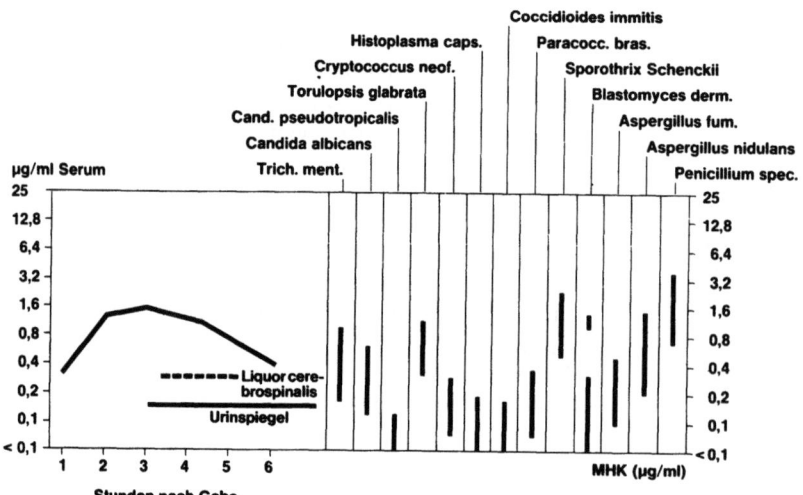

Abb. 5. BAY h 4364-Spiegel im Serum bei Erwachsenen in Korrelation zur antimykotischen Aktivität

Das Präparat *BAY e 6975* (Formel s. Abb. 4) zeigt in vitro das azoltypische, breite antimykotische Wirkungsspektrum (Abb. 6). Seine Wirkung bei oraler und lokaler Applikation im Tierexperiment entspricht bei Dermatophytosen und Organmykosen der des Canesten, eine Überlegenheit zum Canesten konnte in diesen Indikationen nicht gefunden werden.

Abb. 6. Antimykotisches Wirkungsspektrum vom BAY e 6975

Keimspecies	MHK in mcg/ml
Trichophyton-Arten	0,5-1
Microsporon-Arten	1-2
Epidermophyton flocc.	1
Candida-Arten	1-4
Torulopsis glabr.	4
Aspergillus fum.	2

Auffallend ist jedoch die zusätzliche in vitro-Wirksamkeit des Präparates gegen:
Pityrosporum ovale
andere Pityrosporum-Arten
Corynebacterium acnes
Staphylokokkus aureus.

Trotz der — durch die Arbeiten Kligman's bestärkten — Zweifel an der mikrobiellen Mitverursachung von Kopfschuppen wollen wir dieses Präparat als Antischuppen-Mittel prüfen, da bis heute alle wirksamen Antischuppen-Präparate sowohl gegen Pityrosporum-Arten als auch gegen Corynebakterien Hemmwirkungen zeigen, die aber der Wirkungsintensität von *BAY e 6975* deutlich unterlegen sind. Nach unseren bisherigen Erfahrungen ist das Präparat bei lokaler Applikation gut und ohne Nebenwirkungen verträglich.

Mit der Darstellung der experimentellen Eigenschaften zweier neuerer Azole sollte die große chemische und biologische Variationsbreite dieser Stoffklasse umrissen werden. Wir hoffen, aus der Azol-Gruppe in absehbarer Zeit weitere Antimykotika zur Marktreife entwickeln zu können, die deutlich bessere Therapiemöglichkeiten bei Pilzinfektionen eröffnen.

Dr. M. Plempel
Institut f. Chemotherapie, Bayer AG
Postfach 10 17 09
D-5600 Wuppertal 1

6. Assistenten-Forum

Moderator: O. Hornstein, Erlangen

6.1. Tachyphylaxie nach wiederholter Applikation von Kortikoidexterna

P. Altmeyer, Homburg

Die Anzahl der im Handel befindlichen Kortikosteroidpräparate ist inzwischen kaum mehr überschaubar und immer noch werden neue, noch potentere Steroide synthetisiert. Über den exakten Angriffspunkt topisch applizierter Nebennierenrindenhormone weiß man verhältnismäßig wenig, obwohl einzelne Komponenten ihres komplexen Wirkmechanismus in den letzten Jahren genauer analysiert wurden. Eine wesentliche Rolle im Spektrum der lokalen Steroidwirkung wird der Beeinflussung der kutanen Durchblutung zugeschrieben [2]. Dieser Effekt beruht, wie experimentelle Untersuchungen an isolierter glatter Muskulatur ergaben [1], auf einer Beeinflussung des Tonus der glatten Gefäßmuskulatur und nicht, wie verschiedene Autoren [3] glauben, auf Quellungseffekte im bindegewebigen Gefäßlager. Kortikosteroide führen bei externer Applikation sowohl an Normalhaut wie auch im Entzündungsmodell zu einer Vasokonstriktion. Der Begriff Vasokonstriktionstest im Zusammenhang mit der Prüfung der externen Kortikosteroidwirkung hat somit seine Berechtigung.

Es ist mit Wahrscheinlichkeit anzunehmen, daß diese Vasokonstriktion kein direkter Steroideffekt ist, sondern, daß sie über den Mediator Noradrenalin zustande kommt [1].

Der steroidinduzierte Vasoeffekt läßt sich sowohl an Normalhaut wie auch am Entzündungsmodell reflexphotometrisch ohne Schwierigkeiten verfolgen. Von besonderem Interesse ist die Messung der Gefäßphänomene an entzündeter Haut unter Steroideinwirkung über einen längeren Zeitraum hinweg, weil hiermit dem klinischen Anwendungsbereich der Kortikoidexterna Rechnung getragen wird. Wir wählten als Entzündungsmodell ein UV-Erythem, wobei sich als brauchbare Entzündungsbestrahlung die dreifache MED erweist. Appliziert man zugleich mit der Entzündungsbestrahlung das Kortikoidexternum, so wird die Erythembildung nicht nur unterdrückt, sondern es kommt – je nach Versuchspräparat – zu einer Abblassung der Haut. Der Grad der Hautabblassung ist von der Wirkstärke des Kortikoidexternums direkt abhängig (Abb. 1). Die Versuchsanordnung wurde insofern erweitert, als die gewählte Entzündungsbestrahlung mehrfach appliziert wurde. Die Haut reagiert in diesem Fall auf einen sich wiederholenden Reiz mit einer Erythemkontinua. Appliziert man parallel zu den wiederholten Entzündungsbestrahlungen die Testkortikosteroide, so ergeben Reflexionsmessungen nach 12, 24 und 36 h anfänglich eine deutliche, steroidinduzierte Erythemsuppression (Abb. 2), nach 24 h eine verminderte Ansprechbarkeit und nach 36 h das Fehlen jeglicher Reaktion auf die erneute Applikation des Kortikoidexternums. Verabreicht man dagegen das Steroid unter der Voraussetzung desselben Entzündungsmodells lediglich einmal nach 36 h, so kann ein deutlicher Erythemrückgang festgestellt werden. In Analogie zu ähnlich gelagerten Untersuchungsergebnissen an Normalhaut haben wir dieses Phänomen als Tachyphylaxie bezeichnet.

Zusammenfassend kann man davon ausgehen, daß sich der steroidinduzierte Gefäßeffekt, trotz stetiger Applikation des Kortikoidpräparates an entzündeter Haut erschöpft, wenn der Reiz, der die Entzündung unterhält, persistiert. Dieses Phänomen ist bei exakter Beobachtung auch klinisch nachweisbar. Damit verliert sich innerhalb kurzer Zeit eine wesentliche Komponente im Wirkspektrum der Kortikosteroidexterna.

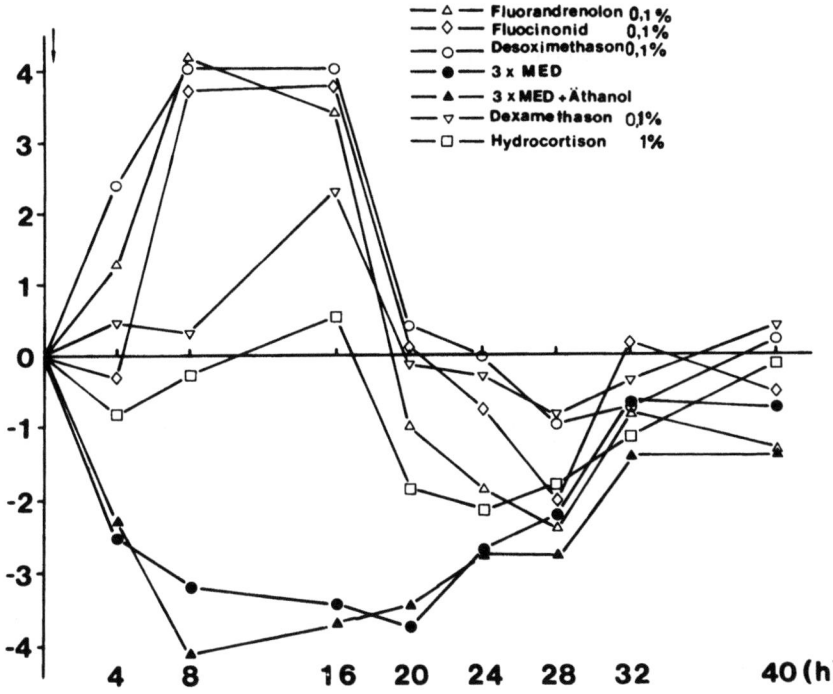

Abb. 1. Reflexphotometrische Bestimmungen des unbehandelten Erythems nach Applikation der 3-fachen MED sowie die Erythembeeinflussung durch versch. Kortikoidexterna

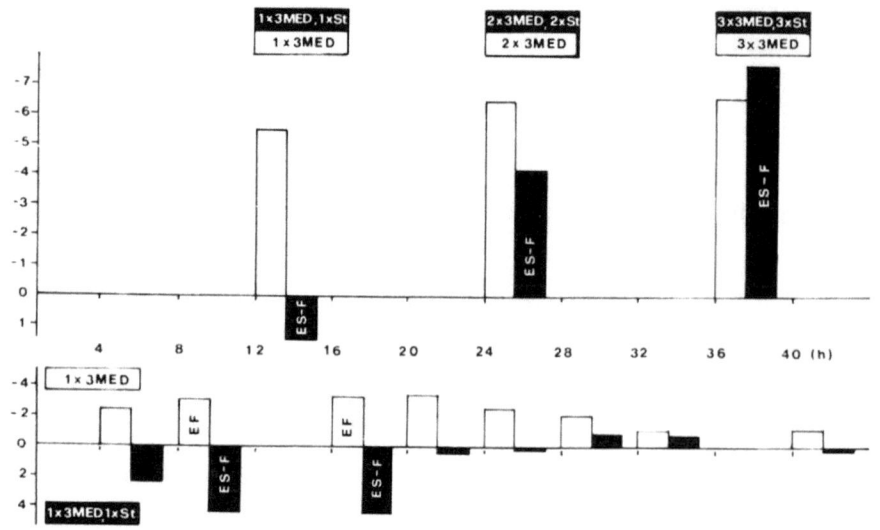

Abb. 2. Tachyphylaxiephänomen am Entzündungsmodell. Nach 3-maliger Verabfolgung der 3-fachen MED sowie des Teststeroides fehlende Vasokonstriktion

Literatur

1. Altmeyer, P., Baldauf, J.: The influence of synthetic corticoids on the isolated vas deferens of the rat. Arch.Derm. Res. (im Druck) (1977)
2. Altmeyer, P., Zaun, H.: Ergebnisse reflexphotometrischer Bestimmungen der Vasoconstriction V. Arch.Derm.Res. 255, 51-56 (1976)
3. Stüttgen, G.: Vasoconstriction in response to corticosteroids observed in human lips. Dermatologica 152 (Suppl.), 91-100 (1976)

Dr. P. Altmeyer
Univ.-Hautklinik
D-6650 Homburg

6.2. Einfluß dermatologischer Externa auf die Genaktivität

R. Bauer, Berlin

Im Chromatin der Basalzelle ist die gesamte Information für den Differenzierungs- und Wachstumsprozeß der Epidermis festgelegt. Zur Realisierung der für die Epidermis spezifischen Gene dient die Translationsmaschine des Cytoplasmas. Das einwandfreie Zusammenspiel zwischen Zellkern und Cytoplasma und die exakte Steuerung der basalen Mitoserate ist die Voraussetzung eines geordneten Differenzierungs- und Wachstumsvorganges. Epidermale Proliferationsdermatosen, Hyper- und Dyskeratosen mit genetischem Hintergrund zeigen direkt den verankerten Verlust von Kontrollmechanismen an. Ziel vieler dermatologischer Behandlungen ist es, durch Wahl geeigneter Externa Einfluß auf die ungebremste Mitose und auf die gestörte Differenzierung zu nehmen. Da viele dermatologische Externa, wie z.B. Vitamin-A-Säure, 8-Methoxypsoralen, Corticoide, in die Proliferationskinetik der Epidermis eingreifen und mit dem Nukleinsäurestoffwechsel interferieren, haben wir untersucht, welche bereits benutzten und welche therapeutisch eventuell möglichen Substanzen Einfluß auf die RNS-Synthese haben.

Wir entwickelten ein standardisiertes Verfahren zur Aktivitätsmessung der DNS-abhängigen RNS-Polymerasen in isolierten Epidermiszellkernen von Meerschweinchen (Abb. 1). Die RNS-Synthese in diesem in-vitro-

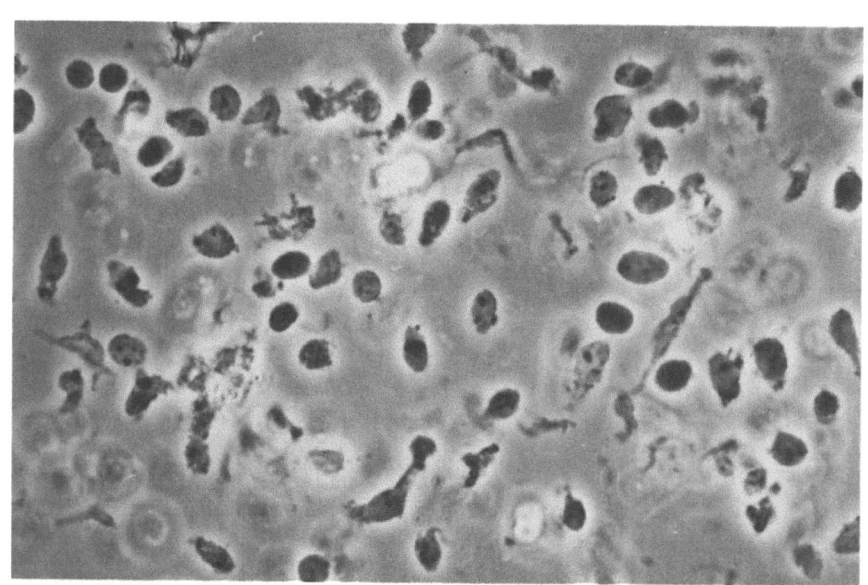

Abb. 1. Mit Saccharose-Stufengradient isolierte Epidermiszellkerne

Transkriptionsmodell erlaubt Rückschlüsse auf den Nukleinsäurestoffwechsel während der Behandlung. Wir testeten den Einfluß von 8-Methoxypsoralen und UV-A, Vitamin-A-Säure und c-GMP auf die Aktivität der RNS-Polymerasen.

8-Methoxypsoralen und UV-A

Die Abbildung 2 zeigt den Einfluß von 8-MOP und UV-A bei Zugabe und Bestrahlung in vitro und unter dermatologisch vergleichbaren Therapiebedingungen in Prozent zu den Kontrollen.

Der PUVA-Effekt ist durch Blockierung der Matrizeneigenschaft der DNS dosis- und zeitabhängig. Wir finden eine reziproke Abhängigkeit der RNS-Synthese von der Bestrahlungsintensität. Besonders interessant sind die Ergebnisse der Negativkontrollen. Zellkerne, die 8-MOP in ausreichender Menge erhalten hatten, zeigen ohne Bestrahlung keine Hemmung der RNS-Synthese. Nur unter 8-MOP plus UV-A findet ein Rückgang der RNS-Synthese statt. Damit ist eine Blockierung der RNS-Polymerasen innerer Organe durch das nichtmetabolisierte 8-MOP unwahrscheinlich.

Vitamin-A-Säure

Aus Untersuchungen von Prutkin und Mitarb. ist bekannt, daß applizierte Vitamin-A-Säure intrazellulär vom Cytoplasma zu den elektronendichten Anteilen des Zellkerns transportiert wird. Ob die Vitamin-A-Säure in unveränderter Form, ein Metabolit oder ein Vitamin-A-Säure-Proteinkomplex an den aktiven Bereichen des Euchromatins angreifen und die Genaktivität modifizieren, ist unbekannt. Daß eine Starke Aktivitätszunahme der RNS-Polymerasen unter lokaler Applikation der Vitamin-A-Säure eintritt, haben 1971 Lukacs, Christophers und Braun-Falco gezeigt. Wenn Vitamin-A-Säure einen direkten Einfluß auf die RNS-Polymerasen-Aktivität hat, muß dieser Effekt in einem in-vitro-Transkriptionsmodell nachweisbar sein. Wir verglichen deshalb die RNS-Synthese isolierter Zellkerne bei Zugabe von Vitamin-A-Säure von 10^{-3} bis 10^{-6} M mit Zellkernen, die von Vitamin-A-Säure-behandelten Tieren gewonnen wurden. Als Kontrolle dienten Zellkerne ohne pharmakologische Beeinflussung.

Die Tabelle 1 zeigt, daß die RNS-Synthese der Zellkerne bei in vivo behandelten Tieren stark gegenüber der Kontrolle ansteigt. Eine Stimulierung der Transkription in isolierten Zellkernen ist allerdings in dem untersuchten Konzentrationsbereich nicht zu finden.

Tabelle 1. RNS-Synthese in isolierten Zellkernen aus Meerschweinchenepidermis unter Vitamin-A-Säure

Kontrolle	0,05 %ige Vitamin-A-Säure in vivo 4 Tage appliziert	Zusatz von Vitamin-A-Säure in vitro			
		10^{-3}	10^{-4}	10^{-5}	10^{-6} M
Aktivität 100 %	192 %	87%	92%	88%	102%

Tabelle 2. Aktivität der RNS-Polymerase I in isolierten Zellkernen aus Meerschweinchenepidermis unter c-GMP

	Kontrolle	10^{-10}	10^{-9}	10^{-8}	10^{-7}	10^{-5}	10^{-5} M c-GMP
Aktivität	100%	103%	92%	107%	88%	82%	93%

c-GMP

Seit den Arbeiten von Voorhees über den c-AMP-Gehalt von psoriatischer und normaler Epidermis sind die zyklischen Nukleotide als Differenzierungs- und Mitosepromoter hoch aktuell, obwohl die Untersuchungsergebnisse verschiedener Forschungsgruppen über den Gehalt an c-AMP in der Epidermis noch sehr widersprüchlich sind. Johnson und Hadden berichten 1975, daß unter c-GMP in isolierten Lymphozytenkernen ein Anstieg der RNS-Polymerase I meßbar ist. Während die intrazelluläre Wirkung des c-AMP über Phosphorylierungsmechanismen durch eine aktivierte Proteinkinase gut bekannt ist, bleibt der Mechanismus, über den c-GMP in die Proliferation eingreift, unklar. Durch die Arbeit von Johnson und

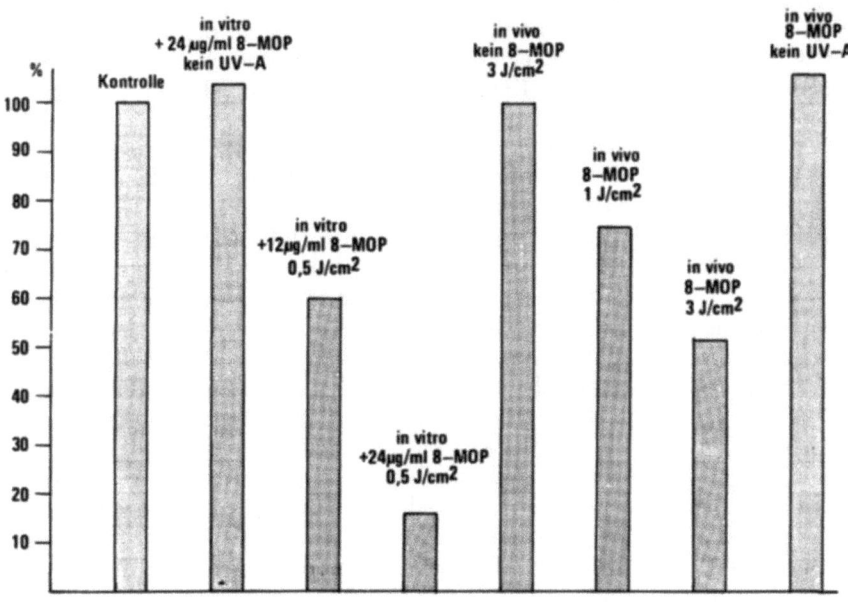

Abb. 2. RNS-Synthese in Epidermiszellkernen unter Applikation von 8-MOP und UV-A in vitro und in vivo

Hadden angeregt, haben wir in isolierten Epidermiszellkernen ebenfalls nach einer Stimulierung der DNS-abhängigen RNS-Polymerase I gesucht.

Die Messungen ergaben in dem Konzentrationsbereich von 10^{-10} bis 10^{-5} M keine Stimulierung der α-Amanitin resistenten RNS-Polymerase I. Somit geht sehr wahrscheinlich die mitosefördernde Wirkung des c-GMP in Epidermiszellen über zwischengeschaltete zytoplasmatische Faktoren.

Literatur

Hadden, J.W. et al.: Cyclic GMP and lymphocyte activation Immune recognition. New York, San Francisco, London: Academic Press 1975

Lukacs, I., Christophers, E., Braun-Falco, O.: Zur Wirkungsweise der Vitamin-A-Säure. Arch.Derm.Forsch. *240*, 375-382 (1971)

Prutkin, L., Bogart, B.: The uptake of labelled vitamin A acid in kerathoakanthoma. An electron microscopic radioautography study. J. Invest. Dermatol. *55*, 249 (1970)

Prutkin, L.: The effect of actinomycin D on the incorporation of labelled vitamin A acid in normal and tumor epithelium. J.Invest. Dermatol. *57*, 323-329 (1971)

Voorhees, J.J., Duell, E.A.: Imbalanced cyclic AMP-cyclic GMP levels in psoriasis. Advances in Cyclic Nucleotide Research. Vol. 5 (1975)

Dr. R. Bauer
Freie Univ. Berlin, Klinikum Steglitz
Hautklinik u. Poliklinik
Hindenburgdamm 30
D-1000 Berlin 45

6.3. Proliferationskinetische Untersuchungen an benignen oralen Leukoplakien

H. Schell, R. Maidhof und O.P. Hornstein, Erlangen

Unter dem klinischen Begriff „Leukoplakie" versteht man einen weißen, nicht abwischbaren, keiner definierten Krankheit zuzuordnenden Schleimhautbezirk, dessen Farbe auf einer übermäßigen Verdichtung, bzw. Verhornung der oberflächlichen Epithellagen beruht. Pathophysiologisch handelt es sich um ein gewebespezifisches, durch örtliche und funktionelle Besonderheiten modifiziertes Reaktionsmuster des Plattenepithels [1]. Entsprechend der Vielfalt des bereits innerhalb einzelner Leukoplakiegruppen vorliegenden histologischen Bildes lag der Gedanke nahe, daß auch die Wachstumsdynamik unterschiedlich ist.

Ziel dieser Studie war, zunächst an einer einheitlichen und jeweils von der gleichen Region stammenden Leukoplakieform vergleichend proliferationskinetische und histologische Befunde zu erheben.

Hierzu werteten wir von 18 Patienten (12 Männer, 6 Frauen) im Alter von 22-66 Jahren stammende, exogenirritative Leukoplakien der Wangenschleimhaut und gleichzeitig gesunde Wangenschleimhaut der homo- oder kontralateralen Seite nach den folgenden histologischen und autoradiographischen Parametern aus.

Histologie
1. Orthohyperkeratose (O)
2. Parahyperkeratose (P)
3. Hyperplasie (H)
4. Atrophie (A)

Autoradiographie
1. ^{3}H-Index der Basalzellschicht (L.I.)
2. Anzahl markierter Suprabasalzellkerne/1000 Basalzellkerne (mSBZ)
3. Gesamtzahl markierter Zellkerne/1000 μm Basalmembranlänge (mZ)

Entnahme der Biopsien, Inkubation in ^{3}H-Thymidinhaltigem Medium, Weiterverarbeitung für Histologie und Autoradiographie und Auswertung erfolgten unter einheitlichen Bedingungen.

	Nummer	Alter	O	P	H	A
Frauen	1	22	+	–	–	–
	2	23	–	+	+	–
	3	26	+	+	–	+
	4	29	–	+	+	–
	5	37	–	+	+	–
	6	61	+	–	+	–
Männer	7	27	+	+	–	–
	8	29	–	+	+	–
	9	34	+	+	+	–
	10	40	+	–	+	–
	11	43	–	+	+	–
	12	45	+	–	+	+
	13	48	+	+	–	–
	14	50	+	–	+	–
	15	51	+	–	–	–
	16	60	+	–	–	–
	17	63	+	+	–	+
	18	66	+	–	–	+

Abb. 1. Histologische Parameter der benignen oralen Leukoplakien

Die Abb. 1 zeigt die Verteilung der einzelnen histologischen Kriterien bei den Leukoplakien. Hierbei kam das Merkmal Orthohyperkeratose 13-mal, Parahyperkeratose und Hyperplasie je 10-mal und Atrophie 4-mal vor. Meist fanden sich im gleichen Präparat gleichzeitig mehrere Merkmale in unterschiedlicher Kombination. Auffällig war, daß Atrophie relativ selten vorkam, während die übrigen Merkmale, die jeweils die Dickenzunahme einer Schicht oder des gesamten Epithels anzeigen, annähernd gleich häufig vertreten waren. Dieser Befund spricht dafür, daß eine Leukoplakie primär durch eine veränderte reaktive Keratinisation mit oder ohne Hyperplasie des Stratum spinosum eingeleitet wird. Unterstützt wird diese Annahme auch dadurch, daß bei Rauchern, die in 9 Fällen vertreten waren, in 8 Fällen das Merkmal Orthohyperkeratose vorkam.

Die autoradiographischen Untersuchungen ergaben in den leukoplakischen Bezirken insgesamt einen gegenüber der gesunden Kontrollseite erhöhten mittleren basalen ^{3}H-Index, dagegen war die Anzahl markierter Suprabasalkerne in den Leukoplakien gegenüber der gesunden Schleimhaut erniedrigt (Abb. 2). El-Labban et al. [2] konnten dagegen in oralen Leukoplakien eine Zunahme der suprabasalen Mitoseaktivität nachweisen. Ihre Ergebnisse sind jedoch mit unseren Befunden nur bedingt vergleichbar, da weder eine Klassifikation der untersuchten Leukoplakien erfolgte, noch die sicher vorhandenen regionalen Unterschiede des histologischen Aufbaues und der Proliferation berücksichtigt wurden.

	LI		mSBZ		mZ/100 u	
	K	G	K	G	K	G
Mittelwert x̄	6,62	5,53	119,28	136,11	3,04	3,20
Standardabw. s	1,63	1,11	40,49	56,59	0,97	1,13
Anzahl N	18	18	18	18	18	18

Abb. 2. Mittelwert u. Standardabweichung zu Markierungsindices (LI), Zahl markierter Suprabasalzellen (mSBZ) und Gesamtzahl markierter Zellen (mZ) von gesunder und leukoplakischer Schleimhaut

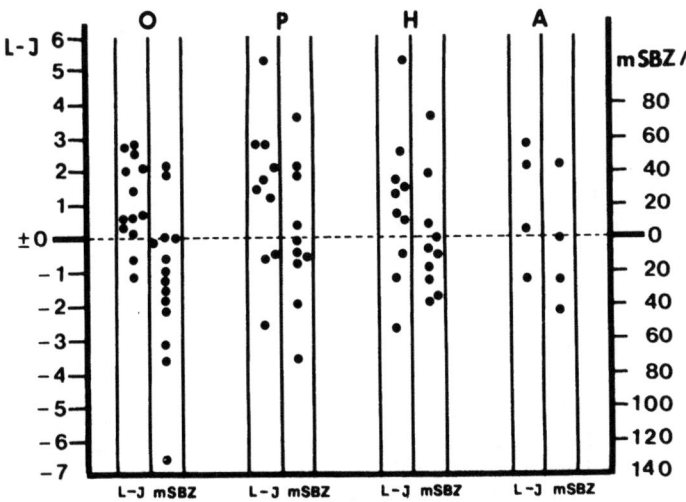

Abb. 3. Korrelation von histologischem Merkmal und Differenz der Markierungsindices (L - I) sowie der markierten Suprabasalzellen zur gesunden Schleimhaut

Zwischen histologischen und autoradiographischen Parametern konnten wir keine eindeutigen Beziehungen nachweisen. Auf der Abb. 3 ist unser Gesamtkollektiv nach histologischen Kriterien aufgeteilt. Zusätzlich wurde bei jedem histologischen Merkmal die Differenz der basalen ^{3}H-Indices zwischen leukoplakischer und gesunder Schleimhaut und die Differenz der Anzahl markierter Suprabasalzellkerne ebenfalls zwischen erkrankter und unveränderter Schleimhaut verglichen. Hierbei ergibt sich anschaulich, daß auch innerhalb der einzelnen histologischen Gruppen die basalen ^{3}H-Indices der leukoplakischen Bezirke gegenüber der gesunden Schleimhaut meist erhöht waren, während die Anzahl markierter Suprabasalzellen meist erniedrigt war.

Diese Ergebnisse stehen allerdings im Gegensatz zu den von Renstrup [3] erhobenen Befunden, die ebenfalls in oralen Leukoplakien der buccalen Mucosa bei Hyperparakeratose einen gegenüber Orthohyperkeratose 4-mal erhöhten Mitoseindex fand. Jedoch unterblieb auch bei ihren Untersuchungen eine Wertung hinsichtlich der Benignität der untersuchten Leukoplakien.

Auffällig erscheint bei unseren Befunden, daß bei den Leukoplakien insgesamt eine Verschiebung der proliferativen Aktivität von den suprabasalen Zellagen in die Basalzellschicht vorhanden war. Dies könnte damit zusammenhängen, daß frühzeitig einsetzende Verhornungsvorgänge eine endgültige Differenzierung in größerem Umfang bewirken. Hierdurch verlieren viele Suprabasalzellen die Fähigkeit zur weiteren Proliferation. Unter der Voraussetzung eines konstanten Zellverlustes muß dieser nun durch eine gesteigerte Wachstumsaktivität der Basalzellschicht ausgeglichen werden.

Hinsichtlich der fehlenden Korrelation zwischen autoradiographischen und histologischen Befunden ist zu bemerken, daß das Wachstum einer Zellpopulation durch die beiden Größen Zellneuproduktion und Zellverlust bestimmt wird. Sind beide Größen gleich, bleibt die Gesamtzahl der Zellen unverändert. In diesem Gleichgewicht dürften sich in der Regel länger bestehende Hautveränderungen befinden. Berücksichtigt man diese Überlegung, so ist die fehlende Korrelation zwischen histologischen und zellkinetischen Befunden zwanglos zu erklären, d.h. ein auffallendes histologisches Merkmal erlaubt nicht notwendigerweise auch eine Aussage über die augenblickliche proliferative Aktivität.

Literatur

1. Hornstein, O.P.: Orale Leukoplakien. I. Klassifikation, Differentialdiagnose, ätiologische Bedingungen der Kanzerisierung, Prognose. DZZ (im Druck 1977)
2. El-Labban, N., Lucas, R.B., Kramer, I.R.H.: The mitotic values for the epithelium in oral keratoses and lichen planus. Brit.J.Cancer 25, 411-416 (1971)
3. Renstrup, G.: Studies in oral leukoplakias. IV. Mitotic activity in oral leukoplakias, a preliminary report. Acta odont. scand. 21, 333-340 (1963)

Dr. H. Schell
Dermatologische Univ.-Klinik
Hartmannstr. 14
D-8520 Erlangen

6.4. Korrelation von Serum-IgE-Spiegeln und klinischem Verlauf bei Neurodermitis disseminata

N. Czarnecki, Innsbruck

An der Innsbrucker Universitätshautklinik wurden während der letzten 2 Jahre 37 Patienten mit Neurodermitis disseminata regelmäßig untersucht und neben den üblichen Hauttesten das Gesamt-IgE bzw. allergenspezifische IgE mit der RIST- bzw. RAST-Methode nach Phadebas mehrfach bestimmt. Ziel dieser Studie war es, eine Korrelation zu Anamnese, klinischem Bild und Verlauf der Erkrankung herzustellen. Berücksichtigt wurden nur Patienten ab 10. Lebensjahr ohne andere atopische Manifestationen und ohne systemische Behandlung.

Alle 37 Patienten zeigten zu Beginn dieses Beobachtungszeitraumes im Hauttest polyvalente Reaktionen auf verschiedene Inhalationsallergene bzw. Nahrungsmittel. Bei 31 Patienten war ein erhöhter Gesamt-IgE-Spiegel im Serum nachweisbar. Von diesen 31 Patienten mit erhöhten Werten im RIST fielen nur 20, das sind 66 %, in erhöhte RAST-Klassen. Die Korrelation zwischen Hauttest und RAST war bei Pollen und Hausstaubmilbe am besten, bei Nahrungsmitteln (Milch, Eier, Fisch) und Tierepithelien am schlechtesten. Vor allem bei den nutritiven Allergenen fanden sich nur in jenen Fällen erhöhte RAST–Klassen bei denen auch anamnestisch eine Abhängigkeit des klinischen Bildes von der Aufnahme dieser Nahrungsmittel bestand.

Von den während 2 Jahren untersuchten und beobachteten 37 Patienten wiesen 30 Schwankungen hinsichtlich der Aktivität der Hauterscheinungen auf und zwar entweder hinsichtlich ihrer Intensität oder hinsichtlich ihrer Ausdehnung; diese Veränderungen traten teilweise in Abhängigkeit von der Jahreszeit (Pollen- und Herbstsaison), teilweise ohne erfaßbare Ursache und in einigen Fällen in Abhängigkeit von der Aufnahme diverser Nahrungsmittel auf.

Von jenen 30 Patienten, die entsprechende Veränderungen in ihren Hauterscheinungen aufwiesen, gingen 18 mit gleichsinnigen Schwankungen der Gesamt-IgE-Spiegel einher, von welchen wiederum 14 Fälle eine Korrelation zwischen klinischer Aktivität und RAST-Werten zeigten.

Auch hier zeigten sich die besten Übereinstimmungen bei Pollen und Hausstaubmilbe.

Diese Ergebnisse zeigen, daß die Korrelation zwischen IgE-Werten, Hauttesten und klinischem Bild bei der Neurodermitis disseminata eine schlechtere ist als bei anderen atopischen Manifestationen, und legen den Schluß nahe, daß die Immunglobuline dieser Klasse in der Pathogenese der ersteren eine weniger dominierende Rolle spielen als bei den letzteren.

Dr. N. Czarnecki
Univ.-Klinik f. Dermatologie u. Syphilidologie
A-Innsbruck

6.5. IgE und Malignome

K. Grond, Graz

Einleitung

Wir haben in der Grazer Hautklinik an stationären Patienten mit Malignomen und an einem entsprechenden Kontrollkollektiv IgE- und andere Serumeiweißuntersuchungen durchgeführt.

Material und Methoden

Das Malignomkollektiv bestand aus 60 Männern (25-88 Jahre) und 62 Frauen (26-88 Jahre). Die Diagnosengruppen setzten sich folgendermaßen zusammen: *Primäre Hauttumore ohne erkennbare Metastasierung:* 72 % (davon 33 % Melanomalignome, 23 % Basaliome, Rest andere Malignome). *Systemerkrankungen mit und ohne Hautveränderungen* (B-Zell-Lymphome, T-Zell-Lymphome, Morbus *Paltauf-Sternberg*): 13 %. *Viscerale Malignome* in verschiedenen klinischen Stadien: 15 %. Die Kontrollgruppe bestand aus 103 Patienten mit nicht IgE-bedingten Hautkrankheiten und ohne Parasitenbefall (53 Männer, 28-88 Jahre, 50 Frauen, 18-87 Jahre). Die Auswahl dieser Kontrollpatienten erfolgte paarweise entsprechend dem Geschlecht und Alter von 103 Malignompatienten.

Es wurden elektrophoretische und immunelektrophoretische Untersuchungen durchgeführt. IgA, IgM, IgG, IgD, Coeruloplasmin, Alpha-II-Makroglobulin und Alpha-I-Foetoprotein wurden mit der direkten radialen Immundiffusion ermittelt. IgE wurde mit RIST und PRIST doppelt bestimmt. Bei IgE-Werten über 1000 E im RIST wurden RAST-Untersuchungen mit einigen Inhalations- und Nahrungsmittelallergenscheibchen durchgeführt.

Ergebnisse

Die elektrophoretischen und immunelektrophoretischen Befunde waren bei beiden Gruppen im wesentlichen gleichartig. Alpha-I-Foetoprotein konnte niemals nachgewiesen werden. Aus Tabelle 1 ist ersichtlich, daß die geometrischen Mittelwerte verschiedener Eiweißfraktionen bei beiden Gruppen kaum differieren, daß aber das IgE in der Malignomgruppe deutlich niedriger ist. Dies betrifft auch die korrigierten IgE-Werte (nach Elimination von Werten über 1000 E im RIST). Aus Tabelle 2 ist ersichtlich, daß in der RIST-Bestimmung das geometrische Mittel des IgE-Wertes bei Melanomalignomen höher liegt als bei Basaliomen. Die Alterszusammensetzung war aber bei beiden Gruppen unterschiedlich (Basaliomträger älter!)

Tabelle 1. Geometrische Mittelwerte einiger Serumeiweißfraktionen

	Malignomgruppe	Kontrollgruppe
Coeruloplasmin	40 mg %	32 mg %
Alpha-1-Makroglobulin	244 mg %	224 mg %
IgA	242 mg %	263 mg %
IgM	134 mg %	116 mg %
IgG	1343 mg %	1380 mg %
IgD (arithmet. Mittel)	19 I.E.	24 I.E.
IgE (PRIST)	37 I.E.	79 I.E.
IgE (RIST)	86 I.E.	203 I.E.
IgE (RIST) korr.	77 I.E.	126 I.E.

Tabelle 2. Geometrische IgE-Mittelwerte

	Gesamt-Tumorkollektiv	Melanomalignom	Basaliom
PRIST	37 I.E.	39 I.E.	31 I.E.
RIST	86 I.E.	113 I.E.	77 I.E.
RIST korr.	77 I.E.	84 I.E.	71 I.E.

Diskussion und Zusammenfassung

Über das Thema Atopie und Malignome [3, 4, 9-11, 14] und über IgE-Serumspiegel bei Tumorpatienten [1, 2, 5-8, 12, 13] existieren Berichte mit durchaus unterschiedlichen Ergebnissen. Unsere Ergebnisse lassen zunächst scheinbar eine isolierte Immundeviation der IgE-Produktion bei Tumorpatienten vermuten. Nun hat aber IgE eine niedrige biologische Halbwertzeit und kommt überdies normalerweise nur in Nanogrammgröße vor. Immunalterationen — auch bei nicht lokalisierten Tumoren — können also offenbar den durchschnittlichen IgE-Serumspiegel besonders deutlich beeinflussen, wobei allerdings ein isolierter IgE-Wert von vornherein keinen Rückschluß auf das mögliche Bestehen eines Tumorleidens gestattet. Es soll überdies auch maligne Krankheiten geben, wie z.B. die Mycosis fungoides, bei denen fallweise auch erhöhte IgE-Werte gefunden wurden [15]. Unter Berücksichtigung aller biologischen und statistischen Charakteristika scheint also trotz zunächst auffälliger Befunde ein direkter Zusammenhang zwischen IgE und Tumorleiden *nicht* zu bestehen.

Literatur

1. Augustin, R., Chandradasa, K.D.: IgE levels and allergic skin reactions in cancer and noncancer patients. Int.Arch. Allergy *41*, 141-143 (1971)
2. Compos, A., Pelaez, A., Villalmanzo, I.G., Basomba, A.: La immunoglobulina E en el cancer bronquial. Med. Esp. *73*, 8-10 (1975)
3. Fisherman, E.W.: Does the allergic diathesis influence malignancy? J. Allergy *31*, 74-78 (1960)
4. Gabriel, R., Dudley, B.M., Alexander, W.D.: Lung cancer and allergy. Brit.J.clin. Pract. *26*, 202-204 (1972)
5. Grond, K.: IgE-Bestimmungen mit dem PRIST. Z. Hautkr. *52*, 11-16 (1977)
6. Halpern, G.M.: Clinical significance of serum IgE determination. Ann. Allergy *33*, 67-71 (1974)
7. Horak, F., Hussarek-Heinlein, M.: Ergebnisse laufender IgE-Titer-Bestimmungen zur Frühdiagnostik bei Tumorerkrankungen im HNO-Bereich. Wien.Klin.Wschr. *20*, 657-660 (1976)
8. Jacobs, D., Houri, M., Landon, J., Merret, T.G.: Circulating levels of immunoglobulin E in patients with cancer. Lancet *1972, II*, 1059-1062
9. Mackay, W.D.: The incidence of allergic disorders and cancer. Brit. J. Cancer *20*, 434-437 (1966)
10. Mc Kee, W.D., Arnold, Ch.A., Perlman, M.D.: A doubleblind study of the comparative incidence of malignancy and allergy. J. Allergy *39*, 294-301 (1967)
11. Logan, J., Saker, D.: The incidence of allergic disorders in cancer. New Zealand med. J. *52*, 210-212 (1953)
12. Laughlan, P.M., Stanworth, D.R.: A critical search for evidence of changes in levels of circulating IgE in patients with cancer. Lancet *1975, I*, 64-65
13. Lüthgens, M., Schlegel, G., Hang, H., Hellriegel, W., Wöllgens, P., Filke, F., Bihlmaier, K.: Radioimmunologische Bestimmungen des Immunglobulins E bei Neoplasmen. Fortschr. Med. *95*, 278-283 (1977)
14. Ure, D.M.J.: Negative association between allergy and cancer. Scot. med. J. *14*, 51-54 (1969)
15. Zachariae, H., Ellegaard, J., Grunnet, E., Søgaard, H., Thulin, H.: T-and B-Cells and IgE in Mycosis fungoides. Acta Dermatovener (Stockholm) *55*, 466-468 (1975)

Für die wertvolle technische Assistenz danke ich Frl. Monika Posch.

Dr. K. Grond
Univ.-Klinik f. Dermatologie
u. Venerologie
Auenbruggerplatz 8
A-8010 Graz

Aussprache:

O. Braun-Falco, München, zum Vortrag Grond:
Rein gedanklich werden Zweifel angemeldet, ob ein kleines, umschriebenes Basaliom im Einzelfall in der Lage ist, quantitativ faßbare Veränderungen im IgE-Spiegel des betreffenden Patienten zu induzieren. Dies umsomehr, als in der Kontrollgruppe auch Patienten mit Ulcus cruris einbezogen waren. Es wird angeraten, neben einer gesunden altersgemäßen Kontrollgruppe auch eine Gruppe mit benignen Neoplasien vergleichend heranzuziehen.

6.6. Zur Ultrastruktur der Mycosis fungoides und des Sézary-Syndroms

Ch. Schmoeckel, O. Braun-Falco und G. Burg, München

Zu Beginn seien frühere ultrastrukturelle Befunde bei der Mycosis fungoides und beim *Sézary*-Syndrom zusammengefaßt:
1968 beschrieb *Lutzner* einen Zelltyp mit stark lobuliertem Kern zunächst beim *Sézary*-Syndrom, später auch bei der Mycosis fungoides. Weitere Studien zeigten, daß diese sog. *Lutzner*-Zellen nicht nur in Hautläsionen, sondern auch in Lymphknoten, in extrakutanen Tumoren und im Blut teilweise auch von Mycosis-fungoides-Patienten vorkommen. Später wurde nachgewiesen, daß diese Zellen Membraneigenschaften wie T-Lymphozyten besitzen. Aus diesem Grund erfolgte die Charakterisierung dieser beiden eng verwandten Erkrankungen als T-Zell-Lymphome. Ein Problem ist nur, daß die *Lutzner*-Zellen auch bei ganz anderen Erkrankungen beobachtet wurden, wenn auch nur in geringer Anzahl.

In der Literatur werden auch andere Zellen bei der Mycosis fungoides und beim *Sézary*-Syndrom beschrieben, wie Makrophagen, Retikulumzellen und ähnliche, aber größere *Lutzner*-Zellen. Aber die Angaben hierüber sind unterschiedlich. Um hierüber Klarheit zu gewinnen und auch, um die *Lutzner*-Zellen quantitativ im Semi-Dünnschnitt zu erfassen, wurden unsere Untersuchungen an 13 Fällen von Mycosis fungoides und 2 Fällen von *Sézary*-Syndrom gemacht.

Ultrastrukturell finden wir ein zelluläres Infiltrat vorwiegend um die postkapillären Venolen; aber vereinzelt können die Infiltratzellen auch in der Epidermis gefunden werden. Es finden sich vorwiegend 2 Zelltypen: kleine lymphoide und große lymphoide Zellen. Die *kleinen lymphoiden Zellen* haben relativ wenig Cytoplasma und einen dichten, hyperchromatischen Kern und ähneln damit normalen Lymphozyten. Aber manchmal sind die Kerne stärker lobuliert und erscheinen als typische *Lutzner*-Zellen (Abb. 1).

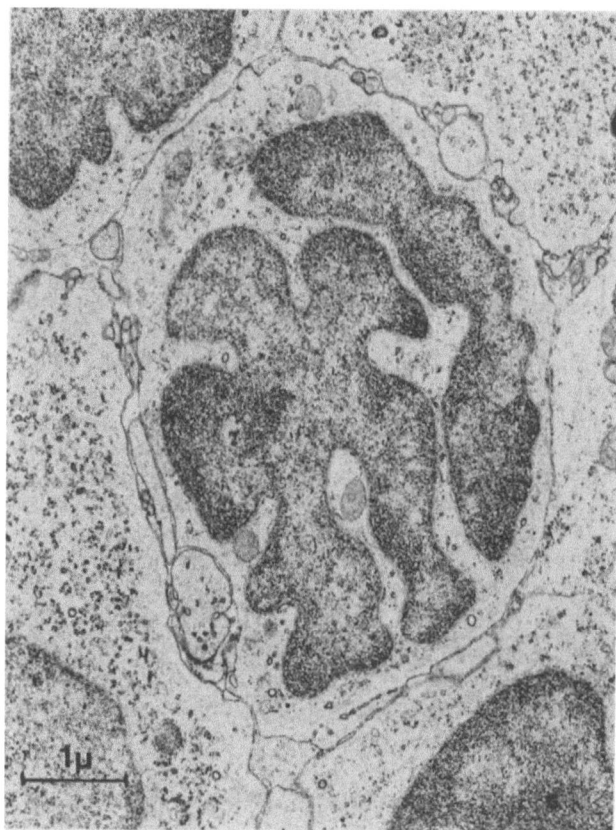

Abb. 1. *Sézary*-Syndrom. Typische *Lutzner*-Zelle mit lobuliertem Kern und hyperchromatischem Karyoplasma

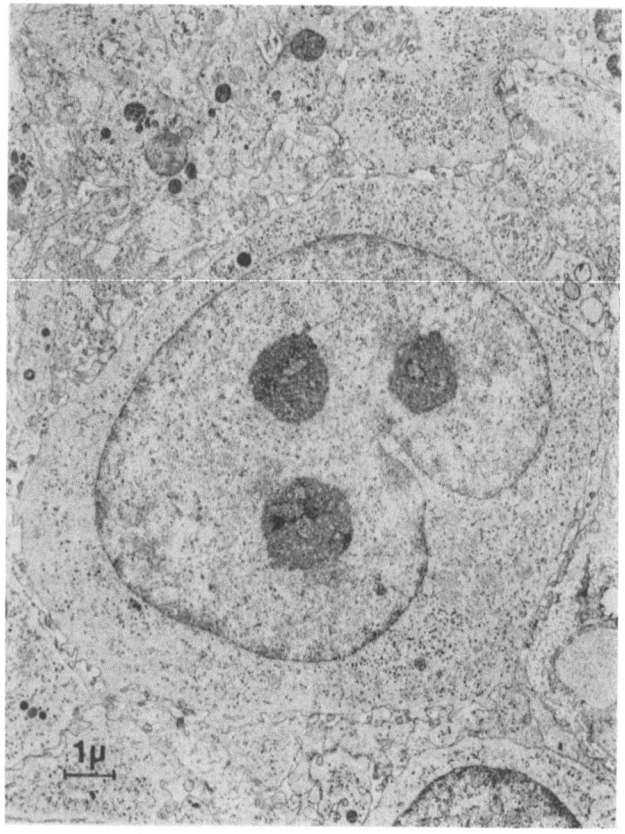

Abb. 2. *Sézary*-Syndrom. Lymphoblastenähnliche Zelle mit großem, euchromatischem Karyoplasma und deutlich ausgeprägten Nucleolen

Dazwischen gibt es alle Übergangsformen. Die *großen lymphoiden Zellen* (Abb. 2) sind gekennzeichnet durch eine runde bis längliche Gestalt, durch einen großen Kern mit Nucleolus und durch helles, euchromatisches Karyoplasma und durch ein gut ausgebildetes Cytoplasma. Hier finden sich wie bei den Lymphozyten wenig spezialisierte Organellen und wenig endoplasmatisches Retikulum, aber neben Mitochondrien viele Vesikel und auch multivesikuläre Körperchen als Zeichen der Pinozytose. Aufgrund morphologischer Kriterien können diese Zellen als stimulierte Lymphozyten, also als Lymphoblasten angesehen werden. Andere Zellen wie Fibroblasten, Makrophagen, Plasma- und Mastzellen können leicht ausgeschlossen werden. Der Begriff Retikulumzelle dagegen ist ein morphologischer und bezeichnet keinen spezifischen Zelltyp mit bekannter Funktion in normaler oder pathologischer Haut. Zwischen diesen beiden Zelltypen finden sich zahlreiche Übergangsformen, was ihre Verwandtschaft unterstreicht. Wir glauben, daß die lymphoblastenähnlichen Zellen diejenigen sind, die in weiterer Folge Mitosen ausbilden und daher die eigentlich proliferierenden Zellen darstellen. Die Bedeutung der *Lutzner*-Zellen dagegen bleibt unbekannt. Sie haben allerdings eine große diagnostische Bedeutung: Am Semi-Dünnschnitt, wo sie zu erkennen sind, konnte gezeigt werden, daß ihre Anwesenheit gerade in frühen Stadien von Mycosis fungoides und *Sézary*-Syndrom hoch signifikant ist, im Gegensatz zu anderen, gewöhnlichen Entzündungen. Daher bietet sich die Semi-Dünnschnittechnik auch für die Routinediagnostik von Mycosis fungoides und *Sézary*-Syndrom an.

Abschließend seien unsere Befunde zusammengefaßt: Bei der Mycosis fungoides und beim *Sézary*-Syndrom finden sich 2 Zelltypen: Große und kleine lymphoide Zellen. Zur 1. Gruppe gehören Lymphozyten, *Lutzner*-Zellen und Übergangsformen. Bei der 2. Gruppe handelt es sich um lymphoblastenähnliche Zellen. Übergangsformen zwischen beiden Zellgruppen sind zahlreich. Es stellt sich die Frage, wie diese einzelnen Zellen miteinander in Beziehung stehen. Vermutlich kommen die *Lutzner*-Zellen und die Lymphozyten über die Blutgefäße in die Haut. Hier werden aus bisher ungeklärten Gründen die Lymphozyten stimuliert und entwickeln sich zu Lymphoblasten, welche über die Zellteilung wieder neue Lymphozyten entstehen lassen. Es ist daher gerechtfertigt, diese Erkrankungen als echte maligne Lymphome anzusprechen. Ob die *Lutzner*-Zellen in den kutanen Läsionen selbst entstehen können, ist unbekannt.

Literatur

Biberfeld, P.: Morphogenesis in blood lymphocytes stimulated with PHA. Acta path.microbiol.scan.A.Suppl. *233*, 1-66 (1971)

Braun-Falco, O., Schmoeckel, C., Wolff, H.H.: The ultrastructure of mycosis fungoides, of Sézary's syndrome, and of Woringer-Kolopp's disease (pagetoid reticulosis). Bulletin du Cancer (Paris). Im Druck

Lutzner, M.A., Hobbs, J.W., Horvath, P.: Ultrastructure of abnormal cells. In Sézary's syndrome, mycosis fungoides and parapsoriasis en plaques.Arch.Dermat. *103*, 375-386 (1971)

Dr. Ch. Schmoeckel
Dermatologische Klinik u. Poliklinik
d. Univ.
Frauenlobstr. 9
D-8000 München 2

6.7. Praemycosis fungoides unter dem histologischen Bild der pagetoiden Retikulose Woringer-Kolopp

E. Haneke und H. Tulusan, Erlangen

Bisher wurden 10 Fälle als epidermotrope pagetoide Retikulose Woringer-Kolopp publiziert, bei drei weiteren dieses histologische Bild im Rahmen eines Lymphoms bzw. der Praemycosis fungoides beschrieben (Tabelle 1). Castermans-Elias (1974), Lever und Schaumburg-Lever (1975), Goos (1976) und Burg et al. (1977) sehen sie als epidermotrope Mycosis fungoides (M.f.) an.

Wir sahen eine Patientin mit einer seit über 20 Jahren bestehenden klassischen Parakeratosis variegata, die histologisch dem Bild der epidermotropen pagetoiden Retikulose entsprach (Abb. 1).

Alle Laborbefunde waren unauffällig. Die immunologischen Untersuchungen ergaben bis auf eine an der unteren Normgrenze liegende PHA- und PWM-Stimulierbarkeit der Lymphocyten bei sonst normaler DNCB-Sensibilisierbarkeit ebenfalls normale Ergebnisse.

Bei der histochemischen Aufarbeitung einer Probeexcision ließen sich die Infiltratzellen weder eindeutig als Monocyten noch als Lymphocyten identifizieren.

Im elektronenmikroskopischen Präparat wurden massenhaft intraepidermale lymphoide Zellen mit cerebriform gefaltetem Kern, peripher verdichtetem Karyoplasma und mikrovilliartigen Cytoplasmaprojektionen nachgewiesen (Abb. 2). Im corialen Bindegewebe fanden sich neben wenigen Histiocyten und Plasmazellen auch vereinzelt solche Zellen.

Elektronenmikroskopisch waren die intraepidermalen Infiltratzellen somit eindeutig als Sézary- (Lutzner-)Zellen charakterisiert. Obschon das Vorkommen einzelner Lymphocyten mit den Charakteristika der Sézary-Zellen durchaus nicht spezifisch ist, kann man mit großer Sicherheit auf eine Mycosis fungoides schließen, wenn im Präparat viele, insbesondere aber auch haufenförmig angeordnete Sézary-Zellen zu finden sind. Die Sézary-Zellen wurden inzwischen mit immunologischen Techniken als T-Lymphozyten identifiziert.

Die bei unserer Patientin bestehende Parakeratosis variegata läßt sich somit sowohl auf Grund des licht- als auch des elektronenmikroskopischen Befundes als zur M.f. gehörig, genauer gesagt, als Praemycosis fungoides, einordnen. Das histologische Bild der pagetoiden Retikulose braucht also nicht erst bei klinisch eindeutiger M.f., sondern kann auch schon bei einer Praemycosis fungoides als Zeichen eines besonders stark ausgeprägten Epidermotropismus des Infiltrates auftreten.

Tabelle 1. Bisher veröffentlichte Fälle von „pagetoider Retikulose"

Autoren / Jahr	Bezeichnung
Woringer & Kolopp 1939	Infiltrat intraépidermique d'apparence tumorale
Dupont & Vandaele 1959	Réticulose cutanée épidermotrope
Mezzadra & Sapuppo 1966	Reticolo-istiocitosi cutanea Reticulose histiocytaire cutanée
Gisiger 1970	Retikulose Woringer - Kolopp
Braun-Falco, Marghescu & Wolff 1973	Pagetoide Retikulose
Großhans, Hee, Basset & Maleville 1973	Maladie de Woringer et Kolopp (réticulose cutanée épidermotrope pagetoide)
Castermans-Elias 1974	Réticulose épidermotrope
Touraine, Revuz, Jouffroy, Wechsler Delebarre & Boulvin 1975	Réticulose cutanée épidermotrope
Texier, Maleville, Geniaux, Tamisier, Gauthier, Gauthier & Delaunay 1975	Réticulose maligne épidermotrope
Aliaga, Bombi, Fortea, Hernandez & Oliver 1976	Maladie de Woringer - Kolopp
Bonafé, Carrère, Bouissou, Grozdea, & Dupre 1976	Lymphomé cutane complexe avec image histologique de „maladie" de Woringer – Kolopp
Degreef, Holvoet, van Vloten, Desmet & de Wolf-Peeters 1976	Woringer – Kolopp disease
Burg, Wolff, Braun-Falco & Marghescu 1977	Pagetoid reticulosis – a cutaneous T-cell lymphoma
(Milne 1972	Epidermotropic lymphoblasoma?)
(Fierens & Dupont 1975	Réticulose d'un type inhabituel?)
Eigener Fall	Praemycosis fungoides mit dem histologischen Bild der pagetoiden Retikulose Woringer - Kolopp

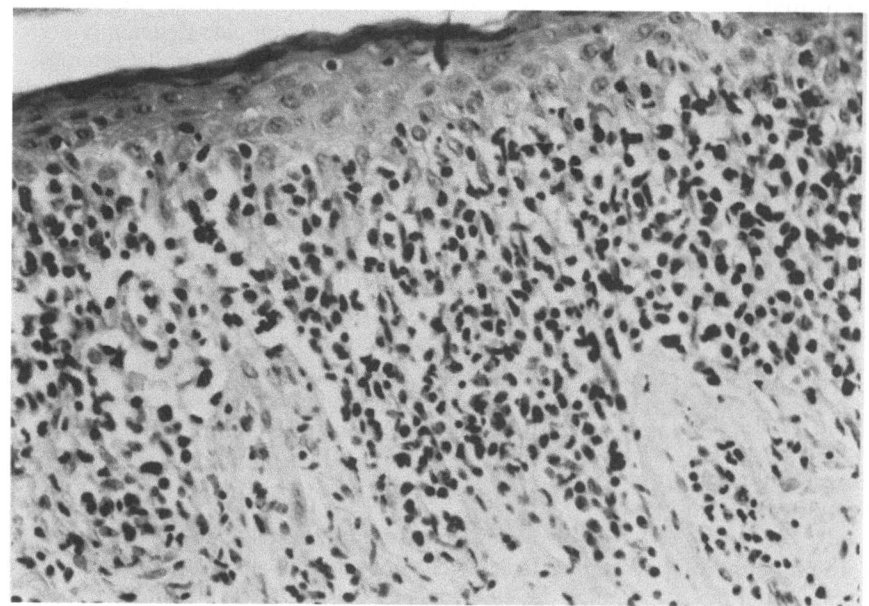

Abb. 1. Massive Infiltration der Epidermis durch lymphoide Zellen bei nur schwach ausgeprägtem subepidermalem Infiltrat (HE, 270 x)

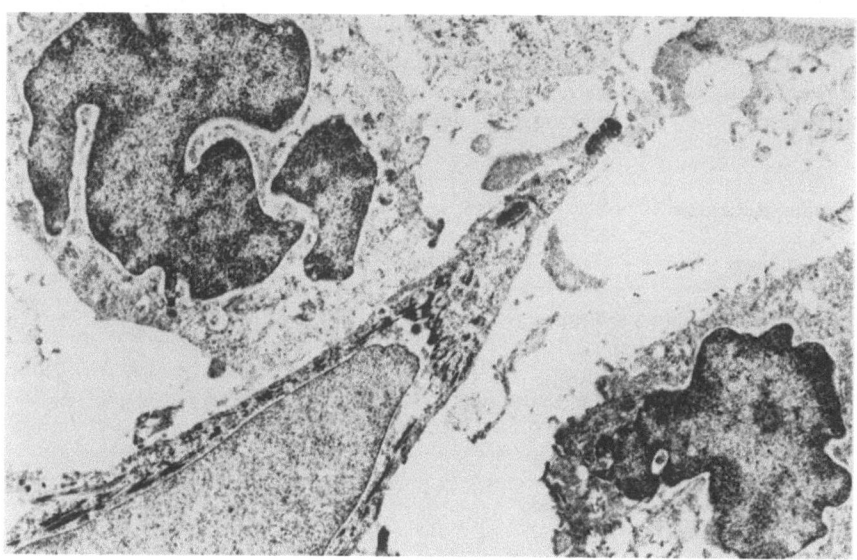

Abb. 2. Elektronenmikroskopisch erweisen sich die intraepidermalen Infiltratzellen als atypische Lymphocyten (Sézary-Zellen) (8.400 x)

Dr. E. Haneke
Dermatol.-Univ.-Klinik
Hartmannstr. 14
D-8520 Erlangen

Aussprache:

Braun-Falco, München, zum Vortrag Haneke und Tulusan:
Die pagetoide Retikulose Woringer-Kolopp ist geprägt durch ein typisches klinisches Bild, das mit scheibenförmigen, randbetonten, infiltrierten, erythematosquamösen Herden an Lupus erythematodes chronicus oder Lichen ruber verrucosus erinnert, ferner durch den typischen histologischen Befund und einen über Jahre und Jahrzehnte hin chonischen, relativ benignen Verlauf. Allgemein nimmt man heute an, daß es sich um ein T-Zellen-Lymphom mit starkem Epidermotropismus handelt. Einige Autoren sehen in der pagetoiden Retikulose eine klinisch und histologisch besonders geprägte Variante der Mycosis fungoides. Insofern ist die Beobachtung von Herrn *Haneke* und Herrn *Tulusan* sehr interessant und wichtig. Es zeigt sich jedoch, daß ausgesprochener Epidermotropismus, ähnlich wie bei pagetoider Retikulose, auch bei Parakeratosis variegata vorkommen kann.

Aussprache:

O. Braun-Falco, München, zur Diskussionsbemerkung von R. Schuppli, Basel:
Die pagetoide Retikulose Woringer-Kolopp ist nach unserer Ansicht ein klinisch, histologisch und verlaufmäßig gut abgrenzbares Krankheitsbild. Die Monomorphie des Infiltrates ist größer als es bei Frühphasen der Mycosis fungoides zu erwarten ist. Auch wir nehmen an, daß es sich um eine besonders ausgeprägte Variante der Mycosis fungoides handelt, die zusammen mit Mycosis fungoides und Sézary-Syndrom der Gruppe der T-Zellen-Lymphome zuzurechnen ist.

6.8. Lymphozytentransformationstest bei kutanen Lymphomen*

V. v. Liebe und G. Burg, München

Verminderte Transformationsraten PHA-stimulierter Lymphozyten sind bei malignen Lymphomen [6, 12, 15,19] und anderen malignen Neoplasien [1,11,16,18] mitgeteilt worden. Darüberhinaus wurden im Serum von Lymphom-Patienten Faktoren gefunden, die die mitogenstimulierte Lymphozytentransformation hemmen [1, 7, 9, 10, 13, 14]. Es war das Ziel der vorliegenden Arbeit zu prüfen, ob bei Patienten mit kutanen T-Zell-Lymphomen die PHA-induzierte Lymphozytentransformation durch Serumfaktoren beeinflußt wird oder sich unter der Behandlung mit Stickstofflost [17] oder Photochemotherapie [8] verändert.

Material und Methoden

Untersucht wurden 12 Patienten mit Mycosis fungoides [9], Sézary-Syndrom [2] und pagetoider Retikulose [1, 2]. Die *Lymphozytenpräparation* erfolgte aus 20 ml heparinisiertem Venenblut über einen Ficoll-Isopaque-Gradienten nach der Methode von *Bøyum* [3].

Der *Lymphozytentransformationstest* wurde mit PHA (Konzentrationen: 0,2 μg und 0,3 μg) durchgeführt[1] [4, 5]. Die ^{3}H-Thymidin markierten Kulturen wurden mit einem „multiple automated sample harvester"[2] gefällt und der ^{3}H-Thymidin-Einbau im Szintillationszähler[3] gemessen. Die angegebenen Werte sind Mittelwerte von vier parallelen Versuchsansätzen.

Gleichzeitig wurde die prozentuale Verteilung von B- und T-Lymphozyten im peripheren Blut durch Auszählung immunglobulintragender (polyvalentes Antihuman IgG, IgA, IgM, Kappa und Lambda) und der mit Schafbluterythrozyten Spontanrosetten bildender Zellen bestimmt. Die Zellzahl pro Versuchsansatz wurde auf 5 Mill./ml eingestellt. Die Untersuchungen auf das Vorhandensein blockierender Serumfaktoren erfolgten bei 12 Patienten vor Beginn der Behandlung nach dem in Tabelle 1 angegebenen Versuchsplan. Die Untersuchungen über den Einfluß einer lokalen Stickstofflost-, bzw. einer systemischen Photochemotherapie erfolgten bei 6 Patienten mit Mycosis fungoides und 1 Patienten mit Sézary-Syndrom vor Beginn und zweimal während der Behandlung.

---

* Unterstützt aus Mitteln der Deutschen Forschungsgemeinschaft, 53 Bonn

[1] Mitogen enthaltende Microtiterplatten wurden uns freundlicherweise von Dr.H.Grosse-Wilde, GSF München, zur Verfügung gestellt
[2] Hiller Co. Scientific Equipment, Madison, Wisconsin
[3] Firma Packard

Tabelle 1. Versuchsansätze zum Nachweis von blockierenden Serumfaktoren kutaner T-Zell-Lymphome bei der PHA-induzierten Lymphozytentransformation

Kontroll-Lymphozyten	+	AB-Serum
Kontroll-Lymphozyten	+	Kontroll-Serum
Kontroll-Lymphozyten	+	Patienten-Serum
Patienten-Lymphozyten	+	AB-Serum
Patienten-Lymphozyten	+	Patienten-Serum
Patienten-Lymphozyten	+	Kontroll-Serum

Ergebnisse und Diskussion

In Tabelle 2 sind die mittleren Stimulationsraten in den einzelnen Versuchsgruppen wiedergegeben. Die mittlere Stimulationsrate von Kontrollymphozyten mit AB-Serum wurde als 100 % angenommen und die übrigen Werte hierauf bezogen. Es zeigte sich, daß die Kontrollymphozyten im Vergleich zu den Patientenlymphozyten deutlich erhöhte Transformationsraten erkennen ließen (Abb.1). Im Serum von Lymphom-Patienten ließen sich nach den vorliegenden Ergebnissen keine blockierenden Faktoren nachweisen. Patientenlymphozyten reagierten nach Zugabe von AB- oder Kontrollserum mit keinem wesentlichen Anstieg des ^{3}H-Thymidineinbaues, so daß die unterschiedliche Transformation eher auf eine funktionelle Minderwertigkeit der Patientenlymphozyten als auf das Vorhandensein blockierender Serumfaktoren zurückzuführen ist.

Die Werte der prozentualen Verteilung von B- und T-Lymphozyten bei Kontrollpersonen (n = 8) und den untersuchten Lymphom-Patienten sind in Tabelle 3 wiedergegeben. Signifikante Unterschiede ergaben sich hierbei nicht.

Die PHA-induzierten Lymphozytentransformationsraten von 6 Patienten mit Mycosis fungoides und 1 Patienten mit Sézary-Syndrom vor und während der Photochemotherapie oder lokalen Stickstofflostbehandlung fielen zwar bei den Patienten unterschiedlich hoch aus; die Werte jedes einzelnen Patienten zeigten jedoch vor und während der Behandlung keine auffälligen Abweichungen (Abb. 2).

Zusammenfassend lassen die vorliegenden Untersuchungsergebnisse vermuten, daß bei den untersuchten kutanen T-Zell-Lymphomen die PHA-stimulierte Transformation der peripheren Lymphozyten vermindert ist. Diese Verminderung ist bei regelrechter prozentualer Verteilung von B- zu T-Lymphozyten im peripheren

Tabelle 2. Lymphozytentransformationsraten (cpm) zum Nachweis blockierender Serumfaktoren bei kutanen T-Zell-Lymphomen

Gruppe	PHA 0,2 μg cpm $x \pm S_{\bar{x}}$	%	PHA 0,3 μg cpm $x \pm S_{\bar{x}}$	%
K Ly + AB Serum	178123 ± 39283	100	171754 ± 39369	100
K Ly + K Serum	142288 ± 48861	79	129173 ± 45353	75
K Ly + P Serum	155412 ± 47994	87	162630 ± 51513	94
P Ly + AB Serum	89249 ± 27798	50	90408 ± 28284	52
P Ly + P Serum	63238 ± 18833	35	61364 ± 19037	35
P Ly + K Serum	41045 ± 12980	23	50776 ± 13269	29

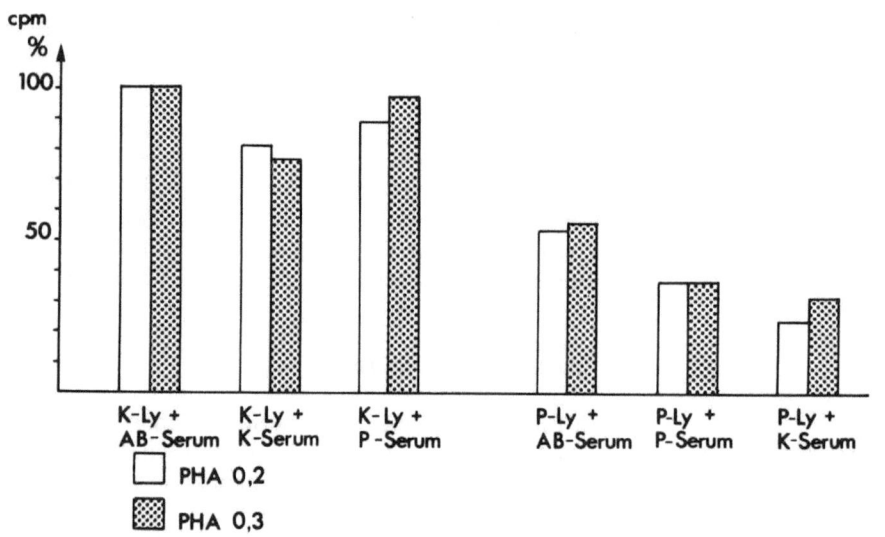

Abb. 1

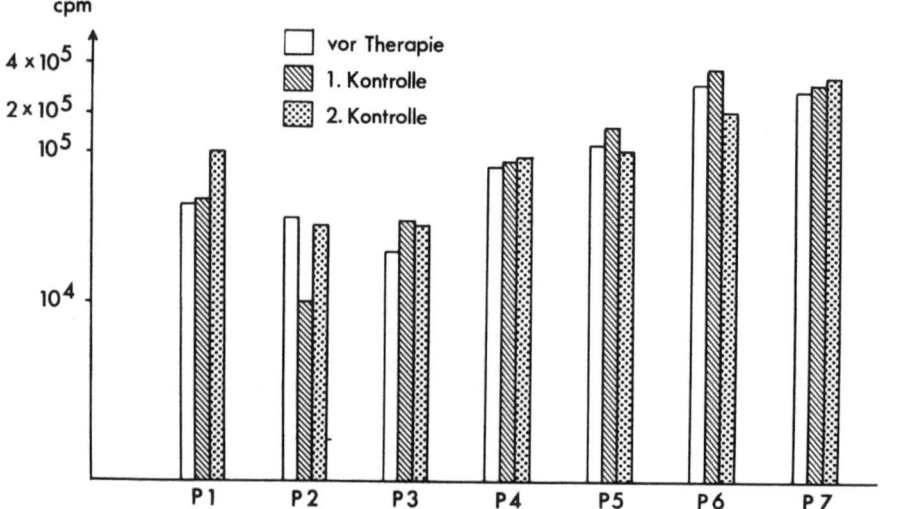

Abb. 2

Blut eher auf eine qualitative und funktionelle Veränderung der Lymphozyten als auf eine quantitative Verminderung von T-Lymphozyten zurückzuführen. Hinweise auf das Vorhandensein blockierender Serumfaktoren fanden sich nicht. Die lokale Stickstofflostbehandlung oder systemische Photochemotherapie zeigten keinen Einfluß auf die PHA-induzierte Transformation der peripheren Lymphozyten.

Tabelle 3. Prozentuale Verteilung von Ig-Rezeptoren (Ig-Rec) tragenden B-Lymphozyten und Spontanrosetten bildenden (E-Ros) T-Lymphozyten im peripheren Blut bei 12 Patienten mit kutanen T-Zell-Lymphomen und 8 Kontrollpersonen

	B-Lymphozyten (Ig-Rec)	T-Lymphozyten (E-Ros)
Lymphom-Gruppe (n = 12)	12,2 ± 1,5	60,2 ± 3,1
Kontrollgruppe (n = 8)	15,8 ± 2,8	55,4 ± 5,1

Zusammenfassung

Bei 12 Patienten mit kutanen T-Zell-Lymphomen wurden vor Beginn, bei einem Teil der Patienten auch während der Behandlung mit 8-MOP-(oral)-UVA bzw. Stickstofflost (lokal) die ^{3}H-Thymidin-Aufnahme PHA-stimulierter Lymphozyten unter Zusatz von gepooltem AB-Serum, Serum gesunder Kontrollpersonen und Eigenserum des Patienten gemessen und mit den Stimulationsraten von Lymphozyten gesunder Kontrollpersonen unter den gleichen Versuchsbedingungen verglichen.

Eine Blockierung oder Verminderung der PHA-induzierten Lymphozytentransformation durch Serum von Patienten mit kutanen T-Zell-Lymphomen ließ sich nicht nachweisen.

Bei regelrechter prozentualer Verteilung von B- und T-Lymphozyten im peripheren Blut deutet die in allen Ansätzen gefundene Verminderung der Transformationsrate PHA-stimulierter Lymphozyten auf einen qualitativen Defekt der peripheren Lymphozyten bei kutanen T-Zell-Lymphomen hin.

Abkürzungen

PHA	Phythämagglutinin
cpm	counts pro Minute
$\bar{x}$	Mittelwert
$S_{\bar{x}}$	mittlerer Fehler des Mittelwertes
K Ly	Kontroll-Lymphozyten
K Serum	Kontroll-Serum
P Ly	Patienten-Lymphozyten
P Serum	Patienten-Serum
AB Serum	gepooltes AB-Serum

Fr. E. Ebmeyer sei für ausgezeichnete technische Assistenz gedankt.

Literatur

1. Bice, D.E., Heibs, G., Salvaggio, J.: Lymphocyte Stimulation and Plasma Inhibition in Patients with Malignant Neoplasms. Int.Arch.Allergy appl.Immun. *50*, 613-724 (1976)
2. Braun-Falco, O., Marghescu, S., Wolff, H.H.: Pagetoide Retikulose Morbus Woringer-Kolopp. Hautarzt *24*, 11-21 (1973)
3. Bøyum, A.: Separation of Leukocytes from Blood and Bone Marrow. Scand.J.clin.Lab.Invest. *21* (Suppl. 97), 31-50 (1968)
4. Hartzmann, R.J., Segall, M., Bach, M.L., Bach, F.H.: Lymphocyte Reactivtiy in vitro. Miniaturization of the Mixed Leukocyte Culture Test: a Preliminary Report. Transplantation *11*, 268-274 (1971)
5. Hartzmann, R.J., Bach, M.L., Bach, F.H.: Precipitation of Radiocitvely Labelled Samples: A Semi-Automatic Multiple Sample Processor. Cellular Immunolgy *4*, 182-186 (1972)
6. Hersh, E.M., Oppenheim, J.J.: Impaired in vitro Lymphocyte Transformation in Hodgkin's Disease. New Engl.J.Med. *273*, 1006-1012 (1965)
7. Hersh, E.M., Drewinko, B.: Specific Inhibition of Lymphocyte Blastogenic Responses to Mitogens by a Factor Produced by Cultured Human Malignant Lymphoma Cells. Cancer Research *43*, 215-220 (1974)
8. Hofmann, C., Burg, G., Plewig, G., Braun-Falco, O.: Photochemotherapie kutaner Lymphome. Orale und lokale 8-MOP-UVA-Therapie. Dtsch.Med.Wschr.*102*, 675-679 (1977)
9. Kinoshita, M., Kawada, A,: Cell-Mediated Immunity in Mycosis Fungoides. J.Derm. *3*, 97-102 (1976)
10. Kinoshita, M., Kawada A,: Effect of Serum of Mycosis Fungoides Patients on Lymphocyte Transformation. J. Derm. *3*, 115-119 (1976)
11. Kumar, S., Taylor, G.: The Response of Phytothemagglutinin (PHA) of Lymphocytes from Cancer Patients. J.clin. Path. *25*, 476 (1973)
12. Langner, A., Pawinska-Proniewska, M., Glinski, W.: The Mechanismus of Delayed Hypersensitivity Derangements in Reticulum Cell Lymphomata (Reticulosarcomata). Br.J. Derm. *85*, 1-6 (1971)
13. Langner, A., Pawinska-Proniewska, M., Glinski, W., Maj, S.: Cytotoxic Factors in Inhibition of Lymphocyte Transformation in Lymphomata. Brit.J.Derm. *85*, 7-13 (1971)
14. Langner, A., Glinski, W., Pawinska, M., Obalek, S.: Lymphocyte Transformation in Mycosis Fungoides. Arch. Derm.Forsch. *251*, 249-257 (1975)
15. Papac, R.J.: Lymphocyte Transformation in Malignant Lymphoma. Cancer *26*, 279-286 (1970)
16. Sucui-Foca, N., Buda, J., Mc Manus, J., Thiem, T., Reemtsma, K.: Impaired Responsiyeness of Lymphodytes and Serum-Inhibitory Factors in Patients with Cancer. Cancer Res. *33*, 2373 (1973)
17. Van Scott, E.J.: Complete Regression of Mycosis Fungoides with Topical Mechlorethamine Hydrochloride. J.Amer.med. Ass. *222*, 1172 (1972)
18. Whittacker, M.G., Rees, K., Clark, C.G.: Reduced Lymphocyte Transformation in Breast Cancer. Lancet *1971 1*, 892-893
19. Zinn, K.H., Braun-Falco, O.: Der Lymphozytentransformationstest in der Dermatologie. Hautarzt *27*, 101-105 (1976)

Dr. Veronika v. Liebe
Dermatologische Klinik
u. Poliklinik d. Universität
Frauenlobstr. 9
D-8000 München 1

6.9. Pyoderma gangraenosum und Leukämie

P.M. Kövary und G. Lonauer, Münster

Die Ursache des Pyoderma gangraenosum (P.g.) ist nicht bekannt. Häufig tritt es gemeinsam mit einer Colitis ulcerosa (*Röckl* et al., 1964) oder mit einer chronischen Polyarthritis auf (*v. d. Sluis*, 1966). Das gute Ansprechen auf innerliche Gaben von Corticosteroiden und Cytostatica legt die Vermutung nahe, daß dem P.g. ein immunologischer Prozeß zugrunde liegt (*Schöpf* et al., 1969).

Allerdings werden auch Cytostatica selbst mit der Entstehung des P.g. in einigen Fällen in Zusammenhang gebracht (*Haim* und *Friedman-Birnbaum*, 1976). Hinweise auf ein immunologisches Geschehen ergeben sich auch daraus, daß das P.g. oft von Paraproteinämien (*Röckl* et al., 1964) oder Störungen der zellulären Immunität begleitet ist (*Delescluse* et al., 1972; *Lazarus* et al., 1972).

Auf das Vorkommen von Leukämien bei Pyoderma gangraenosum haben erstmals *Perry* und *Winkelmann* (1972) hingewiesen. Die Läsionen sollen in derartigen Fällen oberflächlicher sein als sonst bei P.g., wobei auch

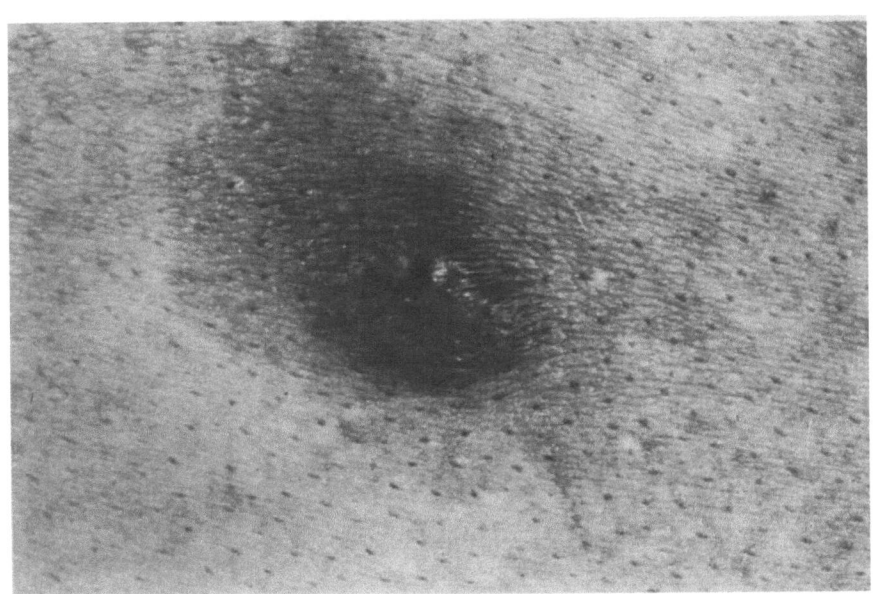

Abb. 1. Gerötete, knötchenartige Effloreszenz mit zentralen Bläschen bei beginnendem Pyoderma gangraenosum

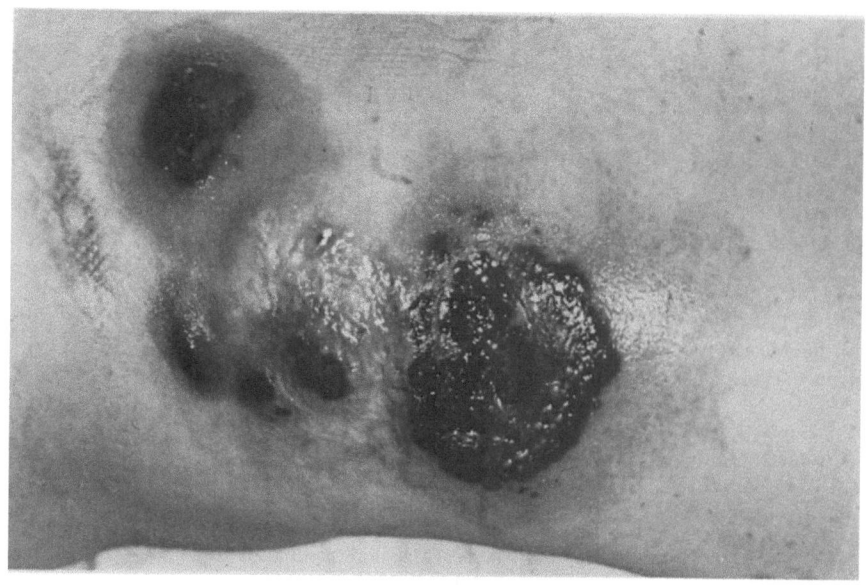

Abb. 2. Pyoderma gangraenosum an der linken Hüfte

kleine intraepidermale Bläschen, vor allem am Rand der Läsionen, auftreten (*Perry* und *Winkelmann*, 1972; *Perry*, 1976). Möglicherweise handelt es sich bei der von *Klock* und *Oken* (1976) bei drei Patienten mit akuter myeloischer Leukämie beschriebenen febrilen neutrophilen Dermatose um gleichartige Veränderungen. Ob auch immunologische Störungen bei Fällen von Pyoderma gangraenosum mit Leukämie vorliegen, ist nicht bekannt. Eine gestörte Chemotaxis der neutrophilen Granulozyten wurde in einem Fall beobachtet (*Shore*, 1976).

Wir haben kürzlich bei einer 35jährigen Frau mit P.g. eine Philadelphiachromosom-negative, chronische myeloische Leukämie festgestellt (*Kövary* et al., 1977). Die Läsionen begannen als Blasen auf entzündlich geröteten, runden, z.T. knötchenartigen Effloreszenzen (Abb. 1). Im weiteren Verlauf entwickelten sich etwa handtellergroße, von einem roten Randsaum umgebene Ulcera (Abb. 2). Histologisch handelte es sich hierbei nicht um leukämische Infiltrate.

Assoziationen von P.g. mit Hämoblastosen wurden von einer Reihe von Autoren gefunden. Die Art der Erkrankungen und ihre zeitliche Beziehung zum P.g. sind aufgeführt (Tabelle 1). Da sich das Pyoderma gangraenosum sowie leukämische Prozesse — insbesondere akute Leukämien — möglicherweise selbst manchmal auf chemotherapeutische Einflüsse zurückführen lassen (*Maldonado* et al., 1968; *Holland*, 1970; *Kyle* et al., 1970; *Rosner*, 1976), erscheint es sinnvoll, die Fälle auch unter dem Gesichtspunkt einer vorangegangenen cytostatischen Therapie zu differenzieren (Tabelle 2). Es ergibt sich hieraus, daß das P.g. mit leukämischen Prozessen vorkommen kann, auch ohne daß Cytostatica bei der Entstehung einer der beiden Krankheiten eine Rolle spielen.

Tabelle 1. Vorkommen von Hämoblastosen im Zusammenhang mit Pyoderma gangraenosum (P.g.)

Fall (Nr.)	Diagnose	Auftreten	Autoren
1	Polycythämia vera	10 Jahre vor P.g.	Bureau et al. (1967)
2	akute (myeloische) L.	2 Jahre nach P.g.	Maldonado et al. (1968)
3	Polycythämia vera	10 Jahre vor P.g.	Basset et al. (1969)
4	Polycythämia vera	4 Jahre vor P.g.	Duverne et al. (1969)
5	Polycythämia vera	2 Jahre vor P.g.	Feuerman u. Potruch-Eisenkraft (1971)
6	Megakaryozyten-L.	simultan	Perry u. Winkelmann (1972)
7	akute (myeloische) L.	simultan	Perry u. Winkelmann (1972)
8	Polycythämia vera chron. myeloische L.	10 Jahre vor P.g. simultan	Perry u. Winkelmann (1972)
9	akute lymphat. L.	7 Mon. vor P.g.	Tay (1973)
10	akute (myeloische) L.	simultan	Bazex et al. (1973)
11	chron. myeloische L.	simultan	Goldin (1974)
12	akute (myeloische) L.	16 Mon. nach P.g.	Fayolle et al. (1974)
13	akute (?) (myeloische) L.	1 Jahr vor P.g.	Cramers (1976)
14	Polycythämia vera akute (myeloische) L.	einige Jahre vor P.g. 1 Jahr nach P.g.	Shore (1976)
15	chron. myeloische L.	simultan (?)	Kövary et al. (1977)

Tabelle 2. Pyoderma gangraenosum und Hämoblastosen: Beteiligung von Cytostatika

cytostatische Therapie	Fall (Nr.)
1. nicht erfolgt	6, 7, 10, 11, 12, 15
2. vor Pyoderma gangraenosum	1, 3, 4, 5, 8, 9, 13
3. vor Hämoblastose	2
4. keine Angaben	14

Literatur

Basset, A., Maleville, J., Bergoend, H.: Eruption végétante des parties découvertes dans une maladie de Vaquez traitée par le phosphore 32. Bull.Soc.franç.Derm.Syph. 76, 63-64 (1969)
Bazex, A., Dupre, A., Rigoulet, J., Bazex, J., Bonafe, J.L., Pris, J., Delsol, G.: Pyoderma gangrenosum et leucémie aigue myéloblastique. Bull.Soc.franç.Derm.Syph. 80, 440 (1973)
Bureau, Y., Guenel, J., Barrière, H., Litoux, P., Bureau, B.: Eruption récidivante en placards pustuleux chez une malade atteinte de maladie de Vaquez. Bull.Soc.franç.Derm.Syph. 74, 646-647 (1967)
Cramers, M.: Bullous Pyoderma gangrenosum in association with myeloid leukaemia. Acta Dermatovenerol. (Stockholm) 56, 311-313 (1976)
Delescluse, J., DeBast, Cl., Achten, G.: Pyoderma gangrenosum with altered cellular immunity and dermonecrotic factor. Brit. J.Derm. 87, 529-532 (1972)
Duverne, J., Brizard, C.-P., Volle, H., Livoireau: Pyodermites en placards extensifs et sphacéliques au cours d'une maladie de Vaquez stabilisée par le P 32. Bull.Soc.franç.Derm.Syph. 76, 86-89 (1969)
Fayolle, J., Enary, G., Woehrle, R.: Pyoderma gangrenosum et leucose aiguë myéloblastique, cas personnel et revue de la littérature. Bull.Soc.franç.Derm.Syph. 81, 334-336 (1974)
Feuermann, E., Potruch-Eisenkraft, S.: Pyoderma gangrenosum. Un cas de polycythémie vraie. Bull. Soc.franç.Derm.Syph. 78, 260-261 (1971)
Goldin, D.: Pyoderma gangrenosum with chronic myeloid leukemia. Proc.roy.Soc.Med. 67, 1239-1240 (1974)
Haim, S., Friedmann-Birnbaum, R.: Pyoderma gangrenosum in immunosuppressed patients. Dermatologica 153, 44-48 (1976)
Holland, J.F.: Epidemic acute leukemia. Editorial.N.Engl.J.Med. 283, 1165-1166 (1970)
Jabłońska, S., Stachow, A., Dabrowska, H.: Rapports entre la pyodermite gangreneuse et le myélome. Ann.Derm.Syph. (Paris) 94, 121-132 (1967)
Klock, J.C., Oken, R.L.: Febrile neutrophile dermatosis in acute myelogenous leukemia. Cancer 37, 922-927 (1976)
Kövary, P.M., Lonauer, G., Niedorf, H., Nautsch, C., Pawlowitzki, I.H.: Pyoderma gangraenosum mit Philadelphia-chromosom-negativer chronischer myeloischer Leukämie. Dermatologica 154, (im Druck 1977)
Kyle, R.A., Pierre, R.V., Bayrd, E.D.: Multiple myeloma and acute myeloblastic leukemia. Report of four cases possibly related to melphalan. N.Engl.J.Med. 283, 1121-1125 (1970)
Lazarus, G.S., Goldsmith, L.A., Rocklin, R.E., Pinals, R.S., de Buisseret, J.-P., David, J.R., Draper, W.: Pyoderma gangrenosum, altered delayed hypersensitivity, and polyarthritis. Arch.Derm. 105, 46-51 (1972)
Maldonado, N., Torres, V.M., Mendez-Cashion, D., Perez-Santiago, E., Caceres de Costa, M.: Pyoderma gangrenosum treated with 6-mercaptopurine and followed by acute leukemia. J.Pediat. 72, 409-414 (1968)
Perry, H.O.: Less common skin markers of visceral neoplasm. Int.J.Derm. 15, 19-25 (1976)
Perry, H.O., Winkelmann, R.K.: Bullous pyoderma gangrenosum and leukemia. Arch.Derm. 106, 901-905 (1972)
Röckl, H., Knedel, M., Schröpl, F.: Über das Vorkommen von Paraproteinämie bei Pyodermia ulcerosa serpiginosa (Pyoderma gangraenosum – Dermatitis ulcerosa). Hautarzt 4, 165-171 (1964)
Rosner, F.: Acute leukemia as a delayed consequence of cancer chemotherapy. Cancer 37, 1033-1036 (1976)
Schöpf, E., Schulz, H.J., Schulz, K.H.: Azathioprin-Behandlung der Dermatitis ulcerosa (Pyoderma gangraenosum). Hautarzt 20, 558-563 (1969)
Shore, R.N.: Pyoderma gangrenosum, defective neutrophile chemotaxis, and leukemia. Arch.Derm. 112, 1792-1793 (1976)
v.d.Sluis, I.: Two cases of Pyoderma (Ecthyma) gangrenosum associated with the presence of an abnormal serumprotein (β_2 A-paraprotein). With a review of the literature. Dermatologica 132, 409-424 (1966)
Tay, C.H.: Pyoderma gangrenosum and leukemia. Arch.Derm. 108, 580-581 (1973)

Dr. P.M. Kövary
Univ.-Hautklinik
Von-Esmarch-Str. 56
D-4400 Münster

6.10. Krankheitsunspezifische kutane Immunfluoreszenzphänomene

F. Weidner, Erlangen

An frischen Hautläsionen von verschiedenen Dermatosen wurden direkte immunfluoreszenzmikroskopische Untersuchungen durchgeführt, um die Histotopik von Immunglobulinen, Komplement, Fibrin und Streptokokken-Antigen zu studieren.

Außer den bekannten, weitgehend krankheitstypischen IF-Mustern des Pemphigus, des bullösen Pemphigoids und des LE wurden IF-Phänomene beobachtet, die keiner bestimmten Dermatose zugeschrieben werden konnten.

Material und Methode

Das Patientengut umfaßt 40 nicht vorbehandelte Fälle beiderlei Geschlechts mit folgenden, histologisch bestätigten Diagnosen:

Dermatosen:	Zahl der Fälle :
Dermatitis herpetiformis *Duhring*	6
Rezidivierende Aphthose (*M. Behçet*)	5
Lupus erythematodes integumentalis	4
Psoriasis pustulosa *v. Zumbusch*	4
Vasculitis *Ruiter*	4
Bullöses Pemphigoid	2
Benignes Schleimhautpemphigoid	2
Pemphigus vulgaris	2
Erythema exsudativum multiforme	2
M. *Mucha-Habermann*, M. *Dubreuilh*, Pyoderma gangraenosum, Panniculitis *Pfeiffer-Weber-Christian*, Mykosis fungoides, Erythema anulare centrifugum *Darier*, benigne Gonokokkensepsis, Erysipel, bullöse Impetigo	je 1

Die Läsionen waren an bedeckten wie unbedeckten Körperstellen (Kopf, Rumpf, obere und untere Extremität) sowie in der Mundhöhle lokalisiert.

Die 5 μ-Gefrierschnitte wurden vor und nach der Inkubation je 2 x 10 Min. in PBS pH 7,4 gewaschen. – Als FITC-Konjugate für die direkte Immunfluoreszenz (Zeiss-Fluoreszenzmikroskop, HBO 200, Epi-Illumination, Spektralsektor 490-520 nm) wurden verschiedene Chargen von Antiseren der Firmen Behring-Werke und Hyland gegen IgG, IgA, IgM, C'3 (ß1C/ß1A) und Fibrinogen sowie ein Antiserum gegen hochgereinigtes Streptokokken-A-Carbohydrat[1] verwendet.

Ergebnisse und Diskussion

Es gibt nach unseren Beobachtungen kaum eine entzündliche Dermatose, bei der nicht irgendeines der untersuchten Substrate eine uncharakteristische Immunfluoreszenz hervorruft. Diese tritt in qualitativ unterschiedlicher Form entweder als flockige bis schollig-homogene oder als granuläre bis stippchenförmige Fluoreszenz auf. Hinsichtlich ihrer Verteilung fanden wir einmal auf die Coriumpapillen und die epidermale Basalmembranzone beschränkte, zum anderen über die gesamte Cutis verteilte oder nur im tiefcutan-subcutanen Bereich auftretende IF-Phänomene. Berücksichtigt man zugleich Qualität und histotopische Verteilung der unspezifischen cutanen Immunfluoreszenz, kann man folgende Prototypen unterscheiden:

Prototypen unspezifischer cutaner IF-Phänomene

1. an entzündliche Infiltratzellen gebundene, cytoplasmatische IF, die je nach Dermatose diffus oder fokal akzentuiert auftritt. Sie betrifft nicht nur Rundzellen, sondern auch Granulocyten, die oft bereits intravasal aufleuchten.
2. an der epidermalen Basalmembran orientierte, granuläre bis stippchenförmige IF. Je nach Schnittrichtung kann ein homogenes lineares IF-Muster vorgetäuscht werden, doch verläuft dieses mit Unterbrechungen. Die papillären Gefäßwandungen sind oft mitbeteiligt.
3. disseminierte, granuläre oder flockige, papillär-subpapilläre IF, auch in Form gröberer „cytoider Körper".
4. an größeren Hautgefäßen orientierte, oft darüber hinausreichende, diffuse cutane IF, die auch isoliert im tiefcutan-subcutanen Bereich beobachtet wurde.
5. in Einzelfällen nachweisbare Fluoreszenz der Elastica, die isoliert oder in Verbindung mit einer zellgebundenen cutanen IF auftritt.

Die untersuchten Substrate ließen sich den beschriebenen, krankheitsunspezifischen IF-Phänomenen folgendermaßen zuordnen: Wie aus Tabelle 1 hervorgeht, zeigten bei unseren Fällen die *Immunglobuline IgG, IgA und IgM* in abnehmender Häufigkeit krankheitsunspezifische cutane IF-Phänomene. Am häufigsten waren das niedermolekulare IgG und IgA in diffuser, homogener Verteilung nachweisbar (IgG in gut der Hälfte der Fälle), während das hochmolekulare IgM am ehesten in Form cytoider Körper, u.zw. in lichtexponierten Hautregionen, auftrat (bei 2 Fällen von DLE und je 1 Fall von benigner Gonokokkensepsis, EEM, Erythema anulare centrifugum und M. Dubreuilh).

Der IF-Nachweis von *C'3 in cytoiden Körpern* (Tabelle 2) gelang in nur 4 Fällen; 2 enthielten darin zugleich IgM, einer IgA. Darüber hinaus ließ C'3 bei 11 verschiedenen Dermatosen eine granuläre bis stippchenförmige Fluoreszenz an der epidermalen BM erkennen, wie sie beispielsweise als typisch für den Herpes gestationis angesehen wird. Die Lokalisation der Hautläsion spielt

---
[1] Herrn Prof. Dr. B. Heymer und Herrn Dr. Schachenmayr (Pathologie I der Universität Ulm, Direktor Prof. Dr. O. Haferkamp) sei für die Überlassung und Austestung des Konjugats gedankt.

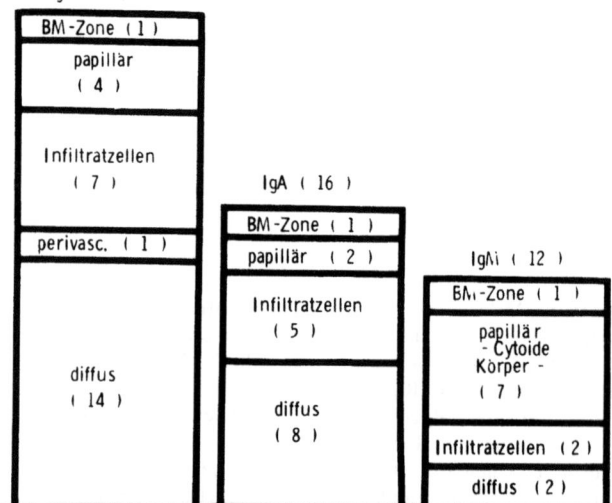

Tabelle 1. Unspezifische Immunfluoreszenzphänomene an Hautläsionen von 40 Patienten mit verschiedenen Dermatosen (in Klammern die Zahl der Fälle)

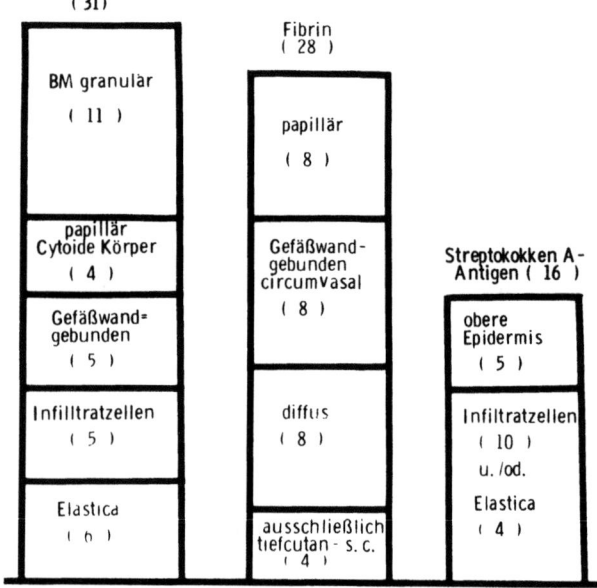

Tabelle 2. Unspezifische Immunfluoreszenzphänomene an Hautläsionen von 40 Patienten mit verschiedenen Dermatosen (in Klammern die Zahl der Fälle)

nach unseren Erhebungen keine erkennbare Rolle beim Zustandekommen dieses von uns als „Anflut-Phänomen" gedeuteten IF-Musters.

Fibrin zeigt etwa gleich häufig verschiedene histotopische Verteilungstypen (Tabelle 2) und imponiert entweder in Form einer ausgedehnten, feingranulär-retikulären oder einer mehr umschriebenen, dichten Fluoreszenz. In 8 Fällen war noch eine unmittelbar gefäßbezogene fibrinöse Diathese vorhanden, während gefäßständiges Immunglobulin nur in einem Fall beobachtet werden konnte. Ausschließlich tiefcutan-subcutane Fibrinniederschläge wurden in 4 Fällen (darunter auch die Panniculitis) festgestellt.

Gefäßwandgebundenes Komplement fand sich in granulärer Form bei allen 5 Fällen von Behçet'scher Aphthose, so daß man hier den krankheitsunspezifischen Charakter der IF in Frage stellen kann.

Des öfteren ließen sich die *Immunoglobuline*, aber auch *C'3* im Cytoplasma cutaner Infiltratzellen beobachten.

Besonders häufig wurde eine cytoplasmatische IF beim Nachweis des *Streptokokken-A-Antigens* in Hautläsionen mit granulocytärer Entzündungskomponente gefunden; sie betraf aber nicht nur Fälle mit nachgewiesenem Streptokokken-Infekt. Eine mögliche Reaktion des verwendeten Konjugates mit phagocytierten, einander sehr ähnlichen Peptidoglykanen anderer Bakterienstämme läßt sich nicht ausschließen.

Keine Erklärung findet die in einzelnen Fällen besonders deutliche, in anderen völlig fehlende *Elastica-Fluoreszenz* bei der histotopischen Ortung des *C'3*, aber auch des *Streptokokken-Antigens*.

Zusammenfassend ergibt sich, daß bei der direkten immunhistologischen Untersuchung verschiedenartiger, entzündlicher Hautläsionen häufig krankheitsunabhängige IF-Phänomene auftreten, die beim Nachweis verschiedener Substrate teils qualitativ unterschiedlich sind, teils qualitativ übereinstimmen. Insgesamt gesehen, hält sich die Variabilität der unspezifischen cutanen IF-Phänomene in Schranken. Sie ist abhängig von der Art und Intensität der Entzündung, den strukturellen histologischen Gegebenheiten in den einzelnen Hautetagen und Diffusions- sowie immunologischen Eigenschaften der untersuchten Substrate.

Priv. Doz. Dr. F. Weidner
Dermatologische Univ.-Klinik
Hartmannstr. 14
D-8520 Erlangen

6.11. Enterotoxinbildung durch koagulase-negative Staphylokokken und ihre Bedeutung für Hautinfektionen

U. Neubert, München

Enterotoxine sind von Staphylokokken gebildete *Exoproteine*, die Nahrungsmittelvergiftungen und pseudomembranöse Enterocolitis verursachen können [2, 5]. Die Fähigkeit zur Enterotoxinbildung wurde bisher fast ausschließlich koagulase-positiven Staphylokokken (*Staph. aureus*) zugeschrieben [3]. Bei der Suche nach Virulenzfaktoren koagulasenegativer Staphylokokken konnten wir jedoch Enterotoxinbildung durch 21 von 89 koagulasenegativen Stämmen aus klinischem Material feststellen [4]. 18 der vorwiegend (17 von 21) dem Biotyp 1 von *Staph. epidermidis* [1] angehörenden Enterotoxinbildner stammen aus entzündlichen Hautveränderungen, davon bildeten 17 *Enterotoxin B*. Diese Befunde deuten auf eine wesentliche Rolle der Enterotoxine bei der Entstehung von Hautinfektionen durch Staphylokokken hin. Während die Reaktionen des Organismus auf perorale, intravenöse oder intraperitoneale Gaben von Enterotoxinen [2] bereits untersucht wurden, fehlen bisher Hinweise auf ihre Wirkung an der Haut. Wir haben versucht, diese Frage auf zwei Wegen zu klären:

1. Durch die intrakutane Injektion von gereinigtem Enterotoxin B (Fa. Serva) in einer Standarddosis von 0,2 μg, gelöst in 0,1 ml physiologischer Kochsalzlösung, in die Rückenhaut des Kaninchens (10 Versuchstiere).

2. Durch die intrakutane Injektion vermehrungsfähiger koagulasenegativer Staphylokokken (Standarddosis: 10^9 koloniebildende Einheiten [KBE] in 0,1 ml physiologischer Kochsalzlösung), geprüft an den gleichen Versuchstieren.

Verglichen wurden 4 Stämme aus klinischem Material (A 15: infizierte Wunde; A 28: Kolpitis; A 56: infiziertes Unterschenkelgeschwür; A 79: Pustel bei Akne) mit 4 Stämmen von der Hautoberfläche gesunder Männer (B 59: Unterarm; B 85: Oberschenkel; B 89: Oberschenkel; B 108: Unterschenkel). Alle Stämme gehörten dem Biotyp 1 von Staph. epidermidis an. Zwei A-Stämme (A 28, A 79) bildeten in vitro Enterotoxin B, A 28 zusätzlich DNAse.

Da der Mensch anscheinend wesentlich empfindlicher als irgendein Versuchstier auf Enterotoxine reagiert – man benötigt beim Rhesusaffen die zehnfache Dosis, um Erbrechen auszulösen – wurde die Haut des eigenen Unterarmes zu Vergleichszwecken herangezogen.

Ergebnisse

I. Hautveränderungen nach intrakutaner Injektion von 0,2 μg Enterotoxin B

Die Injektion von Enterotoxin B löst an der eigenen Haut, aber nur bei 3 von 10 Kaninchen, eine Quaddel-Erythem-Reaktion innerhalb der ersten 20 Minuten aus.

Nach 24 Stunden hat sich bei den Kaninchen ein markstückgroßes Erythem mit leichter Schwellung an der Injektionsstelle entwickelt, das mehrere Tage persistiert und dann einer anhaltenden Schuppung Platz macht.

Histologisch finden sich nach 72 Stunden folgende Veränderungen: Gefäßerweiterungen mit Schwellungen der Endothelzellkerne, perivaskuläres Ödem, diffuses, perivaskulär verdichtetes, lympho-mono-histiozytäres Infiltrat mit einzelnen Eosinophilen, Erythrozytenextravasate, Kerntrümmer, Kollagenverquellung und -fragmentierung und Fibroblastenwucherungen. Die Epidermis ist verbreitert mit vergrößerten Zellkernen, stellenweise sieht man vakuolige Degeneration. Die entzündlichen Reaktionen schwächen sich nach weiteren Injektionen ab, auffällig ist eine Zunahme der Eosinophilen in den Infiltraten.

Eine wesentlich stärkere, schmerzhafte Rötung und Schwellung rief die Injektion von 0,2 μg Enterotoxin B an der menschlichen Haut hervor, das Maximum lag zwischen 48 und 72 Stunden. Über viele Wochen blieb ein derb infiltriertes, schuppendes Erythem bestehen. Weitere Injektionen führten zu geringerer Rötung und Schwellung, an der Einstichstelle entstand eine Papulovesikel.

II. Hautveränderungen nach intrakutaner Injektion von 10^9 KBE Staph. epidermidis

Die intrakutane Injektion lebender Staphylokokken verursachte weder bei den Kaninchen noch an der eigenen Haut eine Sofortreaktion.

Nach 24 Stunden entwickelte sich bei den Kaninchen an den Injektionsstellen der zwei enterotoxinbildenden Stämme (A 28, A 79) ein derber, geröteter, später Hämorrhagie und zentrale Pustulation aufweisender Knoten. Die übrigen 6 Stämme verursachten geringere Rötung und Schwellung ohne Hämorrhagie. 72 Stunden p.i. konnte der Stamm A 28 aus den Läsionen von 7, der Stamm A 79 aus den Läsionen von 5 der 10 Kaninchen wieder angezüchtet werden.

An der Haut des menschlichen Unterarmes rief lediglich der ETB und DNAse bildende Stamm A 28 regelmäßig linsengroße Papulopusteln mit Hämorrhagien hervor, die übrigen Stämme führten lediglich zu passageren Erythemen mit angedeuteter zentraler Knötchenbildung.

Die Histologie 27 Stunden nach der Injektion zeigt eine extreme Oedembildung im oberen Corium mit Blasenbildung, zur Tiefe hin Übergang in homogenisiertes Kollagen. Im Blasenbereich vorwiegend eosinophile Granulozyten. Das mittlere Corium ist durchsetzt von einer massiven Ansammlung lymphohistiozytärer Zellen und segmentkerniger Leukozyten mit Kerntrümmern.

Diskussion

Es ist also möglich, durch intrakutane Injektion eines *Enterotoxin B bildenden Staphylococcus epidermidis* Veränderungen zu erzeugen, die einer natürlichen Staphylokokkeninfektion vergleichbar sind. Bei den Hautveränderungen nach Injektion von Enterotoxin B läßt sich eine Sofortreaktion vom Quaddel-Erythem-Typ (wahrscheinlich durch zirkulierende Antikörper) unterscheiden von verzögert auftretenden, entzündlichen Prozessen. Unsere Befunde deuten darauf hin, daß hier ein primär toxischer Mechanismus durch eine allergische Reaktion vom Spättyp überlagert wird. In beiden Fällen dürften Mediatorsubstanzen beteiligt sein.

Literatur

1. Baird-Parker, A.C.: The basis for the present classification of staphylococci and micrococci. Ann. N.Y. Acad.-Sci. *236*, 7-14 (1974)
2. Bergdoll, M.S.: The enterotoxins In: The staphylococci. Ed. J.O. Cohen, Wiley Interscience: New York S. 301-331 (1972)
3. Evans, J.B., Buettner, L.G., Niven, C.F.: Evaluation of the coagulase test in the study of staphylococci associated with food poisoning. J. Bacteriol. *60*, 481-484 (1950)
4. Neubert, U.: Examination of coagulasenegative staphylococci from infected skin. Arch. Derm. Res. *255*, 100 (1976)
5. Surgalla, M.J., Dack, G.M.: Enterotoxin produced by micrococci from cases of enteritis after antibiotic therapy. J.Am. Med. Ass. *158*, 649-650 (1955)

Dr. U. Neubert
Dermatologische Univ.-Klinik
Frauenlobstr. 9
D-8000 München 2

6.12. Perforierende Dermatosen

H. Bardach, Wien

Pinkus beschrieb erstmals 1954 eine charakteristische Reaktionsweise des ektodermalen Epithels auf „fremdartiges" Material im benachbarten Mesenchym. Dieses biologische Konzept wurde dann später von Mehregan (1970) als grundlegendes Prinzip bei einer Reihe von heterogenen Dermatosen erkannt und als *transepitheliale Elimination* bezeichnet. Der transepitheliale Transport kann dabei in Abhängigkeit von der Qualität und Quantität des in Kontakt mit dem ektodermalen Epithel befindlichen Fremdmaterials grundsätzlich auf zwei Arten ablaufen:

Im ersten Fall bleibt die Integrität der epithelialen Strukturen weitgehend erhalten. Auf diese Weise werden Tumorzellverbände bzw. entzündliche Zellen, häufig in Form von *Mikroabszessen*, sowie Mikroorganismen und schließlich Proteinmaterial transepithelial ausgestoßen. In anderen Fällen hingegen kommt es zu einer deutlichen, vorübergehenden, morphologischen Alteration der epithelialen Architektur: Diese Gruppe wird unter dem Begriff der *perforierenden Dermatosen* zusammengefaßt. Prinzipiell kann dabei die primäre Laesion im Bereich des ektodermalen Epithels oder auch im obersten Korium lokalisiert sein. Jedenfalls resultiert eine pathologische Veränderung im sub- und periepithelialen Bindegewebe (der fibrovaskulären Komponente der epidermalen Einheit nach Sweet). Gerade diese Lokalisation ist für die sekundäre, proliferative Reaktion des darüberliegenden Epithels ausschlaggebend, zumal in diesem Bereich die sein histologisches Verhalten modulierenden, dermalen induktiven Faktoren produziert werden. Durch Modifikation dieser mesenchymo-epithelialen Wechselwirkung proliferiert die Epidermis oder das Follikelepithel nicht selten bis zur Ausbildung einer pseudoepitheliomatösen Hyperplasie, ein Vorgang, der auch bei vielen entzündlichen und nicht entzündlichen dermalen Laesionen gefunden wird und auch durch experimentelle Induktion eines entzündlichen Reizes im oberen Korium hervorgerufen werden kann. Die epitheliale proliferative Reaktion führt zu einer Umscheidung und Inkorporation des Fremdgewebes und schließlich zur Elimination desselben unter Ausbildung transepithelialer Perforationskanäle. Nach Beendigung dieses Eliminationsvorganges wird in vielen Fällen die ursprüngliche Struktur des beteiligten Epithels wieder hergestellt.

Grundsätzlich kann bei den perforierenden Dermatosen der transepitheliale Eliminationsvorgang über eine transepidermale und/oder transfollikuläre Route stattfinden. Bei der *Elastosis perforans serpiginosa* wurde ursprünglich von Lutz und Miescher ausschließlich eine transfollikuläre Elimination der abnormen elastischen Fasern im Stratum papillare postuliert, und erst Grüneberg (1956) erkannte, daß die Erkrankung nicht obligat an den Follikel gebunden ist. Neuerdings wurde die transfollikuläre Elimination von nekrobiotischem Kollagen bei der *Nekrobiosis lipoidica* beobachtet (Para, 1977). Wir konnten erstmals nachweisen, daß auch beim *perforierenden Granuloma anulare* gelegentlich der Follikel aktiv an der Elimination des pathologisch veränderten Bindegewebes teilnimmt, ein Befund, der in Anbetracht des großen reparativen Potentials der Follikelwand nicht wundernimmt.

Die Ursachen der perforierenden Dermatosen sind mannigfaltig und in vielen Fällen unbekannt. Sowohl exogene als auch endogene Faktoren spielen dabei eine wesentliche, im Detail oft nicht genau überblickbare Rolle. Primäre epidermale Traumen können zu histologisch und klinisch ähnlichen Bildern führen, wie sie für den Morbus *Kyrle* typisch sind (Tapernoux). Beim Morbus *Kyrle* wird auch ein isomorpher Reizeffekt beobachtet. Der perforierenden Follikulitis liegt eine follikuläre Hyperkeratose und Haarschaftdeviation zugrunde, wobei mechanische Faktoren wie Reibung der Kleidung und möglicherweise auch in Kleidern enthaltene chemische Substanzen auslösend wirken. Primär dermale, lokale, traumatische Einflüsse sind bei der *reaktiven, perforierenden Kollagenose* ausschlaggebend, bei der auch ein deutlich ausgeprägtes *Köbner*'sches Phänomen besteht.

Bovenmyer konnte die Laesionen durch Kratzen mit einer Nadel reproduzieren. Die *reaktive perforierende Kollagenose* wurde in vielen Fällen familiär gehäuft beobachtet und repräsentiert somit eine genetisch determinierte, ungewöhnliche Reaktivität der Haut auf oberflächliche, mechanische Traumen und Kälte. Neuerdings wurde die Erkrankung gehäuft bei Patienten beobachtet, die wegen eines chronischen Nierenleidens einer Dialyse unterzogen wurden. In dasselbe histologische und klinische Spektrum ist das verwandte, aber nicht identische *Kollagenoma perforans verruciforme* sowie eine Anzahl von anderen, nicht näher klassifizierbaren, traumatischen Bindegewebsschädigungen einzuordnen. Ebenfalls traumatischer Genese sind das *perforierende Osteoma cutis* sowie häufig die erstmals von Oppenheim 1935 beschriebene *Calcinosis cutis*, die u.a. auch durch Kalziumsalzhaltige Elektrodenpasten hervorgerufen sowie experimentell reproduziert werden kann. Kutane Traumatisierung spielt zumindest auch bei der Lokalisation der *Elastosis perforans serpiginosa* eine Rolle. Eine iatrogene Auslösung der Elastosis perforans serpiginosa ist bei Patienten beobachtet worden, die wegen einer *Wilson'schen Erkrankung* Penicillamin erhielten. Dieses Medikament verursacht entweder primär durch Hemmung des Lysineinbaues in die Desmosin- u. Isodesmosinmoleküle des Elastins eine ungenügende Quervernetzung desselben oder sekundär durch Hervorrufung einer Kupferarmut eine Produktion abnormen elastischen Gewebes, das unter einem klinisch und histologisch mit der hereditären Variante der Elastosis perforans serpiginosa identischen Bild eliminiert wird. Am wenigsten bekannt sind die endogenen Faktoren, bei denen vorwiegend hereditäre Komponenten (Morbus Kyrle, Elastosis perforans serpiginosa, Pseudoxanthoma elasticum) und Begleiterkrankungen (Diabetes mellitus bei Nekrobiosis lipoidica, Morbus Kyrle, disseminiertem Granuloma anulare) eine Rolle spielen.

Zusammenfassend kann gesagt werden, daß bei allen perforierenden Dermatosen der gemeinsame Nenner in einer Alteration des fibroelastischen bzw. fibrovaskulären Unterbaues der Epidermis und/oder Follikelwand durch verschiedene endogene und exogene Noxen besteht. Durch modulierende, dermale Faktoren wird eine epitheliale Hyperplasie induziert, in deren Rahmen das in enger räumlicher Beziehung zum ektodermalen Epithel stehende pathologische Substrat im Korium an die Oberfläche eliminiert wird. Dabei scheinen den verschiedenen perforierenden Dermatosen nur wenige histomorphologische Reaktionsspektren zur Verfügung zu stehen, so daß die Hoffnung besteht, daß in Analogie mit den inzwischen bekannt gewordenen, vorher erwähnten, natürlich vorkommenden „Modellen" auch die Pathogenese verwandter perforierender Dermatosen aufgeklärt werden kann.

Literatur

Bardach, H.: Dermatosen mit transepithelialer Perforation. Arch. Derm. Res. *257*, 213-226 (1976)
Bardach, H.: Granuloma annulare with transfollicular perforation. J. Cut. Path. (im Druck)
Parra, C.A.: Transepithelial elimination in necrobiosis lipoidica. Br. J. Derm. *96*, 83-86 (1977)

Dr. H. Bardach
Allg. Krankenhaus der Stadt Wien
II. Univ.-Hautklinik
Alserstr. 4
A-1090 Wien

6.13. Zur Klinik und Genetik der multiplen Glomustumoren

V. Voigtländer und U. Berendes, Heidelberg

Einleitung

Glomustumoren verhalten sich klinisch, histologisch und genetisch uneinheitlich. Wir können solitäre, generalisierte und systematisierte Formen unterscheiden (Nödl, 1963; Schnyder, 1965). Am häufigsten ist der *solitäre Glomustumor*. Er tritt meist erst im mittleren Lebensalter auf und bevorzugt akrale Lokalisationen, in etwa 1/4 der Fälle den subungualen Sitz. Leitsymptom ist der heftige, ausstrahlende und langanhaltende Schmerz, der spontan paroxysmal oder auf Berührung, Druck oder Temperaturreize hin einsetzt. Wir haben keine Hinweise dafür, daß dieser Tumortyp vererbt wird.

Sehr viel seltener sind die *multiplen Glomustumoren*. Sie manifestieren sich früher als die solitären und sind wesentlich weniger schmerzhaft. In den meisten Fällen wird die Diagnose erst histologisch gestellt. Es sind hautfarbene bis dunkelblaue, oft besser palpierbare als sichtbare, schwammartige weiche und mehr oder weniger eindrückbare bis erbsgroße Vorwölbungen. Ihr Verteilungsmuster ist entweder generalisiert – d.h. die Tumoren sind wahllos über das ganze Integument verstreut – oder systematisiert – d.h. sie sind segmentär oder innerhalb eines umschriebenen Areals angeordnet. Im Gegensatz zu den solitären Formen tritt dieser Tumortyp vermehrt familiär auf.

Material und Methode

Wir haben aus der uns zugänglichen Literatur alle Fälle von multiplen Glomustumoren gesammelt und ausgewertet nach
1. *klinischen Kriterien* (Geschlechtsverteilung, Manifestationsalter, Lokalisation, Schmerz, Begleiterkrankungen) und nach
2. *genetischen Kriterien*. Hierfür ließen sich nur gut dokumentierte Stammbäume berücksichtigen. In einer früheren Zusammenstellung (Berendes, 1974) konnten aus der Literatur nur 7 Familien für eine genetisch-statistische Analyse herangezogen werden. Es sollte nun anhand eines wesentlich umfangreicheren Materials und mit Hilfe der sog. Maximum-Likelihood-Methode die Hypothese eines autosomal-dominanten Erbganges für multiple Glomustumoren überprüft werden.

Ergebnisse

Wir haben aus der Literatur insgesamt 151 Fälle multipler Glomustumoren erfaßt. Bei 8 davon handelte es sich klinisch und histologisch um in der Mehrzahl vorliegende Glomustumoren vom solitären Typ. Diese wurden in der weiteren Auswertung nicht berücksichtigt.

Die *Geschlechtsverteilung* war unter den verbleibenden 143 Fällen mit 65 Männern und 78 Frauen weitgehend ausgeglichen. Angaben zum *Manifestationsalter* fanden sich in 69 Fällen. 68 von diesen (84 %) hatten bereits vor dem 20. Lebensjahr die ersten Tumoren bemerkt – mit einem Häufigkeitsgipfel in den Pubertätsjahren. *Schmerzen* wurden von 43 Tumorträgern (30 %) angegeben. Dabei waren es meist nur einzelne, durch Lage und Größe besonders exponierte Tumoren, die vermehrt druck- oder temperaturempfindlich waren. In 27 Fällen wurde die Schmerzlosigkeit der Tumoren betont, in den übrigen 81 Fällen wurden subjektive Symptome nicht erwähnt. Das *Verteilungsmuster* war in der Mehrzahl der Fälle (122) generalisiert mit Tumorzahlen bis über 100. Keine Körperregion blieb ausgespart. Es fand sich eine gewisse Betonung der oberen Extremitäten und Glutäen. Hierbei lag die Zahl der auf eine Extremität oder ein Segment beschränkten Tumoren meist niedriger als beim generalisierten Typ. Nur wenige Einzelfälle waren mit anderen Fehlbildungen kombiniert: Brachymetacarpie, multiple Enchondrome, Gardner-Syndrom, Lipome, Lymphangioma circumscriptum und Neurofibromatosis Recklinghausen.

In unserem Material befanden sich *111 familiäre Fälle* (24 Probanden und 87 Verwandtschaftsfälle). In 22 Fällen fanden sich zur Familienanamnese keine Angaben, in 10 Fällen wurde diese als unauffällig bezeichnet. Statistisch zu verwerten waren die Mitteilungen über 20

Tabelle 1. Multiple Glomustumoren. Statistisch verwertete Stammbäume

Autoren	Geschwister erkrankt ♂	Geschwister erkrankt ♀	Geschwister gesamt	Eltern erkrankt Vater	Eltern erkrankt Mutter	Generationen
Berger und Hundeiker 1967	2	1	5			1
Chasseuil und Gautard 1961	1		6		+	3
	2	1	5	+		
Conant und Wiesenfeld 1971		2	2			3
	1	1	7			
		1	2		+	
		1	1			
	2		2			
	1		3	+		
De Sablet und Mascaro 1967		1	4		+	3
	1		3	+		
		1	4			
	1		5			
Gorlin et al. 1960	1	1	5			2
		1	6		+	
	1	1	5	+		
Hueston 1961	1	1	2	+		2
Masuda et al. 1962	1	1	4			2
	1		4			
Meinhardt 1967	1		2	+		2
Mordovtsev und Sych 1974		2	3	+		2
Reed 1970	1	1	4			2
	1	1	2		+	
Reinhard und Lüders 1970		2	3			2
	2	1	4	+		
	3		5	+		
Rycroft et al. 1975	1	1	4	+		5
		2	2	+		
		1	2	+		
	1	1	2	+		
		1	2	+		
Rycroft et al. 1975		1	3	+		3
	1	1	2	+		
Rycroft et al. 1975		2	2	+		2
Rycroft et al. 1975	1		1	+		2
Schnyder 1965	1	1	3	+		2
		1	5	+		
	2	2	8			
Schwank und Vosnik 1970	1	1	2	+		2
Touraine et al. 1936		1	2	+		2
Yaron 1966	1	5	7	+		4
	2		2		+	
	1	1	2	+		
Yaron 1966		2	2	+		3
		1	3	+		
Summe	36	46	154	13	19	

Familien mit insgesamt 154 Geschwistern (45 Geschwisterschaften), darunter 36 männlichen und 46 weiblichen Merkmalsträgern (Tabelle 1).

In den Stammbäumen waren folgende für einen autosomalen dominanten Erbgang sprechende Konstellationen enthalten:
1. Die Mehrzahl der Merkmalsträger hatte einen ebenfalls betroffenen Elternteil (Vater 13 x, Mutter 19 x).
2. Die Vererbung des Merkmals vom Vater auf den Sohn (7 x).
3. Das Merkmal ließ sich über mehrere Generationen (bis 5) verfolgen, wobei für Tumorzahl und -lokalisation eine erhebliche intrafamiliäre Variabilität festzustellen war.

Mit dem Maximum-Likelihood-Verfahren haben wir geprüft, wieweit die aus unserer Zusammenstellung gewonnenen Zahlenverhältnisse mit dem Erwartungswert für einen autosomal-dominanten Erbgang (Verhältnis Befallener zu Gesunden = 1:1) übereinstimmen.

Bei der Auswertung nach Geschwisterschaften und Stammbäumen ergab die Schätzung des Aufspaltungsverhältnisses p folgende Werte:

a) nach Geschwisterschaften

	k = 0	k = 1
Schätzwert p	0.339 ± 0.045	0,0456 0.047
Erwartungswert	0.5	0.5

b) nach Stammbäumen

	k = 0	k = 1
Schätzwert p	0.462 ± 0.043	0.516 ± 0.041
Erwartungswert	0.5	0.5

Die Schätzwerte weichen von dem Erwartungswert nur wenig ab. Es liegt somit eine hohe Penetranz des Merkmals vor.

Wir kommen zu dem Schluß, daß für die multiplen Glomustumoren die Annahme eines autosomal-dominanten Erbganges (mit hoher Penetranz und variabler Expressivität) als gesichert gelten kann.

Literatur kann beim Verfasser angefordert werden.

Dr. V. Voigtländer
Univ.-Hautklinik
Voßstr. 2
D-6900 Heidelberg

7.1. Immunologie · Feste Themen

Moderator: R. Schuppli, Basel

7.1.1. Autoimmunkrankheiten

E. Schöpf, Heidelberg

Die mit Autoimmunphänomenen einhergehenden Erkrankungen des Integumentes in 20 Minuten darstellen zu wollen, ist vergleichbar der Aufgabe, die Dermatologie in 3 Vorlesungsstunden abzuhandeln. Im folgenden können daher nur einige Aspekte angesprochen werden. Zunächst sollen einige Bemerkungen zur Pathogenese autoimmunologischer Reaktionen und insbesondere zu den diese Reaktionen provozierenden Umweltfaktoren gemacht werden. Weiterhin sollen vom Standpunkt des Dermatologen Erkrankungen des Integumentes, die mit Autoimmunphänomenen einhergehen, vorgestellt werden. Schließlich soll am Beispiel des Herpes gestationis die erkenntnistheoretische und praktisch-diagnostische Bedeutung neuerer immunfluoreszenzoptischer Untersuchungsmethoden exemplarisch dargestellt werden. Auf therapeutische Aspekte wird bewußt nicht eingegangen werden, da dies Thema eines Vortrages auf dem letzten Fortbildungskurs für praktische Dermatologie und Venerologie in München war.

Autoimmunkrankheiten können definiert werden als Erkrankungen mit Läsionen zellulärer und extrazellulärer Strukturen des Organismus durch pathogene Autoantikörper oder autoaggressive Immunzellen. Allgemeine Kriterien für das Vorliegen einer Autoimmunkrankheit stellen dar: genetische Prädisposition, Persistenz und Progredienz der Erkrankung sowie Reproduktion im Tierversuch und therapeutische Beeinflußbarkeit durch Immunsuppression. Endogene und exogene Faktoren scheinen in der Ätiopathogenese der Autoimmunität eine Rolle zu spielen [1]. Für das Vorliegen einer genetischen Prädisposition sprechen die Beobachtung von Erythematodes bei Zwillingen, die unterschiedliche Geschlechtsverteilung, das gehäufte Auftreten von Autoantikörpern bei Verwandten von Patienten mit Autoimmunkrankheiten und das spontan auftretende Erythematodes visceralis-artige Syndrom bei ingezüchteten New Zealand Black-Mäusen [1]. Möglicherweise manifestiert sich diese genetische Prädisposition primär in einer Dysfunktion des Thymus, durch die die Balance der dualen Rolle der T-Lymphozyten im Sinne der Suppressor- bzw. Helferfunktion bei der Kontrolle autoimmunologischer Reaktionen gestört scheint [2]. Weiterhin werden somatische Mutationen lymphoider Stammzellen angenommen, was zur Bildung sogenannter verbotener Klone („forbidden clones") von Autoantikörper-synthetisierenden Lymphozyten führt. Offenbar spielen exogene Faktoren, wie z.B. UV-Licht, in der Provokation der Autoantikörperbildung eine entscheidende Rolle. Vermutet werden auch Einflüsse von Viren z.B. bei Erythematodes visceralis, bei dem in den Läsionen zumindest beim Tier Myxovirusartige Strukturen nachgewiesen wurden [3]. Von großer Bedeutung sind auch Arzneimittel. Diese exogenen Faktoren scheinen körpereigene Zellstrukturen mit Antigencharakter freizulegen, so daß unter Zusammenbruch der Immuntoleranz eine Autoantikörperbildung gegen diese körpereigenen Antigene induziert und provoziert werden kann, wenn eine entsprechende Disposition vorliegt. Die Autoantikörper führen zur Komplementaktivierung, die die für Autoimmunkrankheiten charakteristische Gewebsläsion zur Folge hat.

Erkrankungen mit gesicherter Autoimmunpathogenese im Fachgebiet der Dermatologie/Venerologie stellen dar:
1. Pemphigus-Krankheiten
2. Erythematodes visceralis
3. Autoimmunorchitits.

Ohne auf die klinische Symptomatik näher eingehen zu wollen, sei daran erinnert, daß die akantholytische Blasenbildung das führende Symptom der Pemphiguskrankheiten, nämlich Pemphigus vulgaris, Pemphigus foliaceus, Pemphigus vegetans, Pemphigus erythematosus und auch Pemphigus brasiliensis darstellt. Immunfluoreszenzoptisch lassen sich bei diesen Kranken im Stratum spinosum extrazellulär lokalisierte Antikörper vom IgG-Typ nachweisen. Für die pathogenetische Bedeutung dieser antiepithelialen Autoantikörper bei Pemphigus vulgaris sprechen die extrazelluläre Lokalisation der Antikörper am Ort der akantholytischen Blasenbildung [4], die Beziehung zwischen Antikörpertiter im Serum und Krankheitsintensität [5, 6] sowie der Möglichkeit der passiven Übertragung der Erkrankung auf Affen mit hochtitrigen Seren von Pemphiguskranken [6, 7]. Die Frage nach der pathogenetischen Bedeutung antiepithelialer Autoantikörper muß gestellt werden, weil diese Art von Antikörpern z.B. auch bei Verbrennungen [8], toxischer Epidermolyse Lyell [9], Erythema exsudativum multiforme [10], morbiliformen und bullösen Arzneimittelexanthemen auf Penicillin [11, 12] und bei Medikation mit dem Beta-Rezeptorenblocker Propanolol fakultativ beobachtet wurden [13].

Der systemische Erythematodes visceralis ist ein weiteres Beispiel für eine Autoimmunkrankheit mit Hautbeteiligung [14]. Uncharakteristisch sind die in 80 % der Fälle zu beobachtenden Hautveränderungen. Immunfluoreszenzoptisch können IgG, IgM und IgA-Antikörper sowie Komplement an der dermo-epidermalen Junktionszone bei etwa 90 % der Hautläsionen, aber auch bei ca. 60 % in klinisch nicht veränderter Haut nachgewiesen werden [15]. Typisch sind neben den bekannten LE-Zellen antinukleäre Autoantikörper vom IgG- oder IgM-Typ, wie sie im Patientenserum z.B. an Hühnererythrozyten oder in den Glomerula der Niere immunfluoreszenzoptisch nachgewiesen werden können. In zunehmender Häufigkeit werden Erythematodes-artige Syndrome beobachtet, die offenbar durch Arzneimittel induziert werden. Ihre Häufigkeit wird auf 3 - 12 % der Erythematodeserkrankungen geschätzt [16]. Besonders bekannt wurde in den letzten 2 Jahren das sogenannte Pseudo-LE-Syndrom, bei dem antimitochondriale Autoantikörper nachgewiesen werden können und das offenbar durch einen Bestandteil des Venenpräparates Venopyronum-Dragees induziert wird. Inzwischen kann man eine lange Liste von LE-ähnliche Syndrome induzierenden Arzneimitteln erstellen (siehe Tabelle 1), wobei seit langem Procainamid, Hydralazin, Hydantoine, INH, Chlorpromazin und eventuell auch D-Penicillamin als hauptsächliche Verursacher angesehen werden [17, 18]. Die Induktion eines LE-artigen Krankheitsbildes durch die übrigen tabellarisch aufgeführten Medikamente wurde seltener und häufig nur als Kasuistik beschrieben [19, 20, 21, 22, 23]. Gewöhnlich bilden sich die Krankheitserscheinungen nach Absetzen des Medikamentes zurück. In verschiedenen Fällen wurde aber auch Persistenz oder Progredienz des Leidens trotz Absetzen des Medikamentes beobachtet.

Tabelle 1. Lupus erythematodes-ähnliche Syndrome induzierende Arneimittel

Antiarrhythmika:	*Antibiotika-Chemotherapeutika:*
Chinidin	p-Aminosalizylsäure
Practolol	Griseofulvin
a Procainamid	a Isoniazid
	Nitrofurantoin
Antihypertonika:	Penicilline
Guanoxan	Streptomycin
a Hydralazin	Sulfonamide
Methyldopa	Tetracycline
Reserpin	
a *Antikonvulsiva:*	*verschiedene Arzneimittel:*
Carbamazepin	Benzodiazepin
Diphenylhydantoin	Chlorthalidon
Ethosuximid	a Chlorpromazin
Ethylphenacemid	Goldsalze
Mephenytoin	Isoquinazon
Phenytoin	Levodopa
Phenobarbital	Methysergid
Primidon	Oxyphenisatin
Trimethadion	orale Kontrazeptiva
	a D-Phenicillamin
Thyreostatika:	Phenylbutazon
Methimazol	Tolazamid
Methylthiouracil	
Prophylthiouracil	

nach Schwarz, 1977
a Hauptsächliche Verursacher

Seit langem kontrovers ist die Frage, ob der chronisch-discoide und der viscerale Erythematodes lediglich Varianten der gleichen Krankheit darstellen. Vor allem Übergangsfälle des exazerbierenden chronischen Erythematodes in einen visceralen Erythematodes sprechen für diese Annahme. Das Risiko eines Überganges wird auf unter 5 % geschätzt. Argumente gegen diese Annahme sind vor allem die Alters- und Geschlechtsverteilung des visceralen Erythematodes, die stark von der des chronisch discoiden Erythematodes abweichen [24]. Unter klinisch-praktischen Gesichtspunkten sollte an der Trennung dieser beiden Erythematodesformen schon aus Gründen des therapeutischen Managements festgehalten werden, wenngleich sie dieselbe pathogenetische Wurzel aufweisen.

Dermatologische Erkrankungen mit Beteiligung autoimmunologischer Reaktionen fraglicher pathogenetischer Bedeutung sind im folgenden aufgeführt:
1. Bullöses Pemphigoid
2. Vernarbendes Schleimhautpemphigoid
3. Herpes gestationis
4. Dermatitis herpetiformis Duhring
5. Erythematodes integumentalis chronicus discoides
6. Dermatomyositis
7. Progressive Sklerodermie oder systemische Sklerose
8. Generalisierte Morphea
9. Sjögren-Syndrom
10. Periarteriitis nodosa

Wesentliches klinisches Merkmal des bullösen Pemphigoids ist die subepidermale Blasenbildung. Immunfluoreszenzoptisch typisch sind die Komplement- und Immunglobulinablagerungen im Bereich der Basalmembran. Die Antikörper vom IgG-Typ sind auch im Serum der Patienten mit Hilfe speziesfremder Epithelien, wie z.B. am Kaninchenösophagus, nachweisbar. Bei vernarbendem Schleimhautpemphigoid gelingt der Nachweis von Basalmembranantikörpern in der Läsion selbst, gewöhnlich jedoch nicht im Serum.

Auch die Dermatitis herpetiformis Duhring mit der typischen herpetiformen Anordnung der subepidermalen Blasen und mit granulären IgA- und Komplementablagerungen in den dermalen Papillen im Bereich der Papillenabszesse weist Züge einer Autoimmunkrankheit auf [25]; wurden doch zirkulierende Autoantikörper gegen Schilddrüse und Magenschleimhaut nachgewiesen, nicht jedoch gegen Haut [26]. Insofern sind die Kriterien, um von einer Autoimmunkrankheit im engeren Sinne zu sprechen, nicht erfüllt.

Auf ein Eingehen auf die sog. Kollagenosen oder Connective tissue diseases möchte ich aus Zeitgründen verzichten. Dagegen möchte ich am Beispiel des Herpes gestationis die erkenntnistheoretische und differentialdiagnostische Bedeutung moderner immunfluoreszenzserologischer Untersuchungen für die blasenbildenden Dermatosen ansprechen. Die nosologische Stellung des Herpes gestationis ist umstritten. Einige Autoren betrachten ihn als Variante der Dermatitis herpetiformis Duhring [27, 28], andere grenzen ihn aufgrund klinischer und histopathologischer Untersuchungen von der Dermatitis herpetiformis ab und weisen auf Beziehungen zwischen Herpes gestationis und dem bullösen Pemphigoid hin [29, 30, 31, 32, 33]. Die weitgehend ähnlichen klinischen und histopathologischen Veränderungen erschweren eine Unterscheidung des Herpes gestationis von der Dermatitis herpetiformis Duhring.

Klinisch durch starken Juckreiz, Erytheme mit urticarieller Note und stellenweise herpetiform angeordneter Blasenbildung charakterisiert, findet sich histopathologisch bei dieser seltenen Schwangerschaftsdermatose eine subepidermale Spaltbildung mit einem leukozytären Infiltrat, das reich an Eosinophilen ist. In den letzten Jahren konnten verschiedene Arbeitsgruppen immunfluoreszenzoptisch zeigen, daß Komplement, nämlich C3 und C9, an der Basalmembran in den Hautläsionen bei Herpes gestationis abgelagert ist. Gleichartige Befunde konnten auch wir erheben [34]. Darüber hinaus konnten in einer Serumprobe sowohl von der Mutter als auch im Nabelschnurblut des Kindes gegen Basalmembran gerichtete IgG-Antikörper nachgewiesen werden. Das Kind wies bei der Geburt Blasen im Nasenbereich auf, die wir auf die Übertragung der offenbar pathogenen Autoantikörper der Mutter auf das Kind zurückführen. Dieser Befund entspricht den Beobachtungen von Jabłońska und Mitarbeitern [35]. Aufgrund der immunfluoreszenzoptischen Untersuchungsbefunde bei Herpes gestationis ist die nosologische Stellung dieses Krankheitsbildes von der der Dermatitis herpetiformis Duhring abzugrenzen und am ehesten in Übereinstimmung mit Jabłońska und Welke [35, 36] der Krankheitsgruppe der Pemphigoide zuzuordnen, wenngleich immunfluoreszenzoptische Befunde auch nur einen, wenn auch gewichtigen Stein im diagnostischen Mosaik darstellen.

Nicht nur erkenntnistheoretisch, sondern auch klinisch haben die immunfluoreszenzoptischen Untersuchungsmethoden eine erhebliche Bedeutung in der Differentialdiagnostik von Erkrankungen gewonnen, die mit Autoimmunphänomenen einhergehen.

Für die Praxis ergibt sich, diese zusätzliche diagnostische Möglichkeit in Problemfällen zu nutzen (siehe Tabelle 2). Bei den Pemphiguskrankheiten lassen sich in einer Biopsie von Läsionen und auch im Serum Autoantikörper vom IgG-Typ gegen Interzellularsubstanzen nachweisen. Dagegen findet man bei bullösem Pemphigoid und fakultativ auch bei vernarbenden Schleimhautpemphigoiden IgG-Autoantikörper im Basalmembranbereich. Bei Dermatitis herpetiformis Duhring stehen IgA-Ablagerungen in den dermalen Papillen im Vordergrund. Der Herpes gestationis ist durch Ablagerungen von Komplement und in Einzelfällen auch von IgG-Antikörpern im Basalmembranbereich charakterisiert. Diese Antikörper bzw. Mediatoren sind nachweisbar durch Biopsie einer frischen Effloreszenz. Der Nachweis der IgG-Antikörper oder eines komplementfixierenden Faktors ist auch aus dem Serum möglich. Erythematodes chronicus discoides und visceralis sind vor allem durch das Vorkommen antinukleärer Autoantikörper charakterisiert, die immunfluoreszenzoptisch mit Hilfe von Serum der Kranken nachgewiesen werden können. Immunglobulin G, A und M sowie Komplementablagerungen können in der dermo-epidermalen Junktionszone bei 90 % der Hautläsionen des chronisch discoiden und des systemischen, viszeralen Erythematodes nachgewiesen werden.

Zum Schluß dieser kurzen Übersicht möchte ich daran erinnern, daß der Nachweis zirkulierender oder im Gewebe abgelagerter Autoantikörper wohl zum Wesen einer Autoimmunkrankheit gehört. Seine pathogenetische Bedeutung für das Krankheitsgeschehen ist aber damit nicht bewiesen. Auch wären die Übergänge und Koexistenz verschiedener Autoimmunkrankheiten bei ein- und demselben Patienten wie z.B. Pemphigus — Pemphigoid oder Lupus erythematodes — bullöse Dermatosen der Diskussion wert. Erfreulicherweise sind Autoimmunkrankheiten im engeren Sinne relativ seltene Krankheiten. Viel häufiger sind Dermatosen mit autoimmunologischen Begleitphänomenen, wie z.B. Psoriasis vulgaris und Arzneiexantheme. Diesen Reaktionen sollte vermehrt unsere Aufmerksamkeit geschenkt werden, um ihre Bedeutung für Pathogenese, Prognose und Verlauf der Erkrankung näher kennenzulernen. So finden wir Erkrankungen mit autoimmunologischen Epiphänomenen, deren pathogenetische Bedeutung in der Prägung der Symptomatik dieser Krankheiten ungeklärt ist. Ich meine z.B. die Psoriasis vulgaris, bei der von Krogh [37] sowie Beutner und Jabłońska [38] Autoantikörper gegen Stratum corneum nachgewiesen werden konnten, die möglicherweise, wie Cormane vermutet [39], über Komplementaktivierung zur Chemotaxis von Granulozyten führen und damit die Pathogenese der Munro-Abszesse und der pustulösen Formen der Psoriasis erklären könnten.

Die Haut ist prädestiniert, autoimmunologische Reaktionen zu reflektieren, weil die epidermalen Antigene durch eine Vielzahl physikalischer Reize, wie Licht, Kälte, Wärme, modifiziert werden und damit als körperfremd Autoantikörperbildung induzieren können. Darüber hinaus spielt möglicherweise die besondere Gefäßarchitektur der Haut im Sinne eines Filternetzes bei der Ablagerung von komplementaktivierenden Immunkomplexen eine

Tabelle 2. Immunfluoreszenzoptische Untersuchungen (IF) zur Diagnostik von Dermatosen mit Beteiligung autoimmunlogischer Reaktionen

Indikationen	Methoden	Material	Antikörper-Nachweis
Pemphigus-Krankheiten P. vulgaris P. seborrhoicus P. foliaceus P. vegetans P. brasiliensis	Direkte IF Indirekte IF	Biopsie von kranker Haut 5 ml Serum	Autoantikörper (IgG) gegen Interzellularsubstanz im Stratum spinosum
Bullöses Pemphigoid *Schleimhautpemphigoide*	wie unter 1	wie unter 1	Autoantikörper (IgG) gegen Basalmembran
Dermatitis herpetiformis Duhring	Direkte IF Indirekte IF	Biopsie von gesunder oder kranker Haut 5 ml Serum	IgA-Ablagerungen in dermalen Papillen Antireticulinantikörper (IgG)
Herpes gestationis	Direkte IF Indirekte IF	Biopsie von frischer Effloreszenz 5 ml Serum	Ablagerungen von Komplement (C_3, C_4, C_9) an der Basalmembran evtl. Autoantikörper (IgG) gegen Basalmembran
Lupus erythematodes a) chronicus discoides b) systemisch 	Direkte IF Indirekte IF	Biopsie: a) von kranker Haut b) von gesunder, lichtexponierter Haut 5 ml Serum	Bandförmige, granuläre Depots von IgG, C_3, C_4 an der dermo-epidermalen Junctionszone Antinukleäre Autoantikörper

Rolle. Nicht zuletzt deswegen haben sich Dermatologen der Erforschung der Autoimmunpathogenese z.B. der Pemphiguskrankheiten und anderer besonders intensiv angenommen und einen wesentlichen Beitrag zum Verständnis der Autoimmunkrankheiten im allgemeinen geleistet. Der Dermatologe ist nicht selten der erste, der zumindest die Verdachtsdiagnose „Autoimmunkrankheit" stellt, weil bei einer Vielzahl dieser im Sinne einer Selbstzerstörung ablaufenden Erkrankungen Hauterscheinungen im Vordergrund stehen.

Literatur

1. Marx, J.L.: Science *192*, 1089-1091 (1976)
2. Allison, A.C.: In: Immunological Tolerance (Ed. Katz and Benacerraf), p. 25. New York, San Francisco, London: Academic Press 1974
3. Hurd, E.R., et al.: Arthritis Rheum. *12*, 541 (1969)
4. Wolff, K., Schreiber, E.: Nature *229*, 59-61 (1971)
5. Peck, S.M., Osserman, K.E., Weiner, L.B., Levkovits, A., Osserman, R.S.: New. Engl. J. Med. *279*, 951-958 (1968)
6. Beutner, E.H.: Brit. J. Derm. *84*, 594-597 (1971)
7. Holubar, K., Chorzelski, T.P., Ganto, M., Beutner, E.H.: Int. Arch. Allergy *44*, 631-643 (1973)
8. Thivolet, J., Beyrin, A.J.: Experimentia *24*, 945-946 (1968)
9. Thivolet, J., Beyrin, A.J., André, D.: Dermatologica *140*, 310-317 (1970)
10. Dobmeier, L.J., Sams, W.M. jr., Beutner, E.H.: Ann. N.Y. Acad. Sci. *177*, 218-223 (1971)
11. Fellner, H.J., Fukuyama, K., Moshill, A., Klaus, H.V.: Brit. J. Derm. *89*, 115-126 (1973)
12. Joost, van, T.: Hautarzt *27*, 253-260 (1976)
13. Amos, H.E., Brigden, W.D., McKerron, R.A.: Br. Med. J. *1975*, 598-600
14. Tuffanelli, D.L., Dubois, E.L.: Arch.Derm. *90*, 377-386 (1964)
15. Tuffanelli, D.L., et al.: Arch.Derm. *99*, 652 (1969)
16. Lee, S.L., et al.: Arch. Intern. Med. *117*, 620 (1966)
17. Alarcón-Segovia, D., Fishbein, E.: J. Rheumatology *2*, 167 (1975)
18. Schwarz, J.W.: persönliche Mitteilung
19. Alarcón-Segovia, D.: Mayo Clin. Proc. *44*, 664 (1969)
20. Alarcón-Segovia, D.: Drugs *12*, 69 (1976)
21. Alarcón-Segovia, D., Fishbein, E., Cetina, J.A., Raya, R.J., Barrera, E.: Clin. Exp. Immunol. *15*, 543 (1973)
22. Blomgren, S.E.: Seminars Haematol. *10*, 345 (1973)
23. Cohnen, G.: Med. Klinik *71*, 789 (1976)
24. Rook, A., Wilkinson, D.S., Ebling, F.J.G.: Textbook of Dermatology *2*, 1061-1101 (1972)
25. Meer van der, J.B.: Br. J. Derm. *81*, 493-502 (1969)
26. Marks et al.: Lancet *1966*, 2, 1280
27. Korting, G.W., Denk, R.: Dermatologische Differentialdiagnose. Stuttgart: F.K. Schattauer Verlag 1974
28. Montgomery, H.: Dermatopatholoy, Vol. 1, p. 169. New York, Evanston, London: Harper & Row 1967
29. Lever, F.W.: Proceedings of the XI. International Congress of Dermatology, Vol. 3, 293 (1959)
30. Pastras, T., Beerman, H., Jumbala, P.: Amer. J. med. Sc. *236*, 507-525 (1973)
31. Russell, B., Thoerne, N.A.: Brit. J. Derm. *69*, 339-357 (1957)
32. Tolman, M.M., Moschella, S.L., Schneiderman, R.N.: J. Invest. Derm. *32*, 557-561 (1959)
33. Schaumburg-Lever, G., Saffold, O.E., Orfanos, C.E., Lever, W.F.: Arch.Derm. *107*, 888-892 (1973)
34. Schöpf, E., Seelig, H.P., Clorius, R., Sheikh, M., Bersch, A.: Hautarzt *27*, 481-487 (1976)
35. Jabłońska, S., et al.: J. Dermatol. *2*, 149-158 (1975)
36. Welke, S.: akt. dermatol. *1*, 75-84 (1975)
37. Krogh, H.K.: In: Immunopathology of the skin (Ed. Beutner, F.H. et al.), pp 402-414. Stroudsburg, Penn.: Dowden, Hutchinson and Ross 1973
38. Beutner, E.H., Jabłońska, S.: Int. Arch. Allergy *48*, 301-323 (1975)
39. Cormane, R.H.: Immunological mechanisms in psoriasis. Presidential address. Joint Meeting SID and FSDR. Amsterdam, June 9-13, 1975

Prof. Dr. E. Schöpf
Univ.-Hautklinik
Voßstr. 2
D-6900 Heidelberg

Diskussionsredner zum Vortrag 7.1.1.:
Krebs, Schuppli, Macher, Klingmüller und *Rassner*

7.1.2. Immunologische Behandlung von Hauttumoren

W.P. Herrmann, Köln

Zur Behandlung bösartiger Geschwülste steht uns ein Arsenal unterschiedlicher Behandlungsmethoden zur Verfügung, die sich grob schematisch in vier Kategorien einteilen lassen: Operative Maßnahmen, Strahlentherapie, Chemotherapie und Immuntherapie.

Jede dieser Modalitäten hat ihre ganz bestimmten Indikationen.

Die Priorität liegt eindeutig bei der konventionellen Therapie, denn die Methoden der immunologischen Tumorbehandlung befinden sich alle noch im Stadium der Erprobung.

Sie sind keine therapeutischen Alternativen, sondern additive Maßnahmen und nur als solche, d.h. zur Unterstützung und Ergänzung konventioneller Behandlungsmethoden, von therapeutischem Wert.

Die Indikation zur Anwendung immuntherapeutischer Maßnahmen ist nur gegeben, wenn eine Dauerheilung auf herkömmliche Art nicht erzielt werden kann.

Bei den häufigsten Tumoren der menschlichen Haut — das sind Basaliome und Plattenepithelkarzinome — kommt eine immunologische Behandlung daher nur ausnahmsweise in Betracht; hier wird das Behandlungsziel auch mit der konventionellen Therapie fast immer erreicht. Die Heilungsquoten liegen bei 85 bis 90 %.

Das eigentliche Anwendungsgebiet sind die malignen Melanome und allenfalls noch einige seltenere Tumoren und Lymphome der Haut, wie man den Mitteilungen von Boiron [3] über die BCG-Behandlung des *Kaposi*-Sarkoms, bzw. von Wätzig [38] und anderen über die DNCB-Therapie der Mycosis fungoides entnehmen kann.

Die theoretischen Grundlagen der immunologischen Tumorbehandlung lassen sich in vereinfachter Form etwa folgendermaßen zusammenfassen:

Die Transformation einer Zelle zur Tumorzelle geht mit Veränderungen am Antigen-Profil einher, die sich u.a. an der Zelloberfläche manifestieren.

Tumorzellen werden deshalb im immunologischen Sinne als „fremd" empfunden — vergleichbar einem Organtransplantat; man spricht deshalb auch von tumorspezifischen Transplantationsantigenen (TSTA).

Das immunologische System des Tumorträgers reagiert darauf mit der Bildung spezifischer Antikörper vom humoralen und zellulären Typ.

Diese tumor-spezifischen Immunreaktionen sind zum Teil zytotoxisch, jedenfalls in vitro, wobei der zellvermittelten Zytotoxizität die größere Bedeutung beigemessen wird.

Von einer kritischen Tumorgröße an sind im peripheren Blut Faktoren nachweisbar, die die Wirkung humoraler und zellvermittelter Immunreaktionen blockieren; vermutlich handelt es sich dabei um zirkulierende Tumorantigene und Antigen-Antikörper-Komplexe [10, 12, 23, 34].

Die biologische Bedeutung dieser Phänomene ist allerdings nicht eindeutig geklärt, denn

1. ist bisher nicht eines der TSTA charakerisiert und zweifelsfrei identifiziert worden, abgesehen von einigen onko-fetalen Antigenen, die aber nicht alle immunogen sind;
2. ist nicht gesichert, daß die in vitro nachgewiesenen zytotoxischen Aktivitäten auch in vivo irgendeinen Einfluß auf das Tumorwachstum haben;
3. ist ungewiß, ob jene Faktoren, die in vitro blockierende Eigenschaften besitzen, auch in vivo die Tumorabwehr hemmen [6, 34].

Dennoch besteht kein Zweifel daran, daß das Wachstum maligner Tumoren von immunologischen Faktoren beeinflußt wird, denn Patienten mit primären oder sekundären Immundefekten erkranken signifikant häufiger an Malignomen als die Durchschnittsbevölkerung [9, 29].

Nach der Immunüberwachungstheorie von Burnet ist es sogar ein ganz physiologischer Vorgang, daß Zellmutanten auf immunologischem Wege eliminiert werden, *bevor* ein maligner Tumor daraus entsteht.

Die klinische Erfahrung zeigt aber, daß die immunologische Tumorabwehr im allgemeinen nicht ausreicht, um einen schon etablierten Tumor wieder abzustoßen.

Spontanregressionen maligner Tumoren sind seltene Ausnahmen, welche die Regel nur bestätigen; zugleich sind sie aber ein Hinweis darauf, daß in der Manipulation der immunologischen Tumorabwehr eine therapeutische Chance liegt.

Eine Aktivierung tumor-spezifischer Immunreaktionen ist aber nur möglich, wenn und solange das immunologische System des Kranken intakt ist.

Diese Voraussetzung ist nicht in jedem Fall gegeben, weil die immunologische Reaktionsbereitschaft in fortgeschrittenen Tumorstadien beeinträchtigt sein kann.

Außerdem geben wachsende Tumore permanent lösliche Antigene ab, die mit humoralen Antikörpern zirkulierende Immunkomplexe bilden, von denen man annimmt, daß sie die zytotoxische Aktivität spezifisch sensibilisierter T-Lymphozyten blockieren [6, 23, 34, 36].

In therapeutischer Hinsicht ergeben sich daraus folgende Konsequenzen:

1. Ein gezielter Einsatz immunologischer Behandlungsmaßnahmen ist nur möglich, wenn man die immunologischen Verhältnisse des Kranken kennt, d.h. sowohl vor als auch während der Behandlung zellvermittelte Immunreaktionen und humorale Faktoren sorgfältig kontrolliert und dabei nach Möglichkeit auch die tumor-spezifische Immunantwort überwacht. Die systematische Kontrolle der immunologischen Parameter erfordert daher einen erheblichen Aufwand an klinischen und labortechnischen Untersuchungen.

2. Die Masse der Tumorzellen sollte mit konventionellen Mitteln soweit wie irgend möglich reduziert werden, weil
   a) das immunologische System des Kranken nur eine relativ kleine Tumormasse bewältigen kann;
   b) die Aussaat blockierender Faktoren dadurch am schnellsten und wirkungsvollsten gedrosselt wird [6, 36].

Günstigster Zeitpunkt für den Einsatz immuntherapeutischer Maßnahmen ist deshalb das frühe Stadium metastasierender Tumoren, solange noch eine Chance besteht, das Wachstum klinisch inapparenter Mikrometastasen zu hemmen.

Im Prinzip kommen mehrere Möglichkeiten in Betracht, die man als passive, adoptive und aktive Immuntherapie bezeichnet:

1. Übertragung humoraler Antikörper;
2. Übertragung immunkompetenter Zellen, von Transfer-Faktor oder Immun-RNA;
3. spezifische oder unspezifische Stimulation der körpereigenen Tumorabwehr.

Passive und adoptive Immuntherapie entsprechen dem Wesen nach einer Substitutionstherapie; das Wirkungsprinzip ist deshalb von der immunologischen Kapazität des Kranken unabhängig. Dennoch ist der therapeutische Wert dieser Verfahren nach bisher vorliegenden Berichten gering – zumindest bei alleiniger Anwendung. Außerdem haben sie den Nachteil, daß man zur Gewinnung von Seren und immunkompetenten Zellen auf geeignete Spender angewiesen ist, bzw. auf den Patienten selbst, oder auf Tiere ausweichen muß. Manche Verfahren sind zudem mit großen Risiken belastet, insbesondere die Behandlung mit Fremdseren, die stets mit der Gefahr des anaphylaktischen Schocks und der Immunkomplex-Nephritis verbunden ist. Aber auch nach Verabreichung homologer und heterologer Lymphozyten sind Schocks beobachtet worden; außerdem ist das Problem der Abstoßung transfundierter Zellen und der gefürchteten graft-versus-host-Reaktion nicht befriedigend gelöst [6, 32, 36].

Die Induktion tumor-spezifischer Immunreaktionen mittels Transfer-Faktor oder Immun-RNA ist zwar ungefährlich, scheint aber nicht sehr wirksam zu sein [28, 32].

Bei anergischen Patienten wird neuerdings versucht, die Produktion von T-Zellen mit Thymosin anzuregen; es handelt sich dabei um ein hormonartiges Produkt der Thymusdrüse, das die Entwicklung und Reifung der T-Lymphozyten steuert und bereits mit Erfolg zur Behandlung von Kindern mit Thymus-Hypoplasie eingesetzt worden ist [15].

Die Methoden der aktiven Immuntherapie sind insgesamt weniger aufwendig und weniger riskant, setzen aber voraus, daß das immunologische System des Kranken intakt ist.

Grundsätzlich kommen zwei Möglichkeiten in Betracht, nämlich

1. die Zufuhr spezifischer Tumor-Antigene, wobei im wesentlichen inaktivierte Zellen, Zellmembranpräparationen oder Zellextrakte verwendet werden, und
2. die Verabreichung unspezifischer Adjuvantien.

Bisher sind aber alle Versuche einer spezifischen Immunisierung erfolglos geblieben. Man erhält zwar nach Tumoraustauschtransplantationen und nach der Verabreichung autologer Tumorzellen u. dgl. vorübergehend einen meßbaren Anstieg spezifischer Antikörper; eine objektive Änderung des Krankheitsverlaufes wird damit aber nicht erreicht [13, 26, 32].

Nach unseren Erfahrungen bringt die Immunisierung mit autologen Tumorzellen bei Melanomkranken auch im Primärstadium keine signifikante Verbesserung der Überlebenschancen [36].

Man hat deshalb versucht, die Antigenität von Tumorzellen durch sogen. Antigen-Modulation zu steigern, d.h. durch chemische Anlagerung von Fremdproteinen bzw. durch enzymatische Freilegung verborgener Antigendeterminanten eine Antigen-Potenzierung zu bewirken; überzeugende Therapieerfolge sind aber auch damit nicht erreicht worden [1].

Dennoch könnte in der spezifischen Immunisierung eine reelle Chance liegen, sofern es gelingt, tumorspezifische Transplantations-Antigene in gereinigter oder zumindest angereicherter Form darzustellen. Beim malignen Melanom liegen erste Ansätze einer biochemischen Charakterisierung tumorassoziierter Antigene bereits vor [30].

Der Trend geht vorerst aber noch in Richtung auf eine Kombination mehrerer Verfahren, indem autologe Tumorzellen zusammen oder im Wechsel mit unspezifischen Adjuvantien und sensibilisierten Lymphozyten verabreicht werden [14, 16, 33]. Es bleibt abzuwarten, ob sich mit diesen Methoden bessere Ergebnisse erzielen lassen.

Zur Zeit verfolgen wir das Schicksal von 35 Melanom-Patienten, bei denen im Stadium I nach operativer Entfernung der Primärtumoren autologe Tumorzellen zusammen mit komplettem Freund'schem Adjuvans in die regionalen Lymphabflußgebiete injiziert wurden [36].

Zum gegenwärtigen Zeitpunkt hat es aber den Anschein, als ob die Methoden der unspezifischen Immuntherapie besser wirksam seien als alle anderen Verfahren. Außerdem haben sie den großen Vorteil, daß man Immunstimulantien verwenden kann, die im Handel erhältlich sind, wie z.B. BCG-Impfstoffe, Dinitrochlorbenzol, Vaccinia-Virus und komplettes Freund'sches Adjuvans. Darüber hinaus sind noch eine Reihe weiterer Substanzen verwendet worden, von denen bislang aber nur MER-BCG und Corynebacterium parvum eine gewisse Bedeutung erlangt haben.

Nach unseren Erfahrungen haben die diversen Adjuvantien trotz aller chemischen und biologischen Unterschiede und trotz ihrer sicher nicht gleichartigen Wirkungsmechanismen eines miteinander gemeinsam: daß sie nämlich am Ort ihrer Einwirkung heftige, entzündliche Lokalreaktionen hervorrufen, die meist auch von fieberhaften Allgemeinerscheinungen begleitet sind. Bei intraläsionaler Injektion werden kleinere Tumoren dadurch ganz oder teilweise zerstört, und manchmal kommt es auch zur Rückbildung benachbarter, nicht beimpfter Tumoren, aber nur höchst selten zum Verschwinden von Fernmetastasen.

Bei Rückbildung epidermo-kutaner Melanomknoten bleibt entweder ein vitiligoähnlicher, depigmentierter Fleck zurück oder ein blau-schwarz durch die Haut schimmernder Rest des Tumors, der bei histologischer Betrachtung aus einer Ansammlung von pigmentbeladenen Makrophagen besteht [1, 19].

In fortgeschrittenen Tumorstadien läßt sich das Auftreten neuer Metastasen und damit die Progression des Tumors dennoch mit keinem der genannten Stoffe wirksam verhindern.

Komplettes Freund'sches Adjuvans hat den Nachteil, daß es sehr langwierige und schmerzhafte Granulome verursacht, die eine Tendenz zur Einschmelzung haben und deshalb später operativ entfernt werden müssen. Nach Injektion des Adjuvans in Lymphknotenmetastasen sind Remissionen bis zu 10 Monaten beobachtet worden [35].

Vaccinia-Virus scheint nur wirksam zu sein, wenn der Immunisierungsgrad nicht zu hoch ist, d.h. die letzte Pockenschutzimpfung schon länger zurückliegt. In einem ausgewählten Krankengut sind bei ca. 20 % der Fälle Vollremissionen bis zu 3 Jahren beobachtet worden. Bei sehr hohen Dosen kommt es gelegentlich zur Vaccinia generalisata, die aber im allgemeinen komplikationslos abzuheilen pflegt [22].

Zur Zeit werden vornehmlich BCG-Impfstoffe verwendet, die man sowohl intrafokal als auch systemisch anwenden kann. Die meisten BCG-Impfstoffe sind standardisiert, so daß sie sich relativ genau dosieren und miteinander vergleichen lassen. Dabei hat sich gezeigt, daß die Wirkung entscheidend von dem verwendeten BCG-Stamm, von der verabreichten Zahl lebender Keime und von der Applikationsart abhängig ist [18].

Tuberkulin-negative Patienten, die auch nach BCG-Impfung nicht tuberkulin-positiv werden, sprechen allerdings nicht an.

Der onkolytische Effekt ist offenbar am stärksten, wenn BCG mit dem Tumor in direkten Kontakt gebracht wird [33].

Nach Morton et al. [25] sollen beim malignen Melanom 90 % aller injizierten Hautmetastasen und bei 17 % der Patienten auch nicht beimpfte Tumoren auf BCG ansprechen; 25 % der Patienten seien für 1 bis 6 Jahre rezidivfrei geblieben. Unsere eigenen Erfahrungen (n = 50) mit dem BCG-Stamm „Göteborg" waren weniger günstig, denn wir haben eine Rückbildung unbehandelter Hautmetastasen bisher nicht beobachten können [36].

Die intraläsionale Injektion von BCG-Vakzine ist übrigens nicht ganz ohne Risiko, denn es sind vereinzelt schwere Leberschäden, generalisierte BCG-Infektionen und anaphylaktische Reaktionen mit zum Teil tödlichem Ausgang sowie beschleunigtes Tumorwachstum mit Auftreten blockierender Faktoren beschrieben worden (1, 10, 32).

Die eigentliche Domäne der BCG-Therapie sind aber maligne Melanome im Stadium I und II, wo der Impfstoff nach operativer Entfernung aller erreichbaren Tumoren systemisch angewandt wird. Vergleichende Untersuchungen haben gezeigt, daß der therapeutische Effekt nach Skarifikation besser ist als nach intrakutaner Injektion, die zudem langwierige und meist fistelnde Infiltrate hinterläßt. Da relativ hohe Dosen appliziert werden müssen (1 bis 20 mal 10^6 bis 10^8 Keime), hat sich die „Multipunktur" weitgehend durchgesetzt [1]. In mehreren Studien konnte gezeigt werden, daß die rezidivfreien Intervalle nach Operation plus BCG-Therapie mehr als doppelt so lang waren wie nach alleiniger Operation [11, 18, 20]; die Progression der Tumoren hat sich in den meisten Fällen dennoch nicht verhindern lassen [14, 20].

Manche Kliniken (USA) sind deshalb dazu übergegangen, primäre Melanome schon vor der operativen Entfernung mit BCG zu umspritzen, andere injizieren BCG unmittelbar nach der Operation in die regionalen Lymphknoten; bisher liegen darüber aber noch keine Erfahrungsberichte vor [31, 37].

Bei inoperablen Tumoren und disseminierter Metastasierung wird BCG neuerdings auch zur Unterstützung chemotherapeutischer Maßnahmen eingesetzt [17]. Mit der von Gutterman et al. inaugurierten „Chemoimmuntherapie" mit Dacarbazine (DTIC) und BCG soll sich vorübergehend eine partielle Rückbildung oberflächlicher Tumorknoten und kurzfristig ein Stillstand des Tumorwachstums erzwingen lassen; bei Patienten mit nur regionaler Metastasierung soll sogar eine statistisch signifikante Verlängerung der mittleren Überlebenszeit erzielt worden sein [17].

Zur Zeit wird von einer Mailänder Arbeitsgruppe überprüft, ob die Kombination operativer Maßnahmen mit der Gutterman'schen Chemoimmuntherapie im Tumorstadium II bessere Resultate erbringt [7].

Zur Behandlung oberflächlicher Tumorknoten ist auch die lokale Applikation von Dinitrochlorbenzol (DNCB) empfohlen worden [24]. DNCB ist eine p-substituierte aromatische Aminoverbindung mit außerordentlich hohem Sensibilisierungsindex [2]. Beim Umgang mit dieser Substanz ist deshalb Vorsicht geboten. Zu therapeutischen Zwecken wird DNCB in obligat toxischen Konzentrationen (1-3 %) verwandt, die am Ort der Einwirkung zunächst eine toxische Entzündung und im Anschluß daran fast automatisch eine Kontakallergie hervorrufen. Durch wiederholtes Auftragen von DNCB können oberflächliche, vor allem flache Tumoren völlig zur Einschmelzung gebracht werden, wobei die Applikation in Salbenform unter Okklusion offenbar wirksamer ist als das Auftragen azetonischer Lösungen. Verschiedentlich ist auch die Rückbildung benachbarter, nicht behandelter Metastasen und vereinzelt sogar die Regression von Lymphknoten- und Lungenmetastasen beobachtet worden [21], während in anderen Fällen unter der Therapie neue Metastasen aufgetreten sind [1, 4, 21].

Primärtumoren sollen allerdings besser ansprechen als Melanom-Metastasen. Dennoch ist die Lokalbehandlung primärer Melanome mit DNCB keine therapeutische Alternative, solange nicht einwandfrei sichergestellt ist, daß damit ebenso gute Heilungsquoten erreicht werden wie mit der operativen Behandlung.

Aber selbst dann bliebe sie problematisch, weil dabei nicht nur auf die Sicherung der Diagnose, sondern auch auf die in prognostischer Hinsicht so wichtige Klassifizierung des Tumors verzichtet werden muß.

Die Lokalbehandlung primärer Melanome mit DNCB kann deshalb nicht empfohlen werden; in der freien Praxis ist sie m.E. nicht zu verantworten.

Es ist aber nicht ausgeschlossen, daß eine präoperative DNCB-Behandlung bei primären Melanomen vom Typ des SSM die Heilungsaussichten verbessern kann, wie es in einem ersten Erfahrungsbericht nach dreijähriger Beobachtungszeit angeklungen ist [8].

Literatur

1. Bickhardt, R.: Zum derzeitigen Stand der Immuntherapie beim malignen Melanom. Aktuelle Dermatologie *1*, 55-63 (1975)
2. Bleumink, E., Nater, J.P., Schraffordt Koops, H., The, T.H.: A Standard Method for DNCB Sensitization Testing in Patients with Neoplasma. Cancer *33*, 2, 911-915 (1974)
3. Boiron, G.: Maladie de Kaposi. Traitement par le BCG. Bull.Soc.franc.Derm.Syph. *82*, 449 (1975)
4. Burg, G., Braun-Falco, O.: 1-Chlor-2, 4-dinitrobenzol-(DNCB)-Salbe zur Sensibilisierung, Testung und Behandlung von Patienten mit malignem Melanom. Dtsch.Med.Wschr. *102*, 210-211 (1977)
5. Burnet, F.M.: Immunological aspects of malignant disease. Lancet *1967 I*, 1171
6. Carter, St.E.: Immunotherapy of Cancer in Man. Amer. Scientist. *64*, 418-423 (1976)
7. Cascinelli, N.: WHO Melanoma Group.Symposium on Recent Advances in Biology of Melanoma and Leukemia Bruxelles 8.-9.4.1976
8. Castermans, R., Vanwijck, R., Rustin, P., Simar, L.: Preliminary Results after Three Years Experience of Immunosurgical Treatment of Melanoma. Symposium on Recent Advances in Biology of Melanoma and Leukemia. Bruxelles 8.-9.4.1976
9. Cochran, A.J.: Host Responses to Malignant Disease. Brit. J. Dermat. *83*, 208-212 (1970)
10. Cochran, A.J.: The Biology and Treatment of Malignant Melanoma. Europ. J. Cancer *12*, 585-594 (1976)
11. Eilber, F.R., Morton, D.L., Holms, E.C., Sparks, F.C., Ramming, K.P.: Adjuvant Immunotherapy with BCG in Treatment of Regional Lymphnode Metastases from Malignant Melanoma. New England J. Med. *294*, 237-240 (1976)
12. Emmelot, P.: Biochemical Properties of Normal and Neoplastic Cell Surfaces; a Review. Europ. J. Cancer *9*, 319-333 (1973)
13. Gartmann, H., Tritsch, H.: Beobachtungen bei Tumoraustauschtransplantationen wegen inoperablen Melanoms. Hautarzt *17*, 529-533 (1966)
14. Gerner, R.E., Morre, G.E.: Feasability Study of Active Immuno-Therapy in Patients with Solid Tumors. Cancer *38*, 131-143 (1976)
15. Goldstein,A.L., Cohen, G.H., Rossio, J.L., Thurmann, G.B., Brown, C.M., Ulrich, J.T.: Use of Thymosin in the Treatment of Primary Immunodeficiency Diseases and Cancer. Med.Clin.N.Amer. *60*, 591-606 (1976)
16. Grant, R.M., Mackie, R., Chochran, A.J., Murray, E.L., Hoyle, D., Ross, C.: Results of Administering BCG to Patients with Melanoma. Lancet *1974 II*, 1096-1100
17. Gutterman, J.U., Mavligit, G., Gottlieb, J.A., Burgess, M.A., Mc Bride, C.E., Einhorn, L., Freirich, E.J., Hersh, E.M.: Chemoimmunotherapy of Disseminated Malignant Melanoma with Dimethyl Triazeno Imidazole Carboxmide and Bacillus Calmette-Guérin. New Engl.J.Med. *291*, 592-597 (1974)
18. Gutterman, J.U., Mavligit, G.M., Reed, R.C., Burgess, M.A., Mc Bride, C.M., Hersh, E.M.: Adjuvant Immunotherapie with BCG for Recurrent Malignant Melanoma. Behring Inst. Mitt. *56*, 199-206 (1975)
19. Herrmann, W.P., Tritsch, H., Gartmann, H.: Rückbildung von Melanom-Metastasen nach Injektion von Freund'schem Adjuvans. Hautarzt *21*, 181-183 (1970)
20. Ikonopisov, R.L.: The Use of BCG in the Combined Treatment of Malignant Melanoma. Behring Mitt. *56*, 206-214 (1975)
21. Illig. L., Paul, E.: Unspezifische epifokale Immuntherapie des malignen Melanoms der Haut mit DNCB nach Malek-Mansour. Hautarzt *27*, 579-587 (1976)
22. Mc Carthy, W.H., Milton, G.W.: Immunotherapy for Malignant Melanoma. Behring Inst. Mitt. *56*, 251-256 (1975)
23. Maguire, jr., H.C.: Tumor Immunology with Particular References to Malignant Melanoma. Int. J. Derm. *14*, 3-11 (1975)
24. Malek-Mansour, S., Castermans-Elias, S., Lapière, Ch.M.: Régression des métastases de mélanome après thérapeutique immunologique. Dermatologica (Basel) *146*, 156-172 (1973)
25. Morton, D.L., Eilber, F.R., Holms, E.C., Hunt, J.S., Ketcham, A.S., Silverstein, M.J., Sparks, F.C.: BCG Immunotherapy of Malignant Melanoma: Summary of a Seven-Years Experience. Ann. Surg. *180*, 635-643 (1974)
26. Nadler, S.H., Moore, G.E.: Clinical Immunologic Study of Malignant Diasease: Response to Tumor Transplants and Transfer of Leukocytes. Ann.Surg. *164*, 482-490 (1966)
27. Nagel, G.A., Nagel, E., Weber, W.: Immunologie und Immuntherapie des Mammakarzinoms. Therapeut.Umschau *33*, 815-819 (1976)

28. Oon, C.J., Butterworth, C., Elliott, P., Hobbs, J.R., Mc Leod, B., Rosengurk, N., Westbury, G.: Homologous Immunotherapy Using Immune Leukocytes. Behring Inst. Mitt. *56*, 223-227 (1975)
29. Pasternak, L.: Altern und Tumorimmunität. Allergie u. Immunologie *22*, 253-255 (1976)
30. Portoukalian, J., Zwingelstein, G., Dove, J.F.: Glycolipids in Human Malignant Melanoma. Symposium on Recent Advances in Biology of Melanoma and Leukemia. Bruxelles 8.-9.4.1976
31. Rümke, Ph.: persönliche Mitteilung
32. Schoeller, Chr.: Zur Immuntherapie des malignen Melanoms. Inaug. Diss. Köln 1976
33. Seigler, H.F., Shingleton, W.W., Horne, B.J., Pickwell, K.L.: The use of BCG, Adoptive Transfer and Neuraminidase Treated Tumor Cells in the Management of Melanoma. Behring Inst. Mitt. *56*, 214-223 (1975)
34. Sober, A.J.: Immunology and Cutaneous Malignant Melanoma. Int. J.Derm. *15*, 1-18 (1976)
35. Tritsch, H.: Onkolyse bei Melanom-Lymphknoten-Metastasen. Dtsch.Med.Wschr. *95*, 2432-2433 (1970)
36. Tritsch, H.: Entwicklungen der Immuntherapie des malignen Melanoms. Hautarzt *27*, 1-7 (1976)
37. Tritsch, H.: persönliche Mitteilung
38. Wätzig, V.: Immuntherapie mit DNCB bei Mykosis fungoides. Derm.Mschr. *163*, 56-57 (1977)

Prof. Dr. W.P. Herrmann
Univ.-Hautklinik
Josef-Stelzmann-Str. 9
D-5000 Köln 41

Aussprache:

G.K. Steigleder, Köln, zum Vortrag Herrmann:
Mit aller Vorsicht ausgedrückt, habe ich meine Zweifel an dem Nutzen der kombinierten Behandlung mit DTIC und BCG. Nach meinem Eindruck war bei manchen Patienten die Pockenvakzination von Tumorknoten dann erfolgreich, wenn es zu einer maximalen Reaktion mit Einschmelzung kam. Unsere Erfahrungen lehren, daß es offenbar durch eine zelluläre Immunreaktion zur Rückbildung von Tumorknoten kommen kann, das Melanom sich aber dennoch an anderer Stelle ausbreitet, es muß sich also eine lokale Tumorimmunität entwickeln können.

Eine Beobachtung, die ich aus naheliegenden Gründen nicht weiter verfolgen konnte, war folgende: Ein rein synthetisches, niedermolekulares Präparat mit Depot-ACTH-Wirkung führte zu einer sehr starken Pigmentierung bei Patienten, die zur Pigmentbildung neigten. Die Patienten sahen wie nach einem Skiurlaub aus. Ein Patient glaubte auch, daß sich die Pigmentzellnaevi unter diesem Präparat vermehrt hätten. Es ist also eine systemische Stimulierung der Pigmentbildner entsprechend dem MSH durch niedermolekulare Substanzen möglich, daher sollte die Frage einer Bremswirkung auf solche Zellen auch zu lösen sein.

Diskussionsredner zum Vortrag 7.1.2.:
Nasemann, Götz, Schuppli, Herzberg, Burg, Nürnberger, Ehring, Schulz und *Macher*

7.1.3. Arzneimittelexantheme

A. Krebs, Bern

Wie anderswo steigt auch in der kleinen Schweiz der Konsum an Arzneimitteln ständig an (Galenika-Umsatz 1974-1976). Hingegen bleibt die Zahl der in der Schweiz registrierten Medikamente von Jahr zu Jahr ziemlich konstant und beträgt ca. 10.000. Es verschwinden somit ebenso viele alte Heilmittel vom Markt als neue registriert werden können.

Die neuen, modernen Arzneimittel sind in der Regel biologisch viel aktiver als unsere alten „Großväter-Präparate". Sie verursachen deshalb auch häufiger Nebenwirkungen. Etwa ein Viertel bis ein Drittel davon spielt sich an der Haut ab. Kein Wunder also, daß wir Ärzte und besonders wir Dermatologen uns fast täglich mit kutanen Arzneimittelnebenwirkungen zu beschäftigen haben.

Wir sprechen dabei speziell von Arzneimittelexanthemen, wenn die Hauterscheinungen auf eine systemische Zufuhr des Heilmittels zurückzuführen sind.

Ursache von Arzneimittelexanthemen

Wie entstehen diese klinisch so mannigfaltigen Arzneimittelexantheme? Ihre Pathogenese ist außerordentlich komplex und heute nur teilweise erforscht.

Dank der modernen Immunologie wissen wir jedoch, daß ein Großteil der Arzneimittelexantheme auf einer Antigen-Antikörper-Reaktion beruht. Die Medikamente, häufiger ihre Metaboliten, wirken dabei als Haptene. Aus zeitlichen Gründen muß ich mich hier im wesentlichen auf diese Gruppe beschränken.

Alle wichtigen immunologischen Reaktionstypen, wie sie von Gell und Coombs definiert worden sind, sind bei den Arzneimittelexanthemen vertreten. Die chemische Natur des Haptens, seine Applikationsweise und die immunologische Veranlagung des Patienten bestimmen den Reaktionstyp.

A) *Allergien vom humoralen Typ*
  Reaktionstyp I: Anaphylaktische Reaktion
   Klinik: urtikarielles Arzneimittelexanthem, *Quincke*-Oedem
  Reaktionstyp II: Cytotoxische Reaktion
   Klinik: Purpura durch Thrombozytopenie
  Reaktionstyp III: Arthus-Reaktion
   Klinik: Serumkrankheit
   allergische Vaskulitis
   makulo-papulöse Exantheme?
B) *Allergien vom zellulären Typ*
  verzögerte Immunreaktion
  Klinik: makulo-papulöse Exantheme (?)
C) *Autoimmunreaktionen*
  Klinik: LE viszeralis (über 50 Medikamente verdächtig, ca. 5-10 bewiesen)
  Pemphigus (D-Penicillamin, Rifampicin?)

In Wirklichkeit überschneiden sich beim Patienten diese verschiedenen immunologischen Reaktionen. Auf einen Antigenreiz entstehen häufig neben- und nacheinander verschiedene Antikörper. Ein klinisches Beispiel ist die Serumkrankheit, bei welcher IgE-Antikörper und Immunkomplexe beteiligt sind.

(Zu den verschiedenen immunologischen Reaktionstypen werden jeweils klinische Bilder demonstriert. So z.B. eine allergische Vaskulitis bei einer 50jährigen Frau mit Purpura an den Beinen und Nekrosen in der Mundhöhle. Mit der Immunfluoreszenz konnten in kutanen Gefäßen IgG und Komplement nachgewiesen werden. Zu Verschlimmerungen kam es jedesmal nach Phenylbutazongabe wegen rheumatoider Polyarthritis).

Diagnostische Möglichkeiten beim Arzneimittelexanthem

Der praktizierende Dermatologe interessiert sich verständlicherweise vor allem für die diagnostischen Möglichkeiten bei Arzneimittelexanthemen. Wie das moderne „drug-monitoring" zeigt, ist es wichtig, daß der Arzt bei unklaren Hautveränderungen immer an die Möglichkeit einer medikamentösen Ursache denkt. Auf der anderen Seite muß ausgeschlossen werden, daß die Hauterscheinungen allein auf eine Grundkrankheit des Patienten zurückzuführen sind (z.B. Virusexantheme).

In der Praxis ist die Situation meist so, daß der Kranke mehrere Medikamente eingenommen hat. Es wäre hier jeweils zu erwägen, ob man nicht sämtliche Medikamente als erstes absetzen sollte, um den Patienten später mit denselben zu reexponieren. Die Grundkrankheit erlaubt es aber oft nicht, alle Medikamente wegzulassen. Die Reexposition ist nicht immer verläßlich und kann für den Patienten unangenehm sein. Wir exponieren ambulant nur beim fixen Exanthem mit einigen wenigen Herden.

Das für das Exanthem verantwortliche Medikament sollte möglichst rasch eruiert werden. Um dem Arzt dabei zu helfen, sind in der neueren Literatur Zusammenstellungen aller bisher beobachteten Hautnebenwirkungen von systemisch verabreichten Arzneimitteln veröffentlicht worden: z.B. Bruinsma, W.: „A Guide to Drug Eruptions", 1973; Meyler's „Side Effects of Drugs", 1975 u. Annals, 1976; Zürcher K. und Mitarb. „Hautnebenwirkungen interner Arzneimittel" Dermatologica, 1970-1976. Die Konsultation solcher Zusammenstellungen der Literatur kann bei der Abklärung eines Arzneimittelexanthems von Nutzen sein.

Daneben stehen dem praktizierenden Dermatologen die Hautteste zur Verfügung. Ihre Aussagekraft beim Arzneimittelexanthem wird oft bezweifelt. Da man den für die Allergie verantwortlichen Medikamentmetaboliten selten zur Verfügung hat, gibt es oft falsch negative Testausfälle. Ein negativer Test schließt deshalb das Vorliegen einer Allergie nicht aus. Auch falsch positive Teste kommen vor. Kontrollen an gesunden Probanden sind empfehlenswert. In Bern werden seit einiger Zeit beim Arzneimittelexanthem regelmäßig Hautteste, und dies oft mit gutem Erfolg, durchgeführt. Es werden dabei Skarifikationen und Läppchenteste mit dem in NaCl-Lösung aufgeschwemmten Medikament vorgenommen, Intrakutanteste hingegen nur ausnahmsweise (z.B. mit Penicilloyl-Polylysin). Mit den Hauttesten kann humorale und zelluläre Allergie nachgewiesen werden.

Sind Hautteste gefährlich? Wenn man gewisse Vorsichtsmaßnahmen einhält, nach unserer Erfahrung kaum: Kein Hauttest ist erlaubt bei vorherigen Schocksymptomen, besondere Vorsicht bei stark allergisierenden Medikamenten (z.B. Penicillin, Lokalanästhetika). Ein Notfallbesteck mit Intubationstubus sollte immer bereit liegen.

Was leisten die modernen *in vitro*-Altergieteste beim Arzneimittelexanthem? Für die dermatologische Praxis sind sie alle technisch zu kompliziert. Sie bleiben vorläufig dem Speziallabor vorbehalten.

Der zuverlässigste *in vitro*-Test beim Arzneimittelexanthem ist die Lymphozytentransformation. Sie ist anwendbar bei humoraler und zellulärer Allergie. Ihre Spezifität und Empfindlichkeit sind hoch. Falsch negative Resultate sind jedoch möglich.

Der praktizierende Dermatologe kann vom Speziallabor die Durchführung eines Lymphozyten-Transformations-Testes verlangen. Wegen dessen technischer Kompliziertheit sollte er dies jedoch nur in wichtigen klinischen Situationen tun, z.B. beim Epilepsie- oder Tuberkulosekranken, welcher unbedingt weiterhin medikamentös behandelt werden muß.

Die anderen *in vitro*-Allergieteste dienen heute noch bevorzugt der Beantwortung wissenschaftlicher Fragestellungen. Mit Ausnahme der Penicillinallergie sind sie noch nicht für die routinemäßige Abklärung von Medikamentenallergien ausgearbeitet. Wegen ihrer technischen Kompliziertheit bleiben sie ebenfalls dem Speziallabor vorbehalten, das aber durchaus einer Dermatologischen Klinik angehören kann.

Passive Hämagglutination (Thiel u. Mitarb., 1964)
Basophilen-Degranulation (Shelley u. Juhlin, 1961)
Radio-Allergo-Sorbens Test, „RAST" (Wide, Bennich u. Johansson, 1967)
„Rosettentest" (Cruchaud u. Frei, 1967)
Leukozyten-Migrations-Test „LMT" (Bendix u. Soeborg)
Makrophagen-Migrations-Hemmtest „MIF" (David u. Mitarb., 1964) u.a.m.

Der positive Ausfall eines in vitro-Testes beweist das Vorhandensein von Antikörpern gegen das Medikament. Daß der Patient bei der Exposition klinisch-allergische Symptome zeigen wird, ist damit nicht gesagt.

Neuere klinische Beobachtungen auf dem Gebiet der Arzneimittelexantheme

Ich beschränke mich auf Medikamentengruppen, welche in den letzten Jahren stark angewachsen sind.

Antibiotika

Betrachtet man die in der Schweiz in den letzten drei Jahren neu registrierten Antibiotika, so handelt es sich zur Hauptsache um halb-synthetische Ampicilline, Penicilline, und Cephalosporine. Obschon diese neuen Medikamente gegenüber den ursprünglichen Präparaten gewisse Vorteile besitzen, kommt ihnen nach wie vor eine recht bedeutende Allergiepotenz zu. Wir haben somit weiterhin mit solchen Hautnebenwirkungen zu rechnen. Es wird in Erinnerung gerufen, daß folgende Zahlen bekannt sind:
Häufigkeit von Exanthemen beim Ampicillin: 7,7 %
  beim Penicillin: 2,7 %
  (Shapiro und Mitarb., 1969)
Stark gehäuft beobachtet man makulöse oder makulopapulöse Exantheme bei Ampicillinen, wenn gleichzeitig folgende Krankheiten bestehen: infektiöse Mononukleose: 42 - 100 %, Virusinfekte: 16,6 %, chronische Lymphadenose: 80 %, Gicht mit Allopurinolbehandlung: 22,4 %. Bei diesen Grundkrankheiten ist deshalb die Verwendung von Ampicillin heute kontraindiziert.

Diese gehäuft auftretenden Exantheme sind vorwiegend „toxisch". Mit diesem Begriff gestehen wir ein, daß die Aetiologie unklar bleibt. Eine Ampicillin-Allergie läßt sich meist nicht nachweisen. Möglicherweise sind polymere Verunreinigungen des Ampicillins dabei von Bedeutung (Parker, 1976).

Cytostatika

Ihr Umsatz hat in den letzten drei Jahren in der Schweiz über 80 % zugenommen. Bekannte kutane Nebenwirkungen sind Haarausfall, Stomatitis, Exantheme. Ihre Häufigkeit und Intensität wechselt von Medikament zu Medikament.

Neuerdings wird vor allem auf Hyperpigmentierungen an Haut und Nägeln durch viele Cytostatika hingewiesen, so z.B. beim Bleomyzin, Busulfan, Dactinomyzin, Doxorubicin, 5-Fluorouracil, Hydroxyurea, Cyclophosphamid.

(Demonstration einer Addison-ähnlichen Hyperpigmentierung durch Busulfan; Hyperpigmentierungen über großen Gelenken und Fingergelenken durch Bleomyzin.)

Herz- und Kreislaufmittel, Antihypertonika

Diese Gruppe von Medikamenten nimmt von Jahr zu Jahr zu. Vor allem haben sich in der letzten Zeit hier die Betablocker etabliert: Practolol (Dalzic), Propanolol (Dociton), Oxprenolol (Trasicor), Alprenolol (Aptin), Pindolol (Visken) u.a.m.

Das Practolol ruft besondere exanthematische Hauterscheinungen hervor. Sie sind psoriasisartig, namentlich über den Gelenken, verlaufen mit palmo-plantaren Hyperkeratosen, allgemeiner Xerodermie und Juckreiz. Die Augen sind trocken und entzündet. Nach Absetzen des Medikamentes bilden sich die Hautveränderungen spontan zurück.

Practolol entfaltet daneben leider auch schwerere Augenläsionen, z.T. mit Erblindung infolge Hornhautperforation, daneben fibröse Peritonitis und Perikarditis. Es ist deshalb in der Schweiz nicht mehr registriert.

Die anderen Betablocker, insbesondere Propranolol und Oxprenolol entfalten möglicherweise ähnliche psoriasiforme Hautveränderungen, jedoch sicher seltener und weniger intensiv als Practolol. Es handelt sich dabei aber noch um wenige und oft einzelne Beobachtungen. Es ist gut, wenn der Dermatologe diese potentiellen Hautnebenwirkungen der Betablocker kennt und auf sie achtet. Betablocker werden heute immer häufiger vor allem gegen Hypertonie und Angina pectoris verschrieben. Auf welche Weise diese, auf das adrenergische Nervensystem wirkenden Medikamente psoriasiforme Hautveränderungen hervorrufen, bleibt vorderhand ungeklärt. Zum Teil sind pemphigusartige Antikörper nachgewiesen worden, deren Bedeutung unklar ist.

Antirheumatika

Hier ist der Arzneimittelmarkt in letzter Zeit vor allem durch neue, nicht-steroidartige Antiphlogistika bereichert worden: z.B. Diclofenac (Voltaren), Fenoprofen (Feprona), Ibuprofen (Brufen, Motrin), Ketoprofen (Alrheumun), Naproxen (Proxen). Die Allergiequote dieser neuen Substanzen ist relativ beschreiben (ca. 1 %). Sie rufen gelegentlich Exantheme hervor.

Bedeutend häufiger beobachtet man dagegen Haut- und Schleimhaut-Nebenwirkungen unter D-Penicillamin. Es handelt sich um einen Penicillinabkömmling, der bisher vor allem als Kupfer-Chelatbildner bei der Wilsonschen Krankheit und bei der Cystinurie Verwendung fand. Beide Krankheiten sind selten.

Neuerdings wird aber D-Penicillamin häufig und mit gutem Erfolg gegen primär chronische Polyarthritis angewendet; dadurch hat sich sein Markt bedeutend vergrößert.

D-Penicillamin ruft verschiedene unangenehme Nebenwirkungen hervor: makulöse Exantheme, Stomatitis, nephrotisches Syndrom u.a.m.

Für den Dermatologen von besonderem Interesse ist die Auslösung von Immunkrankheiten durch D-Penicillamin: LE viszeralis und Pemphigus. Es handelt sich um das bisher einzige Arzneimittel, welches mit Sicherheit einen Pemphigus auszulösen vermag. Neuerdings wird dies auch für Rifampicin behauptet, doch handelt es sich dabei vorerst nur um eine einzelne Beobachtung, die noch der Bestätigung bedarf.

Der durch D-Penicillamin hervorgerufene Pemphigus ist häufig vom foliceus- oder seborrhoischen Typ, manchmal atypisch und nach Absetzen des Medikamentes reversibel. In anderen Fällen entwickelte sich das klinische, histologische und immunologische Vollbild eines echten Pemphigus.

Wir tun gut daran, in Zukunft beim Pemphigus nach der vorherigen Einnahme von Medikamenten, besonders von D-Penicillamin, zu fragen. Ob D-Penicillamin als Hapten Konjugationen mit DNS und Epithelbestandteilen eingehen kann und so Autoimmunkrankheiten auslöst, bleibt vorläufig eine offene Frage.

(Demonstration eines Patienten mit typischen Häutläsionen durch Practolol und einer Patientin mit primär chronischer Polyarthritis, bei welcher sich nach 3/4 jähriger Einnahme von D-Penicillamin zuerst 600 mg, dann 300 mg täglich, ein echter Pemphigus der Mundschleimhaut entwickelte.)

Psoralen

Als letztes möchte ich Ihnen über zwei Patienten berichten. bei welchen sich nach Einnahme von Psoralenen (Meladinin) und anschließender Sonnenexposition eine schmerzhafte Onycholyse an Zehen und Fingern entwickelte.

Was ich Ihnen hier in 20 Minuten zeigen konnte, war nur eine kleine Auswahl aus dem großen Gebiet der Arzneimittelexantheme. Wir werden diesen Hauterscheinungen mit Sicherheit weiterhin begegnen. Wenn Ihnen das hier Gesagte gelegentlich bei der Abklärung eines Arzneimittelexanthemes behilflich sein könnte, so ist damit der Zweck des Vortrages erfüllt.

Prof. Dr. A. Krebs
Dermatologische Univ.-Klinik
Inselspital
CH-3010 Bern

7.1.4 . Immunologische Phänomene bei der gemischten Kollagenose (MCTD)

St. Jabłońska und T. Chorzelski, Warschau

Der von Sharp u. Mitarb. (1969, 1972) eingeführte Krankheitsbegriff *Mixed Connective Tissue Disease (MCTD)* hat großes Interesse erweckt, da es nicht selten Fälle von Kollagenosen gibt, die sich nicht einem der bekannten Krankheitsbilder dieses Formenkreises zuordnen lassen und die manche Symptome der Sklerodermie (Fingerschwellung, Raynaud'sches Phänomen, verminderte Oesophagusmotilität), des SLE (Pleuritis, Pericarditis, manchmal auch Leukopenie und Anaemie) und einer Myositis in sich vereinen. Nach Sharp u. Mitarb. (1976) ist das klinische Bild charakteristisch und läßt sich nach ihrer Ansicht auf die von ihnen vorgeschlagenen Kriterien stützen; sie betonen, daß in einzelnen Krankheitsphasen die Merkmale des SLE, der Sklerodermie oder der Myositis im Vordergrund stehen können. Besonders wichtig ist, daß die Nieren *nicht* befallen sind und Corticosteroide im allgemeinen eine gute therapeutische Wirkung haben.

Charakteristisch für die gemischte Kollagenose ist das Auftreten von antinukleären Antikörpern (ANA), die in der Immunfluoreszenz ein fleckiges Muster ergeben und gewöhnlich in sehr hohen Titern nachweisbar sind. Diese Antikörper sind gegen lösliche nukleäre Antigene (extractable nuclear antigen — ENA) gerichtet, insbesondere gegen die RNase-empfindliche Komponente (Ribonukleoproteine); sie werden im Haemagglutinationstest nach RNase-Andauung nachgewiesen, was als Screening-Verfahren angesehen werden kann. Eine genaue Charakterisierung erfolgt durch die Immunodiffusion unter Verwendung von Standardseren und nach RNase-Andauung (Reichlin u. Mitarb., 1972), Antikörper gegen die RNase-resistente Komponente (Sm-Antigen) des löslichen nukleären Antigens ergeben keine Identitätslinie mit Ribonukleoprotein und sind charakteristisch für den SLE.

Im Gegensatz zu Sharp u. Mitarb. ist Reichlin (1976) der Ansicht, daß das MCTD-Syndrom keine pathognomonischen Symptome hat und daß Antikörper gegen Ribonukleoprotein, welche das kennzeichnende immunologische Merkmal dieses Syndroms sein sollen, auch in einzelnen Fällen von SLE auftreten. Die Mehrzahl der Patienten von Reichlin (15 von 18), bei denen ausschließlich Antikörper gegen Ribonukleoprotein und *keine* Antikörper gegen die RNase-resistente Komponente (Sm) und gegen DNS nachgewiesen wurden, erfüllen mindestens 4 Kriterien der *American Rheumatologic Association* für den SLE, und nur in zwei Fällen entsprach das klinische Bild der MCTD (Fingerschwellung, Myositis, Raynaud'sches Phänomen). In rund 25 % der unzweifelhaften SLE-Fälle können Antikörper gegen Ribonukleoprotein nachgewiesen werden (Mattioli u. Mitarb., 1971). Das Auftreten dieser Antikörper werten die Autoren als ein günstiges prognostisches Zeichen, da in der Regel die Nieren in diesen Fällen *nicht* befallen sind, werden jedoch die Antikörper gegen Ribonukleoprotein von Antikörpern gegen die RNase-resistente Komponente (Sm) und gegen DNS begleitet, so kann eine Lupus-Nephritis auftreten.

Einen anderen Standpunkt nimmt Winkelmann (1971) ein, der die Meinung vertritt, daß die MCTD eine Abart der Sklerodermie sei, welche er als *mesenchymale* oder *inflammatorische* Sklerodermie bezeichnet. Früher wurde diese Form der Sklerodermie nach Winkelmann als *Sklerodermatomyositis* bezeichnet. Die von ihm als mesenchymale Sklerodermie beschriebenen Fälle waren von einem SLE, einer Dermatomyositis, Rheumatismus, einem Sjögren-Syndrom und/oder einer Vaskulitis begleitet, die Hautveränderungen entsprachen hauptsächlich der oedematösen Sklerodermie, zuweilen ohne Raynaud'schem Phänomen. Als ein für diese Fälle besonders charakteristisches Zeichen bezeichnen Winkelmann u. Mitarb. die Immunglobulinablagerungen, hauptsächlich von IgM, an der dermo-epidermalen Grenze der unveränderten Haut und/oder in den Gefäßwänden. In ihrem Material bildeten die antinukleären Antikörper in der Immunfluoreszenz nicht immer ein fleckiges Muster, in einzelnen Fällen war es nukleär oder gemischt. Die Autoren äußern sich nicht zur Korrelation des klinischen Bildes mit dem Nachweis von Ribonukleoprotein-Antikörpern, die sie nur in einem Fall untersucht hatten.

Wie sich aus den dargelegten Auffassungen der verschiedenen Autoren ergibt, ist der Begriff der *gemischten Kollagenose* (MCTD) kontrovers, und es ist noch nicht einmal entschieden, ob er eine gesonderte nosologische Einheit (Sharp u. Mitarb., 1976) bezeichnet oder eine Abart des SLE (Reichlin, 1976) bzw. eine besondere Form der Sklerodermie (Winkelmann u. Mitarb., 1976) bezeichnet.

Unser Material umfaßt 5 Patienten, welche den klinischen Kriterien für eine gemischte Kollagenose (MCTD) von Sharp entsprachen, 30 Fälle von SLE, 14 von systemischer Sklerodermie und 4 Fälle von Dermatomyositis.

Tabelle 1

Diagnose	Zahl der Fälle	Antikörper		
		RNP	Sm	DNS
MCTD (Gemischte Kollagenose)	4	3	0	0
SLE	30	6	4	5
Systemische Sklerodermie	14	2	0	0
Dermatomyositis	4	0	0	0

Aus Tabelle 1 geht hervor, daß Ribonukleoprotein-Antikörper in fast allen den Fällen nachgewiesen wurden, die klinisch als MCTD diagnostiziert worden waren, darüber hinaus wurden diese Antikörper in 20 % der SLE- und bei 2 der Sklerodermie-Patienten nachgewiesen. Im indirekten Immunfluoreszenztest fanden sich bei 3 der 5 Patienten, die den Kriterien für eine MCTD entsprachen, antinukleäre Antikörper mit einer nukleären Fluoreszenz, und nur bei 2 Patienten wurden antinukleäre Antikörper mit einem fleckigen Fluoreszenzmuster festgestellt (Tabelle 2). Mit Hilfe der Immunodiffusion nach Reichlin waren bei 4 Patienten Ribonukleoprotein-Antikörper nachweisbar; das Standardserum stammte von dem Patienten Z.D., der Nachweis der Ribonukleoprotein-Antikörper wurde im Institut von Reichlin bestätigt. Ein Immunfluoreszenzband fand sich in der klinisch unveränderten Haut von 2 Patienten und bei einem Patienten im Bereich der klinisch und histologisch dem LE entsprechenden Hautveränderungen im Gesicht. Es muß betont werden, daß in unseren Fällen das Immunfluoreszenzband auch IgG enthielt. Diese 4 Patienten hatten zumindest 4 der nach der *American Rheumatologic Association* für einen SLE charakteristischen Symptome, von denen aber 3 ebenfalls zu den von Sharp genannten Kriterien für eine MCTD gehören.

In der Gruppe der SLE-Patienten (Tabelle 3) fanden wir bei 6 Patienten Ribonukleoprotein-Antikörper, wobei in 2 aktiven Fällen auch noch Antikörper gegen das Sm-Antigen und gegen DS-DNS (Crithidia luciliae-Test) nachgewiesen wurden. Nur bei einer Patientin, bei der lediglich Ribonukleoprotein-Antikörper nachweisbar

Tabelle 2. MCTD

Klinische Symptome nach Sharp	Kranke				
	D.J.	Z.G.[a]	A.J.	Z.D.[b]	W.O.
Arthritis	+	+	+	+	+
Handoedem	+	+	+	+	+
Raynaud Phänomen	+	+	+	+	+
Abnorme Oesophaguserweiterung	+	+	−	+	+
Myositis	+	+	+	+	+
Serositis	−	−	+	−	−
Nierenbefall	−	−	−	−	−
Anaemie	−	−	+/−	−	−
Leukopenie	−	−	+/−	+	−
Hypergammaglobulinaemie	+	+	+	+	+
Immunologie					
antinukleäre Antikörper (ANA)	5120-640 nukleär	2560 nukleär	5120 fleckig	2560 fleckig	1280 nukleär
Anti-DNA Antikörper	−	−	−	−	−
RNP	+	−	+	+	
IF-Band in der unveränderten Haut	−	+	+	−	−[c]

Bemerkung:
[a] Thymus perstans, myasthenische Reaktion
[b] Veränderungen der Gesichtshaut, schmetterlingsförmiges Erythem
[c] In der Epidermis in vivo fixierte nukleäre Antikörper

Tabelle 3. SLE

Kranke	Lupus-Nephritis	IF Band[a]	ANA Titer und Muster	RNP	Sm	DNS	Klinischer Zustand[b]	
							aktiv	Remission
J.L.	+	+	320-0 homog. + peripher	+	+	+	+	
J.Ch.	−	+	20480-1280 fleckig	+	+	+	+	
Z.P.	−	−	640 fleckig	+	−	−		+
A.K.	+	+	1280-0 homog.	+	−	−		+
J.S.	−	+	5120-160 fleckig	+	−	−	+	
J.G.	−	+	320 homog.	+	−	−		+
H.S.	+	+	5120-160 fleckig	−	+	−		+
H.P.	−	n.d.	20480 fleckig	−	+	−	+	

[a] in unveränderter Haut
[b] zur Zeit der serologischen Untersuchungen

waren, bestand gleichzeitig eine Lupus-Nephritis, jedoch befand sich die Patientin zum Zeitpunkt der Untersuchung in einer Remissionsphase, in der DS-DNS-Antikörper unter Umständen schon nicht mehr nachweisbar sein können. In 2 Fällen, in denen ausschließlich Sm-Antikörper auftraten, bestand nur einmal eine Lupus-Nephritis, im zweiten Fall bestanden hingegen keine Nierenveränderungen.

Im wesentlichen stimmen unsere Beobachtungen mit den Angaben von Reichlin überein, nach denen ein SLE mit Antikörpern ausschließlich nur gegen Ribonukleoprotein milder verläuft. Trotz der Nierenbeteiligung in einem unserer Fälle während der aktiven Krankheitsphase, war der weitere Verlauf milde, die Nierenveränderungen verschwanden völlig, und die Patientin befindet sich nach einer Corticosteroidtherapie in einer völligen Remission.

Bei systemischer Sklerodermie (Akrosklerodermie und diffuse Sklerodermie) waren die Untersuchungen auf Ribonukleoprotein-Antikörper stets negativ. Bei 2 Patienten, bei denen Ribonukleoprotein-Antikörper nachweisbar waren, traten folgende zusätzliche Symptome auf: in einem Fall Fieber, Serositis, Lymphadenopathie, Leukopenie und röntgenologisch nachweisbare rheumatische Veränderungen, in dem zweiten Fall Fieber, Parotitis, Pleuritis, Anaemie und Leukopenie. Es ist bemerkenswert, daß bei beiden Patienten die für eine Sklerodermie charakteristischen kutanen und viszeralen Symptome (stark verminderte Oesophagusmotilität, Lungen- und Herzveränderungen) bestanden, bei einem Patienten außerdem noch eine Osteolyse der terminalen Fingerphalangen. Bei beiden Patienten konnte kein Immunfluoreszenzband an der veränderten Haut nachgewiesen werden. Wir wiesen andererseits bei systemischer Sklerodermie mit sehr schwerer Myositis, also bei Sklerodermatomyositis, keine Ribonukleoprotein-Antikörper nach.

Von großer praktischer Bedeutung ist die Tatsache, daß in unseren beiden Fällen von Sklerodermie mit nachgewiesenen Ribonukleoprotein-Antikörpern und gewissen Merkmalen eines SLE, in einem Fall auch mit Rheumatismus, Corticosteroide eine ausgesprochene Besserung ohne Progression der Hautveränderungen nach Behandlungsende bewirkten, während bei den Sklerodermie-Fällen vom Typ der Sklerodermatomyositis die Corticosteroide zwar einen günstigen Einfluß auf die Myositis hatten, die kutanen und viszeralen Veränderungen jedoch nicht beeinflußten bzw. ihre Verschlimmerungen nicht aufhalten konnten.

Es scheint, daß wir in unserem Patientengut auf die von Winkelmann u. Mitarb. gestellte Frage nach der Korrelation zwischen den von ihm als *mesenchymale Sklerodermie* bezeichneten Veränderungen und dem Auftreten von Antikörpern gegen Ribonukleoprotein eine teilweise Antwort gefunden haben: Fällen mit allen Merkmalen der Sklerodermie und einer schweren Myositis ober ohne „Overlap" der Symptome anderer Kollagenosen scheinen Ribonukleoprotein-Antikörper zu fehlen *(RNP-negativ)*. Wir glauben deshalb nicht, daß man die mesenchymale Sklerodermie, welche sehr verschiedenartige Fälle umfaßt (von der typischen Sklerodermie bis zur Koexistenz mit anderen Kollagenosen, sogar mit einem Überwiegen der Symptome eines SLE) mit dem von Sharp als *Mixed Connective Tissue Disease* (MCTD) bezeichneten Syndrom gleichsetzen kann.

Die von Sharp u. Mitarb. herausgestellte *gemischte Kollagenose* hat zweifellos nicht nur eine theoretische, sondern auch eine praktische Bedeutung, denn es wird jetzt möglich, Fälle, die früher unterschiedlich bezeichnet und oft nicht richtig behandelt wurden, zu klassifizieren. Es gibt jedoch auch Fälle, die klinisch zwar einer MCTD entsprechen, in denen sich aber Ribonukleoprotein-Antikörper nicht nachweisen lassen, während es andererseits auch Fälle mit einem Überschneiden der Symptome verschiedener Kollagenosen gibt, die sich nicht den Kriterien der MCTD zuordnen lassen. Reichlin unterstreicht die Bedeutung der Ribonukleoprotein-Antikörper, vor allem wenn diese *nicht* von Antikörpern gegen das Sm-Antigen und gegen DS-DNS begleitet werden; SLE-Fälle nur mit Ribonukleoprotein-Antikörpern verlaufen in der Regel günstiger, im allgemeinen ohne Nierenbeteiligung. Die Ribonukleoprotein-Antikörper haben also eine wesentliche prognostische Bedeutung.

Aus diesem Grund sind wir der Auffassung, daß in allen Fällen von SLE und atypischer Sklerodermie oder bei den einer MCTD entsprechenden Symptomen wie auch bei einem Überschneiden verschiedener Kollagenosen mindestens 4 serologische Untersuchungen durchgeführt werden müssen:

1. indirekte Immunfluoreszenz zur Ermittlung des Titers der antinukleären Antikörper und zur Beurteilung des Fluoreszenzmusters;

2. und 3. Haemagglutinationstest und Immunodiffusionstest zum Nachweis von Antikörpern gegen Ribonukleoprotein und das Sm-Antigen;

4. eine entsprechende Untersuchung zur Bestimmung der DS-DNS-Antikörper.

Literatur

Mattioli, M., Reichlin, M.: Characterization of a soluble nuclear ribonucleoprotein antigen reactive with SLE sera. J. Immunol. *107*, 1281 (1971)

Reichlin, M.: Problems in differentiating SLE and mixed connective-tissue disease. New Engl. J. Med. *295*, 1194 (1976)

Reichlin, M., Mattioli, M.: Correlation of a precipitin reaction to an RNA-protein antigen, a low prevalence of nephritis in patients with systemic lupus erythematosus. New Engl. J. Med: *280*, 908 (1972)

Sharp, G., Irwin, W., Holmann, H., Tan, E.M.: A distinct rheumatic disease syndrome associated with antibody to a particular nuclear antigen and unusual responsiveness to corticosteroid therapy. Clin. Res. 17, *359* (1969)

Sharp, G., Irwin, W., Holman, H., Tan E.M.: Mixed connective tissue disease an apparently distinct rheumatic disease syndrome associated with a specific antibody to an extractable nuclear antigen (ENA). Am. J. Med. *52*, 148 (1972)

Sharp, G.C., Irvin, W.S., May, Ch.M., Holman, H.R., McDuffie, E.C., Hess, E.V., Schmid, F.R.: Association of antibodies to ribonucleoprotein and Sm antigens with mixed connective – tissue disease, systemic lupus erythematosus and other rheumatic diseases. New Engl. J. Med. *295*, 1149 (1976)

Winkelmann, R.K.: Classification and pathogenesis of scleroderma. Mayo Clin. Proc. *46*, 83 (1971)

Winkelmann, R.K.: Pathogenesis and staging of scleroderma. Acta derm.-vener. *56*, 83 (1976)

Winkelmann, R.K., Carapeto, F.J., Jordon, R.E.: Direct immunofluorescence in the diagnosis of scleroderma syndromes. Dermatologica *153*, (1976)

Prof. Dr. Stefania Jabłońska
Dermatologische Klinik
Warschau/Polen

Aussprache:

St. Jabłonska, Warschau, zu Herrn Weber:
Über Fälle mit Hypertension in den Lungengefäßen hat Rodnan berichtet.

Zu Herrn Steigleder:
Die gemischte Kollagenese (MCTD) unterscheidet sich vom Sklerödem; im Gegensatz zum Sklerödem gibt es bei MCTD eine deutliche Myositis, einen viszeralen Befall, antinukleäre Antikörper in hohem Titer, Anti-RNP-Antikörper und oft Immunablagerungen an der dermo-epidermalen Grenze wie auch beim LE.

Diskussionsbemerkungen zum Vortrag 7.1.3. – 7.1.4.:
Jarisch, Schulz, Salfeld, Simon, Schuppli, Lischka, Seeliger und *Klingmüller*

7.2. Immunologie · Freie Vorträge

Moderator: H. Storck, Zürich

7.2.1. Die prognostische Bedeutung der Urtikaria als Begleiterscheinung des viszeralen Lupus erythematodes

K. Király, M. Krámer und A. Horváth, Budapest

Die Urtikaria ist ein häufiges Hautsymptom, in der Mehrzahl der Fälle Folge einer allergischen Reaktion vom Frühtyp, vermittelt durch IgE. In den letzten Jahren hat die Erkennung der Immunkomplex-Krankheiten die Aufmerksamkeit auf die verschiedenen, von Immunkomplexen hervorgerufenen vaskulären Erscheinungen, unter anderem auf die Urtikaria, gerichtet. Die Urtikaria ist ein Symptom, vielleicht das allgemeinste Symptom der Immunkomplex-Krankheiten: sie ist eines der frühesten Zeichen der Serumkrankheit sowie ständiger Begleiter der auf Streptokokkeninfektionen folgenden sogenannten „Sekundärkrankheit" (Nephritis, Carditis, Arthritis). Kürzlich wurde in mehreren Publikationen über Urtikaria im Prodromalstadium der Virushepatitis oder während der Krankheit selbst berichtet, auch bei infektiöser Mononukleose wurde diese Hauterscheinung oft beobachtet.

Die beim systemischen Lupus erythematodes auftretende Urtikaria ist auch allgemein bekannt. Im großen Krankengut von *Dubois* kam sie in 6,9 % vor, *Rothfield* beobachtete sie bei 9,1 % seiner Patienten; unsere während neun Jahren beobachteten 89 Fälle von systemischem Lupus erythematodes wiesen ebenfalls in 10 % eine Urtikaria auf.

Der Verlauf der Urtikaria beim systemischen Lupus erythematodes weicht von der üblichen klinischen Form bedeutend ab. Wir haben sie fast ausschließlich bei mit Steroiden behandelten Kranken beobachtet. Gewöhnlich waren die Effloreszenzen kleiner, sie bestanden länger, mehrere Tage, sogar wochenlang, und nach einem längeren Bestehen entwickelten sich an ihrer Stelle erythema-multiforme-ähnliche Veränderungen. In einem großen Teil der Fälle war kein Juckreiz vorhanden. Die übliche Behandlung mit Antihistaminika war wirkungslos, nur hohe Dosen von Steroiden oder eine kombinierte Therapie mit Steroiden und Immunsuppressiva konnte die Hautsymptome zum Verschwinden bringen. Es war charakteristisch, daß sich die Urtikaria im aktiven Stadium des systemischen Lupus erythematodes entwickelte, sie ging im allgemeinen mit der Verschlechterung der immunserologischen Befunde, mit dem Auftreten von Nierenveränderungen oder mit deren Progression einher. An Hand dieser klinischen Charakteristika haben wir untersucht, welche histologisch erkennbaren und immunologisch nachweisbaren Prozesse die urtikariformen Hauterscheinungen beim systemischen Lupus erythematodes auslösen.

Die lichtoptischen histologischen Untersuchungen ergaben in allen unseren Fällen das gleiche Bild. Das Stratum papillare ist ödematös, um die subepidermalen Kapillaren befindet sich ein aus polymorphkernigen Leukozyten, eosinophilen Zellen und aus wenigen Lymphozyten bestehendes Infiltrat, das viele Kernfragmente enthält. Die Wand der Kapillaren und der kleinen Gefäße im oberen Teil der Dermis ist ödematös aufgelockert, stellenweise zerfallen. Wir finden also histologische Charakteristika einer oberflächlichen Form der leukozytoklastischen Vaskulitis.

Mit der Immunfluoreszenztechnik konnte die den systemischen Erythematodes kennzeichnende, der Membrana basalis entlang lokalisierte, bandförmige, granuläre Fluoreszenz mit Antihumankomplement- und mit Antihumanimmunglobulin-Konjugaten nur bei jenen Kranken beobachtet werden, die nicht zuvor mit Steroiden oder mit Immunsuppressiva behandelt worden waren. In den anderen Fällen war dieses klassische immunhistologische Bild nicht nachweisbar. In allen Fällen aber war eine starke granuläre Fluoreszenz mit Antihumankomplement- und Antihumanimmunglobulin- (IgM und IgE)-Konjugaten in den Wänden der subepidermalen Kapillaren und der kleinen Gefäße der Dermis charakteristisch (Abb. 1 und 2). Der leukozytoklastischen Vaskulitis entsprechend wurden fibrinöse Präzipitate mit Antihumanfibrinogen-Konjugaten um die Gefäße beobachtet.

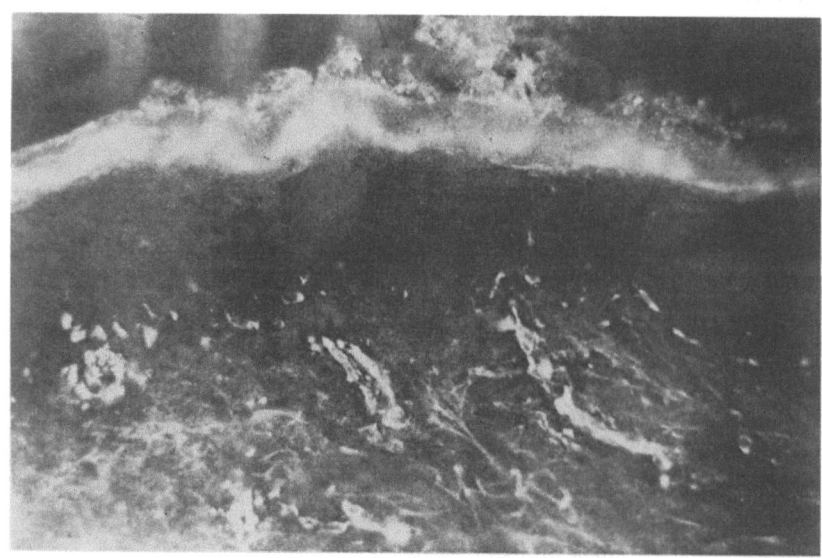

Abb. 1

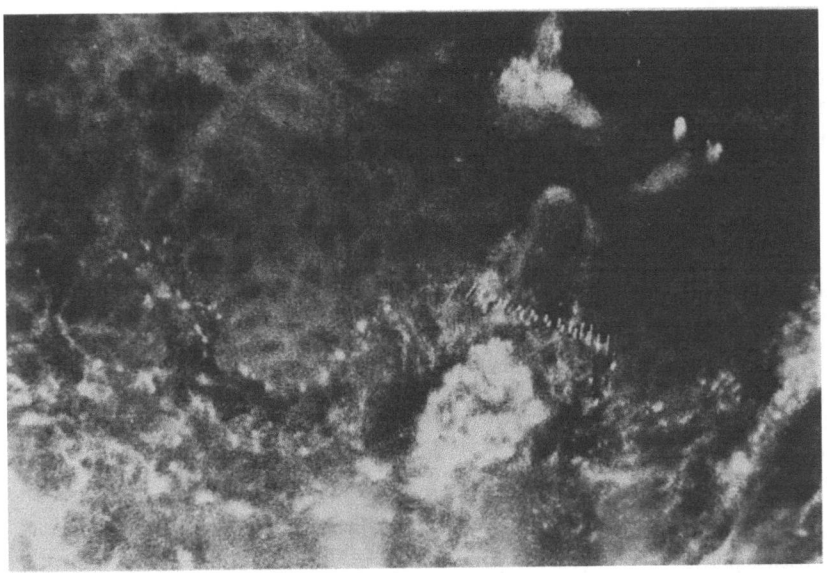

Abb. 2

Tabelle 1. Prognose des viszeralen LE (SLE) mit Urtikaria

Diagnose	Gestorbene	Lebende	Zahl der Fälle nach 9 jähriger Beobachtung
SLE	4	77	81
SLE + Urtikaria	4	4	8
Insgesamt	8	81	89

$x^2 = 11,39$
$p = 0,001$

In den elektronenmikroskopischen Aufnahmen, hergestellt von Exzisaten aus den gleichen Hauterscheinungen, haben wir sowohl in der Wand als auch entlang der Basalmembran der Gefäße elektronendichte Präzipitate mit charakteristischer Struktur gefunden, die, verglichen mit dem klinischen, histologischen und immunhistologischen Bild, Immunglobulin-Ablagerungen entsprachen.

Die klinischen Beobachtungen und Laborbefunde deuten daraufhin, daß die leukozytoklastische Vaskulitis Ausdruck einer Immunkomplex-Krankheit ist. Als Basis der urtikariformen Hauterscheinungen unserer Patienten mit systemischem Lupus erythematodes haben wir histologisch eine leukozytoklastische Vaskulitis und mit Hilfe der Immunfluoreszenz komplementbindende Immunkomplexe in der Wand der kleinen Gefäße nachgewiesen. Der Pathomechanismus der durch Immunkomplexe verursachten Urtika kann verschieden erklärt werden. Am naheliegendsten ist, die Entstehung einer Urtika auf Komplementaktivierung zurückzuführen: die während des Aktivierungsprozesses abgespaltenen vasoaktiven Peptide (Anaphylatoxine) wirken entweder direkt auf die Gefäßwände und verursachen eine gesteigerte Permeabilität, eine Ausströmung von Serum, oder sie bringen die Symptome indirekt durch Mastzellendegranulation und Histaminliberation zustande.

Beim systemischen Lupus erythematodes deutet das Auftreten einer Urtikaria auf eine Zunahme zirkulierender und auch komplementbindender Immunkomplexe. Bei unseren Patienten ging die Urtikaria einher mit einer Verschlimmerung der klinischen Symptome, und in mehreren Fällen folgte darauf der Tod des Kranken. Die beim systemischen Lupus erythematodes beobachtete Urtikaria ist also ein schlechtes prognostisches Zeichen, dies wird auch durch die statistische Analyse unterstüzt. Von 89 Kranken mit systemischem Lupus erythematodes starben 8 Patienten während der neunjährigen Beobachtungszeit, 4 von ihnen hatten vor ihrem Tod eine Urtikaria als klinisches Leitsymptom. Die Differenz zwischen der Mortalität der Gruppen mit und ohne Urtikaria ist hoch signifikant.

Prof. Dr. K. Király
Univ.-Hautklinik
Maria ul. 41
H-1085 Budapest

7.2.2. Neue Aspekte in der Pathogenese und der Therapie der physikalischen Urtikaria

N. Berova, Sofia

Unter den Dermatosen, welche die Möglichkeit zu körperlicher Aktivität – Sport, Arbeit – einschränken können, ist die physikalische Urtikaria eine der wichtigsten. Trotz ihrer leichten morphologischen und ätiologischen Diagnostizierbarkeit ist ihre Pathogenese bzw. ihre nosologische Abgrenzung immer noch umstritten. Das grundlegende Problem ist hierbei, inwiefern die physikalische Urtikaria als allergische Reaktion oder Reflex-Vasoneurose angesehen werden kann. Gerade die physikalische Urtikaria erschüttert die Rolle der Allergie in der Pathogenese der chronischen Urtikaria und diente als Anlaß zur Abgrenzung von zwei verschiedenen Urtikaria-Formen, der allergischen und der nicht-allergischen Urtikaria [1-7, 10].

Material, Methoden und Ergebnisse

Wir haben 50 Fälle von physikalischer Urtikaria katamnestisch über 5 Jahre, klinisch, paraklinisch und therapeutisch analysiert. In unserem Krankengut war die Kälte-Urtikaria die häufigste Form (30,6 %), die Urticaria factitia hatte einen Anteil von 16 %, die Urtikaria e calore von 10,3 %, die Urtikaria solaris von 6,9 %, und die Urtikaria e pressione (Druck-Urtikaria) von 3,3 %. Diese Aufteilung spiegelt nur eine relative Häufigkeit wider, da sie auf einer begrenzten Zahl von Fällen basiert. Es wurde festgestellt, daß Expositionsversuche sicherere und besserere Ergebnisse zeigen, wenn sie unter generalisierten und natürlichen Bedingungen (Sauna, Zimmer, Bad) durchgeführt werden, im Gegensatz zu den lokalen Expositionsversuchen. Die mediaphoretisch geprüfte Hautreaktivität gegenüber Histamin und Acetylcholin war in 70 % der Fälle, vorwiegend bei Kranken mit Kälte- oder Sonnen-Urtikaria, gegenüber Histamin gesteigert, 15 % der Fälle mit cholinergischer Urtikaria zeigten eine erhöhte Acetylcholin-Reaktivität. Die intracutane Testung mit einer Standard-Reihe von 15 Allergenen blieb in fast allen Fällen (46) ergebnislos. Die Serum-Cholinesterase war nur in 3 % der Fälle, vorwiegend mit cholinergischer Urtikaria, herabgesetzt. Kälte-Agglutinine ließen sich bei 8 % der Fälle mit Kälte-Urtikaria nachweisen, Kryoglobuline in 17 % der Fälle; eine Korrelation zwischen den Ergebnissen dieser Untersuchungen bestand nicht. IgE und der histaminopexische Index schwankten meist um die Normgrenzen.

Es wurden 7 therapeutische Verfahren miteinander verglichen. Die besten Ergebnisse erzielte man bei der Kälte-Urtikaria mit den Protease-Inhibitoren (Trasylol, Epsilon-Aminocapronsäure), bei der cholinergischen Urtikaria mit dem Serotonin-Antagonisten Cyproheptadin (Peritol) und Tranquillizern (Neurolax, Metromin), bei der Urticaria factitia mit Novocain-Blockaden und bei der Sonnen-Urtikaria mit einer Resochin-Dauertherapie. Die cholinergische Urtikaria ist am schwierigsten therapeutisch zu beeinflussen. Bei schweren, akuten Anfällen von Kälte-Urtikaria oder cholinergischer Urtikaria ist eine parenterale Kortikosteroid- und Antihistaminica-Therapie angezeigt.

Die erwähnten Ergebnisse der physikalischen Untersuchungen und der therapeutischen Beobachtungen legen einige Vermutungen zur Pathogenese der physikalischen Urtikaria nahe.

Jede Form der physikalischen Urtikaria kann allergisch oder nicht-allergisch bedingt sein. Die wichtigsten Kriterien zur Unterscheidung zwischen beiden Gruppen stellen die Ergebnisse der Prausnitz-Küstner'schen Versuche in jedem Einzelfall dar, ebenso wie eine Reihe von Befunden, welche für eine Allergie sprechen, z.B. erhöhte IgE-Konzentrationen, herabgesetzte histaminopexische Indices u.a.. Die zweite Frage bei einer vermutlich allergischen Pathogenese, inwieweit diese nämlich primär oder sekundär ist, im Sinne einer Autoallergie gegen Metaboliten, welche in der Haut unter dem Einfluß physikalischer Faktoren entstehen, läßt sich immer noch nicht klären. Die nicht-allergischen Formen (mit negativem Prausnitz-Küstner'schem Versuch) lassen sich meist mit einer unspezifischen Mediatoren-Liberation (Freisetzung von Histamin, Kininen oder Proteasen) unter dem Einfluß physikalischer Faktoren erklären. Nach unserer Meinung entsteht auf diese Weise am häufigsten die Kälte-Urtikaria. Argumente für diese Auffassung sind: die besseren Ergebnisse bei dem generalisierten Expositionstest, das Fehlen oder eine kürzere Latenzzeit bis zum Auftreten der Urtikaria, die erhöhte Histamin-Reaktivität, die guten therapeutischen Erfolge mit Protease-Inhibatoren, der Einfluß von Parasitosen, Infektionskrankheiten, Penicillin (sekundäre Enzymopathien und Neigung zur leichten, unspezifischen Mediatoren-Freisetzung). Die allergisch bedingten Formen der Kälte-Urtikaria sind zumeist sekundär, z.B. bei Kryoglobulinaemien oder Paraproteinaemien.

In Bezug auf die cholinergische Urtikaria teilen wir die Meinung von Illig u. Mitarb. [5], daß sie nicht abhängig vom Schwitzen ist. Unsere Untersuchungen über die Serumcholinesterase-Werte haben eine Tendenz zur Abnahme der Aktivität dieses Enzyms bei der Wärme-Urtikaria (Urtikaria e calore) gezeigt, nicht aber bei den Formen der cholinergischen Urtikaria, welche ein größeres pathogenetisches Rätsel und ein größeres therapeutisches Problem als die Kälte-Urtikaria darstellt. Die isolierte Bestimmung der Serum-Cholinesterase und des Acetylcholins im Serum kann nicht die gegenseitige Beziehung dieser Parameter widerspiegeln oder als Test für die Reaktivität des cholinergischen Systems benutzt werden. Die relativ schwache Wirkung von Protease-Inhibitoren bei der cholinergischen Urtikaria spricht nach unserer Ansicht für eine nicht-allergische Pathogenese, für eine Dysregulation der α-, ß- adrenergischen und cholinergischen Rezeptoren im Sinne einer ß- adrenergischen Blockade und einer sekundären, relativen Abnahme der intrazellulären Konzentration von cyclischem AMP mit einer unspezifischen Mediatoren-Freisetzung [2].

Bei der Urtikaria factitia handelt es sich vermutlich um eine angeborene oder erworbene enzymatische Störung der Mastzellen, welche eine leichte Fragilität der Mastzellen bei geringen Berührungsreizen verursacht. Es ist wahrscheinlich, daß verschiedene Faktoren, z.B. Infektionskrankheiten, Parasitosen, Medikamente u.a., diesen Zustand verschlimmern.

Bei der Sonnen-Urtikaria ist der Prausnitz-Küstner'sche Versuch meist negativ, im allgemeinen kann eine nicht-allergische Pathogenese im Sinne einer unspezifischen Histamin-Liberation angenommen werden. Die guten therapeutischen Ergebnisse mit Chloroquin-Derivaten bei der Sonnen-Urtikaria lassen sich durch eine Stabilisierung der Lysosomen bzw. der proteolytischen Enzyme erklären (lysosomal storage disease).

Abschließend möchten wir betonen, daß die Notwendigkeit physischer Aktivität in unserem Leben die wissenschaftliche Forschung über die physikalische Urtikaria als eine wichtige Aufgabe von sozialer Bedeutung erscheinen läßt.

Literatur

1. Baer, R., Harber, L.C.: Immunological Diseases — Boston: Little Brown Ed. 1965
2. Escande, J.P.: La Nouvelle Presse Medicale *32*, 2111 (1972)
3. Grant, R.: Clinical Science *2*, 253 (1936)
4. Horton, R.T.: J.amer.med.Ass. *107*, 1263 (1970)
5. Illig, L., Kunick, J.: Hautarzt *20*, 167 (1969)
6. Kogoj, F.: Handbuch der Haut- und Geschlechtskrankheiten (Hrsg. J. Jadassohn), Ergänzungswerk Bd. II, S. 474. Berlin, Göttingen, Heidelberg: Springer 1962
7. Matews, K.: Med.clin.North Amer. *56*, 58 (1974)
8. Michailov, P., Berova, N.: Derm.i.Vener. *10*, 68 (1972)
9. Michailov, P., Berova, N.: Medikamentum *20* 1971)
10. Rajka, G.: Derm.Wschr. *105*, 1370 (1937)

Frau Doz. Dr. N. W. Berova
Institut f. Dermatologie
Werbitzstr. 3
1331 Sofia/Bulgarien

7.2.3. Der konjunktivale Provokationstest zur Ermittlung pathogener Pollen-Sensibilisierungen

D. Kleinhans, Stuttgart

Einleitung

Die Pollinose ist der Prototyp einer atopisch-allergischen Erkrankung. Das pathogenetische Prinzip gilt dabei in gleicher Weise für die Schleimhauterkrankung, für den positiven Hauttest und für den positiven Schleimhautprovokationstest, bei dem durch das testmässige Einbringen der Allergene die jeweilige Schleimhauterkrankung reproduziert wird. Bei Pollinose-Patienten mit einer jeweils auftretenden pollenallergischen Konjunktivitis kann der Schleimhautprovokationstest grundsätzlich als Konjunktivaltest (Ophthalmotest) durchgeführt werden.

Provokationstestlösungen

Für den Konjunktivaltest eignen sich die kommerziell angebotenen Provokationstestlösungen zur Inhalation. Sie werden bei den Pollen-Extrakten in einer Konzentration von 1 % geliefert. Mit dieser Konzentration läßt sich bei entsprechend sensibilisierten Patienten auch ein positiver Pricktest an der Haut erzielen. Es empfiehlt sich, jede neue Provokationstestcharge bei einem sensibilisierten Patienten im Pricktest daraufhin zu prüfen, ob sie ausreichend allergenpotent ist.

Die für den Konjunktivaltest geeigneten Testkonzentrationen gehen aus früheren Untersuchungen von Gronemeyer und Fuchs zur sog. Haut-Schleimhautrelation hervor (Übersicht s. Gronemeyer und Fuchs, 1976; Werner, 1967; Fuchs, 1974). Auf dieser Basis haben sich für das eigene Vorgehen folgende Testkonzentrationen ergeben: 0,1 %, das heißt, eine 1:10 Verdünnung der gelieferten 1%igen Lösung, bei stark positivem Hauttest; 0,5 % als in der Routine am häufigsten benutzte Konzentration bei mittelgradig positivem Hauttest; die unverdünnte 1%ige Lösung wird in Ausnahmefällen bei fraglicher Sensibilisierung verwandt.

Durchführung des Konjunktivaltests

Phenolkonservierte physiologische Kochsalzlösung wird als Kontroll-Lösung in den unteren Bindehautsack eines Auges eingebracht; ein Tropfen der Pollen-Lösung wird in das andere Auge eingeträufelt. Eine positive Reaktion beginnt schnell, sie ist nach 3-5 Minuten deutlich sichtbar. Die Reaktionen werden wie folgt bewertet: Rötung der Konjunktiva im Bereich der Karunkel und geringer im Lidbereich: schwach positiv; deutliche Rötung der gesamten Konjunktiva, auch der Konjunktiva bulbi: positiv; ausgeprägte konjunktivale Rötung, Tränenfluß, u.U. Chemosis: stark positiv. Bei einer nach eigener Erfahrung selten vorkommenden stark positiven Reaktion sollte der Konjunktivalsack mit physiologischer Kochsalzlösung ausgespült werden, in anderen Fällen genügt die anschließende Applikation von vasokonstringierenden Augentropfen.

Der Konjunktivaltest wird vorteilhaft mit den Pollen-Lösungen begonnen, bei denen nach Anamnese und nur schwach positivem Hauttest eher ein negatives Resultat zu erwarten ist. An einen negativen Test kann sich, nach zehnminütigem Warten, jeweils der nächste Test anschließen; wobei man zwischen dem rechten und linken Auge abwechseln sollte. Diese fortlaufende Testmöglichkeit am Auge ist erst dann erschöpft, wenn auf jeder Seite eine positive Reaktion erzielt wurde. Auf diese Weise können in einer Sitzung, im Laufe von 40-60 Minuten, meist mehrere Pollen-Allergene geprüft werden.

Indikation zum Konjunktivaltest

Indikationslisten für Schleimhautprovokationsteste wurden speziell von der Lippspringer Allergologen-Schule aufgestellt (Gronemeyer und Fuchs, 1967; Gronemeyer, 1976). Für die Routinediagnostik in der Sprechstunde kann man die Indikationsliste m.E. reduzieren auf eine erste und wichtigste Indikation zum Provokationstest: Die geplante Hyposensibilisierung mit einem an der Haut positiv getesteten, anamnestisch jedoch nicht eingrenzbaren Allergen. Bei den Pollinose-Patienten ist die Bedeutung der positiven Hauttestreaktionen oft anhand des zeitlichen Ablaufs der Pollinose abzuschätzen. Bei ungenauen Angaben zum zeitlichen Ablauf wird ein Provokationstest erforderlich; öfter auch bei Sensibilisierungen gegen Pollen, deren Flugzeiten sich überschneiden, wie z.B. bei Wegerich- und Gräserpollen. Die Pollenflugzeiten der wichtigsten Pflanzen müssen dem diagnostisch tätigen Arzt also bekannt sein, wenn er entscheiden will, ob die anamnestischen Daten ausreichen oder ob ein Provokationstest durchgeführt werden soll. Eine zweite, seltenere Indikation für den Provokationstest ist ein negativer Hauttest bei hinweisender Anamnese.

Der Konjunktivaltest hat noch eine besondere Voraussetzung: Die Pollinose muß bei dem betreffenden Patienten zu einer pollenallergischen Konjunktivitis geführt haben. Manifestiert sie sich ausschließlich als Rhinopathie, so wird man als Provokationsorgan die Nase wählen. Auf den Konjunktivaltest wird man dann verzichten, wenn zur Zeit eine irgendwie geartete Augenerkrankung bei dem Patienten vorliegt.

Tabelle 1. Konjunktivaler Prov.Test bei Pollinose (500 Pat. 1976)

Pollen-Allergen	Zahl der prov.Pat.	Prov.Test positiv
Gräser	218	75,6 %
Beifuß	90	45,5 %
Wegerich	123	27,6 %
Nessel	19	26,3 %
Haselnuß	115	72,2 %
Birke	169	79,9 %

Eigene Untersuchungsergebnisse

Ausgewählte Untersuchungsergebnisse der am eigenen Patientengut routinemässig im Jahre 1976 durchgeführten Konjunktivalteste werden in Tabelle 1 dargestellt.

Diese Prozentsätze der positiven Konjunktivalteste sind naturgemäß auch von der Auswahl der Patienten abhängig: Wird die Indikation zum Provokationstest recht weit gestellt, so resultiert ein höherer Prozentsatz für die Übereinstimmung zwischen Hauttest und Konjunktivaltest. Hingewiesen sei auf den geringen Prozentsatz positiver Provokationsteste mit Beifußpollen und besonders Wegerichpollen.

Zusammenfassung

Für den Schleimhautprovokationstest in der Praxis werden als Indikation formuliert 1. die geplante spezifische Hyposensibilisierung mit einem anamnestisch nicht eingrenzbaren Allergen; 2. und seltener vorkommend, der negative Hauttest bei hinweisender Anamnese.

Bei Pollinose-Patienten mit einer jeweils auftretenden pollenallergischen Konjunktivitis bietet sich bei einer erforderlich werdenden Schleimhautprovokation der Konjunktivaltest mit folgenden Vorzügen an: Er ist leicht, ohne apparativen Aufwand durchführbar; er ist innerhalb weniger Minuten zu beurteilen; in vielen Fällen sind mehrere Provokationsteste in einer Sitzung möglich.

Literatur

Fuchs, E.: Spezifische Provokationsproben am Manifestationsorgan. In: Praktische Allergiediagnostik (Hrsg. M. Werner u. V. Ruppert), 2. Aufl., Stuttgart: Georg Thieme, 1974
Gronemeyer, W.: Einführungsvortrag zum Symposion „Provokationsproben bei Inhalations-Allergien", Bad Soden 1975. Schriftenreihe der Allergopharma Bd. 7, 1976
Gronemeyer, W., Fuchs E.: Krankheiten durch inhalative Allergen-Invasion. In: Lehrbuch der klinischen Allergie (Hrsg. K. Hansen u. M. Werner), Stuttgart: Georg Thieme 1967
Werner, M: Klinische Diagnostik bei allergischen Krankheiten. In: Lehrbuch der klinischen Allergie (Hrsg. K. Hansen u. M. Werner). Stuttgart: Georg Thieme 1967

Priv.-Doz. Dr. D. Kleinhans
Hautklinik Stuttgart
Prießnitzweg 24
D-7000 Stuttgart 50

7.2.4. Immunologische Untersuchungen bei Patienten mit Porphyria cutanea tarda

N. Simon, E. Szabó, A. Dobozy, J. Hunyadi und S. Husz, Szeged

Seit den Untersuchungen von Brostoff u. Mitarb. [1] und Donaich u. Mitarb. [2] ist bekannt, daß bei den verschiedenen Lebererkrankungen auch Autoimmunphänomene vorkommen können. Es erschien daher interessant, auch bei unseren Patienten mit *Porphyria cutanea tarda* (PCT) immunologische Untersuchungen vorzunehmen.

Methoden

Die Untersuchungen wurden bei 49 Patienten mit einer klinisch charakteristischen und labormäßig gesicherten PCT durchgeführt.

Die direkten und indirekten immunhistologischen Untersuchungen, der Leukozytenmigrationstest, die Bestimmung der T- und B-Lymphozyten und die Stimulation mit Phythaemagglutinin wurden in der bereits früher beschriebenen Weise durchgeführt [4]. Das mitochondriale Leberantigen isolierten wir mittels Differentialzentrifugation.

Ergebnisse

Im ersten Schritt der Untersuchungen wurde das bei den 49 PCT-Patienten mittels perkutaner Nadelbiopsie entnommene Lebergewebe im direkten immunhistologischen Verfahren untersucht. Bei 29 dieser Patienten wurden im Zytoplasma der Leberzellen, in den Wänden der Sinusoide sowie in den Gallenkapillaren Ablagerungen von IgG und Komplement beobachtet. Eine bewertbare Färbung mit den übrigen Immunglobulinen (IgA und IgM) lag nur in vereinzelten Fällen vor.

In 33 Fällen wurden mit den 1:16 verdünnten Seren der Patienten Untersuchungen mit der indirekten Immunfluoreszenz vorgenommen. Als Substrat dienten parenchymatöse Organe von Ratten, die im zweiten Untersuchungsgang mit FITC-AntihumanIgG gefärbt wurden. Die Seren von 29 dieser 33 Patienten enthielten Antikörper, welche an die zytoplasmatischen Strukturen der Magenschleimhautzellen und deren Zellkerne, an die Kolloidsubstanz der Schilddrüse bzw. an das Acinusepithel oder an die Faserelemente der Gefäßwände gebunden waren. In 16 Fällen waren die Antikörper ausgesprochen „polyorganspezifisch", d.h. das Serum eines Patienten reagierte mit Antigenen von drei oder mehreren verschiedenen Organen.

Bei 12 Patienten führten wir mit dem mitochondrialen Leberantigen den Leukozytenmigrationstest durch. Bei den Patienten ergab sich ein durchschnittlicher Migrationsindex von $0{,}72 \pm 0{,}12$, während bei 10 gesunden Kontrollpersonen ein Migrationsindex von $0{,}97 \pm 0{,}08$ ermittelt wurde. Der Unterschied zwischen beiden Gruppen ist signifikant ($p < 0{,}01$).

Im peripheren Blut unserer Patienten wurde der Anteil von T-Lymphozyten und immunglobulintragenden Lymphozyten, die stimulierende Wirkung des Phythaemagglutinins und der die Leukozytenmigration hemmende Effekt des gereinigten Tuberkulineiweißes bestimmt (Tabelle 1). Bei den PCT-Patienten war der Anteil der IgG-tragenden Zellen im Verhältnis zur gesunden Kontrollgruppe signifikant erhöht.

Die Bestimmung der Immunglobuline im Serum ergab eine erhöhte IgG-Konzentration im Serum der PCT-Patienten (Tabelle 2).

Diskussion

Durch unsere Untersuchungen (direkte und indirekte Immunfluoreszenz, Leukozytenmigrationstest mit mitochondrialem Leberantigen) konnte bei den PCT-Patienten ein antihepatischer Autoimmunprozeß nachgewiesen werden; der Anteil von T-Lymphozyten war bei den Patienten nicht erhöht, während im Falle der B-Lymphozyten der Anteil der IgG-tragenden Lymphozyten gegenüber der gesunden Kontrollgruppe signifikant erhöht war. Damit stimmt auch die erhöhte IgG-Konzentration im Serum der Patienten überein.

In früheren Untersuchungen konnten wir an Ratten, bei denen mit Hexachlorbenzol experimentell eine Porphyrie erzeugt worden war, ähnliche immunologische Phänomene wie bei unseren PCT-Patienten beobachten [5]. Wir sind daher der Ansicht, daß die autoimmunologischen Phänomene bei den PCT-Patienten lediglich eine Folge der Leberschädigung darstellen, also sekundär sind, möglicherweise aber eine Rolle in der Progression der Grundkrankheit spielen.

Zusammenfassung

Mit Hilfe verschiedener immunologischer Verfahren (direkte und indirekte Immunfluoreszenz mit Leberbiopsie-Material von 49 Patienten und parenchymatösen Organen der Ratte; Leukozytenmigrationstest mit mitochondrialem Leberantigen; Bestimmung der B- und T-Lymphozyten) konnte die Existenz von humoralen bzw. zellulären Autoimmunprozessen bei Patienten mit Porphyria cutanea tarda nachgewiesen werden; diese werden als sekundäre Folge der Leberschädigung angesehen.

Tabelle 1. Untersuchung der T- und B-Lymphozyten bei Porphyria-cutanea-tarda-Kranken

	PCT	n	Kontrolle	n	p
Anteil der IgG-tragenden Lymphozyten	9,6 ± 6,0 %	13	4,9 ± 2,2 %	15	*0,01*
Anteil der IgA-tragenden Lymphozyten	3,1 ± 2,1 %	13	1,9 ± 1,1 %	15	0,1
Anteil der IgM-tragenden Lymphozyten	5,5 ± 2,3 %	13	5,0 ± 2,5 %	15	0,7
Anteil der IgD-tragenden Lymphozyten	2,7 ± 2,8 %	13	3,6 ± 2,0 %	15	0,4
Anteil der IgE-tragenden Lymphozyten	2,7 ± 1,7 %	13	2,1 ± 1,15 %	15	0,3
Anteil der B-Lymphozyten[a]	23,7 ± 11,0 %	13	17,6 ± 5,7 %	15	0,1
Anteil der T-Lymphozyten	66,1 ± 9,6 %	14	68,4 ± 5,9 %	15	0,5
Grad der PHA-Stimulation	23682 ± 4194 cpm/10^6 Lymphozyten	14	22794 ± 4437 cpm/10^6 Lymphozyten	15	0,6
Migrations-Index[b]	0,81 ± 0,15 %	13	0,79 ± 0,13 %	15	0,8
Anteil der Hämopexin-tragenden Lymphozyten	6,0 ± 4,6 %	11	1,7 ± 0,8 %	15	*0,01*

a = Gesamtheit der Anteile der IgG-, IgA-, IgM-, IgD- und IgE-tragenden Lymphozyten
b = Die Leukozytenmigrations-hemmende Wirkung des gereinigten Tuberkulineiweißes.

Tabelle 2. Die Veränderung der Serum-Immunglobulin-Konzentration bei PCT-Kranken

Immunglobulin	PCT	n	Kontrollen	n	p
IgG mg/100 ml	1894 ± 665	37	1290 ± 279	120	*0,001*
IgA mg/100 ml	271 ± 131	35	278 ± 122	120	
IgM mg/100 ml	117 ± 54	36	126 ± 86	120	
IgD mg/100 ml	5,7 ± 7,5	14	8,1 ± 2,7	8	
IgE IE/ml	59 ± 80	14	34 ± 32	12	

Literatur

1. Brostoff, J., Roitt, I.M., Doniach, D.: Leucocyte-migration inhibition in autoimmune diseases. Lancet *1969*, *1*, 1212-1213
2. Doniach, D., Roitt, I.M., Walker, J.G., Sherlock, S.: Tissue antibodies in primary biliary cirrhosis, active chronic (lupoid) hepatitis, cryptogenic cirrhosis and other liver diseases and their clinical implications. Clin. exp. Immunol. *1*, 237 (1966)
3. Cormane, R.H., Szabó, E., Hange, L.S.: Immunofluorescence of the skin: the interpretation of blood vessels and connective tissue added by new techniques. Brit. J. Derm. *82*, Suppl. 5., 26-43 (1970)
4. Simon, N., Husz, S., Dobozy, A., Hunyadi, J.: Untersuchung der T- und B-Zellen sowie der Hämopexin-tragenden Lymphozyten bei Prophyria cutanea tarda-Kranken. Arch. Derm. Res. *255*, 149-156 (1976)
5. Szabó, E. Husz, S., Berokó, G., Simon N.: Immunfluorescence studies in hexachlorbenzene model experiments. Acta morphologica Acad. Sci. hung. *21*, 165-174 (1973)

Prof. Dr. N. Simon
Univ.-Hautklinik
Korányi Rakpart 8-10
H-6701 Szeged

7.2.5. Die Monozytopoese während der BCG-Immunstimulation beim malignen Melanom

M. Hagedorn, E. Schmitt, G. Meuret und J. Kunze, Freiburg

Bei immunologischen Reaktionen, die das Wachstum maligner Tumoren kontrollieren, kommt der zellulären Immunität eine besondere Bedeutung zu. Diese Immunreaktion gegenüber den Tumor-Antigenen ist durch das Zusammenwirken des lymphatischen und Monozyten-Makrophagen-Systems gekennzeichnet. Nach Antigen-Kontakt rekrutieren wenige aktivierte T-Lymphozyten, die die immunologisch spezifischen Zellen der Reaktion darstellen, eine große Zahl von immunologisch unspezifischen Makrophagen und aktivieren sie gegen die Targetzellen, indem sie wahrscheinlich durch einen weiteren Mediator armiert werden. Damit sind leistungsfähige Effektorzellen entstanden mit einer hohen, gegen das Antigen gerichteten Phagozytose-Kapazität und Cytotoxizität. Zwei verschiedene Mechanismen tragen dazu bei, den Makrophagenpool im Gewebe zu erhöhen. Zum einen die Rekrutierung von Monozyten aus dem peri-

pheren Blut und zum anderen die Selbstreduplikation von Makrophagen durch mitotische Teilungen im Gewebe. Eine vermehrte Anzahl von Monozyten kann rekrutiert werden, wenn die Monozyten-Geburtsrate erhöht ist oder die Monozytopoese adäquat stimuliert wird. In früheren Arbeiten konnten wir zeigen, daß sich der Stimulationsgrad der Monozytopoese bestimmen läßt. Hierfür haben sich drei Kriterien als besonders geeignet erwiesen:
1. der prozentuale Anteil der Promonozyten im Knochenmark
2. der ^{3}H-Thymidin-Markierungsindex der Promonozyten im Knochenmark und
3. die Aktivität der Naphthol-AS-D-Chloroacetat-Esterase in Blutmonozyten.

Die Bestimmung der Blutmonozyten ist dagegen kein sicherer Parameter für die Beurteilung einer stimulierten Monozytopoese. Die Methoden der Untersuchungen wurden von Meuret (1974) ausführlich beschrieben. Die Hauptschritte des Untersuchungsganges sind: Knochenmarksbröckel werden durch Sternalpunktion gewonnen,

mit ^{3}H-Thymidin inkubiert und Ausstriche angefertigt. Die Ausstriche werden teilweise für die Pappenheim-Färbung und teilweise für die kombinierte Darstellung der NaF-sensiblen und NaF-resistenten unspezifischen Esterasen verwendet. Letztere werden autoradiographiert und danach mikroskopisch ausgewertet. Im Prinzip nach dem gleichen Untersuchungsmodus wurde mit Ausstrichen von Leukozytenkonzentraten verfahren, zusätzlich wurde darin noch die Naphthol-AS-D-Chloroacetat-Esterase dargestellt.

In der vorliegenden Arbeit möchten wir über Untersuchungen der Monozytopoese bei Patienten mit malignen Melanom berichten. Untersucht wurden 8 Patienten mit superficiell-spreitendem Melanom, die zum Zeitpunkt der Operation keine nachweisbaren Metastasen hatten. Nach der Tumorexstirpation wurden in monatlichen Abständen im Wechsel an Oberschenkel bzw. Oberarmen mit BCG (Vakzine Pasteur, Keimzahl von ca. 6×10^8 lebenden Keimen/ml) mit Impfstempel (Fa. Ulrich, Ulm) 4 nebeneinander liegende Stempelabdrücke auf die Haut gebracht.

Die Monozytopoese wurde unmittelbar vor der

	Normal	Malignes Melanom		
		vor Op.	nach 2. BCG-Impfung	nach 4. BCG-Impfung
	n = 10	n = 8	n = 4	n = 4
Promonozyten: im Knochenmark (%)	2.9 (2.2–3.7)	3.9 (2.6.–6.8)	4.5 (2.9–5.5)	3.6 (2.8–4.8)
^{3}H-TDR-Markierungsindex (%)	12.0 (9.2–14.2)	15.97 (10.6–24.4)	17.37 (12.9–21.0)	13,75 (9.2–21.7)
Blutmonozyten. Naphthol-AS-D-Chloroacetat-Esterase (Aktivitätsindex)	42.0 (28–57)	77.96 (56.2–98.2)	98.3 (72.3–124.3)	93.36 (83.5–103.2)
Mittel Patient / Mittel Normal		1.7	2.1	1.9

Tabelle 1. Mittelwerte und Bereiche aus relativer Anzahl und Markierungsindex der Promonozyten und des Aktivitätsindex der Naphthol-AS-D-Chloroacetat-Esterase der Blutmonozyten bei Patienten mit malignem Melanom vor Operation, nach 2. und 4. BCG-Immunstimulation, verglichen mit den Werten von 10 gesunden Probanden (Meuret, 1974)

	Normal	Mamma-Karzinom		
		vor Op.	nach 2. BCG-Impfung	nach 4. BCG-Impfung
	n = 10	n = 10	n = 4	n = 4
Promonozyten: im Knochenmark (%)	2.9 (2.2–3.7)	4.67 (1.7–8.8)	4.25 (2.2–6.2)	3.45 (1.7–5.7)
^{3}H-TDR-Markierungsindex (%)	12.0 (9.2–14.2)	12.02 (5.7–21.0)	13.28 (9.3–19.8)	7.45 (3.2–14.0)
Blutmonozyten: Naphthol-AS-D-Chloroacetat-Esterase (Aktivitätsindex)	42.0 (28–57)	115.8 (86–143)	96.00 (76–133)	67.75 (44–80)
Mittel Patient / Mittel Normal		2.3	2.3	1.4

Tabelle 2. Mittelwerte und Bereiche aus relativer Anzahl und Markierungsindex der Promonozyten und des Aktivitätsindex der Naphthol-AS-D-Chloroacetat-Esterase der Blutmonozyten bei Mamma-Karzinom vor Operation, nach 2. und 4. BCG-Immunstimulation, verglichen mit den Werten von 10 gesunden Probanden (Meuret, 1974)

Operation, 2 Tage nach der 2. BCG- und 2 Tage nach der 4. BCG-Impfung bestimmt.

Die relative Anzahl der Promonozyten und der ^{3}H-TDR-Markierungsindex im Myelogramm sowie die Aktivität der Naphthol-AS-D-Chloroacetat-Esterase im peripheren Blut waren bei den untersuchten Patienten vor der Operation durchschnittlich 1.7 mal so hoch, verglichen mit den Durchschnittswerten von 10 gesunden Probanden. Die Untersuchungen von 4 Patienten nach der 2. BCG-Impfung, also 8 Wochen nach der Operation, ergaben Werte, die doppelt so hoch und nach der 4. BCG-Impfung 1.9 mal so hoch waren im Vergleich zu den Mittelwerten gesunder Probanden (Tabelle 1).

Patientinnen mit Mamma-Karzinomen wiesen vor der Mastektomie durchschnittlich 2.3 mal so hohe Werte auf, die auch nach der 2. BCG-Impfung noch gefunden wurden. Nach der 4. BCG-Impfung war dagegen ein 1.5 mal so hoher Wert, immer verglichen mit den Durchschnittswerten von 10 gesunden Patienten (Tabelle 2).

Die Ergebnisse machen deutlich, daß die Monozytopoese bei den untersuchten Tumorträgern vor der Operation deutlich stimuliert ist. Diese Proliferationsaktivität steht wahrscheinlich in Zusammenhang mit zellulären Immunreaktionen gegen die Tumorzellen. Der Stimulationsgrad beim malignen Melanom zeigte nach der 2. BCG-Impfung noch eine weitere Steigerung, um dann wieder nach der 4. BCG-Impfung fast auf den Ausgangswert abzusinken. Analoge Befunde konnten auch beim Mamma-Karzinom erhoben werden. Damit kann festgestellt werden, daß die unspezifische Immunstimulation mit BCG in der von uns durchgeführten Weise eine verstärkte Proliferation der Monozytenpräkursoren bewirkt, die zu Beginn recht ausgeprägt ist und im weiteren Verlauf aber dann wieder abnimmt. Diese Befunde stehen in Übereinstimmung mit den früher von uns mitgeteilten Ergebnissen, daß bei monatlichen BCG-Impfungen der Aktivitätsindex der Naphthol-AS-D-Chloroacetatesterase der Monozyten im peripheren Blut bis zum 8. Monat erhöht ist, um dann unter die Norm abzusinken (Hagedorn et al., 1976). Wie die *in vitro*-Untersuchungen von Syndermann et al (1977) zeigen, führt BCG zu funktionellen Veränderungen der Monozyten, indem die Ansprechbarkeit auf allgemeine chemotaktische Reize erhöht wird. Diese Ergebnisse sind aber nur mit Vorbehalten auf *in vivo*-Verhältnisse zu übertragen. Weitere Untersuchungen müssen zeigen, ob nicht durch Verkürzung der Impfabstände auch eine dauerhafte Steigerung der Monozytopoese erreicht werden kann.

Literatur

Hagedorn, M., Kunze, J., Schmitt, E., Petres, J., Meuret, G.: Verhalten von Monozyten und T-Lymphozyten im Blut bei Patienten mit malignem Melanom während der BCG-Behandlung. IV. Jahrestagung der ADF, 22. – 24.10.1976, Berlin

Meuret, G.: Monozytopoese beim Menschen. Blut Suppl. *13* (1974)

Synderman, R., Seigler, H.F., Meadows, L.: Abnormalities of monocyte chemotaxis in patients with melanoma: Effects of immunotherapy and tumor removal. J. Natl. Cancer Inst. *58*, 37-41 (1977)

Priv.-Doz. Dr. M. Hagedorn
Univ. Hautklinik
Hauptstr. 7
D-7800 Freiburg i. Br.

7.2.6. Der Radio-Allergo-Sorbens-Test (RAST) zur Ermittlung der Bienen-Allergie vom Soforttyp

D. Kleinhans, Stuttgart

Einleitung

Zur Diagnostik der Bienenstich-Allergie vom IgE-vermittelten allergischen Soforttyp werden meist kommerzielle Hauttest-Extrakte verwandt, die Gesamtkörperextrakte der Biene darstellen. Sie enthalten die eigentlichen Allergene des Bienengiftes nur zu einem geringen Anteil, woraus ein gewisser Prozentsatz falsch negativer Hauttestreaktionen resultiert.

Einen Fortschritt verspricht daher die Serumuntersuchung auf allergenspezifische IgE-Antikörper gegen Allergene des Bienengiftes mit dem Radio-Allergo-Sorbens-Test (RAST).

Untersuchungsgut und Methoden

Eigene entsprechende Untersuchungen wurden bei 31 Patienten durchgeführt; aufzuteilen in siebzehn Fälle mit einer auf eine anaphylaktische Sensibilisierung gegen Bienen-Allergene stark hinweisenden Anamnese, drei Fälle mit fraglich hinweisender Anamnese, vier mit negativer Anamnese bei vorausgegangenem Bienenstich und schließlich sieben Wespen-Allergiker. RAST-Untersuchungen erfolgten als Doppelbestimmungen mit den Reagenzien der Fa. Pharmacia, bewertet durch die Einstufung der Zählraten in die RAST-Klassen 0 bis 4, wobei das Resultat ab Klasse 2 als positiv galt. Hauttestungen wurden mit Testlösungen der Fa. Allergopharma durchgeführt, einer Pricktestlösung in einer Konzentration von 1000 PNU/ml sowie einer 0,1 %igen Intracutantestlösung (Anfangskonzentration 0,001 %).

Untersuchungsergebnisse

Der Pricktest zeigt folgende Resultate (Tabelle 1):

Nur in einem von siebzehn Fällen mit hinweisender Anamnese war der Pricktest positiv. Eine Übereinstimmung zwischen Anamnese und Pricktest existiert praktisch nicht.

Tabelle 1. Bienen-Allergie, Pricktest

31 Pat.	Anamnese +	±	−
+	1		
±			
−	16	3	11

Tabelle 2. Bienen-Allergie, I.C. Test

31 Pat.	Anamnese +	±	−
+	13	2	1
±	2	1	1
−	2		9

Übereinstimmung 74,2 %
bei pos. Anamnese 76,5 %

Mit dem Intracutantest wurden die folgenden Ergebnisse erzielt (Tabelle 2):

In dreizehn von siebzehn Fällen mit Hinweisen auf eine anaphylaktische Sensibilisierung war der Intracutantest positiv. Die Übereinstimmung zwischen positiver Anamnese und Hauttest beträgt 76,5 %. Neun der 13 Fälle zeigten den positiven I.c.Test erst bei der Endkonzentration von 0,1 %. Für die vier zweifelhaften bzw. negativen Hauttestbefunde bei hinweisender Anamnese gibt es vom zeitlichen Ablauf her keine Erklärung; die Testungen erfolgten 2-3 Monate nach dem angegebenen Bienenstich. Der Hauttest muß für diese vier Fälle wohl als falsch negativ bezeichnet werden.

Die RAST-Untersuchungsergebnisse sind in Tabelle 3 dargestellt.

Tabelle 3. Bienen-Allergie. RAST

31 Pat.	Anamnese		
	+	±	−
+	15	2	1
±			2
−	2	1	8

Übereinstimmung 74, 2 %
bei pos. Anamnese 88,2 %

In fünfzehn von siebzehn Fällen mit einer hinweisenden Anamnese war der RAST positiv, was eine Übereinstimmung zwischen positiver Anamnese und RAST von 88,2 % ergibt. In zwei Fällen ist der RAST offenbar falsch negativ: bei einer auf eine anaphylaktische Reaktion hinweisenden Anamnese lag der Bienenstich einmal ca. 4 Monate zurück, im anderen Fall 3 1/2 Jahre; in beiden Fällen war der Intracutantest positiv.

Der Vergleich zwischen RAST und Intracutantest ergibt folgendes: Die Gesamtübereinstimmung zwischen RAST und Hauttest beträgt 61,3 %; die Übereinstimmung bei positivem Intracutantest 75 %. Die Übereinstimmung ist also nicht besonders gut. Solche Zahlen sind andererseits nicht sehr aussagekräftig, da sie keine Auskunft darüber geben, in welcher Methode die größeren Fehler stecken. Unter den siebzehn Fällen mit hinweisender Anamnese war der RAST offenbar zweimal falsch negativ, der Intracutantest viermal falsch negativ. Der Unterschied ist statistisch jedoch nicht gesichert: Die Wahrscheinlichkeit, daß ein solches Zahlenergebnis zufällig eintritt, beträgt $p > 0,2$ (statistische Auswertung nach der direkten Methode von R.A. Fisher).

Besprechung

Die bei einem Bienenstich wirksamen Allergene des Bienentoxins sind Phospholipase A als Hauptallergen, weiter Hyaluronidase und Mellitin, möglicherweise noch einige weitere, schwächere Allergene (Sobotka u.M., 1974, 1976; Hoffman u. Shipmann, 1975; Light u. M., 1976). Gesamtkörperextrakte, wie sie für Hauttestlösungen verwandt werden, enthalten die wichtigsten Allergene in annähernd ausreichender Menge. Das Antigenangebot dürfte beim RAST-Reagenz, für das Bienentoxin verwandt wird, optimal sein. Die Probleme liegen beim RAST eher in der Verteilung zwischen dem zirkulierenden, gemessenen IgE und dem nicht gemessenen, zellgebundenen IgE.

Die mitgeteilten eigenen Untersuchungsergebnisse werden für den RAST gestützt durch gleichartige, im amerikanischen Schrifttum publizierte Daten (Reismann u. M., 1974, 1975; Light u. M., 1975; Yunginger u. Gleich, 1975; Yunginger u. M., 1975). Aus den eigenen Untersuchungsergebnissen läßt sich folgendes ableiten:

Der Pricktest ist zumindest mit den verwandten Pricktestlösungen zur Diagnostik der Bienenstich-Allergie vom Soforttyp nicht geeignet. Der Intracutantest mit einem Bienen-Gesamtkörperextrakt ist ausreichend zuverlässig. Voraussetzung ist u.E., daß 0,1%ige Testlösungen, die nicht von allen Herstellern routinemässig ausgeliefert werden, zur Verfügung stehen. Falsch negative Hauttestresultate kommen vor. Ein Vorteil des Intracutantestes bleibt, daß er auch eine schwache Sensibilisierung nach einem mehrere Jahre zurückliegenden Bienenstich aufdecken kann. Der RAST ist eine recht verlässliche Untersuchungsmethode zur Ermittlung der Bienen-Allergie. Falsch negative RAST-Befunde sind seltener, können jedoch nach einem länger zurückliegenden Bienenstich, vielleicht auch aus anderen, nicht bekannten Gründen vorkommen.

Literatur

Hoffman, D.R., Shipman, W.H.: Allergenic analysis of bee venom fractions. J. Allergy Clin.Immunol. 55, 73 (1975)
Light, W.C., Reisman, R.E., Arbesman, C.E.: Clinical studies using an insect RAST. in: Advances in Diagnosis of Allergy: RAST (Hrsg. R. Evans). Symposia Specialists, Miami 1975
Light, W.C., Reisman, R.E., Ilea, V.S., Wypych, J.I., Okazaki, T., Arbesman, C.E.: Studies of the antigenicity and allergenicity of phospholipase A2 of bee venom. J.Allergy Clin.Immunol. 58, 322-329 (1976)
Reisman, R.E., Wypych, J.I., Yeagle, N., Arbesman, C.E.: Stinging insect hypersensitivity. III. Detection and clinical significance of IgE antibodies to insect venom in man. J.Allergy Clin. Immunol. 53, 110 (1974)
Reisman, R.E., Wypych, J.I., Arbesman, C.E.: Stinging insect allergy: Detection and clinical significance of venom IgE antibodies. J.Allergy Clin.Immunol. 56, 443-449 (1975)
Sobotka, A.K., Franklin, R.M., Adkinson, N.F., Vallentine, M., Baer, H., Lichtenstein, L.M.: Allergy to insect stings. II. Phospholipase A: The major allergen in honeybee venom. J. Allergy Clin. Immunol. 57, 29-40 (1976)
Yunginger, J.W., Gleich, G.J.: Use of the RAST to measure IgE antibodies to insect allergens. I.Selected case studies. In: Advances in Diagnosis of Allergy: RAST (Hrsg. R. Evans). Symposia Specialists, Miami 1975
Yunginger, J.W., Jones, R.T., Leiferman, K.M., Gleich, G.J.: Measurement of IgE antibody to honeybee components in beekeepers and their family members. J.Allergy Clin.Imunol. 55, 74-75 (1975)

Priv.-Doz. Dr. D. Kleinhans
Hautklinik Stuttgart
Prießnitzweg 24
D-7000 Stuttgart 50

8. Vollversammlung der Deutschen Dermatologischen Gesellschaft
(siehe Geschäftsbericht der Deutschen Dermatologischen Gesellschaft)

9.1. Freie Vorträge I

Moderator: H. Kresbach, Graz

9.1.1. Die Festigkeit der dermo-epidermalen Adhärenz bei Dermatosen mit subepidermaler Blasenbildung — Untersuchungen an befallener und klinisch nicht befallener Haut

K. Bork, Mainz

Bei der Bildung einer Blase an der menschlichen Haut lassen sich pathophysiologisch 3 Phasen unterscheiden.
1. eine Phase der Strukturlockerung, eine Lockerung zwischen den Zellen der Epidermis oder zwischen Epidermis und Corium;
2. eine Phase der Kontinuitätstrennung, eine Spaltbildung;
3. eine Phase des Flüssigkeitseinstromes.

Für den Fall der subepidermalen Blasenbildung läßt sich die 1. Phase, also die der Strukturlockerung, der Lockerung der dermo-epidermalen Junktion, mit Hilfe der Saugblasenerzeugung quantitativ erfassen. Hierzu wurde ein modifizierter „Dermovac" der Fa. Instrumentarium/Helsinki benutzt, wie er im Prinzip 1964 von Kiistala und Mustakallio beschrieben wurde. Es handelt sich um eine kleine Unterdruckkammer, in deren Boden sich eine Öffnung von 5 mm Durchmesser befindet, in die die Haut bis zur beginnenden Blasenbildung angesaugt wird. Der Unterdruck wird in einer 50 ml-Spritze mit Hilfe eines Druckinfusors („Perfusor") der Fa. Braun/Melsungen erzeugt und über ein Schlauchsystem in die Saugkammer und zu einem Manometer der Fa. Heger und Reh/Mainz geleitet. Durch das Dach der durchsichtigen Unterdruckkammer läßt sich beobachten, wann sich eine Blase zu bilden beginnt. Diese Zeit bis zum Auftreten klinisch sichtbarer Bläschen, die ZAB, ist das Maß für die Festigkeit der dermo-epidermalen Junktion, für den Zusammenhalt von Epidermis und Corium. Mit dieser Methodik war es möglich, Einflüsse verschiedener pathologischer Zustände der Haut auf den dermo-epidermalen Zusammenhalt zu prüfen, und zwar bevor diese zu einer natürlichen, klinischen Blasenbildung führten.

In erster Linie sollten die Einflüsse entzündlicher Veränderungen, wie erstens junktionaler Immunglobulinablagerungen, weiterhin eines Oedems im oberen Corium und zum dritten eines junktionalen Zellinfiltrates auf den dermo-epidermalen Zusammenhalt festgestellt werden, und zwar nach Möglichkeit jeweils isoliert. Hierzu wurden Patienten mit verschiedenen Dermatosen an befallener und klinisch nicht befallener Haut untersucht. Die Festigkeit der dermo-epidermalen Junktion wurde zu den hier vorhandenen pathologischen Veränderungen in Korrelation gesetzt, wie sie mit Histologie, Immunhistochemie und differentieller Interferenzkontrastmikroskopie erfaßbar sind.

Mehrere exogene und endogene Bedingungen beeinflussen die Adhärenz bereits physiologischerweise, so die Höhe des Unterdruckes, die Körperregion, Lebensalter und Hauttemperatur. Sie sind bei der Bewertung der Ergebnisse zu berücksichtigen.

Die Saugblasenerzeugung erfolgte um den Nabel herum, denn hier liegt die ZAB bereits in gesunder Haut recht niedrig, bedingt durch die geringe Verzahnung zwischen Epidermis und Dermis hier. Immerhin ist bei der Saugblasenerzeugung die Wartezeit, insbesondere die Zeit, in der der Adapter laufend beobachtet werden muß, doch nachteilhaft lang.

1. Einfluß von junktionalen Ig-Ablagerungen

Bei 18 Patienten mit *Dermatitis herpetiformis* ergaben die Untersuchungen sowohl zu Beginn eines Krankheitsschubes wie auch im Längsschnitt der Krankheit (Abb. 1) eine deutliche Lockerung des dermo-epidermalen Zusammenhaltes. Es zeigte sich dabei insgesamt, daß es auch zu einer Lockerung des dermo-epidermalen Zusammenhaltes kommt, wenn die einzigen Pathologica an der Haut, die für uns nachweisbar sind, lediglich Immunglobulinablagerungen, in diesem Falle IgA-Ablagerungen, sind. Dies veranlaßte uns, gleiche Untersuchungen an Patienten mit *SLE* mit den bandartigen IgG-Ablagerungen durchzuführen. Hierzu standen nur 3 Patienten zur Ver-

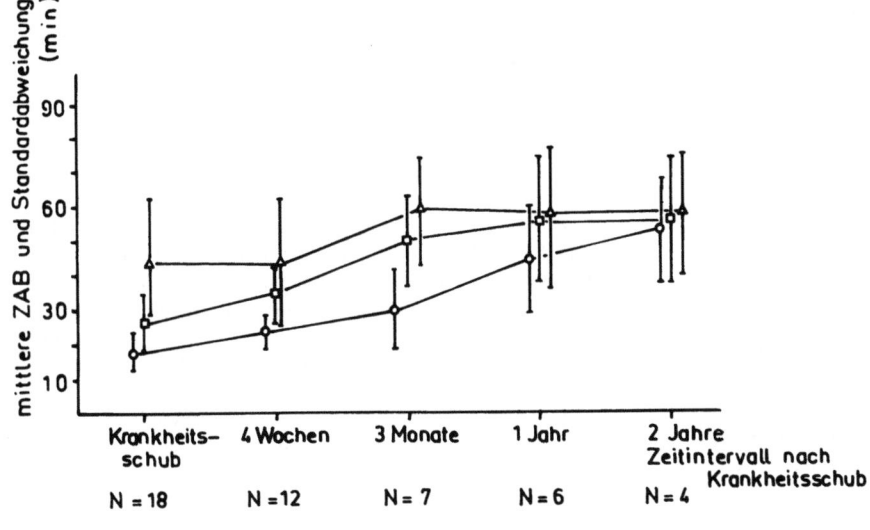

Abb. 1. Dermo-epidermaler Zusammenhalt bei Dermatitis herpetiformis in der Umbilicalregion. o = auf Erythem ohne Blasen. □ = an klinischer unveränderter Haut 3 cm von einem Krankheitsherd entfernt. △ = an klinisch unveränderter Haut 30 cm von einem Krankheitsherd entfernt

fügung, bei denen sich aber in gleicher Weise eine verminderte ZAB zeigte. Immunglobulinablagerungen in der Junktionszone führen also offenbar bereits zu einem funktionellen Defekt, einer Lockerung, die mit der Saugblasenerzeugung erfaßbar ist.

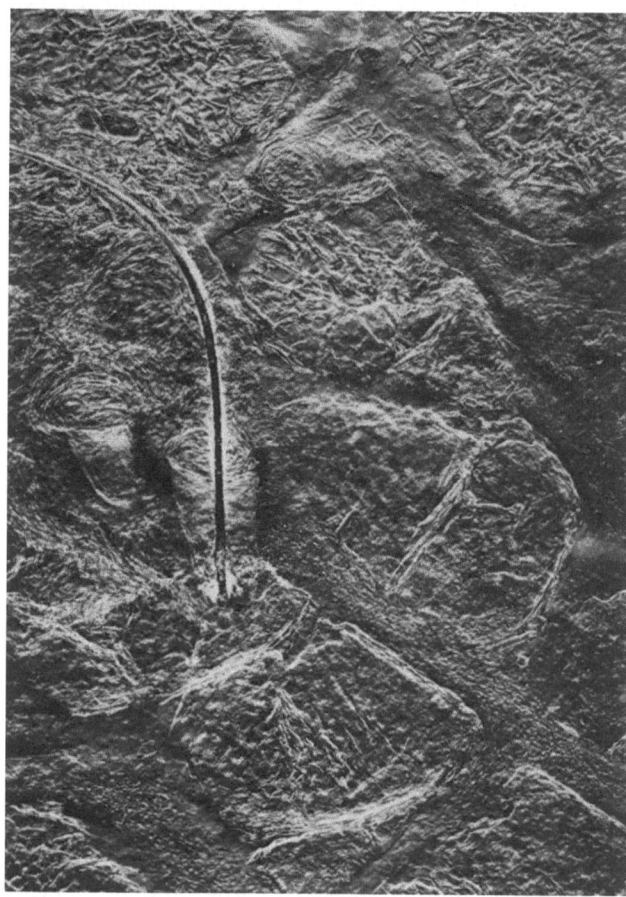

Abb. 2. Coriale Seite des Blasendaches einer Saugblase mit vollständig herausgehobenem, epithelialem Follikelanteil und Haar in Aufsicht; differentieller Interferenzkontrast

2. Einfluß eines Oedems im oberen Corium

Vom klinischen Wissen her ist bekannt, daß die *bullöse Variante* einer *Urticaria* klinisch sehr selten vorkommt, verglichen mit der Häufigkeit der Urticaria. Der dermoepidermale Zusammenhalt ist offenbar so stark, daß es auch bei sehr starkem Oedem im oberen Corium nur höchst selten zu einer Blasenbildung kommt.

Dennoch war bei 10 Patienten die ZAB auf einer frischen Quaddel insgesamt deutlich vermindert, verglichen mit der ZAB 48 Stunden später. Ein ähnliches Bild zeigt sich bei 3 untersuchten *Urticaria pigmentosa*-Patienten vor und nach Friktion der Herde.

3. Einfluß von Zellinfiltraten an der Junktionszone

Hierzu wurden Saugblasen bei 10 Patienten mit einem *Lichen ruber planus* und 4 Patienten mit einem *Lichen ruber bullosus* erzeugt. Die Ergebnisse zeigen, daß auf einer *Lichen ruber*-Papel auch bei histologisch deutlich ausgeprägter Akanthose der Epidermis der dermo-epidermale Zusammenhalt deutlich vermindert ist. Dies liegt auch dann vor, wenn histologisch ein Oedem nicht sichtbar ist.

Es zeigt sich, daß offenbar auch junktionale entzündliche Infiltrate zu einer Lockerung der dermo-epidermalen Junktion führen. Gerade beim Beispiel des *Lichen ruber* ist die Komplexität des entzündlichen Geschehens an der Junktion zu berücksichtigen. So kann es bereits durch die Nekrose bzw. Nekrobiose der basalen Keratinozyten zu einer Lockerung des dermo-epidermalen Zusammenhanges kommen.

Zusammenfassend läßt sich feststellen, daß offenbar bereits junktionale Immunglobulinablagerungen, weiterhin ein Oedem des oberen Coriums und drittens, mit gewissen Einschränkungen, junktionale Lymphozyteninfiltrate zu einer meßbaren Minderung des dermo-epidermalen Zusammenhaltes führen.

Ass. Prof. Dr. K. Bork
Univ.-Hautklinik
Langenbeckstraße 1
D-6500 Mainz

9.1.2. Untersuchungen zur Photoaugmentation – Ein photobiologisches Phänomen

H. Spiegel, G. Plewig, C. Hofmann und O. Braun-Falco, München

Das Phänomen der *Photoaugmentation* wurde erstmals im Jahre 1973 von Willis, Kligman und Epstein beschrieben [5] und auch von anderen Autoren untersucht [1, 2, 6].

Die Anwendung von langwelligem ultraviolettem Licht, UVA, in Dosen, welche die Sofortpigmentierung, das *immediate pigment darkening (IPD)*, hervorrufen, verstärkt die erythemogene Wirkung des mittelwelligen ultravioletten Lichtes, UVB, auf der Grundlage einer Addition oder einer Potenzierung. Dies steht im Widerspruch zur bisherigen Annahme, daß der langwellige Anteil im UV-Spektrum der Sonne harmlos sei oder sogar durch Auslösung der Sofortpigmentierung einen Schutz vor dem Erythem darstelle.

In Tierversuchen an zwei Albinokaninchen (Versuchstieranstalt Bäumler, Wolfratshausen) wurde die Photoaugmentation von uns an mehreren Hautstellen nachuntersucht. Als Lichtquelle diente hierbei eine Quecksilber-Superhochdrucklampe (HBO 200, Osram) mit einem neuartigen Lichtleiter. Bei der Anwendung von UVA wurde die erythemerzeugende Strahlung mit Wellenlängen kleiner als 320 nm mit einem Filter WG 345 (Schott, Mainz) eliminiert [3].

Photoaugmentation an menschlicher Haut wurde an 37 männlichen und weiblichen Probanden im Alter zwischen 15 und 78 Jahren getestet. Ein Hochleistungsmonochromator (Bausch & Lomb, USA) mit einer Quecksilber-Superhochdrucklampe (HBO 200, Osram) erlaubte eine selektive Anwendung der Spektralbereiche UVA, UVB und UVC. Die Einstellung dieses Gerätes wurde so gewählt, daß sich die folgenden UV-Bänder ergaben: Ein Bereich zwischen 354 nm und 386 nm mit einer Intensität von 12.5 mW/cm² für UVA, zwischen 290 nm und 310 nm mit 1 mW/cm² für UVB sowie ein Band zwischen 240 mm und 260 nm mit 0.5 mW/cm² für UVC.

Die Intensität der beiden Lichtquellen wurde mit einem Thermopile und einem angeschlossenem Wattmeter (Modell 17, indicator model 154, Laser Instrumentation Ltd., England) gemessen.

Auf dem rasierten und enthaarten Rücken der Kaninchen (Enthaarungscreme Pilca, Fa. Olivin, Hamburg) wurde nach 24 Std. mit einer Lichttreppe, d.h. einer abgestuften Folge von Strahlungsdosen, diejenige Dosis bestimmt, die ein gerade noch deutlich abgrenzbares Erythem erzeugt, die minimale Erythemdosis MED. Unter den angegebenen Bedingungen betrug die MED etwa 0.5 J/cm^2, die Ablesung des Erythems erfolgte nach 24 Std.

Eine andere Hautstelle wurde mit 30 J/cm^2 nicht erythemerzeugendem UVA bestrahlt und sofort danach mit einer halben MED. Die gleichen Dosen wurden getrennt an Kontrollstellen appliziert. Nach 24 Std. war die mit UVA vorbestrahlte Stelle gerötet und infiltriert, die Kontrollstellen waren negativ.

In einer Serie von 17 Probanden wurde die Auslösung der Photoaugmentation auf menschlicher Haut mit dem Monochromator untersucht. Zunächst wurden UVA und UVB kombiniert.

Bei jedem Probanden wurde als erstes die MED für UVB ermittelt. Die Ablesung erfolgte nach 24 Std. Der gefundene Mittelwert von 27 mJ/cm^2 für die minimale Erythemdosis entspricht den Literaturangaben für diese Wellenlänge [4].

Zwei Hautstellen, die mit 7.5 J/cm^2 bzw. 15 J/cm^2 UVA vorbestrahlt waren, erhielten sodann unmittelbar darauf eine Dosis der halben MED UVB. Eine Kontrollstelle wurde mit einer halben MED UVB bestrahlt.

Alle Hautstellen, die 15 J/cm^2 ausgesetzt waren, zeigten unmittelbar nach der Bestrahlung deutlich Sofortpigmentierung. Bei etwa der Hälfte der Probanden zeigte sich bereits bei 7.5 J/cm^2 dieser Effekt.

Nach 24 Std. hatte sich an allen Stellen, die mit 15 J/cm^2 vorbestrahlt waren, ein Erythem gebildet, das im Mittel die Stärke von einer bis zwei MED hatte. Vierzehn der 17 Probanden zeigten an den Stellen, die 7.5 J/cm^2 erhalten hatten, ein Erythem der Stärke einer MED. Die Kontrolle für eine halbe MED UVB und für UVA waren immer negativ.

Zur Entscheidung der Frage, ob das Vorliegen einer Sofortpigmentierungsreaktion eine Voraussetzung für das Auftreten der Photoaugmentation ist, wurde die Reihenfolge der UVA- und UVB-Bestrahlungen umgekehrt. Bei sechs weiteren Versuchspersonen wurde zuerst die jeweilige halbe MED UVB und dann sofort 10 J/cm^2 UVA appliziert.

In allen Fällen zeigte sich nach 24 Std. ein Erythem in der Stärke von einer MED, die entsprechenden Kontrollstellen waren negativ.

In einer anderen Versuchsreihe von acht Probanden konnten wir feststellen, daß nach einer UVA-Vorbestrahlung von 10 J/cm^2 die Erscheinung der Photoaugmentation noch nach drei Std. verzögerter UVB-Anwendung auslösbar ist, nicht mehr jedoch nach einer Verzögerung von 24 Std.

Mit der Benutzung des Monochromators konnten wir auch die Spektralbereiche UVA und UVC kombinieren. Das UVC-Erythem erreichte bereits nach ca. sechs Std. sein Maximum, im Durchschnitt lag die MED bei 10 mJ/cm^2. In sechs Fällen wurde nach einer Vorbestrahlung mit 10 J/cm^2 UVA anschließend sofort die halbe MED UVC angewandt. Bei der Hälfte der Probanden zeigte sich an den mit UVA vorbestrahlten Stellen nach sechs Std. eine Rötung in der Stärke etwa einer MED. Die anderen Fälle, wie auch die Kontrollstellen waren negativ.

Auf Grund unserer Untersuchungen konnte das Phänomen der Photoaugmentation, soweit es sich auf UVA und UVB bezieht, unter Verwendung eines Monochromators bestätigt werden. Die Beobachtung dieses Effektes in der Haut von Albinokaninchen und die Umkehrbarkeit der Reihenfolge der Strahlenanwendung lassen das Auftreten der Sofortpigmentierung als zufälligen Nebeneffekt erscheinen.

Da im natürlichen Sonnenlicht sowohl UVA als auch UVB enthalten sind, ist es wahrscheinlich, daß Photoaugmentation immer dann eine Rolle spielt, wenn Sonnenstrahlung auf menschliche Haut trifft.

Literatur

1. Kaidbey, K.H., Kligman, A.M: Further studies of photoaugmentation in humans: phototoxic reactions. J. Invest. Dermatol. *65*, 472-475 (1975)
2. Parrish, J.A., Ying, C.Y., Pathak, M.A., Fitzpatrick, T.B.: Erythemogenic properties of long-wave ultraviolet light. In: Sunlight and Man. (Eds.: T.B. Fitzpatrick, M.A. Pathak, L.C. Harber, M. Seiji, A. Kukita), pp. 131-141. Tokyo: University of Tokyo Press 1974
3. Plewig, G., Hofmann, C., Braun-Falco, O., Nath. G., Kreitmair, A.: A new apparatus for the delivery of high intensity UVA and UVA + UVB irradiation and some dermatological applications. Brit. J. Derm. (im Druck 1977)
4. Sayre, R.M., Olson, R.L., Everett, M.A.: Quantitative studies on erythema. J. Invest. Dermatol. *46*, 240-244 (1966)
5. Willis, I., Kligman, A., Epstein, J.: Effects of long ultraviolet rays on human skin: photoprotective or photoaugmentative? J. Invest. Dermatol. *59*, 416-420 (1973)
6. Ying, C.Y., Parrish, J.A., Pathak, M.A.: Additive erythemogenic effects of middle and long ultraviolet light. J. Invest. Dermatol. *63*, 273-278 (1974)

Priv. Doz. Dr. G. Plewig
Univ.-Hautklinik
Frauenlobstr. 9
D-8000 München

9.1.3. Effekte des UV-Lichtes auf Hautadnexe am Beispiel des Syrischen Hamsters

U. Dachs und G. Plewig, München

Seit langem ist bekannt, daß sich manche Hautkrankheiten, wie beispielsweise Ekzeme, Neurodermitis und Akne, im Sommer bzw. bei Ultraviolettlicht (UV)-Einwirkung bessern. Es lag nahe, den Einfluß der UV-Strahlung auf die Epidermis und die Talgdrüsenfollikel experimentell zu untersuchen.

Material und Methoden

Versuchstiere

Zwanzig ausgewachsene männliche Syrische Albinohamster (Versuchstieranstalt Bäumler, Wolfratshausen) wurden ausgewählt. Die Ventralseite der Ohrmuscheln besitzt zahlreiche große Talgdrüsenfollikel, die den menschlichen Talgdrüsenfollikeln sehr ähnlich sind [1, 4].

Lichtquelle

Ein neu entwickeltes Gerät mit flüssigkeitsgefülltem Lichtleiter [2, 3], das mit einer Quecksilber-Höchstdrucklampe (HBO 200 Osram) ausgestattet ist, wurde als UV-Strahlenquelle verwendet. Die spektrale Verteilung des UVA und UVB emittierenden Lichtleiters ist an anderer Stelle beschrieben [3]. Das Spektrum reicht mit geringem Anteil im kurzwelligen UV-Licht, mit einem Gipfel bei 313 nm (UVB) und einem weiteren Gipfel bei 366 nm im langwelligen UVA bis in den Bereich des sichtbaren Lichtes. Die Leistung des ungefilterten Lichtleiters (0,5 cm ⌀) liegt bei etwa 700 mW.

Dosimetrie

Die Leistung des Gerätes wurde mit einem Thermopile und einem Watt-Meter bestimmt (Indicator Modell 154, Laser Instrumentation Ltd., England).

Versuchsablauf

Akute UV-Dermatitis

Zwölf Hamster erhielten auf der Ventralseite eines Ohres Bestrahlungen in Höhe von 1 MED, entsprechend 5,2 mJ/cm². Die Tiere wurden nach einer bzw. bis zu fünf Bestrahlungen sofort oder bis zu siebzehn Tagen nach der UV-Exposition getötet und Gewebeproben von den Ohren aufgearbeitet.

Subakute UV-Dermatitis

Sechs Hamster erhielten täglich an fünfzehn aufeinanderfolgenden Tagen auf der Ventralseite eines Ohres Bestrahlungen in Höhe von 1/2 MED, entsprechend 2,6 mJ/cm². Am 18. Tage wurden die Tiere getötet und Gewebeproben von den Ohren aufgearbeitet.

Funktionelle Meßdaten

Autoradiographie

10 µCi (spez. Aktivität 6,8 Ci/mMol) ³H-Thymidin (³H-TdR) wurde 45 min. vor der Tötung der Tiere auf der Ventralseite der Ohren intrakutan injiziert. Routinemäßige Aufarbeitung mit 5 µ dicken Schnitten und Dipping-Verfahren mit Kodak NTB II [1, 4]. Ausgewertet wurden die markierten Basalzellen in den Talgdrüsenfollikeln (Markierungsindex MI in %) [1, 4].

Histoplanimetrie

Die interfollikuläre Epidermisdicke und die Flächen der Talgdrüsenfollikel wurden ausplanimetriert, die Werte sind in nm, bzw. µ² angegeben.

Statistik

Mittelwert, Standardabweichung, Student's t-Test für verbundene und unverbundene Stichproben.

Ergebnisse

Akute UV-Dermatitis

Im Bestrahlungsfeld traten Erythem, später Schuppen und gelegentlich Schuppenkrusten auf.

Das histologische Bild zeigt Zeichen einer massiven Entzündung mit subepidermalem Ödem, granulozytären und lymphozytären Extravasaten. In diesem Stadium vergrößern sich die Talgdrüsen durch das sie umgebende Ödem und die gesteigerte Zellproliferation. Hierbei fällt eine zunehmende Bildung von Hornzellen auf, die die Lipidzellen ersetzen. Nach dem Ausbleiben des Reizes schwindet die reaktive Entzündung, die Mitoserate nimmt ab und die Talgdrüse verkleinert sich während des Verhornungsprozesses. Die Talgdrüsenazini sind schließlich völlig verhornt. Sie zeigen durch die Dedifferenzierung ein völlig verändertes Aussehen. Die lebende Epidermis ist stark verbreitet, die Schuppung in der starken Hyperkeratose gut erkennbar. Anschließend produzieren die Talgdrüsen wieder Lipidzellen und zeigen nach und nach ihr ursprüngliches Aussehen.

Der Mitoseindex eines unbehandelten Tieres liegt bei durchschnittlich 16 %. Er steigt unter UV-Bestrahlung vom ersten Tag signifikant an und erhöht sich bis zu seinem Maximum am zweiten und dritten Tag auf 38 ± 7 %. Nach Bestrahlungsende am fünften Tag sinkt die Mitoserate, um zwischen dem neunten und zwölften Tag auf ein Minimum von 10 ±3 % gegenüber 16 ±3 % der Kontrolle zu fallen. Normalwerte werden bis zum Versuchsende nach einundzwanzig Tagen erreicht.

Ähnlich verhalten sich die Talgdrüsenflächen: Von einem Normalwert von 7 ±1,3 µ² vergrößern sie sich signifikant bis zu ihrem Maximum von 12 ±2,5 µ² am zweiten Tag, verkleinern sich nach Bestrahlungsende zunehmend und schrumpfen letztlich unter fortlaufender Verhornung der Lipidzellen bis auf 3 ±1 µ² zusammen. Bei Versuchsende erreichen die Talgdrüsen ihre ursprüngliche Größe.

Die lebende Epidermis mit einer normalen Dicke von 15 ±3 nm reagiert auf die Bestrahlung mit einer massiven Verbreiterung, die am neunten Tag das 15-Fache des Ausgangswertes erreicht. Anschließend verringert sich die Epidermisdicke relativ rasch zugunsten einer ausgedehnten Hyperkeratose. Siebzehn Tage nach der letzten Bestrahlung liegen die Werte der bestrahlten Tiere noch gering über denen der Kontrollen.

Subakute UV-Dermatitis

Durch die fortlaufende geringe UV-Applikation kommt es im Verlauf des Experimentes zu leichter Rötung und Schuppung, jedoch nicht zur Krustenbildung.

Histologisch stellte sich an Epidermis und Korium nur eine geringgradige Entzündung ein, an den Talgdrüsenfollikeln kam es nicht zu einer Dedifferenzierung der Lipidzellen. Die Proliferationsrate zeigt nach achtzehn Tagen Normalwerte, die Talgdrüsenflächen vergrößerten sich auf 11 ±1,5 µ² gegenüber 7 ±1,3 µ² bei den Kontrollen. Die Epidermis verbreiterte sich auf 30 ±5 nm gegenüber 13 ±2 nm.

Während sich also die Werte der Proliferationsrate und der Talgdrüsengröße unter akuter Bestrahlung sofort stark erhöhen, erfährt die Epidermis ihre maximale Verbreiterung erst Tage nach Bestrahlungsende. Zu diesem Zeitpunkt wiederum ist die Proliferationsrate stark erniedrigt, die Talgdrüsen sind stark zusammengeschrumpft und verhornt.

Diese Veränderungen an den Talgdrüsenfollikeln können nicht allein durch die Entzündung erklärt werden, die durch das Ultraviolettlicht induziert wurde, da in ähnlichen Experimenten mit Tretinoin, einem stark reizenden Schälmittel, derartige Befunde nicht erhoben werden konnten.

Danksagung
Mit freundlicher Unterstützung durch die Deutsche Forschungsgesellschaft Pl 58/3-4.
Frau A. Endell wird für die technische Mitarbeit gedankt.

Literatur

1. Luderschmidt, Chr., Plewig, G.: Effects of cyproterone acetate and carboxylic acid derivatives on the sebaceous glands of the syrian hamster. Arch. Derm. Res. (im Druck 1977)
2. Nath, G., Plewig, G., Hofmann C., Kreitmair, A., Braun-Falco, O.: A new apparatus for the delivery of high intensity UVA and UVB irradiation and some dermatological applications. Scientific Exhibit, VII. International Congress on Photobiology, Rome 29.8. – 3.9.1976
3. Plewig, G., Hofmann, C., Braun-Falco, O., Nath, G., Kreitmair, A.: A new apparatus for the delivery of high intensity UVA and UVB irradiation and some dermatological applications. Brit. J. Derm. (im Druck 1977)
4. Plewig, G., Luderschmidt, Chr.: Hamster ear model for sebaceous glands, J. invest. Derm. (im Druck 1977)

Priv. Doz. Dr. G. Plewig
Dermatol. Klinik u. Poliklinik der Univ.
Frauenlobstr. 9
D-8000 München 2

9.1.4. Hautkranke in Inneren Kliniken

R. Breit, München

Die öffentliche Diskussion über die Kostensteigerungen im Gesundheitswesen fordert den Arzt verstärkt auf, über die Wirtschaftlichkeit und damit auch über die Effizienz seiner Maßnahmen nachzudenken. Ein Abbau von Bettenkapazitäten wird gefordert, er ist im Fachgebiet der Dermatologie weithin schon erfolgt. Der dermatologische Konsiliardienst könnte die entstandene Lücke, da dermatologische Erkrankungen wohl kaum abnehmen, füllen. Die Dermatologische und Allergologische Abteilung im Großkrankenhaus München-Schwabing (ca. 1.800 Betten) ist als einzige Fachabteilung für alle Städtischen Krankenhäuser (mit Ausnahme des Krankenhauses an der Thalkirchnerstraße, das die Dermatologische Klinik der Universität beherbergt) konsiliarisch zuständig. Kann sie dieser gestellten Aufgabe gerecht werden?

Im Jahre 1976 wurden der dermatologische und allergologische Konsiliardienst für 2931 Patienten, das sind 3,1 % aller in den genannten Krankenhäusern aufgenommenen Patienten, mindestens einmal in Anspruch genommen. Die Betreuungsintensität für die einzelnen Krankenhäuser war hierbei sehr unterschiedlich, sie schwankte von 5,1 % in Schwabing selbst über 2,2 – 3,2 % für die beiden anderen Großkrankenhäuser (jeweils um 1000 Betten) bis zu 0,8 % für ein ca. 30 km entfernt liegendes Ausweichkrankenhaus. Die Häufigkeit der Inanspruchnahme steht damit in einer direkten Relation zur Leichtigkeit, den Dermatologen hinzuzuziehen. Aber auch innerhalb des Krankenhauses Schwabing ergaben sich beachtliche Unterschiede bei den verschiedenen medizinischen Disziplinen; so war die Betreuungsintensität bei den 7 Abteilungen des konservativen Zentrums, dem auch die Dermatologische und Allergologische Abteilung angehört, mit 7,3 % am höchsten, während die 3 chirurgischen Abteilungen nur 3,1 % erreichten. Wenn man nun ohne weitere Untersuchungen diese Intensität als ausreichend ansieht, müßten in München nicht 2931 sondern 6079, also 3148 Patienten mehr, dem Konsiliardienst im Jahre 1976 zugeführt worden sein, d.h., es wurde nur knapp jeder zweite Patient mit einem dermatologischen Befund fachärztlich untersucht und behandelt. Man könnte nun gegen diese Rechnung einwenden, daß wahrscheinlich nur die schwereren Fälle untersucht wurden, während die Nähe einer Fachabteilung den Assistenzarzt verführe, auch bei Kleinigkeiten den Konsiliarius zuzuziehen. Ein Blick auf einzelne ausgewählte Diagnosen und ihre Häufigkeit bestätigt diese Vermutung nur zum Teil. (Die ausführlichen Daten werden an anderer Stelle veröffentlicht werden). Bei der Diagnose: „Fußpilz" wurden 126 Patienten eingereiht, 280 hätten es sein müssen, 154 fehlten, aber auch unter der Diagnose: „Basaliom" finden sich nur 41 anstatt 74; 33 mal wurde diese Diagnose nach unserer Rechnung zum Schaden des Patienten nicht oder noch nicht gestellt. Einem zweiten Einwand ist noch zu begegnen: Die Hochrechnung von Patienten medizinischer Abteilungen auf andere Abteilungen berücksichtige nicht die vielleicht andersartige Alterszusammensetzung. Das ist auch auf den ersten Blick richtig, der Altersgipfel unserer Konsiliarpatienten aus chirurgischen Abteilungen lag zwischen 30 und 40 Jahren, der Patienten aus medizinischen Abteilungen zwischen 60 und 70 Jahren. Für die Diagnosen: „Basaliom" und vielleicht auch „Fußpilz" könnte dies zutreffen, nicht jedoch für die Diagnose: „Scabies", eine Erkrankung doch wohl eher der jüngeren, kontaktfreudigeren Semester. Aber auch hier zeigt sich der gleiche Trend: Von 79 wahrscheinlichen Fällen wurden nur 42 gesehen. Unsere eingangs angestellte Hochrechnung wird der Wahrheit also schon nahe kommen. Die Folgerung kann also nur lauten: Chirurgische Kliniken achten zu wenig auf behandlungsbedürftige dermatologische Nebenbefunde, und: Nur eine ortsständige Konsiliarabteilung in jedem Großkrankenhaus kann ihrer Aufgabe gerecht werden.

Welche diagnostischen Maßnahmen sind nun zur Abklärung erforderlich und welche therapeutischen Maßnahmen werden dann notwendig (Tabelle 1 und 2)? Zunächst fällt auf, daß in über der Hälfte der Fälle die

Tabelle 1. Erforderliche diagnostische Maßnahmen

Keine	54,2 %
Mykologische Kultur	15,6 %
Histologische Untersuchung	12,3 %
Verlaufskontrolle	11,4 %
Epikutantest	9,8 %
Kutantest	4,9 %
Mikroskopische Untersuchung	2,9 %
Anderes Konsil	2,7 %
Andere (Proktoskopie, Trichogramm, etc.)	2,2 %

Tabelle 2. Therapeutische Maßnahmen

Keine	19,1 %
Konservativ	70,7 %
Operativ	7,5 %
Dermatologische Fach-Therapie	6,2 %
Hautarzt	4,3 %
Radiologisch	0,4 %

alleinige fachärztliche Untersuchung zur Abklärung ausreichend war, nur bei der knappen Hälfte waren weitgehend fachspezifische Laboruntersuchungen erforderlich, die wiederum die Arbeit verschiedener Konsiliarabteilungen im Verbund und möglichst in Anlehnung an eine bettenführende Fachabteilung notwendig machen. Darüber hinaus konnten 4,3 % der Fälle ausdrücklich an einen niedergelassenen Hautarzt zur Weiterbehandlung nach Entlassung aus einer nichtdermatologischen Abteilung verwiesen werden. In 6,2 % der Fälle oder bei 180 Patienten war allerdings eine Verlegung in die eigene Fachabteilung erforderlich oder erstrebenswert. Die Zahl der Diagnosen (Tabelle 3) weist auf das ganze weite Feld der Dermatologie, diese Patienten sind oft die interessantesten Probleme in der Abteilung. Nach der bereits begründeten Hochrechnung allerdings wurden 140 Patienten als „occulte Dermatologie" nie dermatologisch betreut (Tabelle 4). Diese Zahl ist einfach zu hoch, es besteht, wie an dem Münchner Beispiel gezeigt wurde, die Gefahr, daß die Dermatologie „krank"-schrumpft und ihrer Aufgabe im stationären Bereich nicht mehr nachkommen kann.

Tabelle 3. Überwiegend dermatologisch kranke Patienten: 180 (6,2 %) Diagnosenzahl: 72

Dermatitis-Ekzem-Gruppe	24
Erysipel	20
Andere bakt. Infektionen	4
Psoriasis	15
Ulcus cruris	13
Maligne Tumoren	12
Zoster	11
Andere Virusinfektionen	4
Urticaria	10
Mykosen	9
Vasculitis allergica	6
Geschlechtskrankheiten	5
Andere Diagnosen (30)	47

Tabelle 4. Occulte Dermatologie

	ist	soll	nicht erkannt
Med. Abt. Schwabing	–	65	–
Schwabing	86	117	31
München	180	320	140

Die Untersuchungen der Konsiliarambulanz der Dermatologischen und Allergologischen Abteilung des Städt. Krankenhauses München-Schwabing im Jahre 1976 haben gezeigt, daß bei kleinem dermatologischen Bettenangebot der Konsiliardienst ausgebaut werden muß, daß jedes Großkrankenhaus über eine ortsständige Konsiliarambulanz verfügen sollte, daß ein Verbundbetrieb von Konsiliarabteilungen mit einer bettenführenden Abteilung erstrebenswert ist und daß dermatologische Fortbildungsveranstaltungen für andere Fachdisziplinen notwendig sind, mit dem Ziel, jeden dermatologisch erkrankten Patienten zumindest der konsiliarärztlichen Betreuung eines Hautarztes zuzuführen.

Dr. R. Breit
Städtisches Krankenhaus München-Schwabing
Dermatologische Abteilung
Kölner Platz 1
D-8000 München 40

9.1.5. Hautveränderungen bei Pankreas-Karzinomen

V.C. Andreev, Sofia

Das Pankreas-Karzinom ist eine seltene Erkrankung, bei der verschiedene spezifische Hautveränderungen auftreten können.

Die *subkutane Fettgewebsnekrose* (vom Typ der Panniculitis Weber-Christian) zusammen mit Polyarthritis und starker Eosinophilie stellt ein Syndrom dar, welches für Tumore des exokrinen Pankreasparenchyms charakteristisch ist.

Die in der Regel symmetrisch lokalisierten Hautläsionen bestehen aus subkutanen, mässig harten und dunkelroten Knoten. Sie sind meistens an den Unterschenkeln lokalisiert, doch wurden sie auch in der Glutealregion, an den Armen oder an der Bauchwand beobachtet. Die Knoten können nekrotisch zerfallen, es entwickeln sich dann Geschwüre mit serpiginösen Rändern und ungewöhnlichen Formen. Histologisch findet man zu Beginn des Prozesses ein reines Granulozyteninfiltrat, es folgt dann eine Auswanderung von Monozyten und Lymphozyten; das nächste Stadium ist eine Nekrose mehrerer Fettgewebsläppchen. Im Bereich dieser Fettgewebsnekrose findet man die charakteristischen „ghost-like"-Zellen, dies sind Zellen ohne Kerne mit dicken, schattenartigen Zellmembran. Das histologische Bild ist identisch mit dem der Panniculitis von Weber-Christian.

Die Pathogenese dieses Syndromes ist noch nicht geklärt. Es wird vermutet, daß sich Tumorzellen in dem Fettgewebe absiedeln, welche Trypsin und Lipase sezernieren und so die Fettgewebsnekrose verursachen. Es wurden bis jetzt etwa 15 Patienten mit diesem Syndrom beobachtet.

Das *Glucagonom-Syndrom* besteht aus einem migrierenden, nekrolytischen Erythem, Diabetes und einer Glossitis. Dies Syndrom wurde beobachtet bei Patienten mit Karzinomen, die ihren Ausgang von den alpha-2-Zellen der Pankreasinseln nahmen. Die Tumorzellen haben einen erhöhten Glucagon-Gehalt. Die Hautveränderung, welche von Wilkinson „necrolytic migratory erythema" genannt wurde, ist charakteristisch. Es finden sich papulöse und vesikulöse Effloreszenzen in verschiedenen Entwicklungsstadien, sie sind meist in intertriginösen Bereichen lokalisiert, jedoch können auch die Extremitäten und sogar das Gesicht befallen werden. Die Veränderungen haben eine ausgeprägte Neigung zur Konfluenz und sehen dann oberflächlichen Brandwunden ähnlich, die mit Schuppen und Krusten bedeckt sind, nach deren Entfernung eine nässende Erosion zurückbleibt. Fast alle bisher beobachteten Patienten mit diesem Syndrom waren Frauen.

Histologisch findet man im Anfangsstadium eine Akanthose und ein interzelluläres Oedem, später treten intraepidermale Bläschen ohne Akantholyse auf, das Stratum granulosum schilfert teilweise ab, es entwickelt sich eine Parakeratose. Zuletzt entsteht im oberen Rete Malpighi eine Nekrolyse, die an Ausdehnung zunimmt und schließlich größere Epidermisabschnitte erfaßt. Im Corium findet man eine mäßige, perivasale Lymphozyteninfiltration.

Das migrierende, nekrolytische Erythem wurde bisher bei etwa 10 Patienten beobachtet, die alle Insel-alpha-2-

Zell-Karzinome des Pankreas hatten. Der Entstehungsmechanismus dieses Erythemes ist unbekannt. Bei einem Patienten beobachteten wir eine Überempfindlichkeit der Haut gegenüber Glucagon; die Testreaktion im Epikutantest mit Glucagon war nicht vergleichbar mit den Effloreszenzen des migrierenden, nekrolytischen Erythemes. In diesem Zusammenhang ist von Bedeutung, daß die Zellen dieses Tumors Glucagon produzieren können. Mir sind zwei Patienten bekannt, bei denen aufgrund des Auftretens eines migrierenden, nekrolytischen Erythemes eine explorative Laparatomie durchgeführt wurde, und in beiden Fällen wurde ein Carcinom des Pankreas-Schwanzes entdeckt und operativ entfernt. Nach der Exstirpation des Tumors verschwanden bei beiden Patienten die Hautveränderungen.

Die *Thrombophlebitis migrans* befällt vorzugsweise die kleineren, oberflächlichen Venen am Thorax und Abdomen. Erstes Symptom ist ein starker Schmerz in der betroffenen Region. Pathogenetisch spielt wahrscheinlich eine verstärkte Sekretion von Pankreas-Enzymen eine wichtige Rolle, wie sie bei Pankreas-Karzinomen nicht selten zu beobachten ist. Diese verstärkte Enzym-Sekretion führt zu einer Erhöhung der Prothrombin-Konzentration, was möglicherweise zusammen mit zirkulierenden Tumorzellen eine Thrombose der kleineren, oberflächlichen Venen verursachen kann.

Das Auftreten eines der geschilderten Symptome (subcutane Fettgewebsnekrose mit Polyarthritis und Eosinophilie – Glucagonom-Syndrom – Thrombophlebitis migrans) ist als dringender Hinweis auf eine maligne Pankreaserkrankung anzusehen und begründet die Notwendigkeit einer eingehenden Untersuchung des Pankreas, u.U. einschließlich einer explorativen Laparatomie.

Prof. Dr. V.C. Andreev
Institute of Dermatology and Venerology
Academy of Medicine
1 Boul. G. Sofiiski
Sofia 31 / Bulgarien

9.1.6. Ramsay-Hunt-Syndrom

A. Krstić, T. Janjatović und V. Jervremović, Zemun-Beograd

Trotz bedeutender, in letzter Zeit erlangter Erkenntnisse ist die Frage der Pathogenese des Herpes zoster noch nicht vollständig geklärt. Mit Hilfe des Elektronenmikroskops kann das Zoster-Virus nicht vom Varicellen-Virus unterschieden werden [3, 4, 6, 7]. Die Resultate der Untersuchungen mit der Komplementfixation, dem Neutralisationstest und mit fluoreszierenden Antikörpern wie auch die Resultate anderer immunologischer und klinisch-experimenteller Untersuchungen weisen auf Identität dieser beiden Viren hin [1, 2, 3, 4, 5]. Die meisten Autoren nehmen heute die „latente Theorie" an, nach welcher der Zoster eine späte Manifestation des Zoster-Varicella-Virus nach überstandenen Varicellen ist. Mit dieser Hypothese versucht man, die interessante epidemiologische und immunologische Verbindung und auch den Unterschied zwischen diesen zwei Erkrankungen zu erklären (unterschiedliche Kontagiosität und Entwicklung der Immunität, Manifestation und Häufigkeit gemäß dem Lebensalter, Unterschiede in den klinischen Bildern und selektive Lokalisation pathologischer Prozesse).

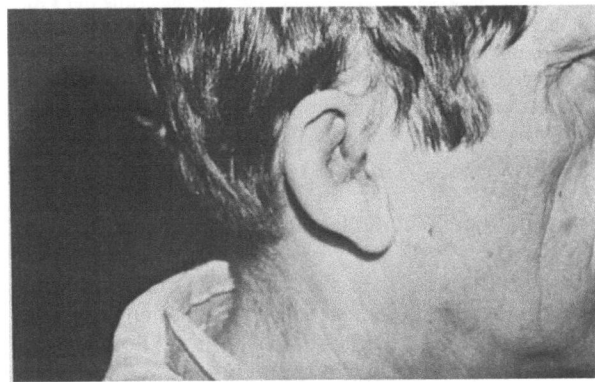

Abb. 1. Herpetiforme Effloreszenzen an der rechten Ohrmuschel

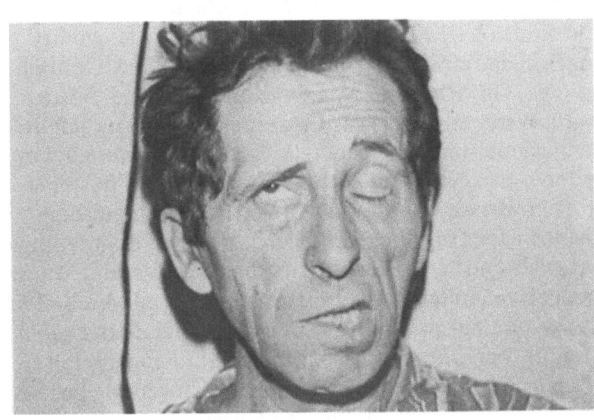

Abb. 2. Paralyse aller drei Äste des N.facialis rechts

Unser Patient

Der Patient S.B., 52 Jahre alt, aus Zemun, mit *Ramsay-Hunt-Syndrom*, wurde im Februar 1975 behandelt. Herpetiforme Veränderungen erfaßten Haut, Cavum conchae und Fossa triangularis der rechten Ohrmuschel und die Haut des Einganges des rechten Gehörganges, begleitet von starkem neuralgischen Schmerz in der rechten Kopfhälfte, von einem Geräusch und Schwerhörigkeit in diesem Ohr (Abb. 1). Bei der Aufnahme war eine diskrete Parese des oberen und mittleren Astes des rechten N.facialis vorhanden, während der untere Ast eine bedeutend stärkere Läsion aufwies. Im Laufe der nächsten 24 Stunden entstand eine vollkommene Paralyse aller drei Äst des N.facialis (Abb. 2). Gleichzeitig klagte der Kranke über Schmerzen beim Schlucken, erschwertes Schlucken und Heiserkeit. Herpetiforme Veränderungen bestanden auch auf der Schleimhaut der rechten Tonsille, in geringem Maße auch auf die Schleimhaut des weichen Gaumens übergreifend, mit ausgesprochener Hyperämie dieses Gebietes, wie auch schwächerer Beweglichkeit dieser Hälfte des weichen Gaumens. Die Schleimhaut der rechten Hälfte des Hypopharynx und Larynx war auch sehr hyperämisch und das rechte Stimmband schwächer beweglich (Läsion des V., IX. und X. Hirnnerven). Die oberflächliche und tiefe Sensibilität war auf der befallenen Seite geschwächt. Der Cornealreflex fehlte auf der befallenen Seite, der konsensuelle Reflex blieb erhalten. Auf Zweidrittel der vorderen Zunge wurde verringerte Salivation festgestellt. Labor- und andere Befunde: Laborbefunde regelrecht, *Schirmer*-Test, Chemo- und Elektrogustometrie in normalen Grenzen (N.intermedius war nicht beteiligt). EMG zeigte Befunde im Sinne einer Neuritis. Der N.vestibularis zeigte keine Ausfälle, während das Audiogramm beiderseitige Schäden des Gehörs zeigte, rechts im Niveau 25 Db. mit Ausfall bei 4096 Hz bis 80 Db links im Niveau 15 bis 25 Db. mit Ausfall bei 4096 Hz bis 60Db. Das Kontrollaudiogramm zeigte nach 10 Tagen rechts eine Verbesserung, was zeigte, daß auch der VIII. Gehirnnerv rechts befallen war. Nach 24 Tagen wurde der Patient vollkommen geheilt entlassen. Zuerst kam es zur Verbesserung der Funktion des mittleren Astes des N.facialis, dann des oberen, während der untere Ast und die Parese des rechten Stimmbandes einer etwas längeren Erholung bedurften. Wir behandelten den Patienten mit größeren Dosen von Vitamin B_1 und B_{12}, Vibramycin-Kapseln, Analgetika, physikalischer Therapie und lokal mit Zinkschüttelmixtur.

Diskussion und Schlußfolgerung

Neben der thorakalen und zervikalen Lokalisation, die am häufigsten vorkommen, verdienen die Cephalformen des Zoster besondere Beachtung wegen des Befalls der cranialen Nerven mit sensitiven und motorischen Schäden, die manchmal andauern können. Der Befall des V. und VII. Gehirnnervs, d.h. *Zoster trigeminalis* und *Zoster geniculatus*, wie auch die seltenere Lokalisation, die zur Läsion des VIII., IX. und X Gehirnnervs führt, gehört zur Domäne einiger Spezialisten (Dermatologe, Ophthalmologe, Oto-Rhino-Laryngologe, Stomatologe, Neurologe). Wenn das Virus das *Gasser'sche* Ganglion befällt, dann ist meistens der erste Ast *(Zoster ophthalmicus)* und seltener der zweite und dritte Ast des Trigeminus betroffen. Bei *Zoster maxillaris* (II. Ast) treten auf der Uvula in der Tonsillargegend herpetiforme Veränderungen auf, während bei Läsion des dritten Astes Veränderungen an der Rachenhinterwand auftreten, am vorderen Teil der Zunge und auf der Buccalschleimhaut. Bei *Zoster oticus* sind die Veränderungen gewöhnlich auf den äußeren Gehörgang und auf die Ohrmuschel mit Umgebung beschränkt. Bei Befall des inneren Ohres können Facialis- und Acusticuslähmung eintreten. Diese Verändeungen werden als *Ramsay-Hunt-Syndróm* (1907) beschrieben. Im Hinblick darauf, daß bei Fällen mit einem vollständig entwickelten Bild des *Ramsay-Hunt-Syndromes* bei der Obduktion keine histopathologischen Veränderungen des Ganglion geniculi gefunden wurden, besteht die Möglichkeit, daß auch Läsionen in den Brachia pontis für die Pathogenese dieses Syndromes verantwortlich sind [3].

Schlußfolgernd können wir sagen, daß es sich bei unserem Kranken um ein seltenes klinisches Bild des Zoster handelt, das dem *Ramsay-Hunt-Syndrom*, verbunden mit Läsionen des V., VII., VIII., IX. und X. Hirnnerven, entspricht.

Literatur

1. Feyrter, F.: Hautarzt *5*, 391 (1954)
2. Herzberg, J.: Viruskrankheiten der Haut. In: Haut- und Geschlechtskrankheiten (Hrsg.: Bode, H.G., Korting, G.), Band I, S. 315. Stuttgart: G. Fischer Verlag 1970
3. Mihaljević, F., Jelašić, F.: Herpes zoster.U: Medicinska enziklopedija, knjiga X, str. 400, Zagreb, Jugoslovenski leksikografski zavod (1965)
4. Nasemann, T.: Hautarzt *6*, 337-385 (1955)
5. Orfanos, C.E., Runne, U.: Hautarzt, Suppl. *I*, S. 103 (1974)
6. Santler, R., Fanta, D.: Hautarzt, Suppl. *I*, S. 100 (1974)
7. Söltz-Szöts, J.: Archiv Derm. Syph. (Berlin) *220*, 105 (1964)
8. Söltz-Szöts, J., Fanta, D.: Hautarzt *22*, 215 (1971)

Prim. Dr. sc. Dr. A. Krstic
Dermatologische Abteilung
des Klinischen Krankenhauses
Zemun-Beograd
Vukova 9
YU-11080 Zemun-Beograd

9.1.7. Der Weg des Sklerosierungsmittels in Unterschenkelvenen bei der Varizenverödung unter verschiedenen Bedingungen

P. Szabó und J. Endres, Debrecen

Zahlreiche Verfasser stimmen in der Ansicht überein, daß sich eine Varikose erfolgreich mit der Sklerosierung behandeln läßt; andere Untersucher ziehen ein chirurgisches Vorgehen vor und behaupten, daß durch die Injektionsbehandlung Thrombosen der tiefen Beinvenen ausgelöst und andere Komplikationen verursacht werden können.

An der Universitäts-Hautklinik Debrecen wurden seit 1958 etwa 100.000 Injektionsbehandlungen bei 11.876 Patienten mit primärer Varikosis durchgeführt. Die Verödungsbehandlung ist bei zahlreichen Krankheiten und Zuständen kontraindiziert. Nach sorgfältiger Anamnese und klinischer Untersuchung einschließlich der Teste nach Perthes und Trendelenburg, in Zweifelsfällen auch erst nach Durchführung einer Phlebographie, wurde die Sklerosierung nach folgender Technik vorgenommen: Bei waagerechter Lage des Beines wurden 0,5 – 0,8 ml des Sklerosierungsmittels (Thrombovar, Aethoxysklerol oder Vistarin) relativ langsam in die nicht gestaute Varize injiziert. Die Konzentration des Sklerosierungsmittels wurde durch die Art der Varize bestimmt. Nach der Injektion wurde das Bein mit 3 Binden elastisch gewickelt; tagsüber war der Patient angehalten, möglichst viel zu gehen, über Nacht wurden die Binden abgenommen, und morgens mußte das Bein wieder gewickelt werden. Insgesamt wurde der Kompressionsverband 3 - 4 Wochen getragen.

Die Resultate der Behandlung waren anhaltend gut und auch kosmetisch einwandfrei. Pathologische Nebenwirkungen, insbesondere tiefe Beinvenenthrombosen, beobachteten wir nicht. Wir hielten es trotzdem für sinnvoll, den Weg, den das Sklerosierungsmittel während und kurz nach der Injektion nimmt, unter verschiedenen Bedingungen zu untersuchen.

Für diese Untersuchung wurde als Sklerosierungsmittel Vistarin und als Kontrastmittel Uromiro 60 % angewandt. Während und kurz nach den Injektionen wurden Röntgenaufnahmen angefertigt. Das jodhaltige Sklerosierungsmittel ergab einen weniger intensiven Röntgenschatten als das Kontrastmittel, ansonsten unterschieden sich beide Mittel in Bezug auf die Ergebnisse der Röntgenaufnahmen nicht. Es wurden Untersuchungen bei 51 Patienten durchgeführt. Mit der Injektion des Kontrastmittels wurde eine echte Sklerosierung vollkommen nachgeahmt, eine wirkliche Behandlung mit Vistarin erfolgte erst später; unsere Untersuchungen dienten dennoch den Patienten, da in diesen Fällen die Untersuchungen in klinisch schwer zugänglichen Bereichen (Knie- und Knöchelregion; stark geschlängelte Varizen) vorgenommen wurden.

Unsere Untersuchung zielte in erster Linie darauf hin, die Sklerosierungstechnik zu modifizieren, um unter der Berücksichtigung der o.g. Gesichtspunkte eine sichere (komplikationsfreie) und einwandfreie Sklerosierung erreichen zu können. Es wurde untersucht, wie die Sklerosierungsbehandlung und das Auftreten pathologischer Komplikationen durch folgende Faktoren beeinflußt werden:

1. waagerechte oder senkrechte Stellung des Beines während der Injektion;
2. Menge des injizierten Sklerosierungsmittels;
3. Injektionsgeschwindigkeit;
4. Stauung der Venen während der Sklerosierung;
5. Anwendung der *Airblock*-Technik;
6. spezielle Lokalisationen der Varizen (Knie- oder Knöchelregion);
7. gerader oder geschlängelter Verlauf der Varizen.

Ergebnisse

1. Wir beobachteten bei senkrechter Stellung des Beines, daß der Reflux gesteigert ist, aber das Sklerosierungsmittel gelangt *nicht* in die tiefen Beinvenen.

2. In normaler Geschwindigkeit von 5-6 Sekunden injiziert, gelangt eine Menge von 1,0 ml Sklerosierungsmittel *nicht* in die tiefen Beinvenen.

3. Auch 2,0 ml, einmal unter Versuchsbedingungen in eine Varize injiziert, gelangt *nicht* in die tiefen Beinvenen; eine solche Menge wird jedoch nicht zur Sklerosierungstherapie empfohlen.

4. Wird die Varize *gestaut*, so kann das injizierte Mittel in die tiefen Beinvenen gelangen.

5. Die Injektionsgeschwindigkeit ist ebenfalls von Bedeutung: wird sie auf 1,0 ml in 2 Sekunden gesteigert, so kann das Sklerosierungsmittel in die tiefen Beinvenen gelangen.

6. Im Bereich der Knöchel darf eine Menge von 0,5 ml, im Bereich der Knie von 1,0 ml *nicht überschritten* werden.

7. Verläuft die zu sklerosierende Vene geschlängelt, so legt das Sklerosierungsmittel einen relativ kürzeren Weg in der Vene zurück als bei geradem Verlauf. Verläuft die Vene gerade, so kann das Sklerosierungsmittel nach Injektion am Unterschenkel u.U. noch in der Oberschenkelmitte nachgewiesen werden.

8. Nach unseren Beobachtungen wird der Reflux durch Anwendung der Airblock-Technik gesteigert, diese ist also *nicht* vorteilhaft.

Wir erhoben darüber hinaus folgende Befunde: Das Sklerosierungsmittel ist in der Vene in einem viel längeren Abschnitt nachzuweisen, als die durch das Mittel hervorgerufene Sklerosierung; das Mittel verdünnt sich also bis zur Wirkungslosigkeit. Mit Hilfe von Serienaufnahmen konnte der überraschend schnelle Abfluß des Sklerosierungsmittels demonstriert werden. Wurde in einem anderen Versuch 1-2 Tage nach der Injektion des Kontrastmittels das Sklerosierungsmittel in gleicher Menge in dieselbe Stelle derselben Vene injiziert, so ergaben sich völlig identische Röntgenbefunde; auf diese Weise bestätigt sich unsere Erfahrung, daß das Sklerosierungsmittel in den Modellversuchen durch das Kontrastmittel ersetzt werden kann.

Zusammenfassend kann gesagt werden, daß eine in den mit entsprechender Vorsicht ausgewählten Fällen und unter Berücksichtigung unserer Untersuchungsergebnisse von einem Erfahrenen durchgeführte Sklerosierungstherapie keine Komplikationen verursacht.

Dr. Peter Szabó
Medizinische Universitäts-Klinik
für Haut- und Geschlechtskrankheiten
Orvostudomayi Egyetem
Debrecen / Ungarn

9.1.8. Hepatitis-B-Antigen bei Geschlechtskranken

J. Lašlosević, J. Kačaki, S. Konstantinović und R. Sretenović, Beograd

Lange war man der Meinung, daß die Inokulations- oder Serumhepatitis ausschließlich auf parenteralem Wege übertragen wird. Blumberg (1968) und Giles (1969) führten den Begriff Virus-Hepatitis des Typs B ein. Seitdem gibt es eine große Anzahl von Mitteilungen und Hypothesen über die Art der Übertragung dieser Viruserkrankung. Einige Autoren sind der Meinung, daß die Krankheit möglicherweise auf oralem Wege übertragen wird (Kurgman, 1970; Giles, 1969), auf dem Blutwege und durch Serumexsudate, und der Nachweis dieses Antigens im Sperma und im Speichel unterstützt nur diese Ansicht. Es wird sogar eine Übertragung durch die Atemluft erwogen (Almeida, 1971). Blumberg zieht noch 1968 die Möglichkeit in Betracht, daß die Erkrankung auch bei homosexuellen Kontakten übertragen werden kann, denn ihm fiel auf, daß es unter den an Hepatitis des Typs B Erkrankten bedeutend mehr Männer gibt. Fulford (1973) bestärkt diese Behauptung, indem er beweist, daß die Erkrankten hauptsächlich junge Leute sind, daß zwei Drittel männlichen Geschlechtes sind und daß Kinder selten von dieser Art Infektion ergriffen werden. Hersh (1972) vermochte zwar nicht, den genauen Mechanismus der Übertragung festzustellen, aber er sammelte Anhaltspunkte dafür, daß die Hepatitis des Typs B auch auf sexuellem Wege übertragen werden kann. Jefferies u. Mitarb. (1973) haben in der venerologischen Abteilung des St. Mary-Krankenhauses in London 1650 Serumproben serologisch untersucht. Diese repräsentative Zahl von Seren haben sie verglichen mit Seren freiwilliger Blutspender und haben ein 10-mal häufigeres Vorkommen von Australia-Antigen bei venerologischen Patienten festgestellt. Daraus haben sie geschlossen, daß die Übertragung auch durch Verletzungen der Haut und durch die Schleimhäute möglich ist. Auch Vrancks (1975) berichtet über die große Prävalenz des Hepatitis-B-Antigens bei Syphilitikern mit 9,1 % im Vergleich zu 0,35 % bei freiwilligen Blutspendern.

Das war der Anlaß, daß wir bei unserem Material die obige Hypothese nachprüften. Zuerst haben wir versucht, das Hepatitis-B-Antigen bei an akuter Gonorrhoe Erkrankten nachzuweisen und die Ergebnisse mit der Untersuchung der Seren von freiwilligen Blutspendern zu vergleichen. Der Test wurde nur im Augenblick des frischen Infektes durchgeführt. Später haben wir uns überlegt, daß man interessantere Informationen erhalten könnte durch die Erforschung des Vorkommens von Australia-Antigen bei an Gonorrhoe erkrankten Patienten, indem wir sie im Laufe von 6 Monaten von Beginn der akuten Erkrankung an untersuchten. So haben wir den Kranken am ersten Tag, nach 3 und 6 Monaten Blut entnommen. Diese Resultate haben wir unter den gleichen Bedingungen und zeitlichen Intervallen bei den freiwilligen Blutspendern kontrolliert. Das Australia-Antigen wird durch die Technik der umgekehrten passiven Hämagglutination (Hepanosticon) nachgewiesen. Die Spezifität wird festgestellt durch Hepanosticon-Absorbent.

Ergebnisse

In der 1. Tabelle haben wir die Ergebnisse der Untersuchung des Hepatitis-B-Antigens bei Gonorrhoe-Patienten in de akuten Phase im Vergleich mit Seren von freiwilligen Spendern dargestellt. Auf den ersten Blick besteht ein geringer prozentualer Unterschied. Statistisch (χ^2-Test) besteht jedoch kein Unterschied.

In der Tabelle 2 stellen wir die Ergebnisse der Häufigkeit von Hepatitis-B-Antigen im Serum der an Gonorrhoe Erkrankten im Vergleich mit freiwilligen Blutspendern dar (unter den gleichen Bedingungen und bei gleichen zeitlichen Intervallen). Hier besteht ein prozentualer Unterschied, aber statistisch (χ^2-Test) können wir ihn außer acht lassen.

Auch der Vergleich der Gruppen aus Tabelle 1 und 2 mit der gleichen statistischen Methode gab keinen signifikanten Unterschied.

Tabelle 1. Hepatitis-B-Antigen bei Gonorrhoe-Patienten mit frischem Infekt im Vergleich mit der Kontrollgruppe freiwilliger Blutspender

Serumproben von	Anzahl	HBs-Ag positiv	Prozent
an Gonorrhoe Erkrankten	710	25	3,25 %
freiwilligen Blutspendern	3858	86	2,23 %

Tabelle 2. Hepatitis-B-Antigen bei Gonorrhoe-Patienten, untersucht während 6 Monaten im Vergleich mit der Kontrollgruppe freiwilliger Blutspender

Serumproben von	Anzahl	HBs-Ag positiv	Prozent
an Gonorrhoe Erkrankten	660	30	4,55 %
freiwilligen Blutspendern	495	12	2,42 %

Bei unseren Kranken gab es keine homosexuellen Kontakte, auf welche sich die genannten Autoren berufen. Und bei der sehr detaillierten epidemiologischen Bearbeitung aller Patienten, bei denen positives Hepatitis-B-Antigen nachgewiesen wurde, konnten wir keine homosexuellen Kontakte ermitteln.

Schlußfolgerung

Die sexuelle Übertragung der Hepatitis (Typ B) bleibt auch weiterhin eine interessante Möglichkeit, obwohl man das bei uns nicht beweisen konnte. Viele Autoren rechnen jedoch auch diese Erkrankung zu den Krankheiten, die sich auf geschlechtlichem Wege übertragen. Deshalb sollte man alle Untersuchungen in dieser Richtung auch weiterhin als Versuche betrachten, um zu besseren und zuverlässigeren Ergebnissen zu kommen.

Dr. J. Lašlošević
Institut für Dermatovenerologie
Francuska 37
11000 Beograd / Jugoslawien

9.1.9. Die Phagozytosefähigkeit der Epithelzellen

I. Rácz und J. Daróczy, Budapest

In der Literatur findet man nur verhältnismäßig wenige Angaben darüber, daß die Phagozytosefähigkeit nicht nur eine Eigenschaft von Makrophagen und Granulozyten, sondern auch von Epithelzellen ist. Es wurden zuerst die phagozytierenden Eigenschaften des Bronchialepithels von Kaninchen beschrieben [3]. Einige Untersucher beobachteten, daß in der menschlichen Haut Ferritin, Peroxydase und Thorotrast von den Keratinozyten durch Pinozytose aufgenommen werden [1, 2, 6, 7]. Die Autophagozytose, d.h. die Aufnahme von Resten untergegangener Epithelzellen durch Keratinozyten, sowie die Heterophagozytose, d.h. die Phagozytose Melanosomen enthaltender Melanozytenfortsätze durch die gleichen Zellen, sind ebenfalls bekannte Phänomene. Das Ziel unserer Untersuchungen war, die regelmäßige Phagozytose-Tätigkeit der Epithelzellen mit verschiedenen Markierungssubstanzen elektronenoptisch zu beweisen.

Methoden

Die Phagozytose von Eisenkomplexen wurde an rasierter Meerschweinchenhaut nach subcutaner Injektion von 0,1 ml Jectofer (Ferri-Sorbitolcitrat-Komplex) studiert. Die entsprechenden Injektionsstellen wurden 10 und 60 Minuten nach der Injektion exzidiert, in Glutaraldehyd-Osmium fixiert, in Durcupan eingebettet; die mit einem Ultramikrotom OmU_2 hergestellten ultradünnen Präparate wurden mit einem Elektronenmikroskop Typ JEM 7 A untersucht.

An menschlicher Haut wurde die Phagozytose von Quecksilber nach der Methode von Silberberg [4] untersucht. Eine 2-prozentige $HgCl_2$-Lösung wurde auf die Hautoberfläche aufgetragen, Exzisate wurden nach 2 und 48 Stunden entnommen, fixiert, ausgewaschen, mit 1-prozentiger Ammoniumsulfid-Lösung entwickelt und teilweise in toluidinblaugefärbten halbdünnen Präparaten, teilweise auch in ultradünnen Präparaten elektronenmikroskopisch untersucht. 7 solcher Versuche wurden durchgeführt. Um die Phagozytosetätigkeit der Keratinozyten deutlicher zu machen, haben wir auch die Tanninsäure-Reaktion von Wagner [5] angewandt. Mit dieser Methode werden die Zellmembranen und der zelluläre Detritus sehr gut dargestellt, und die Invaginationen der Zellmembranen können gut studiert werden; auf diese Weise wurden 5 Versuche durchgeführt.

Ergebnisse

Der subcutan injizierte Eisenkomplex ist bereits nach 10 Minuten in Form elektronendichter Granula in den interzellulären Räumen der Epidermis nachweisbar. Eine Stunde später findet man in den Keratinozyten mit elektronendichten Granula gefüllte Phagosomen in großer Anzahl; die Phagosomen befinden sich im perinukleären Raum und stehen wahrscheinlich mit den extrazellulären Räumen in Verbindung.

Das auf die Hautoberfläche aufgetragene Quecksilber kann schon nach 2 Stunden als Merkurisulfid in Form elektronendichter Partikel mit einem Durchmesser von 30 Å unterhalb des Stratum corneum nachgewiesen werden. Nach 48 Stunden ist das Quecksilber in den Keratinozyten in Form von „Teichen" nachweisbar. Die Quecksilber-Granula sind in den tiefer gelegenen Zellen größer (30-300 Å Durchmesser), es handelt sich wahrscheinlich um eine Aggregation von Quecksilbergranula und zytoplasmatischen Proteinen. In tieferen Schichten als dem Stratum granulosum konnte das Quecksilber nicht sicher nachgewiesen werden.

In den mit Tanninsäure gefärbten Präparaten sind die Membranoberflächen und die Pseudopodien sowie die Desmosomen gut dargestellt. Der positiv angefärbte interzelluläre Detritus wird von den Pseudopodien umgeben,

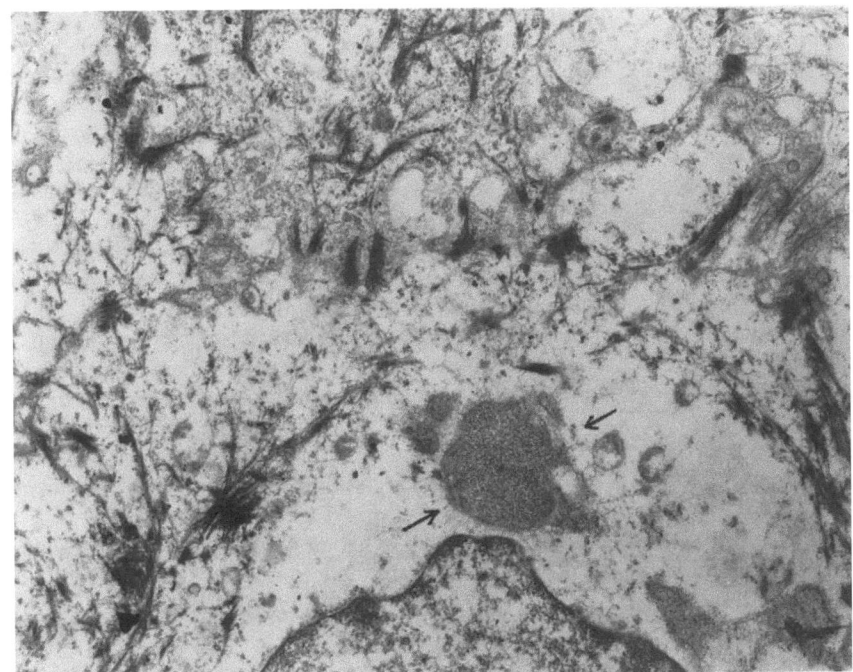

Abb. 1. Phagozytierte Eisenkomplexe in einem Keratinozyten aus Meerschweinchenhaut (Vergr. 5.400 : 1)

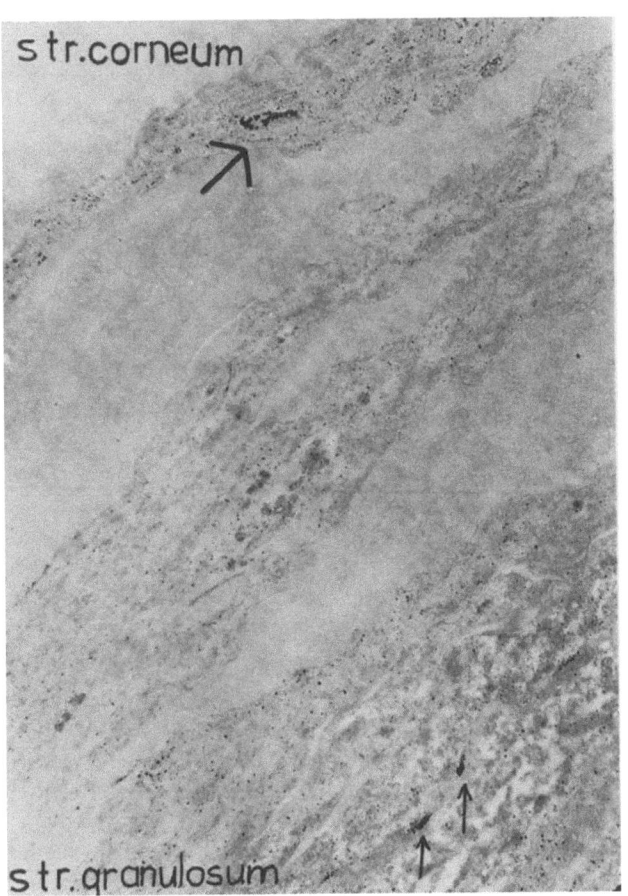

Abb. 2. Quecksilbersulfid-Granula in der Hornschicht und in Zellen des Stratum granulosum. Ungefärbtes Präparat (Vergr. 5.760 : 1)

an einzelnen Stellen erscheint der Detritus intrazellulär, also schon phagozytiert. Positiv angefärbte Vakuolen sind vermutlich Querschnitte tieferer Membraninvaginationen, die sich später wahrscheinlich in Phagosomen umwandeln.

Besprechung

Die Angaben in der Literatur wie auch unsere eigenen Ergebnisse mit einer komplexen Eisenverbindung, mit Quecksilber und der durch die Tanninsäure-Reaktion dargestellten Autophagozytose weisen darauf hin, daß die Phagozytosefähigkeit eine ständige, physiologische Eigenschaft der Epithelzellen der Haut ist, welche zur intrazellulären Aufnahme verschiedenster Substanzen führen kann. Diese Substanzen können sowohl von der Hautoberfläche als auch aus der Epidermis oder dem kutanen-subkutanen Gewebe stammen. Es ist durchaus möglich, daß diese Phagozytose, welche eine Bindung ermöglicht, eine wichtige Rolle bei der allergischen Sensibilisierung und bei anderen immunologischen Hautfunktionen spielt. Untersuchungen in dieser Hinsicht werden fortgesetzt.

Literatur

1. Komura, J.: J.invest.Derm. *49*, 391-395 (1967)
2. Mottaz, J.H.: J.invest.Derm. *54*, 272-278 (1970)
3. Ropes, M. W.: Contr.Embryol. *22*, 79-82 (1930)
4. Silberberg, I.: J.invest.Derm. *50*, 323-331 (1968)
5. Wagner, R.C.: J.Ultrastruct.Res. *57*, 132-139 (1976)
6. Wolff, K.: Arch.klin.exp. Derm. *235*, 203-220 (1969)
7. Wolff, K.: J.Ultrastruct.Res. *36*, 176-190 (1971)

Dozent Dr. I. Rácz
Univ.-Hautklinik
Maria Str. 41
H-1085 Budapest/Ungarn

9.1.10. Beitrag zur Problematik von Basaliomrezidiven

J. Trnka, Prag

Die Entstehung von Basaliomrezidiven ist ein wichtiges klinisches Problem. Vom klinischen Standpunkt aus versteht man unter einem Rezidiv das Wiederauftreten des Tumors an der Stelle der ursprünglichen, klinisch ganz geheilten Geschwulst. Die Ursache für das Auftreten von Rezidiven ist nicht immer einheitlich; es kommen folgende Möglichkeiten in Betracht:

1. Das Basaliom wurde durch die therapeutischen Maßnahmen nicht vollständig beseitigt; einige Zeit ist der Kranke symptomfrei, dann aber entsteht ein Rezidiv der ursprünglichen Geschwulst.

2. Der Tumor wurde durch die Behandlung vollständig eliminiert. In seiner Umgebung sind aber karzinogene Eigenschaften erhalten geblieben; diese führen nach Monaten oder Jahren zur Entstehung eines neuen Basalioms, das eine neue, selbständige Tumoreinheit darstellt und außer der gemeinsamen Stelle der Entstehung mit dem primären, entfernten Basaliom nichts Gemeinsames hat. Klinisch kann man diese Möglichkeit nicht von der ersteren unterscheiden.

3. Wie unter 2. wurde das primäre Basaliom vollständig eliminiert und hat aufgehört, als eine individuelle Einheit zu existieren. Zur Zeit der Behandlung befand sich aber schon ein neuer, selbständiger, klinisch nicht erkennbarer Tumor in der unmittelbaren Umgebung des primären Tumors. Wenn der neue Tumor sich in der Umgebung oder in der Narbe nach Entfernung der primären Geschwulst manifestiert, imponiert er zwar als Rezidiv des Primärtumors, ist aber in Wirklichkeit eine andere, selbständige Geschwulst.

4. Das primäre Basaliom wurde mit Röntgenbestrahlung erfolgreich behandelt. Nach Jahren zeigt sich in der Röntgennarbe ein neues Basaliom, welches als Rezidiv der primären Geschwulst diagnostiziert wird. Das neue Basaliom ist aber als Folge der karzinogenen Eigenschaften der bei der Behandlung des primären Tumors erfolgreich angewandten Röntgenstrahlen entstanden. Es handelt sich also um einen ganz anderen Faktor bei der Entstehung des 2. Basalioms, das mit dem 1. Tumor garnichts gemeinsam hat, außer der Tatsache, daß es eine Folge seiner Behandlung ist.

Klinisch erscheinen alle vier angeführten Möglichkeiten als Basaliomrezidive; sie werden als ein therapeutischer Mißerfolg gewertet. Die Therapie versagte aber in Wirklichkeit nur in der ersten angeführten Gruppe.

Doz. Dr. J. Trnka
1. Universitätshautklinik der Karlsuniversität
Vysehradska 49
Praha 2 / CSSR

9.1.11. Adjuvante Chemo- und Immuntherapie bei malignem Melanom — Ergebnisse einer Pilot-Studie

B.-R. Balda, O.-Braun-Falco, München,
D. Petzoldt, Lübeck und K. Schiele-Luftmann, München

Die Therapie des malignen Melanoms steht seit langem im Brennpunkt des Interesses. War es vor 10 Jahren das primäre Vorgehen, dem man besondere Beachtung schenkte, so rückte in den letzten Jahren die adjuvante Therapie mit Immunostimulantien und Zytostatica in den Vordergrund.

Im September 1974 erregte eine Arbeit von *Guttermann* und Mitarb. Aufsehen, in der über beachtliche Erfolge einer Immun-Chemotherapie bei metastasierenden Melanomen berichtet wurde. Angeregt durch diese Mitteilung entschlossen wir uns im Oktober 1975 zu einem weitgehend standardisierten Vorgehen bei Patienten mit malignen Melanomen.

Primär wird generell eine großzügige Excision — soweit dies die anatomischen Verhältnisse erlauben — 5 cm im Gesunden durchgeführt. Das weitere Vorgehen wird durch die Invasionstiefe des Melanoms bestimmt. Sobald histologisch der Befall des gesamten Koriums vorliegt, nach *Clark* und *Mihm* Invasionstiefe III, schließt sich eine adjuvante Therapie mit Dacarbacine (DTIC) und BCG an. Das Gleiche gilt natürlich für die Invasionstiefe IV und V sowie auch für die Stadien II und III, also Metastasen in den regionären Lymphknoten bzw. Fernmetastasen.

Seit Oktober 1975 haben wir insgesamt 110 Patienten, 47 Männer und 63 Frauen, in unserer Behandlung.

Tabelle 1. Adjuvante Chemo- und Immuntherapie bei malignen Melanomen

Zahl der Patienten:	keine Nebenwirkungen:
47 Männer	14
63 Frauen	5
110 Gesamt	19

Von diesen 110 Patienten gaben nur 19 Patienten, 14 Männer und 5 Frauen, an, daß sie keinerlei Beschwerden, weder nach DTIC-Injektionen noch nach BCG-Impfungen, hatten. Bei den restlichen 91 Patienten fand sich folgende Symptomatik:

Tabelle 2. Nebenwirkungen bei DTIC-Therapie (I)

	♂	♀
Erbrechen:		
nach 1. Injektion	12	35
nach mehreren Injektionen	3	9
nach allen Injektionen	2	3
anhaltend	–	2
Übelkeit:		
akut	9	–
anhaltend	–	2
Apathie	–	2

Die häufigsten Nebenwirkungen unter DTIC waren Übelkeit und Erbrechen. 2 Patientinnen gaben eine — ihren Worten nach — geradezu unbeschreibliche Apathie und Depressivität an, die in einem Fall von Therapiezyklus zu Therapiezyklus zunahm. Während diese Beschwerden bei jedem DTIC-Zyklus erneut auftraten, wurden die folgenden Symptome nur einmal beobachtet; sie wiederholten sich bei erneuter DTIC-Applikation nicht mehr.

Tabelle 3. Nebenwirkungen bei DTIC-Therapie (II)

	♂	♀
Brechdurchfall	–	1
Fieber	2	–
Kopfschmerzen	1	3
Schwindel	1	–
akute Hypertonie	–	1
Facialisparese (passager)	–	1
Glaukom	1	–

Tabelle 4. Nebenwirkungen bei DTIC-Therapie (III)

	♂	♀
Leukocytopenie (reversibel trotz weiterer Therapie)	–	2
Thrombocytopenie (reversibel trotz weiterer Therapie)	–	2
Thrombophlebitis	1	–
Budd-Chiari-Syndrom	–	1
Erysipelas carcinomatosum	–	1

Bei den BCG-Impfungen sahen wir nur selten Nebenwirkungen. Die Beobachtungen sind in der folgenden Tabelle zusammengefaßt:

Tabelle 5. Beobachtete Nebenwirkungen bei BCG-Impfungen

	♂	♀
Schmerzen in beiden Oberarmen	1	–
erhöhte Temperatur	5	2
sehr starke Lokalreaktion	3	2
Abgeschlagenheit und Schweißausbruch	2	–
LK-Vergrößerung	–	4
Transaminasenerhöhung	–	1
PCP: deutliche Verbesserung der Beweglichkeit	–	1

In einem Fall veranlaßte uns die Lymphknotenvergrößerung zu einer Ausräumung des regionären Lymphdrüsengebietes, weil wir an eine Metastasierung des Melanoms dachten. Die histologische Untersuchung ergab jedoch nur eine entzündliche Veränderung der Lymphknoten.

Nicht vergessen werden darf bei der BCG-Behandlung, daß die ständig zu wiederholende Scarifikation an allen vier Extremitäten besonders für Frauen eine erhebliche physische und auch psychische Belastung darstellt.

Bei 110 Patienten haben wir bisher diese adjuvante Therapie begonnen. 81 davon werden z.Zt. noch regelmäßig behandelt.

Tabelle 6

	Gesamt	♂	♀
andauernd	81	34	47
abgebrochen	8	3	5
verstorben	6	3	3
unbekannt	15	7	8
	110	47	63

Bei 8 Patienten wurde die Kur auf persönlichen Wunsch oder weil die Nebenwirkungen ein unerträgliches Ausmaß erreichten abgebrochen. 6 Patienten sind verstorben. Von diesen 6 verstarben 5 an den Folgen des metastasierenden Melanoms, bei einer Patientin führte eine Thrombosierung der Lebervenen zum Tode. 16 Patienten haben sich unserer Kontrolle entzogen und auch auf Anschreiben nicht reagiert.

Die sehr hohe Drop-out-Rate von 23 Patienten, 8 abgebrochen, 15 unbekannter Verbleib, macht deutlich, welche starke Beeinflussung der Lebensqualität sich durch diese Therapie für den Einzelnen ergibt. Wie sieht nun der Therapieerfolg aus? Darüber kann natürlich nach gut einem Jahr Beobachtungszeit keine allgemein verbindliche Aussage gemacht werden. Wir können lediglich sagen, daß bei unserem Patientenkollektiv innerhalb des von uns beobachteten Zeitraumes bei 26 Patienten bereits vorhandene Metastasen, zum Teil nach vorübergehender Regression, progredient waren und/oder weitere Metastasen auftraten. Diese Zahlen wirken zunächst keinesfalls ermutigend. Es muß jedoch ergänzend hinzugefügt werden, daß von den 26 Patienten bereits 25 im Stadium II oder sogar III waren, als wir mit der kombinierten Chemo-Immuntherapie begannen.

Das steht genau im Einklang mit den Ausführungen von *Carter* und *Macher*, die darauf hinweisen, daß eine Immuntherapie um so erfolgreicher ist, je früher sie im Verlauf des Tumorleidens einsetzt. Für eine optimale Therapie des Melanoms erscheint es uns deshalb angezeigt, im Anschluß an die großzügige Excision das weitere Vorgehen vom Invasionsgrad des Melanoms abhängig zu machen und mit der adjuvanten Therapie nicht erst dann zu beginnen, wenn bereits klinisch sichtbare Metastasen aufgetreten sind.

Literatur

Carter, S.L.: Immunotherapy of cancer in man. Am.Scientist *64*, 418-423 (1976)

Guttermann, J.U., Mavligit, G., Gottlieb, J.A., Burgess, M.A., McBride, Ch.E., Einhorn, L., Freireich, E.J., Hersh, E.M.: Chemoimmuntherapy of disseminated malignant melanoma with Dimethyl Triazeno Imidazole Carboxamide and Bacillus Calmette–Guérin. N.Engl. J. Med. *291*, 592-597 (1974)

Macher, E.: Immuntherapie bei malignen Tumoren. In: Fortschritte der praktischen Dermatologie und Venerologie (Hrsg. O. Braun-Falco und S. Marghescu) S. 211-217. Berlin-Heidelberg-New York: Springer 1976

Priv.-Doz. Dr. B.-R. Balda
Dermatologische Klinik und Poliklinik
der Universität
Frauenlobstr. 9
D-8000 München 2

Aussprache:

O. Braun-Falco zu einer Diskussionsbemerkung von Herrn Knoth zum Vortrag Balda, B.-R. u. Mitarb., München:

Welches sind nach Meinung von Herrn Knoth „harte" morphologische Kriterien für das biologische Verhalten von Melanomen? In eigenen, noch unveröffentlichten Untersuchungen gemeinsam mit Schmoeckel haben sich die Invasionstiefe und mitotische Aktivität bei quantitativer Auswertung als wesentliche Kriterien in Form eines „prognostischen Indexes" bewährt.

9.1.12. Bestimmungen der Quelleigenschaften dystrophischer Nägel

H. Zaun, Bremerhaven

1974 haben wir bei der ADF-Tagung in Düsseldorf eine Untersuchungsmethode vorgestellt, die helfen soll, über die Beschaffenheit von Nagelsubstanz Aufschluß zu erhalten. Bei der Entwicklung dieser Methode sind wir von der Überlegung ausgegangen, daß Keratine in Laugen quellen und daß normales und unter krankhaften Bedingungen gebildetes Nagelmaterial unterschiedliche

Quelleigenschaften zeigen könnte. Ein solcher Nachweis setzt eine standardisierte Bestimmungsmethode voraus.

Wir gehen bei unseren Untersuchungen so vor, daß wir 10 μ dicke Gefrierschnitte von Nägeln mit 10%iger Natronlauge überschichten und mit Deckglas abdecken. Ein so behandeltes Nagelstück quillt innerhalb von 10 bis 30 Minuten auf das Eineinhalb- bis Dreifache seiner Ausgangsbreite, um dann wieder zu schrumpfen (erkennbar an der Strukturverdichtung). Diese Quellung kann man mikrometrisch messen und wir bestimmen als Quelleigenschaften die Relation von Ausgangsbreite und maximaler Quellbreite (Quellfaktor =QF) und die Zeit bis zur maximalen Quellung (Quellzeit = QZ). Hier demonstriere ich nur Ergebnisse von Quellfaktorbestimmungen, da die Quellzeiten gesunder und dystrophischer Nägel keine auffälligen, diagnostisch verwertbaren Differenzen zeigen.

Mit den früher publizierten Untersuchungen (*Zaun* u. *Becker*) haben wir zeigen können, daß die Quellfaktoren gesunder Nägel relativ dicht um den Wert 2,5 streuen, d.h., daß „normales" Nagelmaterial unter den gewählten Versuchsbedingungen auf das Zweieinhalbfache seiner Ausgangsbreite aufquillt. Nagelmaterial von *Psoriatikern*, das zum Vergleich untersucht wurde, zeigte eine signifikant geringere Quellung. Inzwischen haben wir entsprechende Untersuchungen an Nagelmaterial von 12 Patienten angestellt, die mit Klagen über weiche, dünne, brüchige und splitternde Nägel in unsere Ambulanz kamen. In Tabelle 1 sind die Quellfaktoren der Nägel dieser Patienten (jeweils gemittelt aus fünf Einzelbestimmungen) zusammengestellt. Nur bei zwei Patienten – in der Tabelle kursiv – liegen sie innerhalb des Vertrauensbereiches für die Mittelwerte gesunder Nägel, in den übrigen Fällen deutlich und z.T. erheblich niedriger.

Tabelle 1. Quellfaktoren von dystrophischen Nägeln (Mittelwerte von je 5 Einzelbestimmungen bei 12 Pat.)

1,74	2,158	2,18	1,69	*2,56*	2,16
1,5	1,856	*2,409*	2,15	1,88	2,168

95%-Vertrauensbereich für gesunde Nägel: 2,368–2,642

In Tabelle 2 sind die errechneten statistischen Meßzahlen für dieses Kollektiv den früher bestimmten Normalwerten und den Werten bei Psoriasis vergleichend gegenübergestellt. Es zeigt sich, daß die QF bei *Nageldystrophie* die Werte Gesunder noch deutlicher unterschreiten, als das bei Psoriasisnägeln der Fall ist. Besonders deutlich wird das daran, daß die Vertrauensgrenzen für die Mittelwerte sich nicht mehr überschneiden. Mittels T-Test läßt sich für die Mittelwerte der Quellfaktoren gesunder und dystrophischer Nägel eine signifikante Differenz mit einer Irrtumswahrscheinlichkeit von 1 % errechnen. Verminderte Quellfähigkeit scheint also eine Eigenschaft fehlgebildeten Nagelmaterials zu sein, wie uns auch Einzelbefunde bei *Skleronychie* bzw. *Yellow-Nail*-Syndrom zeigen, über die an anderer Stelle berichtet werden soll.

Wir hatten nun Gelegenheit, bei 9 der 12 Patienten mit dystrophischen Nägeln die Quellfaktorenbestimmung nach viermonatiger Behandlung mit einem Gelatine-Vitamin-A-Kombinationspräparat zu wiederholen. Die Abb. 1 zeigt eine Gegenüberstellung der vor und nach dieser Therapie bestimmten Quellfaktoren, wobei zum Vergleich als „Normalbereich" der 95%-Vertrauensbereich für den Mittelwert gesunder Nägel eingezeichnet ist. Es ist zu erkennen, daß bei den Patienten mit primär erniedrigten Quellfaktoren in der Mehrzahl der Fälle sich die QF normalisieren oder sich dem Normalbereich annähern. Nur in einem Fall (Nr. 6; nach subjektiver Patientenangabe nach der Behandlung viel besser) kam es zu einer leichten

Tabelle 2. Ergebnisse der Bestimmung des Quellfaktors

Versuchsgruppe: (Material)	±	s	s²	95%-Vertrauensgrenzen
Gesunde (50 Nagelstücke/ 10 Probanden)	2,505	0,1665	0,0277	2,386 – 2,624
Psoriasis (50 Nagelstücke/ 10 Patienten)	2,271	0,1756	0,0308	2,146 – 2,397
Nageldystrophie (60 Nagelstücke/ 12 Patienten)	2,037	0,3084	0,0951	1,841 – 2,233

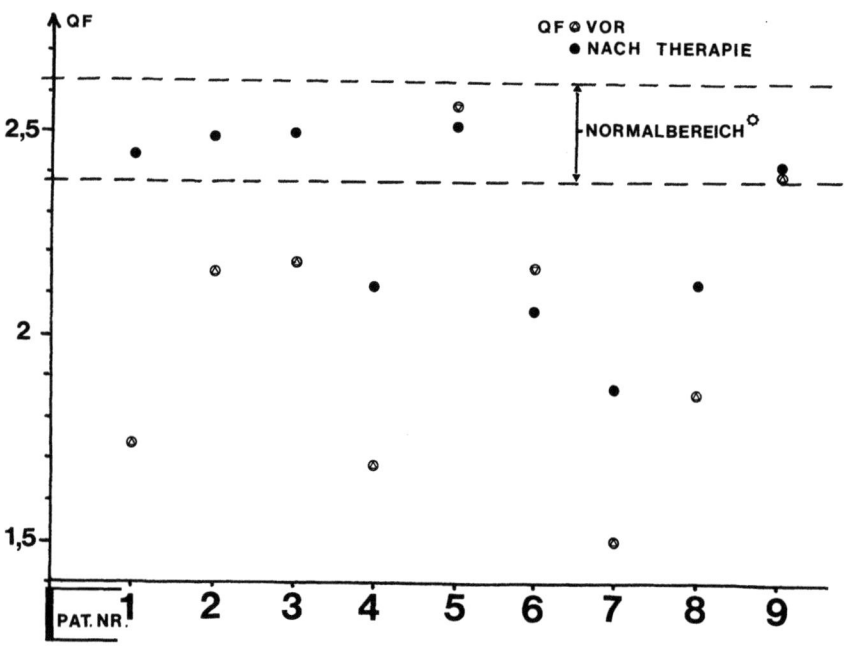

Abb. 1

Erniedrigung des QF. Lag der Wert vor Behandlung im Normalbereich, dann war eine wesentliche Veränderung nach Therapie nicht zu konstatieren. Ein statistischer Vergleich der Mittelwerte der Quellfaktoren vor und nach Behandlung mittels T-Test ergibt eine signifikante Differenz mit einer Irrtumswahrscheinlichkeit von 5 %.

Aufgrund unserer Befunde ist also der Schluß erlaubt und auch statistisch gestützt, daß die Beschaffenheit dystrophischer Nägel durch eine Medikation in der von uns durchgeführten Weise beeinflußt werden kann. Solche Nachweise zu ermöglichen, war unser Anliegen bei der Entwicklung der Methode.

Literatur

Zaun, H.: Methode zur Qualitätsprüfung der Nagelsubstanz. Ärztliche Kosmetologie 6, 24 (1976)

Zaun, H., Becker, H.: Die Quelleigenschaften von Nagelmaterial in Natronlauge bei Bestimmung mit einer standardisierten Methode. Ärztl. Kosmetologie 6, 115-119 (1976)

Prof. Dr. H. Zaun
Hautklinik der Städtischen Krankenanstalten
Wursterstr. 49
D-2850 Bremerhaven

Diskussionsredner zu den Vorträgen 9.1.10–9.1.12:
Knoth, Ehring und *Braun-Falco*

9.1.13. Tierexperimentelle Untersuchungen über die Methotrexat-Wirkung auf die Sekretion von Leber und Pankreas

S. Lee, J.-G. Kim und W.-J. Kim, Seoul

Van Scott [1] teilte mit, daß die Nebenwirkungen der Methotrexat-Medikation bei Psoriatikern durch einmalige Applikation in der Woche bei gleicher Gesamtdosis wesentlich seltener beobachtet wurden. Diese Beobachtungen veranlaßten uns, eine vergleichende Studie anhand von Tierexperimenten durchzuführen. Hier soll das von unserer Arbeitsgruppe festgestellte Resultat vorgetragen werden.

Material und Methodik

Der Versuch wurde an insgesamt 50 männlichen Albinoratten für die Dauer von 4 Wochen vorgenommen. Das initiale Durchschnittskörpergewicht betrug 148 g. Nach Lieferung wurden die Ratten etwa 8 Tage lang im Tierstall beobachtet. 40 Ratten wurden in 2 Gruppen aufgeteilt mit Methotrexat behandelt, und zwar Gruppe A von 15 Tieren mit zweimaliger Applikation in der Woche, 1 mg. Methotrexat/kg Körpergewicht pro Woche, und die andere Gruppe B von 25 Tieren mit täglicher Applikation von Methotrexat mit der Gesamtdosis von 1 mg/kg Körpergewicht in der Woche. 10 Ratten dienten als Kontrolltiere (Gruppe C). Die Substanzen wurden intraperitoneal appliziert.

Nach 4-wöchiger Methotrexat-Applikation wurden allen Versuchstieren 24 Stunden vor der biochemischen Untersuchung die Nahrung entzogen und nur noch Wasser gegeben und danach durch subcutane Applikation von Urethan, 1,5 mg/kg Körpergewicht, betäubt.

Nach Laparatomie wurde ein Polyaethylen-Microschlauch in den pankreatobilären Ductus eingeführt, um für die Dauer von 2 Stunden dessen Sekret zu gewinnen, bzw. zu analysieren. Amylase wurde mit der aus Stärke gewonnenen Maltose nach der Methode von *Sumner* (1924) gemessen.(2) Lipase wurde mit der aus Olivenöl extrahierten Fettsäure nach der modifizierten Methode von *Cherry* und *Crandall* (1932) mit Hilfe des Titrator TTT 2b (Radiometer, Copenhagen) nachgewiesen (3).

Cholate und Bilirubin konnten jeweils nach Methoden von *Irvin* et al. (1944) und *Magee* et al. (1952) mit Hilfe des Spectrophotometers nachgewiesen werden (4, 5).

Resultate

1. Sterberate

In der Versuchstiergruppe A mit zweimaliger Methotrexat-Applikation in der Woche betrug die Sterberate 0 %. In der zweiten Gruppe B mit täglicher Applikation starben 15 von den 25 Versuchstieren, somit 60 %. 6 Tiere konnten bei der biochemischen Endauswertung nicht berücksichtigt werden.

Tabelle 1. Methotrexat-Wirkung auf die pankreatobiläre Sekretion der Ratten

Gruppe	Zahl der Ratten	Volumen (ml/Std/100g Kg.)	Bilirubin		Cholate	
			Konz. (mg/ml)	Sekretion (mg/Std/100g Kg.)	Konz (mg/ml)	Sekretion (mg/Std/100 g Kg.)
A	13	0.28 ± 0.014	8.2 ± 0.60	3.0 ± 0.22*	5.4 ± 0.36	2.1 ± 0.20
B	8	0.26 ± 0.017	6.2 ± 0.51	2,3 ± 0.22	4.1 ± 0.62	1.5 ± 0.17
C	8	0.24 ± 0.020	6.7 ± 0.70	2.3 ± 0.20	5.8 ± 0.32	1.9 ± 0.10

Gruppe	Zahl der Ratten	Lipase		Amylase	
		Konz. (ml N/20NaOH/ml)	Sekretion (ml N/20NaOH/Std/100g Kg.)	Konz. (mg Maltose/ml)	Sekretion (mg Maltose/Std.100g Kg.)
A	13	106.0 ± 11.44[a]	38.7 ± 4.00[b]	3009 ± 410.0	1126.7 ± 150.38[b]
B	8	120.3 ± 10.67[c]	42.7 ± 4.02[a]	3575 ± 502.0[a]	1259.1 ± 164.32[b]
C	8	70.9 ± 6.07	22.8 ± 2.40	1743 ± 196.2	581.4 ± 92.02

Dosis: 1 mg/kg Kg./Wo.   [a] $p < 0.05$
Versuchsdauer: 4 Woche   [b] $p < 0.01$
                                 [c] $p < 0.001$

Tabelle 2. Methotrexat-Wirkung auf das Körpergewicht der Ratten

Gruppe	Initial-Gewicht (gr)	Gewichtszunahme			
		nach 1 Wo. (%)	nach 2 Wo. (%)	nach 3 Wo. (%)	nach 4 Wo. (%)
A	136.4 ± 2.19	5.7 ± 0.77	8.7 ± 1.05	10.9 ± 1.27	14.3 ± 1.44
B	140.6 ± 2.33	7.5 ± 0.69	7.9 ± 0.91	9.2 ± 1.34*	10.4 ± 2.66[a]
C	160.9 ± 1.76	7.5 ± 0.83	11.8 ± 1.32	13.5 ± 0.89	17.3 ± 1.20

Dosis: 1 mg/kg Kg./Wo.   [a] $p < 0.05$
Versuchsdauer: 4 Woche

2. Pankreatobiläre Sekretion (siehe Tabelle 1)

a) Volumen (Einheit: ml/Std/100 g Körpergewicht): Im Volumen zeigte sich bei den Versuchstieren beider Gruppen gegenüber den Kontrolltieren keine signifikante Abweichung.

b) In der Konzentration des Bilirubins zeigte sich keine signifikante Abweichung, doch in der Sekretionsmenge pro Stunde zeigte sich in der Gruppe A mit zweimaliger Applikation in der Woche eine statistisch signifikante Zunahme.

c) Cholate: Sowohl in der Konzentration als auch in der Sekretionsmenge zeigten sich keine nennenswerten Abweichungen.

d) Lipase: In der Konzentration und dem Volumen der Sekretion zeigten sich bei den Versuchsgruppen im Vergleich mit den Kontrolltieren signifikante Zunahmen.

e) Amylase: In der Konzentration zeigte die Versuchsgruppe B mit täglicher Applikation eine signifikante Zunahme, während im Volumen beider Gruppen sich eine *starke* Zunahme zeigte.

3. Körpergewicht

In der Gruppe B mit täglicher Applikation zeigte sich nach 4 Wochen eine 10,4 %ige Gewichtszunahme, in der Gruppe A mit zweimaliger Applikation pro Woche zeigte sich eine 14,3 %ige Zunahme. Demgegenüber verzeichneten die Kontrolltiere eine Gewichtszunahme von 17,3 % im Versuchszeitraum (siehe Tabelle 2).

4. Ulceration

In der Gruppe B mit täglicher Applikation zeigten sich bei 21 % der Versuchstiere Magenulcerationen, während sich in der Gruppe mit zweimaliger Applikation keine derartigen Veränderungen zeigten.

Zusammenfassung

Zusammenfassend möchten wir aufgrund unseres Untersuchungsbefundes die Meinung vertreten:
1. Daß die Methotrexat-Medikation auf die Sekretion von Leber und Pankreas eine nicht zu übersehende Wirkung ausübt und
2. daß die Versuchsgruppe mit täglicher Applikation verglichen mit der Gruppe mit zweimaliger Applikation/Woche von Methotrexat wesentlich stärkere Nebenwirkungen aufweist.

Literatur

1. Van Scott, E.J., Auerbach, R., Weinstein, G.D.: Parenteral methotrexate in psoriasis. Arch. Derm. *89*, 550 (1964)
2. Sumner, J.B.: The estimation of sugar in diabetic urine using dinitrosalicylate. J. Biol. Chem. *62*, 287 (1924)
3. Cherry, I.S., Crandall, L.A.: The specificities of pancreatic injury. Am. J. Physiol. *100*, 266 (1932)
4. Irvin, J.L., Johnston, C.G., Kopala, J.: A photometric method for the determinations of cholates in blood and bile. J. Biochem. *153*, 439 (1944)
5. Magee, D.F., Kim, K.S., Ivy, A.C.: Action of some synthetic choleretic compounds in chronic biliary fistula dogs. Am. J. Physiol. *169*, 337 (1952)

Prof. Dr. S. Lee
Department of Dermatology Yonsei University
College of Medicine
Central P.O. Box 1010
Seoul / Korea

9.2. Freie Vorträge II

Moderator: U. Schnyder, Heidelberg

9.2.1. Aktiver systemischer Erythematodes und mixed connective tissue disease (MCTD) — morphologische und funktionelle Unterschiede bei der Kernphagozytose

R. Bauer und R. Schütz, Berlin

Seit den Arbeiten von Sharp und Reichlin subsummiert der Kliniker jede nicht einer klassischen, diffusen Bindegewebserkrankung zuzuordnende Kollagenose unter den neu geschaffenen Krankheitsbegriff der *mixed connective tissue disease* (MCTD). Dieses Sammelbecken nicht eindeutiger Kollagenosen stellt eine Summation von Teilsymptomen von Erythematodes, Dermatomyositis, Sklerodermie, rheumatischer Arthritis und *Sjögren*-Syndrom dar. Immunologisch ist dieser Mischtyp durch einen nur sehr geringen bis nicht vorhandenen Anti-DNS-Antikörpertiter, durch eine RNAse-empfindliche *speckled* Immunfluoreszenz und durch den Nachweis eines extrahierbaren Kern-Antigens charakterisiert. Während bei aktivem, unbehandeltem System-Erythematodes der klassische Nachweis von LE-Zellen positiv ausfällt, ist der Nachweis von Kernphagozytosen bei der *mixed connective tissue disease* in den meisten Fällen negativ.

Wir sind der Meinung, daß Kernphagozytosen nicht nur ein *in vitro*-Phänomen sind, sondern auch *in vivo* ablaufen und damit eine krankheitsunterhaltende Ursache darstellen und sind deshalb zur folgenden Arbeitshypothese gekommen:

1. Die Phagozytose von Kernmaterial durch neutrophile Granulozyten und Monozyten findet in allen Fällen statt, bei denen komplementbindende antinukleäre Antikörper nachweisbar sind.

2. Die Phagozytose von Kernmaterial durch Monozyten ist für ein empfängliches Immunsystem Anstoß für die verstärkte Produktion der reichhaltigen Palette antinukleärer Antikörper bis hin zu den Anti-DNS-Antikörpern.

Wir meinen, daß auch bei der *mixed connective tissue disease*, bei Anwesenheit komplement-bindender antinukleärer Antikörper, Kernphagozytosen stattfinden. Die Phagozytosevorgänge müssen aber, entsprechend der andersartigen Zusammensetzung der antinukleären Antikörper bei der MCTD, anders als beim System-Erythematodes verlaufen.

Wir haben deshalb die Phagozytosevorgänge von Kernmaterial bei aktivem System-Erythematodes und MCTD mit der Methode des standardisierten Supravitalpräparates nach Engel untersucht.

Vergleichende Untersuchungen ergaben zuvor, daß in diesen Präparaten die Kerne der *ad hoc*-geschädigten Substratleukozyten augenblicklich freigesetzt werden und degenerieren. Innerhalb von Minuten durchlaufen sie dabei die Stadien der Pyknose, Quellung und Lyse. Bei der Kernquellung nach der Pyknose gehen die sichtbaren Chromatinstrukturen verloren, die Kerne werden homogen-hell und groß. Dieses Geschehen ist Ablauf der normalen Kerndegeneration.

In hochtitrigen LE-Seren dagegen bleiben die Kerne der *ad hoc*-geschädigten Substratleukozyten nach der Pyknose klein, dunkel-schollig und rigide. Der LE-Faktor verhindert also die normale Kerndegeneration, die Kernlyse. Die gängige Lehrbuchmeinung, daß die spezifische Wirkung des LE-Faktors eine Kernquellung und Homogenisierung zur Folge hat, kann damit nicht länger aufrechterhalten werden. Erst nach der Phagozytose dieser „blockierten" Kerne wird intrazellulär die Blockade gelöst, die Phagosomen quellen und werden homogen bei gleichzeitiger Degranulation des Phagozyten (Abb. 1).

Die blockierende Wirkung der antinukleären Faktoren ist immunologisch gut zu erklären. Das Chromatingerüst und die DNS werden durch die antinukleären Anti-

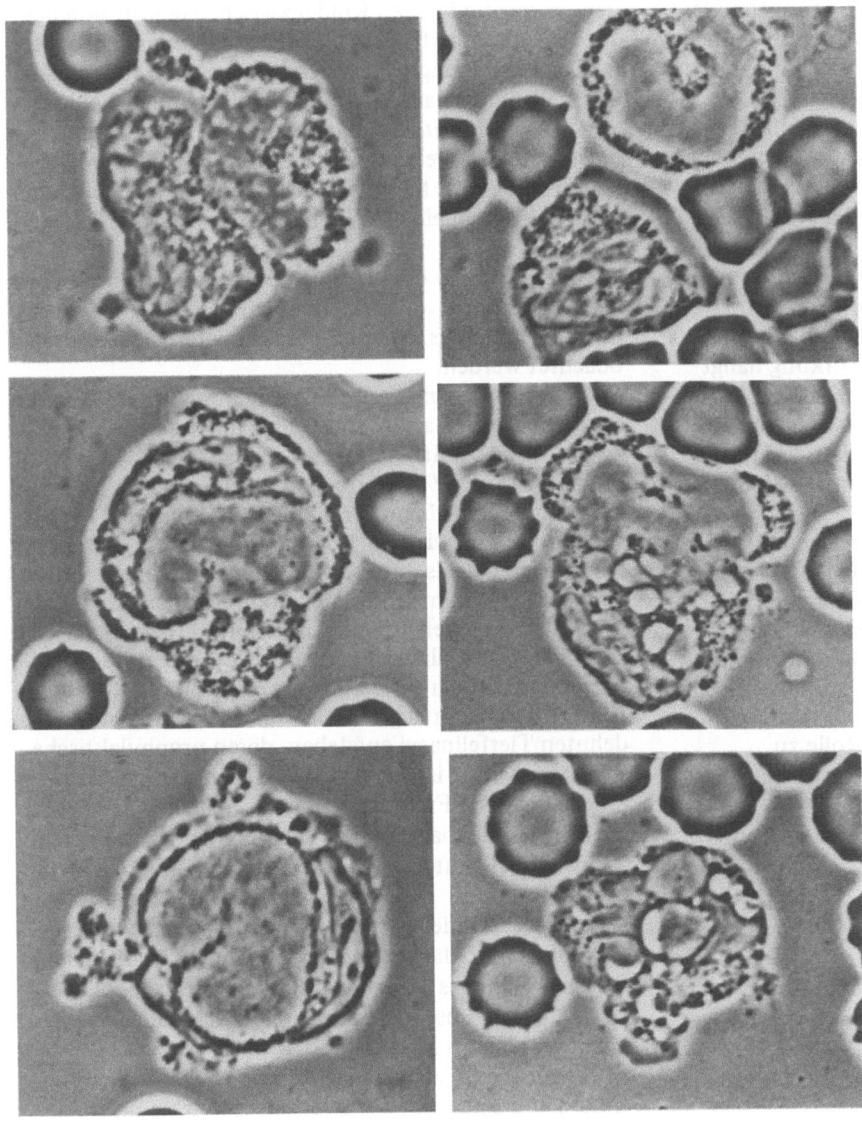

Abb. 1. Vergrößerung ~1250 : 1 Abb. 2. Vergrößerung ~1250 : 1

körper besetzt und mit einem Antikörper an zwei Punkten vernetzt; ein Auseinanderquellen der DNS oder des Chromatingerüstes ist nicht mehr möglich.

Im Serum von Patienten mit *mixed connective tissue disease* können die Kerne der Substratleukozyten – entsprechend der geringen Titerhöhe – degenerativ noch etwas quellen, da die blockierende Wirkung auf die Chromatinquellung erst relativ spät erfolgt. Diese Kerne sind infolgedessen größer, homogen und nicht mehr rigide. Erst nach einigen Stunden geht von ihnen eine chemotaktische Wirkung aus, und es kommt entsprechend spät zur Phagozytose. Im Gegensatz zu den kleinen, rigiden Kernen in hochtitrigen LE-Seren, die in toto phagozytiert werden, kommt es hier nur zu Teilphagozytosen der gequollenen, viskösen Kerne, deren Chromatin bereits auseinanderfließt, bevor die Antigen/Antikörper-Reaktion stattfindet. In solchen Seren enthalten die Phagozyten infolgedessen viele kleine, kompakte Phagosomen (Abb. 2).

Es kommt also, infolge der unterschiedlichen Zusammensetzung der antinukleären Antikörper bei hochtitrigem System-Erythematodes und der MCTD, zu verschiedenen Phagozytoseformen. Diese unterschiedlichen Phagozytoseformen hängen von der Beschaffenheit des Substratkerns ab. Diese wiederum hängt vom Typ des Antikörpers ab, gegen welches Kernantigen er gerichtet ist. Wir konnten das an der Titerhöhe der antinukleären Antikörper ablesen. Selbst bei Titerwerten der antinukleären Faktoren von 1:2000, einer *speckled* Immunfluoreszenz und fehlenden Anti-DNS-Antikörpern, kam es nur zu Teilphagozytosen!

Während die Phagozytose von Kernen in hochtitrigen SLE-Seren mit hoher DNS-Bindungskapazität bereits nach 30 Minuten einsetzte und LE-Zellen entstanden, kam es bei der MCTD unter der Wirkung der antinukleären Antikörper vom Typ der RNS-Protein-Antikörper, bei entsprechend später Chemotaxis der Substratkerne, nur zu Teilphagozytosen nach 2 bis 8 Stunden.

Die Beschaffenheit der Substratkerne und damit die Zeit des Einsetzens der chemotaktischen Wirkung hängt somit weniger vom Antikörpergehalt als mehr vom Antikörpertyp ab. Die Differenzierung der antinukleären Antikörper und erst in zweiter Linie der Titer gestatten Aussagen über die Schwere der vorliegenden Autoimmunerkrankung.

Es ist anzunehmen, daß die unterschiedlichen Phagozytoseformen auch *in vivo,* im Gewebe, denen *in vitro* gleichen. Wenn wir die Phagozytose von Kernmaterial degenerierter Zellen *in vivo* als Ursache eines sich aufschaukelnden antinukleären Antikörperpools annehmen und nicht nur als Folge der vorhandenen Antikörper, so kommt dem Monozyten als Mittler zwischen Antigen und Lymphozyten sicher eine besondere Rolle zu.

Wir meinen deshalb, daß die Produktion und das Aufschaukeln des antinukleären Antikörpergehalts ein Prozeß ist, der durch Kernmaterial phagozytierende Monozyten unterhalten wird.

Literatur

Engel, H.-J.: Untersuchungen zur LE-Zellgenese im Supravitalpräparat. Blut *17,* 93 (1968)
Engel, H.-J., Schütz, R., Engel, A.P.: Untersuchungen zur Genese der sogen. Sjögren-Zellen im Supravitalpräparat. Z. Rheumatol. *35,* 132 (1976)

Engel, H.-J., Schütz, R., Engel, A.: Die LE-Zelle im Supravitalpräparat – Varianten der Zellbindung und Zelltod. Film D 1040 des Inst. Wiss. Film, Göttingen 1971

Dr. R. Bauer
Klinikum Steglitz der FU
Hautklinik
Hindenburgdamm 30
D-1000 Berlin 45

9.2.2. Besonderheiten des malignen Melanoms im Kindesalter

K. Bork und J.-D. Beck, Mainz

Das maligne Melanom im Kindesalter ist äußerst selten. So ist beispielsweise nicht ein einziges Kind unter 10 Jahren mit einem malignen Melanom in der Melanom-Statistik des Queensland Melanoma Project (Beardmore, 1972) enthalten. In weiteren großen Statistiken wird die Häufigkeit des Melanoms im Kindesalter mit 0,3-0,6 % im Vergleich zu dem des Erwachsenen beziffert. Allein in den Jahren 1967-1977 wurden im Krankengut der Hautklinik, der Kinderklinik und der Kieferchirurgischen Klinik der Universität Mainz 7 Kinder zwischen dem 1. und dem 13. Lebensjahr mit einem malignen Melanom beobachtet.

Der Entstehungsweise nach lassen sich drei Gruppen des malignen Melanoms im Kindesalter unterscheiden:
1. das *kongenitale* Melanom, das durch Metastasen eines malignen Melanoms der Mutter entstehen oder sich *de novo* vor bzw. kurz nach der Geburt entwickeln kann.
2. das sich in einem *Tierfellnaevus* entwickelnde Melanom.
3. das *de novo* oder in einem *Naevuszellnaevus* entstehende Melanom, wobei auch beim Kind maligne Melanome vom Typ des s.s.m. und des nodulären Melanoms beobachtet werden.

Zwei der sieben Kinder zeigten ein malignes Melanom in einem Tierfellnaevus. Eines der Kinder verstarb, das zweite weist bereits Metastasen in Haut und Lymphknoten auf. Etwa 25 % der praepuberalen malignen Melanome entstehen in einem Tierfellnaevus. Umgekehrt entwickelt sich in zwischen 1,8 % und 30 % aller Tierfellnaevi, nach jeweils unterschiedlichen Statistiken, je nach Patientengut ein malignes Melanom. In einem nicht ausgewählten Krankengut von Kindern mit Tierfellnaevi zeigt sich eine maligne Transformationsrate unter 2 %. Dennoch stellt ein Tierfellnaevus ein Risikofaktor für ein Kind dar, zumal maligne Melanome vielfach in ausgedehnten Tierfellnaevi entstehen, deren prophylaktische Excision, wie sie immer wieder empfohlen wird, nicht möglich ist. Die Früherkennung des malignen Melanoms in einem Tierfellnaevus war bisher nicht möglich. In allen 23 bisher bekannten Fällen starben die Kinder an Melanommetastasen.

Zwei der Kinder entwickelten ein *superficial spreading melanoma;* Clark u. Mitarb. erwähnten 1969 gleichfalls ein 8-jähriges Mädchen mit einem s.s.m. Bei 2 weiteren Kindern unseres Patientengutes handelte es sich um ein noduläres Melanom.

Prognostische Angaben über das maligne Melanom im Kindesalter sind nur zu verwerten, soweit sie nach Abgrenzung des juvenilen Melanoms geäußert wurden. Dem

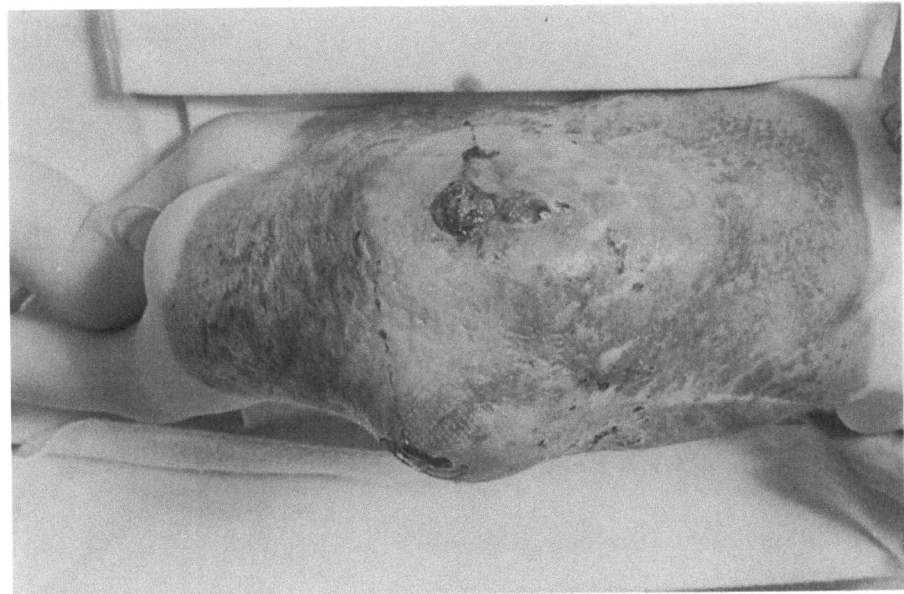

Abb. 1. Malignes Melanom auf einem Tierfellnaevus

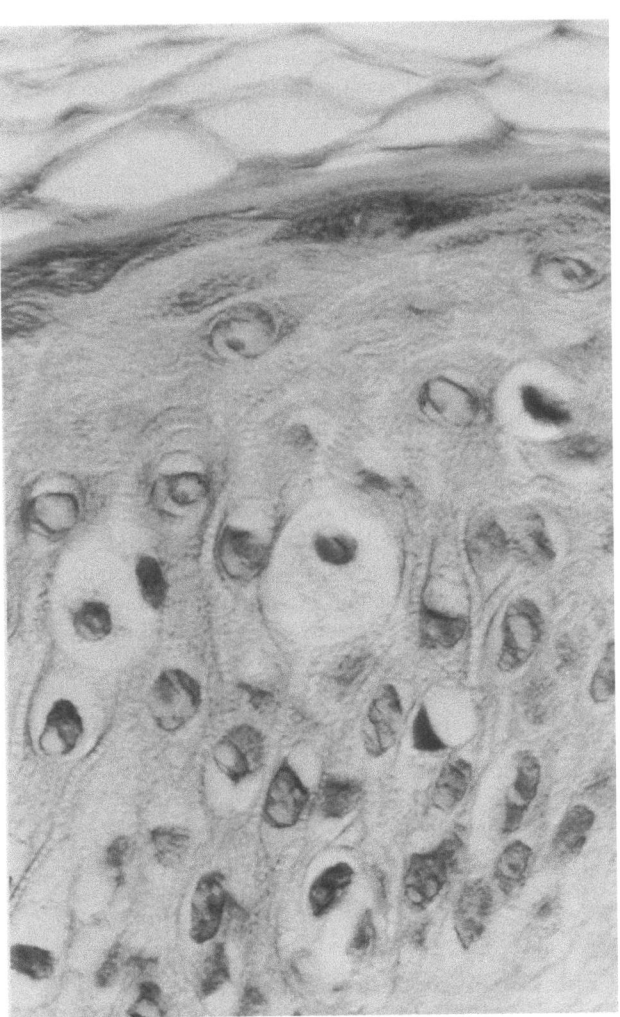

Abb. 2. Intraepidermale Melanomzellen eines s.s.m. bei einem Kind

malignen Melanom im Kindesalter ist mehrfach sowohl eine günstigere als auch ungünstigere Prognose bezüglich des Verlaufes im Vergleich zum Melanom des Erwachsenen zugeschrieben worden. Das maligne Melanom in einem Tierfellnaevus weist eine äußerst schlechte Prognose auf, das de novo bzw. in einem Naevuszellnaevus entstandene maligne Melanom im Kindesalter scheint sich prognostisch nicht wesentlich von dem des Erwachsenen zu unterscheiden.

Ass. Prof. Dr. K. Bork
Hautklinik der Johannes-Gutenberg-
Universität Mainz
Langenbeckstraße 1
D-6500 Mainz

9.2.3. Oculo-kutane Hypopigmentierung durch einen dominant vererbten Defekt der Melanosomenbildung

E. Frenk, A. Calame und A. Catti, Lausanne

In einer Schweizer Familie wurde bei 4 Mitgliedern über 3 Generationen eine okulo-kutane Hypopigmentierung mit stark erhöhter Lichtempfindlichkeit festgestellt. Die befallenen Familienmitglieder hatten alle eine blasse, helle Haut. Die Haare waren in der Kindheit weiß-hellblond, dunkelten im Erwachsenenalter etwas nach und ergrauten früh. Bei dem seit Geburt beobachteten Kleinkind D. besteht klinisch ein von einem oculo-kutanen Albinismus nicht zu unterscheidendes Erscheinungsbild; die Iris ist stark lichtdurchlässig, der Augenhintergrund albinotisch. Bei D. bestehen neben der Pigmentanomalie noch ein Prader-Willi-Syndrom und eine Chromosomenanomalie (zusätzliches genetisches Material am kurzen Arm des Chromosoms 22). Die Chromosomenanomalie wurde auch bei dem aus Sizilien stammenden Vater von D. sowie bei anderen Mitgliedern dieser Familie gefunden. Mit Ausnahme von D. sind alle Träger der Chromosomenanomalie gesund.

Hautbiopsien zur Untersuchung der Pigmentstörung wurden bei D. im Alter von 3 Wochen und 1 Jahr, bei seiner Mutter Y. im Alter von 33 Jahren entnommen. Sie wurden, zum Teil nach Inkubation in l-Dopa, für licht-

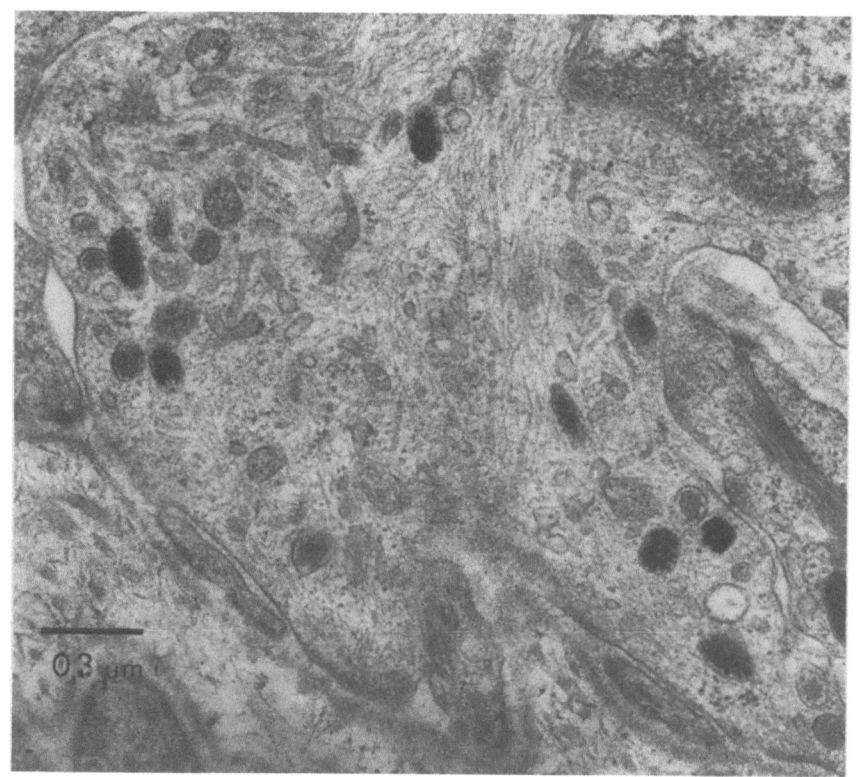

Abb. 1. Melanozyt mit zahlreichen, kleinen, meist unvollständig melanisierten Melanosomen (45000 x)

und elektronenmikroskopische Untersuchungen verarbeitet.

Lichtoptisch konnte bei allen Biopsien eine normale, dopa-positive Melanozytenpopulation in der Epidermis nachgewiesen werden. Elektronenoptisch enthielten die Melanozyten reichlich Melanosomen, die sich überwiegend in den Entwicklungsstadien II und III befanden. Ihre Struktur war normal, mit Ausnahme der kleinen Dimension (Mittelwert der langen Achse: 0,2 μm) (Abb.1). Nach Inkubation in l-Dopa findet man massive Pigmentablagerungen in rundlichen, den Prämelanosomen des Stadiums I entsprechenden Strukturen der Golgiregion. Die Pigmentierung der Stadien II und III wurde dagegen durch Dopa-Inkubation nur wenig vermehrt (Abb. 2), vollständig melanisierte Melanosomen waren wenig häufig.

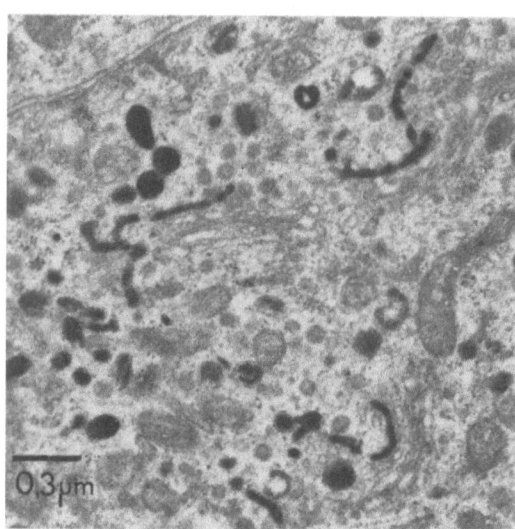

Abb. 2. Massive Melaninablagerung in der Golgiregion nach Inkubation in l-Dopa; daneben zahlreiche Prämelanosomen der Stadien II und III (30000 x)

Die bei 2 der befallenen Individuen durchgeführten mikroskopischen Untersuchungen ergaben somit Befunde, die auf eine gestörte Melanosomenbildung hinweisen. Die Melanosomen sind abnorm klein und die lichtoptisch normal erscheinende Tyrosinaseaktivität läßt sich elektronenoptisch vor allem in den Prämelanosomen des Stadiums I nachweisen, in denen die Tyrosinase in gelöster Form vorkommen soll. In den späteren Stadien der Melanosomenbildung, in denen die Tyrosinase in das filamentöse System der Melanosomen eingegliedert wird, ist die Tyrosinaseaktivität stark vermindert. Diese Befunde scheinen einen Defekt der aus Strukturprotein- und Tyrosinaseeinheiten aufgebauten filamentösen Komponente der Melanosomen wahrscheinlich zu machen.

Anhaltspunkte für einen Zusammenhang zwischen Hypopigmentierung einerseits und Chromosomenanomalie oder neurologischen Störungen andererseits konnten nicht gefunden werden.

Prof. Dr. E. Frenk
Centre hospitalier universitaire
vaudois
Service de dermatologie
CH-1011 Lausanne

9.2.4. Porphyria cutanea tarda: Therapie-Möglichkeiten

G. Goerz, K. Bolsen und Th. Krieg, Düsseldorf

Die Porphyria cutanea tarda (PCT), die häufigste hepatische Porphyrin-Stoffwechselstörung, kann heute erfolgreich behandelt werden: Aderlaßtherapie nach Ippen, Alkalisierung mit Uralyt U (wodurch die tubuläre Rückresorption der Porphyrine in der Niere gehemmt wird),

Behandlungsversuche mit p-Aminobenzoesäure (Krieg et al.) oder durch die bereits vor 20 Jahren beschriebene Resochin-Gabe (London).

Die Aderlaßtherapie wirkt wahrscheinlich durch zwei Mechanismen: Verminderung des Porphyrin-Pools und gleichzeitig Eisen-Eliminierung. Eisen hemmt verschiedene Enzyme der Haem-Biosynthese: Uro-III-Prophyrogen-Cosynthetase, Uro- und Hepta-Porphyrinogen-Decarboxylase. Durch die Einschränkung der Aktivität dieser Enzyme wird das typische Muster der Porphyrine in Leber und Urin bestimmt: Uro-Porphyrin (Isomer I und III) und Hepta-Prophyrin. (Im Gegensatz dazu wird beim gesunden Menschen in erster Linie Kopro-Porphyrin ausgeschieden).

Therapie-Versuche

p-Aminobenzoesäure (PABA = Potaba): PABA setzt sich mit Glycin zur p-Aminohippursäure um, die über die Niere quantitativ ausgeschieden wird. Dadurch wird Glycin, das essentiell für die Bildung der 5-Aminolaevulinsäure (wichtigste Porphyrin-Vorstufe) erforderlich ist, eliminiert. Mit dieser Behandlung läßt sich die Allyl-isopropyl-acetamid (AIA) induzierte experimentelle Porphyrie der Ratte verhindern.

Wir haben von insgesamt 12 PCT-Patienten (4 Frauen und 8 Männer) mit einer Ausscheidung der Gesamtporphyrine im Urin von 1.200-17.773 µg/l in 1 bis 7 Monaten bei 4 Patienten (3 Frauen und 1 Mann) eine Normalisierung der Porphyrinausscheidung erreicht. Nach Absetzen der Therapie kam es mit einer Ausnahme zum Rezidiv. Die Dosierung betrug 12 g Potaba/Tag.

Beurteilung: Aufgrund der schlechten Therapieergebnisse im Vergleich zur Aderlaßbehandlung nach Ippen und der noch zu besprechenden Resochin-Behandlung sollte auf diese Therapie verzichtet werden.

Chloroquin (Resochin): Es wurden insgesamt 56 Patienten (19 Frauen und 37 Männer), die zum Teil vorher mit Aderlässen oder PABA behandelt worden waren, untersucht. Die Dosierung betrug 125 mg (= 1/2 Tablette) Resochin zweimal pro Woche, wie es von Kordac und Semradova vorgeschlagen worden ist. Die Verträglichkeit des Resochins war in der oben angegebenen Dosierung gut.

Von den insg. 56 PCT-Patienten waren 22 (16 Männer und 6 Frauen) bereits mit Aderlässen, 10 (7 Männer und 3 Frauen) bereits mit PABA vorbehandelt worden, während 24 (14 Männer und 10 Frauen) nur Resochin erhielten. Die Porphyrinausscheidung aller Patienten vor und 0-3, 4-6, 7-9, 10-12 bzw. 13-15 Monate nach der Therapie sind in Tabelle 1 dargestellt. Die dünnschichtchromatographische Porphyrinauftrennung zeigte in jedem Fall ein Vorherrschen der Ausscheidung von Uro- und Hepta-Porphyrin (meist mehr als 80 %), wie dies für die PCT typisch ist.

Es ergibt sich daraus, daß alle Patienten, die 10-12 Monate mit Resochin behandelt worden waren, eine Normalisierung der Porphyrinausscheidung zeigten. Die regelmäßige Kontrolle der klinisch-chemischen Parameter (Blutbild, Elektrophorese, Bilirubin, Fe, LDH, GOT und GPT) ergaben unter der Therapie keine pathologischen Werte. Bemerkenswert ist, daß wir keinen Anstieg der Transaminasen unter dieser Behandlung beobachtet haben. Ebenso ist es in keinem Fall zu einer Vermehrung der Ausscheidung der Porphyrinvorstufen (ALA und Porphobilinogen) gekommen.

Ergebnisse

(Einzelheiten s. Tabelle 2). Bei insgesamt 32 Patienten kam es zu einer Normalisierung der Porphyrinausscheidung und zum Abklingen der klinischen Symptome. Die Behandlungszeit betrug im Mittel 8 Monate. 21 Patienten zeigten eine erhebliche Besserung der Porphyrinausscheidung und meist ein Abklingen der Symptome, wobei die Behandlungszeit im Mittel 5 Monate betrug. (Es ist zu erwarten, daß der größte Teil dieser Patienten im Verlauf der weiteren Behandlung auch ausheilt). Bei 3 Patienten kam es nicht zur Besserung oder Ausheilung: 1 Patient (82jährig) ist intercurrent verstorben, 1 Patient entzog sich den Kontrollen, so daß eigentlich nur 1 Patient als Therapieversager angesehen werden muß.

Tabelle 1. Porphyrinausscheidung unter der Resochin-Therapie (2 x 125 mg/Woche) bei 56 PTC-Patienten

	Porphyrine im Urin (µg/l)	
	n	$\bar{x} \pm s$
vor der Therapie	56	3.109 ± 2.929
Therapiedauer		
0- 3 Monate	56	1.353 ± 1.140
4- 6 Monate	51	348 ± 390
7- 9 Monate	33	133 ± 171
10-12 Monate	24	40 ± 77
13-15 Monate	13	37 ± 41

Tabelle 2. Ergebnis der Resochin-Therapie der 56 PCT-Patienten

Therapie	n		normalisiert		gebessert		Versager	
			n	Monate	n	Monate	n	Monate
A/Resochin	Männer	16	10	9 ± 5	4	6 ± 5	2	8 ± 12
	Frauen	6	5	7 ± 2	1	2	–	
P/Resochin	Männer	7	3	8 ± 1	4	7 ± 3	–	
	Frauen	3	3	9 ± 2	–		–	
Resochin	Männer	14	6	11 ± 5	7	6 ± 4	1	12
	Frauen	10	5	7 ± 2	5	4 ± 1	–	
Gesamt	Männer	37	19	9 ± 4	15	6 ± 4	3	11 ± 2
	Frauen	19	13	7 ± 2	6	4 ± 1	–	
	Total	56	32	8 ± 3	21	5 ± 3	3[a]	11 ± 2

A = Aderlaß, P = Potaba, [a] = 1 Patient intercurrent verstorben, 1 Patient zu Kontrolluntersuchungen nicht erschienen

Zusammenfassung

Zusammenfassend läßt sich also feststellen, daß die Resochin-Behandlung in der angegebenen Dosierung (zweimal 125 mg/Woche) zu guten Behandlungsergebnissen ohne nachweisebare Nebenwirkungen führt. Es wird weiteren Untersuchungen und Nachuntersuchungen vorbehalten bleiben, ob die Resochin-Behandlung der etablierten Aderlaßtherapie nach Ippen gleichzusetzen ist.

Für die Durchführung der Porphyrinanalytik danken wir Fräulein I. Schawach.

Literatur

Ippen, H.: Die Porphyrinkrankheiten. Therapie der Gegenwart 6, 209 (1973)
Krieg, Th., Goerz, G., Bolsen, K.: Arch. Derm. Forsch. 255, 331 (1976)
London, I.D.: Arch. Derm. 75, 801 (1957)
Kordac, V., Semradova, M.: Brit. J. Derm. 90, 95 (1974)

Prof. Dr. G. Goerz
Universitäts-Hautklinik
Moorenstraße 5
D-4000 Düsseldorf 1

Aussprache:

O. Braun-Falco, München, zum Vortrag Goerz:
Wie stellt man sich denn die Wirkung der sehr niedrig dosierten Chloroquin-(Resochin-) Behandlung (2 x 125 mg/Woche) bei der Porphyria cutanea tarda vor?

Weitere Diskussionsredner zum Vortrag 9.2.3.:
Ippen, Macher, Storck und *Petres*

9.2.5. Die ulzeröse Enterokolitis, ein Symptom des Morbus Behçet

G. Siegismund, F. Meier und G. Götz, Hannover

Die Beteiligung des Verdauungstraktes zählt nicht zu den Hauptkriterien des Morbus Behçet – als solche gelten seit der Erstbeschreibung im Jahre 1937 aphthöse Veränderungen der Mundschleimhaut, Ulcerationen des Genitales und Entzündungen des Auges. Das Zusammentreffen zweier Hauptkriterien, zu denen Mason und Barnes (1969) noch Hautveränderungen zählen, wird als ausreichend für die Diagnose des Morbus Behçet angesehen, wenn zusätzlich typische Nebensymptome auftreten.

Unter den bis heute weit über 1.000 veröffentlichten Erkrankungen sind entzündliche Veränderungen der Gelenke, der großen Venen und Arterien, der Lungen, des Nervensystems, aber nur wenige Fälle mit einer dominierenden Beteiligung des Verdauungstraktes. Dabei werden Beschwerden wie Durchfälle, Erbrechen oder krampfartige Bauchschmerzen in größeren Untersuchungsreihen (Oshima) bei 40 % aller Erkrankungen angegeben, ohne daß aber in der Mehrzahl der Fälle eine gute morphologische Dokumentation erfolgte. Wegen des chronischen, schubweisen Verlaufes der Erkrankung des Verdauungstraktes mit häufigen lebensbedrohlichen Komplikationen, wie Blutungen und Perforationen, erachten wir eine Kenntnis dieser Ausprägung des Morbus Behçet für notwendig.

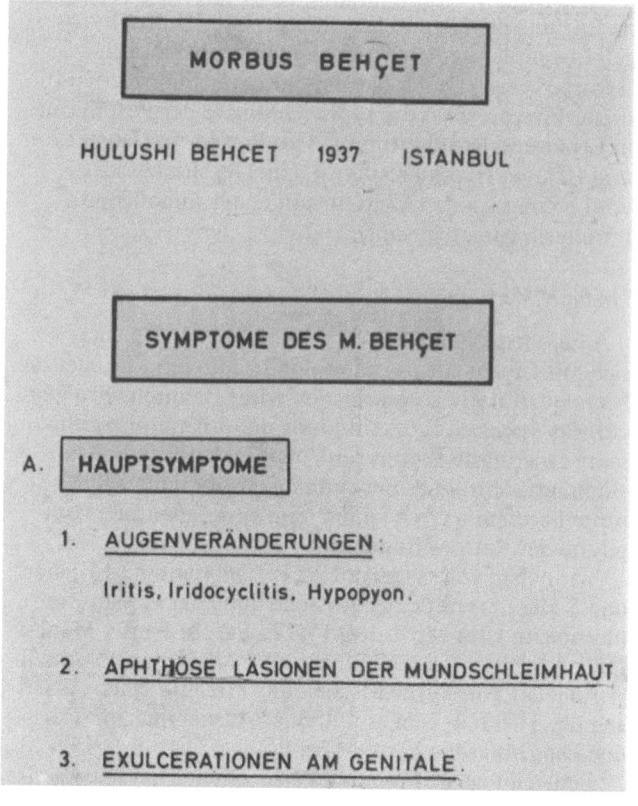

Abb. 1

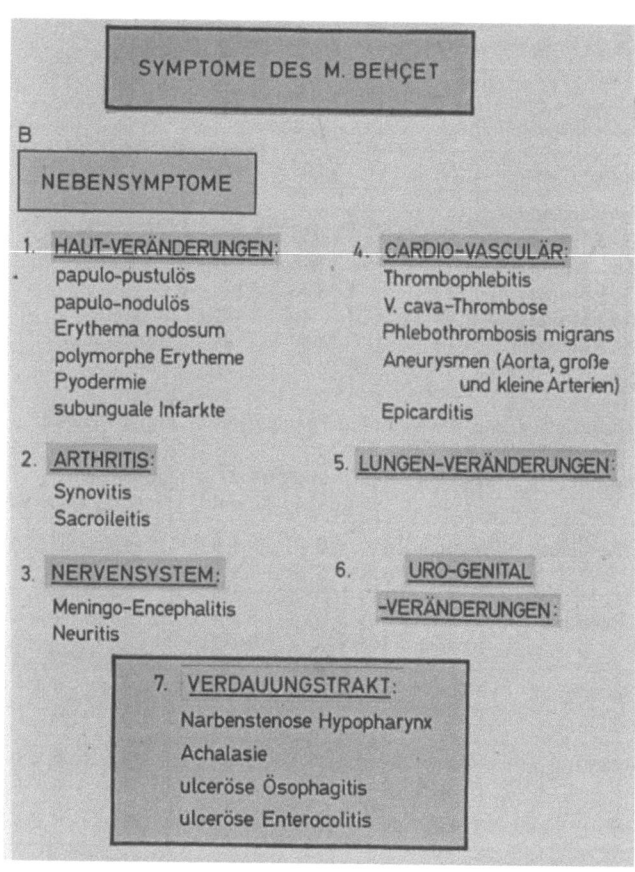

Abb. 2

Unser 25-jähriger Patient leidet seit 13 Jahren an rezidivierenden Aphthen des Mundes, gelegentlichen Ulcerationen des Penis und des Skrotum, vor 9 Jahren trat eine Iritis hinzu, beim Vater und einem Bruder sind ebenfalls vorübergehend Aphthen beschrieben. Zu einer intestinalen Blutung kam es bei unserem Patienten erstmalig vor 4 Jahren. Ursache waren Ulcera des Ileum mit regionaler Peritonitis. Die histologische Untersuchung eines resezierten 5 cm langen Ileum-Anteiles ergab frische erosive bis ulceröse Schleimhautdefekte mit Entzündungsschorf, Ödem und Gefäßektasien der Submukosa mit kleinen Blutungen in erhaltenen Schleimhautanteilen. Im resezierten Meckel'schen Divertikel fanden sich gleichartige Veränderungen. Die Entzündung war charakterisiert durch segmentale fibrinoide Nekrosen der Wände von Venolen und Kapillaren; die Veränderungen waren alle gleich alt, es fand sich keine Vernarbung. Für 3 Jahre kommt der intestinale Prozeß zum Stillstand, aber bereits Anfang 1973 treten wieder Bauchkrämpfe auf, röntgenologisch wird erstmalig eine Sakroileitis festgestellt. Im Februar 1974 wird bereits die vierte stationäre Behandlung innerhalb eines Jahres wegen schwerer blutiger Durchfälle notwendig. Dabei bestanden Erbrechen, ein erheblicher Gewichtsverlust und Temperaturerhöhungen auf 40 Grad. Die zunehmenden Symptome eines akuten Abdomens machten eine 2. Laparatomie erforderlich, hierbei fand sich eine bemerkenswerte fribrinöse Peritonitis, verursacht durch eine ulceröse Enterocolitis. Dieses Mal wurde lediglich eine Appendektomie durchgeführt und Biopsien von Ileum und Omentum entnommen. Im Ileum fand sich eine chronische Entzündung mit leichter Fibrose der Submukosa in der Nachbarschaft einer kompletten Erosion. Eine daruntergelegene Arterie in der Submukosa zeigte eine ausgedehnte segmentale Nekrose in der gesamten Wandstärke, und einer der nachfolgenden Serienschnitte zeigte vollständigen thrombotischen Verschluß.

Auch die kleineren Gefäße, so die postkapillären Venolen, können durch Thromben oder Endothelproliferation verschlossen sein. Die Entscheidung, ob die Nekrose der Arterienwand durch die Thrombose, also etwa im Sinne einer hypersensitiven Angiitis, oder durch ein Übergreifen der primär akuten, granulozytären und später lymphozytären, sklerosierenden interstitiellen Entzündungen hervorgerufen worden ist, muß offengelassen werden. Ebenso muß daran gedacht werden, daß die Thrombose und Endothelproliferation der kleinsten Gefäße eine Folge der Entzündung und Thrombose ihrer großen proximalen Stämme sein kann. Die akuten Schleimhautdefekte sind wohl, ebenso wie die Nekrosen in den anderen Organsystemen, hypoxischer Genese, die Atrophie Folge einer chronischen, rezidivierenden interstitiellen Entzündung. Die Ätiologie bleibt weiterhin unklar, diskutiert wird die Möglichkeit, daß es sich um eine primäre Gefäßerkrankung, Infektionskrankheit oder allergische Reaktion auf vorausgegangene Infektionen mit Viren oder Bakterien, eine Autoimmun- und schließlich eine Kollagenkrankheit handelt.

Die Mehrzahl der Erkrankten weist einen Befall des Dickdarmes auf, in Abhängigkeit von der Untersuchungsmethode sind bei den operierten Fällen das Coecum und bei den internistisch untersuchten das Rektum am häufigsten beteiligt, in Japan das Coecum zumeist kombiniert mit dem terminalen Ileum. Ulcera des Dünndarmes finden sich, anders als in Japan, in der westlichen Welt nur in 8 %. 70 % der schwersten Komplikationen, wie Perforationen und Fisteln, sind im Dünndarm lokalisiert, am häufigsten im Ileum. Bemerkenswert ist die Beteiligung der Appendix in 12 %, während Lokalisationen wie Oesophagus und Magen selten sind. Unser Fall ist der erste in der Weltliteratur mit Beteiligung eines Meckel'schen Divertikels.

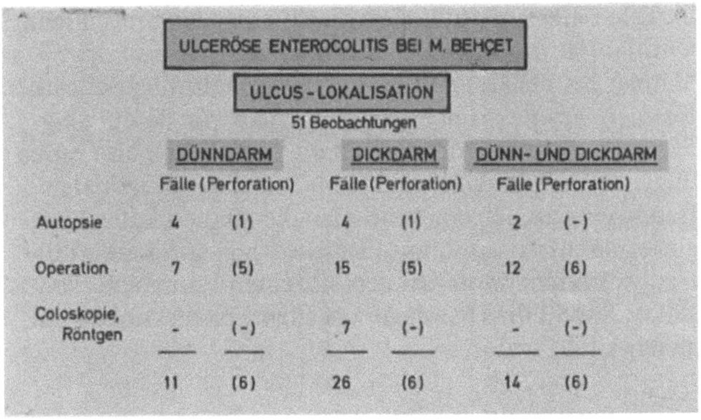

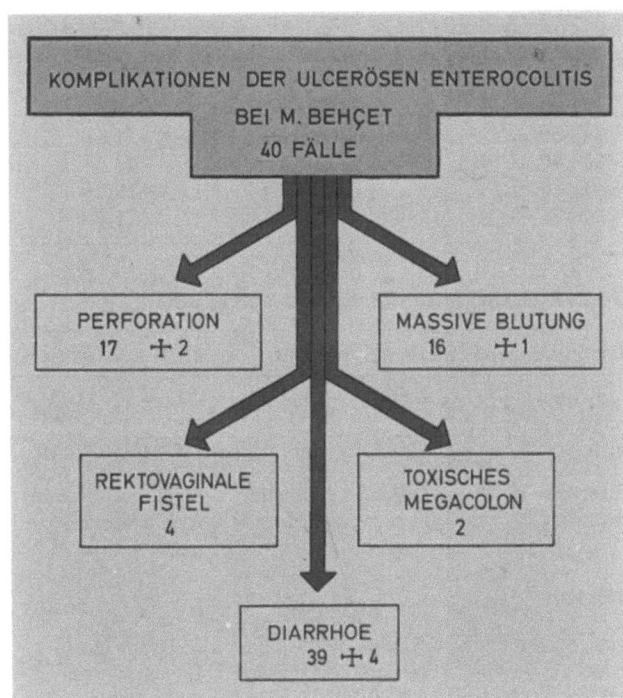

ULCERÖSE ENTEROCOLITIS BEI M. BEHÇET
ULCUS-LOKALISATION
51 Beobachtungen

	DÜNNDARM Fälle	(Perforation)	DICKDARM Fälle	(Perforation)	DÜNN- UND DICKDARM Fälle	(Perforation)
Autopsie	4	(1)	4	(1)	2	(-)
Operation	7	(5)	15	(5)	12	(6)
Coloskopie, Röntgen	-	(-)	7	(-)	-	(-)
	11	(6)	26	(6)	14	(6)

Abb. 3a

Abb. 3b

ULCERÖSE ENTEROCOLITIS BEI M. BEHÇET

	FÄLLE	OPERIERT	KONSERVATIV	†
JAPAN	20	17	3	3
WESTLICHE WELT	20	10	10	7
	40	27	13	10

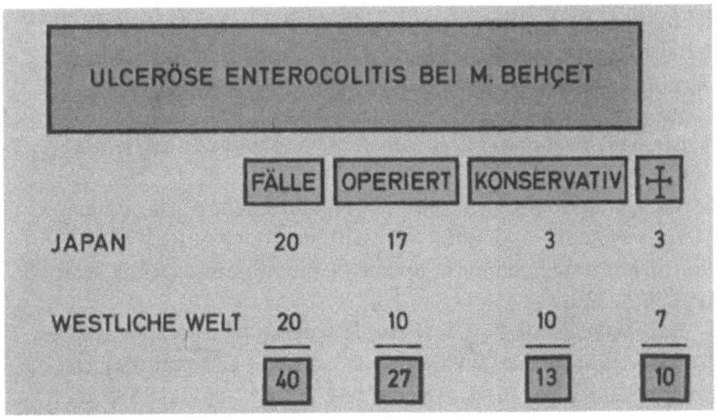

Abb. 4

Beim Morbus Behçet mit ulceröser Enterocolitis setzt die Erkrankung eine Dekade später ein als bei den Formen ohne Beteiligung des Verdauungstraktes (Tabelle 1). Nur selten findet sich ein langes Intervall zwischen dem

Auftreten der ersten Behçet-Symptome und der Beteiligung des Verdauungstraktes, im Durchschnitt beträgt es 7-10 Monate. Nur wenige Fälle zeigen als erste Behçet-Symptomatik eine milde, und nur vereinzelte Fälle eine massive intestinale Beteiligung.

Die auffälligste Abweichung der intestinalen von den übrigen Fällen zeigt die Geschlechtsverteilung mit einem Quotienten von 1.0 gegenüber 0.6; während also die Männer bei der Gesamtheit der übrigen Morbus Behçet-Formen, besonders aber bei den Fällen mit Beteiligung des ZNS oder der Cutis stark überwiegen, scheinen Frauen in gleicher Häufigkeit wie Männer zu einer intestinalen Beteiligung zu neigen, wenn man die kleinen Fallzahlen als repräsentativ annimmt (Tabelle 2). Hierin scheint die Hauptdifferenz zwischen den einzelnen Formen zu liegen, während die Histologie bei allen Lokalisationen ein gleiches Bild bietet.

Tabelle 1. Altersverteilung

Krankheitsbeginn (Alter)	Haut-Symptome n = 200 %	Verdauungstrakt n = 37
< 10	0,5	–
11 - 20	24,5	10,8
21 - 30	43,0	21,6
31 - 40	22,5	43,2
41 - 50	8,5	19,0
> 50	1,0	5,4

Tabelle 2. Geschlechtsverteilung beim Morbus Behçet

Manifestationen	Haut-Symptome		ZNS	Cutis	Verdauungstrakt
Verhältnis Frauen : Männern	0,60	0,56	0,27	0,05	1,0
(n)	32 : 53	45 : 79	11 : 40	1 : 19	20 : 20
Autoren	Oshima et al.	Dowling	Alema et al.	Nazzaro	verschiedene

Literatur

Arma, S., Habibulla, K.S., Pric, J.J., Collins, J.L.: Dysphagia in Behçet's syndrome. Thorax 26, 155-158 (1971)

Asakura, H., Morita, H., Morishita, T., Tsuchiya, M., Watanabe, Y., Enomoto, Y.: Histopathological and electron microscopic studies of lymphangiectasia of the small intestine in Behçet's disease. Gut 14, 196-203 (1973)

Bechgaard, P.: Et tilfaelde af recidiverende aphthøs stomatitis ledsaget af conjunktivitis og ulcerationer paa genitalia og hud Ugeskr. Loeg. 102, 1019-1023 (1940)

Behçet, H.: Über rezidivierende, aphthöse, durch ein Virus verursachte Geschwüre am Mund, am Auge und an den Genitalien. Derm. Wochenschr. 105, 1152-1157 (1937)

Berlin, C.: Behçet's syndrome with involvement of the central nervous system: report of a case with necropsy of lesions of the mouth, genitalia, and eyes: review of the literature. Arch. Derm. Syph. 49, 227-233 (1944)

Bøe, J., Dalgaard, J.B., Scott, D.: Mucocutaneous-ocular syndrome with intestinal involvement: a clinical and pathological study of four fatal cases. Am. J. Med. 25, 857-867 (1958)

Courbon, J., Galmiche, P.: Syndrome de Behçet et rectocolite hèmorrhagique. Rev. Rheum. 38, 465-466 (1971)

Empey, D.W., Hale, J.E.: Rectal and colonic ulceration in Behçet's disease. Proc. R. Soc. Med. 65, 163-164 (1972)

Fröscher, W., Meyer-Lindenberg, J., Schlieter, F., Gullota, F., Bechtelsheimer, H.: Klinisch-morphologische Befunde beim Morbus Behçet. Dtsch. Med. Wschr. 98, 105-109 (1973)

Herrschaft, H.: Über die Beteiligung des Zentralnervensystems bei der Behçet'schen Krankheit. Dtsch. med. Wschr. 93, 1103-1107 (1968)

Jshii, Y. et al.: Hageshii Fukubu Shojo wo teishita Behçet Shokogun no 1 Rei. Hokkaido Geka Zasshi 12, 89 (1977)

Jensen, T.: Recidiverende aphthøse ulcerationer paa mundslimhiden og genitalia samt recidiverende hypopyonirits og synsnerve atrofi (Behçet's Syndrome). Ugeskr. Loeg. 102, 1023 (1940). Ulcerous hemorrhagic colitis associated with Behçet's syndrome. Ugeskr. Loeg. 106, 176-179 (1944)

Kawasaki, H., et al.: Gastro intestinal Behçet – Byo to so no Suteroido ni yoru Koko. Chiryo (Journal of Therapy) 51, 825 (1969)

Lehmann, H., Stutte, H.J., Zierrot, G., Schlaak, M.: Morbus Behçet und multiple intestinale Ulcerationen. Dtsch. med. Wschr. 100, 308-311 (1975)

Lehner, T.: Behçet's syndrome and autoimmunity. Br. J. Med. 1967 1, 465-467

Mamo, J.G., Baghdassarian, A.: Behçet's disease: a report of 28 cases. Arch. Ophtalmol. 71, 4-48 (1964)

Margoles, J.S., Wenger, J.: Stomal ulceration associated with pyoderma gangraenosum and chronic ulcerative colitis: report of two cases. Gastroenterology 41, 594-598 (1961)

Maruyama, K., Fukuchi, J., Suga, K.: A case of multiple perforation in the large intestine as a complication of Behçet's syndrome. Kinsho Ganka (J. Jap. Clin. Ophtalmol.) 21, 27-32 (1967)

Mason, R.M., Barnes, C.G.: Behçet's syndrome with arthritis. Ann. Rheum. Dis. 28, 95-103 (1969)

Menkes, C.-J., Mery, C., de Saint-Maur, P., Delbarre, F.: Syndrome de Behçet et recto-colite hèmorrhagique. Rev. Rhum. Mal. Ostèartic. 37, 849-852 (1970)

Miyanaga, T., et al.: Behçet Shokogun – Tokuni Shokakan Gappeisho ni tsuite. Geka Chiryo (Surgical Treatment) 10, 751 (1968)

Mir-Madjlessi, S.H., Farmer, R.G.: Behçet's syndrome, Crohn's disease and toxic megacolon. Cleveland Clin. Quart. 39, 49 (1972)

Miyazawa, T., Kumamoto, T.: Behçet-Byo no keika chu ni kaimobu kaiyo wo Yakkishita 1 Rei Nihon Hifuka Gakkai Zasshi (Japanese Journal of Dermatology) 73, 545 (1963)

Monacelli, M., Nazzaro, P.: Behçet's disease. Basel – New York: Karger 1966

Mountain, J.C.: Cutaneous ulceration in Crohn's disease. Gut 11, 18-26 (1970)

Nagasu, K., Kimura, N., Kukidome, S., Hirama, S., Tanaka, S., Saito, T.: A cured case of Behçet's syndrome with acute perforation of the jejunum. Geka Chiryo (Surgical Treatment)

Nakamura, K., Kodama, E., Inouye, Y.: The disease of Behçet with neurological manifestations. Kyushu Shinkei Seishin Igaku Kyushu Neuropsychiat. 8, 121 (1960)

Nakashima, T.: Chusui, Mocho oyobi Joko keccho ni Tahat – Susei Koko wo kitashita Behçet Shokogun no 1 Rei. Chindan to Chiryo 57, 891 (1969)

Nishimura, zitiert von Maruyama

O'Duffy, J.D., Carney, J.A., Deodhar, S.: Behçet's disease: report of 10 cases, 3 with new manifestations. Ann. intern. Med. 75, 561-570 (1971)

Ollendorf, Curth, H.: Recurrent genito-oral aphthosis and uveitis with hypopyon (Behçet's syndrome) report of two cases. Arch. Dermat. Syph. 54, 179-196 (1946)

Ono, H., Yamamoto, K.: Successfully treated case of Behçet's syndrome with coecal ulcer Geka (Surgery) *24*, 825-833 (1962)
Oshima, Y., Shimizu, Z., Yokkohari, R., Matsumoto, T., Kano, K., Kagami, T., Nagya, H.: Clinical studies on Behçet's syndrome. Ann. Rheum. Dis. *22*, 36-45 (1963)
Parkin, I.V., Wight, D.G.D.: Behçet's disease and the alimentary tract. Postgr. Med. J. *51*, 260-264 (1975)
Ramsay, C.A. (for Pegum, J.S.): Behçet's syndrome with large bowel involvement. Proc. R. Soc. Med. *60*, 185-186 (1967)
Saugmann, Jensen, I.: Ulcerous hemorrhagic colitis associated with Behçet's syndrome. Ugeskr. Loeg. *106*, 176 (1944)
Sekine, T., Shiratori, T.: Ein Fall von Behçet-Syndrom mit rezidivierenden Ulcera im Ileum und operativer Therapie. Geka Chiryo (Surgical Therapie) *25*, 590-596 (1971)
Smith, G.E., Kime, L.R., Pitcher, J.L.: The colitis of Behçet's disease: a separate entity? Colonoscopic findigs and literature review. Dis. Digest. *18*, 987-1000 (1973)
Somemura, S., Nishio, I., Nishida, Y., Hashimoto, K., Matsuhara, F.: A case of multiple perforation of distal ileum due to syndrome of Behçet. Geka Chiryo (Surgical Therapy) *9*, 472-477 (1963)
Stefani, F.H., Rothemund, E., Anzil, A.P.: Beitrag zur Neuropathologie des Morbus Behçet, Morphologische Befunde bei einem Kind. Arch. Psychiatr. Nervenkr. *214*, 80-96 (1971)
Sulheim, O., Dalgaard, J.B., Anderson, S.R.: Behçet's syndrome. Report of a case with complete autopsy performed. Acta Pathol. Microbiol. Scand. *45*, 145-158 (1959)

Dr. G. Siegismund
Pathologisches Institut des Krankenhaus Nordstadt
Haltenhoffstr. 41
D-3000 Hannover 1

9.2.6. Atypische Mykobakteriosen der Tropenländer (Fallberichte von der Guyane Française)

E. Grosshans, Strasbourg, und R. Pradinaud, Cayenne

Seit einigen Jahren mehren sich in aller Welt die Fallberichte über *atypische Mykobakteriosen*, und besonders in der dermatologischen Literatur wird jetzt oft auf die Pathogenese und die Epidemiologie dieser bakteriellen Hautnekrosen hingewiesen (Noble).

Der Erreger, der in den meisten Fällen nachgewiesen wird, ist *Mycobacterium ulcerans*.

Diese atypischen Mykobakteriosen, die durch ausgedehnte Hautnekrosen gekennzeichnet sind, wurden zum ersten Mal von *Mac Callum* und M. im Jahre 1948 in Australien beschrieben. Einige Jahre später wurde über ähnliche und zahlreiche Fälle im Kongo (Zaire) berichtet (1950). Nach den ausführlichen Studien von Clancey (1961) wurde in Uganda die „Uganda Buruli Group" gegründet. In Afrika wurden diese Mykobakteriosen als *Buruli's ulcus* und in der englischen Literatur als *phagedenic tuberculous ulcers* bezeichnet.

Seitdem ist das Vorkommen dieser tropischen Krankheiten auch in vielen anderen Ländern bestätigt worden, nämlich in West-Afrika (Nigeria, Gabun, Ghana, Kamerun), in Malaysia und in Neu-Guinea.

Bis jetzt wurde nur ein einziger Fall in Mittel-Amerika beobachtet (Mexico). Im Jahre 1969 wurde von Pradinaud der erste Fall aus Süd-Amerika, in der Guyane Française, entdeckt. Die Fallberichte aus dieser Gegend haben sich inzwischen stark vermehrt: 13 Fälle im Jahre 1972 (Pradinaud und Grosshans), 20 Fälle 1974 (Pradinaud, Basset und Grosshans), 25 Fälle 1975 (Gabaudan).

Die Existenz eines umschriebenen geographischen Herdes in Amazonien ist jetzt unzweifelhaft; 39 Fälle sind bis heute bekannt, sie wurden alle in der Dermatologischen Abteilung des Spitals von Cayenne festgestellt, untersucht und behandelt.

1. Klinische Befunde

39 Fälle (8 Erwachsene und 31 praepubertäre Kinder). Die Patienten waren alle im sumpfigen Küstengebiet wohnhaft. Das Klima ist dort sehr warm (25 $^\circ$ bis 33 $^\circ$C), die Hygrometrie stets über 88 %. Der Urwald bedeckt 94 % der gesamten Fläche dieses französischen Bezirkes von Amazonien. Es ist hervorzuheben, daß solche Mykobakteriosen bis jetzt noch nicht in den Nachbarstaaten wie Brasilien, Surinam oder Guaiana, wo die bioklimatischen Verhältnisse die gleichen sind, nachgewiesen wurden.

Die Krankheit beginnt mit einem entzündlichen, aber schmerzlosen, subkutanen Knoten, in 2/3 der Fälle an den unteren Extremitäten, besonders am Knie oder am Knöchel; in den anderen Fällen beginnt die Krankheit am Ellenbogen, am Handgelenk oder an den Genitalien. Oft wird das Erscheinen der Läsion mit einer Verletzung (feuchte Holzsplitter, spitze Fischflossen, Pflanzendornen) in Verbindung gebracht. Nach einigen Tagen schmilzt der primäre Knoten ein, und es entsteht eine Wunde, die sich allmählich ausdehnt. Die Randgebiete sind unterhöhlt, manchmal sehr weit (bis zu 15 cm), und sekundäre Effloreszenzen können dadurch entstehen.

Der allgemeine Gesundheitszustand bleibt meistens gut, aber folgende klinische Merkmale sind bei den guyanesischen Fällen hervorzuheben und werden z.B. in Afrika nicht beobachtet: die Tuberkulin-Reaktionen sind in allen Fällen positiv; in der Hälfte der Fälle sind die benachbarten (inguinalen oder axillären) Lymphknoten stark vergrößert; nur in einem Fall entstand in der Leistenbeuge eine spezifische Fistel. Besondere Komplikationen, wie Ostitiden, Osteoarthritiden, Muskel- oder Sehnennekrosen, die in Ost-Afrika nicht selten sind, wurden nie beobachtet, so daß eine verstümmelnde Vernarbung nie zu befürchten war.

2. Biologische Befunde

Der Nachweis der Mykobakterien durch die *Ziehl*'sche Färbung erfolgte in 20 Fällen (von 39) in den Ausstrichen oder in den histologischen Schnittpräparaten.

Mycobacterium ulcerans wurde nur in 3 Fällen im Institut Pasteuer (Lille, France) *in vitro* mit Erfolg kultiviert. Der geringe Prozentsatz der positiven Kulturen ist den schlechten Transportverhältnissen zwischen Guyana und Europa und der Empfindlichkeit dieser Bakterien, die nur langsam nach 4 bis 9 Wochen auf speziellen Nährböden bei einer optimalen Temperatur von 39 $^\circ$C wachsen, zuzuschreiben.

Das histopathologische Merkmal aller Fälle ist die Koagulationsnekrose (*Ravisse* und Mit.) des subkutanen Fettgewebes. Die entzündliche Reaktion im Corium ist selten ausgeprägt; sie ist entweder lymphocytär und unspezifisch oder enthält einige *Langhans*'sche Riesenzellen und kleine epitheloide Knötchen ohne Verkäsung; Vereiterungsfoci mit polymorphkernigen Leukocyten sind anzutreffen. Die alkohol-säurefesten Stäbchen liegen meistens extracellulär am Rand der Gewebsnekrosen. Intradermale Reaktionen mit spezifischen Antigenen oder Tierversuche konnten nicht durchgeführt werden. Bei allen Patienten waren die sonst üblichen Blutbefunde o.B.

3. Therapie und Verlauf

Die endgültige Abheilung erfolgte in allen Fällen. Die schnellsten Resultate erhielten wir mit folgender Behandlungsmethode:
– lokale Antibiotika-Therapie mit Streptomycin und Wärmebestrahlung der Hautwunden mit 41 °C;
– per os entweder Rifampicin 300 bis 600 mg pro die oder Clofazimin 100 bis 300 mg pro die über eine durchschnittliche Periode von 60 Tagen.

Die üblichen Tuberkulostatika wie Isoniazid und Sulfonamide sind hier wirkungslos. Die chirurgische Behandlung, die in den afrikanischen Fällen immer wünschenswert scheint, vermag den Krankheitsverlauf kaum abzukürzen und wurde von uns nicht bevorzugt.

4. Zusammenfassung und wissenschaftliche Aussichten

39 Fälle von atypischen Mykobakteriosen wurden von 1969 bis 1977 in der Guyane Française beobachtet. Die Patienten, hauptsächlich Kinder, sind Einwohner des sumpfigen Küstengebietes zwischen Brasilien und Surinam. Der Errger (*Mycobacterium ulcerans*) ist derselbe wie bei den atypischen Mykobakteriosen in Afrika und Ozeanien; Tiere oder Pflanzen, die solche Bakterien beherbergen, wurden bis jetzt nicht identifiziert; die Infektion erfolgt wahrscheinlich durch Verletzungen.

Wilde Gräser wie *Echinochloa pyramidalis*, die reichlich in den Sumpfgebieten Ugandas oder Kamerun (Ravisse u.M.) wachsen, wurden letztens von Botanikern auch in der Guyane Française im gleichen Biotrop erkannt (Gabaudan). Spezielle Untersuchungen in ökologischer Hinsicht gehen weiter.

Literatur

Gabaudan, M.: Les Mycobacterioses cutanées en Guyane Française. Université de Bordeaux II, Thèse Méd. n° *246*, pp. 127 (1976)
Noble, W.C.: The increasing interest in microbial skin disease. Intern. J. Derm., *15*, 650-654 (1976)
Pradinaud, R., Grosshans, E.: Le problème des mycobactérioses cutanées en Guyane Française. Bull. Soc. fr. Derm. Syph. *79*, 684-686 (1972)
Pradinaud, R., Basset, A., Grosshans, E.: Vingt cas de mycobactérioses cutanées en Guyane Française. Castellania *2*, 273-274 (1974)
Ravisse, P., Roques, M.C., Le Bourthe, F., Tchuembou, Jan Ch., Menard, J.C.: Une affection méconnue au Cameroun, l'ulcère á mycobactérie. Méd. Trop. *35*, 471-474.

Prof. Dr. E. Grosshans
Clingue Dermatologique
1. Place de l'Hôpital
F-67005 Strasbourg

9.2.7. Dermatologische Leitsymptome einer Sonderform der Chondrodysplasia punctata

R. Happle, Münster

Die *Chondrodysplasia punctata* ist eine kongenitale Störung der Skelettentwicklung mit disproportionierter Verkürzung der Extremitäten und Dysplasie der Gelenke. Charakteristisch sind punktförmige Verkalkungen im Bereich der Epiphysen und Wirbelkörper; dieses Symptom ist nur in den ersten Lebenswochen und -monaten, später jedoch nicht mehr nachweisbar. Bei einer 14jährigen Patientin mit Chondrodysplasia punctata beobachteten wir atrophische Hautareale in streifen- und fleckförmiger, teilweise auch follikulärer Anordnung sowie eine streifenförmige Störung der Pigmentation. Außerdem bestand eine generalisierte ichthyosiforme Schuppung und eine Pseudopelade. Mehrere Argumente sprechen dafür, daß diese Symptomenkombination ein eigenständiges Krankheitsbild darstellt, für das wir die Bezeichnung *X-gekoppelte Chondrodysplasia punctata* vorschlagen.

Kasuistik

Die 14jährige Patientin wurde von der Orthopädischen Klinik an die Hautklinik der Universität Münster überwiesen. Die Familienanamnese war unauffällig; das Mädchen hat zwei gesunde Brüder im Alter von 16 und 17 Jahren. Die Mutter hatte keine Fehlgeburten gehabt. Bei der Geburt fiel eine Verkürzung des rechten Beines mit Kontraktur des Kniegelenkes und Dislokation der Patella auf. Die Haut des Neugeborenen zeigte eine unregelmäßig verteilte Rötung und Schuppung, die sich innerhalb weniger Wochen zurückbildete. Anhand von Röntgenaufnahmen (Abb. 1) wurde die Diagnose einer Chondrodysplasia punctata gestellt, und das Kind blieb während der ersten 1 1/2 Jahre in stationärer orthopädischer Behandlung (Prof. Hauberg, Annastift, Hannover). Um die Funktion der dysplastischen Kniegelenke zu bessern, wurden mehrere Operationen im Alter von 5, 7 und 9 Jahren durchgeführt.

Jetziger Befund

Das gesamte Integument des zwergwüchsigen Mädchens zeigt eine leichte ichthyosiforme Schuppung, insbesondere an den Unterschenkeln. Es bestehen ausgedehnte band- und fleckförmige atrophische Zonen, wobei die rechte Körperseite stärker befallen ist (Abb. 2a). An den Unterarmen und Handgelenken sieht man multiple punktförmige Atrophien im Bereich der Haarfollikel (Abb. 2b). Unabhängig von den atrophischen Hautveränderungen zeigt die Patientin eine streifenförmige Pigmentstörung, vor allem auf der linken Körperseite (Abb. 2c). Das Kopfhaar ist spröde und glanzlos, und an zwei Stellen besteht eine Pseudopelade (Abb. 2d). Der Zwergwuchs ist bedingt durch eine Verkürzung beider Beine mit Genu valgum und Pes equinus rechts sowie einer starken Valgusfehlstellung des linken Fußes. Aus dem erheblichen Längenunterschied der Beine resultiert eine Skoliose. Die Röntgenuntersuchung zeigt eine schwere Dysplasie beider Hüft- und Kniegelenke. Im übrigen erscheint das Mädchen, das die Oberschule besucht, physisch und geistig normal entwickelt.

Diskussion

Bei der Frage nach der Beziehung zwischen den Hautveränderungen und den Skelettanomalien dieser Patientin muß davon ausgegangen werden, daß Spranger et al. (1971) zwei Typen der Chondrodysplasia punctata von-

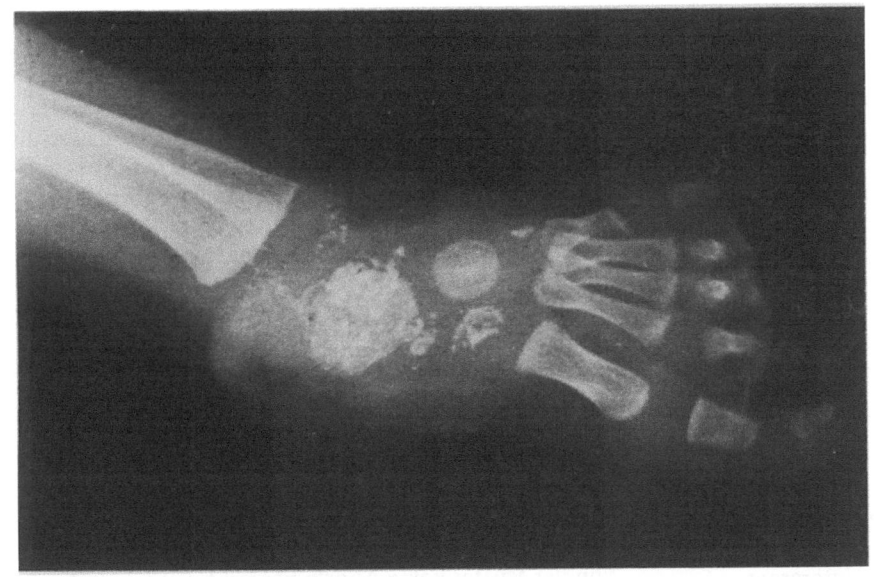

Abb. 1. Chondrodysplasia punctata. Punktförmige Verkalkungen im linken Fußgelenk des Neugeborenen (Prof. Hauberg, Annastift, Hannover)

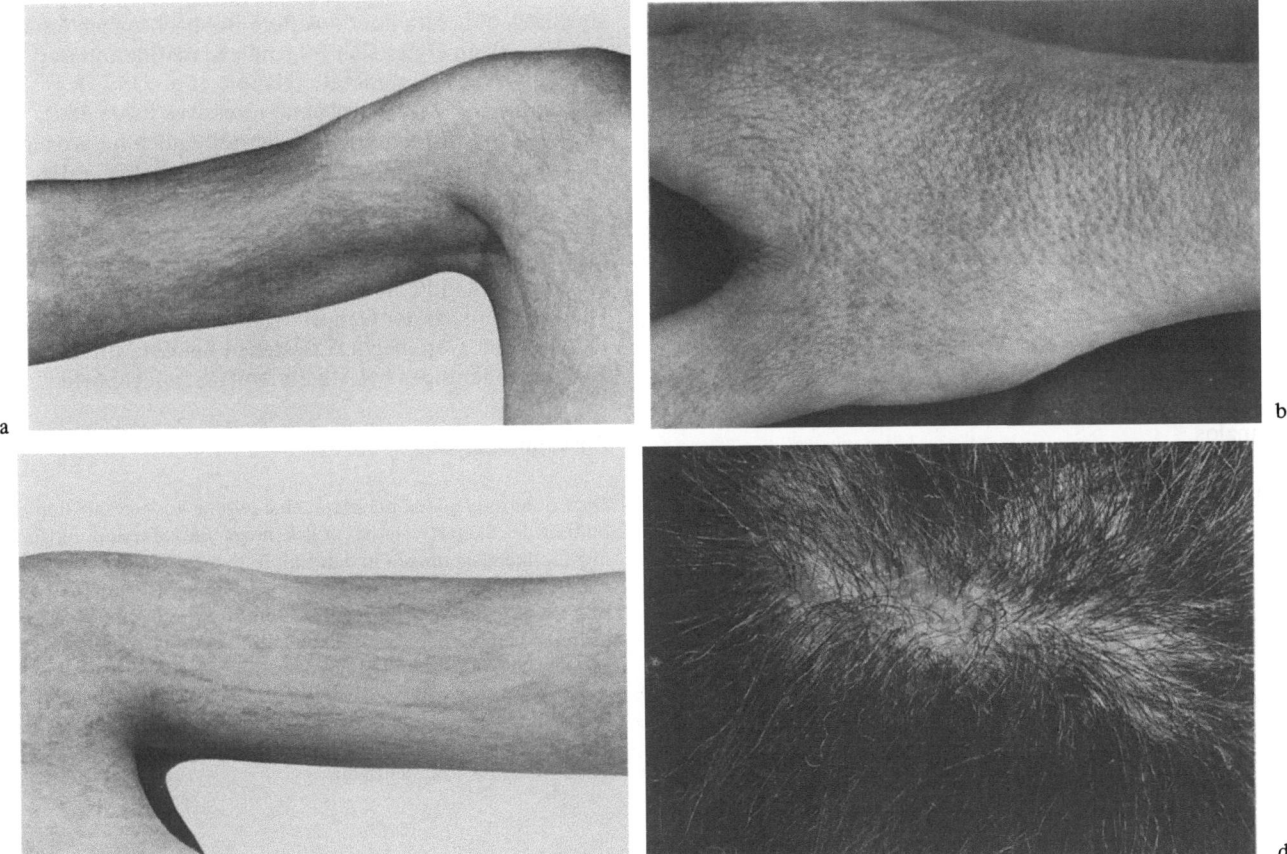

Abb. 2a-d. X-gekoppelte Chondrodysplasia punctata. (a) Fleck- und streifenförmige Atrophiezonen am rechten Arm. (b) Follikuläre Atrophodermie am Handrücken. (c) Streifenförmige Pigmentanomalie am linken Arm. (d) Pseudopelade

einander abgegrenzt haben: den *rhizomelen Typ,* der autosomal rezessiv vererbt wird und die schwerere Krankheitsform darstellt,– die Kinder sterben meistens schon im ersten Lebensjahr – und den *Typ Conradi-Hünermannn* mit besserer Prognose und möglicherweise dominanter Vererbung. Bei beiden Krankheitstypen sind in 28 % der Fälle „Hautveränderungen" beobachtet worden, die meistens als ichthyosiform bezeichnet werden. Spranger et al. (1971) unterteilten den Typ Conradi-Hünermann in drei Untergruppen, entsprechend der Schwere des Krankheitsbildes und den assoziierten Anomalien. Aufgrund ihrer statistischen Ergebnisse mußten die Autoren die Frage nach der Heterogenie des Typs Conradi-Hünermann jedoch offenlassen. Aufgrund formalgenetischer Überlegungen kamen wir zu der Auffassung, daß die bei unserer Patientin beobachteten Hautveränderungen möglicherweise Leitsymptome eines klar abgrenzbaren genetischen Syndroms darstellen, das wahrscheinlich X-gekoppelt dominant mit Letalwirkung bei hemizygoten männlichen Embryonen vererbt wird.

In der Literatur fanden wir neun weitere Fälle von Chondrodysplasia punctata, deren kutane Symptomatik mit unserer Beobachtung übereinstimmt (Miescher et al., 1944; Curth, 1949; Allansmith & Senz, 1960; Bodian, 1966; Comings et al., 1968; Maleville et al., 1969). Aus diesen Fallberichten ergeben sich folgende Kriterien für die von uns postulierte *X-gekoppelte Chondrodysplasia punctata:*

1. Die Krankheit betrifft ausschließlich das weibliche Geschlecht.

2. Beim Neugeborenen tritt vorübergehend eine Rötung und Schuppung auf. Die Besonderheit gegenüber anderen Formen der Chondrodysplasia punctata besteht darin, daß diese Hautveränderungen nicht diffus, sondern streifenförmig oder in Wirbeln angeordnet sind (Allansmith & Senz, 1960; Bodian, 1966; Comings et al., 1968; eigene Beobachtung).

3. Als Folge der entzündlichen Hautveränderungen, die innerhalb weniger Wochen abklingen, bleiben atrophische Zonen in fleck- und streifenförmiger Anordnung zurück. Außerdem findet man eine folliküläre Atrophodermie, insbesondere im Radialbereich der Unterarme (Miescher, 1944; Comings et al., 1968; Maleville et al., 1969; eigene Beobachtung).

4. Eine streifenförmige Pigmentanomalie, wie sie bei unserer Patientin bestand, wurde mehrfach beobachtet (Curth, 1949 (zwei Schwestern); Allansmith & Senz, 1960). Die Hauterscheinungen ähneln der Incontinentia pigmenti Bloch-Sulzberger, sind jedoch sicher nicht damit identisch. Ob es sich bei dieser Pigmentstörung um die Folge der in der Neugeborenenperiode aufgetretenen entzündlichen Veränderungen handelt, läßt sich aufgrund der bisherigen Beobachtungen nicht entscheiden. Eine Probeexzision war bei unserer Patientin bisher nicht möglich.

5. Häufig besteht eine Pseudopelade (Miescher, 1944; Curth, 1949; Comings et al., 1968; Maleville et al., 1969; eigene Beobachtung). Das Haupthaar ist spröde und glanzlos.

6. Die Anomalien der Haut und des Skelettes zeigen eine ausgeprägte Asymmetrie.

7. Die Prognose quoad vitam ist günstig im Vergleich zu anderen Typen der Chondrodysplasia punctata.

Die Haut ist insgesamt trocken und zeigt eine ichthyosiforme Schuppung, doch stellt dies offenbar kein Kriterium zur Abgrenzung gegenüber anderen Typen der Chondrodysplasia punctata dar, ebensowenig wie die mehrfach beobachteten Katarakte (Curth, 1949; Allansmith & Senz, 1960; Comings et al., 1968), da diese auch beim rhizomelen Typ der Chondrodysplasia punctata gefunden werden (Spranger et al., 1971).

Drei weitere Fallmitteilungen (Bloxsom & Johnston, 1938; Hässler & Schallock, 1940; Lambert et al., 1974) scheinen in das Bild der *X-gekoppelten Chondrodysplasia punctata* zu passen, es fehlt jedoch eine Beschreibung der postneonatalen Hautveränderungen.

Aus den bisher vorliegenden Fallmitteilungen ergibt sich eine kutane Symptomatik, die eine auffallende Übereinstimmung mit der Incontinentia pigmenti Bloch-Sulzberger aufweist: flüchtiges Stadium der Rötung und Schuppung beim Neugeborenen, streifenförmige Anordnung der Atrophie und der Pigmentanomalie, umschriebene narbige Alopezie und ausgeprägte Asymmetrie der Veränderungen. Die Incontinentia pigmenti Bloch-Sulzberger entsteht wahrscheinlich aus einer X-gekoppelten dominanten Mutation mit Letalwirkung bei hemizygoten männlichen Embryonen (Lenz 1970), und für das hier beschriebene Krankheitsbild läßt sich derselbe Erbgang postulieren. Denn dann wäre das Streifenmuster zu erklären als Manifestation eines X-chromosomalen Mosaiks, in gleicher Weise wie es für die Incontinentia pigmenti Bloch-Sulzberger und für die fokale dermale Hypoplasie vermutet worden ist. Man nimmt an, daß es als Folge des Lyon-Effektes zum dorsoventralen Auswachsen zweier funktionell verschiedener embryonaler Zellpopulationen kommt. Auch die Asymmetrie der Anomalien wäre als Manifestation des funktionellen X-chromosomalen Mosaiks erklärbar.

Die bisher einzige Familienbeobachtung (Curth, 1949) ist vereinbar mit der Annahme eines X-gekoppelten dominanten Erbganges. Eine Frau mit den typischen Zeichen dieser Krankheit hatte sechs Kinder; von den fünf Töchtern waren zwei mit der Krankheit behaftet, und der einzige Sohn war gesund. Das Verhältnis von fünf Mädchen zu einem Knaben könnte bedingt sein durch das X-gekoppelte Gen, das bei 50 % der männlichen Embryonen als Letalfaktor vorhanden wäre. Allerdings waren von der Mutter keine Aborte bemerkt worden, wie man es theoretisch erwarten würde.

Wenn sich die Existenz der X-gekoppelten Chondrodysplasia punctata durch weitere Beobachtungen erhärten läßt, dann ergibt sich folgende Klassifikation der Chondrodysplasia punctata (Happle et al., 1977):
1. *Rhizomeler Typ* (autosomal rezessives Erbleiden),
2. *Typ Conradi-Hünermann* (wahrscheinlich heterogen),
3. *X-gekoppelte Chondrodysplasia punctata.* Für die Differenzierung dieser drei Typen wird die Mitarbeit der Dermatologen in Zukunft wahrscheinlich bedeutsam werden. Folgende Fragen sind für die Anamnese wichtig: Bestand eine Rötung und Schuppung der Haut gleich nach der Geburt? Hat das Kind Geschwister (Zahl, Alter, Geschlecht)? Bestehen bei der Mutter Hautveränderungen? Hatte die Mutter Fehlgeburten?

Zusammenfassung

Die Chondrodysplasia punctata, eine seltene kongenitale Fehlbildung des Skelettsystems, ist gekennzeichnet durch punktförmige Kalkeinlagerungen in den Epiphysen. Bei einigen Patientinnen mit Chondrodysplasia punctata sind ausgedehnte Atrophien und Pigmentstörungen der Haut in streifenförmiger Anordnung beschrieben worden. Eine eigene Beobachtung wird geschildert. Aufgrund klinischer und formalgenetischer Argumente wird die Auffassung vertreten, daß diese Kombination von Anomalien ein eigenständiges Syndrom darstellt; für diese Sonderform wird die Bezeichnung *X-gekoppelte Chondrodysplasia punctata* vorgeschlagen.

Literatur

Allansmith, M., Senz, E.: Chondrodystrophia congenita punctata (Conradi's disease). Review of literature and report of a case with unusual features. Am. J. Dis. Child. *100,* 109-116 (1960)

Bloxsom, A., Johnston, R.A.: Calcinosis universalis with unusual features. Amer. J. Dis. Child. *56,* 103-109 (1938)

Bodian, E.L.: Skin manifestations of Conradi's disease (chondrodystrophia congenita punctata). Arch. Derm. *94,* 743-748 (1966)

Comings, D.E., Papazian, C., Schoene, H.R.: Conradi's disease (chondrodystrophia calcificans congenita, congenital stippled epiphyses). J. Pediat. *72,* 63-69 (1969)

Curth, H.O.: Follicular atrophoderma and pseudopelade associated with chondrodystrophia calcificans congenita. J. invest. Derm. *13,* 233-247 (1949)

Happle, R.: Genetische Bedeutung der Blaschko'schen Linien. Z. Hautkr., (im Druck 1977)
Happle, R., Matthiass, H.H., Macher, E.: Sex-linked chondrodysplasia punctata? Clin. Genet. *11*, 73-76 (1977)
Hässler, E., Schallock, G.: Chondrodystrophia calcificans. Mschr. Kinderheilk. *82*, 133-157 (1940)
Lambert, D., Michiels, Y., Nivelon, A., Mabille, J.P., Chapuis, J.-L.: Naevus épidermique unilatéral complexe a évolution régressive. Bull. Soc. franç. Derm. Syph. *81*, 243-244 (1974)
Lenz, W.: Medizinische Genetik. Grundlagen, Ergebnisse und Probleme, 2. Aufl., pp. 88-90. Stuttgart: Georg Thieme Verlag 1970
Maleville, J., Alt, J., Grosshans, E.: Atrophodermie folliculaire, pseudo-pélade, kératose pilaire des sourcils et état ichthyosique. Bull. Soc. franç. Derm. Syph. *76*, 85-86 (1969)
Miescher, G.: Atypische Chondrodystrophie. Typus Morguino (sic), kombiniert mit follikulärer Atrophodermie. Dermatologica *89*, 38-40 (1944)
Spranger, J.W., Opitz, M., Bidder, U.: Heterogeneity of chondrodysplasia punctata. Hum. Genet. *11*, 190-212 (1971)

Priv. Doz. Dr. R. Happle
Univ.-Hautklinik
Von-Esmarch-Str. 56
D-4400 Münster

Aussprache:

O. Braun-Falco, München, zum Vortrag Happle:
Zeigen die systematisiert angeordneten Atrophodermie-Herde das gleiche histologische Substrat wie bei den ebenfalls oft systematisiert angeordneten atrophodermischen Veränderungen bei fokaler dermaler Hypoplasie? Tritt auch hier das Fettgewebe bis unter die Epidermis in das Corium?

Weiterer Diskussionsredner zum Vortrag 9.2.7.: *Storck*

9.2.8. Zur Morphologie und Pathogenese des Skleromyxoedem Arndt-Gottron

St. Hödl, H. Kerl, H. Kresbach und L. Auböck, Graz

Bei einem zuletzt 56-jährigen, unter cerebral-komatösen Symptomen [3, 8] verstorbenen Mann wurde das seltene und eigenartige, chronisch-progrediente Krankheitsbild des sog. *Skleromyxoedem* etwa fünf Jahre lang beobachtet und wiederholt einschlägig untersucht. Der Beginn war von einer Papeleruption im Sinne eines *Lichen myxoedematosus* geprägt [10]. Nachfolgende diffuse Hautverdickung mit groben Falten, derben Wülsten und Xerodermie schufen schließlich den für diese Krankheit charakteristischen Elefantenhaut- bzw. Facies-leontina-artigen Aspekt. Die Oberfläche wies einerseits teils linear angeordnete lichenoide Knötchen, andererseits eine Gestaltung entsprechend einer sog. Orangenhaut auf [3].

Unter den Organbefunden sind eine euthyreote Struma diffusa und dystrophische Myopathie [3], unter den Laboratoriumsbefunden lymphoidzellige Proliferation im Knochenmark, B-Lymphocytenvermehrung (monoclonal IgG) und langsam wanderndes IgG-Paraprotein vom Antigentyp Lambda im Blut hervorzuheben. Histologisch stehen folgende wesentliche Befunde im Vordergrund:

Im offensichtlichen Frühstadium erscheinen uns perivasculär und perifolliculär angeordnete, relativ scharf abgegrenzte, zum Teil dichte Lymphocyten- und Plasmazelleninfiltrate beachtenswert (Abb. 1). Im oberen und mittleren Corium findet sich eine horizontal-bandförmige Zone mit teils homogenem, teils fibrillär und teils netzartig strukturiertem Material, das die Kollagenbündel durchsetzt und teilweise aufsplittert [4].

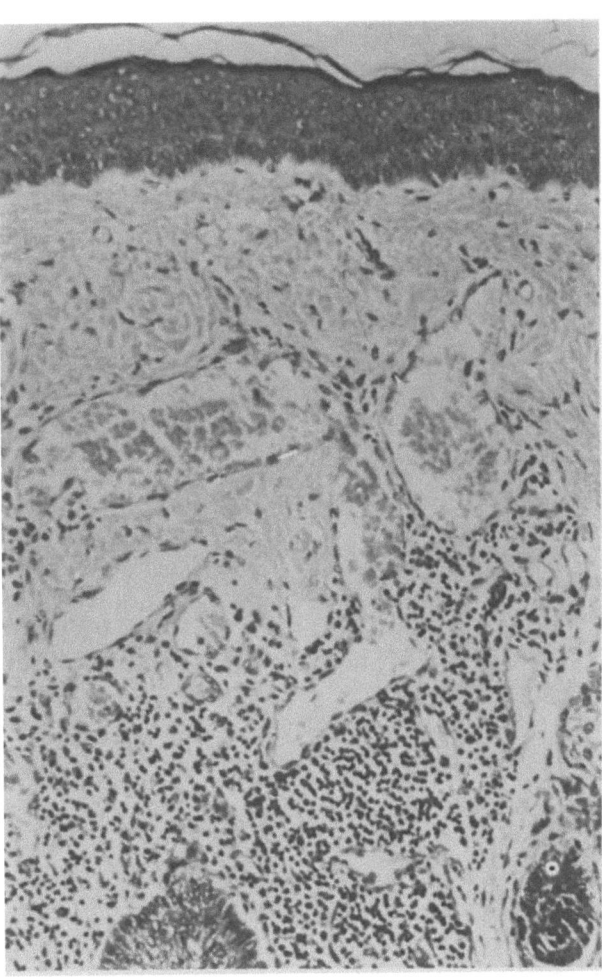

Abb. 1. Skleromyxoedem: Cutanes Infiltrat mit überwiegend Lymphocyten und Plasmazellen. HE. Gefrierschnitt

Histochemisch lassen sich in diesem angereicherten Material hauptsächlich saure Glykosaminoglykane identifizieren, wobei es sich, wie die weitere Differenzierung ergab, größtenteils um Hyaluronsäure handelt. Innerhalb dieser auch noch aus anderen Glykosaminoglykanen und Proteinen aufgebauten „mucinösen Matrix" [7] zeigen sich besonders reichlich Mastzellen, denen bekanntlich außer Heparin- und Histamin- auch Hyaluronsäureproduktion zugeschrieben wird [1] und sehr zahlreiche, große, embryonal erscheinende sternförmige und spindelige Fibroblasten [6]. An diesen Fibroblasten ist enzymcytochemisch eine starke Zunahme hydrolytischer Fermente, z.B. der Alpha-Naphthylacetatesterase auffallend. Die verstärkte Enzymaktivität deutet auf eine gesteigerte Syntheseleistung der Fibroblasten hin [11].

Als *elektronenoptisches* Korrelat der gesteigerten Fibroblastentätigkeit findet sich ein stark ausgeprägtes, fast zysternal erweitertes, granuläres endoplasmatisches Reticulum (Abb. 2a). Die Kollagenfibrillen (siehe auch

Hardmeier und Vogel) weisen stellenweise recht beträchtliche Kaliberschwankungen (Abb. 2b), jedoch keine Abweichungen von der Periodizität (650 A°) auf (Abb. 2c).

Bei stärkerer Vergrößerung sind in Fibroblastenfortsätzen auffallende Zelleinschlüsse mit teils feinflockig-feingranulärem, teils granulo-filamentärem Inhalt anzutreffen, der offensichtlich in Extrusion (↑) begriffen ist (Abb. 3). Wir nehmen an, daß es sich bei diesen Zelleinschlüssen um saure Glykosaminoglykane handeln könnte.

Für das gegenständliche Krankheitsbild möchten wir nun folgende Befunde herausstellen:
1. Ansammlung von überwiegend Hyaluronsäure enthaltenden Glykosaminoglykanen im mittleren und oberen Corium.
2. Proliferation von Fibroblasten mit gesteigerter Syntheseleistung in dieser mucinösen Matrix. Nachweis von teils feinflockig-feingranulären, teils granulo-filamentären Einschlüssen im Fibroblastencytoplasma.

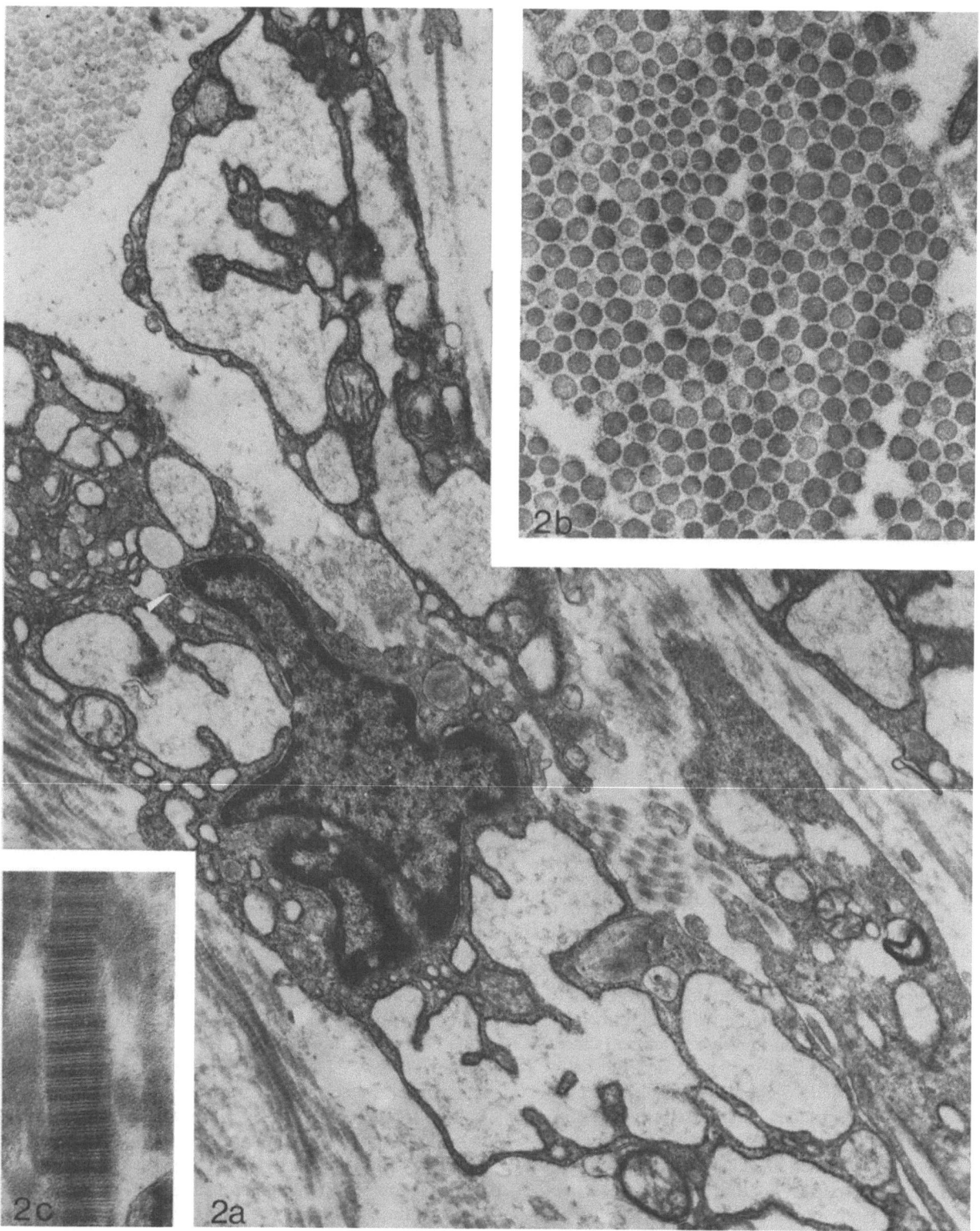

Abb. 2a-c. Skleromyxoedem. (a) Fibroblast mit zysternal-ausgeweitetem, granulärem endoplasmatischem Reticulum. Vergr. 24.000 x. (b) Quergetroffene Kollagenfibrillen unterschiedlichen Kalibers. Vergr. 34.800 x. (c) Längsgetroffene Einzel-Kollagenfibrille mit 650 A°-Periodizität. Vergr. 67.500 x

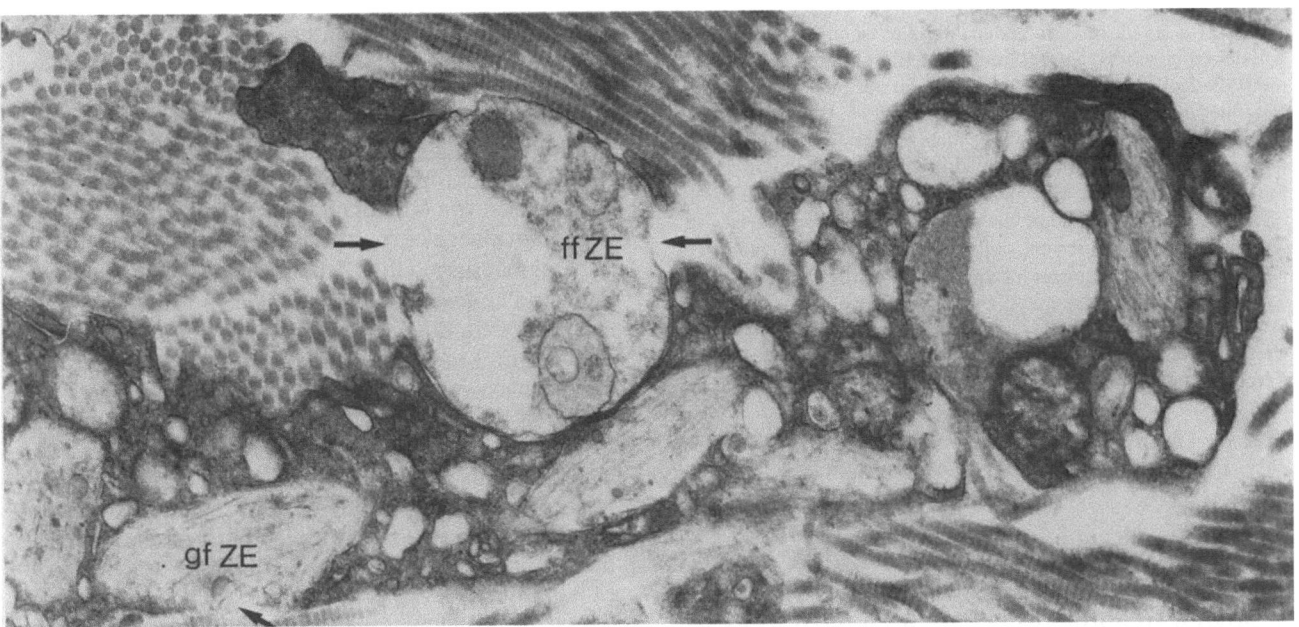

Abb. 3. Skleromyxoedem. Fibroblastenfortsatz mit teils feinflockig-feingranulären (ffZE), teils granulo-filamentären (gFZE) Zelleinschlüssen. Zelleinschlüsse in Extrusion (↑)

3. Auftreten von umschriebenen, lympho-plasmocytären Infiltraten um Gefäße und Anhangsgebilde der Haut.
4. Lymphoidzellige Proliferation im Knochenmark und Vermehrung von B-Lymphocyten im peripheren Blut.
5. Nachweis eines zirkulierenden IgG-Paraproteins vom Leichtkettentyp Lambda.

Die vorliegenden Ergebnisse rücken offensichtlich die Fibroblasten in den Vordergrund pathologischer Vorgänge und verlagern damit den Ansatzpunkt pathogenetischer Überlegungen beim Skleromyxoedem primär in die Peripherie, d.h. in den Bereich der Fibroblasten. Diese Interpretation hebt sich deutlich von älteren bzw. früheren Auffassungen ab, die bekanntlich eine humorale Anlieferung und Speicherung mucinösen Materials, eine mucinöse Degeneration [9] oder eine Grundsubstanzphanerose [2] pathogenetisch in den Mittelpunkt stellten.

Wir nehmen an, daß ein noch unbekanntes Agens in der Haut zur Proliferation von Fibroblasten führt, die vermehrt Glykosaminoglykane bilden, was durch Anreicherung von Hyaluronsäure eine Verschiebung der Bindegewebs- bzw. Grundsubstanzproportionen zur Folge hat.

Ob das Paraprotein, welches wir allerdings in der Haut nicht sicher nachweisen konnten, etwa dieses unbekannte Agens darstellt, muß vorläufig offenbleiben. Auch die Bedeutung der auffallenden lympho-plasmazellulären Infiltrate (B-Zellproliferation mit Produktion des Paraproteins?) bleibt vorläufig ungeklärt.

Zusammenfassend sei festgehalten, daß das sog. Skleromyxoedem nach den vorliegenden Befunden nicht wie früher als Myxothesaurodermie [4], sondern als *metabolische Mucinose* durch Störung der biologischen Regulation auf *zellulärer* Ebene aufgefaßt werden kann.

Die endgültige nosologische Klassifikation der Krankheit und namentlich die Nähe dieses *myelomesenchymalen Syndroms* zu lymphoproliferativen Systemkrankheiten müssen Gegenstand weiterer Untersuchungen sein [7].

Literatur

1. Asboe-Hansen, G.: The mast cell in health and disease. Acta Dermatovener (Stockholm) Suppl. *73,* 139-148 (1973)
2. Braun-Falco, O.: Die Histochemie der Haut. In: Dermatologie und Venerologie, Band I/1. (Hrsg. H.A. Gottron und W. Schönfeld), S. 423. Stuttgart: Georg Thieme Verlag 1961
3. Braun-Falco, O., Weidner, F.: Skleromyxödem Arndt-Gottron mit Knochenmarks-Plasmocytose und Myositis. Arch. Belg.Derm.Syph. *26,* 193-217 (1970)
4. Gottron, H.A.: Skleromyxödem. (Eine eigenartige Erscheinungsform von Myxothesaurodermie.) Arch.Derm.Syph. *199,* 71-91 (1954)
5. Hardmeier, Th., Vogel, A.: Elektronenmikroskopische Befunde beim Skleromyxödem Arndt-Gottron. Arch.klin. exp.Derm. *237,* 722-736 (1970)
6. Keining, E., Braun-Falco, O.: Zur Klinik und Pathogenese des Skleromyxoedems. (Gleichzeitig ein histochemischer Beitrag zur Natur der mucinösen Einlagerungen.) Acta Dermatovener (Stockholm) *36,* 37-71 (1956)
7. Kresbach, H.: Zur Histochemie und Ultrastruktur des Skleromyxödems Arndt-Gottron. Tagung der Ungarischen Dermatologischen Gesellschaft in Szeged, 17.-18.10.1975. Derm.Mschr. *162,* 770-771 (1976)
8. Lai a Fat, R.F.M., Suurmond, D., Rádl, J., Furth, van R.: Scleromyxoedema (lichen myxoedematosus) associated with a paraprotein, IgG_1 of type kappa. Brit. J. Derm. *88,* 107-116 (1973)
9. Montgomery, H., Underwood, L.J.: Lichen myxoedematosus: Differentiation from cutaneous myxoedemas or mucoid states. J.Invest.Derm. *20,* 213-236 (1953)
10. Pambor, M., Höfs, W.: Lichen myxoedematosus mit konsekutivem Skleromyxoedem Arndt-Gottron bei Paraproteinämie, seroreaktiver Toxoplasmose und Myokardhypoxie. Arch.klin.exp.Derm. *232,* 127-137 (1968)
11. Steigleder, G.K.: Die lymphoretikuläre Reaktion. Eine neue Theorie zur Entstehung der Lymphoblastome (Immunblastome). Z.Hautkr. *49* (23) 987-995 (1974)

Dr. St. Hödl
Univ.-Klinik für Dermatologie und Venerologie
Auenbruggerplatz 8
A-8036 Graz

Aussprache:

O. Braun-Falco, München, zum Vortrag Hödl:
Der pathogenetischen Interpretation kann man nicht ohne Weiteres folgen. Es besteht weitgehend Einigkeit darüber, daß Mast-

zellen keine Hyaluronsäure bilden. Wenn es zu einer stärkeren Anreicherung von Hyaluronsäure in der Haut kommt, ist zumeist die Kollagenbildung reduziert. Dafür beispielhaft sind die Veränderungen des praetibialen Myxoedems bei Hyperthyreose. Beim Skleromyxoedem kommt es nicht nur in der Haut, sondern auch in Gefäßen und Muskulatur zur Ablagerung von mucoiden Substanzen, aber auch zu einer Anregung fibroblastischer Aktivität. Bilder, wie sie von den Autoren gezeigt wurden, mit starker Fibrose, sind im Verlauf nicht ungewöhnlich. Die Ablagerung mucoider Substanzen wurde übrigens auch elektronenmikroskopisch zwischen den Kollagenfasern in der Haut von Reden aus der Heidelberger Klinik nachgewiesen. Eine exakte biochemische Identifizierung steht meines Erachtens noch aus.

Weiterer Diskussionsredner zum Vortrag 9.2.8.: *Meigel*

9.2.9. Zur Charakteristik der humoralen und zellulären Immunität bei Patienten mit Lupus erythematodes und circumscripter Sklerodermie

J.K. Skripkin, J.S. Butov und J.N. Koschewenko, Moskau

Zwecks Entwicklung einer Konzeption zur Genese des Lupus erythematodes und der Sklerodermie stellten wir uns die Aufgabe, mit Hilfe komplexer und moderner immunologischer Methoden die Besonderheiten der humoralen und zellulären Immunität während der Entwicklung der Krankheiten aufzudecken, Gesetzmäßigkeiten deutlich zu machen, Gemeinsamkeiten und Unterschiede von immunpathologischen Veränderungen herauszuarbeiten und ihren pathogenetischen und diagnostischen Wert zu überprüfen. Wir führten folgende Untersuchungen durch:
1. direkte und indirekte Immunfluoreszenz,
2. die qualitative und quantitative Immunglobulinbestimmung nach Manchini und
3. den Lymphozytentransformationstest.

Wir untersuchten insgesamt 114 Patienten: 58 Patienten mit einem Lupus erythematodes (46 Patienten mit einem chronischen diskoiden Lupus erythematodes, 6 Patienten mit einem akuten Lupus erythematodes und weitere 6 Patienten mit einem Erythema centrifugum) und 56 Patienten mit einer Sklerodermie (42 Patienten mit circumscripter Sklerodermie, 10 Patienten mit multiplen circumscripten Sklerodermieherden und 4 Patienten mit einer generalisierten circumscripten Sklerodermie).

Immunfluoreszenz

Bei 6 Patienten mit einem viszeralen und bei 32 Patienten mit einem diskoiden oder disseminierten Lupus erythematodes sowie bei 17 Patienten mit einer circumscripten Sklerodermie führten wir Immunfluoreszenz-Untersuchungen mit Hilfe von Antikörpern gegen menschliches IgG durch; als Substrate dienten Leber, Nieren und Herz von Ratten und Kaninchen sowie menschliche Leukozyten.

Antinukleäre Antikörper (ANA) fanden sich bei 5 von den 6 Patienten mit einem viszeralen Lupus erythematodes und bei 13 von den 32 Patienten (40 %) mit der diskoiden oder disseminierten Erythematodes-Form sowie bei 2 von den 17 Patienten (11 %) mit einer circumscripten Sklerodermie. Die Untersuchungsergebnisse werden an verschiedenen Substraten, z.B. Leber, Niere, Herz und Lippe vom Kaninchen demonstriert. Es fanden sich unterschiedliche Kernfluoreszenzmuster: neben diffuser und fleckförmiger Fluoreszenz wurde auch eine solche in Form von Membranen oder Härchen, die an den Glühdraht einer elektrischen Birne erinnerten, beobachtet.

Wir analysierten die Fluoreszenzmuster in Abhängigkeit von der jeweiligen Krankheitsform. Bei Patienten mit viszeralem Lupus erythematodes konnten wir während des ganzen Beobachtungszeitraumes eine Kernfluoreszenz nachweisen, ohne daß eine von uns in der Zwischenzeit durchgeführte Corticosteroid-Therapie einen Einfluß gehabt hätte. Das Fluoreszenzmuster war hauptsächlich diffus oder fleckförmig bzw. körnig. Bei 9 Patienten mit einem diskoiden Lupus erythematodes beobachteten wir eine fleckförmige Fluoreszenz, bei 3 Patienten mit einem disseminierten Lupus erythematodes eine Fluoreszenz in Form kleiner Härchen und bei 1 Patienten mit einem Erythematodes unter dem Bild eines Erythema centrifugum eine diffuse Fluoreszenz. Bei 2 Patienten mit einer Sklerodermie fanden wir eine fleckförmige und eine härchenartige Kernfluoreszenz. Die Patienten mit einem diffusen Kernfluoreszenzmuster hatten im peripheren Blut eine Immunglobulinkonzentration von 1900 - 2200 mg/100 ml, bei Patienten mit fleckförmiger oder härchenartiger Immunfluoreszenz lag die Immunglobulinkonzentration zwischen 1600 und 1700 mg/100 ml.

Aus den von uns erhobenen und analysierten Befunden schließen wir, daß eine diffuse Kernfluoreszenz für Patienten mit einem schweren Krankheitsverlauf charakteristisch ist. Wir untersuchten gleichzeitig die LE-Zellen, diese fanden wir in 80 % der Fälle mit einem viszeralen LE und bei disseminiertem Lupus erythematodes in 3 % der Fälle.

Untersuchungen mit *direkter* Immunfluoreszenz wurden bei 26 Patienten mit einem Lupus erythematodes, bei 13 Patienten mit einer circumscripten Sklerodermie und bei 30 Personen einer Kontrollgruppe durchgeführt. Bei 16 der Lupus erythematodes-Patienten (davon 3 mit einem viszeralen und 13 mit einem diskoiden Lupus erythematodes) konnte in der erkrankten Haut eine Ansammlung von IgG, bei 4 Patienten von IgM entlang der Basalmembran nachgewiesen werden. Bei den Sklerodermie-Patienten fanden wir in 5 Fällen intracytoplasmatische IgM-Ablagerungen im Stratum spinosum. Dies ist nicht als eine spezifische Erscheinung zu werten, sondern weist auf eine erhöhte Permeabilität der Zellmembran bei Sklerodermie im erythematösen oder oedematösen Stadium hin.

Unsere Ergebnisse beweisen die Zusammengehörigkeit der chronischen, integumentalen und der systemischen Form des Lupus erythematodes und zeigen den immunologischen Unterschied zwischen den Erscheinungen des Lupus erythematodes und der Sklerodermie. Immunfluoreszenz-Untersuchungen können zur Diagnose atypischer Formen des chronischen Erythematodes und des sytemischen Erythematodes hinzugezogen werden.

Immunglobulin-Bestimmungen

Zur Überprüfung der humoralen Immunität bestimmten wir die Konzentrationen von IgG, IgA und IgM in insgesamt 253 Serumproben von 91 Patienten. Die Ergebnisse deuten auf eine Aktivierung des humoralen Immunitätssystems bei den Patienten hin. In den Anfangsstadien (bis zu 6 Monaten) ist bei Patienten mit Lupus erythematodes oder mit Sklerodermie die IgM-Konzentration im Serum erhöht, eine Erhöhung der IgG-Konzentration ist hingegen für Patienten mit längerer Krankheitsdauer charakteristisch und möglicherweise ein Zeichen für eine systemische Schädigung. Die Bestimmung der Immunglobulinkonzentrationen im Serum gibt somit Aufschluß über die Aktivität des pathologischen Prozesses bei beiden Krankheitsbildern.

Lymphozytentransformationstest

Zur Beurteilung der zellulären Immunität wurde der Lymphozytentransformationstest herangezogen; es wurden dabei Phythaemagglutinin, Gewebsextrakte und bakterielle Antigene benutzt. In diesem Test zeigte sich eine erhöhte Sensibilität der Zellen von Kranken mit einem Lupus erythematodes oder einer Sklerodermie gegenüber Gewebsextrakten. Desgleichen wurde eine gesteigerte Transformation nach Stimulierung mit Streptokokken- oder Staphylokokken-Antigen beobachtet. Dieser Befund deutet auf eine bakterielle Allergie hin. Nach Stimulierung der Lymphozyten mit Phythaemagglutinin war eine Verminderung der Blastenbildung festzustellen, und zwar bis zu 30 % bei den Patienten mit einem viszeralen und bis zu 40 % bei Patienten mit einem chronischen Erythematodes. Analoge Ergebnisse erhielten wir bei den Sklerodermie-Patienten. Gleichzeitig beobachteten wir, daß das Serum von Patienten mit einem systemischen Erythematodes im Gegensatz zum Serum von Sklerodermie-Patienten inhibierend auf T-Zellen wirkt. Diese Seren enthalten offenbar eine zytotoxische Substanz, welche die Lymphozyten schädigt. Dadurch erklärt sich einer der Mechanismen, die eine Insuffizienz der T-Lymphozyten bei diesen Patienten bewirken.

Zusammenfassend können wir feststellen, daß unsere Ergebnisse den großen Wert immunologischer Untersuchungen bestätigen, da sie es uns ermöglichen, auf indirekte Weise Schlußfolgerungen über die Aktivität der Erkrankung, über den pathologischen Prozeß und über das Vorhandensein einer bakteriellen Allergie zu ziehen. Es ist vorerst noch nicht auszuschliessen, daß möglicherweise Stoffe bakterieller Natur beim Entstehen einer immunologischen Reaktion beteiligt sind und bei den hier untersuchten Krankheitsbildern eine pathogenetische Rolle spielen.

Doz. Dr. J.K. Skripkin
II. Medizinisches Institut
ul. Dimitrowa 40, KW 28
Moskau M-49 UDSSR

9.2.10. Photochemotherapie bei Mycosis fungoides

K. Konrad, F. Gschnait, Wien, H. Hönigsmann und K. Wolff, Innsbruck

Photochemotherapie oder PUVA ist ein neues therapeutisches Prinzip, welches sich insbesondere bei der Behandlung der Psoriasis vulgaris bewährt hat [1]. *Gilchrest* und Mitarbeiter [2] berichteten kürzlich über die erfolgreiche Behandlung von 9 Patienten mit fortgeschrittener Mycosis fungoides (M.f.) durch orale 8-Methoxypsoralen-Photochemotherapie. Vorläufige Ergebnisse über die Wirksamkeit dieser neuen Behandlung bei der M.f. wurden bereits früher publiziert [3].

Wir berichten hier über eine kontrollierte Studie an 17 Patienten mit M.f., die mit PUVA behandelt wurden und über einen Zeitraum bis zu 2 Jahren nachbeobachtet wurden.

Patienten

Zur PUVA Behandlung kamen alle M.f.-Patienten im Stadium I mit erythematösen Herden, im Stadium II mit infiltrierten Plaques und auch im Stadium III mit tumorösen Läsionen nach vorhergehender histologischer Verifizierung der Diagnose. Alle Patienten wurden vor Therapiebeginn sorgfältig untersucht, wobei auch eine Lymphknotenbiopsie durchgeführt wurde. Patienten mit Lymphknoten- oder visceralem Befall (Stadium IV und V nach Van Scott) [4] wurden nicht in die Studie aufgenommen. Wir haben bisher 17 Patienten behandelt, davon sind 7 Patienten im Stadium I, 7 Patienten im Stadium II und 3 Patienten im Stadium III. Die Nachbeobachtungszeiten betragen zwischen 4 und 24 Monaten.

Therapieschema

Das Behandlungsschema ist weitgehend identisch mit dem, welches sich bei der Behandlung der Psoriasis bewährt hat [5]. Die Dosis des oral verabreichten 8-Methoxypsoralen (8-MOP) richtet sich nach dem Körpergewicht des Patienten, durchschnittlich werden 40-50 mg 8-MOP gegeben [5]. Die Bestrahlung mit langwelligem Ultraviolettlicht (UVA) erfolgt 2 Stunden nach der Einnahme des Medikamentes in den PUVA 4000-Bestrahlungseinheiten (Firma Waldmann). Die initiale UVA- Bestrahlungsdosis wird durch eine Lichttestung bestimmt [5] und beträgt durchschnittlich 0,5 bis 3 Joule/cm^2.

Die Patienten werden in der Anfangsphase 4 mal in der Woche bestrahlt; nach Rückbildung der Hautveränderungen über weitere 4 Wochen 2 mal/Woche. In der anschließenden Beobachtungsphase erfolgt keine Behandlung, lediglich regelmäßige klinische Kontrollen. Wenn es zu einem Rezidiv kommt, wird die Behandlung wieder mit 4 Bestrahlungen/Woche neu begonnen und bis zur neuerlichen Erscheinungsfreiheit fortgesetzt. Als Lokaltherapie wurden lediglich indifferente Salben verwendet.

Resultate der Behandlung

Unsere vorläufigen Ergebnisse sind in der Tabelle zusammengefaßt. Im Stadium I und Stadium II konnte in relativ kurzer Zeit eine völlige Erscheinungsfreiheit erzielt werden (Abb. 1). Im Stadium II war das Ansprechen der einzelnen Patienten sehr unterschiedlich, ein Patient war bereits nach 8 Expositionen erscheinungsfrei, ein zweiter nach insgesamt 65 Expositionen. Bei den 3 Patienten im Stadium III sprachen die erythematösen und infiltrierten Herde gleich gut auf die Behandlung an, wie in den 2 frühen Stadien der M.f., bei den tumorösen Herden hatten wir zuerst den Eindruck, daß zwar eine Verkleinerung, aber keine völlige Rückbildung zu erzielen sei.

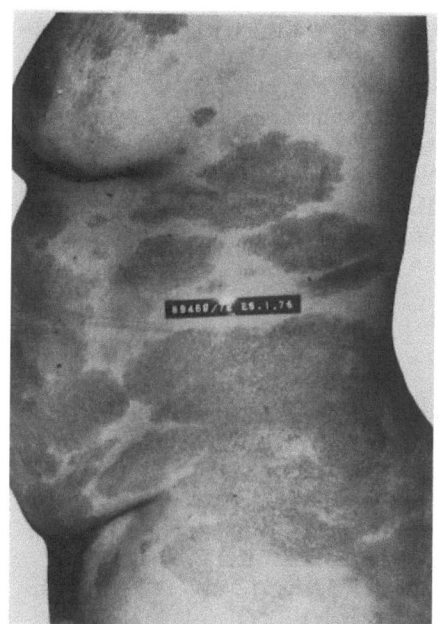 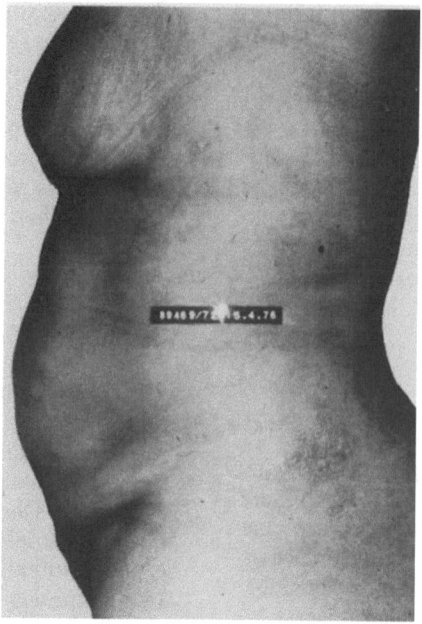

Abb. 1. 48-jährige Frau mit Mycosis fungoides im infiltrativen Stadium (II). Links vor der Behandlung mit PUVA, rechts 11 Wochen später während der Beobachtungsphase. Die Pat. war nach 12 Expositionen erscheinungsfrei, auch die Hyperpigmentierungen in den vorher befallenen Arealen sind völlig zurückgebildet

Tabelle 1. Ergebnisse der PUVA-Behandlung bei Mycosis fungoides

Stadium der M.f.	I	II	III
Zahl der Patienten	7	7	3
Zahl der Expositionen bis zur Erscheinungsfreiheit ($\bar{x} \pm s$)	15 ± 7	20 ± 17	14 ± 3[a]
Dauer der Nachbeobachtung in Monaten	3 – 24	10 – 22	3 – 11
Zahl der Rezidive	1	4	3

[a] Tumore zu diesem Zeitpunkt noch nicht zurückgebildet

Durch konsequente Fortsetzung mit 2 Expositionen/ Woche konnte jedoch, zum Teil erst nach 4-6 Monaten, ein komplettes Verschwinden der Tumoren erreicht werden. Es muß jedoch hier einschränkend betont werden, daß sich unsere 3 Patienten alle in einer frühen Phase des Stadiums III befanden und keine wirklich großen Tumoren aufwiesen.

Die Dauer der Nachbeobachtungsperiode, in der keine Therapie durchgeführt wird, beträgt durchschnittlich 12 Monate, in einigen Fällen bis zu 24 Monaten. Wie in der Tabelle 1 angeführt, sind bisher bei den 7 Patienten im Stadium I 1 Rezidiv, bei den 7 Patienten im Stadium II 4 Rezidive – davon bei 2 Patienten je 2 Rezidive – aufgetreten. Das erscheinungsfreie Intervall bei diesen Patienten betrug zwischen 2 und 7 Monaten. Die Rezidive konnten durch eine neuerliche PUVA-Therapie ebenso rasch wieder zur Abheilung gebracht werden wie zu Beginn der Behandlung. Bei den 3 Patienten im Stadium III kam es sehr bald nach völliger Rückbildung der zu Beginn der Behandlung bestehenden Hautinfiltrate zum Auftreten von teils rasch exulcerierenden Tumoren, insbesondere an den Körperstellen, die dem UVA-Licht weniger intensiv ausgesetzt sind (perigenital, perianal, inguinal, axillär, seitliche Halspartien, Augenlider). Auch diese Rezidive können durch spezielle Lagerung der Patienten und zusätzliche UVA-Exposition unter Kontrolle gebracht werden.

Die während der PUVA-Therapie auftretenden Nebenwirkungen entsprechen denen, die auch bei der Behandlung der Psoriasis beobachtet werden [1]. Wir beobachteten Erythembildung, Juckreiz und Nausea bei einem kleinen Teil der Patienten. Die während und nach der PUVA-Therapie durchgeführten Kontrollen der Laboruntersuchungen ergaben bei unseren Patienten keine pathologischen Werte.

Diskussion

Obwohl in den letzten Jahren mit der lokalen Anwendung von Mechlorethamine (Stickstofflost) [4] und der Ganzkörperbestrahlung mit schnellen Elektronen [6] neue, sehr erfolgversprechende Therapiemöglichkeiten entwickelt wurden, ist die Behandlung der M.f. auch heute noch im Wesentlichen unbefriedigend. Bei einer kritischen Überprüfung konnte festgestellt werden, daß durch keine der bisher zur Verfügung stehenden therapeutischen Maßnahmen eine signifikante Verlängerung der Lebenserwartung der M.f.-Patienten erzielt wurde [7]. Wegen des meist über viele Jahre relativ gutartigen Verlaufes der Erkrankung herrscht daher weiterhin die Ansicht, daß in den frühen Stadien möglichst wenig eingreifende, eher symptomatische Behandlungsmethoden angezeigt sind. Die Photochemotherapie kann diese Forderung weitgehend erfüllen. Alle bisher vorliegenden Berichte und unsere eigenen Erfahrungen weisen daraufhin, daß PUVA in den beiden ersten Stadien der M.f. eine sehr wirksame Behandlung darstellt und in dieser Beziehung der sehr weitverbreiteten Anwendung von lokalen Corticosteroidpräparaten und auch den konventionellen Ultraviolettbestrahlungen überlegen ist. Auf der anderen Seite ist die Photochemotherapie bei etwa vergleichbarer Wirksamkeit ungleich weniger problematisch als lokal angewandte Cytostatica [4] oder Ganzkörperbestrahlungen mit Röntgenstrahlen oder schnellen Elektronen [6]. Insbesondere bietet die Photochemotherapie den großen Vorteil, daß die UVA-Bestrahlungen beliebig oft wiederholt werden können, ohne schwerwiegende Schädigungen an der Haut hervorzurufen. Bei unseren Patienten im frühen Stadium III konnte durch konsequente Fortsetzung der Behandlung ein sehr gutes Behandlungsergebnis an der Haut erzielt werden. Man muß sich jedoch bewußt sein, daß die Wirkung von PUVA auf das Hautorgan beschränkt bleibt und daher ein eventuell bereits bestehender M.f.-Befall der Lymphknoten oder innerer Organe völlig unbeeinflußt bleibt.

Zusammenfassend kann man sagen, daß die Photochemotherapie bei der Mycosis fungoides komplette und relativ langanhaltende Remissionen bei Patienten im Stadium I und II bewirkt und auch zu einer wesentlichen Besserung im Stadium III der Erkrankung führt. Unsere bisherigen Erfahrungen weisen daraufhin, daß PUVA derzeit die Therapie der Wahl in den frühen Stadien der M.f. darstellt.

Mit Unterstützung des Fonds zur Förderung der wissenschaftlichen Forschung, Wien, und der Schering AG, Berlin.

Literatur

1. Wolff, K., Hönigsmann, H., Gschnait, F., Konrad, K.:Photochemotherapie bei Psoriasis. Klinische Erfahrungen bei 152 Patienten. Deutsche Med. Wochenschrift *100*, 2471-2477 (1975)
2. Gilchrest, B.A., Parrish, J.A., Tanenbaum, L., Haynes, H.A., Fitzpatrick, T.B.: Oral methoxsalen photochemotherapy of mycosis fungoides. Cancer *38*, 683-689 (1976)
3. Mortazawi, S.A.M., and Oberste-Lehn, H.: Lichtsensibilisatoren und ihre therapeutischen Fähigkeiten. Z. Haut- u. Geschl.Krkh. *48*, 1-9 (1973)
4. Van Scott, E.J., Kalmanson, J.D.: Complete remissions of mycosis fungoides lymphoma induced by topical nitrogen mustard (HN_2). Cancer *32*, 18-30 (1973)
5. Wolff, K., Gschnait, F., Hönigsmann, H., Konrad, K., Parrish, J.A., Fitzpatrick, T.B.: Phototesting and dosimetry for photochemotherapy. Brit. J. Derm. *96*, 1-10 (1977)
6. Fuks, Z.Y., Bagshaw, M.A., Farber, E.M.: Prognostic signs and the management of the mycosis fungoides. Cancer *32*, 1385-1395 (1973)
7. Levi, J.A., Wiernik, P.H.: Management of mycosis fungoides – currnet status and future prospects. Medicine *54*, 73-88 (1975)

Dr. K. Konrad
I. Univ.-Hautklinik
Alserstr. 4
A-1090 Wien

Aussprache:

O. Braun-Falco, München, zum Vortrag Konrad:
Wir verfügen über ein Krankengut von 19 Patienten mit Mycosis fungoides, die mit PUVA behandelt wurden. Die Ergebnisse in dem Stadium I und II sind ausgezeichnet, im Tumorstadium kommt man um zusätzliche Maßnahmen, wie Röntgenweichstrahltherapie, nicht herum. Bemerkenswert ist, daß es in einem Fall von Sézary-Syndrom unter einer lege artis durchgeführten PUVA-Therapie zu einer massiven, uns nicht erklärbaren Exazerbation kam.

9.2.11. Photochemotherapie der Psoriasis – Klinische und histologische Ergebnisse*

C. Hofmann, G. Plewig und O. Braun-Falco, München

Die orale und lokale Photochemotherapie der Psoriasis mit 8-Methoxypsoralen (8-MOP) und langwelligem Ultraviolettlicht (UVA) wird an der Dermatologischen Universitätsklinik in München seit Juli 1975 durchgeführt.

---
* Mit Unterstützung durch die Deutsche Forschungsgemeinschaft

Material und Methode

Es wurden 179 Psoriasispatienten mit 8-MOP und nachfolgender UVA-Bestrahlung behandelt. Bei 121 Patienten wurde 8-MOP *oral*, bei 58 Patienten *lokal* angewandt. Die UVA-Bestrahlungen erfolgten in verschiedenen, hochintensiven Bestrahlungsgeräten mit unterschiedlichen Lampentypen (Tabelle 1). Technische Erfahrungen und methodisches Vorgehen wurden bereits an anderer Stelle ausführlich beschrieben [7].

Achtundfünfzig Biopsien aus befallener und klinisch gesunder Haut von Psoriatikern sowie von Hautgesunden unter der PUVA-Therapie wurden in einem Zeitraum von 2-400 Tagen untersucht. Es wurden Hämatoxylin-Eosinfärbung, Masson-Silberfärbung, Giemsa, Elastika, PAS und Hale-PAS an Paraffinschnitten sowie enzymhistochemische Reaktionen an Kryostatschnitten durchgeführt.

Tabelle 1. 8-MOP-UVA-Therapie bei 179 Psoriasispatienten. Verteilung auf die verschiedene UVA-Hochintensitätsbestrahlungsgeräte mit unterschiedlichen Lampentypen

	8-MOP oral	8-MOP lokal
Liegebox-Sylvania-FR 40 T12/PUVA	60	0
Liegebox-Osram-Dysprosium	5	0
Stehbox-Osram L 40W/73 S	20	22
Stehbox-Philips-TL 40W/09	30	2
Hand-Fußbox-Osram L 20W/73	0	15
Lichtleiter-Hg-HBO 200	6	19
	N = 121	N = 58

Klinische Ergebnisse

Bei 100 Patienten (93 %) von insgesamt 121 Patienten unter oraler 8-MOP-UVA-(PUVA)-Therapie konnte klinische *Erscheinungsfreiheit* erzielt werden. Fünf Patienten (4 %) wurden in ihrem Hautzustand weitgehend gebessert; bei drei Patienten (3 %) versagte die Behandlungsmethode (Tabelle 2).

Tabelle 2. Ergebnisse der oralen 8-MOP-UVA-Therapie bei 121 Psoriasispatienten

	Zahl der Patienten	%
Erscheinungsfreiheit	100	93
Besserung	5	4
Versager	3	3

7 Patienten befinden sich noch in der Initialbehandlung
6 Patienten wurden nachträglich ausgeschlossen

Für die *lokale* 8-MOP-UVA-Behandlung wurde eine mittlere Anzahl von 26,9 ± 9,0 Bestrahlungen, für die *orale* 8-MOP-UVA-Behandlung eine mittlere Anzahl von 19,8 ± 6,7 Bestrahlungen zur Erzielung klinischer Erscheinungsfreiheit benötigt. Die mittleren UVA-Einzeldosen zur Erzielung klinischer Erscheinungsfreiheit bei oraler 8-MOP-UVA-Therapie betrugen für eine Hochintensitäts-Stehbox mit einer UVA-Intensität von 8,0 – 8,5 mW/cm^2 z.B. 3,5 ± 1,7 Joule/cm^2. Unter einer *Erhaltungstherapie* mit einer einmaligen Behandlung in wöchentlichen oder 14-tägigen Abständen blieben 70 % der Patienten in einem Beobachtungszeitraum von zwei bis 18 Monaten ohne Rezidiv.

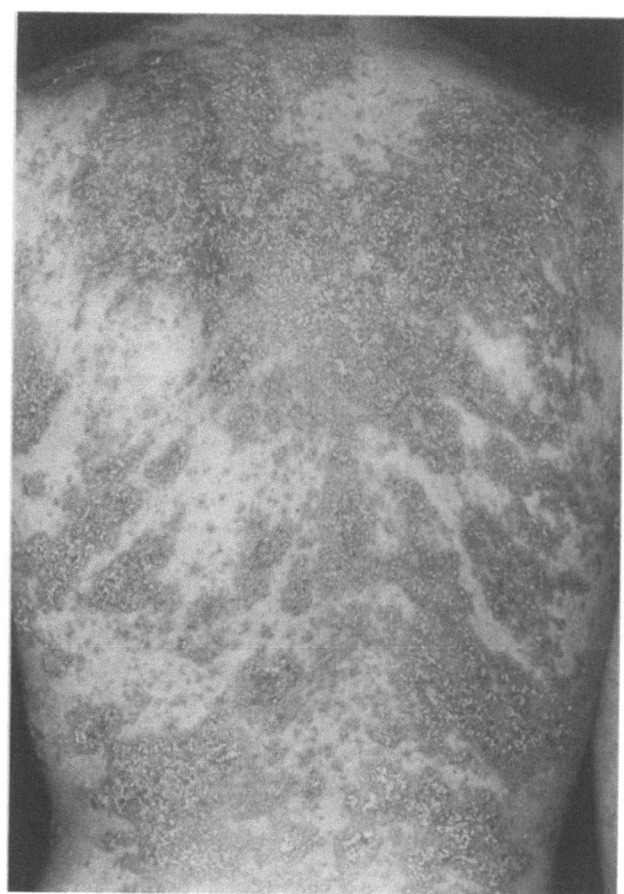 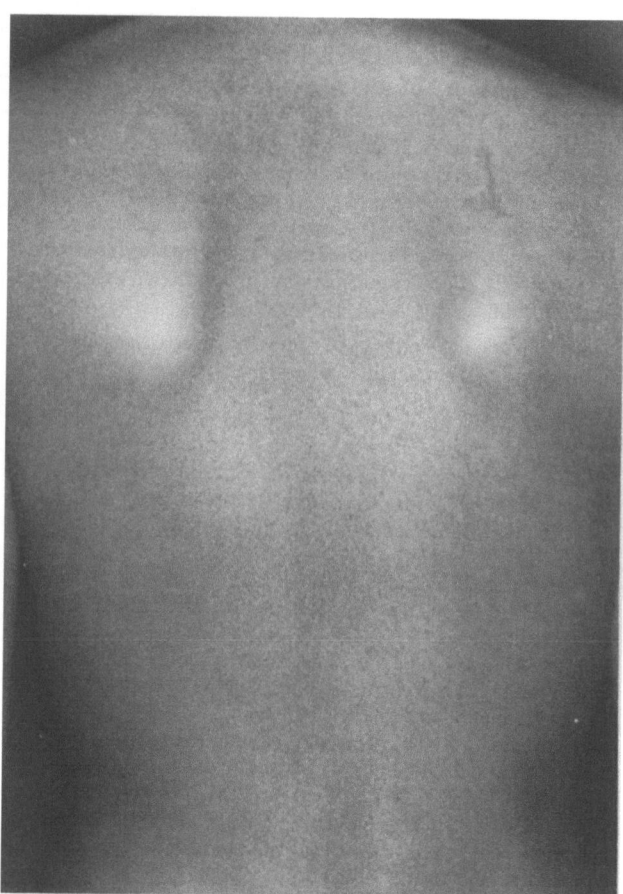

Abb. 1a und b. 21-jährige Patientin mit einer Psoriasis pustulosa vom *Zumbusch*-Typ. (a) Vor der PUVA-Therapie. (b) Nach fünfwöchiger PUVA-Therapie ohne zusätzliche äußere oder interne Behandlung

Die orale 8-MOP-UVA-Therapie war der lokalen Behandlungsmethode überlegen, da sie besser steuerbar ist [8]. Die PUVA-Therapie erwies sich vor allem bei den schwersten Psoriasisformen, wie der psoriatischen Erythrodermie und der Psoriasis pustulosa vom Zumbusch-Typ, erfolgreich [6, 10], so daß auf eine Anwendung von äußerlich oder innerlich verabreichten Glukokortikoiden, Methotrexat und anderen zytotoxischen Medikamenten verzichtet werden konnte (Abb. 1).

Nebenwirkungen

Neben den relativ häufigen und auch allgemein bekannten Nebenwirkungen, wie Juckreiz, Übelkeit und lokalisierten Hautreizungen [8, 11-13], konnten wir auch seltene, ungewöhnliche Nebenwirkungen während der PUVA-Therapie beobachten (Tabelle 3), über die an anderer Stelle ausführlich berichtet wird [9].

Blutungen im Bereich der proximalen Nagelbetten traten bei zwei Patientinnen auf und dürften auf eine doppelte UVA-Exposition der Fingernägel beim Lagewechsel des Patienten in der UVA-Liegebox zurückzuführen sein.

Eine *Hypertrichose* mit Zunahme der Vellushaare an den seitlichen Wangen- und Kinnpartien sowie dichtere und dunklere Terminalhaare an beiden Unterschenkeln sahen wir bei zwei Patientinnen. Es ist bereits bekannt, daß Psoralene neben anderen Medikamenten eine Hypertrichose auslösen können [9]. *Naevus-spilus-artige Hyperpigmentierungen,* die scharf auf die ehemaligen

Tabelle 3. Nebenwirkungen der oralen 8-MOP-UVA-Therapie unter 121 behandelten Psoriasispatienten

	Zahl der Patienten	%
Juckreiz	12	10
Übelkeit	11	9
lokalisierte Hautreizungen	3	2,5
subunguale Blutungen	2	2
Hypertrichose	2	2
Naevus-spilus-artige Hyperpigmentierung	1	1
8-MOP-hämatogene photoallergische Dermatitis	1	1
akneiformes Exanthem	3	2,5
cholestatische Hepatitis	3	2,5
	38	32,5

Psoriasisherde begrenzt waren, traten bei einem Patienten nach sechsmonatiger PUVA-Therapie auf. Drei Patienten entwickelten unter der PUVA-Therapie histologisch gesicherte *akneiforme Follikulitiden* im oberen V-förmigen Brust- und Rückenbereich. Andere Medikamente außer 8-MOP wurden nicht eingenommen.

Eine sehr ungewöhnliche Nebenwirkung war bei einer 36-jährigen Patientin zu sehen, die eine ausgedehnte, hämatogene, *photoallergische Dermatitis auf 8-Methoxypsoralen* entwickelte. Durch wiederholte 8-MOP-UVA-Expositionen, verschiedene Lichttestungen und Hautbiopsien konnte die Diagnose bestätigt werden.

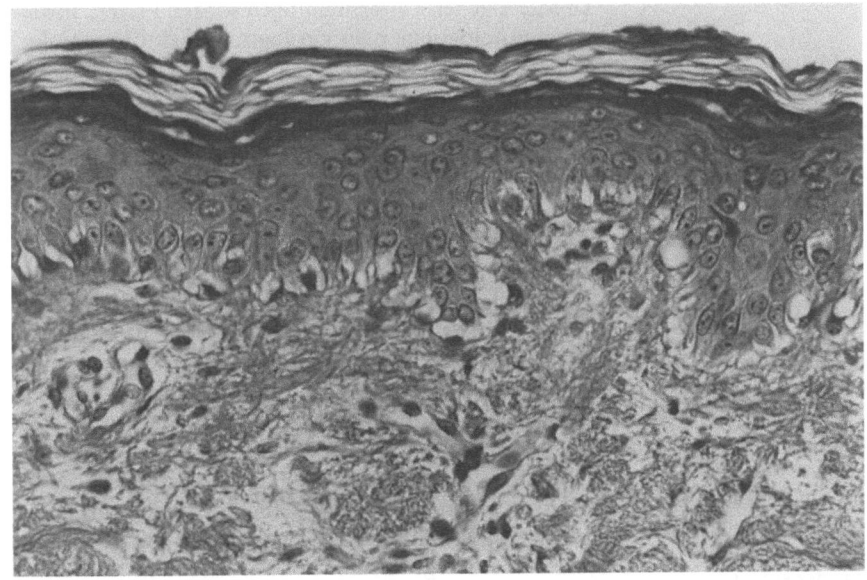

Abb. 2. Normale Haut eines Psoriatikers nach zehn PUVA-Behandlungen. Dichtgepackte Klarzellen an der dermo-epidermalen Grenze. Paraffin, H.E., x 273

Eine vorübergehende *cholestatische Hepatitis* trat bei drei Patienten auf, von denen einer Alkoholiker war.

Histologische Ergebnisse

Die Rückbildung der Psoriasis unter der PUVA-Therapie fand in folgender Reihenfolge statt: Wiederherstellung des Stratum granulosum, Aufbau einer normalen Hornschicht, die zunächst kondensiert ist und erst zu einem späteren Zeitpunkt das korbgeflechtartige Muster aufweist, sowie der Rückgang von Exoserose und Exozytose in der Epidermis. Anschließend folgen der Rückgang von psoriatischer Akanthose und Papillomatose und die Rückbildung der elongierten Papillarkapillaren und des entzündlichen Infiltrates. Es läßt sich somit feststellen, daß unter der PUVA-Therapie im Wesentlichen dieselben Rückbildungsvorgänge ablaufen wie unter der Behandlung mit Dithranol und lokal applizierten Glukokortikoiden [1-4].

Unter der PUVA-Therapie kommt es zu einer vermehrten Pigmentierung der psoriatisch und nicht psoriatisch veränderten Haut. Nach etwa 7-10 PUVA-Behandlungen (20-30 Joule/cm^2 UVA) kann man histologisch eine auffallende Zunahme von Klarzellen feststellen, die der Basalzellregion einen geradezu schaumigen Aspekt verleihen (Abb. 2). Diese Klarzellen stellen nach unseren Untersuchungen besonders aktive Melanozyten dar. Mit Hilfe der Masson-Silberfärbung lassen sich vermehrt Melaningranula kappenartig über den Kernen der Basalzellen nachweisen.

Histologisch ergaben sich keine Hinweise für Langzeiteffekte der PUVA-Therapie an der Haut. Die Ergebnisse dieser histologisch-enzymhistochemischen Studie wurden an anderer Stelle ausführlich beschrieben [4].

Literatur

1. Braun-Falco, O., Thianprasit, M., Kint, A.: Über den Einfluß einer lokalen Okklusiv-Therapie mit Fluorandrenolon auf die psoriatische Hautreaktion. Eine histologisch-histochemische Studie. Arch.klin.exp.Derm. *217*, 30-49 (1963)
2. Braun-Falco, O., Burg, G., Schoefinius, H.-H.: Über die Wirkung von Dithranol (Cignolin) bei Psoriasis vulgaris, Cyto- und histochemische Untersuchungen. Arch.Derm.Forsch. *241*, 217-236 (1971)
3. Braun-Falco, O.: Dynamics of growth and regression in psoriatic lesions: alterations in the skin from normal into a psoriatic lesion, and during regression of psoriatic lesions. In: Psoriasis (Eds.: Farber, E.M., Cox, A.J.) Proceedings of the First International Symposium, Stanford University 1971. Stanford/Kalifornien: Stanford University Press 1971
4. Braun-Falco, O., Hofmann, C., Plewig, G.: Feingewebliche Veränderungen unter Photochemotherapie der Psoriasis. Eine histologische und histochemische Studie. Arch.Derm. Res. *257*, 307-317 (1977)
5. Burton, J.L., Schutt, W.H., Caldwell, I.W.: Hypertrichosis due to diazoxide. Brit. J. Derm. *93*, 707-711 (1975)
6. Gschnait, F., Konrad, K., Hönigsmann, H., Wolff, K.: Photochemotherapie bei Kortikosteroid- und Methotrexat-behandelten Psoriatikern. Hautarzt (im Druck 1977)
7. Hofmann, C., Plewig, G., Braun-Falco, O.: Technische Erfahrungen mit der 8-Methoxypsoralen-Photochemotherapie bei Psoriasis vulgaris. Hautarzt *27*, 277-285 (1976)
8. Hofmann, C., Plewig, G., Braun-Falco, O.: Klinische Erfahrungen mit der 8-Methoxypsoralen-UVA-Therapie (Photochemotherapie) bei Psoriasis. Hautarzt *27*, 588-594 (1976)
9. Hofmann, C., Plewig, G., Braun-Falco, O.: Ungewöhnliche Nebenwirkungen bei der Photochemotherapie (PUVA-Therapie) der Psoriasis. Hautarzt (im Druck 1977)
10. Hofmann, C.: Psoriasis pustulosa vom Zumbusch-Typ unter der 8-Methoxypsoralen-Photochemotherapie. Hautarzt (im Druck 1977)
11. Parrish, J.A., Fitzpatrick, T.B., Tanenbaum, L., Pathak, M.: Photochemotherapy of psoriasis with oral methoxsalen and longwave ultraviolet light. New Engl. J. Med. *291*, 1207-1211 (1974)
12. Wolff, K., Hönigsmann, H., Gschnait, F., Konrad, K.: Photochemotherapie bei Psoriasis. Klinische Erfahrungen bei 152 Patienten. Dtsch. med. Wschr. *100*, 2471-2477 (1975)
13. Wolff, K., Fitzpatrick, T.B., Parrish, J.A., Gschnait, F., Gilchrest, B., Hönigsmann, H., Pathak, M.A., Tannenbaum, L.: Photochemotherapy for psoriasis with orally administered methoxsalen. Arch. Derm. *112*, 943-950 (1976)

Dr. Cornelia Hofmann
Dermatolog. Klinik und Poliklinik d. Univ.
Frauenlobstr. 9
D-8000 München 2

Aussprache:

O. Braun-Falco, München, zum Vortrag Hofmann:
Zur Frage, ob die PUVA-Therapie in der Praxis durchgeführt werden kann, muß darauf hingewiesen werden, daß wir über die Spätfolgen dieser Art von Behandlung noch keine begründeten Aussagen vornehmen können. Daher ist die Indikationsstellung zur PUVA-Therapie bei Psoriasis in unserer Klinik sehr eng gezogen und entspricht etwa der Indikation zur cytostatischen Behandlung der Psoriasis (schwere, in anderer Weise nicht behandelbare Psoriasis vulgaris, Psoriasis pustulosa vom Typ Zumbusch, psoriatische Erythrodermie und Psoriasis vulgaris mit sozialen Rückwirkungen). Auch während der Tagung der American Academy of Dermatology im Dezember 1976 in Chicago wurde zum Ausdruck gebracht, daß PUVA-Therapie noch nicht in der Praxis durchgeführt werden sollte.

Zur Frage der Rückbildungsvorgänge von psoriatischen Veränderungen unter der PUVA-Therapie muß an die gute Rückbildung von Hauterscheinungen bei Mycosis fungoides im Frühstadium hingewiesen werden. Diese Beobachtungen lassen es wahrscheinlich erscheinen, daß die Rückbildung psoriatischer Hauterscheinungen nicht nur die Folge einer Hemmung der epidermalen Proliferation darstellt (siehe dazu Scherer, R., B. Kern und O. Braun-Falco, Klin. Wschr. 55, S. 137-140 [1977]).

Im übrigen vollzieht sich histologisch und histochemisch die Rückbildung der Hauterscheinungen ähnlich wie unter anderen Chemotherapeutika: Zunächst Wiederherstellung der keratogenen Zone mit Normalisierung der Verhornung, dann Normalisierung der Proliferation und im Corium Zurückbildung von Kapillaren und der entzündlichen Veränderungen.

Weitere Diskussionsredner zu den Vorträgen 9.2.10. und 9.2.11.:
Wulf, Jabłońska, Schalla, Burg, Hofmann, Walther, Ippen, Bandmann und *Meinicke*

9.2.12. Zur Ätiopathogenese der Pityriasis rosea

J. Metz und G. Metz, Würzburg

Die Ätiopathogenese der Pityriasis rosea ist bisher noch ungeklärt. Von den angeschuldigten Ursachen konnten bis auf eine immunologische oder infektiöse Genese weitgehend alle ausgeschlossen werden. Für das Beteiligtsein immunologischer Vorgänge wird der Nachweis von intracytoplasmatischen Antikörpern gegen Epidermis im Serum von Patienten mit Pityriasis rosea angeführt [3, 7]. Auch die von Takaki [7] mitgeteilte Beobachtung cytolytisch-degenerativ veränderter Epidermiszellen in Nachbarschaft von Langerhans-Zellen in Pityriasis rosea-Läsionen scheint diese Hypothese zu stützen.
Für eine Virusinfektion sprechen folgende Fakten:
1. Wile [9] gelang die direkte Übertragung von Mensch auf Mensch. Diese Ergebnisse wurden bisher weder bestätigt noch widerlegt. Dagegen sind die von Rantuccio und Mancosu [zitiert nach 7] berichteten positiven Übertragungsversuche nicht von allen Autoren anerkannt.
2. Raskin [6] beobachtete nicht nur einen cytopathogenetischen Effekt in Zellkulturen von Affennieren nach Übertragung von aus Pityriasis rosea gewonnenen Schuppen, sondern er konnte auch in diesen Zellkulturen intracytoplasmatische und intranukleäre virusartige Strukturen elektronenoptisch nachweisen. Eine Klassifizierung dieser Viren gelang allerdings nicht.

Unsere eigenen Untersuchungen sollten klären, inwieweit immunologische oder virologische Faktoren ätiologisch bei der Pityriasis rosea eine Rolle spielen können.

Bei Anwendung der indirekten Immunfluoreszenz-Methode ließen sich in Seren von 22 Patienten keine antinukleären-, Antibasalmembran- und Pemphigus-Antikörper nachweisen. Allerdings fanden wir in 50% der Fälle eine cytoplasmatische Fluoreszenz der Basalzellschicht nach Beschichtung normaler menschlicher Haut mit Patientenserum. Das Vorkommen cytoplasmatischer Antikörper gegen Epidermiszellen ist bekannt [1, 2]. Allerdings findet man normalerweise nur eine cytoplasmatische Fluoreszenz des Stratum spinosum, während die Basalzellschicht in der Regel frei bleibt [2]. Lediglich bei Patienten mit malignen Epitheliomen finden sich im Serum, wie erst kürzlich nachgewiesen werden konnte [2], in etwa 30% der Fälle cytoplasmatische Antikörper gegen die Basalzellschicht. Die von uns beobachtete cytoplasmatische Fluoreszenz der Basalzellen bei Pityriasis rosea liegt mit 50% hoch, allerdings sind die Titer niedrig, nur in einem Fall konnte bei einer Verdünnung von 1:64 noch eine Fluoreszenz nachgewiesen werden. Die Bedeutung dieser cytoplasmatischen Antikörper ist bisher unbekannt, ein pathognomonischer Stellenwert scheint ihnen für die Pityriasis rosea jedoch nicht zuzukommen.

Bei 7 Patienten führten wir die direkte Immunfluoreszenz-Methode an Excisaten von befallener und zweimal an unveränderter Haut durch. Hierbei zeigte sich in 6 Fällen ein homogener Fluoreszenzstreifen an der Basalmembranregion nach Beschichtung mit Anti-C_3 und in 7 Fällen mit Anti-C_1q, Anti-IgG, -IgM, -IgD und -IgA zeigten sich uncharakteristische Fluoreszenzphänomene, während nach Anti-C_4-Beschichtung keine Fluoreszenz nachweisbar war. Die Ablagerung von Komplement, von C_1q bzw. C_3, läßt natürlich vermuten, daß hier Immunkomplexe an der Basalmembranregion abgelagert sind; andererseits finden sich Komplementablagerungen im Rahmen eines Anflutungsphänomens auch bei nicht immunologisch bedingten Erkrankungen, z.B. bei Porphyrien [5], Gefäßprozessen [8], der Epidermolysis bullosa dystrophica [4] oder Rosacea. Somit scheinen auch diese Befunde nicht im Sinne einer immunologischen bzw. autoimmunologischen Genese zu sprechen.

An 22 Excisaten von 19 Patienten führten wir elektronenmikroskopische Untersuchungen durch. Neben der Ausbildung eines teils inter- und intracellulären Ödems mit mehr oder weniger cytolytisch-degenerativen Veränderungen der Epidermiszellen sind als wesentlicher Befund intracytoplasmatische und/oder intranukleäre Strukturen zu nennen. Es handelt sich um sehr kleine, teils vesikuläre, teils tubuläre Gebilde mit einem Durchmesser von etwa 20-40 nm, die entweder in ödematisiertem Cytoplasma oder intranukleär nachzuweisen waren. In den oberen Zellschichten, besonders in parakeratotischen Hornzellen, waren diese Strukturen überwiegend intranukleär anzutreffen (Abb. 1). Größe, Form und Anordnung dieser Partikel erinnern sehr an die von Raskin [6] in den Zellkulturen von Affennieren nachgewiesenen Viruspartikel. Diese virusartigen Strukturen waren sowohl in Primäreffloreszenzen als auch in Sekundäreffloreszenzen der Patienten nachweisbar und wurden in 17 von 22 untersuchten Excisaten gefunden. Selbstverständlich ist es aufgrund rein morphologischer Kriterien nicht möglich, diese Strukturen als Viren zu identifizieren. Entsprechende virologische Untersuchungen fehlen. Die bei 25 Patien-

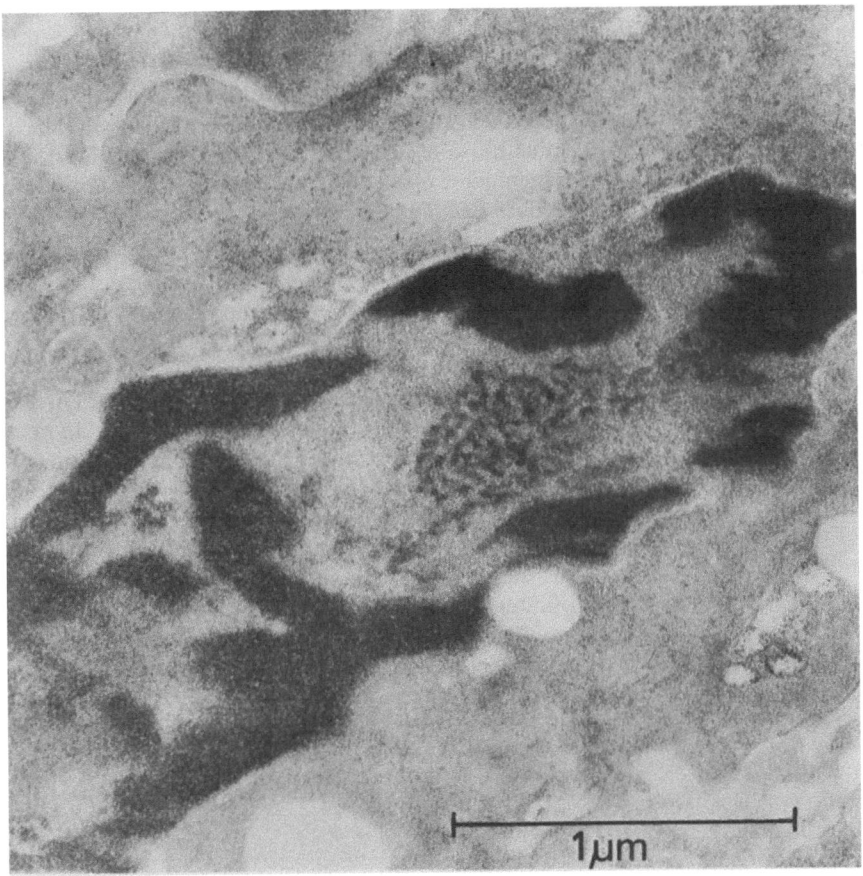

Abb. 1. Pat. P.S., ♂; Pityriasis rosea. Parakeratotische Hornzelle aus klinisch befallener Haut. Intranukleär gelegene tubuläre, virusartige Strukturen mit einem Durchmesser von ca. 30 nm. Vergrößerung 42750:1

ten in Zusammenarbeit mit dem Institut für klinische Virologie der Universität Würzburg durchgeführten serologischen Untersuchungen ergaben mit entsprechendem Titeranstieg Hinweise einmal für eine frische Coxsackie B_1-, zweimal für eine Adenovirus- und einmal für eine Echovirus-Infektion. Diese im Grunde negativen Ergebnisse bestätigen die Befunde anderer Autoren.

Was läßt sich nun aus unseren Ergebnissen entnehmen: Wir glauben, daß die beschriebenen immunfluoreszenzmikroskopischen Befunde keinen sicheren Hinweis für das Vorliegen einer immunologischen oder autoimmunologischen Erkrankung geben. Durch die elektronenmikroskopischen Untersuchungen ließen sich erstmals in Hautläsionen Strukturen nachweisen, die denen von Raskin in Zellkulturen gefundenen Partikeln entsprechen, so daß zumindest angenommen werden muß, das eine Virusinfektion eine wesentliche Rolle bei der Pityriasis rosea spielt. Der Identifikation bzw. Virusisolierung dienen weitere Untersuchungen.

Literatur

1. Abel, E.A. Bystryn, J.C.: Epidermal cytoplasmic antibodies: Incidence and type in normal persons and patients with melanoma. J. invest. Derm. 66, 44-48 (1976)
2. Ackermann-Schopf, Ch.M.A.: Antibodies to basal epidermal cells in patients with basal or squamons cell carcinoma. Arch. Derm.Res. 257, 149-156 (1976)
3. Macotela-Ruiz, E., Sternberg, Th.H., Obr. M.: Application de la technique des anticaps fluorescents á l'étude du pityriasis rose de Gibert. Bull. soc. franç. Derm. Syph. 68, 374-378 (1961)
4. Metz, J., Frank, H., Metz, G.: Zur Pathomorphogenese der Blasenbildung bei Epidermolysis bullosa acquisita und Epidermolysis bullosa dystrophica. Arch. Derm. Res. 254, 103-112 (1975)
5. Misgeld, V., Schmidt, H., Wagenstein, M.: Hepatische Porphyrien. Z. Haut- u. Geschl.-Krankheiten 48, 585-591 (1973)
6. Raskin, J.: Possible dermatropic virus associated with pityriasis rosea. Acta derm. -vener. 48, 474-481 (1968)
7. Takaki, Y., Miyazaki, H.: Cytolytic degeneration of keratinocytes adjacent to Langerhans cells in pityriasis rosea (Gibert)
8. Weidner, F.: Ergebnisse der Angiologie. Bd. 9. Die kutanen hyperergischen Angiitiden (Vaskulitiden). Stuttgart-New York: Schattauer-Verlag 1976
9. Wile, U.J.: Experimental transmission of pityriasis rosea. Arch.Derm. Syph. 16, 185-189 (1927)

Priv.-Doz. Dr. J. Metz
Univ.-Hautklinik
Josef-Schneider-Str. 2
D-8700 Würzburg

Aussprache:

St. Jabłońska, Warschau, zum Vortrag Metz:
Sind Sie damit einverstanden, wenn der von Ihnen geschilderte Befund der Immunfluoreszenz als unspezifisch gedeutet wird?

9.2.13. Systemische Veränderungen bei Urticaria pigmentosa

O.-E. Rodermund, Bonn

Bei der Urticaria pigmentosa, für die synonym eher besser der Ausdruck Mastocytose gebraucht werden kann, können wir eine *lokale*, lediglich auf die Haut beschränkte Form, von einer *systematisierten* Form mit Beteiligung anderer Organsysteme unterscheiden. Es sei hier angemerkt, daß der Ausdruck Mastzellenretikulose, der oft gleichbedeutend mit Mastocytose gebraucht wird, besser den sicher irreversiblen Formen mit malignem Verlauf vorbehalten bliebe. Die Systematisierung an sich ist kein Zeichen für einen malignen Verlauf. Sie wird am sichersten durch den Nachweis von Gewebsmastzellen im Sternalpunktat bewiesen, doch sind weitere Untersuchungen wie die Beckenkammbiopsie wünschenswert, da ein negativer Sternalpunktatbefund allein die Systematisierung nicht sicher ausschließt.

Des weiteren ist die *juvenile* Form mit Erstmanifestation bis zur Pubertät von der *adulten* Form mit Erstmanifestation im Erwachsenenalter unter Einschluß der Pubertät zu unterscheiden. Bei der juvenilen Form sind Remissionen häufig, bei der adulten Form sehr selten.

Im folgenden sollen interne Befunde bei einem eigenen Kollektiv von 45 Patienten (23 männl., 22 weibl.; 21 juvenile, 24 adulte Formen) kurz aufgelistet werden. Auf die in Kürze erscheinenden ausführlichen Einzelpublikationen mit entsprechender Literaturdiskussion sei hingewiesen.

Leber-Milz-Szintigramm

Leber- und Milzvergrößerungen kommen deutlich häufiger bei der juvenilen als bei der adulten Form vor. Die als uncharakteristische Leberparenchymalterationen zu deutenden Befunde bestehen in einer atypischen Konfiguration mit Vergrößerung des linken Lappens der Leber, einem inhomogenen Speichermuster sowie einer vermehrten Kolloidspeicherung in der Milz, ein Befund, der auf Veränderungen im RES hinweist (Tabelle 1).

Tabelle 1

Form	Pat.	path. Befunde	Vergrößerung von Leber	Milz	Leberpar.-alteration
juvenile	13	10 (77%)	8 (62%)	6 (46%)	9 (69%)
adulte	23	12 (52%)	1 (4%)	2 (9%)	12 (52%)
gesamt	36	22 (61%)	9 (25%)	8 (22%)	21 (58%)

Leberbiopsie

Bei allen 10 untersuchten Patienten mit adulter Form wurden uncharakteristische Leberparenchymveränderungen mit Cytoplasmaauflockerung und Polymorphie der Hepatocyten sowie eine Aktivierung der Sternzellen als Hinweis auf Veränderungen im RES gefunden. Mastzellen wurden nicht beobachtet (Tabelle 2).

Tabelle 2

Form	Pat.	patholog. Befund	Mastzellen in Sternalp.	Beckenk.
juvenil	17	3 (18 %)	3 (18 %)	—
adult	20 (14 Beckenkammbiopsien)	15 (75 %)	14 (70 %)	10 (71 %)
gesamt	37	18 (49 %)	17 (46 %)	10 (71 %)

Knochenmark

Bei Patienten mit der adulten Form wurden erheblich häufiger Mastzellen im Sternalpunktat nachgewiesen als bei der juvenilen Form. Bei 14 Fällen mit der adulten Form wurde eine Beckenkammbiopsie durchgeführt, in 10 Fällen dabei Mastzellen nachgewiesen. Ein positiver Befund im Beckenkamm bei negativem Sternalpunktat wurde beobachtet.

Gerinnungsphysiologische Untersuchungen

Eine leichte Thrombopenie von unter 150.000 Thrombocyten/cmm wurde häufig festgestellt (Tab. 3). Thrombocytenzahlen unter 100.000 fanden sich immerhin noch bei zwei juvenilen und sieben adulten Fällen. Auf die Methodik mittels Phasenkontrastmikroskopie und Verwendung von Kubitalvenenblut ist bei der Thrombozytenauszählung und der Bewertung zu achten.

Die unsepzifischen Reaktionen des Hämostasesystems (Erhöhung des Antithrombin-III-Spiegels, des Alpha$_2$-Makroglobulins und des Fibrinogenspiegels) könnten indirekt eine erhöhte Heparinverfügbarkeit respektive erhöhte fibrinolytische Aktivität andeuten. Ein erhöhter Fibrinogenspiegel wird z.B. bei chronisch-entzündlichen Reaktionen gefunden.

Tabelle 3

Form	Pat.	Thrombopenie	unspez. Reakt. d. Hämostasesyst.
juvenile	16	11 (69 %)	13 (81 %)
adult	18	14 (78 %)	13 (72 %)
gesamt	34	25 (74 %)	26 (76 %)

Bei der Röntgenuntersuchung des Magen-Darmtraktes fand sich bei 24 von 26 Fällen eine auffällige, spritzerförmige Ausflockung des Kontrastmittels im oberen Jejunalbereich, die auf funktionelle Störungen isoliert daselbst schließen läßt.

Die gastrale Sekretionsanalyse war entgegen den Erwartungen weitgehend unauffällig. Bei acht untersuchten Patienten fand sich nur einmal eine leichte Hyperchlorhydrie. Zu erwähnen wäre hier, daß von den 45 untersuchten Patienten zwei eine Operation wegen Magengeschwüren durchgemacht hatten.

Die Gastroskopie mit Biopsie ergab bei zwei von sechs Fällen einen positiven Mastzellennachweis.

Bei der röntgenologischen Untersuchung des Skelettes zeigten sich in 10 von 37 Fällen kleinfleckige Aufhellungen und Verdichtungen, in neun Fällen konnten dabei Mastzellen im Sternalpunktat oder bei der Beckenkammbiopsie nachgewiesen werden. Bei allen neun Fällen handelte es sich um die adulte Form.

Die ausführlichen immunologischen Untersuchungen an 40 Fällen ergaben einen unauffälligen Befund bei den Immunglobulinen sowie den spezifischen Antikörpern. Paraproteine waren negativ. Demgegenüber ließ sich eine Veränderung der zellulären Immunität mit verminderter Funktion der T-Lymphocyten bei der PHA-Stimulierung feststellen. Das läßt darauf schließen, daß das Immunsystem beeinträchtigt ist.

Von Interesse könnte auch sein, daß das Coeruloplasmin als unspezifischer Entzündungsfaktor zum Teil vermehrt war. Die ersten Untersuchungen über das HLA-System waren unergiebig und brachten bislang keine signifikante Korrelation.

Die röntgenologische Untersuchung des Thorax und die Lungenfunktionsprüfung (25 Fälle) sowie die ausgedehnten labortechnischen Untersuchungen (BB, Urin, BSG, Elektrolyte, Gesamteiweiß, Elektrophorese, Transaminasen, alk. Phosphatase, Ges.-Bilirubin, Serumeisen, Serumkupfer, Cholesterin, Triglyceride, Rheumaserologie) waren unauffällig.

Prof. Dr. O.-E. Rodermund
Univ.-Hautklinik
Venusberg
D-5300 Bonn

Aussprache

O. Braun-Falco, München, zum Vortrag Rodermund:
Hat es sich bei den Patienten mit Urticaria pigmentosa adultorum stets um solche Fälle gehandelt, die man mit Parkes Weber als Teleangiectasia eruptiva macularis perstans bezeichnen könnte? Bei diesen Fällen führen wir seit Jahren sehr sorgfältige Allgemeinuntersuchungen durch, konnten allerdings praktisch niemals Veränderungen im Gerinnungssystem oder Organbeteiligungen feststellen. Lediglich in einem Fall war dieses Erscheinungsbild kombiniert mit Hepatosplenomegalie und Hyperlipoproteinämie. Nach eigenen Erfahrungen kommen systemische Veränderungen besonders bei diffusen Mastocytosen der Haut zur Beobachtung.

Diskussionsredner zum Vortrag 9.2.13.:
Lüders, Storck, Jarisch, Schnyder und *Hauser*

9.2.14. Kann man den Zoster virustatisch behandeln?

U. Runne, A. Weese und C.E. Orfanos, Köln

Der *Zoster* stellt im stationären Bereich die häufigste Viruskrankheit dar. Obwohl der Zoster in der Regel spontan abheilt, kann er mit ernsten Komplikationen einhergehen und zu unangenehmen Spätfolgen führen. Auch aus diesen Gründen ist eine kausale Zostertherapie notwendig und erstrebenswert. Sie müßte im Idealfall den Zosterverlauf abkürzen, Komplikationen verhindern und Spätfolgen ausschließen.

Jede kausale Zostertherapie muß sich am Krankheitsverlauf orientieren. Der *unkomplizierte Zoster* erstreckt sich über etwa 2-4 Wochen und weist 4 Abschnitte auf (Tabelle 1). Replikationsfähige Varicella-Zoster-Viren (VZV) finden sich vornehmlich im Prodromal- und im

Tabelle 1. Unkomplizierter Zoster-Verlauf

Dauer:	junge Pat. 2 – 3 Wochen
	ältere Pat. 3 – 4 Wochen
Prodromalstadium:	ca. 3 – 4 Tage
Eruptionsstadium:	ca. 4 – 5 Tage
Bläschenstadium:	ca. 4 – 5 Tage
Krusten & Abheilung:	ca. 4 – 14 Tage

Eruptionsstadium. Das bedeutet, daß eine virustatische Zostertherapie innerhalb der ersten 5 Krankheitstage wirksam werden muß. Danach ist der Schaden gesetzt, und das Virus wird durch hochaktive Makrophagen abgebaut [10]. Beim *komplizierten Zoster-Verlauf* dagegen funktioniert die körpereigene Abwehr nicht ausreichend gut. Das Virus kann sich daher über längere Zeit replizieren und vermehrt ausbreiten. Die Folgen manifestieren sich entweder segmental (Hautnekrosen, periphere Lähmungen) oder/und allgemein(generalisierte Bläschenbildung, Meningoencephalitis, Viruspneumonie). Lebensbedrohliche varioliforme Zosterformen mit vielwöchigem Verlauf kommen vor [14]. Das ist insbesondere bei Kombination mit maligner Grundkrankheit und immunsuppressiv wirkender Therapie der Fall (Tabelle 2). Wir konnten derart schwere Zosterverläufe auf einen sekundären T-Zellmangel zurückführen [12].

Tabelle 2. Ernste Zoster-Komplikationen durch:

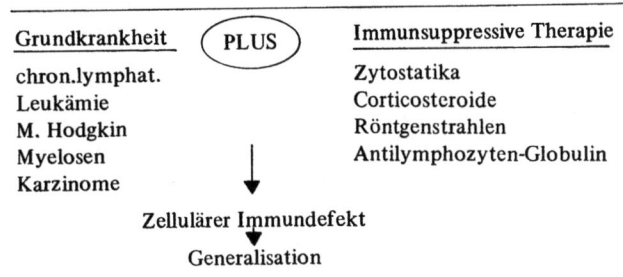

Bisher zur *Zosterbehandlung* empfohlene Prinzipien wie Gammaglobuline, Corticosteroide, Adamantin, Interferon-Induktoren, Levamisol und Glutaraldehyd konnten nicht überzeugen. Gammaglobuline besitzen zu niedrige Antikörpertiter gegen das VZV. Selbst Zosterimmunglobulin dürfte therapeutisch kaum wirksam sein, da es seine Aktivität lediglich im Extrazellulärraum entfaltet und intrazellulär gelegene Viren nicht erreicht. Die häufig angewendeten Corticosteroide sind sehr umstritten, da sie die Antikörperproduktion, die zelluläre Immunität und die Interferonsynthese hemmen. Deshalb halten wir Corticosteroide im Stadium der Replikation und Virusausbreitung beim Zoster nicht für indiziert. Adamantin ist zwar gegenüber Influenza-A_2-Viren wirksam, nicht jedoch gegen VZV. Interferon-Induktoren haben beim Zoster wegen ihrer zu langsamen Wirkung enttäuscht. Ebenso sind Levamisol [13] und Glutaraldehyd nicht effektiv. Über die Methoxypsoralen-UVA-Behandlung ist das letzte Wort noch nicht gesprochen.

Auf Grund dieser mehr oder minder negativen Erfahrungen haben wir nach einem wirksamen *Virustatikum* gesucht. Unter den gebräuchlichsten und für den Menschen verfügbaren Virustatika kommen gegenüber der Herpes-Virus-Gruppe insbesondere IDU, Cytosinarabinosid und neuerdings auch Adeninarabinosid in Frage (Tabelle 3). Letzteres ist in Deutschland noch nicht erhältlich. Wir verwendeten für unsere klinischen Studien *Cytosinarabinosid* (C-Ara). Es handelt sich dabei um einen Pyrimidin-Antagonisten, der die DNS-Synthese hemmt und unmittelbar bei der Virusreplikation im Zellkern angreift [7]. C-Ara hat sich bereits in der Zellkultur [5, 9], im Tierversuch [1] und auch in der klinischen Anwendung gegenüber Herpesviren bewährt. In einem größeren, offenen klinischen Versuch hatten wir den Eindruck, daß C-Ara auch beim Zoster wirksam ist.

Tabelle 3. Virustatische Chemotherapeutica

IDU (5-Jod-Desoxyuridin)	
Cytosinarabinosid	Herpes-Viren
Adeninarabinosid	
6-Azauridin	HSV, Variolavirus
Adamantin	A_2-Influenzavirus
Hydroxymethyl-benzimidazol	Picornaviren
N-Methylisatin-ß-thiosemikarbazon	Variolavirus

Für einen sicheren Wirksamkeitsnachweis hielten wir jedoch eine Doppelblindstudie für erforderlich.

Diese *randomisierte, Placebo-kontrollierte Doppelblindstudie* wurde an 30 Patienten, vornehmlich mit lokalem Zoster, durchgeführt. Es handelte sich um ältere Erwachsene (20 m, 10 w), die 5 Tage lang täglich 2 x 40 mg C-Ara i.v. bzw. das Lösungsmittel allein erhielten. Der Behandlungsbeginn lag innerhalb der ersten 5 Krankheitstage. Für die Beurteilung wurden als Parameter herangezogen die Bläscheneintrocknungszeit, die Dauer der akuten Schmerzen, die Narbenbildung und Post-Zosterneuralgien.

Das Ergebnis der inzwischen veröffentlichten Studie [11] ist in Tabelle 4 zusammengefaßt. Zwischen C-Ara und Placebo ergab sich unter den angegebenen Bedingungen kein eindeutiger Unterschied. C-Ara vermochte weder die Bläschenbildung zuverlässig zu stoppen, noch hämatogene Streuungen zu verhindern. Auch hinsichtlich der Schmerzsymptomatik und der Narbenbildung führte es

a) Das *Virustatikum* muß eine optimale virustatische oder besser noch viruzide Potenz aufweisen und im Organismus eine gute Bioverfügbarkeit entfalten. Es soll möglichst nicht immunsuppressiv wirken. Ein erheblicher Nachteil ist, daß Virustatika die Virusreplikation offenbar nur dann wirksam hemmen, wenn sie innerhalb der ersten drei bis sechs Stunden nach Krankheitsausbruch appliziert werden [vergl. 9].

b) Bei der zu behandelnden *Krankheit* muß das Virus über einen ausreichend langen Zeitraum hinweg zur Verfügung stehen, damit das Virustatikum überhaupt angreifen kann. Das VZV ist beim unkomplizierten Zoster nur etwa 5 Tage lang nachweisbar [8].

c) Da die Virusreplikation der klinischen Symptomatik vorauseilt, müßte der *Behandlungsbeginn* beim Zoster nicht nur aus chemotherapeutischen, sondern auch aus biologischen Gründen unmittelbar mit dem Krankheitsbeginn zusammenfallen. Das ist jedoch in der Klinik praktisch kaum möglich.

Dennoch kommen für die Zukunft weitere Prinzipien zur Zosterbehandlung in Frage, z.B. Interferon oder der Transferfaktor. Ob sich diese Substanzen in der Praxis als nützlich erweisen werden, bleibt noch offen.

Zusammenfassend zeigt sich, daß der Zoster außerordentlich variabel verläuft und eventuelle Therapie-Erfolge deshalb nur schwer abzuschätzen sind. Die vorliegende Untersuchung unterstreicht daher den hohen Wert von Doppelblindstudien.

Tabelle 4. Ergebnisse der Doppelblindstudie mit Cytosinarabinosid an 30 Patienten mit Zoster

	Bläscheneintrocknung nach	Dauer der akuten Schmerzen	Narbenbildung bei	Post-Zosterneuralgien bei	Zoster-Komplikationen	Nebenwirkungen
C-Ara (n=15)	8,2 Tagen	6,8 Tage	6 Pat.	2 Pat.	4x aberrierende Bläschen 2x Generalisation 1x Augenbeteiligung	2x Leukopenie 1x Brechreiz 1x Geruchsstörung
Placebo (n=15)	7,3 Tagen	6,4 Tage	5 Pat. (n=12)	4 Pat. (n=12)	1x aberrierende Bläschen 1x Generalisation 1x hämorrhagische Nekrose	

zu keinem eindeutigen Behandlungserfolg. Die Bläscheneintrocknungszeit war unter C-Ara sogar etwas länger als in der Placebogruppe, nämlich 8,2 gegenüber 7,3 Tagen.

Aus diesem Ergebnis und den neuesten Erfahrungen anderer Autoren [2] ist zu schließen, daß C-Ara beim lokalen Zoster kein signifikant wirksames Virustatikum darstellt. Ähnliches gilt für den generalisierten Zoster [15]. Die möglichen Gründe für dieses Versagen sind in den Voraussetzungen zu suchen, die erfüllt sein müssen, damit ein Virustatikum in vivo wirkt. Insbesondere sind hier drei zu nennen (Abb. 1):

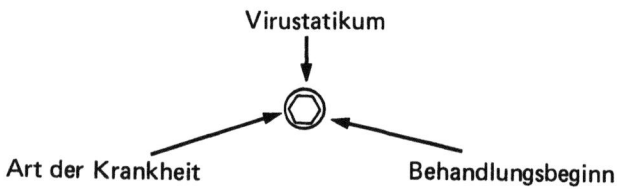

Abb. 1. Voraussetzungen einer erfolgreichen virustatischen Therapie

Literatur

1. Allen, L.B., Sidwell, R.W.: Target-organ treatment of neurotropic virus diseases: Efficacy as a chemotherapy tool and comparison of activity of adenine arabinoside, cytosine arabinoside, idoxuridine, and trifluorothymidine. Antimicrob.Agents Chemother. 229 (1972)
2. Betts, R.F., Zaky, D.A., Douglas, R.G., Royer, G.: Ineffectiveness of subcutaneous cytosine arabinoside in localized herpes zoster. Ann.intern.Med. 82, 778 (1975)
3. Burgoon, C.F., Burgoon, I.S., Baldridge, G.B.: The natural history of herpes zoster. J.Amer.med.Ass. 164, 265 (1957)
4. Chow, A.W., Foerster, J., Hryniuk, W.: Cytosine arabinoside therapy for herpes virus infections. Antimicrob.Agents Chemother. 214 (1970)
5. Fiala, M., Chow, A.W., Miyasaki, K., Guze, L.B.: Susceptibility of herpesviruses to three nucleoside analogues and their combinations and enhancement of the antiviral effect at acid p_H. J.infect Dis. 129, 82 (1974)
6. Foerster, J., Hryniuk, W.: Cytosine arabinoside and herpes zoster. Lancet *1971, II*, 712

7. Furth, J.J., Cohen, S.S.: Inhibition of mammalian DNA polymerase by the 5-triphosphate of 1-ß-D-arabinofuranosylcytosine and the 5-phosphate of the 9-β-D-arabinofuranosyladenine. Cancer Res. *28*, 2061 (1968)
8. Gold, E.: Serologic and virus-isolation studies of patients with varicella or herpes-zoster infection. New Engl.J.Med. *274*, 181 (1966)
9. Levitt, J., Becker, Y.: The effect of cytosine arabinoside on the replication of herpes simplex virus. Virology *31*, 129 (1967)
10. Orfanos, C.E., Runne, U.: Virus-Ausbreitung, Virus-Replikation und Virus-Elimination in der menschlichen Haut beim Zoster. Hautarzt *26*, 181 (1975)
11. Orfanos, C.E., Weese, A., Runne, U., Kratka, J., Goerz, G.: Zoster-Behandlung mit Cytarabin? Dtsch.Med.Wschr. *102*, 312 (1977)
12. Runne, U.: Schwere generalisierte Zoster-Verläufe durch zelluläre Immundefekte. Bedeutung eines absoluten oder relativen T-Zellmangels. Hautarzt (im Druck)
13. Runne, U., Aulepp, H.: Levamisol zur Behandlung von rezidivierendem Herpes simplex oder malignem Melanom? Dtsch.Med.Wschr. *100*, 2510 (1975)
14. Runne, U., Szekeres, L.: Lebensbedrohlicher varioliformer Zoster generalisatus mit Zosterpneumonie infolge kombinierten Immundefizits. Erhöhte Kontagiosität dieser Verlaufsform. Z.Hautkr. *52*, 145 (1977)
15. Stevens, D.A., Jordan, G.W., Waddell, T.F., Merigan, T.C.: Adverse effect of cytosine arabinoside on disseminated zoster in a controlled trial. New Engl.Med. *289*, 873 (1973)

Dr. U. Runne
Univ.-Hautklinik
Joseph-Stelzmann-Str. 9
D-5000 Köln 41

Aussprache:

O. Braun-Falco, München, zu einer Diskussionsbemerkung aus dem Saal:
Vor der Anwendung von Glukokortikoiden in der virämischen Phase von Zoster wird gewarnt. Glukokortikoide haben ihren Platz lediglich in der Behandlung von postzosterischen Neuralgien in der Spätphase der Erkrankung.
Die vorliegende verdienstvolle Untersuchung ist offenbar die erste Doppelblindstudie. Wegen des von Fall zu Fall sehr unterschiedlichen Verlaufes wird empfohlen, solche Untersuchungen nur bei bestimmten Zosterformen, wie etwa Zoster des ersten Trigeminusastes, durchzuführen, um zur sicheren Beurteilung zu kommen. Genügt bei derartig unterschiedlichen Verlaufsformen der Erkrankung eine Beobachtung an 30 Patienten?

Weitere Diskussionsredner zum Vortrag 9.2.14.:
Nasemann, Jarisch, Ippen, Schnyder und *Orfanos*

9.2.15. Porphyria cutanea praematura durch hormonelle Kontrazeptiva

Ch. Schneider und G. Leonhardi, Frankfurt

Günther ordnete 1911 unter der Diagnose Hämatoporphyrie diejenigen Patienten ein, bei denen in höherem Alter Blasen an lichtexponierten Stellen der Haut auftraten und Porphyrine im Harn ausgeschieden wurden.
Seit 1937 ist die von *Waldenström* geprägte Bezeichnung Porphyria cutanea tarda für dieses Krankheitsbild gebräuchlich. Während die cutane Porphyrie vom Spättyp anfänglich als häufig auslösende Noxe chronischen Alkoholabusus hatte, werden in letzter Zeit auch Östrogene oder hepatotoxische Arzneimittel genannt. Gegenüber dieser Spätform wird jetzt unter der gleichen Symptomatik eine Frühform der cutanen Porphyrie beobachtet.

Sie tritt bei jungen Frauen nach Einnahme von hormonellen Kontrazeptiva auf, wie es in der ersten Beobachtung von *Watson* 1960 beschrieben wurde. Wir berichten hier über 4 Patientinnen aus unserer Klinik, bei denen nach Einnahme hormoneller Kontrazeptiva die Frühform einer hepatischen Porphyrie auftrat. Das Erkrankungsalter lag zwischen 23 und 26 Jahren. Sie hatten 3 bis 8 Jahre vor Ausbruch der Hauterkrankung östrogenhaltige Kontrazeptiva genommen, in einem Fall wurde ein gestagenbetontes Präparat kurz vor Ausbruch der Hauterscheinungen genommen. Alkohol spielte bei unseren Patientinnen eine unwesentliche Rolle und wurde vor allem nach Absetzen der Kontrazeptiva ebenso gelegentlich und unregelmäßig wie vorher konsumiert, ohne daß Hauterscheinungen wieder auftraten.

Gemeinsame Symptomatik aller 4 Patientinnen bestand darin:
1. Geringe Rötung und Hypertrichose im Gesicht.
2. Starke Lichtempfindlichkeit der Haut verbunden mit Leichtverletzbarkeit und schlechter Heilungstendenz der entstandenen postbullösen Erosionen.
3. Rötlicher Harn.
4. Aderlaßtherapie ohne Erfolg.

Nach Absetzen der Ovulationshemmermedikation ohne zusätzliche Behandlung ging die Gesamtporphyrinausscheidung frühestens nach 2, spätestens nach 6 Monaten auf mittlere bis niedrige Werte zurück. Bei 2 Patientinnen besserte sich der Hautzustand während des Abfalls auf mittlere Gesamtporphyrinausscheidung. Hauterscheinungsfreiheit trat während des Abfalls auf niedrige Werte ein.

Bei einer 25jährigen Patientin sanken innerhalb von 2 Monaten nach Absetzen des Kontrazeptivums die Gesamtporphyrine von sehr hohen auf niedrige Werte ab, und die leichten Hauterscheinungen schwanden vollständig. Zum jetzigen Zeitpunkt ist diese Patientin gravide und hat jetzt wieder mittlere Werte von 600 µg/d., die mehrmals kontrolliert wurden. Hauterscheinungen sind nicht mehr aufgetreten. Die letzte und älteste unserer Patientinnen (32 Jahre) brauchte auch die längste Zeit (6 Monate) für den Abfall auf mittlere Werte und nochmals 4 Monate bis zur Normalisierung. Es dauerte ca. 2 Jahre nach dem Absetzen der Ovulationshemmer bis sich die Haut normalisierte. Es liegt die Vermutung nahe, daß diese Patientin langsam in eine echte PCT entwickelt.

Zur Verlaufskontrolle der Erkrankung wurden die Gesamtporphyrine in kurzen Abständen mittels Ionenaustauschchromatographie (nach Doss, Schmidt) quantitativ bestimmt. In größeren Abständen wurde der Sammelurin dünnschichtchromatographisch aufgetrennt und die einzelnen Porphyrinfraktionen quantitativ bestimmt. Porphobilinogen wurde bei jeder Harnuntersuchung kontrolliert, die Deltaaminolävulinsäure wurde jeweils einmal quantitativ bestimmt. Im Gegensatz zur PCT war jedoch bei der dünnschichtchromatographischen Auftrennung der Porphyrine (nach Doss) das Verhältnis von Uroporphyrin zu Heptacarboxyporphyrin zugunsten des letzteren verschoben.

Dieser Unterschied und der Beginn im jugendlichen Alter können eine besondere Typisierung dieser Erkrankung als hormoninduzierte Porphyria cutanea praematura rechtfertigen.

Dr. Christa Schneider
Zentrum für Dermatologie und Venerologie
der J.W.-Goethe-Universität,
Theodor-Stern-Kai 7
D-6000 Frankfurt

9.2.16. Untersuchung der T- und B-Lymphozyten bei lymphoproliferativen Erkrankungen

A. Dobozy, J. Hunyadi, S. Husz und N. Simon, Szeged

Die klinische Anwendung der zur Untersuchung der Lymphozytenfunktion und der Lymphozyten-Marker dienenden in vitro-Verfahren hat die immunpathologische Klassifizierung der lymphoproliferativen Krankheiten ermöglicht. Die Untersuchung der Lymphozyten der an *Mycosis fungoides* und *Sézary-Syndrom* leidenden Kranken hat ergeben, daß diese Krankheiten von den T-Zellen ausgehende maligne Prozesse darstellen [1].

Die Untersuchungen von Crossen und Mitarb. haben den Beweis erbracht, daß die Sézary-Zellen *atypische T-Lymphozyten* sind [2], während Clendennig und Mitarb. im Blut von Patienten mit Mycosis fungoides vereinzelte Sézary-Zellen nachweisen konnten [3]. Aufgrund dieser Untersuchungen sowie der elektronenmikroskopischen von Lutzner und Jordan wird das Sézary-Syndrom als die leukämische Form der Mycosis fungoides angesehen [4].

In der vorliegenden Arbeit haben wir die Lymphozyten-Marker bei 6 Patienten mit Mycosis fungoides und einem mit Sézary-Syndrom untersucht.

Methoden

Die klinischen Daten der Kranken sind in Tabelle 1 zusammengefaßt. Die Lymphozyten wurden aus dem peripheren Blut auf die von *Böyom* beschriebene Weise isoliert [5]. Das Verhältnis der E-Rosetten formenden T-Lymphozyten wurde nach dem von Lay und Mitarb. beschriebenen, von uns etwas modifizierten Verfahren bestimmt [6].

Die Immunglobulin-(Ig)-tragenden Lymphozyten wurden mit Hilfe der von Cormane und Mitarb. angegebenen Methode des unfixierten Ausstrichs gezählt [7]. Das Verhältnis der Ig-tragenden Lymphozyten erhielten wir durch einfache Addition des Anteils der IgG-, IgA-, IgM-, IgD- und IgE-tragenden Zellen.

Die E-Rosetten formenden Lymphozyten wurden mittels „density gradient"-Zentrifugierung von den übrigen Lymphozyten isoliert.

Ergebnisse und Diskussion

Der Anteil der T-Lymphozyten im peripheren Blut lag bei sämtlichen Kranken im normalen Bereich (Tabelle 2.) Der Anteil der Ig-tragenden Lymphozyten hingegen war – vor allem infolge der Vermehrung der IgG-tragenden Subpopulation – bei dem ersten, dritten und vierten Patienten beträchtlich erhöht. In diesen Fällen überschritt die Summe der Anteile der über T- oder B-Zellen-Marker verfügenden Lymphozyten 100 %. Diese Ergebnisse sprechen dafür, daß bei diesen Kranken im peripheren Blut auch eine Lymphozyten-Subpopulation anwesend ist, die sich mit dem mit FITC-markierten Antiserum färben und auch E-Rosetten bilden.

Zur Erklärung dessen, daß bei diesen Kranken die Summe der Anteile der über T- oder B-Zellen-Marker verfügenden Lymphozyten über 100 % ausmacht, gibt es mindestens zwei Möglichkeiten. Bekanntlich verfügt ein kleiner Prozentsatz der peripheren Lymphozyten sowohl über T- als auch über B-Zelleigenschaften. Die erste Möglichkeit ist die Proliferation dieser Subpopulation, wie sie von Edelson und Mitarb. bei einem Patienten mit Sézary-Syndrom – bei Anwendung einer kombinierten T- und B-Zellen-spezifischen Rosettentechnik – bereits beobachtet wurde [8]. Leider wurden bei der ersten immunologischen Untersuchung unserer Kranken derartige Doppelmarker-Untersuchungen nicht angestellt, und im Laufe der Behandlung hörte dann diese immunologische Anomalie auf.

Die zweite Möglichkeit ist, daß die E-Rosetten formenden T-Zellen sekundär das Immunglobulin banden, wie es im Falle von Hodgkin-Kranken Grifoni und Mitarbeiter beobachteten [9].

Tabelle 1. Die klinischen Daten der untersuchten Patienten

Nr.	Diagnose	Stadium	Dauer der Krankheit	Vorherige Behandlung	Seit der letzten Behandlung verstrichene Zeit
1.	Mycosis fungoides	tumorös	25 Jahre	Steroide Radiatio Zytostatika	10 Monate
2.	Mycosis fungoides	tumorös	2 Jahre	Prednisolon	8 Monate
3.	Mycosis fungoides	tumorös	4 Jahre	Zytostatika Radiatio Prednisolon	3 Monate
4.	Mycosis fungoides	infiltrativ	1 Jahr	–	–
5.	Mykosis fungoides	infiltrativ	3 Jahre	–	–
6.	Mycosis fungoides	infiltrativ	2 Jahre	–	–
7.	Sézary-Syndrom	–	5 Jahre	Zytostatika Prednisolon	7 Monate

Tabelle 2. Die Anteile von T- und B-Lymphozyten

Nr.	E-Rosetten	B-Zellen	IgG-	IgA-	IgM-	IgD-	IgE- tragende Lymphozyten in %	Summe des prozentualen Anteils der T- und B-Zellen
1.	75	89	25	35	21	4	8	164
2.	65	29	6	5	4	7	7	94
3.	51	85	43	18	7	12	5	136
4.	58	55	25	4	10	7	9	143
5.	63	21	10	2	4	1	4	84
6.	81	10	3	1	3	1	2	91
7.	60	19	3	3	2	3	8	79
Normalwert	68,4 ± 5,9	17,6 ± 5,7	4,9 ± 2,2	2,0 ± 1,1	5,0 ± 2,3	3,6 ± 2,0	2,1 ± 1,1	

Tabelle 3. Die Anteile der IgG-tragenden Lymphozyten in den im Serum von Mycosis-fungoides-Patienten und gesunden Personen inkubierten T-Zellensuspensionen

T-Zellen	Serum[a] der Patienten			Serum der gesunden Personen					Hanks-Lösung
	Nr. 1	Nr. 3	Nr. 4	Nr. 1	Nr. 2	Nr. 3	Nr. 4	Nr. 5	
Gesunde Person									
Nr. 1	7	14	21	1	2	1	4	2	0
Nr. 2	11	9	15	1	3	2	1	1	2
Nr. 3	8	17	25	5	2	1	2	3	1
Nr. 4	14	13	18	2	3	2	1	3	2

[a] Bei diesen Patienten betrug die Summe der über T- oder B-Zellen-Marker verfügenden Lymphozyten über 100 Prozent. Das Serum wurde in der aktiven Phase der Krankheit, vor Beginn der Behandlung, entnommen.

Zum Nachweis der sekundär an die T-Zellen gebundenen Immunglobuline wurden aus dem peripheren Blut von vier gesunden Personen E-Rosetten bildende T-Zellen isoliert. Diese Lymphozytensuspension enthielt 0-1 % IgG-tragende Zellen. Die so gewonnenen T-Lymphozyten wurden im Serum des ersten, dritten und vierten Kranken 30 Minuten lang bei 37 °C inkubiert (die Sera waren vor der Behandlung gesammelt worden). Das Serum von fünf gesunden Personen diente als Kontrolle. Nach der Inkubation wurden die Zellen in Hanks-Lösung dreimal gewaschen und schließlich mit FITC-markiertem Antihuman-IgG gefärbt. Im Anschluß an die Inkubation der T-Lymphozyten mit den Sera der Kranken war der Anteil der IgG-tragenden Zellen erhöht, während die Inkubation mit Kontrollsera unwirksam blieb. (Tabelle 3).

Diese Befunde deuten darauf hin, daß das Serum eines Teiles der Mycosis-fungoides-Patienten ein IgG enthält, welches sich sekundär an die T-Lymphozyten zu binden vermag. Die Bindung dieses IgG an die zirkulierenden T-Lymphozyten *in vivo* dürfte die Steigerung des Anteiles der scheinbar über Doppelmarker verfügenden Lymphozyten bei den erwähnten drei Kranken verursachen.

Zusammenfassung

Bei drei von sieben Mycosis-fungoides-Patienten wurde im peripheren Blut ein erheblicher Anstieg des Anteils der Ig-tragenden Lymphozyten beobachtet. Im Falle dieser drei Patienten überschritt der Anteil der über einen T- oder B-Zellen-Marker verfügenden Lymphozyten 100 %. Das Serum dieser Kranken enthält mit T-Zellen reagierende Antikörper vom Typ IgG.

Literatur

1. Lukes, R.J., Collins, R.D.: New approaches to the classification of the lymphomata. Brit. J. Cancer *31*, Suppl. 1, 1 (1975)
2. Crossen, P.E., Mellor, J.E.L., Finley, A.G.: The Sezary syndrome: cytogenetic studies and identification of the Sezary cell as an abnormal lymphocyte. Am. J. Med. *50*, 24 (1971)
3. Clendenning, W.E., Brecher, G., Van Scott, E.J.: Mycosis fungoides: relationship to malignant cutaneous reticulosis and the Sezary syndrome. Arch. Derm. *89*, 785 (1964)
4. Lutzner, M.A., Jordon, H.W.: The ultrastructure of an abnormal cell in Sezary's syndrome. Blood *31*, 719 (1968)
5. Böyum, A.: One-stage procedure for isolation of granulocytes and lymphocytes from human blood. Scand. J. clin. Lab. Invest. *21*, Suppl. 97 (1968)
6. Dobozy, A., Husz, S. Hunyadi, J., Simon, N.: Formation of mouse erythrocyte rosettes by human lymphocytes. Clin. exp. Immunol. *23*, 382 (1976)
7. Cormane, R.H., Husz, S., Hamerlinck, F.: Immunoglobulin and complement-bearing lymphocytes in allergiec contact dermatitis and atopic dermatitis (eczema). Brit. J. Dermatol. *90*, 597 (1974)
8. Edelson, R.L., Lutzner, M.A., Kirkpatrick, C.H., Shevach, E.M., Green, I.: Morphologic and functional properties of the atypical lymphocytes of the Sezary syndrome. Mayo Clin. Proc. *49*, 558 (1974)
9. Grifoni, V., Del Giacco, G.S., Manconi, P.E., Tagnella, S.: Surface immunoglobulins on lymphocytes in Hodgkin's disease. Lancet 1974 *I*, 848

Dr. A. Dobozy
Dermato-Venerolog. Klinik d. Univ.
Korányi Rakpart 8-10
Szeged/Ungarn

9.2.17. Moderne Aspekte in der Diagnostik und Klassifikation kutaner Lymphome *

G. Burg, München

Zahlreiche Synonyme sind zur Kennzeichnung lymphoretikulärer Proliferationen in der Haut verwendet worden. Im europäischen Sprachraum haben besonders die Begriffe *Retikulose* [11, 18] und *Hämatodermie* [12] Anwendung gefunden, wobei unter *Retikulose im weiteren Sinn* eine ganze Gruppe von Erkrankungen und unter *Retikulose im engeren Sinn* ein ganz bestimmtes und definiertes Krankheitsbild verstanden wird [18].

Nachdem sich gezeigt hat, daß nicht das retikulohistiozytäre, sondern das lymphozytäre System Ausgangspunkt der malignen Systemerkrankungen ist [1, 4, 5, 6, 7, 8, 10, 13, 15, 22, 23, 25, 26, 27, 28], müssen wir unsere pathogenetischen Vorstellungen revidieren und kommen zu einer Neuorientierung der Krankheitsbilder, die funktionelle Merkmale der proliferierenden Zellen stärker berücksichtigt als bisher [15, 25, 26, 27]. Wir sprechen heute von *kutanen Lymphomen* und verstehen hierunter *systemhafte, tumorförmige lymphoretikuläre Proliferationen mit primärer und/oder vorwiegender Manifestation am Hautorgan.*

Im folgenden sollen drei Punkte erörtert werden:
1. Welche modernen Methoden zur Diagnostik kutaner Lymphome gibt es?
2. Welche Bedeutung haben diese Methoden im Hinblick auf die Interpretation der Routine-Histologie an Paraffinschnitten?
3. Welche neuen Gesichtspunkte ergeben sich für die Klassifikation kutaner Lymphome?

Moderne Methoden zur Diagnostik kutaner Lymphome
1. Enzymzytochemie

Durch den Nachweis verschiedener hydrolytischer Enzyme lassen sich an Kryostatschnitten Zellen der lymphozytären, der mono-histiozytären und granulozytären Reihe gut und einfach differenzieren (Tabelle 1; [3]).

Dabei ist für die Lymphozyten das fast völlige Fehlen enzymatischer Aktivität charakteristisch, während sich in Monozyten und Histiozyten besonders unspezifische Esterasen und saure Phosphatase, in den Granulozyten Peroxydase und Naphthol-AS-D-Chloracetatesterase nachweisen lassen.

2. Immunzytologie

Durch Nachweis bestimmter Oberflächenmarker lassen sich Lymphozyten verschiedener Klassen differenzieren und von anderen mononukleären Zellen abgrenzen, wie dies in Tabelle 1 dargestellt ist.

Diese Untersuchungen können zum Teil an Kryostatschnitten vorgenommen werden (Fixierung von Erythrozyten-Antikörper-Komplement (EAC)-Komplexen [31], Bindung Peroxydase-markierter Anti-Ig-, Anti-T-Zell- und Anti-Null-Zell-Seren)[1]. Zum Nachweis von Oberflächenrezeptoren mit der direkten oder indirekten Immunfluoreszenzmethode, der Spontanrosettenbildung mit Schafbluterythrozyten und zur Prüfung der Stimulierbarkeit mit Phythämagglutinin [8] müssen die Zellen aus den Hautinfiltraten mit einem Gewebezellseparator [5, 6, 8] in Suspension gebracht werden. Der Nachweis intrazytoplasmatischer Immunglobuline erfolgt mit der indirekten Immunfluoreszenzmethode an Kryostatschnitten oder an Ausstrichpräparaten von Gewebehomogenaten.

Tabelle 1. Differenzierung mononukleärer Zellen mit immunologischen und enzymzytochemischen Methoden

	B-Lymphozyten	T-Lymphozyten	Monozyten
Membranständiges Immunglobulin	+	−/(+)	−
Rezeptoren für Komplement (C_3)	+	−	(+)
Rezeptoren für den F_C-Teil von Immunglobulinen	+	−	(+)
Rezeptoren für Anti-T-Zell-Globulin (34)	−	+	−
Spontanrosetten mit Schaferythrozyten	−	+	−
Fixierung von Erythrozyten-Antikörper-(IgM)-Komplement-Komplexen (EAC)	+	−	+
Hydrolytische Enzyme (unspezifische Esterasen, saure Phosphatase)	−/(+)	−/(+)	+
Lymphozytentransformation mit Phythämagglutinin	−/(+)	+	−
Intrazytoplasmatische Immunglobuline	−/+	−	−

3. Quantitative Immunglobulinbestimmung im Gewebe

Besonders die Untersuchungen von Stein et. al. [35] haben gezeigt, daß in einigen Lymphomen große Mengen von Immunglobulinen, meist der IgM-Klasse, gebildet werden. Die quantitative Bestimmung von Immunglobulinen aus einer Hautbiopsie erfolgt durch saline Extrahierung nach der Mancini-Technik [30][2].

Erhöhte Werte werden dabei beim Immunozytom [8, 16] und beim immunoblastischen Sarkom [35] gefunden.

4. Elektronenmikroskopie

Bei Erkrankungen aus der Histiozytosis-X-Gruppe lassen sich typische intrazytoplasmatische Langerhans-Zellgranula nachweisen, die von entscheidender diagnostischer Bedeutung sind [37].

Charakteristische Einschlüsse finden sich auch bei der Retikulohistiozytose der Haut mit benignem Verlauf [9, 19, 21]. Sézary-Syndrom und pagetoide Retikulose zeigen elektronenmikroskopisch charakteristische Zellen mit zerebriformen Kernformen [2, 29].

Der elektronenmikroskopische Nachweis interdigitierender Retikulumzellen (IDR) kann ein Hinweis für das Vorhandensein einer T-Zell-spezifischen Gewebsökologie [17] sein.

---

* Unterstützt aus Mitteln der Deutschen Forschungsgemeinschaft

[1] Dr. H. Rodt und Dr. Hofmann-Fitzer, Institut für Hämatologie, Abteilung Immunologie, Gesellschaft für Strahlenforschung München

[2] Dr. A. Fateh-Moghadam, Klinisch-chemisches Institut, Klinikum Großhadern/München

Bedeutung moderner diagnostischer Methoden für die Interpretation der Routine-Histologie

1. Infiltrat-Typisierung (Tabelle 2)

Bei den kutanen Lymphomen lassen sich im wesentlichen zwei unterschiedliche Infiltratmuster differenzieren.

B-Zell-Infiltrate sind scharf begrenzt und liegen unter Aussparung eines subepidermalen Streifens zum Teil walzenförmig perivaskulär überwiegend im mittleren und tiefen Korium, bis in das subkutane Fettgewebe hineinreichend. Die Infiltratzellen zeigen niemals Epidermotropismus.

T-Zell-Infiltrate liegen ohne Aussparung eines subepidermalen Streifens zum Teil bandartig im oberen Korium; die Begrenzung zu den tieferen Koriumschichten ist vergleichsweise unscharf. Tieferreichende Infiltrate finden sich nur als Folge einer kontinuierlichen Ausbreitung von höher gelegenen Infiltratanteilen. Die Zellen zeigen einen starken Epidermotropismus.

Diese in der Übersicht sehr einfach zu treffende Differenzierung in B- und T-Zell-Muster gilt nur für maligne Lymphome mit niedrigem Malignitätsgrad, die jedoch den überwiegenden Teil der Hautlymphome ausmachen.

Tabelle 2. Histomorphologische Charakterisierung kutaner Lymphome

B-Zell-Muster	T-Zell-Muster
– mittleres und tiefes Corium	– oberes Corium
– scharfe Begrenzung	– keine scharfe Begrenzung
– kein Epitheliotropismus	– Epitheliotropismus

2. Zell-Typisierung

Besonders aufgrund von Untersuchungen an Lymphknoten [25, 27] sind verschiedene morphologische Zelltypen bekannt, die sich auch in den Hautlymphomen auffinden lassen. Neben Plasmazellen und kleinen Lymphozyten sind aus der B-lymphozytären Differenzierungsreihe besonders die *Zentroblasten* (Germinoblasten; blasige, nicht gekerbte Kerne mit randständigen Nukleolen) und die *Zentrozyten* (Germinozyten; kleine gekerbte Kerne) zu nennen. Die Zuordnung dieser Zellen zur B-lymphozytären Reihe ist heute aufgrund immunzytologischer Befunde an Lymphknoten gesichert [24, 25, 27]. Auch in der Haut zeigen diese Zellen B-lymphozytären Charakter, während sich T-Zell-Marker an ihnen nicht nachweisen lassen [6, 7, 8]. Bei den malignen Lymphomen von hohem Malignitätsgrad (Retikulo- bzw. Lymphosarkom alter Nomenklatur) zeigen die *Immunoblasten* große, ovale oder runde, blasige Kerne mit großen zentralen Nukleolen; der Nachweis von Immunglobulinen in den Tumoren dieser Zellen [35] läßt ihre Zugehörigkeit zur B-lymphozytären Reihe erkennen; auch ein T-immunoblastisches Lymphom ist kürzlich beschrieben worden [32].

Weiterhin finden wir undifferenzierte Zellen mit großen, gebuchteten und gekerbten Zellkernen; es handelt sich hierbei um *T-Lymphoblasten, convoluted type* [26], die über einen hohen Gehalt an saurer Phosphatase bei fehlenden unspezifischen Esterasen verfügen [4, 6, 7, 36] und an denen sich spontane Rosettenbildung mit Schaferythrozyten nachweisen läßt [36].

Klassifikation kutaner Lymphome

Die Entwicklung der letzten Jahre macht eine Neuorientierung maligner Lymphome erforderlich, die neben überwiegend morphologischen Kriterien älterer Klassifikationen [14, 33] zusätzlich auch das funktionelle Verhalten der Infiltratzellen berücksichtigt [15, 25, 27].

Eine derartige Klassifikation ließ sich für die Lymphome der Haut in der in Tabelle 3 vereinfacht dargestellten Weise in Anlehnung an die Kiel-Klassifikation [15] treffen. Die Unterteilung von malignen Lymphomen mit niedrigem und mit hohem Malignitätsgrad war zunächst nur aufgrund morphologischer Untersuchungen an Lymphknoten getroffen worden, hat sich aber aufgrund retrospektiver Studien als klinisch relevant erwiesen [20].

Tabelle 3. Klassifikation kutaner Lymphome (in Anlehnung an die Kiel-Klassifikation [15])

Maligne Lymphome

1. Niedriger Malignitätsgrad
– T-Typ   Mycosis fungoides
           Sézary-Syndrom
           Pagetoide Retikulose
– B-Typ   Chronisch lymphatische Leukämie
           Immunozytom
           „Maligne Retikulose"

2. Hoher Malignitätsgrad („Retikulosarkom")
– Lymphoblastisches Sarkom
– Immunoblastisches Sarkom

Pseudolymphome

Wenngleich es sich bei der neuen Klassifikation zum Teil nur um Umbenennungen handelt, so bringen die neuen Begriffe doch eine bessere Aufschlüsselung von bisher gebrauchten Gruppendiagnosen und charakterisieren das funktionelle Verhalten der proliferierenden Zellen besser, als dies bisher der Fall war (z.B. Immunozytom als ein Tumor Immunglobuline produzierender Zellen aus der großen Gruppe der „Retikulosen" alter Nomenklatur).

Zusammenfassung

Bei über 100 Patienten mit kutanen Lymphomen wurden histo- und zytomorphologische, enzymzytochemische (hydrolytische Enzyme) und immunologische (B- und T-Zelldifferenzierung, quantitative Ig-Bestimmung) Untersuchungen von Hautinfiltraten durchgeführt. Die gewonnenen Untersuchungsergebnisse erlauben in Anlehnung an die Europäische Kiel-Klassifikation der Lymphome eine Neuorientierung lymphoretikulärer Proliferationen in der Haut in Pseudolymphome, maligne Lymphome mit niedrigem Malignitätsgrad, maligne Lymphome mit hohem Malignitätsgrad, unklassifizierbare Lymphome und ihre Abgrenzung von myeloproliferativen Prozessen. Innerhalb dieser Gruppen werden weitere Unterklassifizierungen vorgenommen. Begriffe wie „maligne Retikulose" oder „Retikulosarkom" der Haut können mit Hilfe der modernen Methoden zur Zellidentifikation weiter differenziert werden und sind nicht mehr als Krankheitsentitäten anzusehen.

Literatur

1. Braun-Falco, O., Burg, G., Wolff, H.: Kutane Lymphome und Pseudolymphome. Immuncytologische, enzymcytochemische und elektronenmikroskopische Untersuchungen. Therap. Umschau 33, 543-550 (1976)
2. Braun-Falco, O., Marghescu, S., Wolff, H.H.: Pagetoide Reticulose (Morbus Woringer-Kolopp). Hautarzt 24, 11-21 (1973)
3. Burg, G., Braun-Falco, O.: Fortschritte in der cytochemischen Differenzierung von Infiltratzellen in der Haut. Hautarzt, 25, 1-8 (1974)
4. Burg, G., Baun-Falco, O.: Classification and differentiation of cutaneous lymphomas. Enzymecytochemical and immunocytological studies. Br. J. Derm. 93, 597-599 (1975)
5. Burg, G., Braun-Falco, O.: T- und B-Lymphocyten in Hautveränderungen kutaner Lymphome. Ein Beitrag zur Klassifikation lymphoretikulärer Proliferationen in der Haut. Dtsch. Med. Wschr. 100, 2562-2564 (1975)
6. Burg, G., Braun-Falco, O.: Morphological and functional differentiation and classification of cutaneous lymphomas. Symposium sur le mycosis fungoide. Paris, 18 Oct. 1976 Bulletin du Cancer (in press)
7. Burg, G., Braun-Falco, O.: Cutaneous Non-Hodgkin lymphoma. Revaluation of the histology using enzymecytochemical and immunocytological studies. Int. J. Derm (in press)
8. Burg, G., Rodt, H., Grosse-Wilde, H., Netzel, B., Fateh-Moghadam, A., Braun-Falco, O.: Enzymecytochemical and immunocytological studies as a basis for the revaluation of the histology of cutaneous B-cell and T-cell lymphomas. In: Recent Trends in the Immunological Diagnosis of Leukemias and Lymphomas. Berlin–Heidelberg–New York: Springer (im Druck)
9. Caputo, R., Crosti, C., Cainelli, T.: A unique cytoplasmic structure in papular histiocytoma J. Invest Derm. 68, 98-104 (1977)
10. Claudy, A.L., Schmitt, D., Viac, J., Alario, A., Staquet, M.J., Thivolet, J.: Morphological and immunological and immunocytochemical identification of lymphocytes extracted from cutaneous infiltrates. Clin. exp. Immunol. 23, 61-68 (1976)
11. Degos, R., Ossipowski, B., Civatte, J., Touraine, R.: Réticuloses cutanées (Réticuloses histiomonocytaires). Ann. Derm. Syph. (Paris) 84, 125-152 (1957)
12. De Graciansky, P., Paraf, H.: Les hématodermies. Masson et Cie, Paris 1949
13. Edelson, R.L., Kirkpatrick, Ch.H., Shevach, E.M., Schein, P.S., Smith, R.W., Green, I., Lutzner, M.: Preferential cutaneous infiltration by neoplastic thymusderived lymphocytes. Ann. Int. Med. 80, 685-692 (1974)
14. Gall, E.A., Mallory, I.B.: Malignant lymphoma; clinicopathologic survey of 618 cases. Amer. J. Path. 18, 381-429 (1942)
15. Gérard-Marchant, R., Hamlin, J., Lennert, K., Rilke, F., Stansfeld, A.G., Van Unnik, J.A.M.: Classification of Non-Hodgkin's lymphomas. Lancet 1974 (2,1) 406-408
16. Goos, M.: Lympho-plasmocytoid immunocytoma of the skin. Vortrag. The Society for Investigative Dermatology and the European Society for Dermatological Research Joint Meeting. Amsterdam 9.-13. June 1975
17. Goss, M., Kaiserling, E., Lennert, K.: Mycosis fungoides: model for T-lymphocyte homing to the skin? Brit. J. Derm. 94, 221-222 (1976)
18. Gottron, H.A.: Retikulosen der Haut. In: Dermatologie und Venerologie IV (Hrsg.: H.A. Gottron und W. Schönfeld), S. 501-590. Georg Thieme: Stuttgart 1960
19. Hashimoto, K., Pritzker, M.S.: Electron microscopic study of reticulohistiocytoma. An unusual case of congenital self-healing reticulohistiocytosis. Arch. Derm. 107, 263-270 (1973)
20. Karl, J.: Kutane Non-Hodgkin Lymphome. Katamnestische Untersuchungen. Dissertation, München (in Vorbereitung)
21. Laugier, P., Hunziker, N., Laut J., Orusco, M., Osmos, L.: Réticulo-histiocytose d'évolution bénigne (Type Hashimoto-Pritzker). Etude en microscopie électronique. Ann.Derm. Syph. 102, 21-31 (1975)
22. Van Leeuwen, A.W.F.M., Meijer, C.J.L.M., De Man, J.C.H.: T-cell membrane characteristics of „mycosis cells" in the skin and lymph node. J. Invest. Derm. 65, 367-369 (1975)
23. Van Leeuwen, A.W.F.M., Meijer, C.J.L.M., Van Vloten, W.A., Scheffer, E., De Man, J.C.H.: Further evidence for T-cell nature of the atypical mononuclear cells in mycosis fungoides. Virch.Arch.B-Cell Path. 21, 179-187 (1976)
24. Lennert, K., Müller-Hermelink, H.K.: Lymphocyten und ihre Funktionsformen. Morphologie, Organisation und immunologische Bedeutung. Verh.Anat.Ges. 69, 19-62 (1975)
25. Lennert, K., Stein, H., Kaiserling, E.: Cytological and functional criteria for the classifation of malignant lymphomata. Br. J. Cancer, 31. Supp. II, 29-43 (1975)
26. Lukes, R.J., Collins, R.D.: Immunologic characterization of human malignant lymphomas. Cancer 34, 1488-1503 (1974)
27. Lukes, R.J., Collins, R.D.: New approaches to the classification of the lymphomata. Br.J.Cancer 31, Suppl. II, 1-28 (1975)
28. Lutzner, M., Edelson, R., Schein, P., Green, I., Kirkpatrick, Ch., Ahmed, A.: Cutaneous T-cell lymphomas: The Sézary syndrome, mycosis fungoides, and related disorders. NIH conference. Ann.Int.Med. 83, 534-552 (1975)
29. Lutzner, M.A., Jordan, H.W.: The ultrastructure of an abnormal cell in Sézary's syndrome. Blood 31, 719-726 (1968)
30. Mancini, G., Carbone, A.O., Heremans, J.F.: Immunochemical quantitation of antigens by single radial immunodiffusion. Immunochemistry 2, 235-254 (1965)
31. Meijer, C.J.L.M., Lindeman, J.: A modified method for tissue localization of cells bearing a complement receptor. J.Immunol.Meth. 9, 59-65 (1975)
32. Oehmichen, M., Gärtner, H.V., Knittel-Jung, U.: T-cell type immunoblastic sarcoma diagnosed primarily by CSF cell membrane features. Klin.Wschr. 55, 37-40 (1977)
33. Rappaport, H.: Tumors of the hematopoietic system. Atlas of tumor pathology. Section III, Fasciale 8. Armed Forces Institute of Pathology 1966
34. Rodt, H., Thierfelder, S., Thiel, E., Götze, D., Netzel, B., Huhn, D., Eulitz, M.: Identification and quantitation of human T-cell antigen by antisera purified from antibodies crossreacting with hemopoietic progenitors and other blood cells. Immunogenetics 2, 411-430 (1975)
35. Stein, H., Kaiserling, E., Lennert, K.: Evidence for B-cell origin of reticulum cell sarcoma. Virch.Arch.Abt. A 364, 51-68 (1974)
36. Stein, H., Petersen, N., Gaedicke, G., Lennert, K., Landbeck, G.: Lymphoblastic lymphoma of convoluted or acid phosphatase type-a tumor of T precursor cells. Int. J. Cancer 17, 292-295 (1976)
37. Wolff, H., Braun-Falco, O.: Zur Diagnostik und Therapie des Morbus Hand-Schüller-Christian. Hautarzt 23, 163-169 (1972)

Priv.-Doz. Dr. G. Burg
Dermatologische Klinik und
Poliklinik d. Univ.
Frauenlobstr. 9
D-8000 München 2

9.2.18. Genetische Untersuchungen bei Psoriasis vulgaris

V.N. Mordovtsev und A.S. Sergeev, Moskau

Um Aufschluß über den Vererbungsmodus der Psoriasis vulgaris zu erhalten, wurde eine Segregationsanalyse durchgeführt. Dabei wurden eine monogene und eine multifaktorielle Hypothese des Erbganges der Psoriasis vulgaris überprüft.

Es wurden folgende Stichproben untersucht: Geschwister mit voller und nicht voller (bei einzelner und abgeschnittener Registration) Auslese. In die volle Auslese wurden Kinder kranker Eltern, unabhängig von ihrem Phaenotyp, einbezogen, in die Auslese bei einzelner Registration die Probanden und deren Geschwister, in die Auslese bei abgeschnittener Registration Geschwisterschaften mit mindestens einem Kranken außer denjenigen Geschwisterschaften, von denen ein Kranker schon als Proband registriert worden war. Die Untersuchungen wurden durchgeführt nach der einfachen Geschwistermethode von Weinberg, nach der apriorischen Methode von Hogben, nach der aposteriorischen Methode von Haldane sowie nach den Modellen von Falconer, Edwards und Smith. Die meisten Verwandten 1. Grades wurden von uns selbst untersucht, bezüglich der Verwandten 2. und 3. Grades wurde von den Angaben anderer Verwandter ausgegangen.

Als Populationshäufigkeit (Morbidität) der Psoriasis wurde von uns ihre Häufigkeit unter den Ehegatten der Probanden und deren Geschwister verwandt, sie betrug 0,75 ± 0,26 % und entsprach der durchschnittlichen Morbidität, wie sie auch allgemein angegeben wird.

Von den 823 Patienten mit einer Psoriasis vulgaris, die zu dieser Untersuchung herangezogen worden waren, hatten 242 (30 %) eine familiäre Psoriasis. Die Häufigkeit der Psoriasis unter den Verwandten unterschiedlichen Grades wurde nach den Angaben der 823 Sippen in Tabelle 1 zusammengestellt.

Von den 406 psoriasiskranken Verwandten der Probanden waren 213 Männer (52,46 ± 2,48 %) und 193 Frauen (47,54 ± 2,48 %). Der statistisch gesicherte Unterschied zwischen der allgemeinen Morbidität (0,75 ± 0,26 %) und der Häufigkeit der Psoriasis bei den Verwandten 1. Grades der Probanden (6,3 ± 0,4 %) deutet darauf hin, daß bei der Psoriasis vulgaris ein genetischer Faktor von entscheidender Bedeutung ist.

Wie schon erwähnt, wurde die Segregationsanalyse unter Berücksichtigung des Verfahrens der Familienregistration durchgeführt. In Tabelle 2 ist das Verhältnis der beobachteten (Spalte 6) und der zu erwartenden Verteilung der Kranken bei voller Registration der Familien und unter der Annahme eines dominanten (Spalte 4) und eines rezessiven Erbganges (Spalte 5) zusammengestellt.

Es steht fest, daß die Segregationshäufigkeit in der zu untersuchenden, ausgewählten Population, die als $\frac{n}{N}$ ermittelt wurde (n = Anzahl der erkrankten, N = Anzahl sämtlicher Geschwister) gleich 7,4 ± 0,8 % ist. Die Anzahl der Kranken betrug 1/6 der unter der Annahme

Tabelle 1

Der Grad der Verwandtschaft		Gesamtzahl der Verwandten der Probanden	Zahl der befallenen Verwandten	Prozentzahl der befallenen Verwandten
1. Grad		3953	249	6,3 ± 0,4
	Eltern	1586	109	6,87 ± 0,6
	Kinder	817	46	5,63 ± 0,8
	Geschwister	1550[a]	94	6,1 ± 0,6
2. Grad		3799	118	3,1 ± 0,3
3. Grad		2898	39	1,35 ± 0,2

[a] mit Ausnahme der Probanden

Tabelle 2

Zahl der Kinder in der Familie	Zahl der Familien	Gesamtzahl der Kinder	Zahl der befallenen Kinder		
			zu erwarten bei		beobachtet
			dominanter Hypothese	*rezessiver* Hypothese	
s	n_s	$n_s \cdot s$	$n_s \cdot p \cdot s$	$\dfrac{n_s \cdot p \cdot s \cdot 2f(1-f)}{(1-f)^2 + 2f(1-f)}$	
1	253	253	126,5	20,1635	23
2	201	402	201	32,0385	25
3	72	216	108	17,2147	15
4	14	56	28	4,4634	6
5	13	65	32,5	5,1803	4
6	8	48	24	3,8255	4
7	2	14	7	1,1158	1
Insgesamt	563	1054	527	84,0013	78

einer bei dominanter Vererbung zu erwartenden Patientenzahl (Spalte 4). Da dieser Unterschied gesichert ist, kann festgestellt werden, daß die Hypothese einer autosomal-dominanten Vererbung der Psoriasis vulgaris *nicht* zutrifft. Was die Hypothese einer rezessiven Vererbung angeht, so stimmt scheinbar die Anzahl der Kranken (78, Spalte 6) mit dem Erwartungswert der Kranken (84,0013, Spalte 5) überein. Wenn die Hypothese einer rezessiven Vererbung tatsächlich zutreffen sollte, so ist mit der gleichen Übereinstimmung auch bei anderen Registrationsverfahren (einzelne und abgeschnittene Registration) zu rechnen. Wir haben deshalb zusätzliche Berechnungen nach der einfachen Weinberg-Geschwistermethode zur Verteilung der erkrankten Geschwister in den Ehen, in denen ein rezessiver Erbgang, d.h. Aa x Aa (p=0,25) und Aa x aa (p=0,5), möglich ist, durchgeführt und die Übereinstimmung unserer Angaben mit dem rezessiven Erbgang nach der apriören Hogben-Methode überprüft. Die Segregationshäufigkeit der Psoriasis ($p = \frac{R-N}{T-N} = \frac{779-714}{2097-714}$) für die Ehen des ersten Typs betrug 4,7 %, für die Ehen des zweiten Typs ($\frac{138-109}{276-109}$) 17,4 %.

Die letzte Auslese der Familien wurde von uns in zwei Gruppen geteilt, und zwar in 1. Familien, in denen außer einem Elternteil der Probanden keine weiteren Erkrankungsfälle bekannt waren, und 2. in Familien, in denen neben einem Elternteil auch noch Verwandte 2. Grades erkrankt waren. Für die erste Gruppe erhielten wir eine Segregationshäufigkeit von 16,66 %, für die zweite von 19,1 %. Diese Werte unterscheiden sich wesentlich von den Segregationshäufigkeiten unter der Hypothese eines rezessiven Erbganges. Weitere Angaben, die *gegen* die Hypothese eines rezessiven Vererbungsmodus sprechen, erhielten wir bei der Analyse der Familien nach der Methode von Hogben. Die Ergebnisse dieser Untersuchung sind in Tabelle 3 dargestellt. Der Unterschied zwischen Erwartungswert (Spalte 6) und dem ermittelten Wert (Spalte 7) ist statistisch signifikant; bei einzelner und abgeschnittener Registration läßt sich also die Annahme einer rezessiven Vererbung der Psoriasis *nicht* bestätigen. Nach Überprüfung der Daten in der Tabelle 3 mittels der aposterioren Methode von Haldane ermittelten wir eine Segregationshäufigkeit in den Familien mit gesunden Eltern von 4,68 %, in Familien mit einem erkrankten Elternteil von 14,5 % (erkrankte Verwandte höheren Grades wurden nicht mit einbezogen). Der Mittelwert der Segregationshäufigkeit betrug 7,75 ± 1,8 %. Nach unseren Angaben ist bei der Psoriasis vulgaris eine Segregationshäufigkeit von 6,1 – 7,75 % nicht mit der Annahme eines monogenen (rezessiven oder dominanten) Erbganges vereinbar. Wenn eine monogene Vererbung überhaupt möglich sein soll, dann muß dafür ein pathologisches Gen mit sehr niedriger Penetranz und Expressivität verantwortlich gemacht werden. Eine solche Voraussetzung ist aber eher mit einer multifaktoriellen Vererbung vereinbar.

Die Berechnung der Heritabilitätskoeffizienten der Psoriasis vulgaris wurde nach den Modellen von Falconer, Edwards und Smith durchgeführt. Die Ergebnisse sind in Tabelle 4 zusammengefaßt. Dieser Heritabilitätskoeffizient schwankt zwischen 64 und 72 % und ist ein Hinweis darauf, daß bei der Manifestation der Psoriasis vulgaris neben genetischen Faktoren, welche von hauptsächlicher Bedeutung sind, auch Umweltfaktoren wesentlich sind.

Wir haben Mittelwerte der Regressions- und Heritabilitätskoeffizienten nach den Modellen von Edwards und Smith ermittelt, weil der Unterschied in der Häufigkeit der Psoriasis unter Verwandten verschiedenen Grades nicht gesichert war. Der aufgrund von Angaben von Verwandten 2. Grades ermittelte Heritabilitätskoeffizient ist höher als der Heritabilitätskoeffizient, der auf Unter-

Tabelle 3. Überprüfung der Hypothese der Rezessivität nach Hogben:
(a) für die Ehen Aa x Aa (p = 0,25)

Zahl der Kinder in der Familie	Zahl der Familien	Gesamtzahl der Kinder	p	δ_s^2	Zahl befallener Kinder		Abweichung
					zu erwarten	beobachtete	
s	n_s	$s \cdot n_s$	$\frac{p}{1-q^s}$		$\frac{p \cdot s \cdot n_s}{1-q^s}$		$\delta_s^2 \cdot n_s$
2	31	62	0,5714	0,12245	35,427	31	3,79595
3	19	57	0,4324	0,26297	24,674	20	4,99643
4	20	80	0,3657	0,42005	29,256	24	8,401
5	8	40	0,3278	0,59178	13,112	8	4,73424
6	4	24	0,3041	0,77595	7,298	4	3,1038
7	4	28	0,2885	0,97024	8,078	4	3,88096
Insgesamt	86	291	–	–	117,845	91	28,91238

(b) für die Ehen aa x aa (p = 0,5)

2	10	20	0,6667	0,2222	13,334	14	2,222
3	9	27	0,5714	0,4698	15,4278	9	4,2282
4	1	4	0,5333	0,7822	2,1332	2	0,7822
5	4	20	0,5161	1,082	10,322	4	4,328
6	5	30	0,5079	1,379	15,237	6	6,895
7	2	14	0,5039	1,607	7,0546	3	3,214
Insgesamt	31	115	–	–	63,5086	38	21,6694

Tabelle 4

Der Grad der Verwandtschaft	A	N	p	SE (%)	q	x_r	nach Falconer		nach Edwards		nach Smith		SE (%)
							b	h² (%)	b	h² (%)	b	h² (%)	
1. Grad	249	3953	0,063	0,4	0,937	1,530	0,32669	65,3	0,3615	72,3	0,3605	72,1	3,4
Kinder	46	817	0,0563	0,8	0,9437	1,586	0,3064	61,3	–	–	–	–	4,2
Eltern	109	1586	0,0687	0,6	0,9313	1,487	0,342267	68,4	–	–	–	–	3,6
Geschwister	94	1550	0,061	0,6	0,939	1,546	0,320898	64,2	–	–	–	–	3,7
2. Grad	118	3799	0,0311	0,3	0,9699	1,865	0,20536	82,1	0,221	88,4	0,2205	88,2	4,0
Onkel und Tanten	58	2060	0,0281	0,4	0,9719	1,910	0,18906	75,6	–	–	–	–	4,3
Großeltern	42	1129	0,0372	0,6	0,9628	1,785	0,234335	93,7	–	–	–	–	4,4
Neffen und Nichten	18	610	0,0295	0,7	0,9705	1,887	0,197392	78,9	–	–	–	–	5,3
3. Grad Vettern und Kusinen	39	2898	0,01346	0,2	0,9856	2,211	0,080043	64,03	0,0826	66,1	0,825	66,11	4,8
Allgemeinpopulation	8	1066	0,0075	0,26	0,9925	x_g = 2,432 a_g = 2,761							

suchung und Angaben von Verwandten 1. Grades beruht. Dieses Phänomen ist nach unserer Ansicht Ausdruck eines methodischen Fehlers, der darin besteht, daß die Angaben über die Verwandten 2. Grades nicht durch eigene Untersuchung, sondern durch Befragung von Verwandten gesammelt wurden, und weil man naturgemäß mehr Auskünfte über Kranke als über Gesunde erhält. Daß der Unterschied der Heritabilitätskoeffizienten bei den verschiedenen Typen von Verwandten 1. Grades statistisch nicht gesichert ist, beweist nach unserer Auffassung, daß ein *Dominanz-Effekt* bei der Zusammenwirkung von Genen, unter deren Beeinflussung sich eine Disposition zur Erkrankung entwickelt, nicht bedeutsam ist.

Im Hinblick auf die genetische Beratung bei Psoriasis vulgaris können wir für die Geschwister der Erkrankten folgende empirische Risiken angeben:

a) In Familien mit gesund erscheinenden Eltern, 4,7 %
b) in Familien mit einem erkrankten Elternteil, 14,5–16,7 %
c) in Familien mit einem erkrankten Elternteil und mit einem oder mehreren erkrankten Verwandten 2. Grades, 19,0 %
d) in Familien mit gesund erscheinenden Eltern und erkrankten Verwandten 2. oder 3. Grades, 10,8–13,9 %
e) in Familien mit unbekanntem Phaenotyp der Verwandten. 6,1– 7,7 %

Aufgrund der Erfahrungen bei unseren genetischen Untersuchungen können wir folgende Feststellungen machen: eine Dispensarbeobachtung sollte nicht nur die Psoriatiker, sondern auch ihre Verwandten 1. Grades einbeziehen, da diese ein wesentlich höheres Erkrankungsrisiko haben als die Allgemeinpopulation. Da die genaue Ursache der Psoriasis unklar bleibt, sollten ungünstige Einflüsse von Umweltfaktoren (z.B. Störungen des Nervensystems, Traumen, Infektionskrankheiten wie An-

gina usw.), die eine Provokation oder Exacerbation der Psoriasis auslösen können, bei Personen mit einem erhöhten Erkrankungsrisiko möglichst vermieden werden.

Prov. Dr. V.N. Mordovtsev
Zentralwissenschaftliches Institut
d. Haut- u. Geschlechtskrankheiten
Korolenkostr. 3
Moskau B-76 / UDSSR

9.2.19. Kongenitaler Melanozyten-Naevus, kombiniert mit benignen juvenilen Melanomen

L. Sauter, New York

J.Z., 6-jähriges Mädchen aus Persien. Die Großmutter mütterlicherseits hatte ein seit Geburt bestehendes zwetschgengroßes braunes Muttermal. Die Eltern und eine eineiige Zwillingsschwester zeigen keine auffälligen Hautveränderungen. Von Geburt an hatte die Patientin einen unregelmäßig verfärbten, bräunlichen Fleck unterhalb der rechten Brustwarze. Bei einer Routineuntersuchung bemerkte der Kinderarzt zwei rötliche, nebeneinanderstehende Knötchen. Er überwies mir das Kind zur dermatologischen Abklärung. Das klinische Krankheitsbild bestand aus einem unregelmäßig begrenzten Pigmentnaevus, der 2,2 x 2,8 Zentimeter im Durchmesser betrug. Der kongenitale Naevus zeigte verschiedene Schattierungen von „Café-au-lait" bis dunkelbraun. Die Beschaffenheit der Oberfläche des Naevus war stellenweise flach und teilweise verrukös. Einige beinahe schwarze, punktförmige Tüpfel waren über den Naevus verstreut. Im zentralen Teil des Naevus befanden sich zwei blaßrötliche, hervorstehende Knötchen mit einem Durchmesser von 2 bzw. 6 Millimetern. Die Oberfläche dieser Noduli war vollkommen glatt. Die Haut um den kongenitalen Naevus wies keine pathologischen Veränderungen auf. Das 6-jährige Mädchen hatte sonst keine Beschwerden und war völlig gesund.

Die Histologie des Präparates, nämlich die initiale Biopsie von einem der zwei hervorstehenden Knötchen, zeigt verdünnte, depigmentierte Epidermis mit etwas verlängerten Epithelzapfen und darunter eine aus zahlreichen amelanotischen Naevuszellen bestehende Infiltration, die das Corium des Tumors dicht ausfüllt. Viele von diesen Zellen sind spindelförmig, einige sind epitheloid. Beide Arten von Zellen haben große Zellkerne. Mehrere erweiterte Kapillaren sind in dem spärlichen Bindegewebe sichtbar. Das elektronenmikroskopische Bild zeigt Naevuszellen, von denen einige zahlreiche, aber mangelhaft melanisierte Pigmentorganellen haben. Zusätzliche elektronenmikroskopische Studien sind in Arbeit und werden anderweitig detailliert dargestellt.

Die histologischen Schnitte durch den total exzidierten Naevus zeigen verschiedenartige Bilder: Einerseits ist die Histologie des verbliebenen Knötchens identisch mit den Befunden der initialen Biopsie, außer daß zusätzlich unter der sessilen Protuberanz noch ein Teil des gewöhnlichen Compound-Naevus — in diesem Fall eines kongenitalen Naevus — sichtbar ist. Andererseits zeigen die histologischen Präparate der flachen Teile des Naevus intraepidermale, pigmentreiche Zellnester mit starker junktionaler Aktivität. Weiterhin sind die Naevuszellen auch in tieferen Teilen des Coriums und sogar im oberen Bereich der Subcutis stellenweise vorhanden. Bezeichnenderweise infiltrieren die Naevuszellen einige epidermale Adnexe und einen Nerv.

Die maligne Tranformation eines kongenitalen Melanozyten-Naevus ist eine nicht seltene Komplikation, Reed et al. [5] fanden eine Häufigkeit von 2 - 13 %. Gewöhnlich wird sie allerdings bei großen, tierfellartigen Pigmentnaevi beschrieben. Vor kurzem jedoch haben Mark et al. [4] auch bei einem „kleinen Typus" des kongenitalen Naevus ein malignes Melanom erwähnt. Im Gegensatz dazu berichte ich hier über zwei benigne juvenile Melanome (b.j.M.), verbunden mit einem kongenitalen Melanozyten-Naevus vom „kleinen Typus". Das Auftreten von b.j.M. innerhalb einer pigmentierten Hautläsion wurde auch von anderen Autoren beobachtet: so beschrieben Kopf und Andrade [3] in einer ausführlichen Arbeit ein b.j.M., das sich in einem Café-au-lait-Flecken gebildet hatte. Kernen und Ackerman [2] fanden im histologischen Präparat eines kongenitalen Naevus bei einem Kind mehrere fokal angeordnete Ansammlungen von epitheloidförmigen Naevuszellen. Ein interessanter Bericht liegt ferner von Bourlond [1] vor, der über multiple b.j.M. am linken Oberschenkel eines 6-jährigen Mädchens berichtete. Zusätzliche Befunde bestanden bei seiner Patientin unter anderem aus flachen und verrukösen, pigmentierten Hautveränderungen. Der Autor fand histologisch gewöhnliche Naevuszellen in den tiefer gelegenen Teilen der Läsionen. Zugleich beschrieb er pigmentarme, spindelförmige sowie „ovale und kugelige" Zellen intraepidermal und im oberen Corium. Gartmann berichtete in einer persönlichen Mitteilung über einen Patienten der Universitätshautklinik Köln, der ein b.j.M. kombiniert mit einem congenitalen Melanozyten-Naevus aufwies [6].

Alle diese Beobachtungen sprechen dafür, daß b.j.M. in Verbindung mit anderen pigmentierten Hautveränderungen vorkommen können, wenn auch äußerst selten. Teils zeigen die Läsionen nur vermehrte Melaninmengen, wie bei Café-au-lait-Flecken [3], teils sind es Melanozyten-Naevi [1, 2].

Literatur

1. Bourlond, A.: Multiple juvenile Melanome. Hautarzt. 22, 144-149 (1971)
2. Kernen, J.A., Ackermann, L.V.: Spindle Cell Nevi and Epitheloid Cell Nevi (So-Called Juvenile Melanomas) in Children and Adults. Cancer. 13, 612-625 (1960)
3. Kopf, A., Andrade, R.: Year Book of Dermatology 1965-1966, S. 7-52. Year Book Medical Publ., Chicago, USA
4. Mark, J.G., Mihm, M.C., Liteplo, M.G., Reed, R.J., Clark, W.H.: Congenital Melanocytic Nevi of the Small and Garment Type. Human Pathology. 4, 395-418 (1973)
5. Reed, W.B., Becker, S.W., Sr., Becker, S.W., Jr., and Nickel, W.R.: Giant Pigmented Nevi, Melanoma and Leptomeningeal Melanocytosis. Arch.Derm. (Chic.) 91, 100-119 (1965)
6. Steigleder, G.K., Gartmann, H.: Malignes Melanom: Hinweise zur Diagnostik und für die Praxis. Diagnostik 7, 220-226 (1974)

Dr. Lilianna S. Sauter
New York Medical College
784 Park Avenue
New York, N.Y. 10021 / USA

10.1. Andrologie · Feste Themen

Moderator: C. Schirren, Hamburg

10.1.1. Die Beurteilung von Therapieerfolgen in der Andrologie

H.-J. Heite, Freiburg

Bei der Beurteilung von Therapieerfolgen müssen wir uns bewußt sein, daß der naive Eindruck am Krankenbett nichts taugt und allzuhäufig in die Irre führt. Zutreffende therapeutische Informationen kann man nur durch geplante therapeutische Forschung (clinical trial) gewinnen. Dabei muß angesichts der empirisch-naturwissenschaftlichen Ausrichtung unserer Medizin bewiesen und dargelegt werden, ob und inwieweit ein aus Versuchsdaten deduziertes Ergebnis reproduzierbar ist.

Wie jedes geplante Experiment so unterscheidet auch die therapeutisch-klinische Forschung bei der Beurteilung von Therapiewirkungen unterschiedliche Sachverhalte, heute als „medizinische Daten" bezeichnet. Hierbei unterscheiden wir (Tabelle 1):

Tabelle 1. Daten zur Beurteilung von Therapie-Wirkungen

Selektionsdaten
Identifikationsdaten
Arbeitsdaten { Zieldaten / Einflußdaten / Störrdaten }
Kontrolldaten

Die Selektionsdaten sind von fundamentaler Bedeutung für das therapeutische Ergebnis. Dies auszusprechen ist eigentlich eine Trivialität — würde nicht gegen dieses Prinzip allzuoft verstoßen. Bekanntlich sind die recht unterschiedlichen Erfolgsberichte beim OTA-Syndrom vorzugsweise durch unterschiedliche Auswahl der Patienten bedingt, die man einer HMG-HCG-Therapie zuführt. Ohne exakte Definition, welche Patienten in eine therapeutische Studie Eingang fanden, ist das Ergebnis nicht reproduzierbar und damit wertlos.

Im Rahmen dieses Referates soll die therapeutisch-klinische Forschung in der Andrologie beispielhaft an Patienten mit Fertilitätsstörungen (insonderheit OTA-Syndrom) und bei Patienten mit Potenzstörungen angesprochen werden.

Die Identifikationsdaten (I-Daten) kennzeichnen den Patienten bzw. die sog. „Zähleinheit" der therapeutischen Studie. Es ist wichtig, bei Planung und Anlegung einer therapeutischen Studie die Art der späteren Auswertung zu überdenken; dabei ist zu prüfen, welche verschiedenen Zähleinheiten den einzelnen Auswertungen zugrundegelegt werden sollen, z.B. Patienten oder Spermiogramme oder bestimmte Spermiogramm-Parameter usw. Jede ins Auge gefaßte Zähleinheit muß für die spätere Auswertung durch die I-Daten angesprochen werden können und festgelegt werden. Zur Kennzeichnung des Patienten genügt im allgemeinen eine laufende Nummer, der Geburtstag und der Erfassungszeitpunkt (Monat, Jahr).

Die Arbeitsdaten umfassen die Daten, an denen man die Wirksamkeit ablesen will (Zieldaten), ferner die Daten, deren Einfluß ich prüfen will (Einflußdaten), aber auch Daten, die einer Erkenntnis hinderlich sind und mein Urteil stören könnten (Störrdaten).

Bei den Zieldaten ist exakt zu überlegen, was ich wissen will - also bei Fertilitätsstörungen, ob die Fertilität wieder hergestellt ist - und anhand welcher klinischer oder laboratoriumsmäßiger Sachverhalte ich den Erfolg oder Mißerfolg einer Therapie erfassen kann.

Die therapeutisch-klinische Forschung hat sich in den beiden letzten Jahrzehnten bemüht, sich vom subjektiven klinischen Eindruck einer Besserung oder Verschlechterung freizumachen und durch objektive, am besten zahlenmäßige Daten zu ersetzen. Hierbei hat sich in den letzten Jahren der Trend eingebürgert, den klinischen Eindruck, der ja keineswegs völlig wertlos ist, zu unterschätzen und Maß und Zahl, die nicht nur fehlerbehaftet sein können, sondern auch mit der biologischen Variation erheblichen Schwankungen unterliegen, weit zu überschätzen.

Die Zieldaten bei Fertilitätsstörungen bestehen in: Eintreten oder Nichteintreten einer Gravidität; Besserung oder Verschlechterung der Spermiogrammdaten, erkennbar an Spermiendichte, Spermienmotilität, Fehlformenrate, Carnitingehalt im Seminalplasma.

Auch der objektive Tatbestand einer eingetretenen Gravidität birgt bekanntlich Fehlermöglichkeiten; die Erfolgsbeurteilung bedarf daher der Ergänzung durch die Spermiogrammdaten.

Eine festgestellte Änderung in den Spermiogrammdaten kann aber erst dann auf einen therapeutischen Einfluß bezogen werden, wenn die eingetretene Änderung außerhalb der normalen Variationsbreite des betreffenden Spermiogramm-Parameters liegt. Wie groß der Streubereich allein des Parameters Spermiendichte bei dem gleichen Mann sein kann, ist in Abb. 1 dargestellt. Ein Proband, der regelmäßig zu dem Spermien-Immobilisationstest Sperma zur Verfügung stellte, erklärte sich freundlicherweise bereit, die vorliegenden Daten mit einer sexuellen Karenzzeit zwischen 1/2 und 4 Tagen zu ergänzen durch einige Untersuchungen nach 6-stündiger und 3-stündiger Karenzzeit. Die Punktwolke der Abb. 1 zeigt deutlich eine stärkere Ausdehnung von links unten nach rechts oben. Längere Karenzzeiten und höhere Spermiendichten fallen ebenso bevorzugt zusammen wie kurze Karenzzeiten und niedrige Spermiendichten. Der Korrelationskoeffizient beträgt $r = +0{,}41$. Das bedeutet, daß sich Karenzzeit und Spermiendichte so verhalten, als wenn die Karenzzeit nur zu $r^2 = 0{,}165$ (16,5 %) auf die Spermiendichte von Einfluß wäre; $100 - 16{,}5 = 83{,}5$ % andere, von der Karenzzeit völlig unabhängige Faktoren würden dagegen die Spermiendichte determinieren.

Abb. 2 zeigt die Häufigkeitsverteilung der Spermiendichte nach eintägiger und nach 2-tägiger Karenzzeit. Man erkennt, daß die Medianwerte, die bei 22 und 34 Millionen liegen, wohl recht verschieden sind; die beiden Häufigkeitsverteilungen überlappen sich jedoch über weite Bereiche. Damit ist zugleich anschaulich dargelegt, welchen Einfluß der Störsachverhalt „unterschiedliche sexuelle Karenzzeit" nimmt.

Bei diesem Patienten ergab sich bei einer sexuellen Karenzzeit von 2-4 Tagen eine mittlere Spermiendichte von 37,8 Mio/ml und eine einfache Streubreite von ± 17,4 Mio/ml. Als grobe Faustregel kann daher die Schätzung gelten, daß 2 gefundene Spermiendichten sich mindestens um die doppelte Standardabweichung, also um 35 Mio/ml, voneinander unterscheiden müssen.

Beim gleichen Patienten betrug die mittlere Motilität 60 % und deren einfache Streubreite ± 10 %. Hier würde also eine Änderung der Motilität um 20 % und mehr der Zufallseinrede standhalten können.

Tabelle 2. Einfluß sexueller Karenz

Karenz (Tage)	SP-Dichte (Mio/ml)	Motilität (%)	N
4	47 ± 17	59 ± 10	8
2	36 ± 17	60 ± 11	32
1	28 ± 19	54 ± 15	17
0,5	26 ± 11	48 ± 14	13

Zusammenhänge zwischen 2 Spermiogramm-Parametern sind, so fällt das Ergebnis sehr unübersichtlich aus; denn es ergeben sich recht unterschiedliche, zum Teil gegensätzliche korrelative Zusammenhänge, z.B. bei Oligozoospermien und Hyperzoospermien. Man muß daher eine vielfältige Aufgliederung des auszuwertenden Spermiogramm-Zahlenmaterials durchführen, z.B. wie in Abb. 3 aufgeführt. Darin sind 8 verschiedene Spermiogramm-Parameter und die Hodengröße in meist 3, gelegentlich 4 Gruppen, insgesamt also in 32-facher Weise, aufgegliedert. Für jede Aufgliederung wurden dann für die restlichen Parameter alle nur denkbaren Korrelationskoeffizienten ausgerechnet und auf Signifikanz gegenüber Null geprüft. Das Ergebnis ist in Abb. 4 aufgeführt. Darin wird angegeben, wie häufig hochsignifikante Korrelationskoeffizienten im Rahmen dieser vielfältigen Auswertung vorkommen. Dabei sind positive Korrelationskoeffizienten mit nach rechts kursiven Häufigkeitszahlen und negative Korrelationskoeffizienten mit nach links kursiven Zahlen aufgeführt. Abgesehen von der Korrelation zwischen Hodengröße und Spermiendichte kommen am häufigsten die Korrelationen zwischen Motilität, Fehlformenrate und Spermiendichte vor. Es hat daher seinen guten Grund, die Kombination von Oligozoo-Terato-Asthenospermie besonders herauszustellen und mit dem Begriff *OTA-Syndrom* zu kennzeichnen.

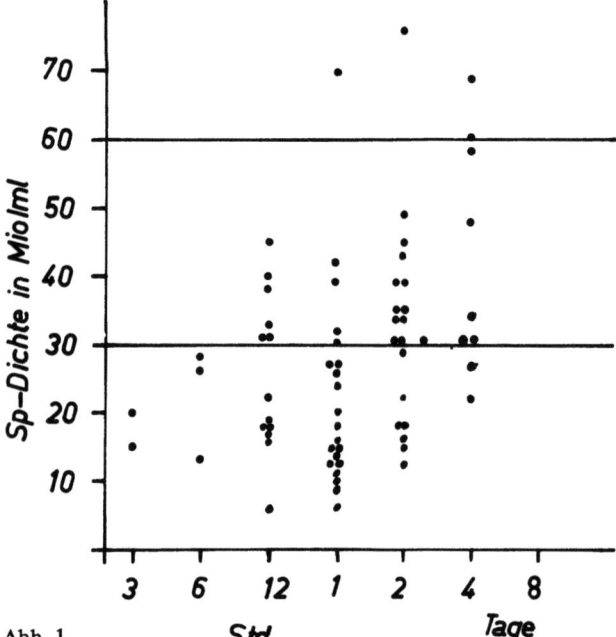

Abb. 1

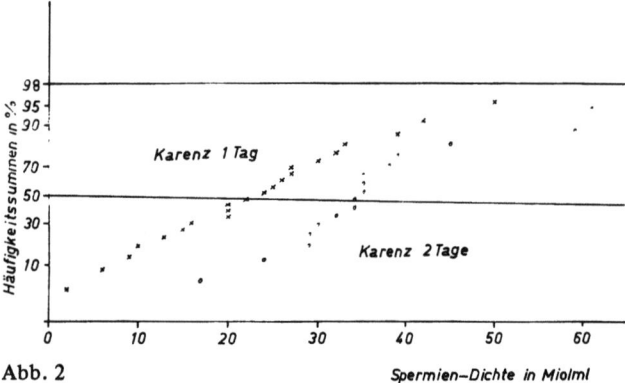

Abb. 2 Spermien-Dichte in Mio/ml

Nicht an den Einzelwerten, wohl aber an den Mittelwerten aus mehreren Spermiogrammen kann man, wie Tabelle 2 zeigt, erkennen, daß sowohl die Spermiendichte als auch die Motilität ansteigt, wenn die sexuelle Karenzzeit von 0,5 Tagen auf 4 Tage zunimmt. Auch im Urteil über einen Therapie-Effekt wird man naturgemäß sicherer, wenn man, was international nicht selten gefordert wird, 3 Spermiogramm-Ausgangswerte einer therapeutischen Studie zugrundelegt.

Bei der Beurteilung einer Spermiogramm-Änderung ist ferner zu bedenken, daß die einzelnen Spermiogramm-Parameter nicht unabhängig voneinander sind.

Untersucht man in ausgedehnten korrelationsstatistischen Untersuchungen, wie häufig stochastische

Art der Bestimmung	Aufgliederung der Gruppen Zahl	Art der Gliederung
Hodengröße	4	1-4 5-6 7 8-9
Karenz	4	1-3 4-6 7-9 ≥10
Ej-Menge	4	1-2,5 2,6-4,9 5,0-6,9 ≥7,0
Sp-Dichte	3	1-49 50-149 ≥150
Motilität	3	0-39 40-60 ≥61
Fehlformen	3	0-14 15-30 ≥31
I-Fruktose	3	0-140 150-29 ≥30
pH-Wert	2	6,1-7,0 7,5-8,1
	32	

Abb. 3

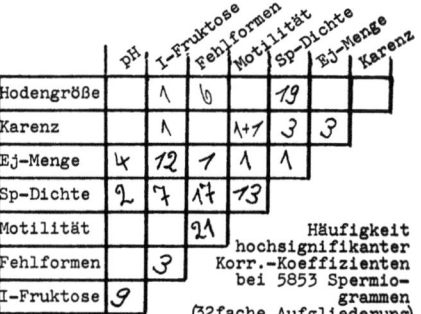

Abb. 4 Häufigkeit hochsignifikanter Korr.-Koeffizienten bei 5853 Spermiogrammen (32fache Aufgliederung)

Daß die vielfach gefundene enge Korrelation zwischen Spermiendichte und Motilität beim gleichen Patienten völlig unterschiedlich ausfallen kann, ist in den Abb. 5 und 6 dargelegt. Während sich nach 2-tägiger sexueller Karenz und Vorkarenz keine Korrelation findet, findet sich nach 1-tägiger Vorkarenz und 1-tägiger Karenz, also einer Art Erschöpfungs-Oligozoo-Astheno-Spermie, eine recht enge Korrelation zwischen beiden Spermiogramm-Parametern. Es sei anhand dieses dargelegten Zahlenmaterials noch einmal betont, wie wenig aussagekräftig und wie starken Zufallsschwankungen ein einziges Spermiogramm unterliegen kann. Für die Beurteilung eines Therapieerfolges ist grundsätzlich eine größere Anzahl von Spermiogrammen und die Auswertung anhand einer Mittelwertbildung erforderlich.

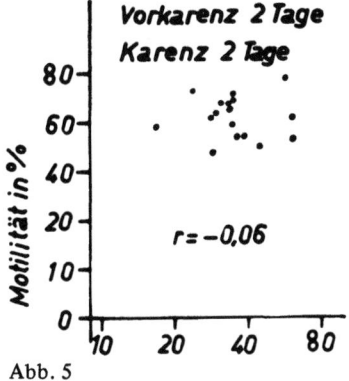
Abb. 5

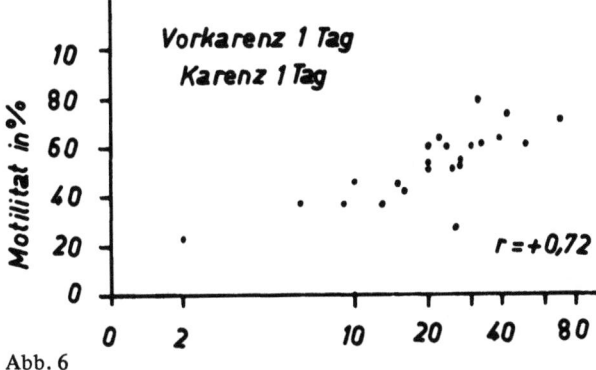
Abb. 6

Bei den Einflußdaten muß, abgesehen von der Dosis eines Pharmakons, als sehr wesentlicher Einflußfaktor die Behandlungsdauer berücksichtigt werden. Der spermiogenetische Zyklus, d.h. die Fertigungsdauer eines reifen Spermiums, wird vielfach mit 84 ± 5 Tagen angegeben. Es wird aber auch das Vorkommen eines verzögerten spermiogenetischen Zyklus angenommen. Die Therapiedauer muß daher mindestens 3 Monate betragen; besser ist es, von vornherein eine längere Behandlung, etwa für die Dauer von 6 Monaten, einzuplanen.

Die erste spermiographische Kontrolle zum Nachweis eines etwaigen Therapie-Effektes nach etwa 3 Monaten ist wohl begründet. Es sollten jedoch unter Fortführung der Therapie weitere spermiographische Kontrollen, am besten im Abstand von einem Monat bis 1 1/2 Monaten, erfolgen; also zum Beispiel nach 3 Monaten, nach 4 1/2 Monaten und nach 6 Monaten.

Andere Zieldaten sind bei einer Potenzstörung ins Auge zu fassen. Hier ist der Arzt auf einen Informationsgewinnungsprozeß durch subtile Erhebung der Sexualanamnese angewiesen. Nur grob schematisch und mehr als handliche Erinnerungsstütze denn als Befragungsprogramm sind folgende Zieldaten zu nennen:

Tabelle 3. Ziel-Daten bei Potenzstörungen

Libido
Erektion
Spontan
Bei Masturbation
Bei Petting/Praeludium
Bei GV
Ejakulation
Auslösung
Häufigkeit

Die Erhebung einer effizienten Sexualanamnese setzt die Begegnung zweier Persönlichkeiten voraus — einer übergeordneten des Arztes und einer nachgeordneten des Patienten. Es ist dies eine wohl notwendige, aber nicht allein hinreichende Voraussetzung; denn es muß weiter postuliert werden, daß ein Vertrauensverhältnis zwischen beiden Gesprächspartnern besteht. Die Erfahrung zeigt, daß der einleitende Vertrauensgewinnungsprozeß viel Zeit kostet, bevor der Informationsgewinnungsprozeß einsetzen kann. Hier stoßen wir an die Grenze dessen, was in der naturwissenschaftlichen Medizin lehr- und lernbar und auch im Staatsexamen prüfbar sein kann.

Zusammenfassung

Therapeutisch-klinische Forschung muß auch in der Andrologie die Reproduzierbarkeit erhobener Befunde und ihrer Änderungen nachweisen. Es wird die Bedeutung der Selektionsdaten herausgestellt. Anschließend werden die Zieldaten, die Einflußdaten und die Stördaten besprochen. Die Variationsbreite der Spermiendichte und der Motilität sowie die Einflußgröße der sexuellen Karenzzeit werden an einem Beispiel zahlenmäßig angegeben.

Des weiteren wird herausgestellt, daß die verschiedenen Spermiogramm-Parameter vielfältig korrelative Beziehungen untereinander besitzen; besonders herausgestellt wird die sehr häufig vorkommende Korrelation zwischen Spermiendichte, Motilitätsrate und Fehlformenrate, so daß es berechtigt ist, von dem Begriff „OTA-Syndrom" zu sprechen.

Die Zieldaten bei Potenzstörungen werden kurz aufgeführt. Die Erfassung dieser Daten erfolgt beim Interview des Patienten in zwei Schritten; einem „Vertrauensgewinnungsprozeß" und im zweiten Schritt im Rahmen eines „Informationsgewinnungsprozesses".

Prof. Dr. H.-J. Heite
Univ.-Hautklinik
Hauptstr. 7
D-7800 Freiburg

Diskussionsredner zum Vortrag 10.1.1.:
Schöpf, Jentsch, Nürnberger und *Kiessling*

10.1.2. Fragen der Hormontherapie von Fertilitätsstörungen des Mannes

W.-B. Schill, München

Die Spermatogenese ist ein hormonell gesteuerter Vorgang, so daß bei einer androgen bedingten Fertilitätsstörung im Vordergrund der therapeutischen Überlegungen die Frage einer Hormonbehandlung steht.

Inzwischen weiß man, daß zur Aufrechterhaltung der Spermatogenese ein hoher intratestikulärer Testosteronspiegel entscheidend ist, der um den Faktor 100 über der peripheren Plasmatestosteronkonzentration liegt [1]. Eine die Spermatogenese unterstützende Funktion hat das Follikel-stimulierende Hormon (FSH), indem es zusammen mit Testosteron die Aktivität der Sertolizellen beeinflußt, die das sog. androgenbindende Protein (ABP) bilden. Dieses Protein dient als Carrier für Androgene und wird in das Lumen der Tubuli abgegeben, so daß Testosteron in hohen Konzentrationen an die Androgenrezeptoren des Keimepithels herangebracht werden kann [2].

Die Bedeutung der Androgene wird dadurch unterstrichen, daß Testosteron in hohen Dosen appliziert bzw. das Luteinisierungshormon (LH) allein sofort nach Hypophysektomie ohne die Hilfe von FSH die Funktion der Sertolizellen und den regelrechten Ablauf der Spermatogenese in Gang halten. Bei vollständiger Rückbildung des Keimepithels ist jedoch zur Initiierung der Spermatogenese zusätzlich FSH notwendig [3]. Inwieweit die beiden Gonadotropine LH und FSH außerdem einen direkten Einfluß auf einzelne Schritte der Spermatogenese haben, ist bisher nicht geklärt. Auch über zusätzliche, die Spermatogenese fördernde oder regulierende Faktoren ist so gut wie nichts bekannt. In jüngster Zeit wird der Einfluß von Chalonen bzw. lokal wirkenden Gewebshormonen diskutiert.

Unter therapeutischen Aspekten können drei Gruppen männlicher Fertilitätsstörungen unterschieden werden:
1. Der hypergonadotrope Hypogonadismus, bei dem eine primäre Hodenschädigung vorliegt,
2. der hypogonadotrope Hypogonadismus, bei dem die Störung im übergeordneten HVL-Hypothalamus-System zu suchen ist und
3. eugonadotrope Störungen, die endokrinologisch unauffällig sind.

Die Unterscheidung, ob ein primärer oder ein sekundärer Hypogonadismus vorliegt, d.h. eine Störung auf der Ebene der Gonaden oder des übergeordneten Hypophysen-Zwischenhirn-Systems, ist durch die Bestimmung der Gonadotropin-Basissekretion und mit Hilfe des Gonadotropinreleasinghormontestes (GnRH-Test) möglich [4]. Für die Hormontherapie männlicher Fertilitätsstörungen sind folgende Verbindungen interessant:
1. Im Bereich des Hypothalamus angreifende Substanzen, wie Clomiphen und Tamoxifen,
2. Gonadotropinreleasinghormon (GnRH),
3. Humangonadotropine (HMG/HCG),
4. Androgene (Testosteron, Mesterolon) und
5. Gewebshormone (z.B. Kinine).

Für die praktische Durchführung der Sterilitätsbehandlung kommen im wesentlichen die Gonadotropine und Androgene und als Gewebshormone neuerdings die Kinine infrage. Im Gegensatz dazu ist die Anwendung von Clomiphen umstritten. Das Antiöstrogen Tamoxifen und das synthetische Releasinghormon (GnRH) befinden sich noch in der klinischen Erprobung.

Androgene

Die klassische Indikation für eine Substitutionstherapie mit Androgenen ist die inkretorische Hodeninsuffizienz bei einem primären Hypogonadismus [5]. Ziel der Androgensubstitution kann naturgemäß nicht die Beseitigung der Fertilitätsstörung sein, sondern die Besserung bzw. Verhinderung der Allgemeinsymptome des Androgenmangels, wie Osteoporose, Potenzstörungen, Adynamie usw.

Eine direkte Wirkung von therapeutisch zugeführten Androgenen auf die Spermatogenese, z.B. im Sinne eines früher diskutierten tubulären Kontakteffektes, muß aufgrund der jüngsten Erkenntnisse über die extrem hohen intratubulären Testosteronkonzentrationen in Frage gestellt werden. Zur Aufrechterhaltung der Spermatogenese müßten andernfalls täglich mindestens 600 - 700 mg Testosteron i.m. zugeführt werden. Aus diesen Gründen ist die bislang praktizierte niedrig dosierte Androgentherapie bei primären Tubulusstörungen mit Oligozoospermie [6] ohne nachweisbaren Androgenmangel sehr fraglich geworden und vom theoretischen Konzept her sinnlos. Beachtlich sind daher zwei Therapiestudien von Mauss [7] und Hudemann [8], die nach einer sich über 3 bzw. 4 Monate erstreckenden Therapie mit täglich 50 bzw. 75 mg Mesterolon einen Anstieg der Spermatozoendichte gegenüber einem Placebo erkennen ließen, ein Befund, dessen Interpretation nicht ganz einfach erscheint.

Eine Androgentherapie ist vom theoretischen Konzept her nur sinnvoll, wenn ein Rebound-Phänomen [9] durch eine vorübergehende hochdosierte Testosteronbehandlung angestrebt wird, ein Verfahren, das jedoch für die Praxis ungeeignet ist und nur andrologischen Spezialabteilungen vorbehalten sein sollte, da bei unsachgemäßer Anwendung irreversible Tubulusschäden resultieren können.

Einen festen Platz in der Sterilitätsbehandlung haben Androgene bei dem Versuch, die sekretorische Aktivität der akzessorischen Geschlechtsdrüsen zu stimulieren. Dies macht man sich bei der Differentialdiagnose der erniedrigten Spermaplasmafruktose zunutze [10]. Nach Gabe von 75 mg Mesterolon 4 Wochen lang bleibt bei einer androgenrefraktären Bläschendrüseninsuffizienz die Fruktose erniedrigt, während sich bei der androgenabhängigen Bläschendrüseninsuffizienz mit relativem oder absolutem Androgenmangel die Spermaplasmafruktose normalisiert. In letztere Gruppe gehört auch die von Nowakowski und Schirren beschriebene postpuberale Leydigzellinsuffizienz, die durch erniedrigte Initialfruktosewerte ($\leqslant 1200$ µg/ml) bei im übrigen normalen Spermiogrammparametern charakterisiert ist [11]. Bei diesen Patienten besteht häufig eine jahrelange Ehesterilität. Nach der Normalisierung des erniedrigten Fruktosewertes durch Androgene, z.B. in zyklusgerechter Verabreichung, kommt es häufig zu einer Schwangerschaft, was anhand eines eigenen Falles illustriert wird.

Gonadotropine

Die klassische Indikation zu einer Gonadotropintherapie im Sinne einer Substitutionsbehandlung ist der sekundäre Hypogonadismus, also der gleichzeitige oder isolierte Ausfall von LH und FSH infolge Tumorentfernung oder als idiopathische Störung. Inzwischen ist die Indikationstellung auf den sog. relativen hypogonadotropen Normogonadismus und Spermatogenesestörungen auf der Spermatidenstufe erweitert worden. Kontraindiziert ist die Gonadotropintherapie bei einem hypergonadotropen Hypogonadismus.

Voraussetzungen zur Durchführung einer Gonadotropintherapie beim Vorliegen einer Azoospermie sind [6]:
1. Absolute oder relative Erniedrigung der Gonadotropine und
2. der hodenbioptische Nachweis von Spermatogonien und Spermatozyten I. Ordnung und eine Verkleinerung des Tubulusdurchmessers, wobei die Tubuluswandstärke im Normbereich liegen sollte.

Im allgemeinen wird eine kombinierte Anwendung von HMG (Human Menopausal Gonadotropin) und HCG (Human Chorionic Gonadotropin) nach folgendem Schema empfohlen:
Täglich 1 Amp. HMG, entsprechend 75 IE FSH, bzw. jeden 2. Tag 2 Amp. HMG (Pergonal 500, Humegon) sowie 2 x wöchentl. 2500 IE HCG (Pregnesin), das in seiner Wirkung LH entspricht [12]. Die Behandlungsdauer erstreckt sich über einen Mindestzeitraum von 3 Monaten, entsprechend einem Spermatogenesezyklus von 74 Tagen + 2 Wochen Nebenhodenpassage. Die Erfolgsraten liegen zwischen 50 - 100 % [12].

Anhand eines eigenen Falles muß allerdings diskutiert werden, ob nicht durch eine Herabsetzung der HMG-Dosis gleichgute Resultate erzielt werden können, zumal die Gonadotropinbehandlung sehr kostenintensiv ist. Bei einem von uns beobachteten Patienten lag nach OP eines Hypophysenadenoms eine partielle HVL-Insuffizienz mit Ausfall der FSH/LH-Sekretion und damit nachfolgender Aspermie vor. Da Kinderwunsch bestand, wurde eine Substitutionsbehandlung eingeleitet. Versehentlich verabreichte der Hausarzt im Gegensatz zu dem oben genannten Schema nur 2 x 1 Amp. HMG und 2 x 2500 IE HCG wöchentlich über einen Zeitraum von 15 Monaten. Auch unter dieser Therapie zeigte sich eine vollständige Spermatogenese mit Spermatozoendichten bis zu 60 Mill/ml. Nach Durchführung von homologen Inseminationen kam es zur Konzeption.

Die kombinierte HMG/HCG-Therapie wird von Lunenfeld und Rosemberg [12, 13] auch beim Vorliegen eines sog. relativen hypogonadotropen Normogonadismus bei Oligozoospermie empfohlen, da in diesen Fällen die hypophysäre Funktionsreserve erniedrigt ist, was sich bei normaler Gonadotropinbasissekretion im GnRH-Test durch eine normale oder erniedrigte Gonadotropinfreisetzung, vor allem von FSH, zeigt. Es wird empfohlen, zunächst täglich 1 Amp. HMG und 2 x wöchentlich 2500 IE HCG über mindestens 3 Monate zu verabreichen. Stellt sich kein Behandlungserfolg ein, so kann die HMG-Dosis verdoppelt oder sogar verdreifacht werden. Die Erfolgsraten bewegen sich zwischen 20 und 50 %, gemessen an der Verbesserung der Spermatozoenzahl [13]. Klinische Erfahrungen mit dieser hochdosierten HMG-Therapie liegen meines Wissens in Deutschland noch nicht vor.

Auch beim Vorliegen von Spermatogenesestörungen auf der Stufe der Spermatiden soll die Gonadotropinbehandlungs, z.B. in Form von wöchentlich 3 x 1 Amp. HMG, erfolgreich sein [14]. Das früher anstelle von arteigenem FSH verwendete artfremde Stutenserumgonadotropin (PMS) sollte wegen der Antikörperbildung nicht mehr verwendet werden.

Gewebshormone

Abschließend soll der Einfluß von Gewebshormonen auf das Spermiogramm erwähnt werden. Unter Gewebshormonen versteht man Polypeptide, die nicht von spezifischen Drüsen produziert werden, sondern aus Vorstufen im Blutplasma enzymatisch freigesetzt werden. Im engeren Sinne gehören dazu Angiotensin und die Kinine, deren bekanntester Vertreter das Bradykinin ist. Den Kininen wird neuerdings eine Rolle bei der Zellproliferation zugeschrieben. Auch eine direkte oder indirekte Beeinflussung der Spermatogenese kann nicht ausgeschlossen werden. So konnte nach parenteraler und oraler Verabreichung von Pankreaskallikrein, einem Kinin-freisetzendem Enzym, bei einem Teil von Männern mit Oligozoospermie und Asthenozoospermie über einen nur teilweise erklärbaren Wirkungsmechanismus eine Verbesserung des Spermiogrammbefundes beobachtet werden [15]. Eine Doppelblindstudie, die eben abgeschlossen werden konnte, ergab nach einer 7-wöchigen oralen Therapie mit tgl. 600 E Kallikrein (Padutin 100) bei Männern mit idiopathischer Oligozoospermie im Vergleich zu einem Plazebo einen signifikanten Anstieg der Spermatozoenzahl. Außerdem konnte eine signifikante Verbesserung der Spermatozoenbeweglichkeit beobachtet werden. Die katamnestisch ermittelten Konzeptionsraten betrugen unter Kallikrein 37,8 % im Vergleich zu einer Spontankonzeptionsrate von 16,1 % beim Plazebo [16].

Zusammenfassend läßt sich feststellen, daß für die Therapie von fertilitätsgestörten Männern mit Androgenen und Gonadotropinen bzw. durch die Freisetzung von Gewebshormonen Mittel in die Hand des andrologisch tätigen Arztes gegeben sind, die es erlauben, in einem Teil der Fälle die Fertilitätschancen effektiv zu verbessern.

Literatur

1. Steinberger, E., Smith, K.D., Tcholakian, R.K., Chowdhury, M., Steinberger, A., Ficher, M., Paulsen, C.A.: Steroidogenesis in human testes. In: Male Fertility and Sterility (Mancini, R.E., Martini, L., Edits.), S. 149 - 174. London: Academic Press, 1974
2. Hansson, V., Ritzén, E.M., French, F.S.: Androgen transport receptor proteins in the testis. In: Human Semen and Fertility Regulation in Men (Hafez, E.S.E., Edit.), S.51-61. St. Louis: Mosby Comp., 1976
3. Burger, H.G., de Kretser, D.M., Hudson, B.: Spermatogenesis and its endocrine control. In: siehe Ref. 2, S. 3 - 16
4. Lunenfeld, B., Glezerman, M.: Aspekte zur Differentialdiagnose von Störungen der Hypothalamus-Hypophysen-Gonaden-Achse unter besonderer Berücksichtigung der diagnostischen und therapeutischen Anwendung des Gonadotropin-Releasing-Hormon (GnRH). Wiener klin. Wschr. 86, 233 - 244 (1974)
5. Karl, H.J.: Die Androgensubstitution der inkretorischen Hodeninsuffizienz. Internist *13*, 276- 280 (1972)
6. Schirren, C.: Therapieprobleme der Andrologie. Urologe B *13*, 1- 6 (1973)
7. Mauss, J.: Ergebnisse der Behandlung von Fertilitätsstörungen des Mannes mit Mesterolon oder einem Plazebo. Arzneim.-Forsch. *24*, 1338- 1341 (1974)
8. Hudemann, C.Th.: Untersuchungen zur Wirkung von Mesterolon auf die Spermaqualität im Doppelblindversuch. In: Fortschritte der Fertilitätsforschung III (Hrsg.: Kaden, R., Lübke, F., Schirren, C., S. 81 - 86. Berlin: Grosse Verlag, 1976
9. Rowley, M.J., Heller, C.G.: The testosterone rebound phenomenon in the treatment of male infertility. Fertil. Steril. *23*, 498- 504 (1972)
10. Schill, W.-B.: Fructosebestimmung im Spermaplasma. Med. Klin. *71*, 1031- 1041 (1976)

11. Schirren, C.: Relation between fructose content of semen and fertility in man. J. Reprod. Fertil. 5, 347- 358 (1963)
12. Lunenfeld, B.: Hormonal control of male reproduction. In: Biological and Clinical Aspects of Reproduction (Eberling, F.J.G., Henderson, I.W., Edits.), S 251- 256 Amsterdam-Oxford: Excerpta Medica, 1976
13. Rosemberg, E.: Gonadotropin therapy of male infertility. In: siehe Ref. 2, S. 464- 475
14. Schwarzstein, L.: HMG in the treatment of oligospermic patients. In: siehe Ref. 1, S.567- 571
15. Schill, W.-B.: Influence of kallikrein on sperm count and sperm motility in patients with infertility problems: preliminary results during parenteral and oral application with special reference to asthenozoospermia and oligozoospermia. In: Kininogenases: Kallikrein, Vol. 2 (Haberland, G.L., Rohen, J.W., Schirren, C., Huber, P., Edits.), S. 129 - 146. Stuttgart- New York: Schattauer Verlag, 1975
16. Schill, W.-B.: in Vorbereitung (1977)

Priv.-Doz. Dr. W. - B. Schill
Dermatologische Klinik und Poliklinik der Univ. München
Frauenlobstr. 9
D-8000 München 2

10.1.3. Antibiotika- und Chemotherapie bei Infektionen im Genitalbereich des Mannes unter besonderer Berücksichtigung einer Prophylaxe andrologischer Störungen

N. Hofmann, Düsseldorf

Antibakteriell wirksame Substanzen werden heute in einer großen, kaum mehr überschaubaren Zahl angeboten. Es handelt sich um Substanzen mit gezielten Wirkungsspektren, die entweder über einen Eingriff in den Aufbau der Bakterienzellwand *bakterizid* wirken, wie die Penicilline und Cephalosporine, oder die Keimvermehrung *bakteriostatisch* hemmen: Durch eine Blokkierung der Protein-Synthese, z.B. durch Tetraycline, Erythromycin, Chloramphenicol, Gentamycin und Nalidixinsäure, oder durch eine kompetitive Antagonisten-Wirkung der Sulfonamide und des Trimethoprims.

Der Krankheitsverlauf der gonorrhoischen Infektionen hat sich durch die antibakterielle Chemotherapie grundlegend geändert. Dennoch ist die augenblickliche Situation wenig befriedigend: Die Morbidität der gonorrhoischen Infektion hat erheblich zugenommen, gleichzeitig auch die Morbidität der unspezifischen Genitalinfektionen, bei denen neben Bakterien, Protozoen, Hefen und Viren sich eine „subbakterielle" Flora durch Clamydien und Mycoplasmen abzeichnet, deren Bedeutung und Ausmaß noch nicht exakt angegeben werden kann.

Bei den gonorrhoischen Infektionen stellt sich die Problematik in der Epidemiologie und in der frühzeitigen Diagnose, nicht im Medikament: Das Mittel der Wahl ist Penicillin. Die nachgewiesene Minderung der Penicillin-Empfindlichkeit von Gonokokken-Stämmen hiesiger Bereiche hat nicht das Maß erreicht, das eine Penicillin-Therapie in Zweifel setzen könnte. Bei Penicillin-Unverträglichkeit können nahezu alle anderen Antibiotika angewendet werden; Spectinomycin, konventionelle Tetracycline, Doxycyclin und Minocycline werden bevorzugt. Die früher so gefürchteten Gonorrhoe-Komplikationen sind selten geworden. Beunruhigend ist jedoch die Feststellung, daß beim Mann 5-10 %, nach anderen Autoren 10-20 %, der gonorrhoischen Infektionen symptomlos verlaufen. In einer Zusammenstellung der Düsseldorfer Venerologischen Sprechstunde zeichnen sich 10 % symptomarme Verläufe ab, die über Monate bestanden und bei den Betroffenen zwar gelegentlich zu lokalen, nicht jedoch zu weiteren Komplikationen geführt hatten. Anders stellt sich die Situation bei der Frau: Die Komplikationsrate der gonorrhoischen Salpingitis ist auf 10 % angestiegen; die disseminierte Gonokokken-Infektion mit Bakteriämie und Sepsis manifestiert sich zu 80 % bei der Frau.

Trotz des „gutartigen" Verlaufes der Gonorrhoe beim Mann sollte die Bedeutung dieser Infektion für Störungen der männlichen Fertilität nicht unterschätzt werden: Mit den spezifischen Keimen können unspezifische, wenig oder nicht Penicillin-empfindliche Mikroorganismen akquiriert werden, die gonorrhoische Entzündung kann das „Terrain" für die unspezifischen Genitalinfektionen öffnen, die nicht nur die Urethra, sondern ebenso die akzessorischen Geschlechtsdrüsen betreffen und so Ursache männlicher Fertilitätsstörungen sein können.

Die unspezifische Urethritis ist in der Mehrzahl der Fälle durch Mikroorganismen bedingt, in 10-15 % durch Trichomonaden, in 5 % durch pathogene Hefen und das Herpes simplex-Virus, während die Häufigkeitsangaben der rein bakteriellen Formen der unspezifischen Urethritis sehr unterschiedlich sind; das bakteriologische Untersuchungsergebnis eines Harnröhrenabstrichs kann nur dann als Bestätigung herangezogen werden, wenn Keimart und Keimzahl in Übereinstimmung mit dem klinischen Bild die Erreger als Krankheitsursache ausweisen und nicht als Keime der normalen Harnröhrenflora.

Neuere angelsächsische Statistiken zeigen in 45 % der Fälle Clamydien der Untergruppe A auf, mit einer höheren Rate bei der postgonorrhoischen als der eigentlichen unspezifischen Entzündung. Mycoplasmen vom Typ Mycoplasma hominis werden in dieser Zusammenstellung mit 20 % und T-Mycoplasmen mit 60 % angegeben. Der kulturelle Nachweis dieser subbakteriellen Keime ist an Spezialinstitute gebunden. Sehr aufwendig ist der färberische Nachweis von Mycoplasmen-Anlagerungen am Mittelstück der Spermien, die durch diese Anlagerungen bedingt ihr Schwanzsegment zur Form der „coiling sperms" aufspulen.

Beide Erreger-Gruppen sind gegenüber Tetracyclin, zum Teil auch Erythromycin, empfindlich. Anfängliche Berichte über günstigere Ergebnisse einer 3-wöchigen Medikation gegenüber der kurzfristigen, bis 10 Tage dauernden Behandlung haben sich nicht bestätigt.

Da es sich um eine der Erkrankungen handelt, die als „sexually transmitted" klassifiziert werden, muß die Frage nach der Übertragbarkeit gestellt werden. Drei Untersuchungsergebnisse sollen die Situation verdeutlichen.
1. Unspezifische Genitalerkrankungen der Frau werden zu 30 % auf den Partner übertragen (Fox, 1974).
2. Unspezifische Genitalerkrankungen des Mannes werden zu 28 % auf die Partnerin übertragen. Bei diesen werden dann jedoch in 54,5 % der Fälle

Candida albicans und/oder Trichomonas vaginalis ermittelt (Grimble and Amarasuriya, 1975).
3. Beim Mann heilt die unspezifische Urethritis ohne Behandlung innerhalb von 2 Wochen in 20 % der Fälle (Grimble and Amarasuriya, 1975) bzw. in 34 % der Fälle (Fowler, 1970) ab; d.h. eine Tetracyclin-Behandlung ist nur bei einem Teil der Fälle von Nutzen und eine gleichzeitige Behandlung von Mann und Frau ergibt sich keineswegs mit der gleichen Notwendigkeit wie bei der spezifischen Infektion. Steht jedoch die Frage der Fertilität an, sollte eine gleichzeitige Behandlung durchgeführt werden, ergänzt durch lokale antimykotische Applikationen nach Ausschluß einer Trichomoniasis bei der Frau. Seit über 25 Jahren wissen wir um den Nutzen einer cyclusgerechten Tetracyclin-Medikation, die auch in Fällen der „unexplained infertility" mit Erfolg durchgeführt wird, was die Ergebnisse von Friberg und Gnarpe erneut aufgezeigt haben.

Eine hintere Urethritis bedeutet immer eine Prostatitis, eine Prostatitis meist eine Prostato-Vesiculitis. Von den Bläschendrüsen ausgehend können die Nebenhoden in den Entzündungsprozeß einbezogen werden, über verschiedene Pathomechanismen kollateral auch die Testes.

Der Nachweis pathogener Bakterien gelingt bei den akuten Entzündungen der Prostata, Bläschendrüsen und Nebenhoden lediglich in 20-50 % der Fälle. Die „idiopathische Epididymitis" verbleibt in ihrer Ätiopathogenese vorerst ungeklärt. Trotz dieses unsicheren Hintergrundes werden bei den akuten Entzündungen dieser Organe allgemein Antibiotika in hoher Dosierung angewendet, meist über 7 - 10 Tage mit anschließender Sulfamethoxazol-Trimethoprim-Medikation bis zum Abklingen der akuten Entzündungen nach 2 - 3 Wochen. Da eine Sekretgewinnung zur bakteriologischen Untersuchung und Resistenzbestimmung bei den akuten Entzündungen problematisch ist, muß sich die Auswahl des Antibiotikums in diesen Fällen nach der empirischen Wahrscheinlichkeit richten, d.h. eine ungezielte Chemotherapie durchgeführt werden: Ampicillin, Epicillin und Cephalosporine werden bevorzugt, wobei die Wirkung der Cephalosporine einer Kombination von Penicillin-G, Oxacyclin und Ampicillin entspricht.

Bei den chronischen Entzündungen muß dagegen eine Sekretgewinnung vorgenommen werden. Hier gilt das Gesetz der gezielten Chemotherapie, das sich allein schon aus der Feststellung ergibt, daß eine durch Mikroorganismen hervorgerufene chronische Entzündung der Prostata allenfalls in 20 bis 30 % der Fälle anzunehmen ist, die über Beschwerden klagen. Andererseits zeigen jedoch andrologische Untersuchungen, daß chronische Entzündungen in 25 % symptomlos verlaufen können. E.coli, coliforme Keime, Enterokokken, Proteus und Staphylokokken werden als die häufigsten pathogenen Keime angeführt. Die Indol-positiven Proteusarten, Pseudomonas aeruginosa, Klebsiellen, Enterobacteriaceae und Serratiae gelten als Problemkeime. Nach neueren Untersuchungen sind Mycoplasmen in 15 % der Fälle die gesicherten Erreger derartiger Entzündungen.

Wenn gezielte Maßnahmen einer Stanzbiopsie mit histologischer und bakteriologischer Untersuchung der entnommenen Gewebsprobe, immunelektrophoretische Sperma-Untersuchungen, Uroflowmetrie und Cystoskopie nicht möglich sind, ist die diagnostische Abklärung schwierig. Den sichersten Anhalt ergibt noch die mikroskopische Untersuchung des Prostata-Expressates, weniger die Zahl der Leukocyten als die Cytomorphologie und die Anordnung dieser Zellen. Die Indikation zur Antibiotika-Behandlung ist abhängig zu machen von dieser Untersuchung, den klinischen Befunden und den Untersuchungsergebnissen der modifizierten 3-Gläserprobe mit Austestung der antibakteriell wirksamen Substanz. Wegen der erschwerten epithelialen Diffusion muß das Antibiotikum in hoher Dosierung und über 2 - 3 Wochen gegeben werden. In der Mehrzahl der Fälle ist jedoch eine Antibiose nicht indiziert. Wenn in der allgemeinen Entzündungsbehandlung neben der Antibiose die Unterstützung der körpereigenen Abwehr gefordert wird, so gilt dies in der Behandlung der chronischen Entzündungen der akzessorischen Geschlechtsdrüsen im besonderen Maße.

Priv. Doz. Dr. N. Hofmann
Univ.-Hautklinik
Moorenstr. 5
D-4000 Düsseldorf 1

Diskussionsredner zum Vortrag 10.1.3.:
Schöpf und *Krause*

10.1.4. Neue Gesichtspunkte der operativen Andrologie

L.V. Wagenknecht, Hamburg

Die operative Korrektur von Störungen der Potentia generandi wurde in den letzten Jahren durch neue Erkenntnisse und Techniken zunehmend erfolgreich. Folgende Krankheitsbilder und Operationsverfahren werden erörtert:

1. Varikocele/Oligozoospermie	– Ligatur der Spermatikalvene
	– Vorgehen bei sog. Rezidivvarikocelen
2. Verschlußazoospermie	– Epididymo-Vasostomie
	– künstliche Spermatocele
3. Zustand nach Ductusligatur	– Reanastomose des Ductus
4. Erektionsstörungen	– Penisprothesen

1. Die hohe Ligatur der V. spermatica interna bei idiopathischer Varikocele wurde in den letzten Jahren bei 340 Patienten durchgeführt (90 % linksseitig, 9 % beidseitig, 1 % rechtsseitig). Von 157 Nachuntersuchungen hatten 31 ein unverändertes, 126 ein gebessertes Spermiogramm. 25 % der Männer mit postoperativ gebessertem Spermiogramm zeugten Kinder. Bei 5 sog. Rezidivvaricocelen wurde die Ligatur aller Venenäste durch die prä- bzw. intraoperative Phlebographie erleichtert.

2. Bei 388 unter der Diagnose Verschlußazoospermie operierten Patienten konnte von 180 nach beidseitiger Epididymo-Vasostomie eine über 40 %ige Durchgängigkeit erzielt werden. Nach beidseitiger und einseitiger, teils gekreuzter Anastomose zeugten 17 Männer Kinder.

Bei 15 % der operierten Männer war eine Epididymo-Vasostomie technisch unmöglich.

Die klinische Anwendung einer künstlichen Spermatocele zur Gewinnung von Spermatozoen aus einer Silikon-Dakron Pelotte erscheint nach erfolgreichen tierexperimentellen Untersuchungen gerechtfertigt. Die aus dieser Prothese bei der Ratte und beim Stier abpunktierten Spermatozoen zeigten umso bessere Morphologie und Mobilität, je früher sie postoperativ gewonnen wurden und je weiter distal die Prothese am Nebenhoden angebracht war. 50 % der mit dem abpunktierten Sperma besamten Tiere wurden schwanger.

3. Die bei Männern nach Vasoligatur durchgeführte Reanastomose des Ductus deferens führte bei 40 % zur Durchgängigkeit. Durch Neuerungen der chirurgischen Technik zeigt sich ein Trend zur Steigerung der Permeabilität und der Schwangerschaftsraten.

4. Verschiedene halbrigide und hydraulische Penisprothesen haben sich bei der Behandlung des copulativen Invaliden bewährt.

Priv.-Doz. Dr. L.V. Wagenknecht
Urolog. Univ.-Klinik
Martinistr. 52
D-2000 Hamburg 20

Diskussionsredner zum Vortrag 10.1.4.:
Krause, Tritsch, Schöpf, Schirren, Hornstein, Heite, Schütte und *Herrmann*

10.1.5. Probleme einer Behandlung von psychosexuellen Störungen in der Andrologie

H.-J. Vogt, München

Psychosexuelle Störungen können zu Störungen der Potentia generandi führen durch
a) Hemmung der Spermiogenese,
b) Störungen des Samentransportes,
c) Partnerprobleme,
d) Störungen der Potentia coeundi.

Es ist nicht möglich, die einzelnen Punkte streng getrennt voneinander zu betrachten, da sie untereinander in Zusammenhang stehen.

Seit 1924 hat Stieve in seinen grundlegenden Arbeiten histologisch nachgewiesen, daß die Psyche die Spermiogenese bis hin zur vollständigen Depopularisation des Keimepithels beeinträchtigen kann. Der Beweis einer psychogenen Samentransportstörung ist nicht so eindeutig zu führen, doch sprechen viele Gründe dafür. So führt nicht selten der Entschluß des Mannes zu einer andrologischen Untersuchung oder die Erstuntersuchung dazu, daß eine Konzeption erreicht werden kann. Ein wesentlicher Grund unter anderem hierfür ist, daß der Mann sich dann beim Geschlechtsverkehr nicht vorbehaltlos hingeben kann, wenn er sich wegen des unbedingten Kinderwunsches der Ehefrau unter Leistungszwang fühlt. Dies kann bis zur intravaginalen Anorgasmie oder zur Ejaculatio deficiens gehen. Vergleichbares kann auch auftreten bei einer starren Terminierung des Geschlechtsverkehrs zum errechneten Zeitpunkt der Ovulation. Gleiche psychische Sperren können auch die Ejakulatgewinnung für eine homologe Insemination oder für eine andrologische Untersuchung verhindern. In all diesen Fällen hat sich uns neben der entsprechenden psychischen Führung die Gabe von Amitryptilin bewährt, wie sie von Vogel und Braun-Falco zur Behandlung der (psychogenen?) Oligozoospermien angegeben wurde.

Partnerprobleme liegen überall dort vor, wo sich der Mann wegen des Kinderwunsches unter echtem oder vermeintlichem Leistungszwang fühlt. Ein besonderes Problem bietet die Virginität in der Ehe (Friedmann). Da die andrologische Anamnese unter anderem zwar nach der Koitusfrequenz, aber nicht nach der Art des Sexualvollzuges fragt, wird das Syndrom der nichtvollzogenen Ehe leicht übersehen. Aufgabe des Andrologen ist, die Problematik aufzudecken und die beiden Partner einer entsprechenden Psychotherapie zuzuleiten. Der Kinderwunsch ist zunächst nachrangig. Andrologische Untersuchungen mit dem Ziel, nachzuweisen, daß beim Mann keine organischen oder funktionellen Störungen des Genitalapparates und seiner übergeordneten Steuerung vorliegen, können das männliche Selbstwertgefühl und die Selbstsicherheit steigern und festigen (Vogt 1974).

Alle Formen von Beischlafstörungen (Borelli; Vogt u. Borelli) bis hin zur Impotentia coeundi können grundsätzlich eine Einschränkung der Zeugungsfähigkeit bedingen. Dabei kann es sich handeln um
a) Störungen der Libido sexualis,
b) Störungen der Erektion,
c) Störungen der Ejakulation,
d) Störungen des Orgasmus.

Obwohl vollständig alibidinöse Männer im geschlechtsreifen Alter kaum bekannt sind, können doch unterschiedlich bedingte Libidostörungen dahin führen, daß ein Kongressus so selten stattfindet, daß die praeovulatorische Phase nie getroffen wird. Neben Abklärung und Therapie der Libidostörungen ist eine Beratung im Hinblick auf das Konzeptionsoptimum erforderlich. Außer bei neurotisch übersteigerter Libido ist der tägliche Sexualvollzug dann nicht als Störung anzusehen, wenn dies den Wünschen beider Partner entspricht. Bei eingeschränkter Fertilität sollte auf eine exakt 5-tägige Karenz hingewiesen werden.

Da im Ablauf der sexuellen Reaktionen die Erektion am ehesten störanfällig ist, müßte hier eigentlich mit dem größten Kontingent der Konzeptionshindernisse durch Beischlafstörungen gerechnet werden. Dies stimmt nur bedingt, da eine vollständige Impotentia erectionis seltener ist als eine relative Erektionsschwäche. Oft gelingt es den Partnern doch, intravaginale Ejakulationen herbeizuführen. Selbstverständlich muß den Ursachen der Erektionsstörungen nachgegangen werden. Eine Überweisung an einen Psychotherapeuten ist dann gerechtfertigt, wenn organische und hormonelle Störungen ausgeschlossen sind und der Pat. der eigenen Gesprächstherapie nicht zugänglich ist.
Bei den Ejakulationsstörungen werden unterschieden:
a) Ejaculatio praecox,
b) Ejaculatio retardata,
c) Ejaculatio retrograda,
d) Ejaculatio deficiens.

Voraussetzung für eine Ejakulation ist ein Orgasmus. Somit müßte die Ejaculatio praecox eigentlich unter Orgasmusstörungen aufgeführt werden, denn die Ejakulation verläuft ja korrekt, wenngleich als Folge des vorzeitigen Orgasmus früher als erwünscht. Ähnliches gilt für die Ejaculatio retardata, bei der es nach Orgasmus zur ungestörten Ejakulation kommt; retardiert ist die Fähigkeit, den Orgasmus zu erreichen. Die retrograde Ejakulation kann auch psychosexuell bedingt sein, obwohl überzeugende Berichte hierüber fehlen. Andererseits kann nicht für alle Fälle einer retrograden Ejakulation ein organpathologisches Substrat gefunden werden. Hier müßten tiefenpsychologische Aspekte, wie z.B. Kastrationsängste, von analytischer Seite bearbeitet werden. Ähnliches gilt für die Formen der Ejaculatio deficiens, die sich weder auf organische Ursachen, wie Mißbildungen oder Traumen im Urogenitalbereich, zerebrale bzw. spinale Veränderungen oder operative Eingriffe mit Zerstörung der die Ejakulation steuernden Nerven, noch auf bestimmte Medikamente, wie Thioridazin (Melleril), Guanethidin (Ismelin) und Antiandrogene, zurückführen lassen. Ejaculatio deficiens heißt, daß der Orgasmus ungestört abläuft, eine Ejakulation jedoch weder antegrad noch retrograd erfolgt. Daß bei fehlendem Orgasmus auch die Ejakulation fehlt, ergibt sich aus der Physiologie und ist nicht als Ejakulationsstörung anzusehen.

Patienten mit Orgasmusstörungen, welche gekoppelt sind mit Störungen im emotionalen Erleben, sollten sofort dem Psychotherapeuten zugeführt werden. Dahingegen kann die Anorgasmie erfolgreich mit einem Elektrovibrationsgerät angegangen werden. Voraussetzung hierfür ist eine intensive psychische Führung, da die Wirksamkeit der mechanischen Ipsationshilfe wohl weniger auf das Gerät an sich zurückzuführen ist, als auf die ärztliche Verordnung (Vogt, 1975). Es ist als sicher anzusehen, daß durch andersartige genitale Reizung eine gleich hohe Stimulierung erreicht werden kann. Wenn trotzdem zuvor kein Orgasmus produziert werden konnte, ist dies auf die die Anorgasmie auslösenden Ängste einschließlich der negativen Konditionierung zurückzuführen. Erst die ärztlich angeordnete Verwendung eines als indifferent angesehenen Apparates ermöglicht ein Durchbrechen der psychischen Sperre. Dies gilt sowohl für die primäre wie die sekundäre Anorgasmie (Vogt, 1976). Ist der 1. Orgasmus erreicht, folgt eine Lernphase, welche zur Selbstsicherheit notwendig ist. Der Übergang zum vollständigen intravaginalen Sexualvollzug kann dann erschwert sein, wenn der Mann sich wegen des vermuteten oder echten Kinderwunsches seiner Frau unter Leistungszwang fühlt. Die ärztliche Aufgabe ist also zu sehen in der Hinführung zur Orgasmusfähigkeit bis hin zur Vollendung der erstrebten Partnerbeziehung.

Bei den psychosexuellen Störungen stehen aetiologisch Hemmungen oder Ängste unterschiedlicher Natur und Ausprägung im Vordergrund. Alleinige medikamentöse Behandlung mit Psychopharmaka wird nur selten zum Erfolg führen. Wichtiger ist ärztliche Zuwendung. Dies ist wörtlich zu verstehen und heißt, daß der Arzt sich nicht hinter dem Kugelschreiber und hinter computergerechten Formularen verschanzen darf. Bei psychosexuellen Störungen als Folge mangelhafter oder falscher Aufklärung genügt oft schon eine Aufklärung über die Zusammenhänge zwischen Psyche und Soma sowie ein Hinweis auf die statistischen Normwerte in sexualibus. Problematischer ist die Behandlung von Störungen, welche in der Persönlichkeitsstruktur verankert sind. Hier ist Voraussetzung für eine erfolgreiche ärztliche Tätigkeit ein ausreichendes sexualmedizinisches Basiswissen sowie Kenntnisse über die Arzt-Patientenbzw. Patienten-Arzt-Beziehung (Vogt, 1976). Dies ist die Grundlage für eine entsprechende psychische Führung bis hin zur fokuszentrierten Gesprächstherapie. Grundsätzlich ist davon auszugehen, daß Symtomneurosen leicht, Charakterneurosen jedoch schwer zu behandeln sind.

Sogenannte Interaktionsstörungen sollten einer Verhaltenstherapie zugeführt werden.

Eine gezielte Weiterbildung kann erreicht werden durch Literaturstudium, Teilnahme an geeigneten Fortbildungsveranstaltungen, Selbstkontrolle durch Tonband- bzw. Videogeräte und insbesondere durch Mitarbeit in einer Balint-Gruppe.

Literatur

Borelli, S.: Potenz und Potenzstörungen des Mannes. Berlin: Verlag Brüder Hartmann 1971
Friedmann, L.J.: Virginität in der Ehe. Stuttgart-Bern: Huber und Klett 1963
Stieve, H.: Der Einfluß des Nervensystems auf Bau und Tätigkeit der Geschlechtsorgane des Menschen. Stuttgart: Georg Thieme 1952
Vogel, P.G., Braun-Falco, O.: Behandlung von Oligozoospermien mit Amitryptilin. Münch.med.Wschr. *28*, 1028-1033 (1971)
Vogt, H.-J.: Virgin Wives-Syndrom as a problem in the field of Andrology. Vortrag VIII. World Congress on Fertility and Sterility, Buenes Aires (1974)
Vogt, H.-J.: Behandlung der Anorgasmie des Mannes. Hautarzt *26*, 593-597 (1975)
Vogt, H.-J.: Männliche Anorgasmie als Unfallfolge. Hefte zur Unfallheilkunde *126*, 665-668 (1976)
Vogt, H.-J.: Der ärztliche Zugang zum Patienten mit sexueller Problematik. Z. Allgemeinmed. *52*, 410-412 (1976)
Vogt, H.-J. und S. Borelli: Sexualstörungen des Mannes. Sexualmed. *6*, 93-97 (1977)

Dr. H.-J. Vogt
Dermatologische Klinik u. Poliklinik
der TU München
Biedersteiner Str. 29
D-8000 München 40

10.1.6. Die Verhaltenstherapie bei Potenzstörungen — Voraussetzungen und Ergebnisse

G. Kockott, München

Die Verhaltenstherapie entwickelte sich Ende der 50er Jahre in den USA und England. Etwa seit Ende der 60er Jahre hat sie auch in Deutschland Einfluß gewonnen. Sie baut auf den Ergebnissen der experimentellen Verhaltenswissenschaften auf und versucht, die Erkenntnisse der lernpsychologischen Forschung für die Behandlung von psychischen Störungen beim Menschen nutzbar zu machen. In ihrem theoretischen Modell werden Verhaltensstörungen als erlerntes Fehlverhalten angesehen und in Reiz-Reaktions-Abfolgen definiert. Im Unterschied zur Psychoanalyse erforscht der Verhaltenstherapeut jene Gesetzmäßigkeiten, die das gestörte Verhalten *jetzt* bestimmen und bestehen lassen. Eine Veränderung dieser aufrechterhaltenden Faktoren verändert das Verhalten.

Um die Voraussetzungen für eine Verhaltenstherapie bei Potenzstörungen und das prinzipielle therapeutische Vorgehen angehen zu können, soll zunächst Sexualverhalten unter lernpsychologischen Gesichtspunkten betrachtet werden. Man kann Sexualkontakte in stark vereinfachter Form als Verhaltensketten darstellen. Das ungestörte Sexualverhalten (Abb. 1) beginnt mit Signalen gegenseitiger Zuneigung wie Blickkontakt und verbalen Äußerungen. Hieraus kann sich eine sexuelle Erregung mit dem Wunsch nach Körperkontakt entwickeln. Petting steigert die sexuelle Erregung weiter. Schließlich kommt es zum Koitus mit Orgasmus und einem Gefühl zufriedener Entspannung. Die Verhaltenskette wird also mit einer angenehmen Situation, einer positiven Konsequenz, beendet. Aus der Lerntheorie wissen wir, daß Verhaltensweisen, die mit positiver Konsequenz enden, die Tendenz haben, sich zu wiederholen. Nach dem Prinzip der positiven Verstärkung bei operanter Konditionierung wird somit das ungestörte Sexualverhalten aufrechterhalten.

Auch die Verhaltenskette bei gestörtem Sexualverhalten beginnt mit Zeichen gegenseitiger Zuneigung, aus denen sich der Wunsch nach Körperkontakt entwickelt (Abb. 2). Stagniert jedoch während des Pettings die sexuelle Erregung (weil berufliche oder private Sorgen, Trauer oder die Angst, überrascht zu werden, krankheitsbedingte körperliche Erschöpfung oder die Angst vor einer Schwangerschaft hemmend im Wege stehen), kann sich eine Erektions- oder Ejakulationsstörung entwickeln. Der Koitus wird erschwert oder kommt nicht zustande. Die Verhaltenskette endet mit einer Enttäuschung, mit Angstgefühlen und Anspannung, d.h. mit einer negativen Konsequenz. Nach diesem Ereignis hemmt in weiteren erotischen Situationen die Erinnerung an die negative Konsequenz. Im Anfang werden sexuelle Kontakte noch gesucht, jedoch bremst die Angst vor erneutem Versagen die sexuelle Erregung. Schließlich läßt nach wiederholten Versuchen die Angst vor der negativen Konsequenz keinerlei sexuelle Erregung mehr aufkommen, die Angst wirkt als Antagonist (sekundärer Libidoverlust). Die sexuellen Enttäuschungen werden in Anwesenheit des Partners erlebt. Wir wissen, daß sich die sexuelle Erregung der Partner bei ungestörtem Sexualverhalten gegenseitig aufschaukelt. Die gleiche Reaktion ist bei gestörter Sexualität zu erwarten. Sexuelle Enttäuschung des einen wirkt auch enttäuschend auf den anderen Partner. Die Enttäuschung seines Partners steigert aber wiederum die Angst des Patienten vor erneutem Versagen. Um solchen Erlebnissen aus dem Wege zu gehen, wird Sexualverhalten zunehmend gemieden. Dadurch aber ergeben sich häufig weitere sekundäre Konflikte. Einerseits vermeidet der Patient so traumatische Erlebnisse, andererseits nimmt er in Kauf, daß der Partner diesen Rückzug falsch interpretiert und glaubt, nicht mehr geliebt zu werden. So können aus sexuellen Störungen sekundäre Partnerprobleme entstehen.

Umgekehrt lassen Partnerprobleme häufig den gleichen Teufelskreis entstehen: wegen einer momentanen inneren Ablehnung des Partners treten beim Sexualkontakt Erektions- oder Ejakulationsstörungen auf, die über die Angst vor erneutem Versagen weiter aufrecht erhalten werden.

Aus dem bisher Gesagten lassen sich die Voraussetzungen für eine Verhaltenstherapie bei Potenzstörungen ableiten:

1. Wie bei jeder anderen Psychotherapie ist die Motivation des Patienten von erheblicher Bedeutung. Auch bei der Verhaltenstherapie kann der Therapeut nur helfen, wenn der Patient die Hilfe annehmen will.

2. Ist ein Partner vorhanden, so muß er in die Therapie einbezogen werden, da er an der Sexualproblematik unmittelbar mitbeteiligt ist. Ist das partnerschaftliche Verhältnis zueinander sehr gestört, so müssen zunächst diese Spannungen mit verhaltens- und kommunikationstherapeutischen Methoden abgebaut werden. Die Behandlung der Sexualstörung wird erst möglich, wenn beide Partner hierzu Kooperationsbereitschaft zeigen. Fehlt ein Partner, so wird dadurch das verhaltenstherapeutische Vorgehen zwar erschwert, aber nicht unmöglich. Je nach Art der Störung ist das Therapieziel jedoch begrenzt.

3. Im Gegensatz zu anderen Psychotherapieformen ist eine gute Introspektionsfähigkeit keine unbedingte Voraussetzung zur Behandlung.

Das therapeutische Vorgehen bei Paaren entspricht im wesentlichen einer bestimmten verhaltenstherapeutischen Technik, der sogenannten systematischen Desensibilisierung: Zunächst wird das Gebot erteilt, keinen Verkehr auszuüben, um damit die negativ endende Verhaltenskette zu unterbrechen und den Patienten von dem Druck zu befreien, eine Leistung vollbringen zu müssen, zu der er sich momentan nicht in der Lage fühlt. Danach wird schrittweise das gestörte Sexualverhalten über die Desensibilisierung in der Vorstellung und in der Realität wieder aufgebaut. Dieses Vorgehen entspricht der Therapieform von Masters und Johnson, einer quasi stationären, 14-tägigen Intensivbehandlung. Die Ergebnisse von Masters und Johnson sind erstaunlich gut, möglicherweise mitbedingt durch eine positive Auslese: Die Erfolgsrate lag bei primären Erektionsstörungen unmittelbar nach Therapieabschluß um 60 %, bei sekundären Erektionsstörungen um 70 % und bei der Ejaculatio praecox sogar knapp unter 100 %. Diese Erfolgsrate war bei einer 5-Jahreskatamnese kaum verändert.

Wir selbst behandeln ambulant und über wesentlich längere Zeit. Bis Ende 1974 haben wir 40 Paare therapiert.

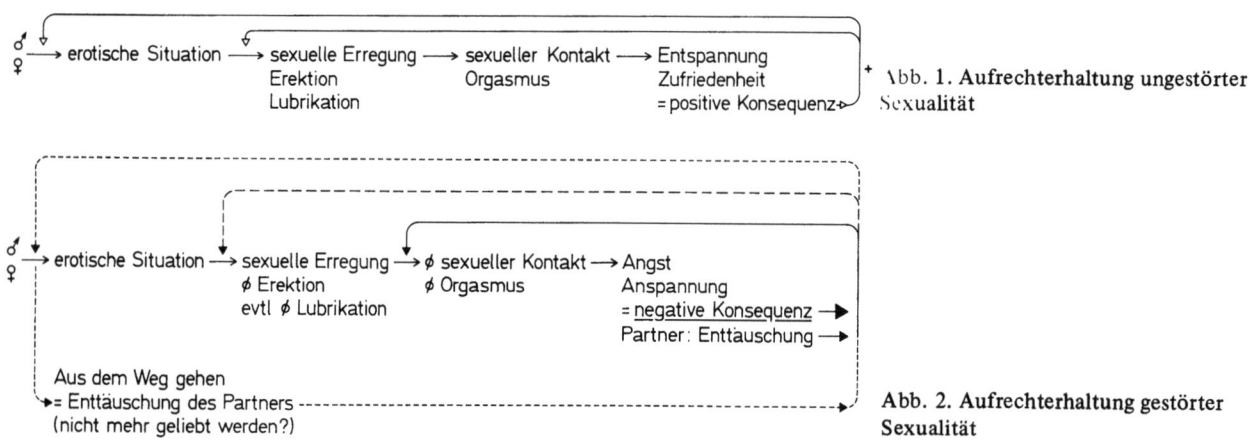

Abb. 1. Aufrechterhaltung ungestörter Sexualität

Abb. 2. Aufrechterhaltung gestörter Sexualität

32 Männer litten vorwiegend an Erektionsstörungen, bei 11 Frauen bestand vorwiegend eine Anorgasmie. Die Zahl von insgesamt 43 ergibt sich dadurch, daß bei 3 Paaren beide Partner ausgeprägte Sexualstörungen hatten. Nach durchschnittlich 20 bis 40 Sitzungen waren 60 % der Patienten geheilt, 15 % gebessert, in 25 % der Fälle war keine Veränderung eingetreten. Heilung einer Erektionsstörung wurde angenommen, wenn der Patient 3-4 mal Geschlechtsverkehr zu beiderseitiger Zufriedenheit ausgeübt hatte, ohne daß funktionelle Störungen aufgetreten waren. Eine Anorgasmie wurde dann als geheilt angesehen, wenn die Patientin den Geschlechtsakt angenehm erleben konnte und mindestens zweimal einen Orgasmus erlebt hatte.

Therapieende	erfolgreich	12	keine oder unzureichende Besserung	8	
Katamnese	erfolgreich	9		3	
	schwankend (z.Z. keine Partnerschaft)	2 1		– –	ca. 75 %
	keine Besserung bzw. Rückfall	–		5	ca. 25 %

Abb. 3. 20 ambulant behandelte Paare

Bisher konnte an der Hälfte dieser 40 Patienten eine katamnestische Untersuchung nach 1-3 Jahren vorgenommen werden. Das Ergebnis ist in Abb. 3 zusammengefaßt. Der Prozentsatz der Heilung unmittelbar nach Therapieende entspricht bei diesen 20 Patienten dem Prozentsatz der Gesamtgruppe, nämlich 60 %. Es handelt sich also bei der katamnestischen Untersuchung nicht um eine Nachuntersuchung an besonders günstig verlaufenden Behandlungen. 10 der 12 geheilten Patienten waren weiterhin beschwerdefrei, die 2 übrigen Patienten erwähnten gelegentlich auftretende leichte Funktionsstörungen, die sie jedoch selbst beherrschen konnten. Eine Wiederaufnahme der Behandlung hielten sie selbst nicht für nötig. Von den 8 Patienten mit ungenügender oder gar fehlender Besserung unmittelbar nach Therapieende hatten 3 im katamnestischen Zeitraum ohne jegliche weitere Behandlung eine Heilung erreicht. Sie gaben an, nach dem Therapieende ihre Probleme mit dem Partner weiter besprochen und – da ihnen das therapeutische Vorgehen ja inzwischen geläufig geworden war – ihr Sexualverhalten allein weiter schrittweise aufgebaut zu haben. Die übrigen 5 Patienten dieser Gruppe zeigten keinerlei Besserung ihrer Symptome, obwohl einige von ihnen andere Formen der Psychotherapie versucht hatten, z.B. psychoanalytische Einzel- und Gruppentherapie.

Um eine abschließende Beurteilung zu ermöglichen, müssen noch die anstehenden Katamnesen der übrigen 20 Paare erhoben werden. Es ist jedoch durchaus denkbar, daß wir ähnliche Ergebnisse erhalten werden, da wie bereits dargestellt, die bisherige katamnestische Untersuchung keine Auswahl günstig verlaufender Therapien war. Solle sich der bisher erkennbare Trend bestätigen, können wir mit einer Dauererfolgsrate von ca. 75 % rechnen.

Dr. G. Kockott
Max-Planck-Inst. f. Psychiatrie
D-8000 München

Diskussionsreder zu den Vorträgen 10.1.5. – 10.1.6.:
Nürnberger, Schütte, Schöpf, v. Preyss, Krause und *Hornstein*

10.2. Andrologie · Freie Vorträge

Moderator: W. Adam, Tübingen

10.2.1. Serum- und Harntestosteron bei Normo-, Oligo- und Azoospermien

H. Lenau, H. Niermann, I. Gorewoda und L. Suter, Münster

Die Zusammenhänge zwischen herabgesetzten Testosteronspiegeln und gestörter Spermiogenese werden viel und widersprüchlich in der Literatur diskutiert (Urry et al., 1976; Lawrence et al., 1974; Lunglmayr et al, 1974; Rosen und Weintraub, 1971; Steinberger et al., 1973; Nieschlag und Wiegelmann, 1976).

Bereits früher von uns erhobene Befunde über Testosteronausscheidung bei Spermiogenesestörungen zeigten eine Abnahme der mittleren Testosteronausscheidung bei herabgesetzter Spermatozoendichte (Lenau und Niermann, 1974; Niermann et al., 1975). Neuerlich durchgeführte radioimmunologische Untersuchungen aus Blut und Harn bestätigen die damals mit gaschromatographischen Methoden gewonnenen Ergebnisse.

Probanden und Methoden

Bei 242 Männern (90 mit geringgradiger, 57 mit hochgradiger sog. idiopathischer Oligozoospermie, 60 mit Oligo-Astheno- bzw. Teratozoospermie und 35 mit Azoospermie) wurde radioimmunologisch Serum-Testosteron bestimmt und mit dem Serum-Testosteron von 75 Männern mit Normozoospermie verglichen. Bei 129 Männern (43 mit einer geringgradigen, 31 mit einer hochgradigen, 27 mit Oligo-Astheno- bzw. Teratozoospermie und 28 mit Azoospermie) wurde Harn-Testosteron ebenfalls radioimmunologisch ermittelt und mit der Testosteronausscheidung von 75 Männern mit Normozoospermie verglichen. Serum-Testosteron wurde nach Extraktion mit Diäthyläther, Harn-Testosteron nach Dialyse und Hydrolyse und anschließender Extraktion radioimmunologisch nach einer Doppelantikörper-Methode bestimmt. Die Reagenziensätze für den Radioimmunoassay stammten von der Fa. Serono Immunochemicals.

Ergebnisse

Die Ergebnisse der Hormonanalysen sind in Tabelle 1, Abb. 1 und 2 zusammengestellt. Die Unterschiede zwischen Serum- und Harntestosteronspiegel der Normozoospermie und der Patienten mit hochgradiger Oligozoospermie ($p < 0,001$), mit Oligo-Astheno-Teratozoospermie ($p < 0,001$) und mit Azoospermie ($p < 0,005$) waren statistisch signifikant.

Einen Überblick über die prozentuale Häufigkeit von normalen und erhöhten LH-Spiegeln in Verbindung mit normalem bzw. erniedrigtem Testosteron geben Abb. 3 und 4.

Bei geringgradiger Oligozoospermie (O I) und Oligo-Astheno- bzw. -Teratozoospemie (OAT) waren 24,8 %, bei hochgradiger Oligozoospermie (O II) 41,3 % und bei Azoospermie 54 % mit normalen Testosteron- und erhöhten LH-Spiegeln (Abb. 3). In Fällen mit erniedrigtem Testosteron hatten bei der geringgradigen Oligozoospermie 23,4 %, bei der hochgradigen 23,8 %, bei der OAT 9,9 % und bei der Azoospermie 62,2 % der Probanden erhöhte LH-Spiegel (Abb. 4).

Diskussion

Die mittleren Serum-Testosteron-Spiegel fallen mit abnehmender Spermatozoendichte ab, ein Bild, das sich ebenfalls bei der Bestimmung der Testosteron-Exkretion im Harn zeigt. Obwohl man mit der Bestimmung des Testosteron-Glucuronids im 24-Std.-Urin eine anderen Parameter als das im Blut zirkulierende Testosteron erfaßt, da

1. das Testosteron-Glucuronid nicht ausschließlich vom Testosteron, sondern auch vom Androstendion abstammen kann,
2. ungebundenes Serum-Testosteron metabolisiert wird und als
    a) Ätiocholanolon
    b) Androsteron
    c) Epiandrosteron
    d) C-17-Ketosteroide

ausgeschieden wird, ist die Bestimmung dennoch repräsentativ genug, die Androgenproduktion der Leydigzellen zu überprüfen. Eine Korrelation zwischen Plasma- und Urinwerten ist aber aus den oben aufgeführten Gründen nicht vorhanden. Die Betrachtung der Testosteronspiegel bzw. -ausscheidung ohne Berücksichtigung der Höhe des LH-Spiegels hat sich als nicht ausreichend herausgestellt (Ruder et al., 1974), da oft bei normalem Testosteron die erhöhten LH-Werte einen Leydigzellschaden andeuten, der bei der Oligozoospermie oft mit Verminderung der spermiogenetischen Aktivität verbunden ist (Urry et al., 1976; Paulsen, 1968). Betrachtet man unter diesem Aspekt die hier vorliegenden Ergebnisse, so zeigt sich erstens, daß bei normalem Testoste-

Tabelle 1. Ergebnisse der Serum- und Harntestosteronbestimmungen bei Normo-, Oligo- und Azoospermie

	Serum-T (ng/ml)			Harn-T (µg/24 h)		
	n	x̄	SD	n	x̄	SD
Normozoospermie	75	6,5	± 1,7	76	67,8	± 22,4
Oligozoospermie (10-40 Mill./ml)	90	5,7	± 2,6	43	63,9	± 23,3
Oligozoospermie (< 10 Mill./ml)	57	4,8	± 2,3	31	44,6	± 23,4
OAT (10-40 Mill./ml)	60	5,5	± 2,2	27	49,3	± 16,1
Azoospermie	35	5,0	± 2,9	28	32,3	± 21,6

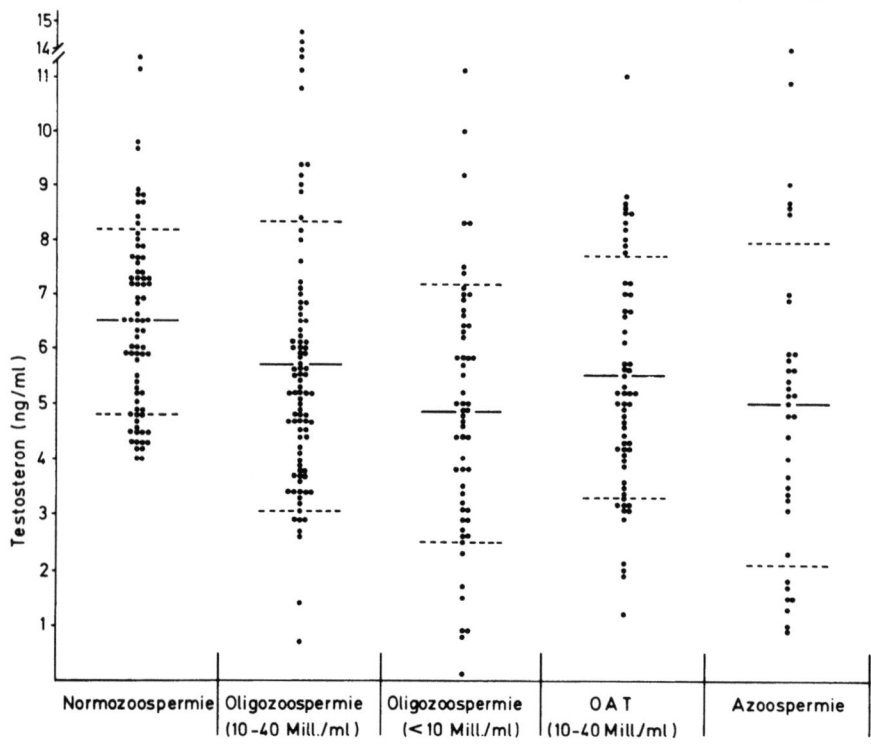

Abb. 1. Serum-Testosteronspiegel bei Normo-, Oligo-, Azoospermie und Oligo-Astheno-Teratozoospermie (OAT). Die Punkte stellen Einzelwerte dar

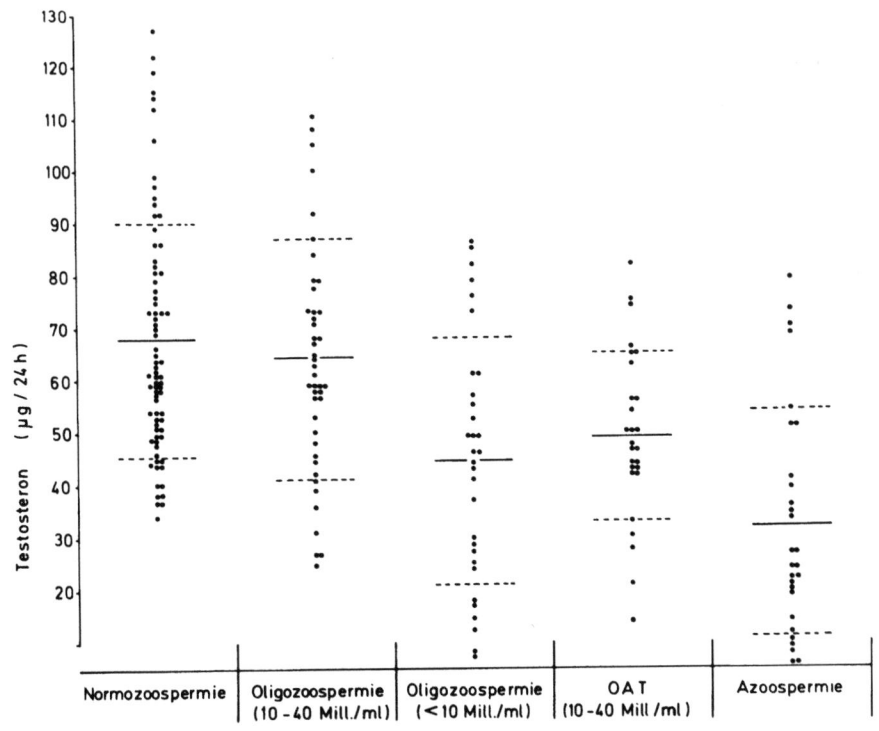

Abb. 2. Testosteronausscheidung im 24 h-Urin bei Normo-, Oligo-, Azoospermie und Oligo-Astheno-Teratozoospermie

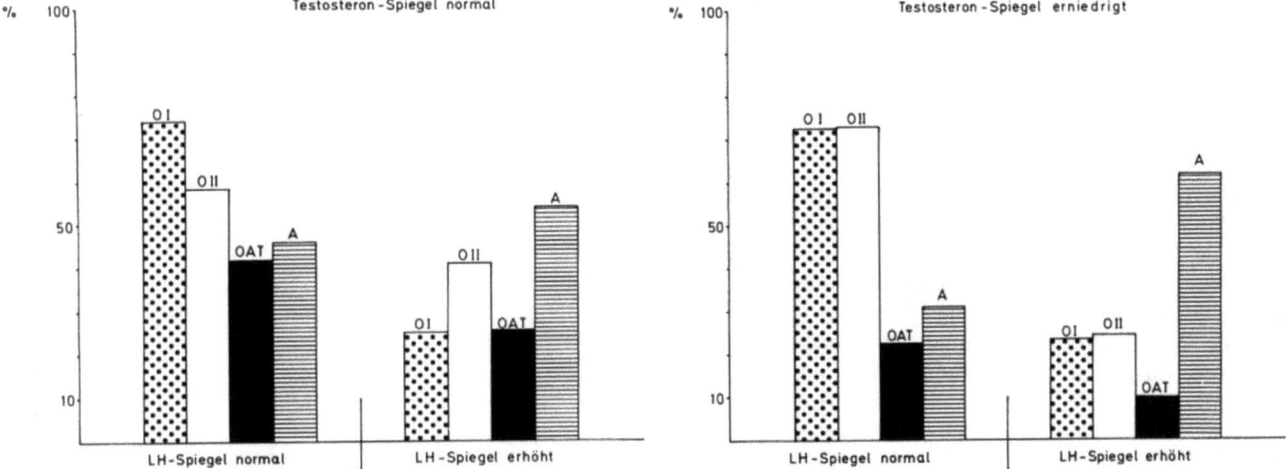

Abb. 3. Die prozentuale Verteilung normaler und erhöhter LH-Spiegel bei Vorliegen normaler Testosteronwerte in Gruppen mit geringgradiger (O I), hochgradiger (O II) Oligozoospermie, Oligo-Astheno-Teratozoospermie (OAT) und Azoospermie (A)

Abb. 4. Die prozentuale Verteilung normaler und erhöhter LH-Spiegel bei erniedrigtem Testosteron in Gruppen mit geringgradiger (O I), hochgradiger (O II) Oligozoospermie, Oligo-Astheno-Teratozoospermie (OAT) und Azoospermie (A)

ron-Spiegel der Prozentsatz der Fälle mit erhöhtem LH um so mehr ansteigt, je stärker die Spermatozoendichte herabgesetzt ist, daß also eine Leydigzell-Funktionseinschränkung von hypophysärer Kompensationstätigkeit überdeckt wird, zweitens, daß bei ca. 70 % der Oligozoospermie-Patienten und 30 % der Azoospermie-Fälle ein erniedrigter Testosteron-Spiegel nicht mit vermehrter LH-Sekretion beantwortet wird. Hier ist mit Clomiphencitrat-, Releasing-Hormon- oder HCG-Stimulation zu klären, ob die Funktionsreserve der Hypophyse oder die der Leydigzellen bzw. deren Ansprechbarkeit gestört sind. Im 1. Fall würde sich eine Gonodotropin-, im 2. eine Androgentherapie anschließen.

Die Zusammenstellung dieser Befunde zeigt die Vielfalt der Deutungsmöglichkeiten von Einzelbefunden, die im Zusammenhang gesehen werden müssen.

Literatur

Lawrence, D.M., Swyer, G.I.M.: Plasma testosterone and testosterone binding affinities in men with impotence, oligospermia, azoospermia, and hypogonadism. Brit.Med.J. *1974 1*, 349

Lenau, H., Niermann, H.: Gaschromatographische Testosteronbestimmungen bei Fertilitätsstörungen des Mannes. Fortschr. Fertil.Forschg. *II*, 143 (1974)

Lunglmayr, G., Spona, J., Ludvik, W.: Endokrinologische Differenzierung männlicher Gonadenfunktionsstörungen durch radioimmunologische Bestimmung des FSH, LH und Testosteron im Serum. Wien.klin.Wschr. *86*, 305 (1974)

Niermann, H., Lenau, H., Ayi-Bonte, G., Schulz, H.: Excretion of urinary testosterone in Klinefelter's syndrome. Humangenetik *26*, 61 (1975)

Nieschlag, E., Wiegelmann, W.: Testosteron und Gonadotropine in der Diagnostik der endokrinen Funktion der Testes. Fortschr. Fertil.Forschg. *III*, 9 (1976)

Paulsen, C.D., Gordon, D.L., Carpenter, R.W., Gandy, H.M., Drucker, W.D.: Klinefelter's syndrome and its variants: a hormonal and chromosomal study. Recent Progr.Hormone Res., N.Y. 24, 321 (1968)

Rosen, S.W., Weintraub, B.D.: Monotropic increase of serum FSH correlated with low sperm count in young men with idiopathic oligospermia and aspermia. J.Clin.Endocr. 32, 410 (1971)

Ruder, H.J., Loriaux, D.L., Sherins, R.J.: Leydig cell function in men with disorders of spermatogenesis. J.Clin.Endocr. 38, 244 (1974)

Urry, R.L., Dougherty, K.A., Cockett, A.T.K.: Correlation between follicle stimulating hormone, luteinizing hormone, testosterone and 5-Hydroxyindole acetic acid with sperm cell concentration. Journal of Urology 116, 322 (1976)

Steinberger, E., Root, A., Fischer, M.: The role of androgens in the initiation of spermatogenesis in man. J.Clin.Endocr. 37, 746 (1973)

Dr. rer. nat. H. Lenau
Univ.-Hautklinik
Von-Esmarch-Str. 56
D-4400 Münster

10.2.2. Serum- und Harntestosteron,-LH und -FSH bei Vätern und Männern mit Normozoospermie

H. Niermann, H. Lenau, I. Gorewoda und G. Sommer, Münster

Die Auswahl einer geeigneten Gruppe von Probanden als Normalkollektiv zur Bewertung von Analyseergebnissen stellt in der Medizin immer ein besonderes Problem dar. Bei der Beschreibung der Vergleichsgruppe findet man in wissenschaftlichen Arbeiten oftmals Attribute wie „normale gesunde Probanden" oder „Probanden ohne erkennbare Störungen" u.a.m. Für den Andrologen ist es besonders schwierig, ein Normalkollektiv zu finden, da einerseits von Vätern, also nachweislich zeugungsfähigen Männern, meist keine Ejakulatbefunde vorliegen, andererseits die Patientengruppe mit Normozoospermie evtl. nur in Bezug auf Spermatozoendichte normal sein könnte. Befunde vieler Arbeitsgruppen und eigene Untersuchungen zeigen, daß Zusammenhänge bestehen zwischen verminderter Spermatozoenzahl und erniedrigten Plasma- und Harn-Testosteronwerten (1,2,3,4,) sowie gestörten Gonadotropin-Spiegeln (5,6,7,8,9,10,11,12). Hier wurde der Frage nachgegangen, ob diese Normozoospermiegruppe, die hormonell normal ist, als Normalkollektiv beim Überprüfen vom Hormonstatus anderer Patientengruppen eingesetzt werden kann.

Patientengut und Methoden

93 Männer mit einem Durchschnittsalter von 32,1 (± 3,3) Jahren und 19 mit einem mittleren Alter von 46,4 (± 5,4) mit Normozoospermie (> 40 Mill./ml) wurden einer Gruppe von 111 Männern, die Vater mindestens eines Kindes waren, gegenübergestellt. 95 hatten ein mittleres Alter von 29,5 (± 4,4), die übrigen 16 von 51,0 Jahren. Testosteron, LH und FSH wurden radioimmunologisch mit Reagenziensätzen der Firma Serono sowohl aus Serum als auch aus dem 24Stunden-Urin bestimmt. Blut wurde jeweils zwischen 8.00 und 9.00 Uhr früh entnommen. Der Unterschied der Mittelwerte in den Vergleichsgruppen wurde mit dem Student-t-Test für ungepaarte Daten auf Signifikanz hin geprüft. Beziehungen zwischen Serum- und Urin-Werten wurden mit Hilfe der linearen Regressionsanalyse berechnet.

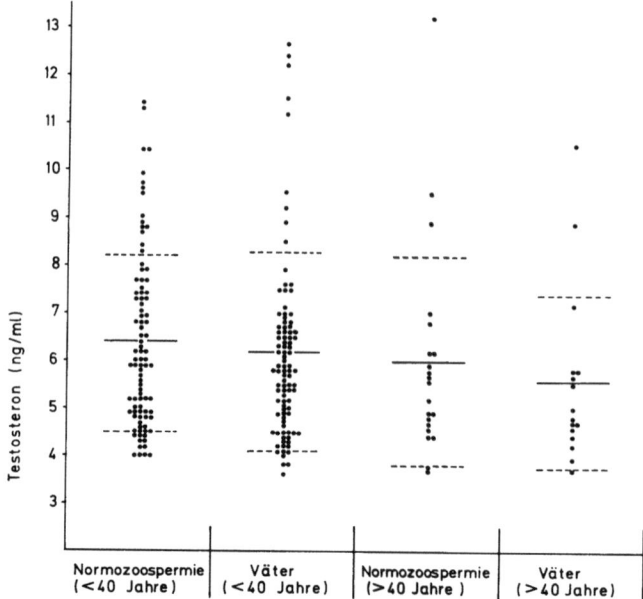

Abb. 1. Serum-Testosteron bei unter 40jährigen und über 40jährigen Männern mit Normozoospermie und Vätern

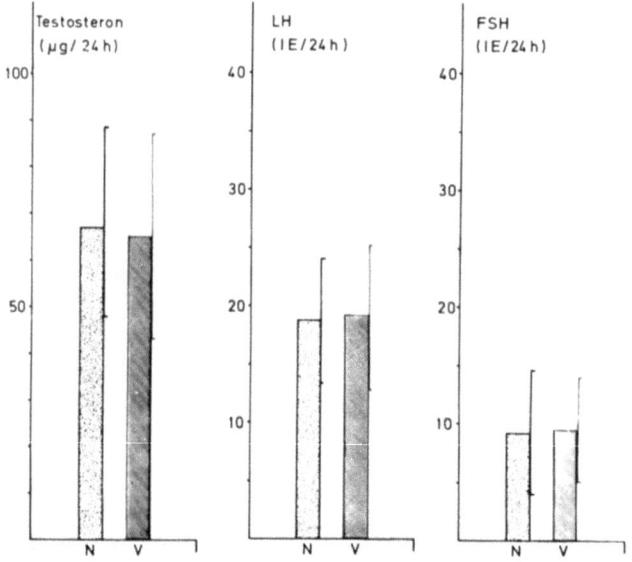

Abb. 2. Harn-Testosteron, - LH und - FSH bei Normozoospermie und Vätern

Ergebnisse

Das mittlere Serum-Testosteron bei Normozoospermie-Patienten (jünger als 40 Jahre) unterschied sich mit 6,4 ng/ml (± 1,8) nicht von dem bei Vätern gefundenen Mittelwert von 6,2 ng/ml (± 2,1). Bei der über 40jährigen Patientengruppe betrug das mittlere Testosteron 6,0 (± 2,2), bei den Vätern 5,6 ng/ml (± 1,8). In beiden Altersgruppen waren die Unterschiede statistisch nicht signifikant (Abb. 1). Testosteronbestimmungen aus dem Harn wurden bei 85 Fällen durchgeführt (Abb. 2). Eine Aufteilung in verschiedene Altersgruppen unterblieb, da die Fallzahl zu klein geworden wäre. Bei Patienten mit Normozoospermie wurde eine mittlere Testosteron-

Ausscheidung von 67,0 µg/24h (± 21,3), bei den Vätern 65,0 (± 22,1) beobachtet. Bei unter 40jährigen Patienten mit Normozoospermie wurden mittlere Serum-LH-Spiegel von 9.9 m I.E./ml (± 4,0), bei den Vätern von 11,1 (± 4,8) gefunden. Die Untersuchungen in der über 40jährigen Gruppe ergaben bei Normozoospermie 11,6 m I.E./ml (± 4,5), bei den Vätern 14,9 (± 7,4) (Abb. 3). Die mittlere LH-Ausscheidung im 24Stunden-Harn war bei Normozoospermie mit 18,8 I.E./24h ebenfalls statistisch nicht signifikant unterschiedlich von den Werten, die bei Vätern gefunden wurden ($\bar{x}$ = 19,2 S.D.: ± 6,4) (Abb. 2). Bei der Normozoospermie (<40 J.) lag der mittlere FSH-Spiegel im Serum bei 6,7 m I.E./ml (S.D. = 2,5), der der Väter bei 6,3 (S.D. = 2,4) (Abb.4). Für FSH bei über 40jährigen Patineten mit Normozoospermie wurde ein mittlerer Wert von 9,7 m I.E./Ml (± 5,5), bei über 40jährigen Vätern von 12,3 (± 7,9) festgestellt. Die im 24Stunden-Harn ausgeschiedene FSH-Menge war bei Männern mit Normozoospermie 9,3 I.E./24h (± 5,3), bei den Vätern 9,6 (± 4,6).

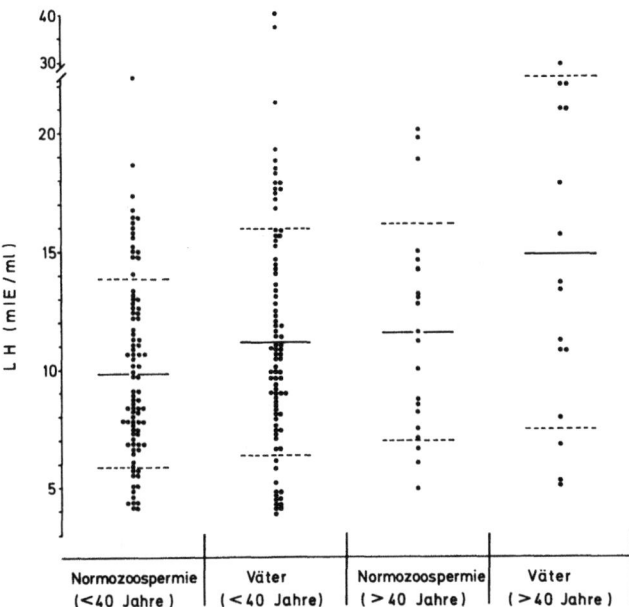

Abb. 3. Luteinisierendes Hormon (LH) im Serum von unter 40jährigen und über 40jährigen Männern mit Normozoospermie und Vätern

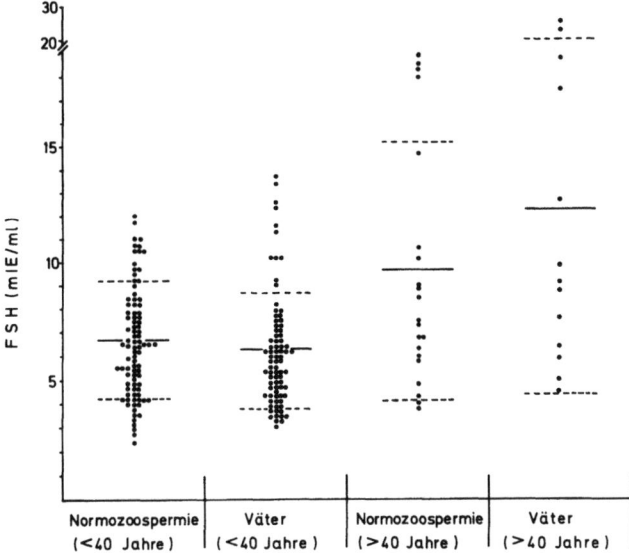

Abb. 4. Follikelstimulierendes Hormon (FSH) im Serum von unter 40jährigen und über 40jährigen Männern mit Normozoospermie und Vätern

Diskussion

Mit der vorliegenden Untersuchung sollte eine grundsätzliche Vorarbeit für weitere Untersuchungen erbracht werden. Die Ergebnisse zeigen, daß nur geringfügige Unterschiede bestehen in den Serum-Spiegel sowie in den 24 Std.-Harn-Ausscheidungsmengen der Hormone Testosteron, LH und FSH von Patienten mit einer Normozoospermie und einem Kollektiv von Vätern, von denen jeder mindestens ein Kind gezeugt hat. Die Unterschiede in den mittleren Werten von LH und FSH bei Männern über 40 Jahren sind damit zu erklären, daß das durchschnittliche Alter in diesen Fällen bei den Vätern höher liegt und bekannterweise die Gonadotropinspiegel mit zunehmendem Alter ansteigen. Die Testosteronspiegel unterschieden sich nur unwesentlich. Zum einen wird eine nachlassende *Leydig*zell-Sekretion mit einer vermehrten hypophysären Tätigkeit beantwortet, zum anderen wurde in diesem Altersbereich eine starke Streuung beobachtet, die nicht unerheblich von Unterschieden in der Durchblutung abhängen kann.

Zusammenfassend zeigen die hier durchgeführten Hormonanalysen aus Serum und Urin, daß die Normozoospermie in Bezug auf den hormonellen Regelkreis zwischen Hypothalamus, Hypophyse und Testes als Normkollektiv angesehen werden darf.

Literatur

Lawrence, D.M., Swyer, G.I.M.: Plasma testosterone and testosterone binding affinities in men with impotence, oligospermia, azoospermia and hypogonadism. Brit.Med.J.*1974, I*; 349

Lenau, H., Niermann, H.: Gaschromatographische Testosteronbestimmungen bei Fertilitätsstörungen des Mannes. Fortschr. Fertil.Forschg. *II*; 143, (1974)

Niermann, H., Lenau, H., Ayi-Bonte, G., Schulz, H.: Excretion of urinary testosterone in Klinefelter's syndrome. Humangenetik *26*; 61 1975

Steinberger, E., Root, A., Fischer, M.: The role of androgens in the initiation of spermatogenesis in man. J. Clin.Endocr. *37*; 746 (1973)

Christiansen, P.: Studies on the relationship between spermatogenesis and urinary levels of follicle stimulating hormone and luteinizing hormone in oligospermic men. Acta Endocr. *78*; 192 (1975)

Franchimont, P., Millet, D., Vendrely, E., Letawe, J., Legros, J.J., Netter, A.: Relationship between spermatogenesis and serum gonadotropin levels in azoospermia and oligozoospermia. J.Clin.Endocr. *34*; 1003 (1972)

Furuhjelm, M. Carlström, K., Jonson, B.: Endocrinological aspects of male infertility. Acta obstetr. gynec. Scand *53*; 181 (1974)

Johnson, S.G.: Studies on the testicular-hypophyseal feedback mechanism in man. Acta Endocr. *72*; 99 (1964)

Kjessler, B., Wide, L: Follicle stimulating hormone (FSH) and interstitial cell stimulating hormone (ICSH) in relation to gametic output in 643 males. Acta Endocr. *72*; 243 (1973)

De Kretser, D.M., Burger, H.G., Hudson, B.: The relationship between germinal cells and serum FSH levels in males with infertility. J. Clin.Endocr. *38*; 787 (1974)

Mauss, J., Böke, R.: Immunochemische Bestimmung des luteinisierenden Hormons (LH) bei Männern mit Fertilitätsstörungen. Med. Klin. *67*; 886 (1972)

Rosen, S.W., Weintraub, B.D.: Monotropic increase of serum FSH correlated with low sperm count in young men with idiopathic oligospermia and aspermia. J. Clin.Endocr. *32*; 410 (1971)

Prof.Dr. H. Niermann
Univ.-Hautklinik
Von-Esmarch-Str. 56
D-4400 Münster

10.2.3. Prolaktin-Serumspiegel bei Patienten mit Störungen der Spermatogenese

W. Krause, Gießen

Prolactin, das auch als drittes Gonadotropin bezeichnete Hormon der Hypophyse, hat beim Mann kein eindeutiges Erfolgsorgan. Es sind aber schon 1971 von Bartke tierexperimentell Wirkungen am Hoden im Sinne einer Vermehrung der Testosteronbiosynthese gefunden worden. Beim Menschen konnten Rubin et al. (1976) eine Abhängigkeit der nächtlich ansteigenden Testosteronspiegel im Plasma von der ebenfalls nachts auftretenden Erhöhung der Prolactinausschüttung nachweisen. Die Spiegel von LH und FSH blieben dabei unverändert.

Von diesen Beobachtungen ausgehend stellt sich die Frage, ob auch quantitative Zusammenhänge zwischen der Prolactinsekretion und der Spermatogenese beim Mann gefunden werden können.

Material und Methode

Bei 183 Patienten der andrologischen Sprechstunde wurden nach der klinischen Untersuchung und der Ejakulatanalyse aus einer einmaligen Blutprobe FSH, LH, Prolactin und Testosteron bestimmt. In 43 Fällen konnte die Bestimmung vor und nach der simultanen i.v.-Injektion von 100 µg LH-RH und 200 µg TRH vorgenommen werden. Die Hormonbestimmungen erfolgten radioimmunologisch mit käuflichen Kits (Isotopendienst West). Die Normalwerte für unser Labor und die genaue Methodik wurden an anderer Stelle veröffentlicht (Krause, 1977).

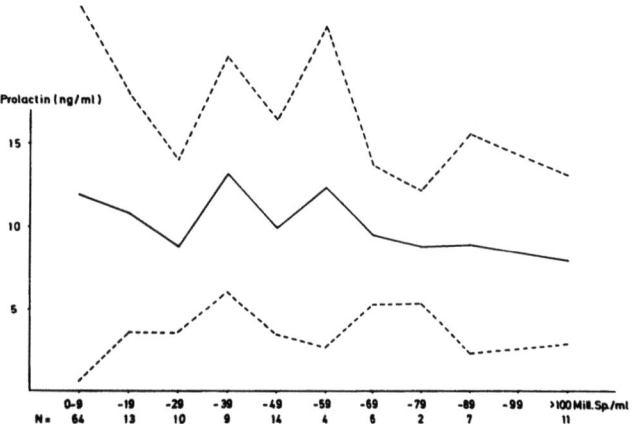

Abb. 1. Mittlere Prolactinspiegel im Plasma bei Gruppierung nach Spermatozoenzahlen im Ejakulat. Die gestrichelten Linien geben die Standardabweichung an

Die gewonnenen Zahlenwerte des Ejakulates und der Hormonspiegel wurden mit vorgegebenen Rechenprogrammen statistisch aufgearbeitet. Die Mittelwerte verschiedener Gruppierungen wurden in einer Varianzanalyse und die Einzelwerte in einer Korrelationsanalyse verglichen.

Ergebnisse und Besprechung

Wenn man die basalen Prolactin-Serumspiegel in Abhängigkeit von der Spermatozoenzahl aufzeichnet, findet man keine signifikanten Änderungen mit zunehmender Zahl von Spermatozoen im Ejakulat (Abb.1). Ebenso findet man die Gipfelwerte des Serumprolactin nach TRH- Injektion unabhängig von der Spermatozoenzahl.

Dagegen ist für FSH sowohl in den basalen als auch den durch LH-RH stimulierten Werten ein Zusammenhang mit der Spermatozoenzahl sichtbar (Krause und Höbel, 1976).

Unter den Patienten mit niedriger Spermatozoenzahl (unter 20 Mill/ml) findet man prozentual ebenso viele mit erhöhten Prolactinspiegeln (über 20 ng/ml) wie in der Gruppe mit normaler Spermatozoenzahl. Es ist daher unwahrscheinlich, daß die hohen Prolactinspiegel Mitursache für die Oligozoospermie sind und eine Hemmung der Prolactinausschüttung erfolgreich sein könnte (Roulier et al., 1976). Eigene diesbezügliche Versuche haben auch leider nicht die Wirksamkeit einer solchen Behandlung zeigen können.

In der Korrelationsanalyse (Tabelle 1) sieht man keine Korrelation zwischen den Werten von Prolactin und den Parametern des Ejakulates. Dagegen fällt eine hochsignifikante Korrelation zwischen Prolactin und LH und FSH auf. Eine Ursache dafür kann im Augenblick nicht angegeben werden.

Gruppiert man die Prolactinspiegel nach den mittleren Plasmakonzentrationen von Testosteron, so findet man ebenfalls keinen statistisch signifikanten Zusammenhang (Abb.2). In der Gruppe der höchsten Testosteronspiegel sind die Prolactinwerte niedrig.

In der gleichen Gruppierung zeigt sich ein deutlicher Zusammenhang zwischen den Spiegeln von FSH und Testosteron, während er für LH wieder fehlt.

Statistisch signifikante Zusammenhänge zwischen der Prolactinausschüttung und der Spermatogenese konnten also nicht gefunden werden. Es darf aber nicht vergessen werden, daß das Fehlen statistischer Relationen zwischen einzeitigen Meßwerten biologische Zusammenhänge nicht ausschließt.

Tabelle 1. Korrelationsfaktoren r zwischen Plasmahormonen und Ejakulatparametern

		1	2	3	4	5	6
1 FSH	(Plasma)						
2 LH	(Plasma)	0,47c					
3 Prolactin	(Plasma)	0,23b	0,33c				
4 Testosteron	(Plasma)	−0,16	0,02	−0,05			
5 Volumen	(Ejak.)	−0,08	−0,09	0,04	−0,01		
6 Sperm.Zahl	(Ejak.)	−0,12	−0,15	−0,14	−0,01	−0,02	
7 Fruktose	(Ejak.)	−0,10	−0,03	0,05	−0,03	0,38c	−0,20a

a, b, c = Signifikanzniveau für den Unterschied von r gegen 0
   (p = 0,05; 0,01; 0,001)

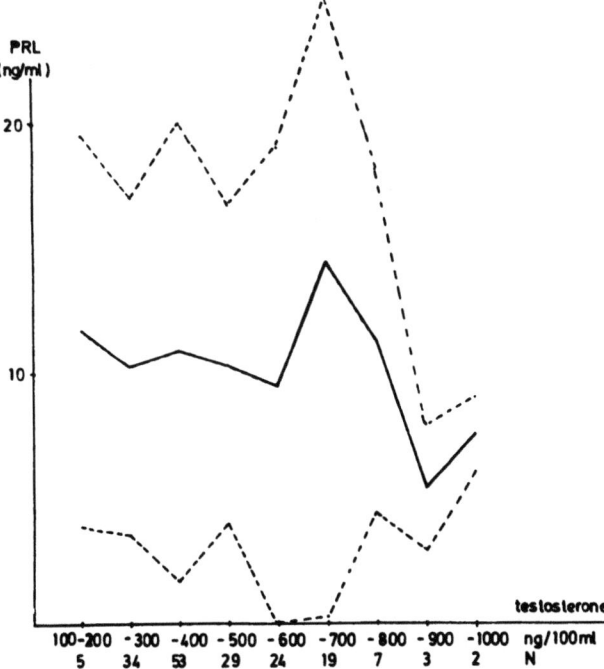

Abb. 2. Mittlere Prolactinspiegel im Plasma (PRL) bei Gruppierung nach Testosteronplasmaspiegeln. Die gestrichelten Linien geben die Standardabweichung an

Zusammenfassung

Statistisch signifikante Zusammenhänge zwischen der Spermatogenese und Plasmatestosteronwerten einerseits und Prolactinspiegeln andererseits finden sich nicht. Der Wert der Prolactinbestimmung für die andrologische Diagnostik muß daher noch zurückhaltend beurteilt werden. Das berührt nicht die Notwendigkeit der Bestimmung bei konkreten endokrinologischen Fragestellungen.

Literatur

Bartke, A.: Effect of prolactin on spermatogenesis in hypophysectomized mice. J. Endocrin. *49*; 311-316 (1971)

Krause, W.: Endokrine Aspekte bei Störungen der männlichen Fertilität und Sexualität. Diagnostik (im Druck)

Krause, W., Höbel, W.: Der LH-RH - Test bei Störungen der männlichen Fertilität. Z.Hautkr. *51*, 919-926 (1976)

Roulier, R., Mattei, A., Reuter, A., Franchimont, P.: Taux de prolactine dans les sterilites et hypogonadismes masculines. La Nouv. Presse Med. *5*, 30 (1976)

Rubin, P.T., Poland, R.E., Tower, B.B.: Prolactin related testosterone secretion in normal adult men. J. Clin. Endocrin. Metab. *42*, 112-117 (1976)

Doz.Dr. W. Krause
Klinikum Gießen
Gaffkystr. 14
D-6300 Gießen

Diskussionsredner zu den Referaten 10.2.1. − 10.2.3.:
Krause, Kühne, Adam, Hornstein, Jecht und *Polemann*

10.2.4. Hormonale Aspekte der Impotentia coeundi

E. Jecht, W. Glatz, H. Becker und O.P. Hornstein, Erlangen

Organisch verursachte Potenzstörungen werden meist nur bei permanent und gegenüber jeder Partnerin fehlender Libido gefunden [1]. Gleichwohl beschränkt sich die Untersuchung von Männern, die an verringerter Libido, an Erektionsschwäche, an Ejaculatio praecox leiden, in der Regel keineswegs auf den seelischen Bereich. Der Einfachheit halber sollen im folgenden die eben genannten Störungen der Sexualpotenz unter dem Begriff der Impotentia coeundi (I.c.) subsummiert werden.

Neben dem Ausschluß organischer Leiden wie Diabetes mellitus und Hepatopathien, die eine I.c. nach sich ziehen können, ist in letzter Zeit besonders die aktive Überprüfung der Achse Hypothalamus-Hypophyse mit dem GnRH-Test bei Patienten mit I.c. in den Vordergrund getreten.

Zunächst schien vielen Patienten mit I.c. ein fehlender Anstieg des FSH auf Stimulation mit GnRH gemeinsam zu sein. Dies wurde mit einer Hemmung des Hypothalamus und der Hypophyse durch eine postulierte, aus den Tubuli seminiferi stammende Substanz (Inhibin) erklärt, die bei Patienten mit I.c. infolge des Rückstaus von Spermatozoen in den Hoden vermehrt produziert werde; die Ursache des Rückstaus von Spermatozoen in den Hoden wurde in der meist niedrigen Ejakulationsfrequenz der Patienten mit I.c. gesehen.

Ein solcher Feed-back-Mechanismus mag bei einem Teil der Patienten mit I.c. eine gewisse Rolle spielen, doch haben wir inzwischen bei zahlreichen Patienten mit extrem niedriger Ejakulationsfrequenz normale FSH-Kurven mit einem deutlichen Anstieg des FSH nach Stimulation durch GnRH gesehen.

Auch haben wir mehrere Patienten mit fehlendem oder sehr geringem FSH-Anstieg erneut mit GnRH nach einer Phase vergleichsweise stark erhöhter Ejakulationsfrequenz stimulieren können, ohne daß sich das Reaktionsmuster des FSH danach wesentlich geändert hätte.

Das Reaktionsmuster des FSH kann daher nach unseren Erfahrungen in der Regel nicht als typisch für das Vorliegen einer I.c. bezeichnet werden. Demgegenüber läßt aber möglicherweise das Reaktionsmuster des Testosterons nach Stimulation mit GnRH gewisse Rückschlüsse auf eine endokrinologische Störung bei Patienten mit I.c. zu. Bei 9 von 11 Patienten mit I.c. und Varicocele fanden wir einen mehr oder minder deutlichen Testosteron-Anstieg nach Stimulation mit GnRH, während das Testosteron bei 4 Patienten mit I.c. ohne Varicocele unter denselben Bedingungen unverändert blieb (Abb. 1 u. 2). Auch bei 6 von 10 Patienten ohne I.c. mit Varicocele konnte ein Testosteron-Anstieg nach Stimulation mit GnRH gemessen werden. Demnach scheint bei Patienten mit I.c. und Varicocele eine verstärkte Ansprechbarkeit der Leydigzellen auf Stimulation mit GnRH, respektive mit den durch GnRH stimulierten Gonadotropinen vorzuliegen. Tabelle 1 zeigt einige relevante Daten der 25 untersuchten Patienten.

Das unterschiedliche Verhalten von Testosteron nach Stimulation mit GnRH bei Patienten mit I.c. mit und ohne Varicocele können wir einstweilen nicht erklären.

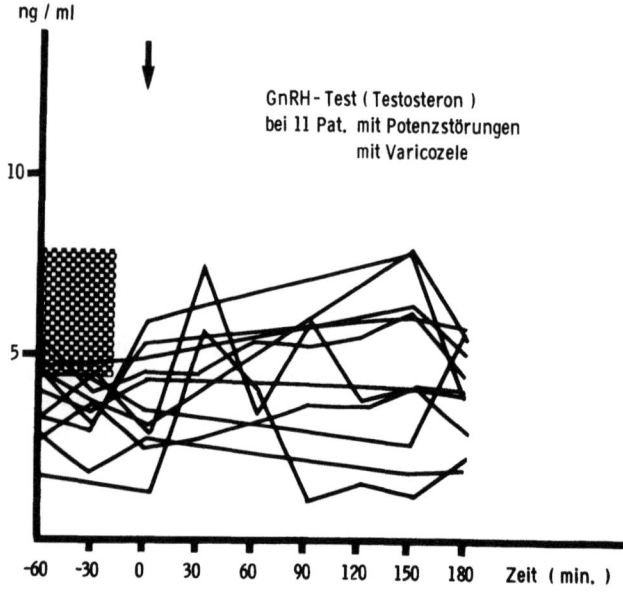

Abb. 1

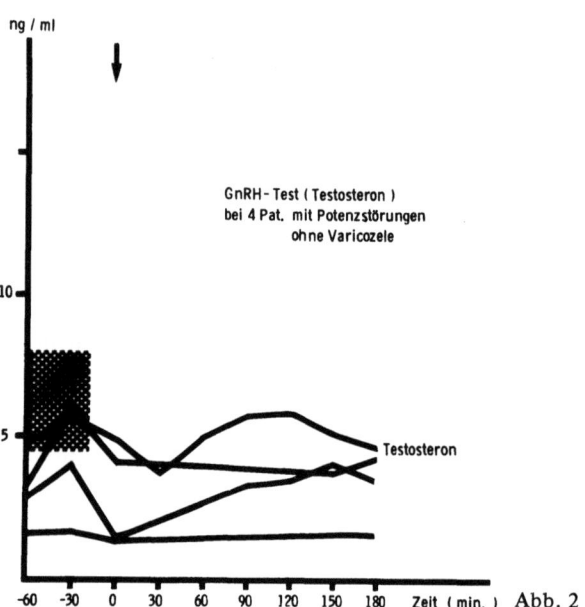

Abb. 2

Tabelle 1. Reaktionen von FSH, LH und Testosteron auf Stimulation mit GnRH bei 25 Pat. mit Impotentia coeundi und/oder Varicocele

Pat. mit	IC▼▼	Varicocele	IC▼▼ und Varicocele
T▼ - Anstieg	0	6	9
LH - Anstieg	4	10	11
FSH-Anstieg	4	9	8
path.Spermiogr.	0	10	6
erniedr.Fructose	0	1	2
Gesamt	4	10	11

▼ Testosteron   ▼▼ Impotentia coeundi

In der Annahme einer Schädigung des Zwischenzellgewebes durch die Varicocele wäre es aber z.B. denkbar, daß die verbliebenen bzw. neugebildeten aktiven Leydigzellen einer relativ starken, permanenten Stimulierung durch LH unterliegen und deshalb auf eine erhöhte Ausschüttung von LH vermehrt antworten. Jedenfalls sprechen einige Gründe dafür, daß die unterschiedliche Reaktion des Testosterons auf GnRH mehr noch als die Basalwerte des Testosterons auf eine ursächlich am Auftreten der I.c. beteiligte, varicocelenbedingte hormonale Störung hinweist.

Abschließend möchten wir - wie schon Comhaire und Vermeulen 1975 [2] - empfehlen, bei Patienten mit I.c. besonders auf Varicocelen zu achten. Es ist nicht auszuschließen, daß bei einem Teil dieser Patienten eine Besserung der Potenzstörungen nach einer Operation der Varicocele eintritt.

Literatur

1. Schnabl, S.: In: Therapie sexueller Störungen, Sigusch V., E.: S. 78, Stuttgart: Thieme 1975
2. Comhaire, F., Vermeulen, A.: J. Clin. Endocrinol. Metab. *40*, 824 (1975)

Dr. E. Jecht
Univ.-Hautklinik
Hartmannstr. 14
D-8520 Erlangen

Diskussionsredner zu dem Vortrag 10.2.4.:
Krause, Hornstein und *Heite*

10.2.5. Über die Bedeutung der Bestimmung der Muramidaseaktivität im Ejakulat bei Normo- und Pathospermien

L. Török und I. Sós, Szeged

Über die in den Sekreten des männlichen Genitaltraktes nachweisbare *Muramidase (Lysozym)* stehen uns nur wenige Informationen zur Verfügung. Der Nachweis der Muramidase im humanen Seminalplasma ist mit den Namen von Hirschhäuser und Kionke (1971) verbunden. In den hier vorgelegten Untersuchungen sollte der Muramidase-Gehalt des humanen Seminalplasmas und der Spermien bei Normo- und Pathospermien ermittelt und außerdem geklärt werden, ob eine Beziehung zwischen der Muramidase-Aktivität und den verschiedenen spermatologischen Parametern besteht.

Material und Methoden

Bei 69 andrologischen Patienten wurde die Muramidase-Aktivität im Seminalplasma bestimmt. Es wurden ferner folgende spermatologischen Parameter analysiert: Ejakulatvolumen, Viskosität, Spermienzahl, Motilität und Morphologie der Spermien, Fruktosekonzentration und Leukozytenzahl. Die Analyse der Ejakulate erfolgte nach der Methode von Schirren. Die Ejakulate wurden innerhalb von 5 Stunden eingefroren und bei $-20\,^\circ$C aufbewahrt.

Bestimmung der Muramidase-Aktivität: Die Aktivitätsbestimmung erfolgte mit der radialen Mikro-Geldiffusionsmethode nach Ossermann und Lawlor. Als Substrat fand Micrococcus lysodeicticus und als Standard Eierlysozym Verwendung. Mit 1/15 molarem Phosphatpuffer (pH 6,2) wurde 1 % Agar gelöst und darin in einer Konzentration von 0,05 % die als Substrat dienenden Micrococci lysodeictici suspendiert. In Petrischalen wurden Platten von 4 mm Höhe ausgegossen und nach ihrer Erstarrung die Proben und Standards in Mengen von je 10 µl aufgebracht. Nach einer 24-stündigen Inkubation bei 37 °C erfolgte die Auswertung; Aufhellungszonen entsprachen den Enzymaktivitäten (Abb. 1).

Als Vorversuch wurden Bestimmungen der Muramidaseaktivitäten an 9 normospermischen Ejakulaten (sowohl Seminalplasma als auch gewaschene Spermien) vorgenommen. In den übrigen 60 Fällen gelangte das Seminalplasma zur Untersuchung.

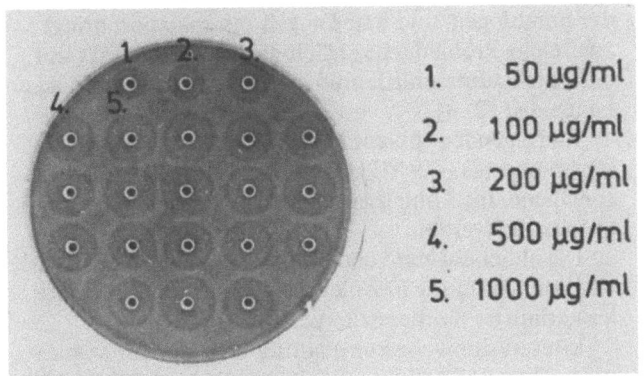

Abb. 1

Ergebnisse

1. Die Verteilung der Spermatozoen- und der Seminalplasma-Muramidaseaktivität ist in Abb. 2 dargestellt. Die Muramidaseaktivität des Ejakulates ist größtenteils im Seminalplasma anzutreffen.

2. Es bestand kein signifikanter Unterschied zwischen der Muramidaseaktivität in normalem und pathologischem Seminalplasma, selbst dann nicht, wenn wir die Aktivität des normalen Seminalplasmas mit der des azoospermischen Seminalplasmas verglichen (Abb. 3).

3. Eine Korrelation zwischen der Muramidaseaktivität und den übrigen untersuchten spermatologischen Parametern war nicht feststellbar.

4. Eine typische Enzymaktivitätsabweichung war auch nicht nachweisbar, wenn die Ejakulate Leukozyten enthielten, diese Werte zeigten allerdings eine größere Streuung.

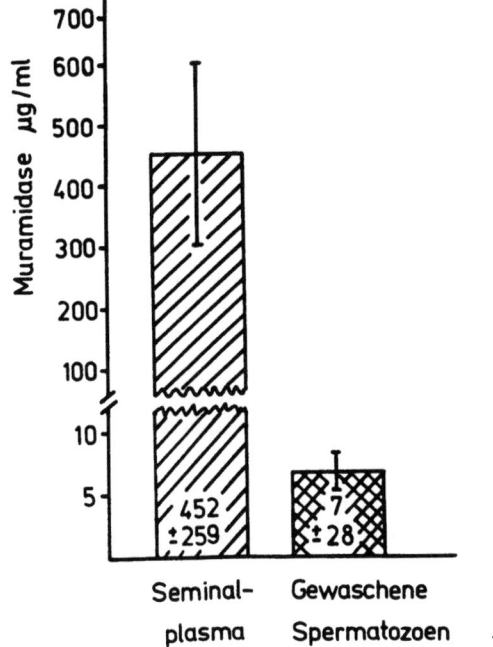

Abb. 2

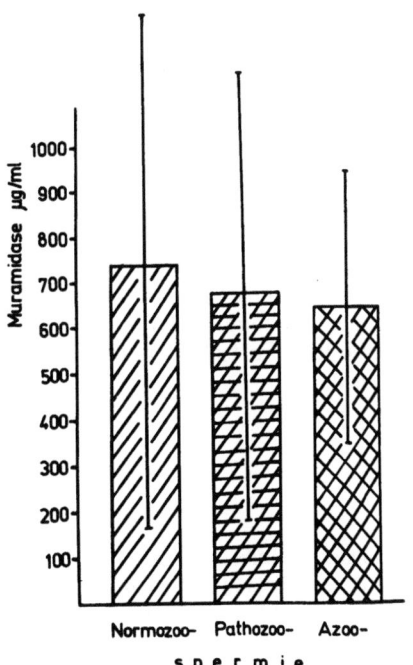

Abb. 3

Diskussion

Die Muramidase ist ein hydrolytisches Enzym, ein basisches lysosomales Polypeptid mit einem Molekulargewicht von ca. 15.000: *N-Acetylmuramylhydrolase*. Die quantitative Messung der Enzymaktivität geschieht mittels radialer Geldiffusions-Mikromethoden (Ossermann und Lawlor, 1966; Schill et al., 1972). Hinsichtlich des Muramidasegehalts im männlichen Genitaltrakt divergieren die Angaben in der Literatur. Während Mardh et al. (1974) in Urethra-, Prostata- und Samenblasenhomogenaten eine Muramidaseaktivität nachweisen konnten lieferten diesbezügliche Untersuchungen von Hirschhäuser und Kionke (1971) an Vesicula seminalis-Homogenisaten negative Resultate. Auch in humanen Hoden konnte keine Muramidaseaktivität nachgewiesen werden (Klockars et al., 1975). Die mit der Split-Ejakulat-Analyse erhaltenen Daten sprechen dafür, daß die Muramidaseaktivität des Ejakulates von der Prostata herrührt (Hirschhäuser und Eliasson, 1972; Schumacher, 1974). Die Sexualsteroide beeinflussen die Muramidaseaktivität (Schuhmacher, 1974). Stambough und Buckley (1969) fanden in Rattenspermien keine Muramidaseaktivität und Hirschhäuser et al. (1971) konnten in humanem Spermienhomogenisat ebenfalls keine Enzymaktivität nachweisen. Zaneveld et al. (1972) hingegen beobachteten in akrosomalem Extrakt gewaschener humaner Spermien eine geringfügige Muramidaseaktivität, was auch wir mit unseren Untersuchungen zu bestätigen vermochten.

Die Bedeutung der Muramidase für die Reproduktionsvorgänge ist wenig bekannt. Infolge ihrer bakteriziden Wirkung spielt sie eine Rolle in der Verhütung der Infektionen des Urogenitaltraktes (Mardh et al., 1974). In den sich nicht verflüssigenden Ejakulaten ist keine lytische Aktivität zu beobachten, was auf die Beteiligung der Muramidase an der Spermaverflüssigung hindeutet (Hirschhäuser und Eliasson, 1972; Zaneveld et al., 1974).

In den normospermischen Fällen fanden wir — bei beträchtlicher individueller Variation — eine durchschnittliche Muramidaseaktivität von 741 µg/ml. Unsere Befunde bestätigen die Beobachtungen von Schumacher

(1974) sowie Hirschhäuser und Eliasson (1972), wonach keine Korrelation zwischen der Muramidaseaktivität des Ejakulates und der Spermienzahl, der Motilität, Morphologie sowie der Fruktosekonzentration nachzuweisen ist. Bei Pathospermien läßt zwar die Muramidaseaktivität etwas nach, doch ist der Unterschied nicht signifikant. Desgleichen ist eine signifikante Beziehung auch zwischen der Muramidaseaktivität und der im Ejakulat nachweisbaren Leukozytenzahl nicht zu beobachten.

Nach unseren bisherigen Untersuchungen und den Literaturangaben stellt die Bestimmung der Muramidaseaktivität des Ejakulates keinen Fortschritt in der Beurteilung des Fertilitätsstatus dar.

Zusammenfassung

Verfasser haben mittels radialer Geldiffusions-Mikromethode in 69 Fällen Muramidase-Bestimmungen in Ejakulaten durchgeführt. Nach ihren Untersuchungen war eine Korrelation zwischen der Muramidaseaktivität des Seminalplasmas und den verschiedenen spermatologischen Parametern nicht nachweisbar.

Literatur

Hirschhäuser, C., Eliasson, R.: Origin and possible function of muramidase (Lysozyme). Life.Sci. *11*, 149-154 (1972)
Hirschhäuser, C., Kionke, M.: Demonstration of muramidase (Lysozyme) in human seminal plasma. Life Sci. *10*, 333-335 (1971)
Klockars, M., Reitamo, S.: Tissue distribution of lysozyme in man. J. Histochem. Cytochem. *23*, 932-940 (1975)
Mordh, P.A., Colleen, S.: Lysozyme in seminal fluid of healthy males and patients with prostatitis and in tissues of the male urogenital tract. Scand. J. Urol. Nephrol. *8*, 179-183 (1974)
Ossermann, E.F., Lawlor, D.P.: Serum and urinary lysozyme (muramidase) in monocytic and monomyelotic leukemia. J.Exp. Med. *124*, 921-952 (1966)
Schill, W.B., Schumacher, G.F.B.: Radial diffusion in gel for micro determination of enzymes. Anal. Biochem. *46*, 502-533 (1972)
Schirren, C.: Praktische Andrologie. Berlin: Hartmann, 1971
Schumacher, G.F.B.: Lysozyme in human genital secretions. In: Lysozyme (E.F. Ossermann, R.E. Canfield, S. Beycko eds.). New York–San Francisco–London: Academic Press 1974
Stambough, R., Buckley, J.: Identification and subcellular localization of the enzymes effecting penetration of the zona pellucida by rabbit spermotozoa. J. Reprod. Fert. *19*, 423-432 (1969)
Zaneveld, L.J.D., Dragoje, B.M., Schumacher, G.F.B.: Acrosomal proteinase and proteinase inhibitor of human spermatozoa. Science *177*, 702-703 (1972)
Zaneveld, L.J.D., Schumacher, G.F.B., Tauber, P.F., Propping, D.: Proteinase inhibitors and proteinases of human semen. In: Proteinase inhibitors (H. Fritz, H., Tschesche, L.J. Greene, E. Truscheit eds.) Berlin–Heidelberg–New York: Springer 1974

Dr. L. Török
Bör-Nemibeteggondozó Intézet
H-6000 Kecskemét

Diskussionsreder zum Vortrag 10.2.5.:
Jecht

10.2.6. Untersuchungen über das Viskositätsverhalten bei 37 °C von frischem und kryobehandeltem Humansperma

O. Brahms und G. Polemann, Krefeld

Seit langem wird üblicherweise tiefgefrorenes Ejakulat in der Veterinärmedizin verwandt, während in der Humanmedizin wenige Erfahrungen vorliegen. Die Möglichkeit der homologen- und heterologen Insemination bringt zahlreiche Probleme bezüglich der Spermaqualität mit sich, die hauptsächlich an der Motilitätsminderung zu erkennen ist [2, 3].

Im folgenden soll zum Viskositätsverhalten von frischem und bis −79 °C gefrorenem Humansperma, entsprechend der Kohlensäureschneetemperatur, Stellung genommen werden.

Die üblicherweise vorgenommene „schätzometrische" Viskositätsprüfung in Anlehnung an die Methode nach Vasterling ist für diesen Zweck unzureichend.

Literaturhinweise zur quantitativen Viskositätsmessung gehen auf Zagami zurück, der die kinematische Viskosität bei 20 °C des Humanspermas bestimmte [5]. Dynamische Viskositätsmessungen finden wir in den Arbeiten von Tjioe/Oentoeng [4] sowie Hornstein/Hofmann [1]. Kinematische und dynamische Viskosität sind durch das Viskositäts-Dichteverhältnis miteinander verbunden, so daß Vergleichsmöglichkeiten gegeben sind.

Wir haben bei unseren Untersuchungen die kinematische Viskosität mit dem Kapillarviskosimeter nach Ostwald bestimmt. Diese Methode erlaubt es, mit einem kleinen Volumen (1 ml Ejakulat) die Viskosität über einen längeren Zeitraum zu bestimmen. Die Fließeigenschaften unter Einwirkung verschiedener Strömungsgeschwindigkeiten können mit dieser Methode nicht erfaßt werden.

Von den zahlreichen Probanden der andrologischen Sprechstunde wurden 23 ausgewählt, von denen je ein frisches und ein Kryoejakulat vorhanden waren.

Die frischen Ejakulate wurden 1 Stunde nach Ejakulation gemessen. Die Kryoejakulate wurden, nachdem sie 1 Std. nach der Ejakulation stufenweise bis −79 °C eingefroren worden waren, 110 bis 120 Tage gelagert, bei Zimmertemperatur aufgetaut und eine halbe Stunde nach Entnahme bei 37 °C gemessen. Der Viskositätsverlauf wurde 24 Stunden lang mit dem Viskosimeter verfolgt.

Wir fanden bei den frischen Ejakulaten eine durchschnittliche Viskosität bei 37 °C von 6,2 cSt, bei den Kryoejakulaten eine durchschnittliche Viskosität von 4,8 cSt.

Die Abb. 1 zeigt den Viskositätsverlauf der folgenden Stunden. Dabei ist festzustellen, daß die Kurven auch unter Berücksichtigung der Zeit, die benötigt wurde, um das Ejakulat einzufrieren und wieder aufzutauen, nahezu parallel verlaufen. Der Unterschied beträgt anfänglich 1,2 cSt, nach 10 Stunden 0,7 cSt und nach 24 Stunden liegt die Viskosität beider Ejakulatreihen durchschnittlich bei 1,8 cSt.

Zusammenfassend konnten wir viskosimetrisch einen Alterungsprozeß des Humanspermas nachweisen. Die Viskosität entsprechender Kryoejakulate nach Lagerung bei −79 °C über 110-120 Tage lag deutlich unter den Werten der frischen Ejakulate, während beide Ejakulatreihen nach 24 Stunden einen gleichen Wert erreicht hatten.

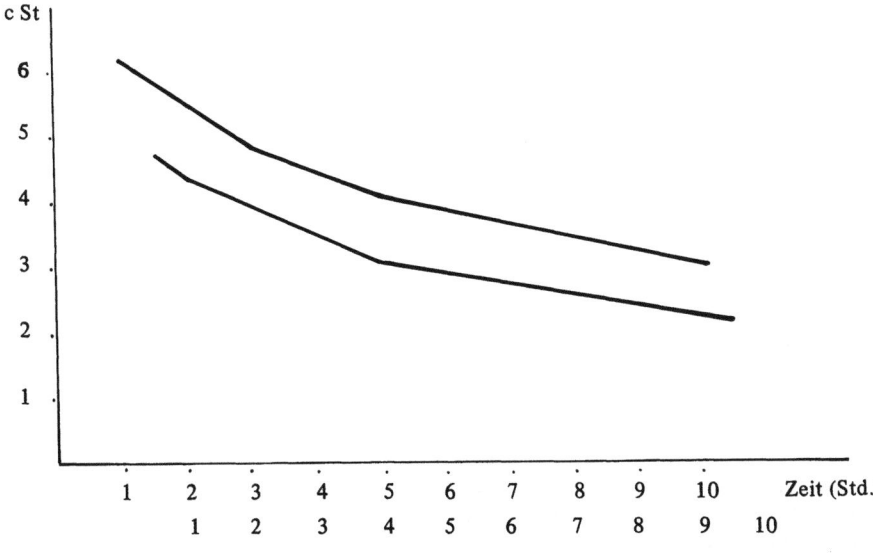

Abb. 1. Viskositätsverlauf bei 37° C von frischen und 23 Kryoejakulaten nach Lagerung bei -79°C über ca. 4 Monate. Angaben der kinetischen Viskosität in Centistokes (c St), gemessen mit dem Kapillarviskosimeter nach OSTWALD

Wir schließen daraus, daß während der Lagerung bei -79 °C ein Alterungsprozeß abläuft, so daß bezüglich der Viskositätserhaltung eine Lagerung bei -79 °C unzureichend ist.

Ob dies auch der Fall bei Lagerung bis -196 °C, dem flüssigen Stickstoff entsprechend, der Fall ist, wird z.Zt. untersucht.

Literatur

1. Hornstein, O.P., Hofmann, N.: Measurement of Viscosity of Human Semen by Rotation-Viscometry. Proc. VII World Congress Fert. Steril. Tokyo and Kyoto, Okt. 17-25, 1971 p. 256-258, Amsterdam, Excerpta Medica, New York: American Elsevier Publishing 1973
2. Schill, W.B.: Humane Spermakonservierung und therapeutische Ausblicke. Hautarzt *23*, 525-530 (1972)
3. Schill, W.B.: Der Einfluß der kryobiologischen Behandlung von Humansperma auf die Aktivität der akrosomalen Protease Akrosin. Andrologie *5* (4), 333-337 (1973)
4. Tjioe, M.D., Oentoeng, M.Sc.: The Viscosity of Human semen and Percentage of Motile Spermatozoa. Fert. Steril. *19*, 4 562-565 (1968)
5. Zagami, Di.V.: Sulla composizione chimica e sulla proprietà chimico-fisiche del liqido seminale. Arch. di Sci. biol. *25* 208-253 (1939)

Dr. O. Brahms
Dermatologische Klinik Krefeld
Städt. Krankenanstalten
Lutherplatz 40
D-4150 Krefeld

10.2.7. Ultrahistochemische Untersuchungen der D-Fruktosidase an menschlichen Spermien bei verschiedenen Fertilitätsstörungen

N. Filipp, Würzburg

Die hier mitgeteilten Befunde sind das Ergebnis einer semiquantitativen Auswertung ultrahistochemischer Untersuchungen des glykolytischen Enzyms Fruktosidase hinsichtlich der Lokalisation und in erster Linie der Aktivität in menschlichen Spermien bei den Reinformen Normozoospermie, Oligozoospermie und Asthenozoospermie als auch den Mischformen Oligo-Asthenozoospermie, Astheno-Teratozoospermie und Oligo-Astheno-Teratozoospermie.

Zum Nachweis der D-Fruktosidase wurde das Verfahren nach Saito und Ogawa (1968) mit dem tri-Natriumsalz des D-Fruktose-1,6-diphosphates angewandt. Entsprechende substratfreie Kontrolluntersuchungen verliefen negativ. Bezüglich der Präzipitatdichte unterschieden wir eine starke, eine mittelstarke, eine schwache und gar keine Reaktion.

Hinsichtlich der Lokalisation zeigten Akrosomen und Halsstücke bei allen Infertilitätsgruppen nur eine geringe Aktivität, doch fanden sich signifikante Unterschiede untereinander. So zeigte sich bei der Normozoospermie in 29,1 % der ausgezählten Spermien eine positive Reaktion gegenüber 45,4 % bei der Asthenozoospermie.

Die ausgeprägtesten Enzymreaktionen boten die Mittelstücke mit über 93 % positiver Reaktion starken und mittelstarken Grades, wobei die Gruppe der Asthenozoospermie wiederum deutlich intensiver reagierte als die Gruppe der Normozoospermie und die übrigen Infertilitätsformen.

Ebenso verhielten sich die Spermien-Schwanzstücke der Asthenozoospermiegruppe mit 51,2 % positiver Reaktion gegenüber 24,7 % bei der Normozoospermie.

Nun war der Schluß naheliegend, daß möglicherweise bewegungsschwache Spermien nicht genügend im Stande sind, die für die Fortbewegung notwendige Energie durch Fruktolyse zu gewinnen und deshalb aufgrund geringeren Verbrauches dichter enzymbesetzt sind.

Um der Problemlösung näher zu kommen, schienen uns die Untersuchungsergebnisse von Schill bezüglich einer Fruktolysesteigerung kallikreinstimulierter Spermien besonders geeignet. So behandelten wir 10 Patienten mit gesicherter Asthenozoospermie im Alter zwischen 29 und 39 Jahren über 7 Wochen mit 3 x 100 KE tgl. per os bzw. mit 3 x 40 KE/wöchentlich i.m. und untersuchten die Fruktosidase-Aktivität der Spermien in den vor und nach Behandlung gewonnenen Ejakulaten in der Weise, daß jeweils die Anschnitte von 100 Spermienmittelstücken/je Patient hinsichtlich der Enzymdichte beurteilt wurden. Mit Ausnahme von Patient Nr. 5 fanden sich bei den übrigen Patienten in allen Spermienmittelstücken Präzipitate unterschiedlicher Aktivität, wobei eine starke Reaktion bei circa 20 % der ausgezählten Mittelstücke bestand.

Nach einer 7-wöchigen Kallikreinbehandlung in der von Schill übernommenen und bereits angegebenen Dosierung waren bei keinem der Patienten D-Fruktosidase anzeigende Präzipitate nachweisbar. Interessanterweise wiesen die Spermatozoenvorstufen das gleiche Verhalten auf wie reife Spermien. Vor Kallikreinbehandlung fand sich in etwa prozentual die gleiche Enzymdichteverteilung wie auch nach Abschluß der Therapie keine Enzym-Präzipitate nachweisbar waren. In 5 Fällen, nämlich bei den Patienten 1, 2, 4, 7 und 8, also der Hälfte, kam es unter Kallikreinstimulierung zu einer deutlichen Steigerung der Spermienmotilität gegenüber dem Ausgangsbefund; bei den übrigen war bis auf einen Fall eine merkliche Zunahme der Beweglichkeit zu verzeichnen. Um nun den Kallikreineinfluß auf die D-Fruktosidase in vitro zu untersuchen, haben wir in einer zweiten Versuchsreihe gleichen Mengen des vor Therapiebeginn gewonnenen Ejakulates Kallikrein (3,4 KE) bzw. physiol. Kochsalzlösung über einen Zeitraum von 4 Stunden bei Zimmertemperatur zugesetzt. Die Dichteverteilung der D-Fruktosidase zeigte jedoch nur geringe Unterschiede zwischen den beiden Versuchsgruppen, d.h. daß Kallikrein in vitro keinen nennenswerten Einfluß auf die Enzymbesetzung aufwies.

Zusammenfassend läßt sich feststellen, daß bei der Asthenozoospermie in sämtlichen Spermienabschnitten eine dichtere D-Fruktosidaseverteilung nachzuweisen ist als bei den übrigen Infertilitätsformen. Die Ursache liegt wohl in einem geringeren Enzymverbrauch.

Dies bestätigt die Kallikreinstimulierung, die zu einem völligen Verbrauch der vorhandenen D-Fruktosidase führt. So zeigte sich auch bei Patient 5, bei dem sowohl vor wie nach Kallikreinbehandlung Fruktosidase nicht nachweisbar war, keine Motilitätsänderung.

Inwieweit das negative Ergebnis des Kallikrein-in-vitro-Versuchs seine Ursache in der Differenz zwischen der Versuchstemperatur (20 °C) und der Körpertemperatur bei in-vivo-Anwendung hat, muß voläufig offen bleiben.

Literatur

Hartree, E.F., Srivastava, P.N.: Chemical Composition of the Acrosomes of Ram Spermatozoa. J.Reprod.Fertil. 9, 47-60 (1965)
Hofmann, N. et al: Untersuchungen zur Kallikreinbehandlung männlicher Fertilitätsstörungen. Z.Hautkr. 50, 1003 (1975)
Leuchtenberger C., Schrader, F.: The Chemical Nature of the Acrosome in the Male Germ Cells. Biochemistry 36, 677-683 (1950)
Mohri, H., Mohri, T., Ernster, L.: Isolation and Enzymic Properties of the Midpiece of Bull Spermatozoa. Exp.Cell Research 38, 217-246 (1965)
Nevo, A.C., Polge, Ch., Frederick, G.: Aerobic and Anaerobic Metabolism of Boar Spermatozoa in Relation to their Motility. J.Reprod.Fert. 22, 109-118 (1970)
Schill, W.-B., Haberland, G.L.: Kinin-Induced Enhancement of Sperm Motility. Hoppe-Seyler's Z.Physiol.Chem. 355, 299-231 (1974)
Schill, W.-B., Braun-Falco, O., Haberland, G.L.: The Possible Role of Kinins in Sperm Motility. Int.J.Fertil. 19, 163-167 (1974)
Schill, W.-B., Haberland, G.L.: In Vitro-Untersuchungen zur Frage der Wirkung von Kallikrein und Kininen auf die Spermatozoenmotilität. Hautarzt 25, 245 (1974)
Schill, W.-B.: Increased fructolysis of kallikreinstimulated human spermatozoa. andrologia 7, 105-107 (1975)
Schill, W.-B.: Erste Ergebnisse der Behandlung von männlichen Fertilitätsstörungen mit Kallikrein: Asthenozoospermie. Der Hautarzt 26, 430-432 (1975)
Storey, B.T., Kayne, F.J.: Energy Metabolism of Spermatozoa. V. The Embden-Meyerhof Pathway of Glycolysis: Activities of Pathway Enzymes in Hypotonically treated Rabbit Epididymal Spermatozoa. Fertility and Sterility 26, 1257-1265 (1975)
Vaishwanar, P.S.: Fructolysis of Human Spermatozoa in Semen. Am.J.Obst. and Gynec. 75, 139-143 (1958)

Dr. N. Filipp
Klinik u. Poliklinik
für Hautkrankheiten
Josef-Schneider-Str. 2
D-8700 Würzburg

10.2.8. Orale Kallikreintherapie bei Oligozoospermie und Asthenozoospermie im Doppelblindversuch

F. Nürnberger und J. Grassow, Berlin

Einleitung

Bereits früher haben wir die vielfach behauptete Verbesserung der Spermaqualität im einfachen Blindversuch bei intramuskulärer Injektion von Kallikrein überprüft. Dabei kamen wir zu einem negativen Ergebnis. Bei den jetzigen Versuchen haben wir erneut im doppelten Blindversuch die Wirkung von oral appliziertem Kallikrein auf die verschiedenen Parameter des Spermas überprüft.

Material und Methodik

26 Männer im Alter von 26 – 43 Jahren mit Kinderwunsch, die bei 2 Vorspermiogrammen im Abstand von ca. 3 – 4 Wochen eine Oligozoospermie (2 – 40 Mio/ml) bzw. Asthenozoospermie im „steady-state" (= Schwankungsbreite nicht mehr als das Doppelte) zeigten, wurden nach einer andrologischen Untersuchung in 2 Gruppen aufgeteilt und mit Kallikrein A bzw. Kallikrein B über eine Dauer von 9 Monaten behandelt. Patienten mit Varicocelen und Klinefelter-Syndrom wurden von der Behandlung ausgeschlossen. Kallikrein A und B wurden uns freundlicherweise von Herrn Dr. med. Huber, Firma Bayer AG, Leverkusen, zur Verfügung gestellt. Erst nach einer vorläufigen Auswertung der Versuche erfuhren wir am 23. März 1977 von Herrn Dr. Huber, daß es sich bei dem Kallikrein A um das Verum und bei dem Kallikrein B um das Placebo handelt. Die monatlichen Kontrollspermiogramme wurden immer von der gleichen medizinisch-technischen Assistentin (Frau Petra Ohliger) durchgeführt.

1. Gruppe I (n=14) erhielt zunächst 3 Monate Kallikrein (3 x 200 KE oral/die), anschließend 3 Monate 3 x 2 Tbl. Placebo, dann wiederum 3 Monate Kallikrein. Alle 4 Wochen Spermiogramm. Abschlußspermiogramm 3 Monate später ohne weitere Therapie.

2. Gruppe II (n=12) erhielt zuerst 3 Monate Placebo, anschließend 3 Monate Kallikrein (3 x 200 KE oral/die), dann wiederum 3 Monate Placebo. Abschlußspermiogramm ebenfalls 3 Monate später ohne weitere Therapie. Demnach wurden diese beiden Versuche über insgesamt 12 Monate durchgeführt.

Ergebnisse

Von den 26 Versuchspersonen (=Vp) beider Gruppen haben bis jetzt erst 10 Vp den immer noch laufenden Versuch mit einem Abschlußspermiogramm nach 12 Mon.

abgeschlossen. Die 6-Monatsgrenze wurde jedoch von 22 Vp. überschritten (je 11 Vp. in beiden Versuchsgruppen). Wir beschränken uns deshalb hauptsächlich auf die Mitteilung der vorläufigen Versuchsergebnisse nach 6 Monaten und stellen die bisher vorliegenden Endergebnisse der 10 Vp. nach 12 Monaten nur kurz dar (ausführliche Darstellung siehe Dissertation von J. Grassow).

Spermiendichte in Mio/ml

Für die vergleichende Auswertung der Ergebnisse der beiden Versuchsgruppen hat es sich als sinnvoll erwiesen, eine nochmalige Unterteilung nach der Spermiendichte in 2 Untergruppen von 2 – 20 Mio/ml und darüber durchzuführen. Diese Unterteilung wurde auch für die Beurteilung der Gesamtspermienzahl sowie der quantitativen und qualitativen Motilität beibehalten. Auf den grafischen Darstellungen werden die Mittelwerte der verschiedenen Parameter angegeben (Originalwerte siehe Dissertation von J. Grassow).

Spermiendichten über 20 Mio/ml (Abb. 1a)
Weder bei der Gruppe I noch bei der Gruppe II ist unter Kallikrein oder Placebo ein Anstieg oder Abfall der Spermiendichte zu beobachten. Vielmehr befinden sich die beiden Gruppen in einem ausgewogenen „steady state". Vor allem ist bei der Gruppe I keine Spätwirkung des Kallikreins auf die Spermiendichte nachweisbar.

Spermiendichte 2 – 20 Mio/ml (Abb. 1b)
Bei ziemlich gleichen Ausgangsbedingungen beider Gruppen bleibt in der Gruppe I die mittlere Spermiendichte unter Kallikrein auf ca. 7,5 Mio/ml, erst unter Placebo erfolgt im 5. Monat ein Anstieg auf 15,46 Mio/ml. Dies kann jedoch nicht einfach als Spätwirkung von Kallikrein oder als Rebound-Phänomen gedeutet werden.

In der Gruppe II ist nämlich unter Placebo in den ersten 2 Monaten ein Anstieg von 10,21 Mio/ml auf 26,95 Mio/ml zu beobachten, während die anschließende Kallikreintherapie keine weitere Zunahme der Spermiendichte, sondern sogar einen geringen Abfall im 6. Monat auf 17,86 Mio/ml ergab. Eine Wirkung oder eine Spätwirkung von Kallikrein auf die Spermiendichte konnte deshalb bei unseren Versuchen nicht mit Sicherheit beobachtet werden.

Gesamtspermienzahl

Gesamtspermienzahl (Gruppe über 20 Mio/ml, Abb. 2a): In der Gruppe I ist unter 2 Monaten Kallikrein-Therapie ein geringer Anstieg der Gesamtspermienzahl von 238,11 Mio auf 256,65 Mio zu beobachten, während unter weiterer Kallikreintherapie erst ein geringer, dann unter Placebotherapie ein stärkerer Abfall erfolgt, der jedoch den ersten Ausgangswert (192,91 Mio) nur gering unterschreitet (183,70 Mio). In der Gruppe II ist es gerade umgekehrt: Hier erfolgt unter Placebo zunächst ein vorübergehender Abfall, im 3. Monat ist jedoch der 2. Vorwert (123,56 Mio) fast wieder erreicht (118,72 Mio). Nach 4 wöchiger Kallikreintherapie liegt die Gesamtspermienzahl (133,87 Mio) zwar oberhalb des 2. Vorwertes, aber deutlich unterhalb des 1. Vorwertes (167,10 Mio). Nach 2- und 3-monatiger Kallikreintherapie liegen die mittleren Gesamtspermienzahlen sogar unterhalb des 2. Vorwertes (114,21 und 110,05 Mio). Eine Erhöhung der Gesamtspermienzahl hat deshalb unter Kallikrein im Vergleich zu den beiden Vorwerten nicht stattgefunden.

Gesamtspermienzahl (Gruppe 2 – 20 Mio/ml, Abb. 2b)
Hier verlaufen die Kurven der Gruppen I und II fast identisch mit denen der Spermiendichte (vgl. Abb. 1b). Deswegen gilt der Text für die Spermiendichte auch für die Gesamtspermienzahl. Auf jeden Fall ist in der Gruppe 2 – 20 Mio/ml unter Kallikrein ebenfalls keine Zunahme der Gesamtspermienzahl aufgetreten.

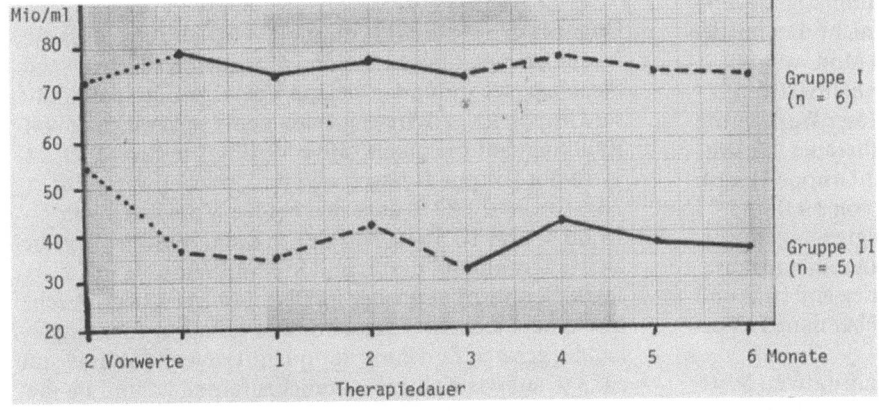

Abb. 1a. Spermiendichte in Mio/ml
(Gruppe über 20 Mio/ml, Mittelwerte)
... = Vorwerte
— = Kallikrein
--- = Placebo

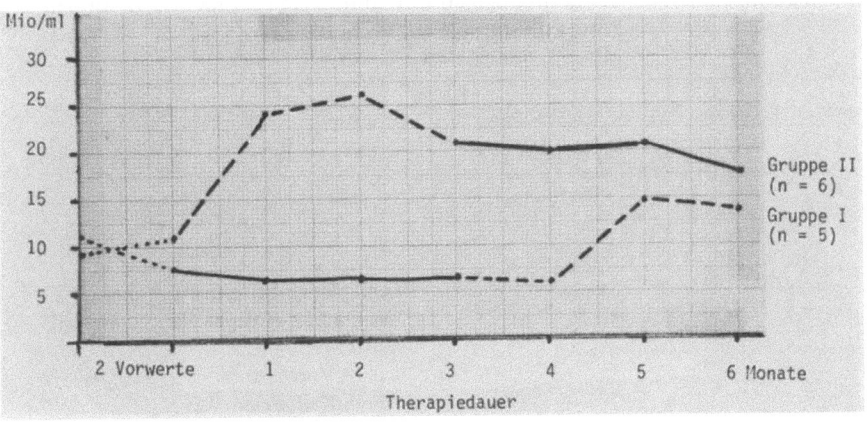

Abb. 1b. Spermiendichte in Mio/ml
(Gruppe 2-20 Mio/ml, Mittelwerte)
... = Vorwerte
— = Kallikrein
--- = Placebo

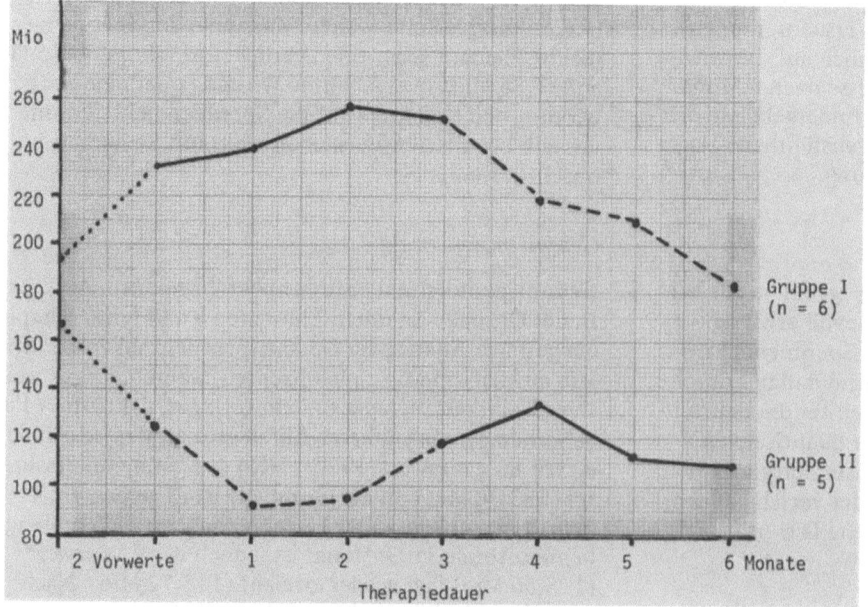

Abb. 2a. Gesamtspermienzahl in Millionen (Gruppe über 20 Mio/ml, Mittelwerte).
... = Vorwerte
— = Kallikrein
--- = Placebo

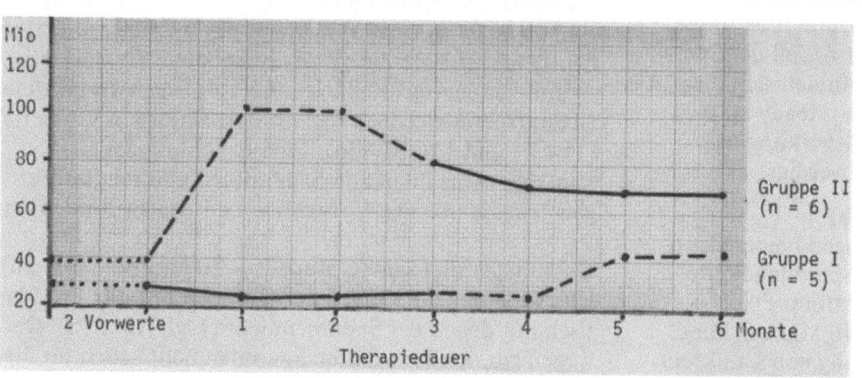

Abb. 2b. Gesamtspermienzahl in Millionen (Gruppe 2-20 Mio/ml, Mittelwerte).
... = Vorwerte
— = Kallikrein
--- = Placebo

Quantitative Motilität in % nach 2 Std.

Quantitative Motilität (Gruppe über 20 Mio/ml, Abb. 3a): In der Gruppe I überschreitet nach zweimonatiger Kallikreintherapie die quantitative Motilität nicht den mittleren 1. Vorwert von 22,75 %, erst nach 3 Mon. war ein geringer durchschnittlicher Anstieg der quantitativen Motilität auf 25,91 % zu beobachten. Dieser Wert wurde unter der weiteren 3monatigen Placebotherapie in etwa gehalten, aber nicht überschritten. In der Gruppe II sank unter Placebo die quantitative Motilität von 19,0 und 17,4 % auf zunächst 11,40 %, dann erfolgte ein geringer Anstieg auf 14,6 und 14,8 %. Unter Kallikrein zunächst Verschlechterung auf 11,6 %, dann Anstieg auf 16,2 und 21,2 %. Nur dieser Wert von 21,2 % lag über dem 1. Vorwert von 18 %.

Ob jedoch diese Verbesserung der quantitativen Motilität von durchschnittlich 3 % in den Gruppen I und II auf das Kallikrein zurückzuführen ist und ob dieser geringen Verbesserung ein therapeutischer Wert zukommt, bleibt dahingestellt.

Quantitative Motilität (Gruppe 2 — 20 Mio/ml, Abb. 3b) In der Gruppe I liegen die drei mittleren Kallikrein- und Placebowerte unter den beiden Vorwerten, so daß in dieser Gruppe keine Wirkung, auch keine Spätwirkung von Kallikrein auf die quantitative Motilität festzustellen ist.

In der Gruppe II liegen bereits 2 Placebowerte mit 20,6 % und 20,83 % über den beiden Vorwerten von 14,66 % und 10,50 %. Nur der 1. Kallikreinwert liegt bei 24,16 %, während der 2. und 3. Kallikreinwert mit 19,08 % und 21 % wieder im Placeboniveau liegt. Auch hier erhebt sich die Frage, ob die einmalige, vorübergehende, geringe Zunahme der quantitativen Motilität von ca. 3 % auf das Kallikrein zurückzuführen ist und ob dieser geringfügigen Zunahme eine therapeutische Bedeutung zukommt.

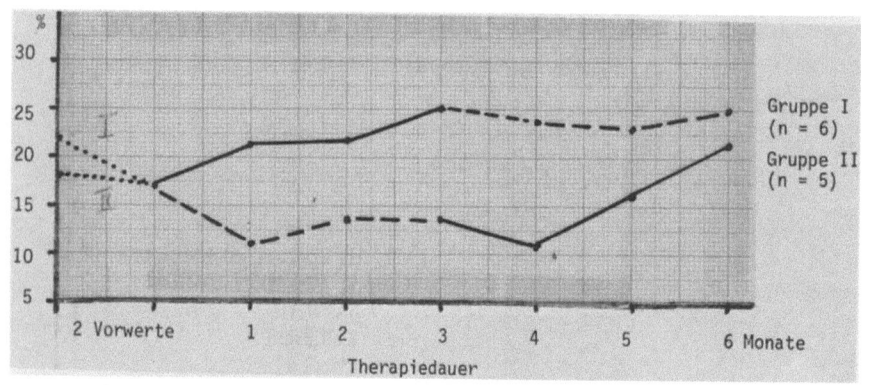

Abb. 3a. Quantitative Motilität in % nach 2 Std. (Gruppe über 20 Mio/ml, Mittelwerte).
... = Vorwerte
— = Kallikrein
--- = Placebo

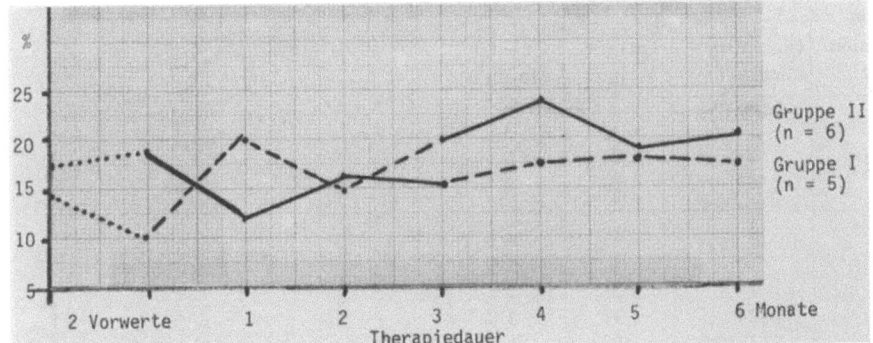

Abb. 3b. Quantitative Motilität in % nach 2 Std. (Gruppe 2-20 Mio/ml, Mittelwerte).
... = Vorwerte
—— = Kallikrein
- - - = Placebo

Qualitative Motilität nach 2 Std.

Qualitative Motilität (Gruppe über 20 Mio/ml, Abb. 4a): In der Gruppe I ist unter Kallikrein eine geringe Verbesserung der qualitativen Motilität festzustellen, die sich unter Placebotherapie nochmals gering fortsetzt. Die durchschnittliche Verbesserung der qualitativen Motilität ist jedoch so gering, daß sie nur ca. 1/2 Grad der gewählten Skala von 1-7 ausmacht (von „mäßig – schwach" nach „mäßig" beweglich). Auch hier erhebt sich die Frage, ob diese geringe Verbesserung der qualitativen Motilität auf das Kallikrein zurückzuführen ist. In der Gruppe II fiel nämlich die qualitative Motilität unter Kallikrein dreimal gering unter die beiden Vorwerte ab.

Qualitative Motilität (Gruppe 2 – 20 Mio/ml, Abb. 4b): In beiden Gruppen I und II ist sowohl unter Kallikrein als auch unter Placebo eine fast gleichlaufende geringe Verbesserung der qualitativen Motilität festzustellen, die unter Placebo sogar noch gering besser zu sein scheint. Die Verbesserung der qualitativen Motilität beträgt jedoch insgesamt noch nicht einmal 1 Grad der gewählten Skala (von „mäßig – schwach" nach „mäßig"). Diese geringe Verbesserung der qualitativen Motilität wird im 4. - 6. Monat von Kallikrein und Placebo in etwa gehalten, wobei sich wiederum die Frage erhebt, ob diese geringe Verbesserung der qualitativen Motilität überhaupt auf Kallikrein bzw. Placebo zurückzuführen ist. Insbesondere war aber in der Gruppe I keine „Spätwirkung" zu beobachten. In der Gruppe II konnte auch durch Kallikrein keine bessere Wirkung als durch Placebo erreicht werden.

Sog. „Spätwirkung" von Kallikrein

Wie bereits erwähnt, haben 10 Vp. den noch laufenden Doppelblindversuch mit Kallikrein über 12 Monate abgeschlossen. Diese 10 Vp. wurden 3 Monate nach Kallikrein (Gruppe I, n=4) bzw. 6 Monate nach Kallikrein (Gruppe II, n=6) hinsichtlich einer behaupteten „Spätwirkung" von Kallikrein auf die verschiedenen Spermaparameter untersucht (Tab. 1). Dabei wurde folgende

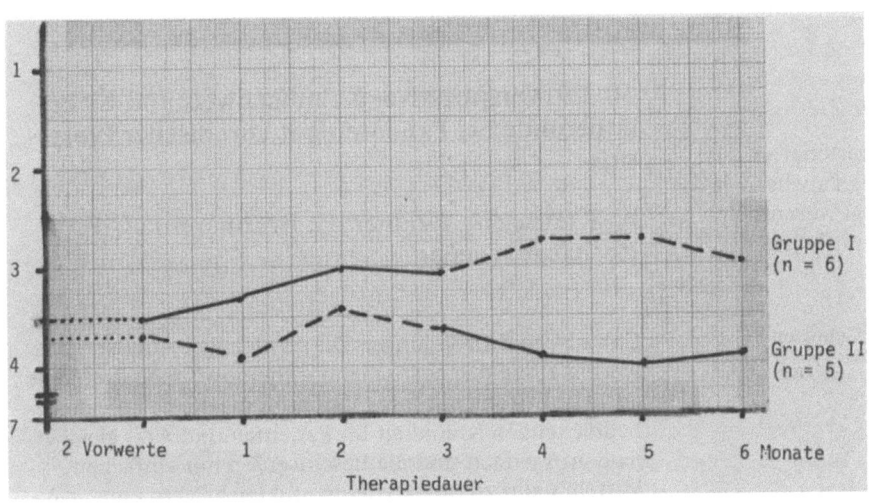

Abb. 4a. Qualitative Motilität nach 2 Std. (Gruppe über 20 Miol/ml, Mittelwerte) ... = Vorwerte —— = Kallikrein - - - = Placebo. 1 = lebhaft; 2 = lebhaft - mäßig; 3 = mäßig; 4 = mäßig - schwach; 5 = schwach; 6 = sehr schwach; 7 = unbeweglich

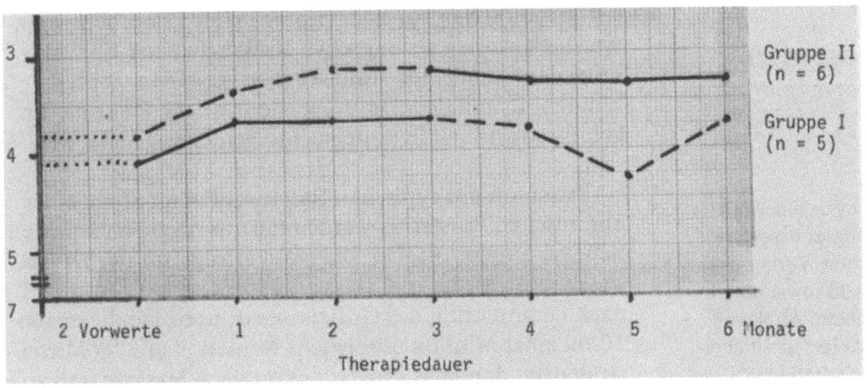

Abb. 4b. Qualitative Motilität nach 2 Std. (Gruppe 2-20 Mio/ml, Mittelwerte). ... = Vorwerte —— = Kallikrein - - - = Placebo. 1 = lebhaft; 2 = lebhaft - mäßig; 3 = mäßig; 4 = mäßig - schwach; 5 = schwach; 6 = sehr schwach; 7 = unbeweglich

Tabelle 1. Spätwirkung von Kallikrein nach 3 bzw. 6 Monaten

Therapie	Beurteilung	Spermiendichte	Gesamtspermienzahl	Quantit. Motilität	Qualitat. Motilität
2 x 3 Monate Kallikrein	positiv	1	1	1	3
1 x 3 Monate Placebo	indifferent	2	2	2	0
3 Monate Pause	negativ	1	1	1	1
n = 4	Gesamt	4	4	4	4
1 x 3 Monate Kallikrein	positiv	1	1	2	2[a]
2 x 3 Monate Placebo	indifferent	2	2	3	3
3 Monate Pause	negativ	3	3	1	1
n = 6	Gesamt	6	6	6	6

[a] Bereits unter Placebo „positiv".

Auswertung vorgenommen: „positiv" = Endwerte besser als beide Vorwerte, „Indifferent" = Endwerte zwischen den beiden Vorwerten, „negativ" = Endwerte schlechter als beide Vorwerte.

Aus Tabelle 1 geht hervor, daß bei den 10 Vp. weder die drei- noch die sechsmonatige Kallikreintherapie eine eindeutig nachweisbare positive „Spätwirkung" auf Spermiendichte, Gesamtspermienzahl und quantitative Motilität gezeigt hat. Bei der qualitativen Motilität war bei den 3 „positiven" Vp. nach 6-monatiger Kallikreintherapie die Qualitätsverbesserung nur gering (Vp. 14:5 nach 4, Vp. 2:4 nach 3 und nur Vp. 13:4 nach 2). Bei den beiden „positiven" Vp. nach dreimonatiger Kallikreintherapie war bereits unter vorheriger Placebotherapie eine gleiche „positive" Wirkung auf die qualitative Motilität nachweisbar (Vp. Nr. 4 und 5, Einzelheiten siehe J. Grassow, Dissertation). Demnach müßten diese beiden Vp. eigentlich als „indifferent" eingeordent werden.

Schwangerschaften bzw. Geburten (Tabelle 2)

Die Zahl der bisher eingetretenen Schwangerschaften und Geburten und der Prozentsatz geht aus Tabelle 2 hervor. Dieser Prozentsatz von 18,18 % liegt wesentlich niedriger als bisher in der Kallikrein-Literatur behauptet wird.

Tabelle 2. Eingetretene Schwangerschaften bzw. Geburten

Fragebogen verschickt: 26
Fragebogen zurück   : 22

Gruppe I : 1 Geburt, 1 Schwangerschaft
Gruppe II: 2 Geburten

Diese 4 Konzeptionen sind unter bzw. nach Kallikreintherapie erfolgt (= 18,18%)

(Stand 26.3.1977)

Diskussion und Zusammenfassung

Bei der vorläufigen Auswertung des Doppelblindversuches mit oraler Kallikreintherapie bei 22 Männern mit Oligozoospermie bzw. Asthenozoospermie konnten wir keine sichere Verbesserung der Spermiendichte, der Gesamtspermienzahl sowie der quantitativen und qualitativen Motilität beobachten. Auch von einer „Spätwirkung" des Kallikreins konnten wir uns nicht überzeugen. Die Zahl der eingetretenen Schwangerschaften bzw. Geburten lag mit 18,18 % relativ niedrig. Es bleibt abzuwarten, ob die endgültige Auswertung des Doppelblindversuches ein anderes Bild ergibt. Dies ist jedoch nach den vorliegenden Ergebnissen nicht zu erwarten.

Literatur

Foud, K.: Ergebnisse der Behandlung von subfertilen Männern mit Kallikrein im einfachen Blindversuch. Inauguraldissertation, Berlin 1977

Prof. Dr. F. Nürnberger
Dermatologische Univ.-Klinik
Augustenburgplatz 1
D-1000 Berlin 65

10.2.9. Quantitativer Keimnachweis und Ejakulatbefunde bei Patienten mit chronischer Prostatitis

W. Krause, W. Weidner, H. Brunner und C.F. Rothauge, Gießen

Chronische Entzündungen der männlichen Adnexorgane werfen große diagnostische und therapeutische Probleme auf. Die Chronizität ihres Verlaufes macht sie zu einer bedrückenden Krankheit für Patienten und Arzt gleichermaßen. Vielfach sind die Beschwerden mit einfachen Mitteln nicht zu objektivieren und leicht wird eine „psychosomatische" Erkrankung konstruiert. Unsere Untersuchungen sollen zur Beantwortung der Frage beitragen, welche Kriterien als objektive Merkmale einer Entzündung der männlichen Adnexorgane gefunden werden können. Es soll dabei im folgenden vor allem auf die Ergebnisse von Ejakulatuntersuchungen eingegangen werden.

Patienten mit typischen Beschwerden im Sinne einer chronischen Prostatitis werden bei uns nach einem festen Schema untersucht. Die Diagnose erfolgt mit der „4-Gläser-Probe" (Mears and Stamey, 1968), wobei zunächst nach Desinfektion des Orificium ext. urethrae die ersten 10 ml einer Miktion untersucht werden, dann der Mittelstrahlurin, dann das Prostatasekret nach Massage und zuletzt erneut die ersten 10 ml Urin nach der Massage (Exprimaturin). Im Anschluß erfolgt eine Ejakulatanalyse mit Beurteilung der Zytologie, Messung der Fruktose und Zählung der Erythro- und Leucocyten.

Die mikrobiologische Untersuchung umfaßt den quantitativen Nachweis von Bakterien, Mycoplasmen und Pilzen in den einzelnen Fraktionen. In jedem Fall wurde ein kultureller Gonokokken-Ausschluß geführt. Trichomonaden wurden nativ und kulturell nachgewiesen. Außerdem wurden im Serum Antikörper gegen Herpes-simplex-Viren und Chlamydien bestimmt.

Die mikrobiologische Untersuchung wurde früher bereits beschrieben (Weidner et al., 1976). In jedem Fall wurde eine quantitative Bewertung der Mycoplasmenzahl auf den festen Nährmedien durchgeführt. Zu näheren Identifizierung der Stämme wurden Subkulturen angelegt und die Harnstoffspaltung als Kennzeichen der Ureaplasmen (früher auch als T-Mycoplasmen bezeichnet) untersucht. M. hominis und M. fermentans wurden mit Hilfe von Antiseren mit der Epifluoreszenztechnik differenziert.

An Hand der mikrobiologischen Ergebnisse der Ejakulatuntersuchungen wurden die Gruppen der Abb. 1 gebildet. Sie schließt auch die Ejakulate ein, in denen apathogene Erreger wie Staph. albus oder vergrünende Streptokokken gefunden wurden. Es ist auch in dieser Gruppe nicht berücksichtigt, ob eine Behandlung vorausgegangen war. Bei den Fällen von Mycoplasmenbefunden handelt es sich ausschließlich um Ureaplasmen.

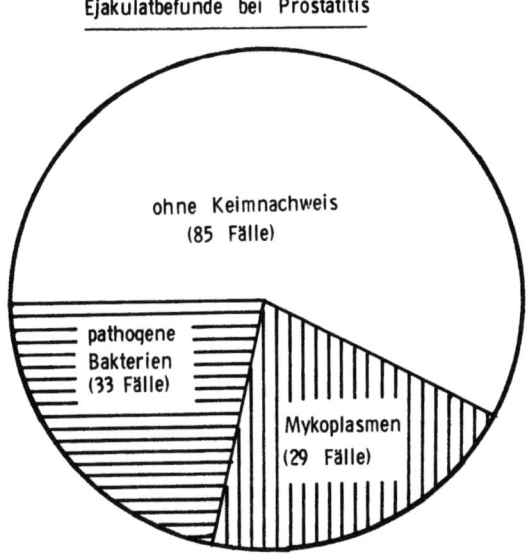

Abb. 1. Verteilung der Patienten mit chronischer Prostatitis

In der folgenden Tabelle 1 sind einige Ejakulatparameter der Gruppen miteinander verglichen. Die Gruppe der Patienten mit Bakteriennachweis ist noch einmal unterteilt in solche mit niedriger und hoher Keimzahl (Schätzung nach Koloniebildung), in die mit Mycoplasmen in solche mit Zahlen über und unter 10.000 Keimen pro Milliliter. Diese Grenze im Ejakulat wird von uns als signifikant angesehen und nur eine Keimzahl darüber deutet auf eine ätiologische Rolle der Mycoplasmen in der Erkrankung hin.

Die Daten zeigen, daß bei keinem der dargestellten Parameter wesentliche Unterschiede zwischen den Gruppen erkennbar sind. Es gibt also aufgrund unseres Materials keine Möglichkeit, ohne quantitativen Keimnachweis

Tabelle 1. Mittelwerte von Ejakulatparametern bei Prostatitis mit und ohne Nachweis von Erregern

Parameter	keine Keime	Bakterien		Mycoplasmen	
		wenige	viele	unter 10^4/ml	über 10^4/ml
Volumen (ml)	3,6	3,7	3,0	3,5	3,7
pH	7,8	7,9	7,5	7,5	7,5
Motilität (%)	52	61	61	51	57
Deform. (%)	29	34	27	30	27
Fuktose (mg/ml)	3,2	2,7	1,9	2,4	2,2
Erythrocyten (10^3/mm^3)	0,5	1,7	3,5	0,7	0,8
Leucocyten (% der Spermatozoen)	2,5	1,0	0,3	1,0	0,8

eine Erkrankung der Prostata zu objektivieren. Insbesondere die Beweglichkeit der Samenzellen, die von vielen Autoren (O'Leary and Frick, 1976) bei einer Entzündung der Adnexe eingeschränkt gefunden wurde, liegt bei allen unseren Gruppen im normalen Bereich (Krause, 1974).

Zusammenfassung

147 Patienten mit chronischer Prostatitis werden einer standardisierten Untersuchungstechnik unterzogen. Unter Berücksichtigung vor allem der Ejakulatuntersuchung können folgende Schlüsse gezogen werden: Keiner der gemessenen cytologischen und biochemischen Parameter erlaubt eine Objektivierung der chronischen Protatitis. Einzig und allein der Keimnachweis erfüllt diese Forderung. Bei Nachweis von Mycoplasmen beweist nur eine hohe Keimzahl eine ätiologische Rolle dieser Erreger und verspricht therapeutische Erfolge.

Literatur

Meares, E.M., Stamey, T.A.: Invest. Urol. 5, 492 (1968)
Weidner, W., Brunner, H., Rothauge, C.F.: Diagnostik 9, 487 (1976)
O'Leary, W.M., Frick, J.: Andrologia (in press)
Krause, W., Glahn, P.: Fortschr. Fertil. Forsch. II, 150-154 (1974)

Doz. Dr. W. Krause
Klinikum Gießen
Gaffkystr. 14
D-6300 Gießen

10.2.10. Der klinische Befund „Hodenatrophie" und seine histologischen und endokrinologischen Korrelate

R. Leitz, W. Adam, W. Undeutsch, E. Keller, R. Göser und A.E. Schindler, Tübingen

Der Begriff „Hodenatrophie" bezeichnet einen gravierenden andrologischen Befund, der der Klärung bedarf. Meist findet sich bei diesen Patienten eine Oligo-, häufiger sogar eine Azoospermie.

Nachdem besonders durch die Untersuchungen von Franchimont [1] gezeigt werden konnte, daß bei normalem Hypophysenvorderlappen die Zerstörung des Keimepithels beim Mann zur Erhöhung des FSH im Serum und Urin führt, andererseits aber z.B. von De Kretser [3] bei Patienten mit Oligozoospermie nahezu normale Werte beobachtet wurden, führten wir bei 85 Probanden mit ein- und beidseitigen Hodenatrophien unterschiedlicher Verursachung und verschiedenen Grades LH-RH-Teste (Injektion von 100 µg LH-RH mit Blutentnahmen 25 und 45 Minuten post inj.) sowie Bestimmungen des Testosterons durch.

In das Gesamtkollektiv wurden zur Kontrolle außer Normalpersonen auch Patienten mit OTA-Syndrom sowie ein azoospermer Probandenkreis mit normalen Hodenvolumina aufgenommen. Hodenbiopsien erfolgten nicht bei allen Patienten, sondern nur soweit nicht andere Untersuchungsergebnisse (z.B. Chromosomenanalysen) die Diagnose geklärt hatten.

Gruppe 1 (n = 70): Kontrollkollektiv

Es handelt sich um Patienten mit normalem virilem Habitus. Die Hoden waren bei jedem Patienten über 12 ml groß, die Spermienzahlen dieses Kollektivs liegen zwischen 40 und 100 Mill. Spermien/ml Ejakulatflüssigkeit.

Im histologischen Bild der biopsierten Hoden (HE-Schnitt) finden sich normal weite Tubuli mit zarter Wand und allen Stadien der Spermiogenese. Es sind reichlich Spermatozoen in den Lumina, das Interstitium ist unauffällig, die Leydig'schen Zwischenzellen sind nicht vermehrt.

Die zugehörigen Gonadotropinspiegel sind in Abb. 1 dargestellt.

Gruppe 2 (n = 15): OTA-Syndrom

Es handelt sich um Patienten mit normalem virilem Habitus mit männlicher Behaarung und unauffälliger Hodengröße. Keiner dieser Patienten hatte eine Varicocele oder konnte sich an eine Hodenaffektion erinnern. Die Spermienexkretion in dieser Gruppe betrug konstant jedoch nur 1,4 bis 10 Mill./ml Spermaflüssigkeit, der Anteil der normal geformten Samenzellen war, wie auch die Beweglichkeit, vermindert.

Die Histologie der Hoden (HE-Schnitt) zeigt unterschiedlich große Tubuli mit leicht verdickter Membran. Das spermiogenetische Epithel zeigt zwar alle Stadien der Samenausreifung, ist aber insgesamt verschmälert, die Anzahl der reifen Samenzellen im Tubuluslumen ist vermindert. Es findet sich ein Bezirk mit hyaliner Verödung der Kanälchen.

Die Gonadotropinwerte ähneln weitgehend den Befunden des Kontrollkollektivs.

Gruppe 3 (n = 15)

Es handelt sich um Patienten mit *einseitigem Kryptorchismus*, bei denen dieser Hoden trotz Operation atrophisch blieb und nun ein kleineres Volumen gegenüber dem spontan deszendierten Hoden aufweist. Spermienzahlen finden sich in diesem Kollektiv von 0,8 bis 43 Mill./ml Ejakulatflüssigkeit. Der normal große Hoden wurde biopsiert und zeigt eine deutlich verdickte Tubulusmembran, die mit der v. Gieson-Färbung besonders gut dargestellt wird, und in den Tubuli unterschiedliche Grade der Spermiogenesehemmung.

Die Basalwerte der Gonadotropine sind noch ähnlich denen der Gruppe 1 und 2, es fällt aber ein deutlich größerer Stimulationsindex auf.

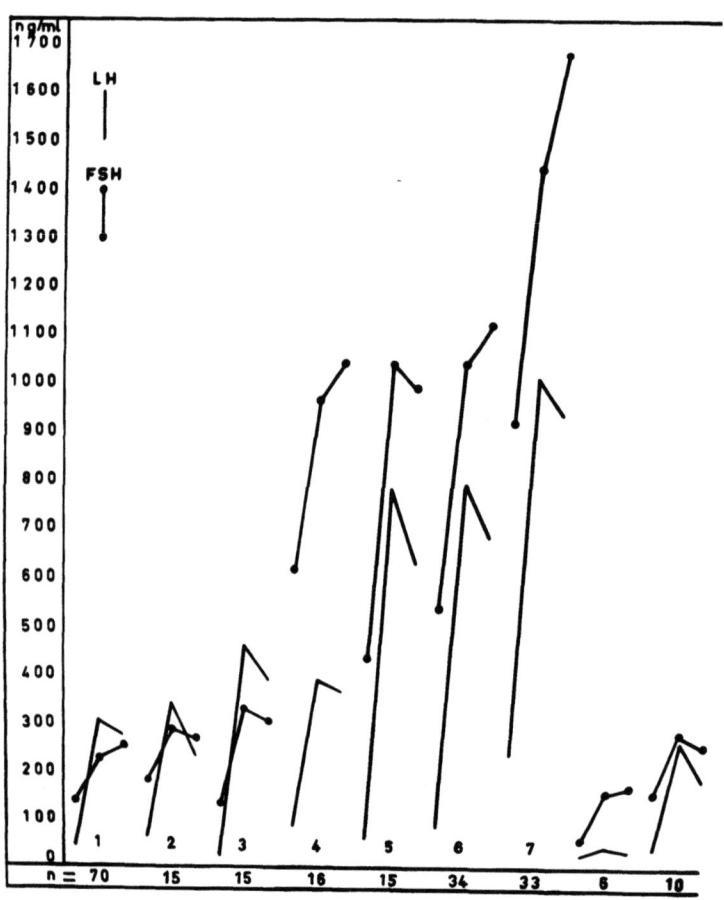

Abb. 1. LH- und FSH-Spiegel im Plasma (Mittelwerte) bei 9 Probandenkollektiven (s. Text)

Gruppe 4 (n = 16)

Bei diesen Patienten kam es während und nach der Pubertät zu einer *Mumpsorchitis*, die zur doppelseitigen Atrophie der Testes mit Hodengrößen von 8 bis 12 ml geführt hat. Die Spermienzahlen liegen bei 0,9 bis 9,6 Mill./ml Spermaflüssigkeit.

Histologisch (HE-Schnitt) ist die ausgeprägte Wandfibrose und die hyaline Umwandlung einzelner Kanälchen bemerkenswert. Die Spermiogenese ist nur in einzelnen Tubuli noch angedeutet zu erkennen. Die Leydig'schen Zwischenzellen sind z.T. aufgelockert und haben ein helles, strähniges Plasma.

Bei der endokrinologischen Untersuchung fällt eine isolierte Steigerung des FSH gegenüber der nur wenig veränderten Verlaufskurve des LH auf, der Stimulationsindex ist stark erhöht.

Gruppe 5 (n = 15)

Patienten mit *doppelseitigem Kryptorchismus*, der beidseitig operiert wurde. Bei der Nachuntersuchung wurde eine Atrophie beider Teste mit Azoospermie gefunden.

Typisch für den kryptorchen Hoden (HE-Schnitt) ist die ausgeprägte Hyalinisierung, die zum Untergang nahezu aller Samenkanälchen geführt hat, wenn auch vereinzelt eine angedeutete normale Spermiogenese in den vernarbten Tubuli nachweisbar ist.

Die endokrinologischen Untersuchungsergebnisse ähneln schon sehr stark denen der

Gruppe 6 (n= 34): Sertolizell-Syndrom

Bei diesen Patienten ist bei unauffällig virilem Habitus und normaler Hodengröße keine Spermiogenese nachweisbar. Die Tubulusmembranen (HE-Schnitt) sind ebenfalls verdickt, die Tubuli teilweise hyalinisiert.

Die Untersuchung der Gonadotropine zeigt in charakteristischer Weise nicht nur schon stark erhöhte Basalwerte für FSH, sondern auch eine besonders starke Reagibilität des Hypophysenvorderlappens nach Applikation von 100 µg LH-RH. Bei normalem Basalwert ist eine ausgeprägte Stimulationsreaktion auch für LH nachweisbar.

Gruppe 7 (n = 33): Klinefelter-Syndrom

Die Hodenhistologie dieser Patienten ist durch sogenannte „Kanälchenschatten" mit vernarbtem Hodengewebe und ausgeprägter Leydigzell-Hyperplasie gekennzeichnet (v. Gieson-Färbung).

Erwartungsgemäß finden sich bei diesen Patienten die höchsten Basalwerte von LH und FSH mit den ausgeprägtesten Stimulationsraten.

Gruppe 8 (n = 6)

Diese Patienten mit *Kallmann-Syndrom* (Störung der Funktion des Hypothalamus mit Hyp-/Anosmie) haben ebenfalls nur bis ca. 3 ml große Hoden. Nach Schirren [6] finden sich in der Histologie derartiger Testes stark herabgesetzte Tubulusdurchmesser mit aufgesplitterter Membran. In den Tubuli zeigen sich ausschließlich unreife Hodenzellen.

Die Gonadotropinwerte dieser Patienten sind basal sehr niedrig, aber auch nach der von uns durchgeführten einmaligen LH-RH-Applikation, wenn auch nur gering, stimulierbar.

Gruppe 9 (n = 10)

Bei diesen Probanden wurde trotz normalem Habitus und unauffälliger Hodengröße eine Azoospermie im Ejakulat gefunden, die bioptische Untersuchung zeigte dagegen eine nur gering eingeschränkte Spermiogenese. Erst die urologisch-operative Revision deckte den Verschluß oder die Agenesie der Samenleiter auf. Die endokrinologischen Normalbefunde, die sich mit den Werten des Kontrollkollektivs decken, können unserer Meinung nach die Klärung der bisher nur operativ zu lösenden Frage „Verschlußazoospermie oder Sertolizell-Syndrom" auf dieser Weise ermöglichen.

Die Darstellung der Testosteronspiegel (Mittelwerte und Standardabweichungen, Abb. 2) zeigen erwartungsgemäß die niedrigsten Werte bei den Patienten mit Kallmann-Syndrom, wobei zu berücksichtigen ist, daß es sich um junge Patienten mit präpuberalen Werten handelt. Ebenfalls niedrige Werte zeigen die Patienten mit Klinefelter-Syndrom, während sich die Androgenspiegel aller anderen Gruppen in der Schwankungsbreite des Normalkollektivs bewegen.

Ergebnisse und Besprechungen

1. Hodenatrophien verschiedener Genese können zu gleichen Reaktionsformen im LH-RH-Test führen.
2. Das Ausmaß des pathologischen Reaktionsmusters ist abhängig vom Umfang der Schädigung des spermiogenetischen Epithels, nicht jedoch von der tatsächlich ausgeschiedenen Spermienmenge. Eine Bestätigung der z.B.

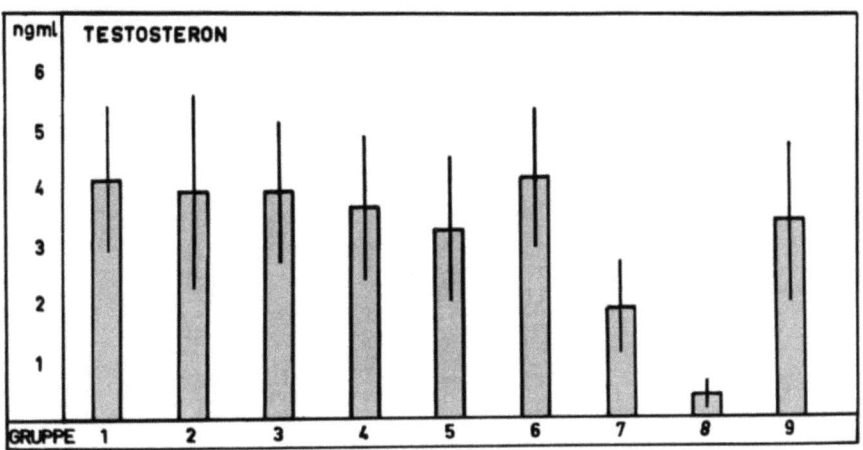

Abb. 2. Testosteronspiegel (Mittelwerte und Standardabweichung) bei 9 Patientenkollektiven (s. Text)

von Rosen und Weintraub [5] gefundenen invers linearen Korrelation zwischen Spermienzahlen und FSH-Werten ergibt sich aus unseren Untersuchungen nicht.

3. In manchen Fällen läßt sich eine erhebliche Dissoziation zwischen dem Verhalten der LH- und FSH-Sekretion erkennen, im vorgelegten Untersuchungsgut auffallend häufig bei Patienten mit Hodenatrophie nach Mumpsorchitis. Eine hypothetische Erklärung hierfür könnte unseres Erachtens darin liegen, daß bei diesen Patienten ausschließlich die Spermiogenese betroffen und so auf dem Wege über eine eingeschränkte Inhibin-Bildung eine besonders hohe FSH-Ausschüttung induziert wurde.

Die Leydig'schen Zellen, denen ein wie auch immer gearteter Zusammenhang mit der LH-Produktion zugeschrieben wird, wurden jedoch offenbar nicht tangiert, der LH-Stimulationsindex blieb normal.

Bei den Patientengruppen 5 bis 7, bei denen die Störung nicht erworben, sondern angeboren ist, könnte auch der Leydig-Zellapparat geschädigt, wenn auch zu teilweise ausreichender Synthese von Testosteron befähigt sein. Dies würde in Übereinstimmung mit den Untersuchungen von Steinberger [7] stehen, der auch bei in-vitro-Konversionsuntersuchungen keine Korrelation zwischen der Funktionstüchtigkeit der Zwischenzellen und deren morphologisch normalem Erscheinungsbild fand.

4. Eine Antwort auf die Frage, ob die Höhe der FSH-Werte abhängig vom Schwund der Spermatogonien [4], der Spermatiden [2] oder von Wandfibrose und Hyalinose ist, wie es De Kretser [4] selbst auch diskutiert hat, läßt sich aus den vorgelegten Ergebnissen (erwartungsgemäß) nicht geben.

5. Die alleinige Bestimmung der Gonadotropin-Basal-Sekretion ist für die Beurteilung der tatsächlich erfolgten morphologischen Veränderungen bei einer Hodenatrophie unzureichend, da bei noch vereinzelt vorhandener Spermiogenese die zu erwartenden Werte im Normbereich liegen können. Eine weitergehende Aussage über den Grad der Schädigung der Spermiogenese ist mit dem LH-RH-Funktionstest durch die bei stärkeren Störungen der Samenbildung größeren Stimulationsindices möglich.

6. Bei Patienten mit normal großen Hoden und Azoospermie läßt sich durch die scharf umrissenen Veränderungen im Sekretionsmuster der Gonadotropine das Sertolizell-Syndrom von Formen der Azoospermie infolge Verschlusses oder Agenesie der samenableitenden Wege differenzieren; die Hodenbiopsie ist in diesen Fällen entbehrlich.

Literatur

Franchimont, P., Millet, D., Vendrely, E., Letawe, J., Legros, J.J., Netter, A: J. Clin. Endocrinol.Metab. *34*, 1003 (1972)
Johnsen, S.G.: Acta endocrinol (Kbh) *64*, 193 (1970)
De Kretser, D.M., Burger, H.G., Fortune, D., Hudson, B., Long, A.R., Paulsen, C.A., Taft, H.P.: J.clin.Endocrinol.Metab.. *35*, 392 (1972)
De Krester, D.M., Burger, H.G., Hudson, B.: J.clin.Endocrinol. Metab. *38*, 787 (1974)
Rosen, S.W., Weintraut, B.D.: J.clin.Endocrinol.Metab. *32*, 410 (1971)
Schirren, C.: Prakt.Andrologie. Berlin: Hartmann Verlag 1971
Steinberger, E., Fischer, M., Smith, K.D.: The Human Testis In: (Rosenberg, E. and Paulsen, C.A., 439), New York: Plenum Press 1970

Dr. R. Leitz
Universitäts-Hautklinik
Liebermeisterstr. 25
D-7400 Tübingen

Diskussionsredner zu den Vorträgen 10.2.6. – 10.2.10.: *Hornstein, Polemann, Adam, Schill, Nürnberger, Schirren, Henning* und *Krause*

11. Diaklinik der Universitäts-Hautklinik Köln

H. Gartmann, Köln

Veröffentlicht in: Zeitschrift für Hautkrankheiten *52* (6) 285-384 (1977)

12. Kliniko – Pathologische Konferenz

„Was ist Ihre Diagnose?"

Moderator: C.E.Orfanos, Köln

Teilnehmer: O. Braun-Falco, München; A.Greither, Düsseldorf; Th.Nasemann, Frankfurt; G.Niebauer, Wien; F. Nödl, Homburg/Saar; U.Schnyder, Heidelberg

Ziel der klinikopathologischen Konferenz, die erstmalig in dieser Form in der Bundesrepublik veranstaltet wurde, war die Vorstellung aussergewöhnlicher, aufschlußreicher Fälle zum Zweck einer allgemeinen, ausführlichen Diskussion. Die Diagnose war anfangs völlig offen, die nosologische Einordnung und die Bewertung der Bedeutung der vorgestellten Kranheitsfälle blieb einem Team erfahrener Kliniker aus verschiedenen Universitäts-Hautkliniken der Bundesrepublik und Österreich überlassen. Jedes Team-Mitglied hatte bereits vor der Konferenz Kenntnis der Unterlagen der vorgestellten Kranken.

Das Ergebnis der gemeinsamen Konferenz anlässlich der Tagung wird in Form einer kurzen Epikrise im Anschluß an jede Fallbeschreibung angeführt.

Patient 1 (Universitäts-Hautklinik Köln)

Pat.: S.K., geb. 1969; FA: Die Großmutter hatte Altersdiabetes, sonst unauffällig. EA: Im ersten Lebensjahr häufig Bronchitiden, sonst keine Besonderheiten.

Allgemeinbefund: Guter AZ und EZ. Bei der groben klinisch-internistischen Durchuntersuchung kein auffälliger krankhafter Befund.

Hautanamnese: Im Bereich des linken Ellenbogens haben seit Geburt zahlreiche, relativ harte, etwa stecknadelkopfgroße, fleischfarbene Knötchen bestanden. Die betroffene Hautpartie wies gleichzeitig eine vermehrte bzw. verstärkte Behaarung auf. Keine Schmerzen, weder spontan noch auf Druck. Im April 1971 wurde die Stelle in toto excidiert. Juni-August 1971: Keloidnarbe, die mit Corticoiden lokal behandelt wurde. Einige Monate danach traten im Bereich und in der näheren Umgebung der Narbe ähnliche Knötchen auf, die sich allmählich auf eine größere Fläche des mittleren Armbereichs ausbreiteten.

Jetziger Hautbefund: ca. 7 cm x 0,5 cm lange Narbe (Abb.1a). Die umliegende Haut zeigt zahlreiche gänsehautähnliche, fleischfarbene, nicht schmerzhafte Knötchen, die anscheinend follikulär lokalisiert sind. Diese Effloreszenzen erstrecken sich über einen größeren Bereich des Armes (Abb.1b). Sie zeigen keine Beeinflussung durch Wärme, Kälte etc., tages- oder jahreszeitliche Unterschiede, jucken nicht und sind nicht schmerzhaft. Die dazugehörigen Lanugo-Haare in diesem Bereich sind etwas kräftiger bzw. länger als sonst, scheinen aber zahlenmäßig nicht vermehrt zu sein.

Laborbefunde: Sämtlich im Bereich der Norm.

Histologische Untersuchungen: Regelrecht verhornende Epidermis. Im oberen und mittleren Corium zahlreiche, z.T. geschwollene bzw. desorientierte glatte Muskelfaserzüge, die größtenteils Anteilen der verbreiterten M.arrectores pilorum entsprechen (Abb.2). Die Hautfollikel selbst erinnern zum Teil an solche im Bereich des behaarten Kopfes.

Das Bindegewebe macht einen fibrösen Eindruck und enthält zahlreiche erweiterte Kapillaren, die von lockeren Zellmänteln umgeben werden. Keine Schleimeinlagerungen erkennbar. Die elastischen Fasern sind stellenweise aufgesplittert. Die ekkrinen Schweißdrüsen sind regelrecht angelegt. Das subcutane Fettgewebe dringt bis zum Corium zungenförmig vor. Die Fettläppchen werden von mehr oder minder kräftigen Septen durchzogen.

Elektronenmikroskopische Untersuchungen: Im Bereich des mittleren Corium finden sich zahlreiche glatte Muskelfaserzüge, die sowohl von der Anordnung als auch von ihrer Feinstruktur her auffällig sind: Die Muskelzellgruppen sind untereinander desorientiert und bestehen aus Zellelementen, die z.T. im Verband, z.T. aber auch voneinander unabhängig zu finden sind. Viele Muskelzellen erscheinen stark aufgehellt und geschwollen. Besonders auffällig ist das Verhalten der Myofilamente, die stellenweise ihre regelmässige Anordnung vermissen lassen und wirbelartig im Cytoplasma erscheinen. Letztlich finden sich oft große, bizarre Muskelzellen mit wuchtigem Cytoplasma, die an neoplastisch umgewandelte Zellelemente erinnern (Abb. 3).

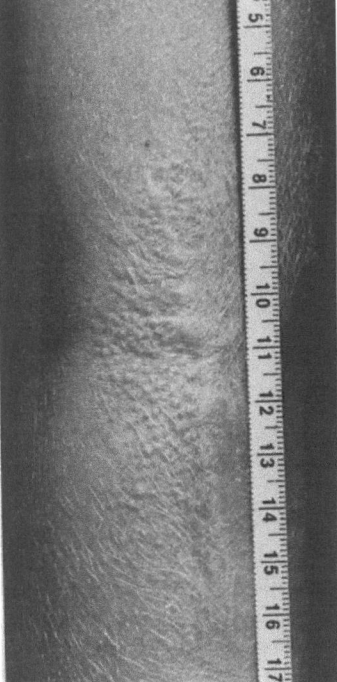 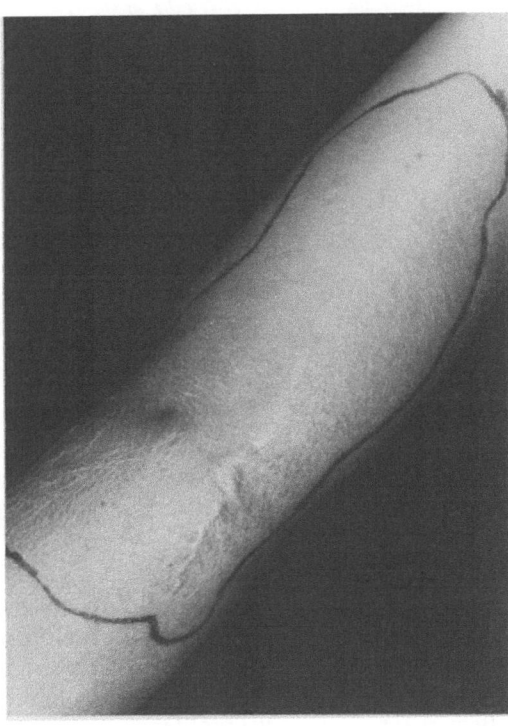

Patient 1, Abb. 1

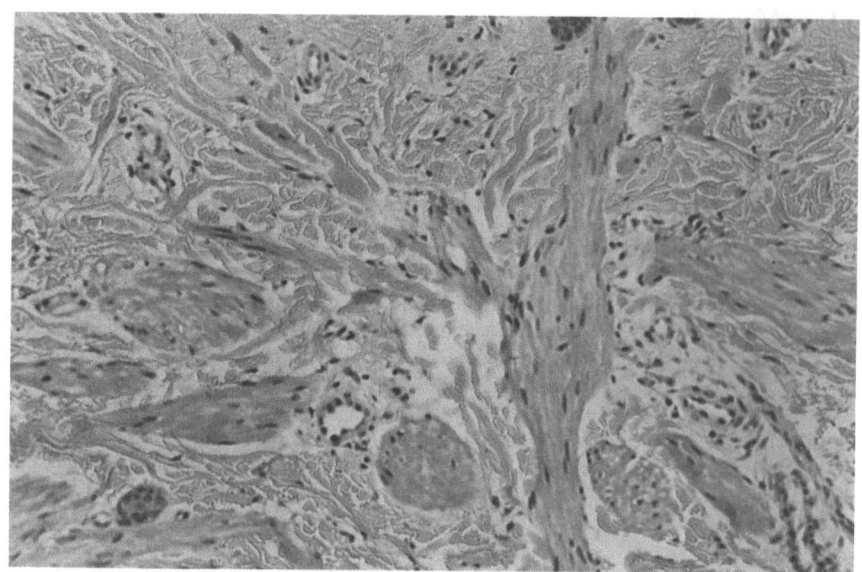

Patient 1, Abb. 2

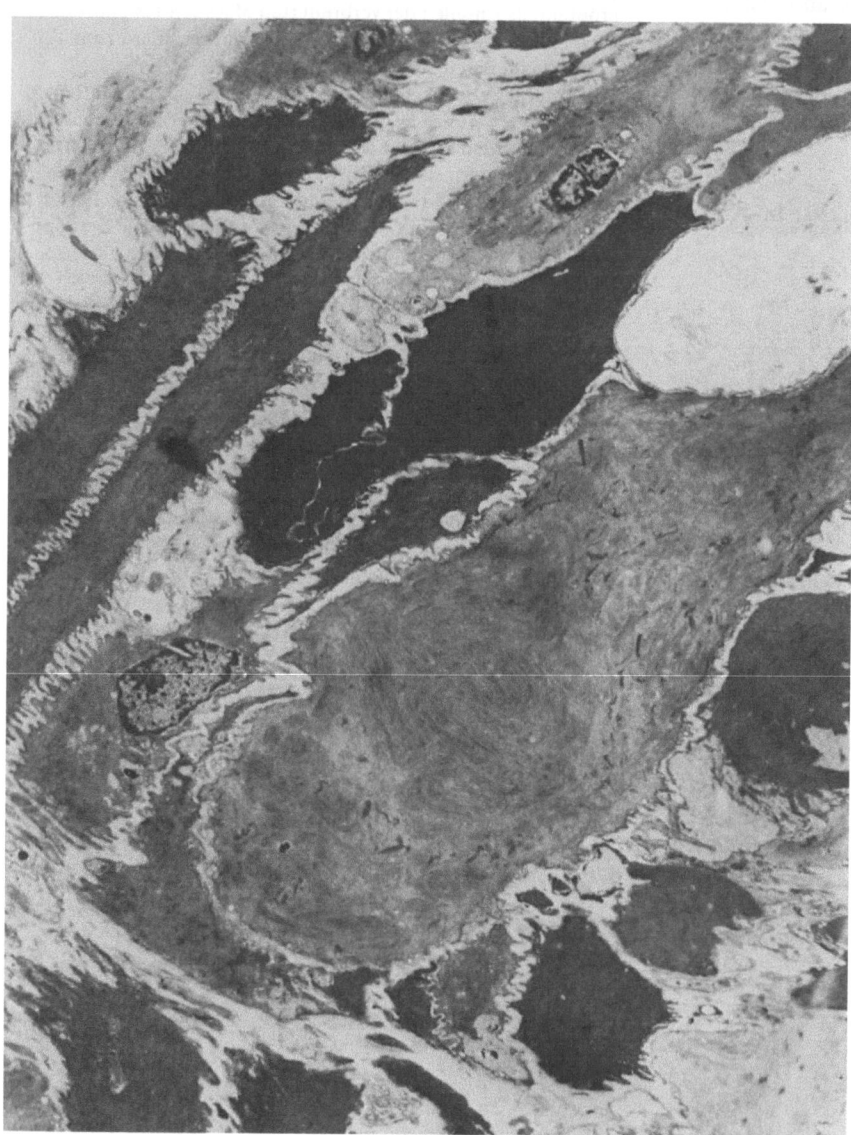

Patient 1, Abb. 3

Epikrise

Offensichtlich handelt es sich hierbei um einen *Naevus leiomyomatosus*, der vom M.arrector pili ausgeht und als *Haarmuskelnaevus* bezeichnet werden kann, im Sinne eines Hamartoms (verstärkte Behaarung). Bemerkenswert ist das Vorhandensein atypischer Muskelzellen, die die Möglichkeit multipler *kongenitaler eruptiver Leiomyome*, die vom Haarmuskel ausgehen, nicht ausschliessen lassen. Ungewöhnlich ist das Fehlen jeglicher Nervenproliferation, die der klinischen Schmerzlosigkeit entspricht. Steigleder weist auf das vermehrte Vorkommen von Haarfollikeln hin, es dürfte sich also nicht nur um einen Tumor der glatten Muskulatur, sondern um einen organoiden Naevus handeln. Bandmann hält einen Zusammenhang mit den vom Haar unabhängigen Muskeln für möglich.

Patient 2 (Universitäts-Hautklinik Homburg/Saar)

Pat.: U.K., 11 Jahre; FA: Keine Hautkrankheiten, keine atopischen Krankheiten. EA: Keuchhusten, Masern, Röteln, Windpocken; gegen Tbc., Pocken, Diphtherie, Tetanus, Polio I, II, III geimpft. Keine Impfkomplikationen; rezidivierende eitrige NNH-Enzündungen.

Hautanamnese: Im Alter von 8 Jahren Beginn der Hautkrankheit nach Aussage der Mutter des Kindes mit stecknadelkopfgrossen Pusteln an der Brust. Am folgenden Tag Übelkeit, kein hohes Fieber. Der hinzugezogene Kinderarzt diagnostizierte: Herpes zoster. Kurz darauf Auftreten von multiplen, blau-roten, schmerzhaften Knoten am Arm. Auftreten neuer Knoten, Abheilen der alten. Insgesamt Gabe von 15 Beriglobin-Injektionen. Sonstige Therapie: Supramycin-Saft, Pyramidon-Tabl., Anästhesinpuder, Anästhesulf-Lotio, Palacril-Lotio. Sicher keine brom- oder jodhaltigen Medikamente. Starke Schmerzhaftigkeit der Knoten während der ersten 14 Tage; später kaum noch Schmerzen. Wenig Juckreiz.

Jetziger Hautbefund (nach 4 Wochen): Im Gesicht, an Armen, Gesäß, Beinen: multiple, erbsgroße, derbe, halbkugelig vorgewölbte, gerötete Knoten (Abb.1). Einige Knoten purulent, sämtliche Knoten von entzündlichem Hof umgeben. An Armen und Stamm multiple bis einpfennigstückgroße, braune Flecken. Supraclaviculär beidseits und in beiden Leistenbeugen jeweils ein erbsgroßer Lymphknoten. Sonst kein pathologischer Befund zu erheben.

Laborbefunde: BSG 22/40 mm. 1 Woche später und bei weiteren Kontrollen: 8/20 mm, 7/25 mm. Sämtliche sonstige Laboruntersuchungen (Blutbild, Blutzucker, Urinbefund, SGOT, SGPT, WaR, AST, Antistaphylolysin-Titer, Elektrophorese, Immunelektrophorese) weitgehend im Normbereich. Stuhl auf Hefen: vereinzelt Hefen nachweisbar, sonst o.B. KBR Ornithose, Echinokokken, Bang, Toxoplasmose, Sabin-Feldmann-Test, Widal-Reaktionen: sämtlich negativ.

KBR auf Cytomegalie, Mykoplasma pneumoniae, Adenovirus-Gruppenantigen, Influenza A: ohne Anhalt für eine floride Infektion.

Wundabstrich (3x): Kulturell Nachweis v. Staph.albus; kein Keimwachstum; kultureller Nachweis v. Staph.aureus.

2 x Vaginalabstrich (wegen neu aufgetretenem Fluor): kulturell Nachweis v. Staph.aureus.

Wundabstriche auf Pilze: Sämtlich negativ, Wundabstrich auf Viren: kein Virus isoliert in HeLa-Zellen, kein Virus isoliert in Amnion-Zellen.

Rö.: Thorax und Schädel o.B., Leber-Milzszintigramm: vergrößerte Leber, unauffälliges Milzszintigramm.

Immunfluoreszenzhistologische Untersuchung: Massive IgA- und Komplement-Ablagerungen in den Wänden der mittleren und großen Gefäße, die die Infiltrate im oberen und tiefen Corium durchziehen. Im Serum keine zirkulierenden Antikörper (IgG, IgA, IgM, IgE) gegen Strukturen der Haut nachweisbar. *Tuberkulin-Test*: 1:100 000 negativ, 1:10 000 negativ, 1:1 000 negativ, 1:100 negativ, 1:10 negativ; keine Tbc.*Intrakutanteste* mit Bakterien- und Pilzextrakten (Bencard): positive Reaktionen auf F_2, F_3, F_5, E. coli, Staph.albus, Staph.aureus (Spätreaktionen).

Lymphozytenstimulation mit PHA und PPD (Welcome): normal.

Makrophagen-Inhibitionsfaktor auf Tuberkuloseantigen, Staph. albus und Staph. aureus: normal

Skin-Window-Test (bei zweimaliger Kontrolle): kein ausreichendes Auswandern von Makrophagen. Makrophagenanteil erreicht höchstens 64%. Nach lokaler Stimulation mit Staphylokokken- bzw. Streptokokkenantigenen eher Hemmung der Makrophagenauswanderung. Höchste Werte 37 bzw. 12%.

Im Bakterizidie-Test mit Staph. aureus (intern.Stamm) und Staph.aureus (Stamm Klinbingat) jeweils leicht erniedrigte Werte. *Der Opsonierungstest* mit abgetöteten Hefezellen zeigte mit normalem und Eigenserum deutlich erniedrigte Werte.

Knochenmarkspunktion: deutliche Steigerung der Granulozytopoese. Kein Hinweis auf maligne Transformation der einzelnen Zellreihen.

Verlauf: Im weiteren Verlauf nur noch vereinzelt neue Knoten an den Extremitäten. Später wieder Auftreten multipler Knoten; danach ausgeprägte eitrige Sinusitis max. bds. und eitrige Tonsillitis. Auf Anraten des behandelnden HNO-Arztes Tonsillektomie und Polypenentfernung. Mehrere Wochen erscheinungsfrei. Kurz danach erneut vereinzelt Knoten. Nach einer Appendektomie bis heute (1 1/2 Jahren später) erscheinungsfei.

Histologischer Befund: Unter der unveränderten Epidermis ist auch der Papillarkörper unauffällig. Das Stratum reticulare wird von umfangreichen, zum Teil breitbandartig angeordneten Infiltraten durchsetzt, die vornehmlich um die Hautanhänge, in geringerem Umfang um die Gefäße angeordnet sind und bis in die obere Subcutis reichen (Abb.2). Bei stärkerer Vergrößerung wird offenbar, daß sie sich keineswegs auf die angegebene Lagebeziehung beschränken, sondern außerdem lockerer angeordnet auch in den Interstitien der Kollagenbündel liegen. Ihr Aufbau ist allenorts in gleicher Weise polymorph, wobei Eosinophile, die mitunter Kernzerfall zeigen, zahlenmäßig im Vordergrund stehen. Daneben finden sich lymphohistiozytäre Elemente mit *chromatindichten Kernen*, Zellen mit Riesenkernen, die meist bläschenförmig mit einem Nucleolus ausgestattet sind. In kleiner Zahl sind auch mehrkernige Riesenzellen eingestreut. Vereinzelt kommen große Zellen vor, die Kerntrümmer enthalten. Das Infiltrat zeigt wechselnde Dichte, ist aber vorwiegend in das mäßig lockere Grundgewebe mit seinen Blutgefäßen eingelagert. Die reticuläre Anordnung der Kollagenbündel und das elastische Fasernetz sind auch an Orten weniger dichter Infil-

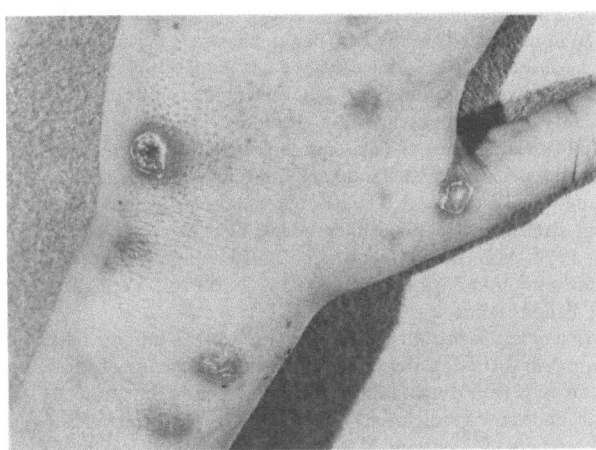
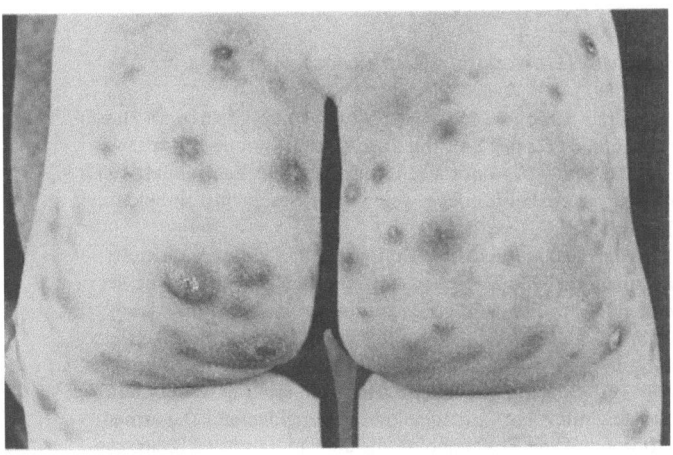

Patient 2, Abb. 1

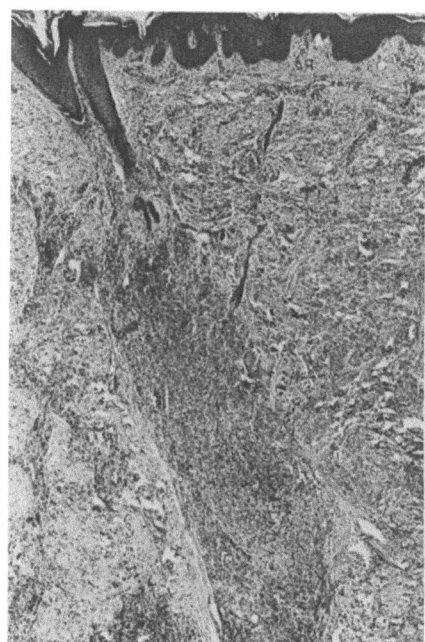 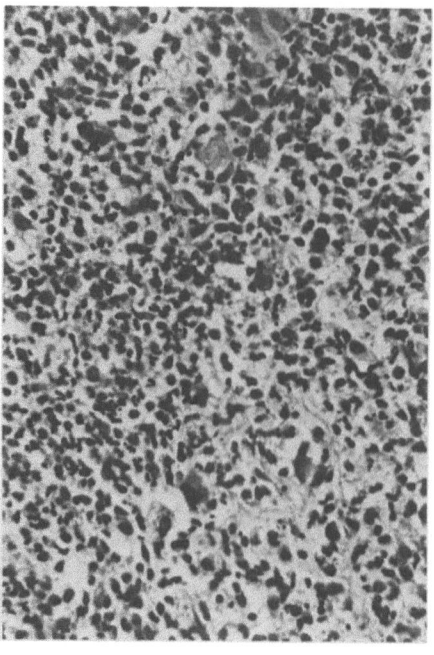

Patient 2, Abb. 2

tration gestört, zum Teil zerfallen bzw. hyalinisiert. In Zonen dichterer Infiltration fehlen kollagene wie elastische Fasern, an ihre Stelle ist ein engmaschiges Gitterfasernetz getreten.

Epikrise

Nach allgemeiner Ansicht der Konferenzteilnehmer handelt es sich hier am ehesten um eine *Septische infantile Granulomatose*, die der „granulomatous disease of childhood" entspricht. - St. Jablonska (Warschau): Das klinische und histologische Bild und auch der Verlauf sind charakteristisch für die granulomatöse Krankheit der Kinder (Holmes et al.; Good et al.). Die Diagnose muß mittels Bestimmung des Phagozytose-Defekts gesichert werden. Bei dieser Krankheit werden die Bakterien zwar phagozytiert, bleiben jedoch wegen des enzymatischen Defekts intraleukocytär fast ungeschädigt. Die Infektionen werden gewöhnlich durch Staphylococcus aureus, E.coli, Salmonella, Candida etc. verursacht, im allgemeinen nicht durch Streptokokken. - Dieser Fall weist jedoch auch manche Merkmale der *Dermatitis nodularis necrotica*, d.h. einer *nekrotisierenden Vasculitis* auf, die man mittels direkter Immunfluoreszenzmethoden untersuchen sollte (IgA-Ablagerungen an den Gefässwänden, manchmal auch Komplement C_3).

Patient 3 (Universitäts-Hautklinik Köln)

Pat.: Frau A.B., geb. 1912; FA: Mutter mit 58 Jahren an Magencarcinom, Vater mit 84 Jahren an Altersschwäche gestorben. EA: 1932 und 1944 normale Geburten, 1935 Fehlgeburt, 1937 einseitige Adnexektomie re. wegen einer Geschwulst unbekannter Dignität; 1956 Hepatitis.

Spezielle Anamnese und Befunde: 1955 erstmals diskrete, juckende, rötliche Knötchen am Gesäß; 1957 Ausbreitung der juckenden Knötchen, die z.T. gruppenweise angeordnet sind, auch an anderen Körperstellen, insbesondere am Stamm. Gleichzeitig Leukozytose von $22\,800/mm^3$ mit Eosinophilie von 50%. - Abklingen der Hauterscheinungen unter systemischer Therapie mit 8 mg Triamcinolon/die, anschließend Dauermedikation mit 4 mg Triamcinolon/die über 15 Jahre. 1972 am ganzen Körper schnelles Aufschießen von papulös-knotigen, teils konfluierenden, blauroten, juckenden Hautveränderungen (Abb.1). Histologisch fand sich eine uncharakteristische, teils granulierende Entzündung mit Beteiligung vieler eosinophiler Granulozyten; kein Anhalt für Reticulose.

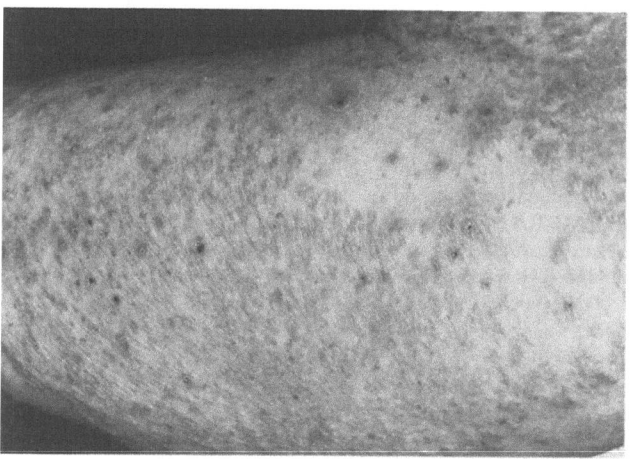

Patient 3, Abb. 1

Labor: BSG 36/70 mm, Leukozyten $12\,000/mm^3$, Eosinophile 43 %. Röntgen-Lunge: vermehrte streifig-fleckige Zeichnung besonders in den Mittel- und Untergeschossen. Alle übrigen Befunde einschl. *Lymphknotenbiopsie* sowie *Bronchoskopie* mit *Lungenbiopsie* unauffällig. Rückgang der Hautveränderungen unter einer Therapie mit Betamethason äußerlich und einem Antihistaminicum innerlich. In der Folgezeit Persistieren der Hautveränderungen mit schubweiser Verschlechterung des Haut- wie auch des Allgemeinbefundes.

1974 zusätzlich zu den disseminierten Hauterscheinungen Auftreten asthmoider Zustände bei kombinierter Ventilationsstörung (Vitalkapazität 1,0 l). Röntgenologisch Ausbreitung der fleckig-streifigen, basal konfluierenden Verschattung (Rö-Bild April 1974, Abb. 2a). Im peripheren Blut Leukozytose von $36\,700/mm^3$ und Eosinophilie von 66%. Starke IgM-Vermehrung, keine Paraproteine.

Histologie: Unauffällige Epidermis; im oberen und mittleren Corium teils diffuse, teils granulomatöse, vorwiegend perivasale Infiltrate aus Rundzellen und eosinophilen Granulozyten. Die Gefäßwände sind verdickt, z.T. werden sie von Infiltratzellen durchsetzt (Abb. 3a und b). Die Bindegewebsfasern sind im Bereich der granulomatösen Infiltrate völlig zerstört. Alcianblau-

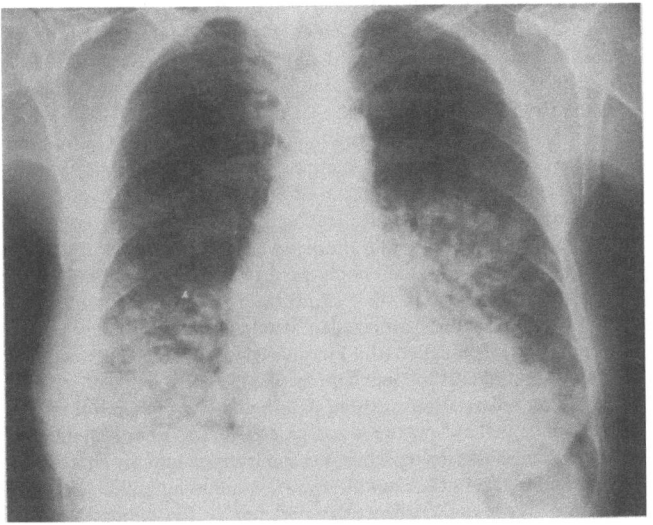

Patient 3, Abb. 2a

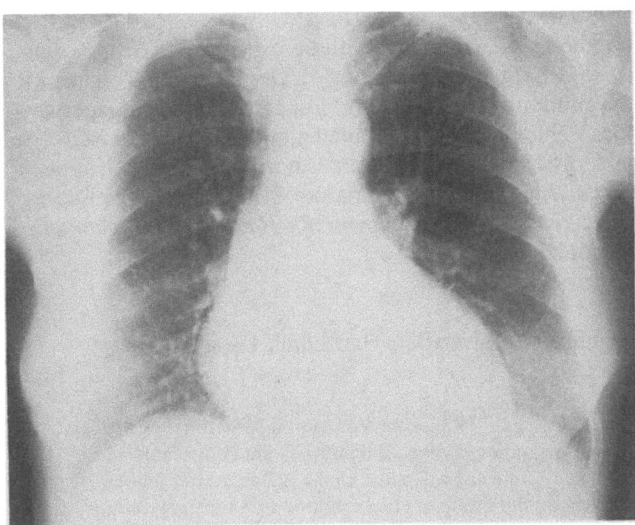

Abb. 2b

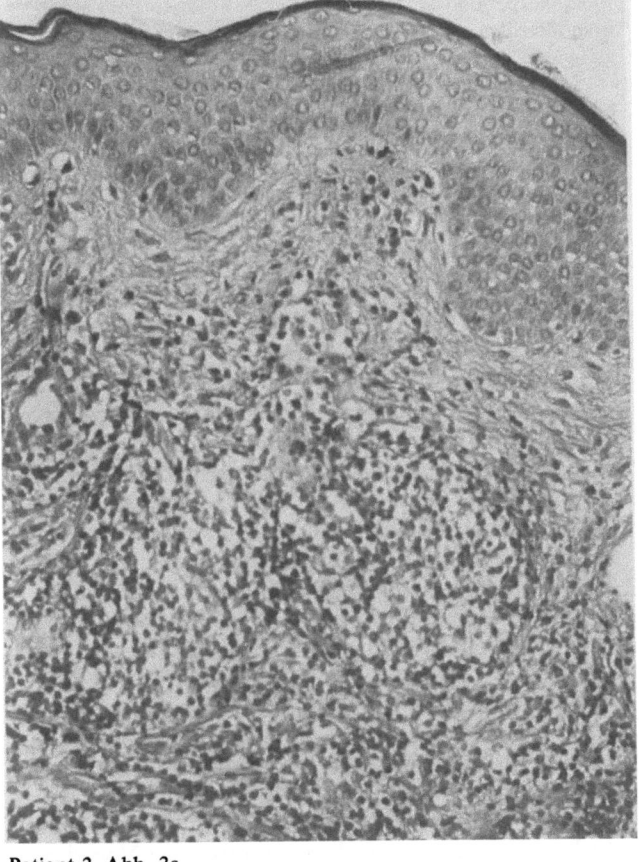

Patient 3, Abb. 3a

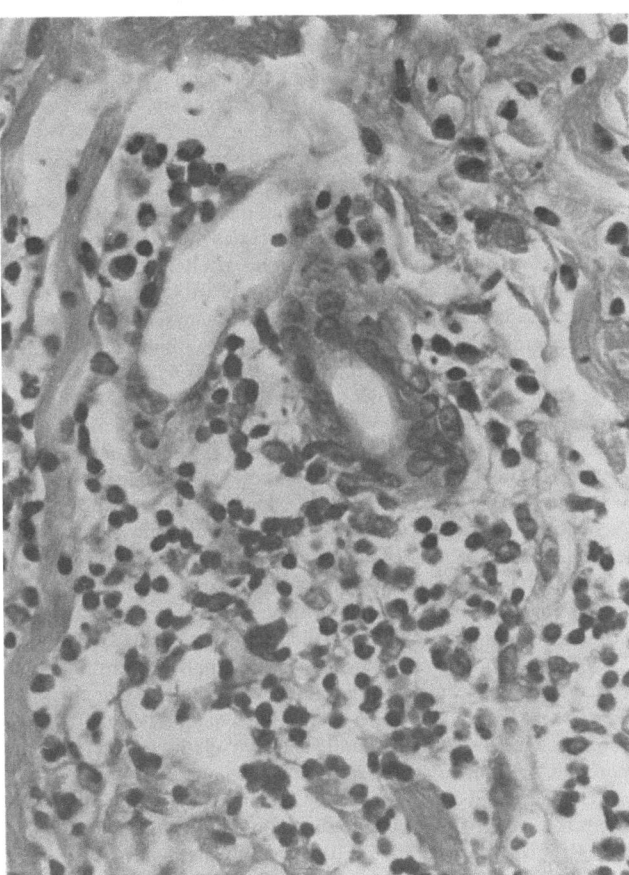

Abb. 3b

PAS: unauffällig. Beurteilung: Chronisch fortschreitende, mit Eosinophilie und Purpura einhergehende Granulomatose mit Zeichen der Vasculitis.

Laborbefunde: BSG 17/40 mm, Leukozyten 25 400 / mm³, Eos. 63%, Ly. 25%, Lymphozytendifferenzierung: B-Zellen: IgG 1%, IgM 1%, IgA 1%, IgE 0%, IgD 8%. T-Zellen: 44%. Elektrophorese: Ges. Eiweiß, 0,8 gr%, Alb. 47,7%, Alpha 1 5,0%, Alpha 2 13,2%, Beta 12,6%, Gamma 21,4%, IgE 323,6 IE/ml. (IgG, IgA mäßig, IgE stark erhöht). Kein Nachweis von Darmparasiten, Ascaris i.c. Ø, Toxoplasmose Ø. Leberenzyme sowie harnpflichtige Substanzen im Normbereich.

Sternalmark: Massive Eosinophilie innerhalb der Myelopoese; kein Anhalt für Malignität.

Therapie: Rückgang der Haut- wie auch der Lungenveränderungen unter initial 100 mg Prednisolon/die innerhalb 6 Wochen (Abb. 2b).

Weiterer Verlauf: April 1975 anteroseptaler Vorderwandinfarkt; Mai 1975 Auftreten extrapyramidaler Hyperkinesen; September 1976 Appendektomie wegen Perforation. Wiedervorstellung Ende September 1976: Patientin in erheblich reduziertem EZ. und AZ. (38 kg Körpergewicht bei 155 cm Körpergröße). An der Haut ist zur Zeit kein pathologischer Befund im Sinne der beschriebenen Erkrankung zu erheben; röntgenologisch besteht eine dezente netzförmige Lungenzeichnung bds. basal.

Epikrise

Am ehesten handelt es sich hier um eine Entität, die zu keinem der bisher bekannten Krankheitsbilder bzw. Syndrome paßt. In Erwägung gezogen wurden vor allem das *Hypereosinophilie-Syndrom* (Pfleger und Tappeiner

1959; Chusid, M., D.C. Dale, B.C. West, S.M. Wolff, Medicine, *54*, 1-27, 1975) und die *allergische Granulomatose* (Churg und Strauss, 1951). Der gutartige Verlauf mit Rückbildung der Haut- und Lungenveränderungen und das Fehlen einer Nierenbeteiligung vom Typ der Periarteriitis sprechen gegen die Einordnung in die Gruppe der allergischen Granulomatose. Krankheitsbezeichnung: *Hypereosinophilie-Syndrom mit Haut- und Lungenmanifestation.*

Patient 4 (Universitäts-Hautklinik Düsseldorf)

Pat.: H.Z., geb. 1933. EA: Vor etwa 5 Jahren hat der Patient damit begonnen, kleine „Talgdrüsen" am Penisschaft auszudrücken. Zunächst seien nur kleine Fäden, später jedoch immer wieder größere, etwa erbsgroße Gebilde gekommen, die auf stärkeren Druck eine größere Menge einer gelblich-fettigen Masse entleert hätten. 1972 hätte ein Hautarzt an dieser Stelle einen Knoten entfernt. Vor 3 Jahren sei an der gleichen Stelle ein neuer Knoten entstanden, ebenfalls mit einer ausdrückbaren, weißlichen Masse. Der Knoten habe sich vorübergehend entzündet. Im Dezember 1976 habe der Patient zum letztenmal kleinere Talgmassen durch Drücken entleeren können. Dieses Drücken sei ihm zur Gewohnheit geworden. Vor 2 Tagen sei jedoch eine entzündliche Anschwellung entstanden, so daß der Patient zur stationären Aufnahme kam.

Klinischer Befund: Im seitlichen und mittleren Bereich des Dorsum penis finden sich mehrere umschriebene, weißliche Narben. Zum Teil hier, zum Teil über sie hinausgreifend, findet sich eine kalottenförmige Schwellung, die gerötet ist, bei Palpation sich unscharf ins Gesunde verliert, ohne daß ein zystischer Tumor getastet werden könnte. Im Zentrum dieses etwa kirschgroßen Knotens zeigt sich ein linsengroßer, nekrotischer Schorf, der von einer hellen Zone umgeben wird. Bei Berührung hat man den Eindruck, als würde sich darunter eine Luftblase befinden; jedoch liegt Fluktuation nicht vor. Diagnostisch wird an die banale Superinfektion einer chronisch-rezidivierenden, möglicherweise auch schon narbig umgebauten Retentionszyste gedacht, wobei das Zentrum mit dem nekrotischen Schorf klinisch am meisten dem Bild eines Milzbrandes entspricht (Abb. 1). Nach Punktion an der Stelle des Schorfs entleerten sich 6 ml einer bräunlichen, dünnen Flüssigkeit. Mikroskopisch finden sich neben eindeutigen Streptokokken auch mehr länglich geformte Bazillen, die den Verdacht auf Milzbrand-Bazillen erwecken. Die Mikrobiologen haben den gleichen Verdacht, können den Befund jedoch nicht sichern, zumal sich in der Kultur noch hämolysierende Streptokokken der Gruppe C und vereinzelt apathogene aerobe Sporenbildner isolieren lassen. Dem Antibiogramm entsprechend wird der Patient über 6 Tage mit Injektionen von 2 Amp. Megacillin täglich behandelt. Unter dieser Behandlung stößt sich der nekrotische Schorf schnell ab, die Infiltration wird zusehends blasser

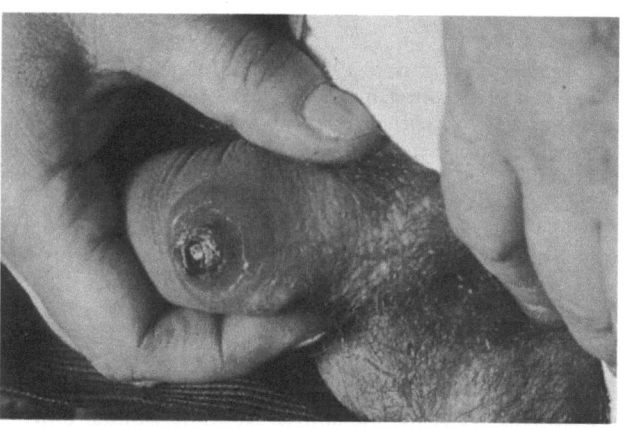

Patient 4, Abb. 1

und kleiner. Nach Abschluß der Behandlung mit Penicillin wurde eine Exstirpation des chronisch-entzündlichen und vernarbten Bereiches vorgenommen. Nach dem primären Wundverschluß trat in einem Teil der Narbe eine Dehiszenz ein, die sekundär ohne Komplikationen abheilte.

Die *histologische Untersuchung* des exstirpierten Granuloms zeigte unter einer mehr oder minder intakten Epidermis ein bis in die tiefe Cutis reichendes, in Strängen und zum Teil auch in runden Nestern wachsendes, entzündliches Granulom, das von starken Massen kollagenen Bindegewebes durchsetzt wird. In den oberen Lagen finden sich noch elastische Fasern, während sie im unteren Bezirk fehlen. Die Zellinfiltrate setzen sich aus Lymphozyten, Histiozyten, Plasmazellen, vereinzelt eosinophilen Leukozyten, Epitheloidzellen und hin und wieder Riesenzellen zusammen. Das Bild läßt in manchem an eine Syphilis denken, jedoch zeigt sich polarisationsoptisch, daß in dem ganzen Granulom zahlreiche hell aufleuchtende, zackige Fremdkörper sich darstellen, so daß die histologischen Veränderungen teils als chronische Entzündung, teils als Fremdkörper-Granulom aufgefaßt werden müssen. Trotz des Vorliegens zahlreicher Stufenschnitte kann nirgendwo der Rest einer Retentionszyste oder deren Wand gefunden werden; einzelne abortive bzw. untergegangene Haarfollikel finden sich in dem Präparat. Hinsichtlich der Natur der Fremdkörper und der Möglichkeit eines Kontaktes mit Milzbrand-Bazillen bleibt die Anamnese auch nach erneuter Befragung leer.

Laborbefunde: BKS 5/9 mm n.W. Blutbild, Differentialblutbild, Urinsediment, Transaminasen, Blutzucker, Elektrolyte, Bilirubin o.B. bzw. normal. AST unter 200. Reaktion auf Syphilis: TPHA nicht reaktiv. Die aus dem Punktat gezüchteten Erreger waren empfindlich gegenüber Penicillin G und V, Propicillin, Ampicillin, Cephalotin, Cephalexin, Cephazolin, Carbenicillin, Ticarcillin und resistent gegenüber der Tetracyclin-Gruppe, Chloramphenicol, Gentamycin und verwandten Substanzen.

Epikrise

Hier handelte es sich um eine banale Pyodermie, die vom klinischen Bild her eine große Ähnlichkeit mit einem Milzbrand zeigte. Dies war der Hauptgrund der Vorstellung; ein weiterer Grund war die Vorgeschichte, in der sich rezidivierende Retentionszysten und eine dementsprechende Eigenbehandlung des Patienten ergab. Am verwirrendsten war die Feststellung von sternförmigen Fremdkörpern im Fluoreszenzmikroskop, die im Rahmen der früheren Eingriffe, sei es vonseiten des Patienten oder auch des behandelnden Arztes in den Wundbereich gelangt sein müssen. Mikrobiologisch ließen sich mit Sicherheit nur Streptokokken identifizieren, während sich der Verdacht auf Milzbrand-Bazillen nicht erhärten ließ. Es schieden auch Ulcus molle, Donovaniasis und Lymphogranuloma inguinale aus. Die Verdachtsdiagnose Milzbrand verhinderte auch ein chirurgisches Vorgehen, so daß zunächst nur die Luftblase und etwas Sekret unter dem Schorf abgesaugt wurden. Nach der schnellen Abheilung des Abszesses ließ sich dann der derbe Narbenbereich, der zum Teil auch von früheren Eingriffen herrührte, nahezu total exstirpieren. *Definitive Diagnose:* Streptokokken-Abszeß und Fremdkörper-Granulom unter dem Bild eines Milzbrandes auf dem Boden von rezidivierenden, durch die Manipulation des Patienten möglicherweise infizierten Retentionszysten.

Patient 5 (Universitäts-Hautklinik München)

52-jährige Patientin, leidet seit längerer Zeit an einer chronischen Parenchymtonsillitis und Sinusitis maxillaris. Vor 4 Wochen akute Pharyngitis und Bronchitis, die vom Hausarzt mit Bactrim behandelt wurde. Nach einem beschwerdefreien und therapiefreien Intervall von 8 Tagen akute pustulöse Eruption am Rumpf, besonders massiv aber an Handflächen, Handgelenken sowie Fußsohlen. Als Einzeleffloreszenz findet man stecknadel- bis linsengroße Pusteln mit sattgelbem Inhalt, die durch Konfluieren zu Eiterseen zusammentreten. Sie sind von einem feinen, entzündlichen Hof umgeben.

Das Allgemeinbefinden ist nicht beeinträchtigt, die Temperatur betrug zu dieser Zeit 38.5°C. Unter den laborchemischen Befunden ist eine leichte Leukocytose erwähnenswert. Die bakteriologische Untersuchung der steril punktierten Pusteln war stets negativ. Immunpathologisch fand sich bei der direkten Immunfluoreszenz-Untersuchung granuläre C_3-Ablagerung im Bereich der dermoepidermalen Verbundzone sowie homogene Ablagerung von C_3 in den Wänden der Kapillaren im Str. papillare. Die histologische Untersuchung ergab in der Epidermis gelegene intraepidermale Pusteln mit Mikroakantholyse und Dyskeratose in den Pustelwandgebieten, ferner eine spongiotische und exocytotische Reaktion in der Epidermis am Pustelgrund sowie unter den Pusteln erweiterte und wandverdickte Gefäße mit massiver zellulär entzündlicher Reaktion, im perivasculären Raum leichte Leukocytoclasie.

Das Krankheitsbild wird unter der Diagnose „Pustulosis acuta generalisata" von Braun-Falco, O., Luderschmidt, C., Maciejewski, W., Scherer, R. im Hautarzt publiziert.

Epikrise:

Es handelt sich um ein in seiner klinischen Ausprägung sehr typisches akutes Krankheitsbild im Sinne einer Pustulosis generalisata acuta mit acral betonter Lokalisation. Diese setzte nach einem kurzen Intervall im Anschluß an eine akute infektiöse Erkrankung, die mit Bactrim behandelt wurde, ein und bildete sich später spontan zurück. Bemerkenswert sind intraepidermale Pustelbildungen mit teilweise subcornealer Lokalisation, massive vasculäre Beteiligung im Sinne einer Leukocytoclasie und akuten Vasculitis mit C_3-Niederschlägen. Es dürfte sich um ein medikamentös- bzw. infektallergisches Geschehen besonderer Prägung handeln.

S. Jablonska, Warschau: Wir hatten einen ähnlichen Fall, jedoch mit viel stärker ausgeprägten vasculären, haemorrhagischen Veränderungen. Möglich, daß die Hautveränderungen bei Vasculitis allergica nicht nur Erythema-multiforme- und Tuberculosis-papulo-necrotica-ähnlich, aber auch pustulös sein können. Die Leukocyten und leukoclastischen Zellreste wandern hier von Gefäßen ab und sammeln sich in den intraepidermalen Pusteln. Diese Vasculitis, wie auch andere Formen von hyperergischer Pupura, kann medikamentös bedingt sein oder hängt — vielleicht öfter — mit fokalen Infekten zusammen.

Patient 6 (Universitäts-Hautklinik Köln)

Pat.: B.K., geb. 1915; FA: unauffällig; EA: 1939 perforierte Appendizitis, sonst nie krank gewesen.

Hautanamnese: Von 1971 bis 1973 wegen fleckförmigen Ausschlags mit Rötung, Schuppung und Juckreiz in hautfachärztlicher Behandlung. Anfang 1974 Rötung und Bildung mehrerer „Knoten" auf Gesicht und Körper. In der Folgezeit Übergang zur Erythrodermie mit Lichenifizierung und Schuppung; 3 x Hospitalisation. Gleichzeitig bildeten sich einige zentral verkrustete, tumoröse Knoten sowie bis 5-markstückgroße Ulzerationen an beiden Unterschenkeln. Mehrere dieser Knoten zeigten während der stationären Aufenthalte spontane Rückbildung unter Hinterlassung von Narben, während neue Knoten an anderen Stellen auftraten. Im Sommer 1975 13 x Ganzkörperbestrahlung mit total je 350 R auf Vorderseite und Rückseite. Daraufhin gute Besserung. Im Herbst 1975 plötzliches Auftreten von wässrigen, gelben Stühlen und häufigem Aufstossen. Auch trat eine Gewichtsabnahme von mehr als 10 kg ein, so daß der Pat. erneut stationär aufgenommen werden mußte.

Allgemeinbefund: 60-jähriger Pat. in schlechtem EZ und AZ. Inguinal re. 3 kirschgrosse LKs und inguinal li. 1 pflaumengrosser LK.

Hautbefund: Erythrodermie. Darüber hinaus mehrere pfennig- bis markstückgroße, bläulich livide, tumoröse Infiltrate, die mit der Haut verbacken und auf der Unterlage verschieblich sind. Einige davon sind zum Teil zentral eingesunken bzw. ulceriert. (Abb.1 und 2)

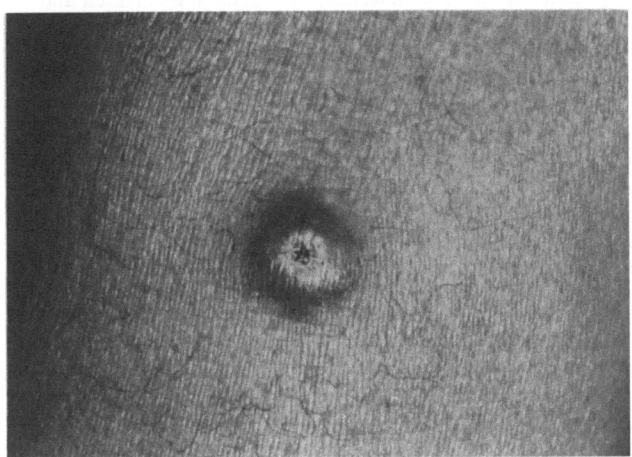

Patient 6, Abb. 1

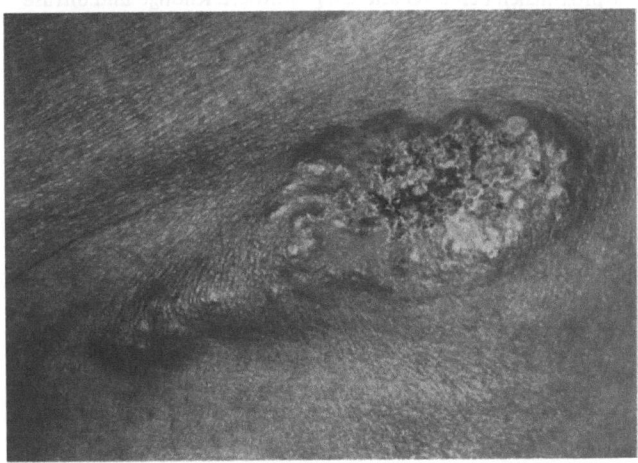

Patient 6, Abb. 2

Laborbefunde: BSG stark erhöht (92/124). Haptoglobin erhöht. Pathologische Glukosetoleranz. In der Immunelektrophorese findet sich ein monoklonales IgG, Typ Kappa (2740 mg%). Im Rosetten-Test aus einem nodösen Hautinfiltrat finden sich 19% T-Zellen und 16% B-Zellen. *MDP:* Träge, weitgestellte Dünndarmschlingen ohne tumoröse Veränderungen. Leber- und Milzgrösse o.B.

Skelettröntgen: Keine osteoplastischen oder osteolytischen Herde.

Dickdarmhistologie: Lympho-plasmazelluläres Infiltrat ohne Anhaltspunkte für Colitis ulcerosa, M. Crohn oder Amyloidose.

KM-Punktat: Erythroblastöse Hyperplasie mit entsprechend verminderter Granulopoese und vielen unreifen Formen. Gehäuft Zwillingsformen von Plasmazellen mit keulenförmig deformierten Kernen, jedoch kein sicherer Anhalt für Plasmozytom.

Histologie: Herbst 74: Zentral gelegene oberflächliche Exulzeration. Lederhaut bis in den Papillarkörper von einem dichten, zelligen Infiltrat eingenommen, welches stellenweise einen granulomatösen Charakter aufweist. Es besteht aus relativ grossen histiozytären Zellen mit manchmal bläschenförmigem Kern und deutlichem Nukleolus und breitem, eosinophilen Zytoplasma. Daneben schwarmähnlich angeordnete Eosinophile. Wenige Mitosen. Spricht am ehesten für eine Histiozytosis X?

Anfang 75: Subepidermal dichtes, bandförmiges Zellinfiltrat mit Ausläufern bis ins Fettgewebe. Es besteht aus großen histiozytären Zellen mit schwach PAS-positivem Plasma, begleitet von vielen Eosinophilen. Kleinere Nekrosen im Corium. Gelegentlich Mitosen und Hyperchromasie der Kerne. Spricht in erster Linie für Histiozytosis X, eine Retikulose mit Eosinophilie kann nicht sicher ausgeschlossen werden. – Vordere Axillarfalte: Vereinzelt Rundzellen im Rete der unregelmäßig dicken Epidermis. Verschieden große und wechselnd dichte, perivaskuläre Zellinfiltrate im ganzen Corium aus Rundzellen, histiozytären Elementen und Retikulumzellen. Vereinzelt Riesenzellbildung, sehr selten Plasmazellen und Retikulumzellen mit 2 oder 3 unregelmässigen Kernen. Zahlreiche Eosinophile.

Elektronenmikroskopie: Die Epidermis ist unauffällig, in der Dermis finden sich zahlreiche, histiozytäre Zellen, z.T. mit gut ausgebildetem Ergastoplasma und plasmozytoidem Charakter. Gelegentlich auch voll entwickelte Plasmablasten und Plasmazellen sowie mehrere Eosinophile. Einige Plasmablasten haben eindeutig Tumorcharakter (Abb.3). In einigen Histiozyten sind sog. „wurmartige Membranstrukturen" zu sehen (Abb. 4). Keine sonstigen Auffälligkeiten, insbesondere keine Lutzner-Zellen und keine dermalen Langerhans-Zellen.

Verlauf: Der Patient verstarb im Spätherbst 1975 an Herzversagen bei Kachexie und lobärer Pneumonie.

Sektionsbefund: a. Makroskopisch: Tumoröse Infiltration der tracheobronchialen, paraösophagealen, hepatohilären, paragastrischen, mesenterialen, paraaortalen, pelvinen und inguinalen LK. Ebenso sind die Wirbel der unteren BWS und die proximalen Femurschäfte zellig infiltriert. Knotige und diffuse Infiltration von Leber (2300 g) und Milz (250 g). Zwei exulzerierte Infiltrate der proximalen Jejunumwand. Tod durch Herzversagen bei Herdpneumonie der Lungenunterlappen.

b. Mikroskopisch: Die normale Lymphknotenstruktur ist vollkommen zerstört und, wie das umgebende Fettgewebe, von großen basophilen Zellen mit lockerem Kern und ein bis drei prominenten Nukleolen infiltriert. Häufige Mitosen. Stellenweise granulomatöses Bild mit mehrkernigen Riesenzellen (kein bestimmter Typ). Wechselnd häufig Plasmazellen, lymphoplasmozytoide Zellen, Eosinophile und herdförmig Lymphozyten. Gleichartige Infiltrate finden sich in den anderen, ebenfalls makroskopisch befallenen Organen (Leber, Milz und Knochenmark). An den Hautinfiltraten ist die Epidermis atrophisch mit Hyperkeratose und Parakeratose. Stellenweise sind im Corium eher reaktive lympho-histiozytäre, teils auch plasmazelluläre Infiltrate nachweisbar.

Epikrise

Trotz des dringenden histologischen Verdachtes auf das Vorliegen einer Histiozytosis, spricht der negative Nachweis dermaler Langerhans-Zellen in diesem Falle eindeutig gegen diese Diagnose. Ungewöhnlich sind die zahlreichen, tumorösen Infiltrate, die längere Zeit vor dem letalen Ausgang an der Haut auftraten und sich spontan oder auf milde Ganzkörperbestrahlung zurückbildeten. Der schwere klinische Verlauf und der massive Sektionsbefund mit Beteiligung zahlreicher Lymphknoten und innerer Organe in Zusammenhang mit der schließlich konstanten Paraproteinämie sprechen für das Vorliegen eines Lymphoms hoher Malignität (high grade

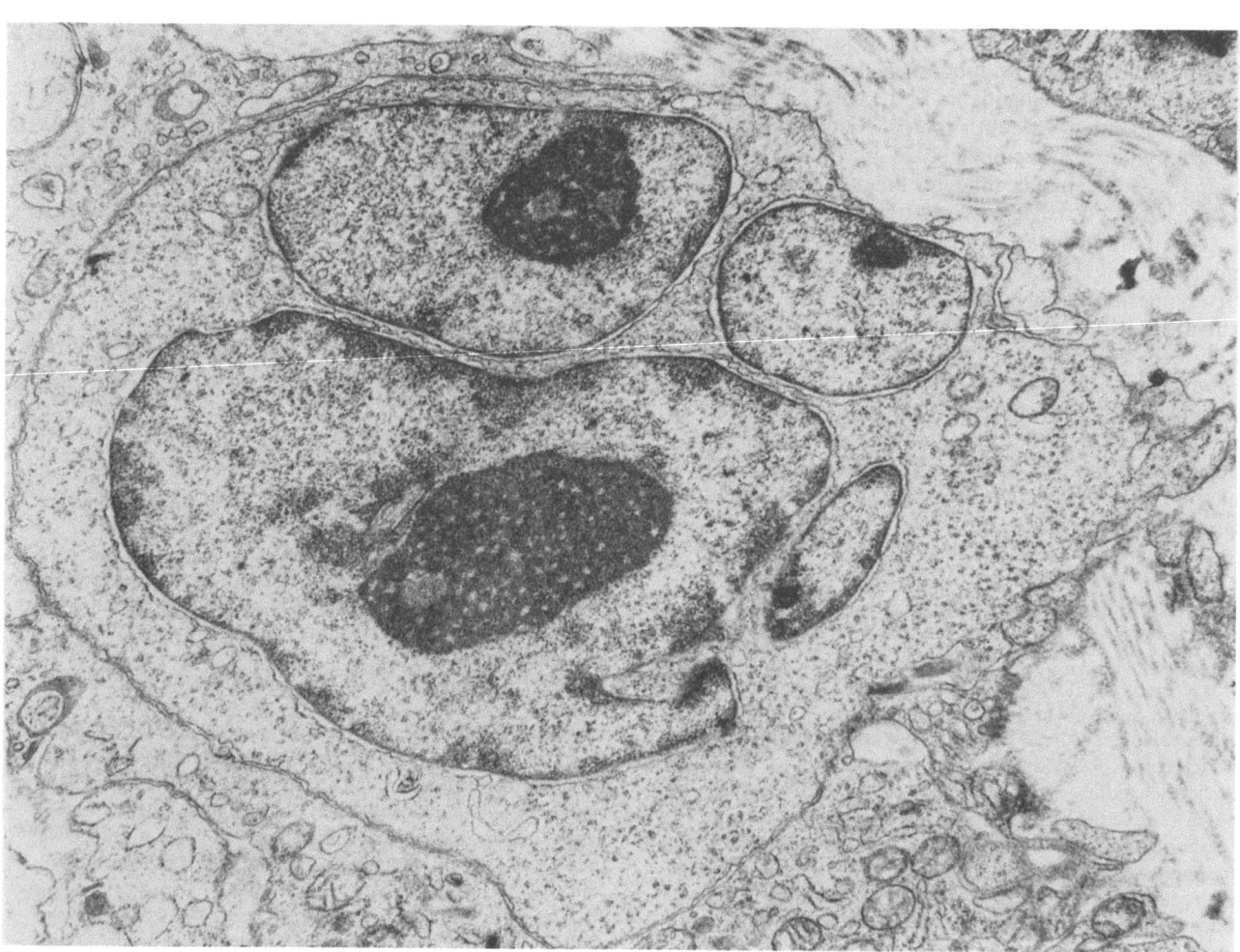

Patient 6, Abb. 3

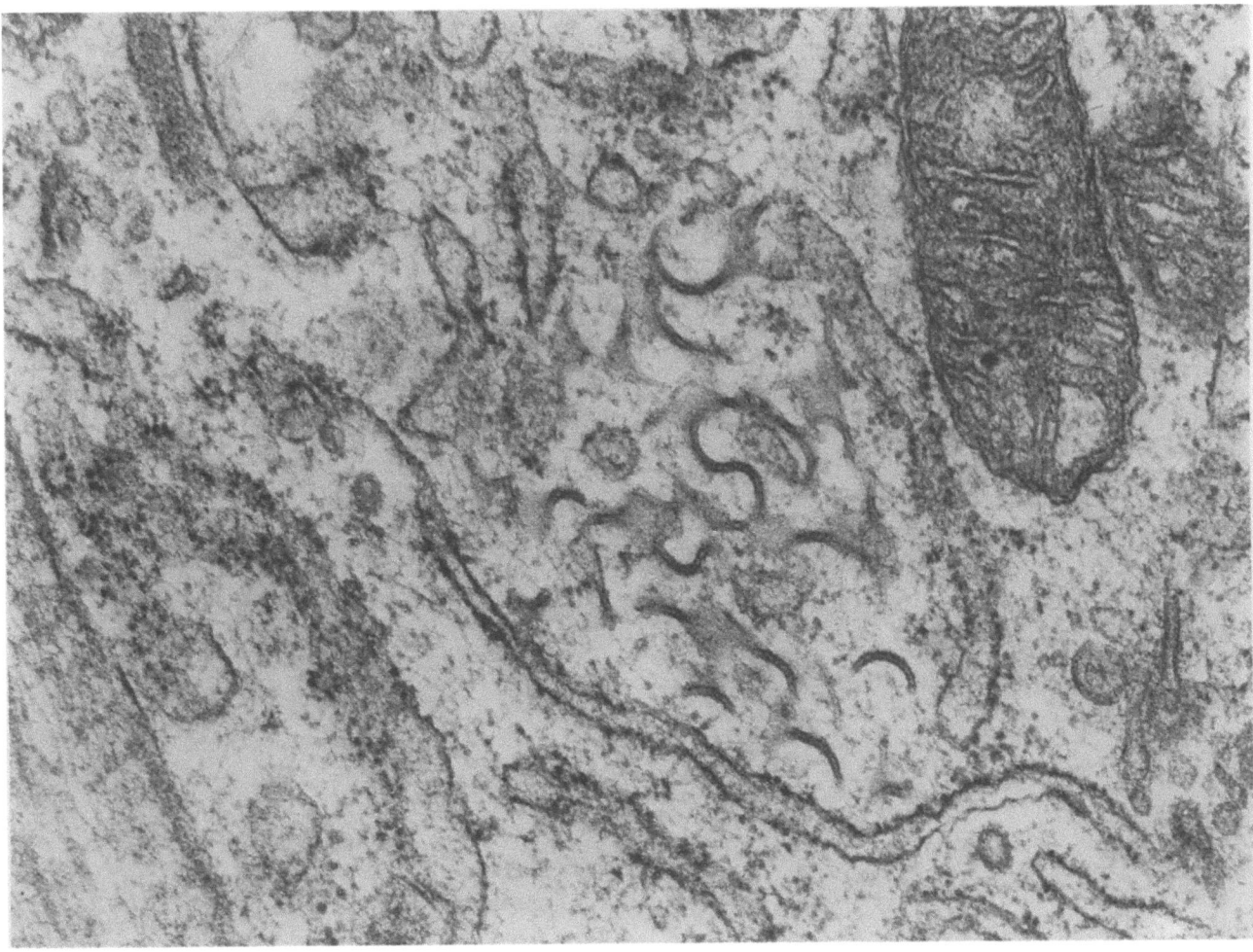

Patient 6, Abb. 4

of malignancy), im Sinne eines *immuno-blastischen Sarkoms*. Die hellen, bläschenförmigen Kerne sowie die fehlende Typisierung vieler Infiltrat-Zellen zum B- oder T-Typ lassen auch an diese Diagnose denken.

St. *Jablonska*, (Warschau): Das immunoblastische Sarkom kann lange Zeit, nicht nur zu Beginn, polymorphe Infiltrate aufweisen.

Patient 7 (Universitäts-Hautklinik Frankfurt)

Pat.: A.K., 44 Jahre; *FA:* Keine Besonderheiten, *EA:* 1961 - 1968 über Salpetersäure-Dämpfe produzierenden Medien. 1968 Arbeitsunfall: Gesicht und Oberkörper mit Acetaldehyd überschüttet. *Hautanamnese:* Seit 1969 zunehmender Elastizitätsverlust der Gesichts- und Oberkörperhaut, zunehmender Schwund des retrobulbären Fettgewebes der Augenhöhlen - dadurch Zurücktreten der Augäpfel. Blendgefühl bei Lichtexposition. 1974 1. plastische Lidkorrektur, 1975 rote Flecken am Oberkörper, die durch Reiben oder im heißen Bad an Farbintensität und Größe zunehmen. Diese beschriebenen Erscheinungen nehmen seitdem an Ausdehnung und Intensität zu. Fadengranulome (Lidplastik) sezernieren ständig. 1976 2. plastische Lidkorrektur.

Hautbefund: Die Gesichtshaut ist besonders im Periorbitalbereich bds. ödematös geschwollen, faltig und von geradezu wachsartigem Colorit. Hier finden sich ebenso wie auch besonders im gesamten Halsbereich derbe, weißlich-gelbe, xanthomatös imponierende Papeln von ca. Glasstecknadelkopfgröße (Abb. 1). Die Wangen-, Rumpf- und Achselhaut ist extrem weit abhebbar, faltig, weich und schlaff. Der natürliche Hautturgor ist erheblich reduziert. Im Bereich des Rumpfes und der Achselhöhlen stehen hirsekorn- bis kirschkerngroße, rötlich-livide, leicht erhabene, papulöse Herde, besonders dicht im Grenzbereich zum unverändert erscheinenden Integument. Die Augäpfel sind zurückgetreten, über den Brauen findet sich das typische Bild von Fadengranulomen. Die Mundschleimhaut weist in Bißhöhe bds. multiple Hämatome auf, daneben fibromatös imponierende, nicht entzündlich veränderte Aussackungen der Schleimhaut, die in Richtung Cavum oris hervortreten (Proptosis buccalis Schuermann bzw. Diapneusis buccalis). die übrige Körperoberfläche zeigt keine pathologischen Veränderungen.

Untersuchungsbefunde: Makroskopisch sichtbare kristalline Strukturen in der Cornea oculi (Zustand nach Stanzbiopsie). Schwund des orbitalen Fettkörpers bds. bei normalen Augeninnendruck-Werten. *MDP:* Große paracardiale Hiatushernie. *Rö-Thorax:* Herzsilhouette wie bei Hypertonieherz (systolische RR-Werte nie über 140, diastolische Werte nie unter 100). *I.v.-Pyelogramm:* Parenchymverschmälerung, Kelchverklumpung bds. *EKG:* unauffällig. *Immunelektrophorese:* Muster wie bei chronischer Entzündung, Komplementvermehrung. *Sternalpunktat:* vereinzelt Plasmazellvermehrung. *Urin-Screening:* Hyperaminoacidurie. *Indirekte Immunfluoreszenz:* negativ.

Histologie: Im Vordergrund stehen in allen Präparaten die „kollagene Degeneration" und der starke Schwund der elastischen Fasern. Im Lidbereich imponiert eine starke Xanthomatisierung mit Schaumzellinfiltraten (Abb.2). Für die Gefäßbeteiligung sprechen die Endothelschwellung und die lymphocytären, perivasalen Infiltrate. Im Hals-Thoraxgebiet finden sich zahlreiche Mastzellen. Auffällig sind die beträchtliche Ödembildung, die Erweiterung der Lymphräume und die subepidermale Blasenbildung, die jedoch nicht derjenigen entspricht, wie sie beim Morbus Duhring gefunden wird (dazu kommt das Fehlen eosinophiler Papillarabszesse).

Elektronenmikroskopie: Die Kollagensynthese in den Fibrocyten ist offenbar bereits im Stadium des Prokollagens gestört. Intracellulär kommt es in den Schläuchen des endoplasmatischen

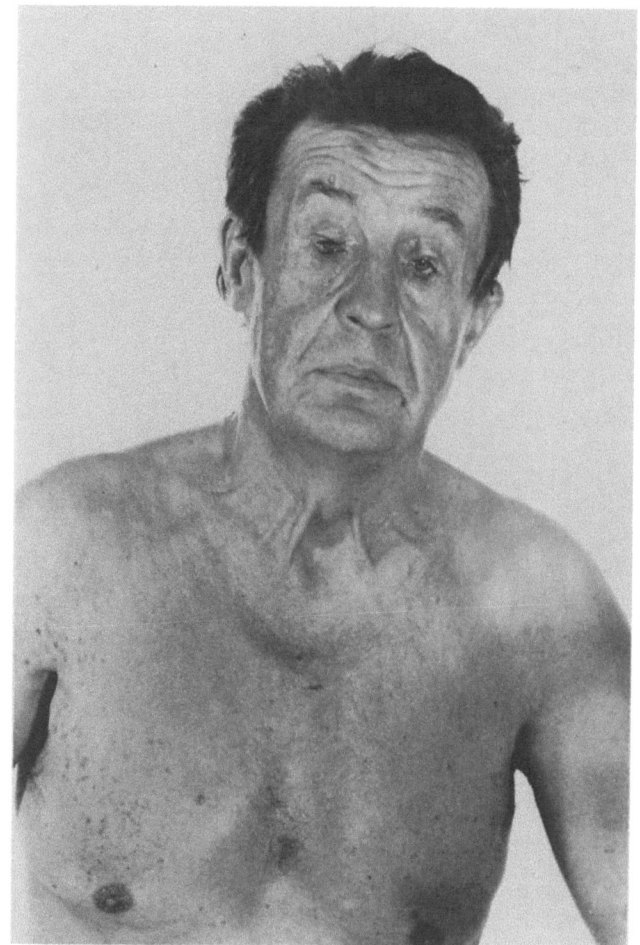

Patient 7, Abb. 1

Retikulums zu einem Aufstau von Prokollagen, z.T. mit parakristalliner Packung bei gleichzeitiger Cristolyse der Mitochondrien. Die Ausschleusung dieser Kollagenvorstufen scheint nicht über Tropokollagen zu Kollagen zu führen, vielmehr treten in der Grundsubstanz ballenförmige Filamente von Kollagenvorstufen auf (Abb. 3). Daneben finden sich in der Grundsubstanz Kollagenfasern, die im Querschnitt stark elektronenhell und geschwollen sind (ca. 1000 Å). Im Längsschnitt zeigen sie die klassische Periodizität von 640 Å. Die Zusammensetzung der Grundsubstanz in bezug auf Proteoglykane ist ebenfalls gestört (Ödeme). Auffälligerweise kommt es zu einer vermehrten Aufnahme von Mastzellgranula in die gestörten Fibrocyten.

Therapie und Verlauf: Symptomatisch, operative Korrekturen, Vitamin C.

Epikrise

Offensichtlich handelt es sich hier um das gleichzeitige Vorkommen einer *Dermatochalasis* mit *Urticaria pigmentosa*. Die Kombination von Dermatochalasis und Urticaria pigmentosa wurde von dem Gremium der Experten für eine in der Tat außerordentlich seltene Syntropie gehalten. Die Rolle der Mastzellen als Regler der Grundsubstanz wurde allgemein hervorgehoben. Die Dermato-

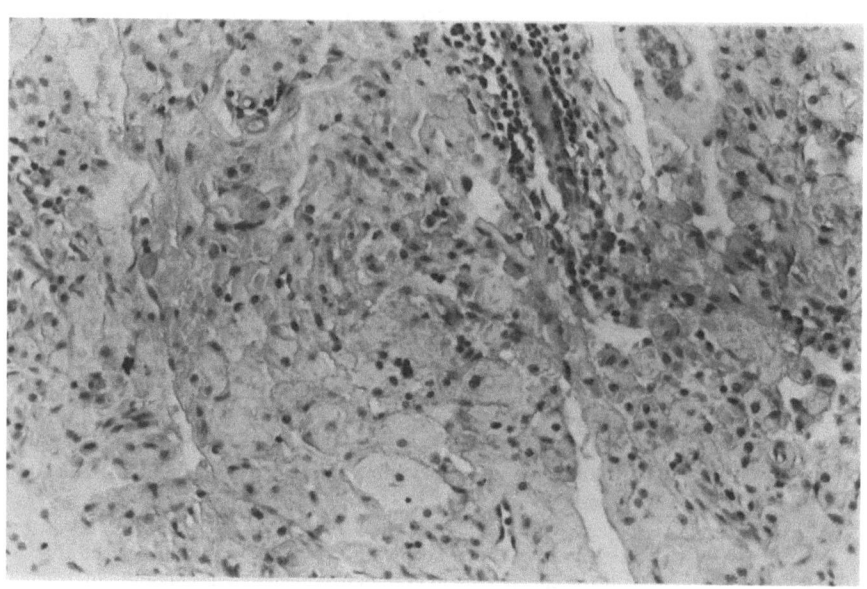

Patient 7, Abb. 2a

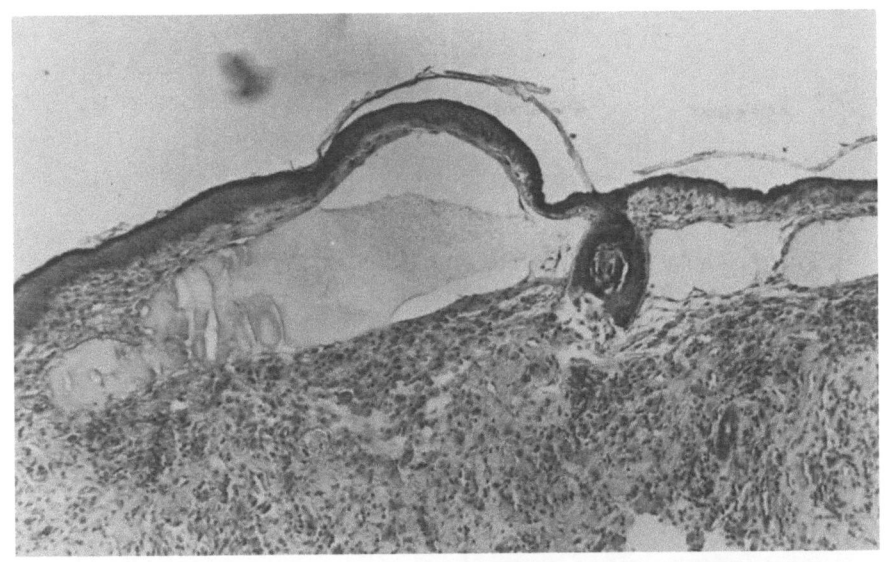

Patient 7, Abb. 2b

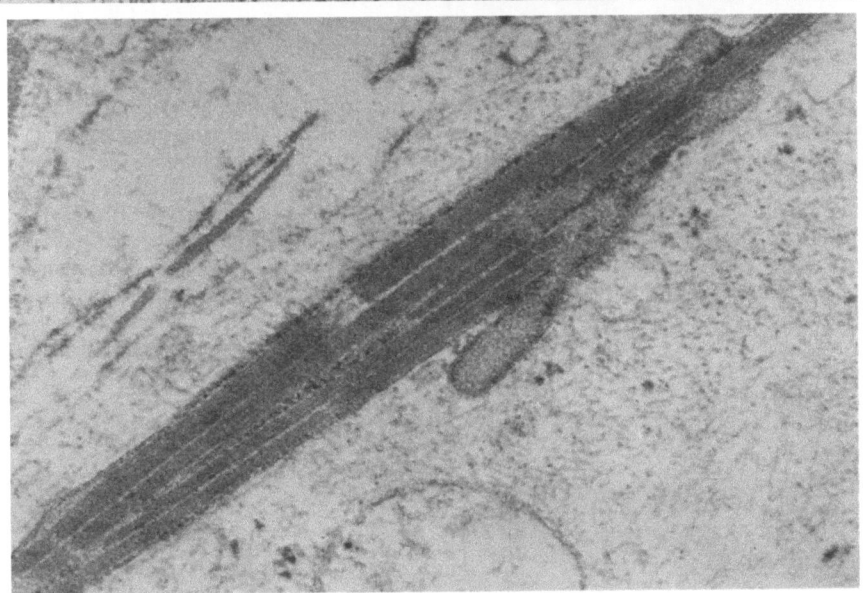

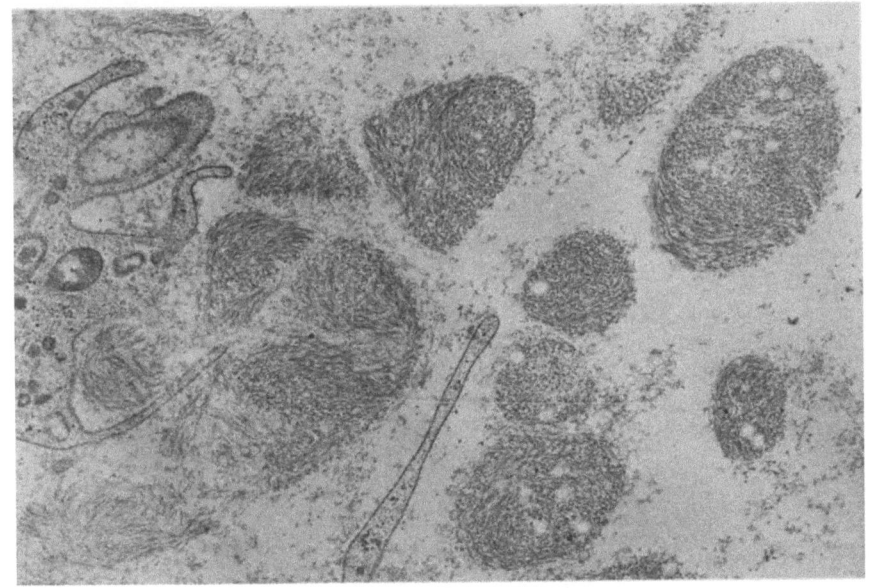

Patient 7, Abb. 3

sparaxis der Rinder (vgl. Hansay und Ansay: Ann. Med. Vet. 7, 451, 1967) weicht im Befund in der Tat von dem hier gezeigten klinischen Bild ab. Als Arbeitshypothese wurde jedoch der Begriff „Dermatosparaxis endoplasmatica" akzeptiert.

Patient 8 (Universitäts-Hautklinik Köln)

Pat.: E.G., geb. 1947; *FA*: unauffällig; *EA*: übliche Kinderkrankheiten, Appendektomie, Tonsillektomie, 1973 Ulcus ventriculi.

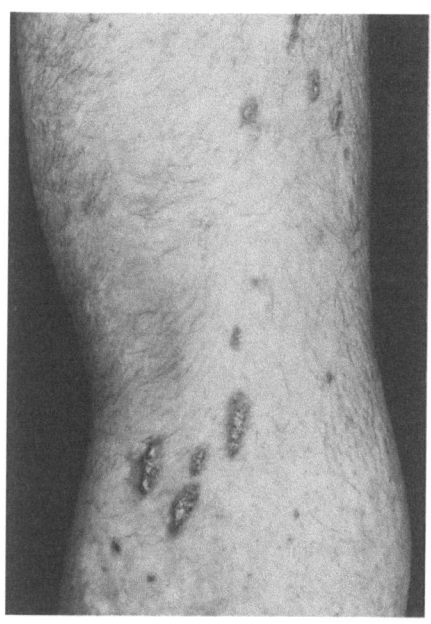 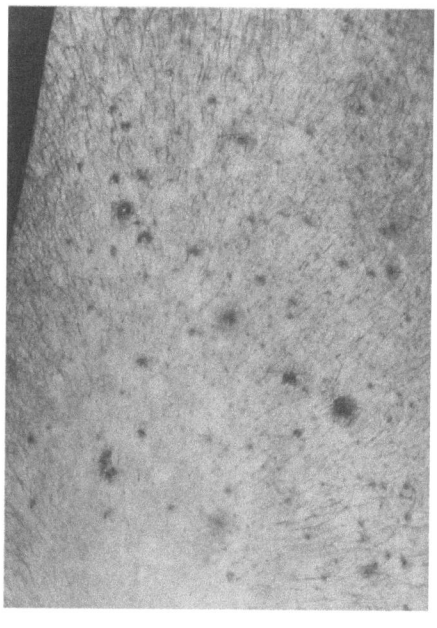

Patient 8, Abb. 1

Hautanamnese: Seit 1969 traten erstmalig einzelne rötliche, verhornte Stellen am Rumpf auf, die langsam an Zahl und Ausbreitung zunahmen. Geringer Juckreiz. 1973 während eines Kuraufenthaltes auf Borkum teilweise Besserung. Seit 1976 erneutes Auftreten ähnlicher Effloreszenzen, insbesondere an den Beinen. Gleichzeitig zunehmende hyperkeratotische Veränderung auch an der Vorhaut.

Hautbefund: 29jähriger Mann in gutem Allgemein- und Ernährungszustand. Bei der groben internistischen Durchuntersuchung unauffällig. Im Bereich der Oberschenkel, des Gesäßes, in den Kniekehlen, an den Füßen und Oberarmen stecknadelkopf- bis linsengroße, offenbar follikelgebundene, rötliche Knötchen mit zentraler Hyperkeratose, die z.T. konfluieren und 2-3 cm lange, unregelmäßige Streifen bzw. gyrierte Plaques bilden (Abb. 1). Am Genitale narbig schuppender, rötlich hyperkeratotischer Ring am Übergang vom äußeren zum inneren Praeputialblatt. Das Praeputium lässt sich nicht reponieren (Abb.2).

Laborbefunde: Sämtliche Untersuchungen einschließlich WaR im Bereich der Norm. Kein Diabetes.

Histologie: a) Haut (Rumpf): Fokale Hyperkeratose und Parakeratose. Die Follikelmündungen sind stark erweitert und sind mit voluminösen, z.T. parakeratotischen Hornpfropfen ausgefüllt. Die angrenzende Körnerschicht zeigt deutliche Granulose. An einigen Stellen tritt basophiles Material durch die Follikelwand hindurch. Im Corium ist ein entzündliches Infiltrat aus Rundzellen und Histiozyten vorhanden, das sich z.T. der Epidermis nähert und das Stratum basale zerstört. b) Schleimhaut (Praeputium): Das Vorhautstückchen zeigt eine vorwiegend im Bereich des inneren Blattes lokalisierte Entzündung. Die entzündliche Infiltration ist lichenoid angeordnet u. besteht aus einem epidermotropen Infiltrat, das sich aus Lymphozyten, Histiozyten und Plasmazellen zusammensetzt. Die darüber gelegene Epidermis erscheint etwas verbreitert, ihr Basalzellager ist etwas hydropisch degeneriert. Vereinzelt eosinophile Epithelnekrosen. Geringe Verbreiterung des Stratum granulosum, Hyperkeratose. Stellenweise finden sich tiefe Einbuchtungen des Epithels, die an

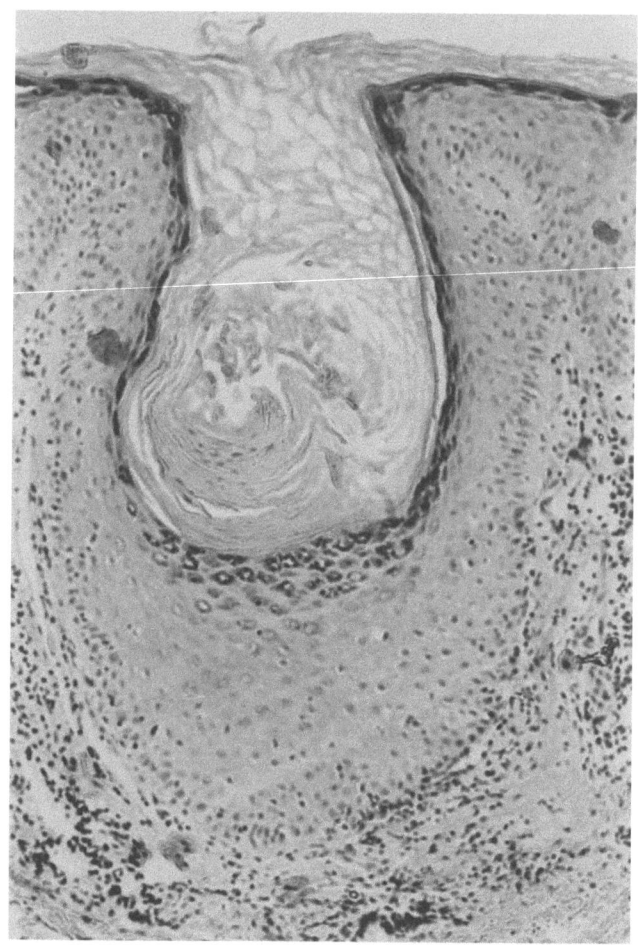

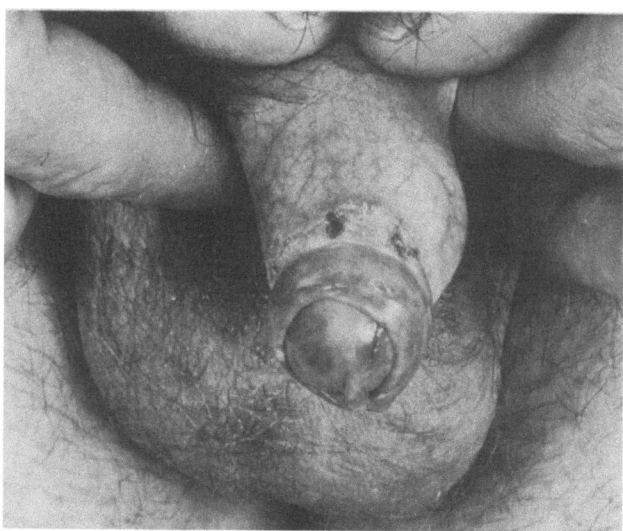

Patient 8, Abb. 2

Patient 8, Abb. 3

Pseudofollikel erinnern und mit hyperkeratotischen Massen gefüllt sind. Penetrationsstellen finden sich jedoch nicht, auch nicht an Serienschnitten.

Elektronenmikroskopie: Keine Veränderungen der elastischen Fasern.

Verlauf: Unter UV-Bestrahlung Besserung des Hautbefundes. Zirkumcision der Praeputialschleimhaut.

Epikrise:

Hier handelt es sich um einen charakteristischen Fall von *Hyperkeratosis follicularis et perifollicularis in cutem penetrans Kyrle.* Ungewöhnlich sind die Veränderungen im Bereich des Übergangsepithels am Praeputium. Schleimhautveränderungen bei M. Kyrle wurden bisher nur von Niebauer (Derm.Wschr., 1968) beschrieben. Histologisch wurden derartige Veränderungen hier erstmalig untersucht. Offenbar kommt es zu einem lichenoiden Infiltrat mit Pseudofollikelbildung, allerdings ohne Penetration.

Patient 9 (Universitäts-Hautklinik Wien)

Pat.: L.F., 27jähriger Landwirt; *FA.:* Keine Haut- oder Erbkrankheiten bekannt. Eltern und zwei Geschwister sind gesund. *EA.:* Mumps, Scharlach. Sonst bisher gesund.

Hautanamnese: Im Alter von 12 Jahren bemerkte der Pat. erstmals im Gesichtsbereich, vorwiegend in der Periorbitalregion, das Auftreten kleiner, gelbbräunlicher Knötchen, deren Zahl und Größe langsam zunahmen; gleichzeitig kam es durch Konfluenz zur Ausbildung größerer Plaques. Die Veränderungen breiteten sich schließlich auch auf die Wangen, Stirn und Nase aus. Subjektiv gelegentlich Juckreiz, Spannungsgefühl und Brennen.

Jetziger Befund: Im Bereich des Gesichtes, an Wangen, Nase, Periorbitalregion lassen sich zahlreiche, stecknadelkopf- bis etwa erbsgroße, gelbbraune derbe Knötchen sowie multiple, plaqueartige Läsionen erkennen. Diese weisen eine dem Hautrelief entsprechende Form auf, so daß in den lateralen Augenwinkeln die Hautfalten deutlicher hervortreten (Abb.1). Nach Skarifikation läßt sich in den pathologisch veränderten Bezirken ein gelatinöses Material auspressen. Die übrige Haut und die sichtbaren Schleimhäute sind o.B.; Lymphknoten o.B.

Laborbefunde: VDRL: nicht reatkiv, Senkung 1/3, Blutbild: Hb 95%, Ery 4,8 Mio. FI 1, Leuko 5.200, Elektrophorese: Ges.Eiweiß 6,9g%, Albumin 65%, Alpha 1 2%, Alpha 2 6%, Beta 10%, Gamma 17%, Leberfermente: SGOT 11, SGPT 7, alk.Phosphatase 59 mU/ml.; Bromthalein-Test: 2%; Bilirubin: direkt 0,35 mg%, indirekt 1,67 mg%, Protoporphyrin: normal, Harnbefund: Zucker negativ, Ketone negativ, Albumin Spuren, Urobilinogen: 0,5 EE/100 ml, Bilirubin: normal, pH: 6, Blut negativ, Sediment: vereinzelt Ery, ganz vereinzelt Plattenepithelien,

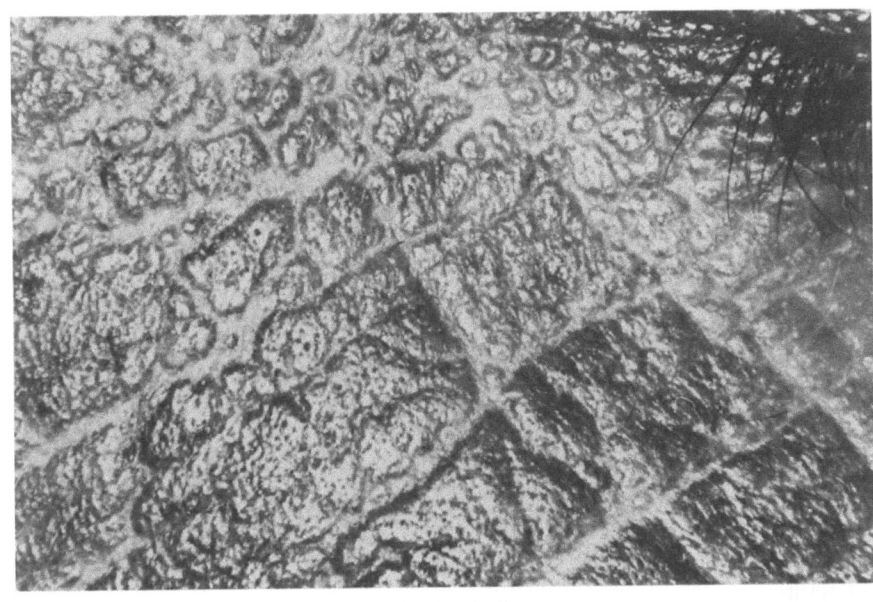

Patient 9, Abb. 1

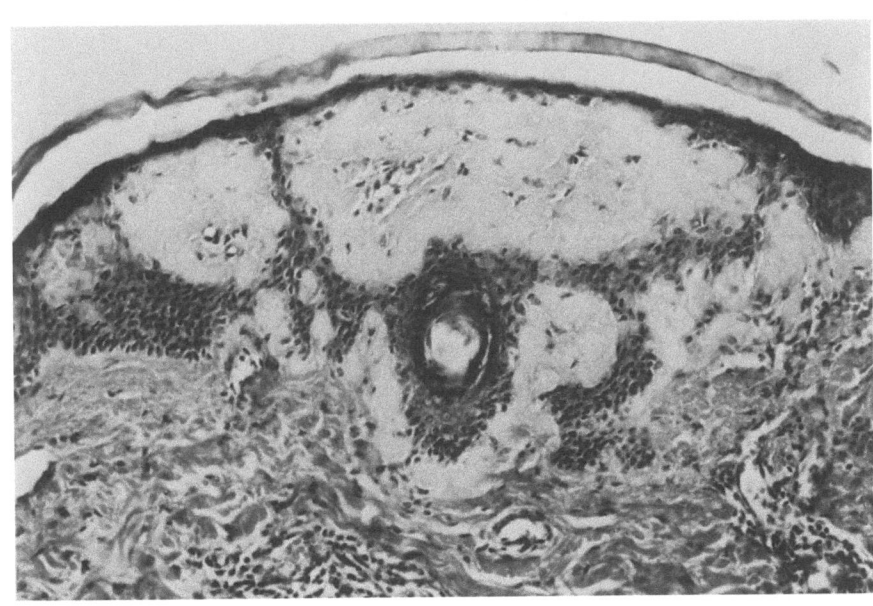

Patient 9, Abb. 2

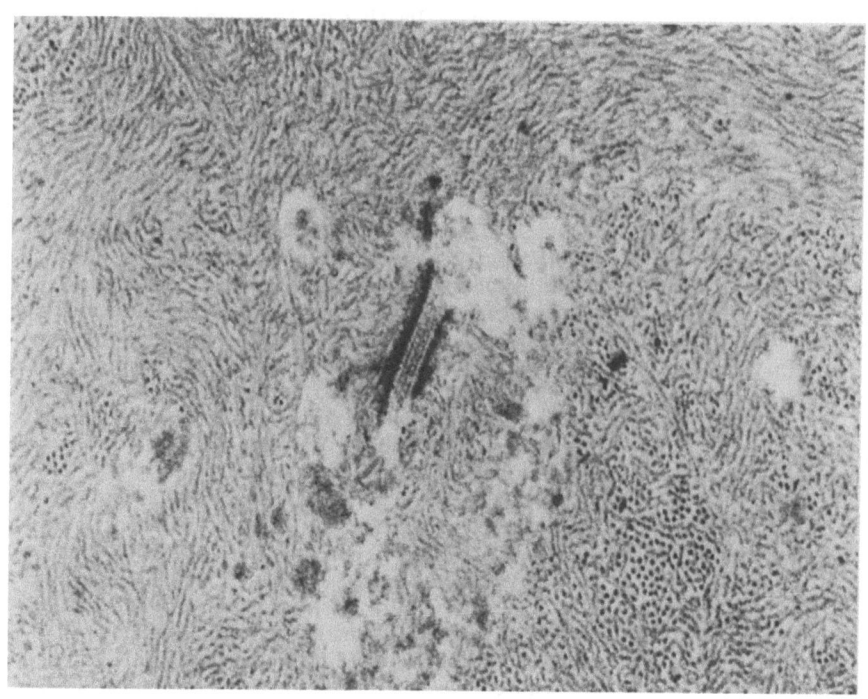

Patient 9, Abb. 3

Bakterien und Leuko. Fettbestimmungen: Gesamtcholesterin: 186 mg %, Gesamtlipide: 610 mg %. BUN: 12 mg %. Kreatinin: 1,14 mg %, Blutzucker: 93 mg %. Interner Befund: EKG o.B., normaler interner Status. Es besteht eine essentielle Hyperbilirubinämie. Eine Behandlung ist nicht erforderlich.

Histologie: (Abb. 2) Klumpige bzw. globoide Ablagerungen eines zart eosinophilen Materials in den Papillenspitzen. Die Deposite zeigen folgende Färbeeigenschaften:

Färbemethode	Ergebnis
Elastika	negativ
PAS	unterschiedlich stark positiv
PAS nach Diastase	Diastase-resistent
DMAB-nitrit	positiv
Toluidinblau	keine Metachromasie
Kongorot	positiv, bei Polarisation Dichroismus

Elektronenmikroskopie: Die im Papillarkörper abgelagerten Massen bestehen großteils aus dicht gepackten Bündeln von ca. 80 - 100 A dicken Fibrillen, in die Reste von Zellorganellen, Melanosomen und Zellkernen eingebettet sind. Innerhalb der fibrillären Massen, aber auch an ihrer Oberfläche, finden sich zahlreiche, morphologisch mehr oder weniger gut definierte Desmosomen. (Abb. 3).

Epikrise:

Dieser Fall stellt einen typischen Casus eines *Milium colloidale früher Manifestation* dar. Die elektronenmikroskopische Untersuchung zeigt eindeutig, daß es sich hierbei um Ablagerungen in der Dermis handelt, die offensichtlich *epidermalen Ursprunges* sind. Eine sog. kolloide Degeneration des Kollagens liegt also nicht vor. Demnach müssten die familiären, jugendlichen Fälle von Milium kolloidale von den Spätformen mit krankhaften Veränderungen dermaler Bindegewebsfasern scharf abgegrenzt werden (Ebner u. Gebhart, Br.J.Derm. *92*, 637, 1975; Gebhart, Wien.klin. Wschr. *88*, Suppl. 60, 1976).

13. Ausschußsitzung (Abschlußsitzung) der Deutschen Dermatologischen Gesellschaft (2.4.1977)

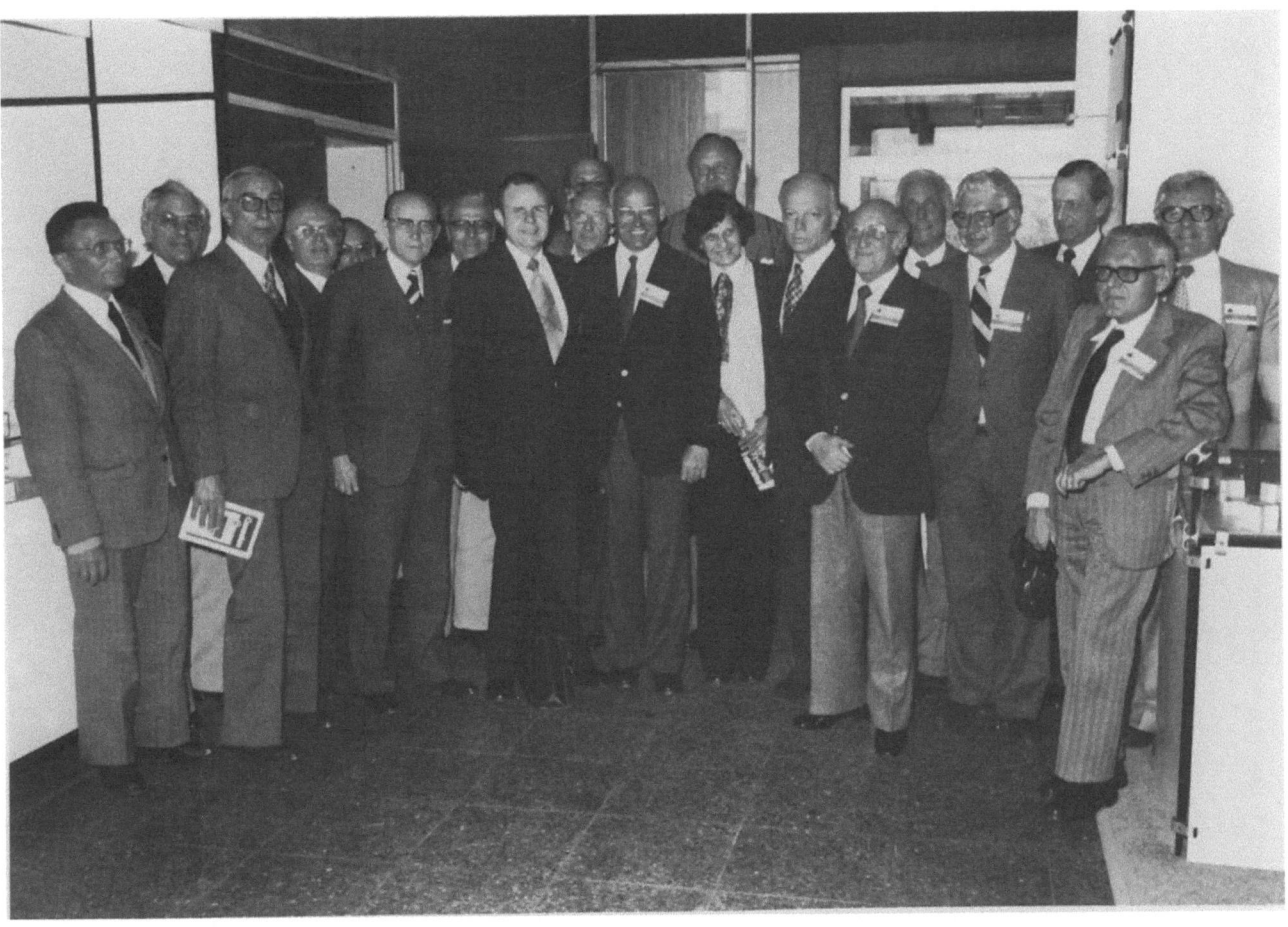

Der Vorstand der Deutschen Dermatologischen Gesellschaft nach der Abschlußsitzung mit den Altpräsidenten: Erste Reihe von rechts nach links: Dr. von Preyss, Prof. Niebauer, Dr. Böcker, Prof. Stüttgen, Frau Prof. Reichenberger, Prof. Braun-Falco, Prof. Steigleder, Prof. Götz (Altpräsident), Prof. Schneider (Altpräsident), Prof. Nikolowski. Zweite Reihe von rechts nach links: Dr. Walther, Prof. Schulz, Prof. Storck, Prof. Nasemann, Prof. Schnyder (verdeckt), Prof. Hornstein, Prof. Ippen (teilweise verdeckt), Prof. Bandmann, Prof. Grimmer.

14. Aus der Praxis – für die Praxis

Moderator: W. Gahlen, Aachen

14.1. Zur Behandlung des anaphylaktischen Schocks in der dermatologischen Praxis

F. Simons, Köln

Nach meinen Informationen muß der Dermatologe am ehesten bei der Allergentestung, bei der Anwendung von Lokalanaesthetika und Antibiotika sowie bei der Venenverödung mit dem Entstehen einer bedrohlichen Sofortreaktion rechnen.

Das Syndrom *Schock* als die schwerste Form der anaphylaktischen Reaktion ist das gemeinsame klinische Endstadium verschiedener akuter Schädigungen. Pathophysiologisch liegt dem Schock eine vital bedrohliche Einschränkung der Gewebsdurchblutung mit mangelnder O_2-Versorgung und H^+- und CO_2-Entsorgung zugrunde, die unbehandelt zum Tode führt.

Die Abb. 1 zeigt aus meinem Arbeitsbereich den Fall einer fast tödlich verlaufenen Dextran-Anaphylaktoidie: Ein 60-jähriger Patient sollte in Spinalanaesthesie prostatektomiert werden. Vor Anlegen der Spinalanaesthesie wurde ein venöser Zugang gelegt und ein Dextranpräparat infundiert. Nachdem nur einige ml des Dextrans eingelaufen waren, wurde der Patient benommen, die Haut zunächst flushartig gerötet und dann schnell tief zyanotisch. Der Blutdruck sank auf kaum meßbare Werte und die Pulsfrequenz stieg auf Werte um 160/min.. An einer Sofortreaktion auf Dextran bestand zu diesem Zeitpunkt kein Zweifel mehr. Die unter sicher günstigen Bedingungen sofort eingeleiteten intensivtherapeutischen Maßnahmen bestanden in Intubation und Beatmung mit reinem Sauerstoff, der Gabe von Sympathikomimetica, Steroiden, Digitalis und alkalisierenden Substanzen sowie Humanalbumin. Erst 3 Stunden nach diesem Ereignis konnte der Patient auf der Intensivpflegestation endgültig extubiert und einige Tage später ohne jede Komplikation operiert werden.

Obwohl der Schock als vital bedrohliches klinisches Bild recht einförmig ist, bietet der durch eine Sofortreaktion ausgelöste Schock einige Besonderheiten, die der Behandelnde kennen muß und bei der Behandlung berücksichtigen muß. Die Symptome beziehen sich auf die Haut, den Magendarmkanal und, vital am bedrohlichsten, direkt auf das Herz und im Sinne der Dilatation und Permeabilitätssteigerung auf die Gefäße sowie im Sinne der Konstriktion auf die Bronchialmuskulatur. Es addieren sich also im Vollbild des durch eine Sofortreaktion ausgelösten Schocks die Auswirkungen des verminderten zirkulierenden Blutvolumens und der durch Bronchokonstriktion und erhöhten Lungengefäßwiderstand behinderte Gasaustausch. Zusätzlich können die Atemwege grob mechanisch durch ein Glottisödem verlegt sein.

Von *Schock* sollte erst gesprochen werden, wenn es zu einem *Versagen des Kreislaufs* gekommen ist und nicht, wenn urtikarielle und respiratorische Symptome, die natürlich auch bedrohlich sein können, noch im Vordergrund stehen. Um hier eine klare Vorstellung von den unterschiedlichen Graden der Anaphylaxie zu vermitteln, die auf der einen Seite eine konsequente, rechtzeitige Therapie ermöglicht, auf der anderen Seite ein schädliches Zuviel an Therapie verhindert, darf ich etwas naiv erscheinende diagnostische Propädeutik voranstellen. Mit Hilfe der einfachen Diagnostika: Auge, Ohr, palpierender Finger (Puls der A. femoralis), Stethoskop und RR-Apparat läßt sich zunächst einmal der Schweregrad einer Sofortreaktion einschätzen. Daß die folgende Einteilung willkürlich ist, daß fließende Übergänge zwischen den einzelnen Symptomen bestehen und einzelne Symptome ganz im Vordergrund stehen können, lasse ich aus didaktischen Gründen außer acht. Eine Einteilung der Sofortreaktion in drei verschiedene Schweregrade soll uns ermöglichen, einen praktikablen therapeutischen Dreistufenplan bis hin zur Reanimation zu entwickeln (Tabelle 1).

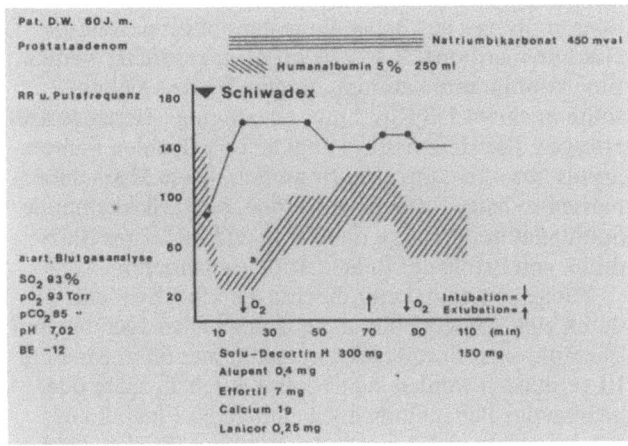

Abb. 1

Tabelle 1

Bewußtsein	Haut	Atmung	Kreislauf
I klar	Erythem Urtikaria	unbeeinträchtigt	stabil
II unruhig verwirrt getrübt		tachypnoisch dyspnoisch spastisch	tachycard arrhythmisch RR-Abfall
III krampfend bewußtlos	Zyanose ↓ generalisiert ödematös	asthmatisch Atemstillstand (Lungenödem)	pulslos drucklos

Dieses vereinfachende Schema soll Sie also in die Lage versetzen, die Bedrohlichkeit einer anaphylaktischen Reaktion bis hin zum letalen Schock zunächst einmal richtig einzustufen. Ein daraus abzuleitendes adäquates Therapieschema sähe etwa folgendermaßen aus:

Tabelle 2

I   Beobachtung
  + Venenzugang
  + evtl. Antihistaminicum (z.B. Tavegil)
  + evtl. Steroid

II + Dauertropfinfusion
  + Sympathicomimetica
    1. *Effortil* ⟶ Gefäße
       1/2 – 1 Amp. (10 mg) i.m.; 2 mg i.v.
    2. *Bricanyl* ⟶ Bronchien
       Spray od. 1/2 – 1 Amp. (0,25 – 0,5 mg) s.c.
    3. *Alupent* ⟶ Herz + Bronchien
       1 Amp. (0,5 mg) i.m.; 0,1 – 0,2 mg i.v.
    4. *Suprarenin* ⟶ Herz + Bronchien + Gefäße
       1/2 – 1 Amp. (1 mg) s.c.; 0,1 – 0,2 mg i.v.
  + Steroide: z.B. *Solu-Decortin H* 50–250 mg (– 3 g) i.v.
  + Volumenersatz: z.B. *Humanalbumin* 5 %

III + Natriumbikarbonat 8,4 %
  + Reanimationsmaßnahmen

Diese Tabelle soll nicht mehr sein als eine an unsere diagnostische Stadieneinteilung angelehnte Therapieempfehlung. Daß die in Sekunden zum lebensbedrohlichen Bild führende Sofortreaktion primären Einsatz der massivsten Medikation (Suprarenin, höchst dosierte Steroide i.v.) und sofortige Reanimation erfordert, versteht sich von selbst. Obwohl ich hoffe, daß Sie mit dem letzten Stadium unserer Einteilung nie Bekanntschaft machen, ist es meine Aufgabe, Sie theoretisch und, soweit möglich, auch praktisch mit den einfachsten und wichtigsten Gerätschaften und Handgriffen zur Reanimation vertraut zu machen

Ich glaube für die meisten Anaesthesisten sprechen zu können, wenn ich Ihnen das Angebot mache, sich gründlicher und in Ruhe durch einen Fachmann in einer Anaesthesieabteilung über die primäre Reanimation instruieren zu lassen.

Zu Ihrer Praxisausrüstung muß, wenn Sie mit dem Auftreten von Sofortreaktionen rechnen müssen, neben den genannten Medikamenten, folgendes minimales Notfallinstrumentarium gehören:

1. Atembeutel mit Konnektion zu
2. O_2-Flasche
3. Intubationsbesteck und/oder Naso- und Oropharyngealtuben nach Wendel und Guedel
4. Absaugvorrichtung.

Ich gehe jetzt zu einer kurzen praktischen Demonstration der wichtigsten Notfall- und Reanimationshandgriffe an einer Übungspuppe über.

Wir stellen uns vor, es handelt sich um einen bewußtseinsgetrübten, unruhigen Patienten, der nach unserer Einteilung die Kriterien des Stadiums II erfüllt: Neben Hauterscheinungen spastisch verlängertes Exspirium, Abnahme des Blutdrucks, Tachycardie. Es liegt eine venöse Verweilkanüle, über die wir Medikamente applizieren, z.B. Effortil und Solu-Decortin H. Außerdem geben wir wegen der Bronchialobstruktion Bricanyl-Spray. Das alles vollzieht sich natürlich unter laufender Überwachung der Vitalfunktion: Beobachtung der Bewußtseinslage und der Atmung, Pulsfühlen und RR-messen.

Trotz unserer Maßnahmen kommt es zur Verschlechterung des Zustandes: Der Patient wird bewußtlos, die Atmung gleicht zunächst einem Status asthmaticus und wird dann schnappend, die Haut ist zyanotisch, es besteht weder ein palpabler Femoralispuls noch ist ein Blutdruck meßbar. Während dieser Verschlechterung haben wir unsere medikamentöse Therapie natürlich intensiviert: Wir haben mehrere Repetitionsdosen von Alupent und schließlich Suprarenin (jeweils 0,1 – 0,2 mg i.v.) und haben immer wieder Einzeldosen von 100-300 mg des Steroids gegeben. Bei zunehmender Beeinträchtigung der Atmung haben wir dem Patienten zunächst O_2 über eine nur vorgehaltene Maske zugeführt. Über die Infusionsleitung läuft rasch ein Volumenersatzmittel ein. Alle diese Maßnahmen sind ohne Panik aber rasch erfolgt.

Nehmen wir also an, die Katastrophe ist, trotz unserer korrekten Behandlung, eingetreten: Pulslosigkeit, Atemstillstand, Zyanose. Unser erster Handgriff gilt jetzt dem Freihalten der Atemwege: Der Unterkiefer wird mit Nachdruck nach vorne oben gezogen. Ich setze jetzt voraus, daß Sie über keine ausreichenden Erfahrungen mit der Intubation verfügen, dann sollten Sie unter diesen Katastrophenbedingungen auch keinen Versuch unternehmen, zumal sich bei richtiger Technik mit Mund-zu-Mund-Beatmung oder – wozu ich Ihnen raten würde – mit Beutelbeatmung über Maske eine ausreichende Ventilation erzielen läßt. Ein einfacher Parameter für eine ausreichende Ventilation ist das sichtbare Heben und Senken des Thorax. Das Öffnen der Atemwege bei Bewußtlosen wird effektiv unterstützt durch Oro- oder Nasopharyngealtuben, die den Zungengrund passieren und vor der Glottis zu liegen kommen. Sollte der Patient erbrochen haben oder infolge Schleimansammlung Atmung oder Beatmung behindert sein, so müssen die Atemwege zunächst mit einem Absauggerät freigemacht werden.

Parallel und keineswegs erst in zweiter Linie muß durch eine von Ihnen zu leitende Hilfsperson die primäre Kreislaufreanimation begonnen werden. Als erste Maßnahme werden beide Beine hochgehoben und durch einen Stuhl oder ähnliches in dieser Stellung fixiert. Diese Maßnahme bedeutet eine effektive Verschiebung von Blut zu den am meisten schockbedrohten zentralen Organen. Kommt unter diesen Maßnahmen, wobei selbstverständlich auch die medikamentöse Therapie parallel fortgeführt wird, nicht rasch ein meßbarer Kreislauf zustande, muß unverzüglich mit der Herzmassage begonnen werden. Nach längerem Kreislaufstillstand ohne effektive Herzmassage sollte über eine zusätzliche venöse Leitung oder im Bypass zur Behandlung der obligaten Azidose Natriumbikarbonat 8,4 % als Infusion zugeführt werden. Eine koordinierte kardiopulmonale Wiederbelebung sollte in einem 1:3 Rhythmus (Beatmung : Herzmassage) erfolgen. Die Herzmassage muß einen palpablen Femoralispuls bewirken, um effektiv zu sein. Diese Maßnahmen müssen so lange fortgeführt werden, bis zurückkehrende Spontanatmung, rosige Hautfarbe und meßbarer Blutdruck den Erfolg der Reanimation signalisieren.

Ich glaube, und damit möchte ich schließen, daß durch eine konsequente und adäquate Überwachung und Therapie einer Sofortreaktion fast immer unser Stadium III vermieden werden kann. Sollte durch zu späte oder halbherzige Behandlung doch einmal das Finalbild des Schocks zustandekommen, dann müssen Sie sich darüber im klaren sein, daß durch den rechtzeitigen und richtigen

Einsatz von Reanimationsmaßnahmen – vielleicht mit Ausnahme der schwersten, unbehebbaren Bronchialobstruktion – dieser Schock reversibel sein muß.

Dr. F. Simons
Institut für Anaesthesiologie der
Univ.-Kliniken
Josef-Stelzmann-Str. 9
D-5000 Köln 41

14.2. Chirurgische Therapie der Akne-Tetrade

H.-J. Karge und B. Konz, München

Bei der Akne-Tetrade handelt es sich um ein sehr schweres Krankheitsbild. Im einzelnen lassen sich unter diesem Begriff die Akne conglobata, die Hidradenitis suppurativa-artigen Veränderungen in den Achselhöhlen, die Perifollikulitis capitis abscedens et suffodiens und der Pilonidalsinus zusammenfassen (Plewig, Kligmann, 1975).

Gemeinsame Kennzeichen dieser Erkrankung sind: Neigung zur Bildung von Doppelkomedonen, Follikulitiden, Bildung von Pusteln und Papulopusteln, häufig von gramnegativen Keimen hervorgerufen; Knoten; Einschmelzung und schließlich Bildung von abszedierenden Fistelgängen – „draining-sinus". Außerdem narbige Abheilung als Brücken- oder Zipfelnarben oder sogar als Keloide (Brunsting, 1952).

Sowohl im klinischen Bild, als auch im Verlauf besteht zwischen diesen Krankheitsbildern eine große Ähnlichkeit. Allein die Lokalisation scheint eine Unterscheidung möglich zu machen. Sitz der Akne conglobata ist weniger das Gesicht als Brust, Rücken, Schulterpartien, Oberarme und Gesäß.

Die vornehmlich in den Achselhöhlen auftretende „Hidradenitis suppurativa" wurde als Erkrankung der apokrinen Schweißdrüsen bezeichnet, wird jedoch heute als axilläre Form der Akne conglobata angesehen. Auch hier, wie bei den übrigen der Akne-Tetrade zugeordneten Krankheitsbildern, geht die Entzündung der Follikel voraus. Neben dem Sitz in den Axillen, findet sich diese Erkrankung in der Genitocruralregion, perianal, periumbilical und an den Brustwarzenhöfen.

Die Perifolliculitis capitis abscedens et suffodiens, im amerikanischen Schrifttum zumeist als „dissecting cellulitis of the neck and scalp" bezeichnet, wurde erstmals von Erich Hoffmann (1908) beschrieben. Von dieser seltenen Erkrankung waren bis 1962 erst 46 Fälle in der amerikanischen Literatur erschienen (Moyer, Williams, 1962). Durch die Alopezie, bedingt durch narbige Abheilungsresiduen im Capillitiumbereich, erhält diese Erkrankung ihr charakteristisches „zerfressenes" Aussehen.

Die Pilonidalsinus, die Pilonidalzyste, früher auch als Coccygealdermoid bezeichnet, findet sich im Sakralbereich. Wie bei der Akne conglobata finden sich auch hier die „draining-sinus"-fuchsbauartige Fistelsysteme, die chronisch rezidivieren (Raffman, 1959; Reed, 1970).

Da wegen der Häufigkeit ihres Vorkommens die Akne conglobata der Achselhöhlen ein großes Problem darstellt, werden wir im Folgenden den Schwerpunkt auf deren Behandlung legen.

Ältere wie auch neuere Literaturangaben (Meyer-Rohn, 1958; Keining, Braun-Falco, 1969; Petres, Vibrans 1972) weisen darauf hin, daß im Initialstadium mit intensiver konservativer Behandlung, wie desinfizierenden Umschlägen, innerlicher Gabe von Antibiotika und Autovakzine, vorgegangen werden soll. Auch Entzündungsbestrahlungen und intralaesionale Steroidinjektionen zeigen Erfolge. Bei Vorliegen einzelner Abszesse bringt die Inzision mit nachfolgender Drainage schnell Beschwerdefreiheit, verhindert jedoch nicht die Rezidive. Ist der Übergang in das chronisch-rezidivierende Stadium erreicht, haben konservative Maßnahmen keine entscheidende Wirkung mehr. Die störende Geruchsbildung, die Schmerzhaftigkeit und die ständigen Abszeßbildungen mit Fistulationen können damit nicht verhindert werden. Schließlich können die Abheilungsresiduen durch fibrotische Umwandlung und Narbenstränge gemeinsam mit der Schmerzhaftigkeit zu einer Schonhaltung im Schultergelenk führen und so einer Ankylose Vorschub leisten. Eine weitere schwerwiegende Spätfolge ist die mögliche Carcinomentstehung auf diesen chronisch-indurierten Herden (Donsky, Mendelson, 1964; Humphrey et al., 1969).

So bleibt letztlich zur Behandlung der chronisch-rezidivierenden Fälle nur die großzügige chirurgische Exzision.

Handelt es sich um wenige, einzeln stehende Knoten können diese gut im Gesunden excidiert und durch primären Wundverschluß versorgt werden (Pollock et al., 1972). Wenn jedoch das befallene Hautareal eine bestimmte Größe erreicht hat und der primäre Wundverschluß nicht mehr möglich ist, kann der Defekt nur noch mit freiem Hauttransplantat oder Verschiebeplastik gedeckt werden. Conway et al. (1952) sahen nach Exzision und sofortiger Deckung mit einem Spalthauttransplantat gute Erfolge. Andere Autoren wiederum geben der Verschiebeplastik den Vorzug, da subcutanes Fettgewebe mittransplantiert wird und Nerven und Gefäße, die in der Tiefe der Achselhöhle liegen, geschützt werden (Petres, Vibrans, 1972). Dies Vorgehen zieht die keilförmige Exzision des axillären Krankheitsherdes vor. Der Schnitt wird dann im Bereich der kurzen Seite des Dreiecks bogenförmig nach ventral verlängert und an der kontralateralen Seite ein Burow'sches Dreieck angelegt. Nach Unterminierung der zwischen Exzisionsstelle und Burow'schem Dreieck liegenden Hautpartie kann diese verschoben und der Operationsdefekt geschlossen werden.

Ein ähnliches Vorgehen zeigt der Defektverschluß durch einen „Limberg flap" (O'Brien et al., 1976). Die Exzision erfolgt rautenförmig. Danach wird im distalen Bereich der „Limberg flap" gebildet. Dazu wird auf einer Seite die Schnittführung im selben Ausmaß nach distal verlängert. Die Basis des Lappens bildet die andere Seite. Die Basis wird geschlechtsgebunden ausgewählt, bei Männern an der hinteren Thoraxwand, da dort das Gewebe über dem Musculus latissimus dorsi leichter mobilisierbar ist, bei Frauen an der vorderen Thoraxwand, da hier das bewegliche Brustgewebe verwendet werden kann. Der Vorteil dieses Vorgehens liegt ebenfalls im spannungsfreien Verschluß, außerdem darin, daß zur Deckung weniger Gewebe mobilisiert werden muß als bei anderen Rotations- und Transpositionslappen-Techniken.

An der Dermatologischen Klinik der Universität München hat sich das zweizeitige Vorgehen bewährt. Für diese Methode sind besonders großflächig befallene, axilläre Formen der Hidradenitis suppurativa geeignet. Operationstechnik: In Allgemeinnarkose wird nach üblicher

Tabelle 1. Chirurgische Therapie der Hidradenitis suppurativa-artigen Akne conglobata

Akutes Stadium	Inzision und Drainage
Chronisches Stadium	Exzision, einzeitiges Vorgehen – primärer Verschluß – freies Hauttransplantat – Verschiebeplastik
	Exzision, zweizeitiges Vorgehen – freies Hauttransplantat – Meshgraft-Plastik

Desinfektion das gesamte betroffene Areal, unter Mitnahme des mitbefallenen, subcutanen Gewebes, gut im Gesunden excidiert. Nach Blutstillung durch Elektrokoagulation wird die Wundfläche mit Sofratüll-Gaze steril eingebunden. Innerlich erhält der Patient postoperativ Antibiotika entsprechend dem Antibiogramm. Durch tägliche Verbandwechsel und feuchte, desinfizierende Umschläge wird schnell eine Säuberung des meist durch bakterielle Besiedlung infizierten Wundgrundes erreicht. Die Wundflächen beginnen rasch zu granulieren. Nach 6 bis 12 Tagen ist im allgemeinen die gesamte Wundfläche gesäubert und zeigt frisches Granulationsgewebe und damit einen transplantationsfähigen Wundgrund. In einer zweiten Operation, die erneut in Allgemeinnarkose durchgeführt wird, erfolgt der Defektverschluß. Nach Auffrischung der Wundränder und des Granulationsgewebes wird entsprechend der Wundfläche ein Spalthauttransplantat vom Oberschenkel entnommen und in den Defekt eingepaßt. Nach Einbinden mit Schaumstoffkompressionsverband wird der Arm ruhig gestellt. 10 Tage postoperativ erfolgt der erste Verbandwechsel. Etwa eine Woche später kann der Patient aus der stationären Behandlung entlassen werden. Bei noch größeren Defekten, die die seitliche Thoraxwand und den Oberarm einschließen, bewährt sich die Meshgraft-Plastik. Der Spalthautlappen wird auf einen Kunststoffträger aufgespannt und durch ein spezielles Dermatom hindurchgeschoben. Der Lappen wird dabei inzidiert und läßt sich netzartig auseinanderziehen, so daß eine variable Vergrößerung des Transplantates von 1 : 3 bis 1 : 12 möglich ist. Der Vorteil dieser Methode liegt darin, daß große Defekte verschlossen werden können, eine bessere Sekretdrainage durch die Maschen des Gitternetzes erreicht wird und daß sich der Lappen gut an unregelmäßige und gewölbte Oberflächen anpaßt.

Bisher wurden sieben Patienten, von denen sechs an beidseitiger axillärer Hidradenitis suppurativa litten, nach diesem zweizeitigen Vorgehen operiert. Bei keinem wurde ein Rezidiv gesehen. Bei allen wurde ein funktionell und aesthetisch zufriedenstellendes Ergebnis erreicht.

Insgesamt sehen wir in der Methode des zweizeitigen Vorgehens folgende Vorteile:
1. Mit Spalthaut- oder Meshgraft-Transplantationen können größte Defekte mühelos verschlossen werden.
2. Intraoperative Wundbettinfektion kann durch desinfizierende Maßnahmen und innerliche Antibiotika-Therapie nach der ersten Operation beseitigt werden.
3. Die Operation kann der Tiefe nach großzügig vorgenommen werden, wodurch Rezidive vermieden werden können.
4. Das frische Granulationsgewebe stellt einen optimalen Empfängerboden für Spalthaut- und Meshgrafttransplantate dar.
5. Zusätzliche Narbenbildung in der Umgebung der Achselhöhlen, wie sie bei Verschiebeplastiken zwangsläufig entstehen, können vermieden werden.

Literatur

Brunsting, H.A.: Hidradenitis and other variants of acne. Arch. Derm. 65, 303-315 (1952)
Conway, H., Stark, R.B., Climo, S., Weeter, J.C., Garcia, F.A.: The surgical treatment of chronic axillary hidradenitis suppurativa. Surg. Gynec. Obst. 95, 455-464 (1952)
Donsky, H.J., Mendelson, C.G.: Squamous cell carcinoma as a complication of hidradenitis suppurativa. Arch. Derm. 90, 488-491 (1964)
Hoffmann, E: Perifolliculitis capitis abscedens et suffodiens. Derm. Z. 15, 122-123 (1908)
Humphrey, L.J., Playforth, H., Leavell, U.W.: Squamous cell carcinoma arising in hidradenitis suppurativum. Arch. Derm. 100, 59-62 (1969)
Keining, E., Braun-Falco, O: Dermatologie und Venerologie, 2. Aufl. München: J.F. Lehmanns 1969
Meyer-Rohn, J.: Kokkenerkrankungen. In: Dermatologie und Venerologie (Hrsg. H.A. Gottron und W. Schönfeld), Bd. II, 2, 1161-1162. Stuttgart: G. Thieme 1958
Moyer, D.G., Williams, R.M.: Perifolliculitis capitis abscedens et suffodiens. Arch. Derm. 85, 118-124 (1962)
O'Brien, J., Wysocki, J., Anastasi, G.: Limberg flap coverage for axillary defects resulting from excision of hidradenitis suppurativa. Plast. reconstr. Surg. 58, 354-358 (1976)
Petres, J., Vibrans, U.: Zur operativen Therapie der axillären Hidradenitis suppurativa. Hautarzt 23, 160-163 (1972)
Plewig, G., Kligman, A.M.: Acne. Morphogenesis and treatment. Berlin-Heidelberg-New York: Springer 1975
Pollock, W.J., Virnelli, F.R., Ryan, R.F.: Axillary hidradenitis suppurativa. Plast. reconstr. Surg. 49, 22-27 (1972)
Raffman, R.A.: A re-evaluation of the pathogenesis of pilonidal sinus. Ann. Surg. 150, 895-903 (1959)
Reed, W.B.: Cystic acne vulgaris with pilonidal cyst. Arch. Derm. 101, 496 (1970)

Dr. H.-J. Karge
Dermatologische Univ.-Klinik
Frauenlobstr. 9
D-8000 München 2

14.3 Die externe Östrogentherapie der androgenetischen Alopecie

U. Schumacher-Stock und K. Winkler, Berlin

In der täglichen Praxis ist die androgenetische Alopecie (a.A.) bei Frauen von großer Bedeutung. Da die Frauen psychisch unter dem Haarausfall sehr leiden, bedarf dieser unbedingt einer Therapie. Das ausgeprägte Bild einer androgenetischen Alopecie zeigt sichtbaren Minderbestand im triangulären sowie im parietalen Bereich des behaarten Kopfes. Vor der Durchführung einer Therapie ist zunächst eine genaue Anamnese erforderlich; es ist unter anderem festzustellen, ob hormonale Kontrazeptiva, deren Gestagen eine androgene Nebenwirkung hat, genommen wurden. In einem solchen Fall ist die Umstellung auf ein antiandrogenhaltiges Präparat zu empfehlen. Hier können Eunomin oder Menova, die Chlormadinonazetat enthalten, verwandt werden. Ferner kommt das noch nicht im Handel befindliche Präparat Diane, dessen wesentlicher Wirkstoff Cyproteronacetat ist, in Frage. Cyproteronacetat, dessen antiandrogene Wirkung etwa 40-mal so stark wie die von Chlormadinonacetat ist, kann auch zusammen mit einem östrogenhaltigen Kontrazeptivum, z.B. mit Sequilar, bei der androgenetischen Alopecie gegeben werden [8].

Die innerliche Behandlung mit diesen Mitteln ist allerdings nicht bei allen Frauen möglich, bei Männern kommt sie kaum in Frage, deshalb ist eine äußerliche Behandlung in vielen Fällen vorzuziehen. Hierzu werden Stilbene und steroidale Östrogene von verschiedenen Autoren seit vielen Jahren verwandt (z.B. Funk bereits 1951 [1]). Im Handel stehen für die externe Östrogentherapie der a.A. Crinohermal-fem, welches in 100 ml 50 mg Dienöstroldiacetat enthält, Alpicort-F, welches in 100 ml 5 mg Östradiolbenzoat enthält, sowie Ell-Cranell, welches in 100 ml 15 mg Östradiol enthält, zur Verfügung.

Eine Objektivierung der Wirkung dieser Mittel ist durch Haarwurzeluntersuchungen, die man vor und nach Behandlung durchführte, möglich geworden. So konnten Wüstner und Orfanos mit Crinohermal-fem und Alpicort-F eine Abnahme der Telogenrate, d.h. eine Besserung der a.A. in 52 % der Fälle beobachten [9].

Wir haben bei 209 Patienten, die innerhalb von 2 Jahren unsere Haarsprechstunde aufsuchten, Trichogramme durchgeführt und bei 125 (59,8 %) ein androgenetisches Effluvium gefunden. Von diesen 125 Patienten haben wir 20 Frauen und 10 Männer ausgewählt und behandelt, die auch aufgrund der Anamnese und des klinischen Befundes eine typische a.A. aufwiesen. Die Patienten wurden mindestens 6 Monate, z.T. ein Jahr, in Einzelfällen auch noch länger, behandelt. Die Trichogramm-Untersuchungen wurden nach der standardisierten Methode von Meiers [3] jeweils am 5. Tag nach der letzten Haarwäsche und nach Absetzen aller Lokaltherapeutica 1. vor Behandlungs- und 2. 6 bis 18 Monate nach Behandlungsbeginn vorgenommen. Die Patienten waren gehalten, täglich eine Kopfhautmassage mit folgendem rezeptierten Östrogenspiritus durchzuführen.

Für die Frauen:
Rp.: Östradiolbenzoat 15 mg (= 3 ml Progynon B oleosum)
Isopropylalkohol 70 % ad 150 ml

Für die Männer:
Rp.: Östradiolbenzoat 5 mg (= 1 ml Progynon B oleosum)
Isopropylalkohol 70 % ad 100 ml

Die Haare durften während der Behandlungsdauer nur mit einem milden Shampoo gewaschen werden. Beurteilt wurden die Behandlungsergebnisse nach dem Befund des Trichogramms, und zwar entsprechend der Veränderung der Telogenrate (TR). Als gebessert wurde eine Abnahme der TR um mehr als 10 % gewertet, als nicht gebessert Werte von ± 10 % und als verschlechtert eine TR-Zunahme um mehr als 10 %.

Ergebnisse

Bei den 30 Patienten handelte es sich um 20 Frauen, deren Durchschnittsalter bei 48 Jahren lag, und um 10 Männer mit einem Durchschnittsalter von 26 Jahren. Die Behandlungsergebnisse sind in der folgenden Tabelle 1 zusammengestellt.

Tabelle 1

Beurteilung	Telogenrate (TR)	Patientenzahl 30 = 100 %
gebessert	> 10 % Abnahme	20 = 66,6 %
nicht gebessert	± 10 %	5 = 16,7 %
verschlechtert	> 10 % Zunahme	5 = 16,7 %

(in Anlehnung an Wüstner und Orfanos)

Die Zunahme der TR und somit eine Verschlechterung der a.A. war z.T. auf eine sehr unregelmäßige Anwendung des Östrogenspiritus zurückzuführen. Ein Patient z.B., der zunächst nach 1/4 Jahr regelmäßiger Anwendung subjektiv eine Besserung bemerkte, setzte auf Anraten des Hausarztes, der die Therapie für nicht sinnvoll hielt, die Behandlung ab. Das nach 7 Monaten durchgeführte Kontrolltrichogramm zeigte eine Zunahme der TR um 70 %.

Während der ganzen Behandlungsdauer wurde über keinerlei Nebenwirkungen, wie z.B. Gynäkomastie beim Mann oder Regelstörungen bei der Frau, berichtet. Auch Orfanos und Wüstner beobachteten, allerdings bei Verwendung von Alpicort-F und Crinohermal-fem, keine Nebenwirkungen. Lediglich bei einer Patientin fanden sie ca. 7 Monate nach Therapiebeginn eine haselnußgroße Verdickung der li. Brustdrüse. Sie stellten außerdem fest, daß eine mehrmonatige Anwendung östrogenhaltiger Haarwässer keine signifikanten Veränderungen des Östrogenspiegels im Urin hervorruft [4].

Bei übermäßiger Anwendung des Östrogenspiritus könnte man Nebenwirkungen erwarten, so haben Wendker u.a. in ihren Penetrationsversuchen ein schnelles Eindringen lokal applizierter Östrogene unter anderem aus Alkoholgemischen festgestellt [2, 5, 6]. Sidi und Bourgeois-Spinasse teilten in seltenen Fällen nach zu lange durchgeführter lokaler Östrogenanwendung Entzugsblutungen mit [7].

Während der Behandlung mit unserem Östrogenspiritus klagten einige wenige Frauen über eine stärkere Fettung des Haares, die durch das im Progynon B oleosum enthaltene Rizinusöl erklärt werden kann, möglicherweise wurde das Präparat vor der Anwendung nicht ausreichend geschüttelt. In diesen Fällen kann man einen Spiritus, der Progynova-Tropfen enthält, verordnen und zwar
Rp.: Östradiolvalerianat 20 mg (= 5 ml Progynova-Tr.)
Isopropylalkohol 70 % ad 150 ml

Wir können also die Untersuchungen von Wüstner und Orfanos bestätigen, daß die lokale Östrogenapplikation ein geeignetes Mittel bei der a.A. ist. Hierbei ist allerdings zu berücksichtigen, wie die genannten Autoren betont haben, daß die androgenetische Alopecie in Schüben verlaufen kann. So kann unter Umständen eine Phase des Stillstandes des Effluviums als Therapieerfolg gewertet werden.

Wirkungsvoller als die äußerliche Anwendung von Östrogenen müßte die von Antiandrogenen, insbesondere von Cyproteronacetat, sein. Wir haben bereits vor 10 Jahren die lokalen Anwendungen von Cyproteron und Cyproteronacetat bei der a.A. versucht, hatten aber offensichtlich nicht das richtige Lösungsmittel, um diese Substanzen in die Haut einzuschleusen und zur Wirkung zu bringen. Wir haben jetzt eine 0,5 %ige Lösung von Cyproteronacetat zur Verfügung, die eine maximale Freigabe und Penetration des Wirkstoffes aufgrund pharmakokinetischer Untersuchungen erwarten läßt. Wir glauben, daß sich hiermit noch bessere Ergebnisse als mit Östrogenen bei der a. A. erzielen lassen.

Literatur

1. Funk, C.F.: Hormonale Haarwuchsförderung. Hautarzt 2, 468 (1951)
2. Kolb, K., Schulze, P.: Über die kutane Penetration von Sexualsteroidhormonen. Symp.Dtsch.Ges.Endokrin. 17, 49-56 (1971)
3. Meiers, H.G.: Trichogramm (= Haarwurzelstatus, = Haarbild), Methode und Aussagefähigkeit. Akt.dermatol. 1, 31-32 (1975)
4. Orfanos, C.E., Wüstner, H.: Penetration und Nebenwirkungen lokaler Östrogenapplikation bei Alopecia androgenetica. Hautarzt 26, 367-369 (1975)
5. Panteleos, D., Orfanos, C.E.: Die Aufnahme und therapeutische Anwendung von lokal appliziertem Östrogen. Ärztl.Kosmetol. 6, 159-163 (1976)
6. Wendker, H., Schaefer, H., Zesch, A.: Penetrationskinetik und Verteilung lokal applizierter Östrogene. Arch.Derm.Res. 256, 67-74 (1976)
7. Winkler, K.: Hormonbehandlung in der Dermatologie. Berlin: Walter de Gruyter & Co., 1969
8. Winkler, K.: Innerliche Behandlung der Akne mit Hormonen. In: Fortschr.d.prakt.Derm.u.Ven., 8, 311-319. Berlin-Heidelberg-New York: Springer 1976
9. Wüstner, H., Orfanos, C.E.: Alopecia androgenetica und ihre Lokalbehandlung mit östrogen- und corticoidhaltigen Externa. Z.Hautkr. 49, 879-888 (1974)

Dr. Uta Schumacher-Stock
Hautklinik und Poliklinik
Klinikum Steglitz der Freien Univ. Berlin
Hindenburgdamm 30
D-1000 Berlin 45

14.4. Praktisch wichtige Arzneiexantheme aus dem Krankengut der Hautklinik in Ljubljana in den Jahren 1969-1976

A. Kansky und J. Fettich, Ljubljana

Die Zahl der Arzneimittelexantheme (AME) ist in ständigem Ansteigen begriffen. Besonders aus den Ländern mit sehr guten und guten Lebensbedingungen wird immer häufiger über die mannigfaltigen Krankheitserscheinungen, die durch die Einnahme von Arzneimitteln verursacht werden, berichtet.

In der Hautklinik in Ljubljana wurden die in den Jahren 1969-1976 aufgenommenen Fälle von AME analysiert. Dabei wurde die Diagnose in allen Fällen vorwiegend aufgrund der sorgfältigen Anamnese und der Hauterscheinungen gestellt.

In der genannten Zeitspanne von 1969 bis 1976 wurde eine ständige Zunahme von Patienten mit AME festgestellt. Der Prozentsatz ist von 4,9 % (1969) auf 6,4 % (1975) des Gesamtkrankengutes gestiegen. Die Zahl der pro Jahr aufgenommenen Patienten schwankte zwischen 81 und 103 (mit Durchschnittswert von 91). Dabei mußten (in 8 Jahren) 730 Patienten aufgenommen werden (518 Frauen und 212 Männer). Das Verhältnis zwischen weiblichen und männlichen Patienten war 2,44 : 1 (Tabelle 1).

Tabelle 1. Die wegen Arzneimittelexanthemen in die Hautklinik in Ljubljana aufgenommenen Patienten in den Jahren 1969-1976
$\frac{♀}{♂} = 518/212 = 2,44 : 1$

Jahr	Pat. ♀	%	Pat. ♂	%
1969	66	6,8	28	2,9
1970	68	6,9	28	2,9
1971	61	8,5	20	2,2
1972	57	6,3	28	3,5
1973	61	6,5	19	2,3
1974	65	7,2	24	3,0
1975	72	8,3	31	4,1
1976	68	8,0	34	4,0
Σ	518		212	
x̄	64,8		26,5	

Eine Einteilung auf Grund der klinischen Erscheinungen zeigte, daß AME am häufigsten als Urticaria und Quincke-Oedeme vorkommen (262 Fälle). An zweiter Stelle stehen die Hauterscheinungen vom Typ der infektiösen Exantheme (230) und an dritter diejenigen vom Typ der Erytheme (123). Es soll jedoch betont werden, daß eine klare Abgrenzung zwischen beiden letztgenannten Typen nicht immer möglich ist. So wurden die Erscheinungen mit Erythemflächen von über 5 cm Durchmesser der Gruppe der Erytheme zugezählt, kleinere dagegen der Gruppe der Exantheme.

Daneben wurden noch Hauterscheinungen vom Typ des Erythema exsudativum multiforme in 71, der Erythrodermie in 28, der Purpura in 10 und der Necrolysis toxica Lyell in 6 Fällen beobachtet.

Weiter wurde versucht, die AME nach der auslösenden Ursache einzuteilen. Es konnte festgestellt werden, daß die Penicillinpräparate die häufigste Ursache der AME waren (241 Fälle). Es folgen die Analgetica (170) und dann noch einige Antibiotica (82). In 44 Fällen waren die Ursache Sulfonamide und Bactrim (Trimethoprim und Sulfamethoxasol), in 24 Fällen Uroantiseptica, in 24 Fällen Antisera und in 23 Fällen Glyvenol (Tri-O-benzyl-D-glukofuranozid). Es ist interessant, daß unter den Penicillinpräparaten, die Penicillininjektionen (Benzyl-Procain- und Benzathin-Präparate) ab 1972 fast kaum noch als auslösende Faktoren vorgekommen sind. Der Anteil der oralen Penicillinpräparate ist jedoch steil angestiegen. Unter denen war die häufigste auslösende Ursache das Penbritin (Ampicillin) – 95 Fälle. Es folgen Ospen (Benzathin-Phenoxymethyl-Penicillin) – 58 Fälle und Pentrexyl (Ampicillin-trihydrat) – 16 Fälle. Ab 1973 gewinnt Bactrim an ursächlicher Bedeutung (Tabelle 2).

Interessant ist die Feststellung, daß einige Präparate verhältnismässig selten AME verursachten, so die oralen Antidiabetica, die Antihelminthica und Antitussiva. Von den letztgenannten Arzneimitteln scheinen vor allem die Inhaltsstoffe von Pholcodin (Morpholimylethylmorphin) und Abehol-Sirup (Clophedianolhydrochlorid) allergen zu wirken. Auch die Sedativa und Ataractica verursachten, im Vergleich zu den Analgetica allerdings verhältnismässig selten, AME. Unter den analgetisch wirkenden Mitteln erwiesen sich besonders die Phenacetin und Barbiturate enthaltenden Präparate als eine häufige Ursache von Arzneimittelexanthemen.

Tabelle 2. Einteilung der 730 Patienten nach auslösender Ursache

	1969	1970	1971	1972	1973	1974	1975	1976	Σ
Analgetica	(5) 18	(7) 27	(5) 16	(11) 23	(1) 13	(3) 24	(4) 29	(4) 20	170
Penicillin	24	22	31	30	33	34	32	35	241
Antibiotica	17	11	12	9	11	9	3	10	82
Sulfonamide, Bactrim	3	3	1	1	(5) 5	(9) 11	(9) 11	(8) 9	44
Glyvenol	3	0	8	2	3	1	2	4	23
Sedativa, Antikonv.	6	4	1	3	4	2	7	3	30
Antitussiva	0	0	1	1	0	0	0	6	8
Antihelminthica	2	4	0	0	0	1	0	1	8
Antidiabetica	1	0	1	1	0	0	1	1	5
Uroantiseptica	6	4	2	6	1	1	4	0	24
Antisera	2	5	2	2	3	2	2	6	24
Vaccinae	0	1	0	4	0	0	1	0	6
Varia	12	15	6	3	7	4	11	7	65

Zusammenfassung

In den Jahren 1969-1976 mußten 730 Patienten wegen Arzneimittelexanthemen (AME) in die Hautklinik in Ljubljana aufgenommen werden. Die häufigste Ursache waren die Penicillinpräparate (241 Fälle), es folgten die Analgetica (170 Fälle) und andere Antibiotica (82 Fälle). Den Krankheitserscheinungen nach standen an erster Stelle die AME vom Typ der Urticaria (262), an zweiter die AME vom Typ der infektiösen Exantheme (2307) und an dritter die AME vom Typ der Erytheme (123).

Prof. Dr. A. Kansky
Dermatološka klinika
Zaloška 2
YU-61000 Ljubljana

14.5. Wichtige tropische Dermatosen

A. Cortes-Cortes, Medellin

Heutzutage haben sich durch den umfangreichen und schnellen internationalen Verkehr die Verhältnisse so geändert, daß das Antreffen von exotischen Krankheiten für den in den gemäßigten Zonen tätigen Arzt häufiger geworden ist.

Deshalb möchte ich Ihnen mit einigen klinischen Bildern die wichtigsten tropischen Dermatosen vorstellen. Zuerst die *Paracoccidioidomykose* oder *südamerikanische Blastomykose*.

Diese schwere und häufig tödlich verlaufende Pilzkrankheit ist auf den mittel- und südamerikanischen Kontinent beschränkt. Sie wird durch *Paracoccidioides brasiliensis* verursacht. Die Inkubationszeit ist unbestimmt. Man hat einen Fall beschrieben, bei dem sich erst 40 Jahre nach der Rückkehr aus Südamerika die Krankheit entwickelt hat.

Meist wird der Pilz durch Inhalation erworben. In den Lungen kann er mit oder ohne klinische Manifestation lokalisiert bleiben, oder er kann in andere Organe streuen. Von diesen werden vorzugsweise die Lymphknoten des Halses, des Mediastinums oder sogar des Retroperitonealraumes betroffen. Die Schleimhäute und die umgebende Haut (Lippen, Zahnfleisch, Zunge, Nase, After) wird häufig in Mitleidenschaft gezogen. – Die Veränderungen äußern sich hier als ulzeröse und ulzero-vegetierende Effloreszenzen. – Seltener ist die Haut am Stamm oder an den Gliedmaßen beteiligt. Die Läsionen sind hier meistens ulzero-verrukös, aber manchmal auch papulo-pustulös, sogar akneiform. – Außer den obengenannten Lokalisationen werden die Nebennierenrinden und die Knochen nicht selten mitbeteiligt. Die Diagnose kann man an Hand des Abstrichpräparates, der Kultur und der Biopsie stellen. Man wird bei allen diesen Methoden den Erreger mit seiner charakteristischen multiplen Sprossung finden. Es gibt eine Komplementbindungsreaktion, die es ermöglicht, den Verlauf der Krankheit zu verfolgen, und eine Intradermalreaktion, die meistens für epidemiologische Zwecke angewandt wird.

Die Behandlung ist nicht ganz befriedigend. Sulfonamide wirken „morbostatisch" und müssen jahrelang verabreicht werden. – Mit Amphotericin B kann man viele Fälle zur Heilung bringen. Aber es ist ein Arzneimittel, das mit zahlreichen Nebenwirkungen behaftet ist. Diese sind zum Teil mit Mannitol (25 gr per infusionem) zu unterdrücken. Das Miconazol, 600 mg i.v. täglich über 6 Wochen, ist ein vielversprechendes Mittel.

Nun zur *Sporotrichose*. – Diese von *Sporothrix Schenckii* verursachte Pilzkrankheit kommt bei uns sehr häufig vor: ungefähr 30 neue Fälle im Jahr. – Nach traumatischem Kontakt mit Pflanzenteilen oder Stroh kommt es Tage oder Wochen später entweder zu einer lokalisierten verrukösen Läsion oder zu der klassischen lymphangitischen Variation. Sehr selten sind pulmonale und gummöse, disseminierte Formen. – Bei Kindern ist die Lokalisation im Gesicht sehr häufig. – Die Diagnose erfolgt durch den kulturellen Nachweis des Erregers. Das Nativpräparat mit Kalilauge ist nutzlos, aber mit der Gram-Färbung kann man gelegentlich die zigarrenförmigen Körperchen beobachten. – Feingeweblich sind diese Strukturen manchmal auch, insbesondere mit der Methenamin-Silber-Färbung, darzustellen. Die Intradermalreaktion ist meistens positiv.

Die Behandlung mit Kaliumjodid, ungefähr 4 gr täglich per os, führt fast immer zur Abheilung.

Die *mukokutane* oder *amerikanische Leishmaniasis* ist in bestimmten Gebieten des Urwaldes Mittel- und Südamerikas endemisch. – Dort vermehrt sich der Parasit *Leishmania brasiliensis (mexicana, pifanoi)* in wilden Nagetieren, die als Erregerreservoire dienen. Von ihnen werden die Leishmanien durch Schmetterlingsmücken *(Phlebotomen)* auf den Menschen als „Fehlwirt" zufällig übertragen. – An der Bißstelle der Phlebotomen entwickelt sich entweder eine noduläre oder eine ulzeröse Läsion. Von dort aus können weitere Veränderungen an der Haut und anderen Schleimhäuten (Mund, Nase) auftreten, die verschiedenes Aussehen zeigen können (ulzerös, nodulär, lupoid, gummös, mutilierend usw.). Die Diagnose kann man durch den Erregernachweis stellen, und dies erfolgt im direkten Ausstrich und im histologischen Schnitt mit der Giemsa-Färbung. Man kann auch den Parasiten im N.N.N.Medium *(Nicolle-Novy-Mc.Neal-Agar)* anzüchten. Bei der Immunfluoreszenz wird der Erreger ebenfalls sichtbar. — Die Intradermalreaktion, *Montenegro*-Test, hat einen hohen diagnostischen Wert.

In den letzten Jahren sind viele alte und neue Mittel zur Behandlung der *mukokutanen Leishmaniasis* angewandt worden (Antimonverbindungen, Pirimethamin, Amphotericin B, Metronidazol, Rifampicin usw.) In unserer Hand hat sich in der letzten Zeit jedoch als Mittel der Wahl für die Behandlung dieser Form der Leishmaniasis das Nifurtimox (Lampit) bewährt. Es sind Tabletten zu 120 mg. Die Dosis beträgt 8 mg/kg und Tag, einen Monat lang. In mehr als 50 Fällen haben wir keinen Mißerfolg gehabt.

Die *Amöbiasis* verursacht normalerweise Schäden am Dickdarm, manchmal an der Leber und ausnahmsweise am Gehirn, an den Lungen und an der Haut. Es bilden sich meistens in der Umgebung des Afters Geschwüre, die durch ihre schnelle Entwicklung gekennzeichnet sind. Gelegentlich treten diese Veränderungen im Bereich der Glans penis und der Portio uteri auf. In Endemiegebieten und bei Patienten, die vor wenigen Wochen aus endemischen Zonen zurückgekommen sind, muß man bei geschwürigen Veränderungen dieser Lokalisationen an eine *Amöbiasis cutanea* denken. — Die Diagnose kann man mit dem Erregernachweis im Ausstrichpräparat des Ulcusrandes stellen. Die Biopsie erlaubt ebenfalls den Nachweis von Amöben.

Zuletzt möchte ich Ihnen das klinische Bild der *Larva migrans cutanea* darstellen. Diese Hautkrankheit, die durch Larven von tierischen *Ancylostomen* (meistens von Hunden) verursacht wird, tritt an unseren Stränden häufig auf. Die Larven dringen in die Haut der Menschen, die am Strand liegen, ein und verursachen durch ihre Wanderung lineare Gänge in der Haut. Diese Gänge können entzündlich und sogar bullös werden, verschwinden aber wieder nach vier bis sechs Wochen, weil die Larven in diesem „Fehlwirt" ihren Lebenszyklus nicht beenden können und zugrunde gehen.

Da die Hautveränderungen, insbesondere wenn mehrere Läsionen vorhanden sind, sehr pruriginös und störend zu sein pflegen, suchen die Patienten den Arzt schnell auf. Unter der Behandlung mit Thiabendazol per os oder lokal heilt die Krankheit meistens ab.

Prof. Dr. A. Cortes-Cortes
Univ.-Hautklinik
Medellin/Kolumbien

14.6. Aktuelle Gebührenordnungsfragen

J. A. v. Preyss, Hamburg

Die derzeitige gebührenordnungspolitische Landschaft wird seit Monaten durch den Regierungsentwurf über das Krankenversicherungskostendämpfungsgesetz (KVKG) beherrscht.

Obwohl es durch die Gebührenordnungsempfehlung der KBV seit 1976 nachweislich zu einer weitgehenden Stagnation der Kosten der ambulanten kassenärztlichen Versorgung gekommen ist, hat die derzeitige Regierungskoalition die vor den Wahlen bekannte, aber verdrängte Misere des zu erwartenden Milliardendefizits in der Rentenversicherung zum Anlaß genommen, vorhandene Schubladenpläne zu aktualisieren, um die Kassenärzteschaft bei dieser Gelegenheit durch restriktive gesetzliche Maßnahmen an die Kandarre zu legen.

Die bisherigen Proteste aller beteiligten Gruppen, wobei die Ärzte nur eine Minderheit waren, haben zu wiederholter Umformulierung der Gesetzesmaterie geführt, ohne aber bisher den Grundzug der beabsichtigten Entwicklung zu ändern. Nach wie vor sind drei harte Kerne des Gesetzentwurfes erhalten geblieben, auf die ich besonders hinweisen möchte:

1. Bundeseinheitliche Honorarempfehlung für alle Kassenarten auf der Basis einer neuen Punktwertgebührenordnung, die in Anlehnung an die Ersatzkassen-Adgo erarbeitet werden soll. Die Honorarentwicklung soll sich nach gesamtwirtschaftlichen Daten richten, u.a. Bruttoarbeitnehmereinkommen, Unternehmereinkommen u.ä.

2. Ausgaben für Arzneimittel bleiben vertraglich beschränkt. Bei Überschreitung einer flexiblen, geprüften Toleranzgrenze Haftung der gesamten Kassenärzteschaft durch Kürzung der Gesamtvergütung.

3. Vor- und nachstationäre Krankenhausbehandlung wird grundsätzlich ermöglicht.

In der Tendenz des Gesetzes liegt es, daß früher oder später die Einführung einer Bundeseinheitskrankenversicherung zwangsläufig notwendig wird. Allein das einheitliche Gebührenrecht läßt es unsinnig erscheinen, eine Vielzahl von Kassen mit ihren zahlreichen Verwaltungen am Leben zu erhalten. Damit ist der Weg in die Sozialisierung der gesetzlichen Krankenversicherung klar vorgezeichnet.

Dieses Gesetz hat sozusagen die Wirkung eines Dietrichs, mit dessen Hilfe man nachher die Schlösser aller Türen öffnen kann, die aus politischen Gründen vorläufig noch geschlossen bleiben müssen.

Seitens der Opposition ist vorgeschlagen worden, daß alle Beteiligten am Gesundheitswesen in einer konzertierten Aktion im Rahmen ihrer Selbstverwaltungen zunächst für die Dauer von 2 Jahren Kostendämpfungsmaßnahmen beschließen. Eine solche Maßnahme entspräche im Grundsatz unserer freiheitlichen Gesellschaftsordnung am ehesten und verspricht zudem mit Sicherheit echte Kostendämpfung. Der Gesetzentwurf, das wissen alle Kenner der Materie, führt lediglich zu einer Umwälzung der Kosten und insgesamt sogar zu einer Kostensteigerung. Ob die geplante gesetzliche Regelung zum 1.7.1977 bereits in Kraft treten kann, ist inzwischen unsicher geworden. Zu hoffen ist, daß Vernunft und Sachverstand eine weitere Bürokratisierung unseres Medizinbetriebes verhindern können, denn wem soll dies nützen.

Die *Gebührenordnungssituation* Anfang 1977 wird durch das Inkrafttreten der überarbeiteten Ersatzkassen-Adgo gekennzeichnet. Es handelt sich um eine von der sog. § 19-Kommission in mehreren Schritten durchgeführte Neuordnung des Leistungsrechts der Ersatzkassengebühren für Ärzte. Hier bestand seit 1976 praktisch ein Honorarstop und die Grundlage der Neuordnung sollte eine kostenneutrale Umstrukturierung sein. Das heißt, es wurden einige wichtige Faktoren berücksichtigt:

Weitergabe von *Rationalisierungseffekten* unter Berücksichtigung neuerlicher Rechtsprechung.
Fortschreibung des Leistungskataloges durch Aufnahme von über 400 neuen Ziffern.
Wegfall von wissenschaftlich nicht mehr haltbaren Ansätzen, z.B. auf dem Laborsektor.

Schon bei Beginn der Neuordnung vor 2-3 Jahren wurde als Leitgedanke versucht, die arztspezifischen Leistungen zu stärken auf Kosten des Sektors Labor und Technik. Betont wird jetzt, daß besonders Haut-, Kinder-, Nervenärzte und Chirurgen eine Verbesserung ihrer Position erhielten. Wie weit dies wirklich gelungen ist, wird die Praxis zeigen.

Von großer Bedeutung ist ohne Zweifel die *Erhöhung der Beratungsgebühr*. Sie wurde von DM 6,25 auf DM 7,15 angehoben.

In der Anzahlstatistik erscheint die Beratungsziffer pro 100 Fälle ca. 220 Mal. Sie nimmt den höchsten Stellenwert im Leistungskatalog der Dermatologen ein. Eine Erhöhung der Beratungsgebühr bedeutet also immer eine erhebliche Aufbesserung des Honorars unserer Berufsgruppe. Insgesamt ist ein Honorarzuwachs von 3,5 % durch die Neuordnung zu erwarten. Dieser wird von den Vertragspartnern als Ausgleich für eingetretene Teuerungen angesehen, aber eigentlich nicht als Honorarerhöhung.

In diesem Zusammenhang ist zu bemerken, daß es bisher gelungen ist, eine Aufsplitterung der Beratungsgebühr und der Gebühr für eingehende Untersuchungen zu verhindern. *Beispiel:* Rezeptwiederholungsgebühr, Beratung, einfache Untersuchung u.ä.

Unter den *10 am häufigsten vorkommenden Leistungen* bei Dermatologen ist von der Neuordnung der Ersatzkassen-Adgo also hauptsächlich die Beratungsposition betroffen.

Das Kapitel *Verbände* wurde neu geregelt, wobei ganz offensichtlich die Vorstellung, daß diese Leistung vielfach von geschultem Personal erbracht wird, zu einer Minderbewertung geführt hat (Rationalisierungseffekt).
Ob diese Handhabung auch tatsächlich kostenneutral ist, kann noch nicht gesagt werden. Die bisher mancher Orts geübte Möglichkeit, bei Ulcera cruris varicosum mit Ekzem mehrere Verbände übereinander und differenzierte Kompressionsverfahren in Ansatz zu bringen, ist ohne Zweifel beschnitten worden. Aus dem Text der Gebührenordnung ergibt sich aber auch heute, daß neben der Behandlung des Ekzems mittels Verbänden und Kompressionstherapie auch die Behandlung einer nicht primär heilenden Wunde, also typischerweise eines Ulcus cruris nach Ziffer 2006 in Ansatz gebracht werden kann.

Behandlung der Wunde (Geschwür), Verband des Ekzems und Kompressionstherapie ergaben also die Ziffern 200 + 203 + 2006 = eine Gebühr von DM 20,40. Eine Verschlechterung haben die *epi- und intracutanen Teste* durch Wegfall des Unkostensatzes erfahren. Die Zunahme ihrer Häufigkeit in der Anzahlstatistik auf breiter Front (ca. 60-70 %) unter die ersten Plätze, dürfte hierbei von Bedeutung gewesen sein. Diese Zunahme ist so erheblich, daß in absehbarer Zeit mit einer Neuregelung der Gebühren auf diesem Gebiet zu rechnen ist, z.B. durch Einführung einer modifizierten Staffelung, wie sie bei bestimmten Laborleistungen schon geübt wird. Also bis zu einer bestimmten Anzahl werden die Teste voll berechnet, darüber hinaus erfolgen Abschläge. Ähnliches findet sich ja im Tarif der Berufsgenossenschaft bereits.

Neu bewertet und erweitert sind in der Ersatzkassen-Adgo die endoskopischen Untersuchungen. Die Zahl der im Gebrauch befindlichen endoskopischen Einrichtungen in der Praxis ist nach Meinung von Sachkennern

Tabelle 2. Die 10 häufigsten Leistungen bei Dermatologen nach dem abgerechneten Honorarvolumen (BÄM – aus der KBV Bundesstatistik)

	BMÄ Ziffer	
1.	1	Beratung
2.	25	Eingehende Untersuchung
3.	67	Epicutane Teste
4.	134	Kompressionsverband (Pütter, Schaumgummi)
5.	127	kleiner einfacher Verband
6.	189	Verödung v. Krampfadern oder Hämorrhoiden, je Sitzung
7.	129	großer oder schwieriger Verband
8.	29	Injektionen: s.c., s.m., i.c., i.m.
9.	5705	kulturelle mykologische Untersuchung
10.	169	Exzision einer kleinen Geschwulst in oder unter der Haut

Tabelle 1. Häufigkeitsstatistik (%), Fachgruppe Dermatologie, E-Adgo (KV Hamburg)

	Ziffer		3/74	4/75	
1.		1	221	222	Beratung
2.		386	31	90,6 (!)	Intracutane Teste
3.		385	79	86,2	Epicutane Teste
4.		65	52	54	Eingehende Untersuchung
5.		252	25	25,9	Injektionen: s.c., s.m., i.c., i.m.
6.	200	95	25	23,0	früher: kleiner Verband ⎫ Verband (37,5 %)
7.		96	25	14,5	früher: großer Verband ⎭
8.		490	15	14,7	Lokalanästhesie kl. Bezirke
9.		97	2	4,2	früher: Fischer Verband ⎫
10.	203	98	5	3,6	früher: elastische Binde ⎬ Kompressionsverband (18,3 %)
11.		99	10	10,5	früher: Kompressionsverband ⎭

Tabelle 3. Nach § 5b E-Adgo kann eine Beratungsgebühr neben Leistungen der Abschnitte B III, C bis 0 (allgem. und spez. Sonderleistungen, phys.-med. Leistungen, Laboruntersuchungen, Rö.und Radionuklide) *nur* bei erstmaliger Inanspruchnahme im Quartal berechnet werden.
Aber falls Sie im Verlauf des Quartals Beratungen *und* Leistungen der oben genannten Art *gleichzeitig* erbracht haben, sollten Sie besonders bei nachfolgenden Leistungen beachten, daß der Ansatz für eine Beratung höher zu bewerten ist als die Sonderleistung.
Die Gebühr für eine Beratung beträgt z.Zt.: DM 7,15.
Nachfolgende Leistungen liegen also *darunter:* (auszugsweise)

Ziffer	200	Verband	DM 4,65
Ziffer	250	Blutentnahme	DM 4,00
Ziffer	252	Injektion s.c. subm. i.c. oder i.m.	DM 4,10
Ziffer	253	Injektion i.v.	DM 6,70
Ziffer	260	Intrac. Reiztherapie	DM 6,05
Ziffer	261	Subcutane Hyposensibilisierungsbehandlung	DM 6,80
Ziffer	327	Punktion eines Abszeßes	DM 6,05
Ziffer	410	Digit. Unters. Mastdarm	DM 4,55
Ziffer	411	Ätzung Enddarm	DM 4,55
Ziffer	427	Untersuchung v. Fisteln	DM 4,55
Ziffer	428	Unblutige Beseitig. d. Paraphimose	DM 6,05
Ziffer	429	Lösung der Vorhautverklebung	DM 6,05
Ziffer	538	Infrarot-Behandlung	DM 4,00
Ziffer	560	U.V. Lichtbehandlung	DM 3,05
Ziffer	561	U.V. Lichtbehandlung umschr. Gebiet	DM 3,05
Ziffer	562	U.V. Lichtbehandlung mehrerer Hautbez.	DM 4,55
Ziffer	563	Quarzlampenbestrahlung 1 Feld	DM 4,55
Ziffer	740	Kryotherapie der Haut	DM 7,10
Ziffer	745	Scharfer Löffel (3 Warzen)	DM 4,55
Ziffer	746	Kauter	DM 4,55
Ziffer	1075	Vag. Behandlung	DM 4,45
Ziffer	1700	Spülung der Harnröhre	DM 4,45
Ziffer	4080	Mikroskop. Unters. eines einf. gef. Präparates	DM 6,00
Ziffer	4700	Orientierender Pilznachweis	DM 6,00

Also wäre in allen diesen Fällen bei erbrachter *gleichzeitiger Beratung* die Sonderleistung zweckmäßigerweise nicht anzuschreiben, wobei allerdings der § 5c E-Adgo genauestens zu beachten ist (Stand 1.1.1977)

noch relativ gering. Durch die allgemeine Einführung des Haemoccultestes in die Vorsorgeuntersuchung ist bei 2% der Untersuchungen mit positiven Blutstuhlproben zu rechnen. Da der Test relativ unempfindlich eingestellt ist, erfordern positive Ergebnisse in jedem Fall eine eingehende und nachgehende Diagnostik. Mit der Screeningmethode des Haemoccultestes wird die Entdeckung eines Rectum- oder Dickdarmkarzinoms ca. 4-5.000 DM kosten. Alle bisherigen ungezielt anzuwendenden Verfahren sind bei breiter Anwendung wirtschaftlich nicht tragbar.

Die *Furocumarin-Blacklighttherapie,* Ziffer 565 E-Adgo = DM 12,–, ist seit dem 1.1.1977 neu im BMÄ, aber bereits seit 1.10.76 unter der Ziffer 2152 verankert. Hierüber können wir in der Tat froh sein. Die praktische Schwierigkeit wird aber darin bestehen, daß diese Ziffer in der Anwendung zu unelastisch ist. Neue Strahlenquellen, andere Sensibilisatoren werden bei strenger Auslegung der Gebührenordnungsziffern bereits Abrechnungsschwierigkeiten geben. Ich hätte hier lieber den Begriff der Photochemotherapie gewünscht, der offen läßt, welche Sensibilisatoren benutzt und wie sie eingesetzt werden. Auch die Art der Lichtquelle wäre nicht zu sehr fixiert.

Es gibt auch in der Anwendung der neuen E-Adgo einige zu beachtende Ziffern, bei denen es im Falle gleichzeitiger Erbringung von Beratung und Sonderleistung geboten scheint, die Beratungsziffer einzusetzen. Eine solche Liste der Leistungen habe ich auszugsweise drucken lassen. Sie setzt aber bei der Anwendung eine korrekte Handhabung voraus.

Wie unsere Honorarlandschaft im nächsten Jahr aussieht, kann heute niemand voraussagen. Wir hoffen alle, daß Sachverstand und Vernunft sich bei der zu erwartenden Umplanung durchsetzen, denn ohne Leistungsanreiz wird sich der überlastete Arzt nicht anders verhalten wie jeder Bürger. Eine dauernde frustrierende Leistungsüberforderung wird von niemandem durchgehalten. Dies ginge schließlich nur zu Lasten der Kranken, die auf unsere Hilfe angewiesen sind.

Dr. J.A. v. Preyss
Facharzt für Hautkrankheiten
Lüneburger Straße 11
D-2000 Hamburg 30

Aussprache:

Moll, Solingen, zum Vortrag Preyss:
Es wird auf die Problematik von Vorträgen niedergelassener Dermatologen zum Thema „Aus der Praxis – für die Praxis" hingewiesen, insbesondere auf die Schwierigkeit, niedergelassene Kollegen als Redner zu diesem Thema zu gewinnen.

15. Wissenschaftliche Ausstellungen

Verantwortlich: C.E. Orfanos, Köln

1. P. Altmeyer, Homburg-Saar:
Histologie der Steroidhaut
2. J.D. Schnell, R. Holm und W.-H. Voigt, Düsseldorf:
Das Bild der Vaginalmykose und die Soorerkrankung des Neugeborenen
3. G. Burg, O. Braun-Falco, Ch. Schmoeckel und H. Wolff, München:
Fortschritte in der Diagnostik kutaner Lymphome
4. M. Gloor, Heidelberg:
Zur Physiologie und Pharmakologie der Kopfhaut- und Haarlipide
5. Frau C. Hofmann, G. Plewig, O. Braun-Falco, München: Photochemotherapie der Psoriasis
6. L. Weber, G. Hack, A. Eilhoff, G. Oltersdorf und W. Meigel, Ulm:
Fluoreszenzserologische und biochemische Verfahren zur Untersuchung dermaler Bindegewebserkrankungen
7. J. Petres, Freiburg
Dermatochirurgie
8. G. Plewig, H.H. Wolff, O. Braun-Falco, München:
Steatocystoma multiplex – Klinik, Histologie, Elektronenmikroskopie, Autoradiographie
9. H. Pullmann, Köln:
DNS-Synthesestörung bei der Psoriasis
10. U. Runne, C.E. Orfanos, Köln, G. Mahrle, Göttingen:
Die Merkelzelle – Elektronenmikroskopische Darstellung in Epithel und Dermis des Menschen
11. M. Sandhofer, J. Fritz, H. Kerl, H. Kresbach, H. Altmann, Graz:
Zur Reaktionsdynamik der Sklerodermie – Morphologische, immunologische und biologische Befunde
12. W.-B. Schill und H.H. Wolff, München:
Globozoospermie
13. Frau L. Skzekeres, J. Hunyadi, S. Husz, Frau A. Szörenyi, A. Dobozy, Szeged/Ungarn:
Sézary-Syndrom – Klinische, immunologische und elektronenmikroskopische Beobachtungen
14. G. Weber, H. Brückner, Nürnberg:
Methode zur plastischen Deckung elektrischer Strommarken am Kopf
15. H.H. Wolff, D. Selzle, München:
Rasterelektronenmikroskopie von Hautparasiten

Das Komitee zur Prämierung der wissenschaftlichen Ausstellungen kam zu folgendem Schluß:

Den 1. Preis für die wissenschaftlich beste Ausstellung erhielten: M. Sandhofer, J. Fritz, H. Kerl, H. Altmann, Graz: „Zur Reaktionsdynamik der Sklerodermie. Morphologische, immunologische und biologische Befunde"

Den 1. Preis für die didaktisch beste Ausstellung bekamen: G. Plewig, H.H. Wolff, O. Braun-Falco, München: „Steatocystoma multiplex"

15.1. Histologie der Steroidhaut

P. Altmeyer, Homburg

Kortikoide finden als Dermatika, ob zurecht, das sei dahingestellt, zunehmend breitere Verwendung. Die vorliegende Studie stützt sich auf histologische Untersuchungen bei 70 Patienten beiderlei Geschlechts, die regelmäßig, zumindest ein halbes Jahr lang, Kortikoidexterna verwendeten.

Die Epidermis ist im allgemeinen bei derartig vorbehandelten Patienten vakuolig aufgelockert, bei mehrjähriger konstanter Einwirkung eines Steroidsynthetikums finden sich bowenoide Alterationen des Epithels. (Abb. 1) Die steroidinduzierten Veränderungen lassen sich auch an den Hautanhangsgebilden nachweisen. Haarfollikel und Talgdrüsen zeigen einer Mucinosis follicularis vergleichbare vakuoläre Degeneration ihrer Zellbestandteile. An ekkrinen Schweißdrüsen lassen sich vorzugsweise Alterationen der Drüsenstücke nachweisen. Besondere Beachtung verdienen die atrophischen Veränderungen der Lederhaut, die Ausdruck einer Hemmung der Fibroblastenaktivität durch Kortikoidexterna sind. Das Korium war lokalisationsabhängig nach mehrjähriger Therapie mit Steroidsalben verschmälert. Entweder erfolgte diese Atrophie gleichmäßig oder septenartig zu Gunsten des subkutanen Fettgewebes. Die (irreversiblen) Elastikaveränderungen (Abb. 2), die unter der externen Kortikoidtherapie auftreten, waren teilweise massiv, teilweise nicht eindeutig zu bewerten. Es scheint, als ob unter einer äußeren Kortikoidbehandlung die obligaten Alterungsprozesse des elastischen Systems verstärkt werden.

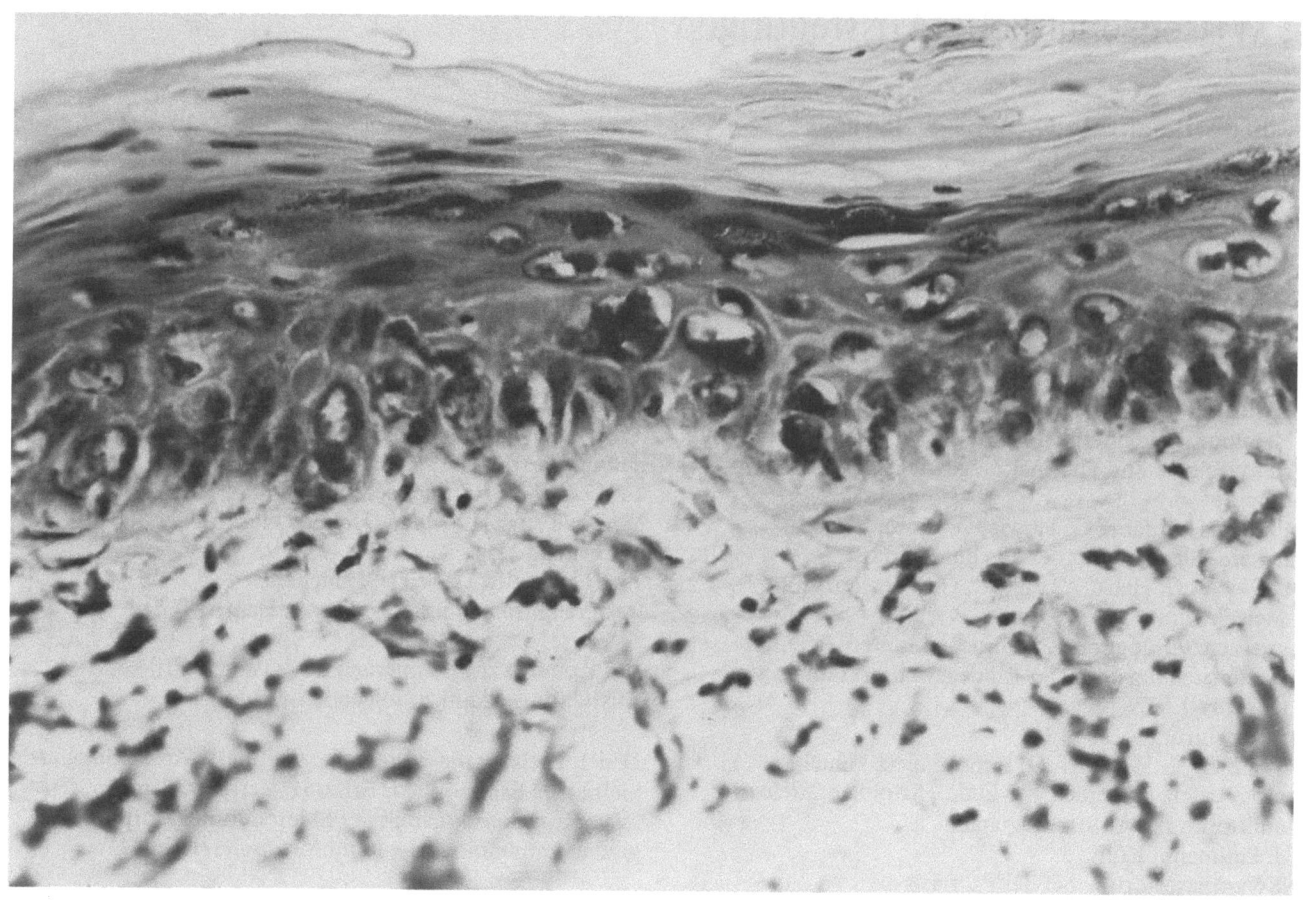

Abb. 1. Steroidhaut – bowenoide Degeneration des Epithelbandes. (Pat. 56 Jahre, männlich; 7 Jahre externe Steroidbehandlung). HE, Paraffin x 120

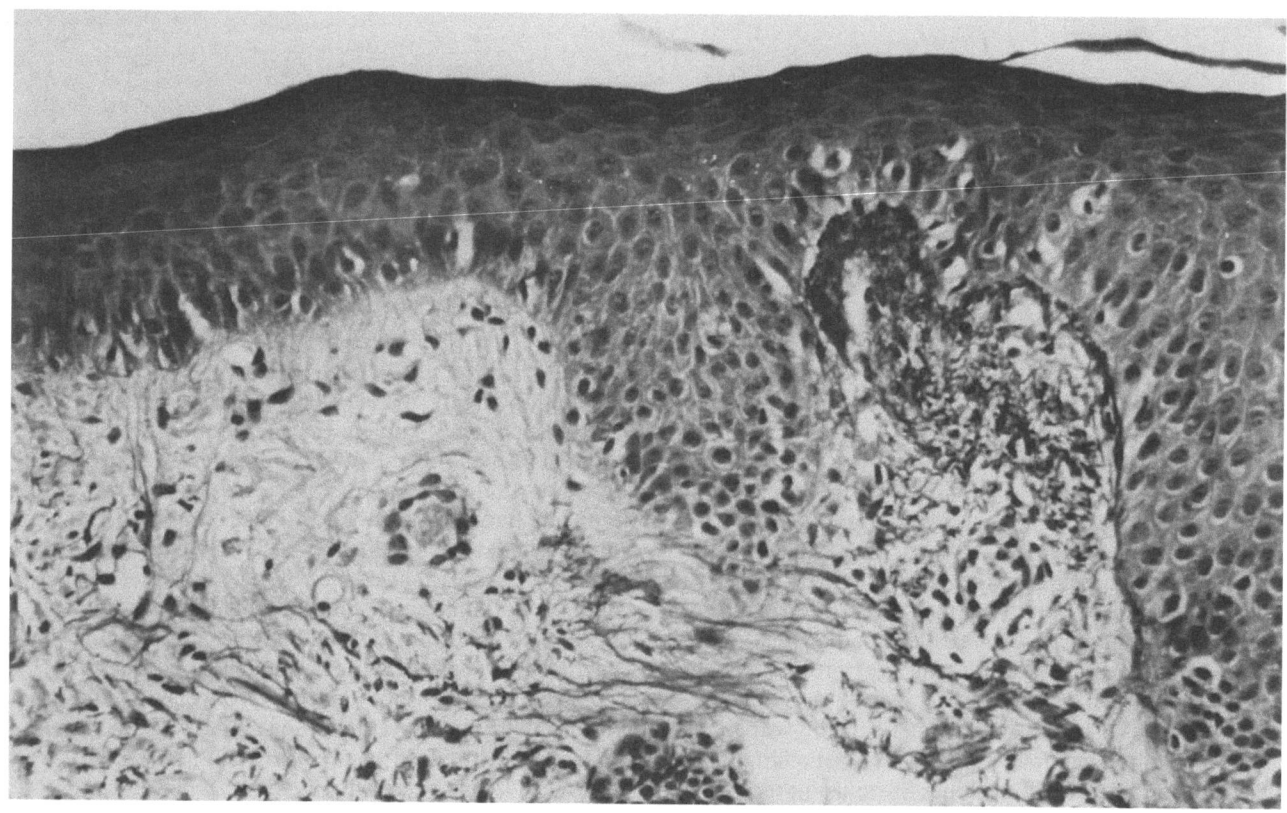

Abb. 2. Steroidhaut – herdförmiger Verlust des Elastikanetzes. Stellenweise elastotische Degeneration der elastischen Fasern. (Pat. 35 Jahre, männlich; 3 Jahre externe Steroidbehandlung). Elastikadarstellung nach Weigert, Paraffin x 50

Zusammenfassend muß der Verdacht ausgesprochen werden, daß ein derartig geschädigtes, der Altershaut vergleichbares Integument zu epidermalen Fehlreaktionen neigen wird. Die Steroidhaut bedarf infolgedessen einer vermehrten klinischen Kontrolle.

Dr. P. Altmeyer
Univ.-Hautklinik
D-6650 Homburg

15.2. Das Bild der Vaginalmykose und die Soorerkrankung des Neugeborenen

J.D. Schnell, R. Holm und W.-H. Voigt, Düsseldorf

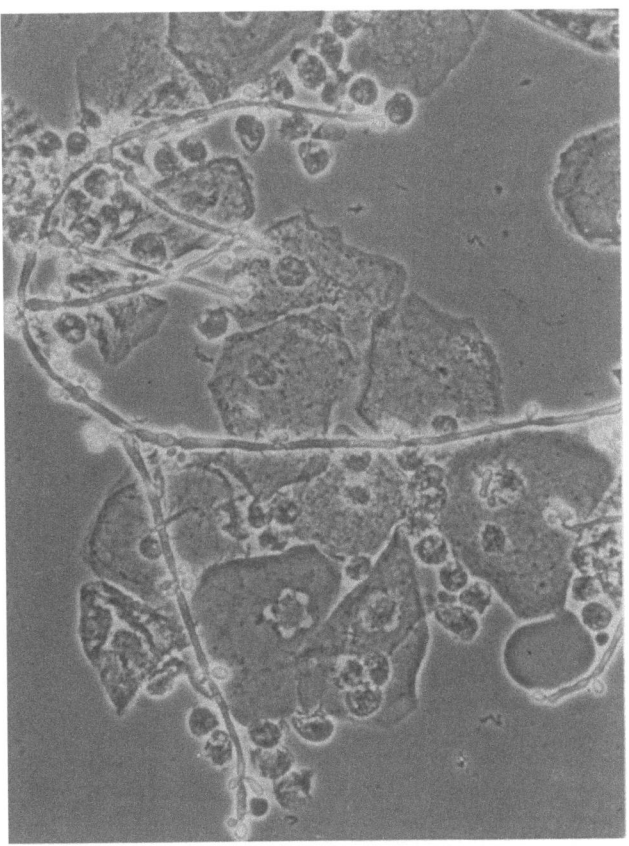

Die Ausstellung versucht, anhand klinischer, mikroskopischer und submikroskopischer Bilder, eine Synopsis der gegenwärtigen Kenntnisse über Klinik und Morphologie der Soorerkrankung des weiblichen Genitale und des Neugeborenen zu bilden. Sie setzt sich aus vier Bildthemen zusammen:

1. Im klinischen Teil werden neben dem klassischen Bild der akuten Soor-Vulvitis und den gebräuchlichsten Methoden der Erregerdiagnostik ungewöhnlichere Erkrankungsbilder des Vulvovaginalbereiches wiedergegeben.
2. Der zweite Teil legt neben der Darstellung des klassischen Mundsoors des Neugeborenen besonderen Wert auf das vielfältige Bild des Haut- und Genitoanal-

Abb. 1. Candida albicans im Phasenkontrast. Das Nativpräparat zeigt bei Aufschwemmung des Materials in physiologischer Kochsalzlösung reichlich gut erhaltene Plattenepithelien der Proliferationsphase und einige Leukozyten. Den Epithelien ist ein ausgedehntes Pseudomyzel mit reichlich Sproßzellen an den Teilungsstellen aufgelagert

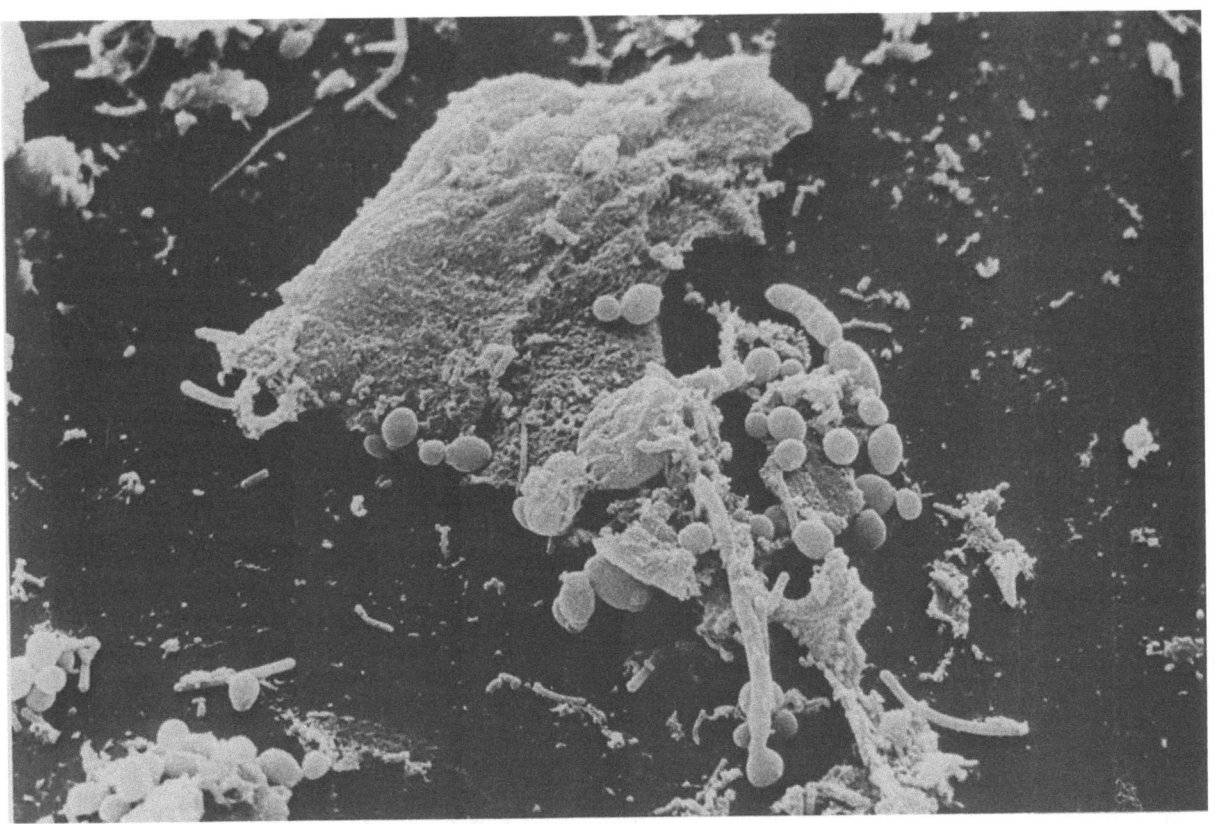

Abb. 2. Candida albicans an einer Vaginalepithelzelle. Die rasterelektronenmikroskopische Aufnahme zeigt in der Mitte eine große vaginale Intermediärzelle, der zwei zu Grunde gehende Leukozyten und Zelldetritus angelagert sind. Darüber liegen reichlich Candida albicans-Zellen, teils im Sproßzell-, teils im Pseudomyzelstadium. Vereinzelt Stäbchenbakterien

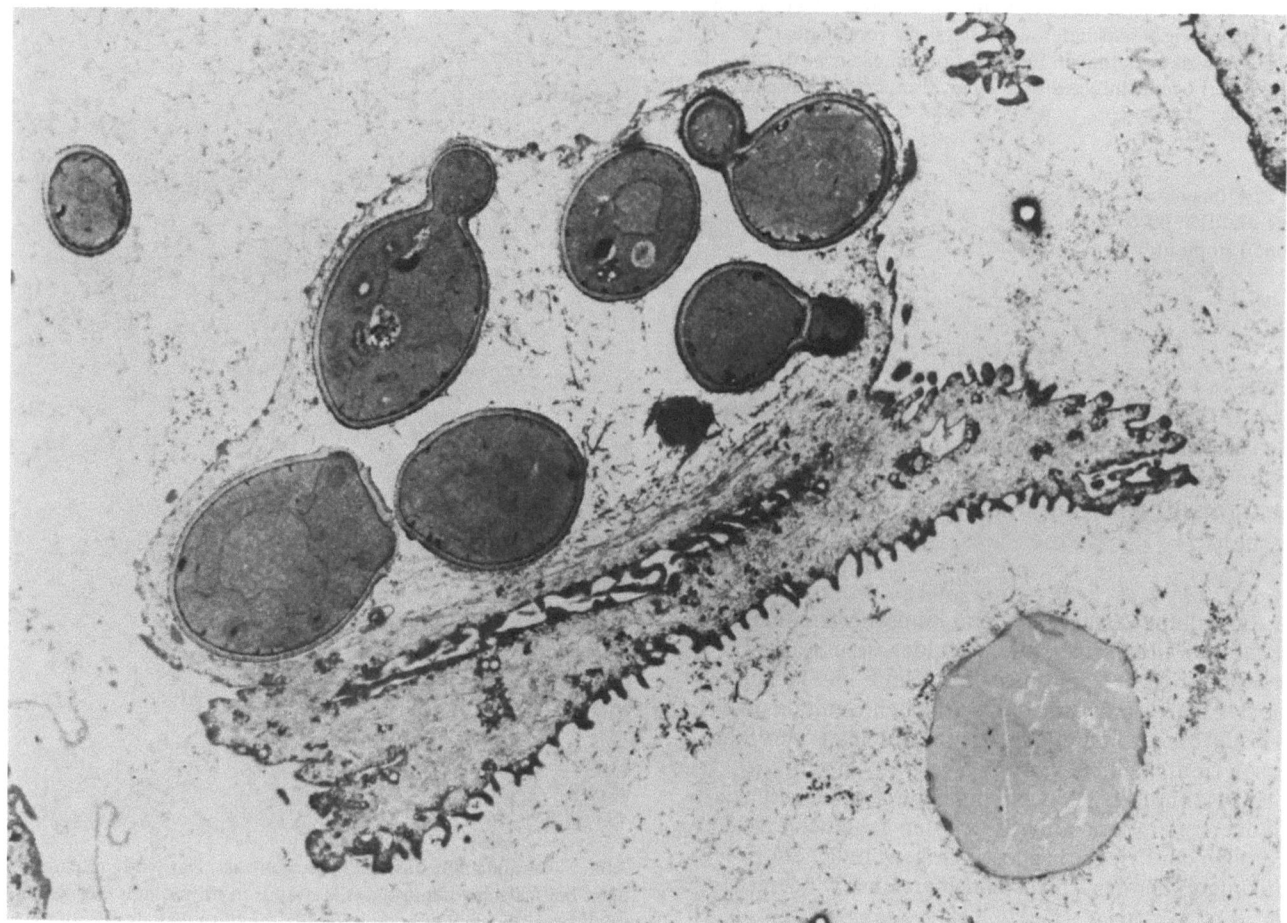

Abb. 3. Mundepithelzelle mit inkorporierten Candida albicans-Zellen. Die transmissionselektronenmikroskopische Aufnahme gibt den Querschnitt einer Mundepithelzelle wieder, die eine blasenförmige Auftreibung des Zytoplasmas aufweist. In dieser finden sich mehrere Candida albicans-Zellen mit unterschiedlichen Sprossungsstadien

soors, beginnend mit der Bildung kleiner Papeln bis hin zur ausgedehnten granulo-ekzematoiden Form des schweren Windelsoors.

3. Der mikroskopische Teil gibt eine Gegenüberstellung und Wertung der verschiedenen mikroskopischen Möglichkeiten, abgeblendetes Hellfeld, Phasenkontrast, Interferenzkontrast und Dunkelfeld, wieder. Anhand jeweils gleicher Bildausschnitte wird demonstriert, daß zur Untersuchung von nativem Abstrichmaterial aus Vagina und Mundhöhle die Phasenkontrastmikroskopie die Methode der Wahl ist.

4. Im submikroskopischen Teil stehen rasterelektronenmikroskopische und transmissionselektronenmikroskopische Befunde von Untersuchungen zum Verhalten der Candida albicans am menschlichen Schleimhautgewebe einander gegenüber. Das REM-Verfahren zeigt Details der Oberfläche der Sproßpilze und Epithelien, an den TEM-Bildern ist zu erkennen, daß Sproßpilze nicht nur in die Tiefe des Epithels vordringen, sondern auch in größerer Anzahl in lebende Plattenepithelzellen einzudringen vermögen und sich dort offensichtlich auch vermehren können.

Dr. J.D. Schnell
Univ.-Frauenklinik
Moorenstr. 5
D-4000 Düsseldorf 1

15.3. Fortschritte in der Diagnostik kutaner Lymphome *

G. Burg, O. Braun-Falco, Ch. Schmoeckel und H. Wolff, München

Enzymzytochemische, immunologische und elektronenmikroskopische Untersuchungsmethoden haben in den letzten Jahren zu einer Neuinterpretation histo- und zytomorphologischer Befunde bei kutanen Lymphomen und zu einer Neuklassifikation dieser Krankheitsbilder geführt.

1. Enzymzytochemie

Durch Nachweis unspezifischer Esterasen, der sauren Phosphatase, Naphthol-AS-D-Chloracetatesterase und Peroxidase können Zellen der lymphatischen, mono-histiozytären und granulozytären Reihe differenziert werden.

2. Immunologie

a) Mit Hilfe eines speziellen Gewebezellseparators [1] können vitale Zellen aus Hautinfiltraten extrahiert werden. Durch Anwendung spezifischer Antikörper, von

*Unterstützt durch Mittel der Deutschen Forschungsgemeinschaft

Schaferythrozyten und mit Antikörper-Komplement beladenen Schaferythrozyten können an *Einzelzellsuspensionen* B- und T-Zell-Lymphozyten durch Immunfluoreszenzverfahren oder durch Rosettenbildung differenziert werden.

b) In *Kryostatschnitten* können B-Zell-Areale durch die Fixierung von Erythrozyten-Antikörper-Komplement-(EAC)-Komplexe identifiziert werden [4]. Durch Anwendung der „unlabeled antibody enzyme" (Peroxidase) Methode und spezifischer Antihuman-Antisera können an Kryostatschnitten einzelne lymphatische Zellen charakterisiert werden [3].

Tabelle 1

INFILTRAT-MUSTER	HISTOLOGISCHE MERKMALE		
	Lage des Infiltrates	Begrenzung des Infiltrates	Epidermotropismus
B-lymphozytär	überwiegend mittleres und tiefes Corium	meist scharf	∅
T-lymphozytär	überwiegend oberes und mittleres Corium	meist unscharf	+

ZELL–TYPEN	ZYTOMORPHOLOGISCHE MERKMALE		
	Kern	Chromatin	Nukleolus
Lymphozyten	klein, rund	locker bis dunkel	nicht prominent
Plasmazellen	klein, rund	Radspeichenmuster	nicht prominent
Zentrozyten	klein, „knittrig" oder gebuchtet	locker bis dunkel	nicht prominent
Zentroblasten	groß, oval, blasig	hell	prominent, randständig
T-Lymphoblasten	groß, geschichtet, gebuchtet, gefaltet	locker bis dunkel	nicht prominent
Immunoblasten	groß, oval, blasig	hell	prominent, zentral

Tabelle 2. Übersicht über Nomenklatur und Differenzierungsmerkmale kutaner Lymphome

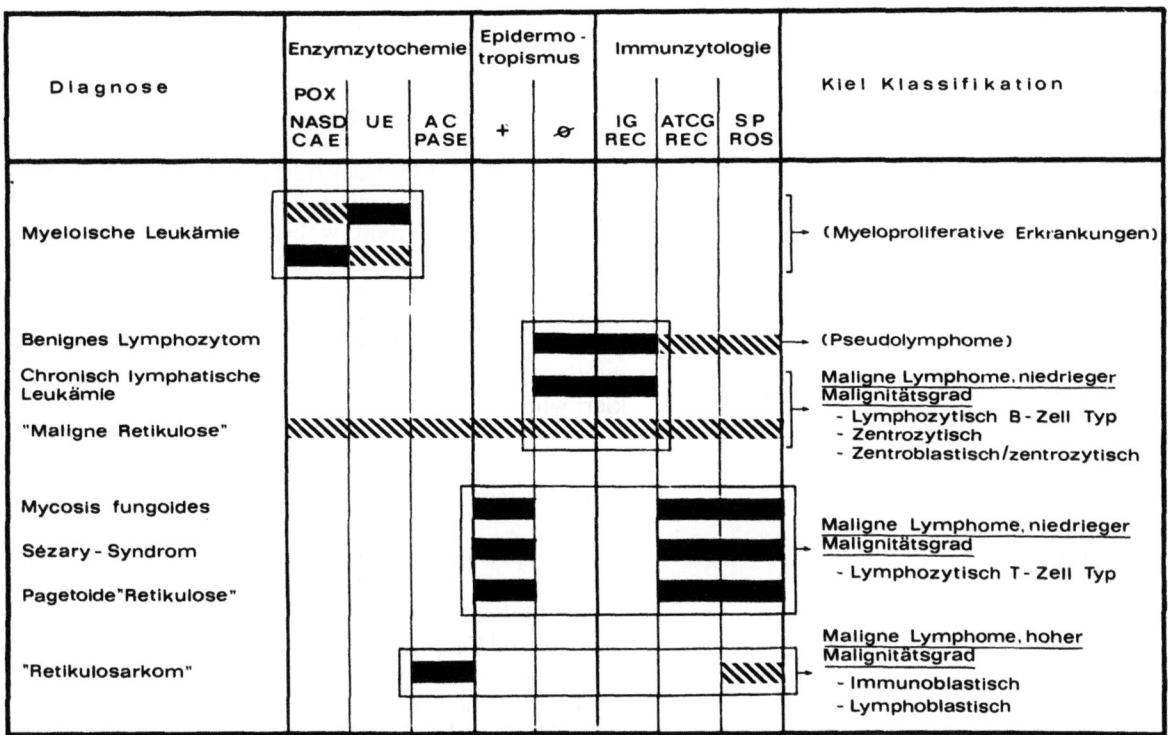

POX: Peroxydase, NASDCAE: Naphthol-AS-D-Chloracetatesterase, UE: Unspezifische Esterasen, ACPASE: saure Phophatase, IGREC: Ig-Rezeptoren, ATCG: Anti-T-Zellglobulin, SPROS: Spontan-Rosetten mit Schaferythrozyten

3. Funktionelle Teste

Immunglobulinproduktion durch Infiltratzellen kann in salinen Extraktionen von Gewebehomogenaten[1] oder in der indirekten Immunfluoreszenz an Tupfpräparaten oder Ausstrichen von Einzelzellsuspensionen bestimmt werden.

4. Elektronenmikroskopie

Langerhans-Zellen sind durch typische intrazytoplasmatische Strukturen charakterisiert, die für die Identifikation von Zellen aus der Histiozytosis-X-Gruppe charakteristisch sind. Cerebriforme Kerne finden sich in besonders großer Zahl bei den Infiltratzellen von kutanen T-Zell-Lymphomen.

5. Neuinterpretation der Histo- und Zytomorphologie

Histomorphologisch können an der Haut ein T-Zell-Muster und ein B-Zell-Muster unterschieden werden (Tabelle 1). *Zytomorphologisch* lassen sich gut differenzierte (Lymphozyten, lympho-plasmozytoide Zellen, Zentrozyten, Zentroblasten) und wenig differenzierte lymphoide Zellen (Lymphoblasten, Immunoblasten) unterscheiden (Tabelle 1).

Mit Hilfe der genannten Methoden lassen sich die kutanen Lymphome in Anlehnung an die „Kiel-Klassifikation" [2] in maligne Lymphome von niedrigem und maligne Lymphome von hohem Malignitätsgrad mit einzelnen Untergruppen unterscheiden (Tabelle 2).

Literatur

1. Burg, G., Rodt, H., Grosse-Wilde, H., Netzel, B., Fateh-Moghadam, A., Braun-Falco, O.: Enzymecytochemical and Immunocytological Studies as a Basis for the Revaluation of the Histology of Cutaneous B-Cell and T-Cell Lymphomas; in: Recent Trends in the Immunological Diagnosis of Leukemias and Lymphomas (Hrsg. S. Thierfelder, H. Rodt, E. Thiel). Berlin–Heidelberg–New York: Springer 1977
2. Gérard-Marchant, R., Hamlin, I., Lennert, K., Rilke, F., Stansfeld, A.G., van Unnik, J.A.M.: Classification of Non-Hodgkin's Lymphomas. Lancet, *1974 2/1* 406-408
3. Hoffmann-Fezer, G., Rodt, H., Eulitz, M., Thierfelder, S.: Immunohistochemical Identification of T- and B-Lymphocytes Delineated by the Unlabeled Antibody Enzyme Method. I. Anatomical Distribution of Θ-Positive and Ig-Positive Cells in Lymphoid Organs of Mice. J. Immunol. Meth *13*, 261-270 (1976)
4. Shevach, E.M., Jaffe, E.S., Green, I.: Receptors for Complement and Immunoglobulin on Human and Animal Lymphoid Cells. Transpl. Rev. *16*, 3 (1973)

Priv.-Doz. Dr. G. Burg
Dermatologische Klinik u. Poliklinik
der Universität.
Frauenlobstr. 9
D-8000 München 2

---

[1] Dr. A. Fateh-Moghadam, Institut für Klinische Chemie, Großhadern/München

15.4. Zur Physiologie und Pharmakologie der Kopfhaut- und Haarlipide

M. Gloor, Heidelberg

Folgende eigene Ergebnisse werden in graphischen Darstellungen demonstriert:

1. Lipidmenge

a) Beim Seborrhoiker ist nicht nur die Talgdrüsensekretionsleistung vergrößert, sondern auch die Zeitdauer verlängert, bis es zur Einstellung des steady state kommt.

b) Steinkohlenteerdestillat (Fluxöl ST 1,5 %) vermindert die Menge der Kopfhaut- und Haarlipide.

c) Selendisulfid (2,5 %) und Omadine MDS (1 %) vergrößern die Menge der Kopfhaut- und Haarlipide.

2. Freie Fettsäuren

a) Bei der Seborrhoea oleosa finden sich mehr freie Fettsäuren in den Kopfhaut- und Haarlipiden als bei der Seborrhoea sicca.

b) Beim Seborrhoiker liegt am behaarten Kopf praktisch immer eine Seborrhoea oleosa vor.

c) Zwei verschiedene Tensidgemische führen zu einer Verminderung der freien Fettsäuren zu Gunsten der Triglyceride in den Kopfhaut- und Haarlipiden.

d) Selendisulfid (2,5 %), Omadine MDS (1 %) und Schwefel (10 %) bewirken eine Reduktion der freien Fettsäuren zu Gunsten der Triglyceride in den Kopfhaut- und Haarlipiden.

3. Keratolyse

a) Das freie Cholesterin ist der einzige Bestandteil der Kopfhaut- und Haarlipide, der fast ausschließlich den epidermalen Lipiden zugehört.

b) Beim Schuppenträger ist das freie Cholesterin stark vermehrt.

c) Eine Vermehrung des freien Cholesterins bewirkt ein getestetes Tensidgemisch. Es handelt sich um einen „keratolytischen" Effekt, wobei offen gelassen werden muß, welches pathophysiologische Substrat diesem „keratolytischen" Effekt zugrunde liegt.

d) In der Spezialität Selsun sind Tenside mit einem so starken „keratolytischen" Effekt enthalten, daß die Reduktion des freien Cholesterin durch Selendisulfid maskiert wird.

4. Keratostase

a) Die Kopfschuppenbildung ist durch eine Vermehrung der Mitosen in der Epidermis bedingt.

b) Steinkohlenteerdestillat, Omadine MDS, Ichthyol-Natrium und Cadmiumsulfid reduzieren im Tierversuch die epidermalen Mitosen.

c) Steinkohlenteerdestillat (Fluxöl ST 1,5 %), Cadmiumsulfid (1 %), Ichthyol-Natrium (1 %) und Selendisulfid (2,5 %) reduzieren das freie Cholesterin in den Kopfhaut- und Haarlipiden. Dies deutet auf eine Verdünnung der Hornschicht und auf eine Mitosehemmung hin. Bei Omadine MDS wird dieser Effekt durch einen gleichzeitig vorliegenden „keratolytischen" Effekt maskiert.

Eine *ausführliche, zusammenfassende Publikation* erfolgt in dem Beitrag M. Gloor und G. Gallasch „Hair Washing and Hair Shampoos" in „Hair and Hair diseases" (Herausg. C. Orfanos), G. Fischer Verlag, Stuttgart – New York (im Druck).

Priv.-Doz. Dr. M. Gloor
Univ.-Hautklinik
Voßstr. 2
D-6900 Heidelberg

15.5. Photochemotherapie der Psoriasis

C. Hofmann, G. Plewig und O. Braun-Falco, München

Die Photochemotherapie beruht auf dem Zusammenwirken von langwelligem Ultraviolettlicht (UVA) und einer photosensibilisierenden Substanz (8-Methoxypsoralen, 8-MOP). Dabei wird eine phototoxische Hautreaktion ausgelöst.

Bestrahlungsgeräte: Die UVA-Bestrahlung erfolgte in verschiedenen, hochintensiven Geräten mit unterschiedlichen Lampentypen. Die Nagelpsoriasis wurde mit Hilfe eines Lichtleitergerätes (Dr. G. Nath, Max Planck-Institut für Biochemie, Abt. für experimentelle Medizin, Martinsried) behandelt.

Ergebnisse:

Tabelle 1. 8-MOP-UVA-Therapie. Patientenzahl N = 179

	8-MOP ORAL	8-MOP LOKAL
Liegebox-Sylvania-FR 40 T12/PUVA	60	0
Liegebox-Osram-Dysprosium	5	0
Stehbox-Osram L 40W/73 S	20	22
Stehbox-Philips-TL 40W/09	30	2
Hand-Fußbox-Osram L 20W/73	0	15
Lichtleiter-Hg-HBO 200	6	19
	N = 121	N = 58

Bestrahlungserfolg bei oraler 8-MOP-UVA-Therapie: Abheilung 93%, Besserung 4%, Versager 3%.

Medikation: 8-MOP wurde *lokal* oder *oral* ein bzw. zwei Stunden vor der UVA-Bestrahlung appliziert. Die *Vorteile* der *oralen* 8-MOP-UVA-Therapie sind: Sauberkerkeit des Verfahrens, einfache, schnelle Applikation, gute Steuerbarkeit, angenehmer kosmetischer Effekt, vor allem aber die Anwendbarkeit bei *allen* Psoriasisformen. *Nachteile* der *oralen* 8-MOP-UVA-Therapie sind: Übelkeit, Juckreiz, längere Bestrahlungszeiten. *Vorteile* der *lokalen* 8-MOP-UVA-Applikation sind: Schonung gesunder Haut und kurze Bestrahlungszeiten. *Nachteile* sind:

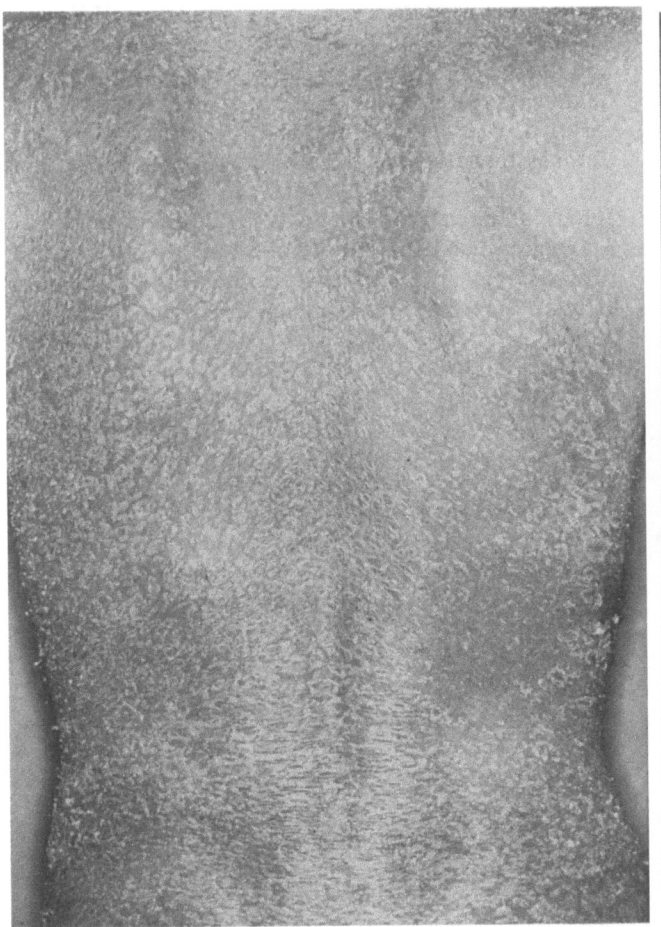
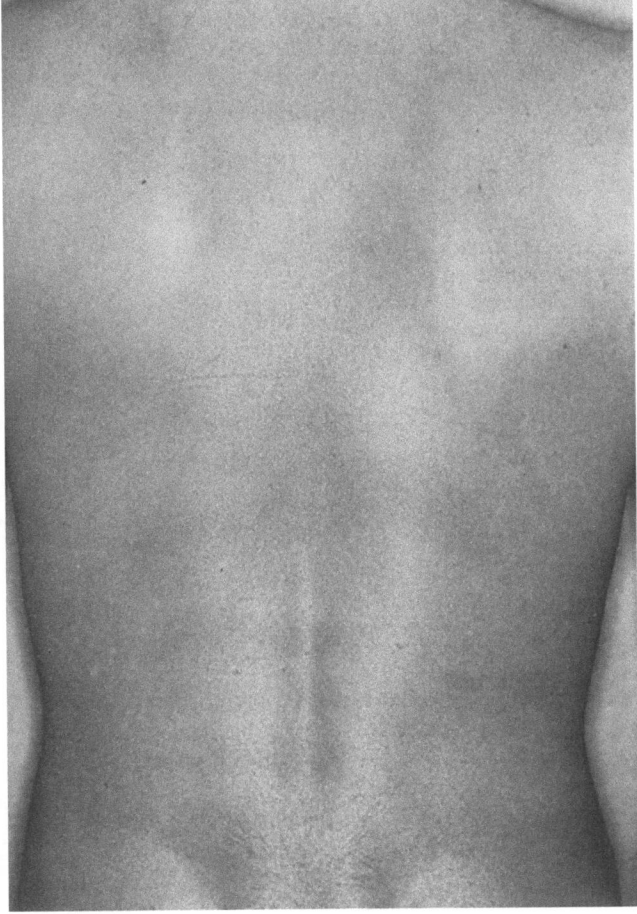

Abb. 1a und b. Psoriatische Erythrodermie vor Photochemotherapie (a). Nach drei Monaten, 40 Bestrahlungen, 8-MOP oral (b)

Umständliche Applikation, fleckige Hyperpigmentierungen, Blasenbildung, Austrocknungseffekt, schlechte Steuerbarkeit und die Tatsache, daß diese Methode nicht für alle Psoriasisformen geeignet ist.

Indikationen und Kontraindikationen für die orale 8-MOP-UVA-Therapie

Tabelle 2. Indikationen für die orale 8-MOP-UVA-Therapie

Therapieresistente Psoriasis vulgaris
Generalisierte Psoriasis vulgaris
Psoriatische Erythrodermie
Psoriasis pustulosa von Zumbusch
Psoriasis unter systemischen Steroiden, Methotrexat etc.
Soziale Indikationen

Tabelle 3. Kontra-Indikationen für die orale 8-MOP-UVA-Therapie

Geringe Ausdehnung der Psoriasis
Gutes Ansprechen auf konventionelle Therapie
Schwangerschaft
Leber-, Nieren- oder andere schwere Erkrankungen
Tumorpatienten
Medikamente: phototoxische, photoallergische
Jugendliches Alter   } relative Kontra-Indikationen
Vorausgegangene Arseneinnahme

Behandlungsschema für die orale 8-MOP-UVA-Therapie: Vor der Behandlung wird die minimale phototoxische Dosis (MPD) bestimmt. Sie ist die Lichtdosis, bei der nach vorausgegangener Einnahme von 8-MOP durch UVA ein gerade noch erkennbares, gut abgrenzbares Erythem erzeugt werden kann. Die erste Bestrahlungsdosis entspricht der MPD. Die *Initialbehandlung* besteht in Bestrahlungen viermal wöchentlich bis zu klinischer Erscheinungsfreiheit. Die *Intervallbehandlung* dient zur Vorbeugung von Rezidiven.

Dr. Cornelia Hofmann
Dermatologische Univ.-Klinik
Frauenlobstraße 9-11
D-8000 München 2

15.6. Fluoreszenzserologische und biochemische Verfahren zur Untersuchung dermaler Bindegewebserkrankungen*

L. Weber, G. Hack, A. Eilhoff, G. Oltersdorf und W. Meigel, Ulm

Seit der Entdeckung der Kollagenpolymorphie kommen verschiedene Methoden zur Aufklärung der Kollagentypverteilung in normalen und pathologisch veränderten Geweben zur Anwendung.

Biochemisch kann die elektrophoretische Auftrennung der Kollagen-BrCN-Peptide zur Darstellung der Kollagentypen herangezogen werden. Gegenüber anderen

---
* Mit Unterstützung der Deutschen Forschungsgemeinschaft

biochemischen Verfahren besitzt diese Methode den Vorteil, daß mit kleinsten Proteinmengen, welche aus Probebiopsien isoliert wurden, gearbeitet werden kann.

Die genetisch differenten α-Ketten des Typ I- und Typ III-Kollagenmoleküls unterscheiden sich in der Anzahl und Verteilung ihrer Methioninreste. Bromcyan spaltet die Polypeptidketten an diesen Methioninresten in definierte Peptide, welche den Kollagentypen zugeordnet werden können. Diese Bromcyanpeptide werden nach ihrem Molekulargewicht in der SDS-Polyacrylamidgel-Elektrophorese aufgetrennt.

Das BrCN-Peptidverteilungsmuster korreliert mit dem Typ I- und Typ III-Gehalt der Hautprobe. Aus der Farbintensität bestimmter, nur Typ I- oder Typ III-Peptide enthaltender Banden kann bei der densitometrischen Auswertung semiquantitativ auf den Typ I- bzw. Typ III- Gehalt der Hautprobe geschlossen werden.

Beim Vergleich des elektrophoretischen BrCN-Peptidverteilungsmusters von Knochenkollagen (reines Typ I-Kollagen) mit dem Kollagen normaler Erwachsenenhaut (Typ I- und Typ III-Kollagen) fehlen im Falle des Knochens zwei im Peptidverteilungsmuster der Haut stets vorhandene Banden.

Mit dieser Methode kann der relativ höhere Typ III-Gehalt der Fetalhaut im Vergleich zur Erwachsenenhaut dargestellt werden. Beim Vergleich keloidaler Narben mit normaler Haut des gleichen Probanden ist der deutlich höhere Anteil an Typ III im Narbengewebe nachweisbar.

Die Technik der indirekten Immunfluoreszenz mit typspezifischen Antikörpern erlaubt detailliertere Einblicke in die Kollagentypverteilung.

Bei diesen Untersuchungen kommen Antikörper von Kaninchen und Ratten gegen Typ I- und Typ III-Kollagen sowie Typ I- und Typ III-Prokollagen aus fetaler Kalbshaut zur Anwendung. Die Antiseren werden durch Immunabsorption gereinigt, die Spezifität der Antikörper wird im passiven Hämagglutinationstest geprüft. Als Gewebesubstrat dienen 6 μ dicke, unfixierte Gefrierschnitte, die Antigen-Antikörper-Komplexe werden durch Fluoresceinisothiocyanat (FITC)-konjugiertes Anti-Kaninchen- bzw. Anti-Ratten-IgG von der Ziege zur Darstellung gebracht. Fluorochrom/Protein-Verhältnis 3,0, Gebrauchsverdünnung 1:30/1:15. Die mikroskopische Beurteilung erfolgt mit einem Zeiss-Standard-IFD-Mikroskop. Fluoreszenz-Auflichtkondensor IV, Filter KP 500, FT 510.

Nach Inkubation der Normalhaut mit Antikörpern gegen Prokollagen Typ I findet sich eine lineare Fluoreszenz unmittelbar unterhalb der Epidermis, während Antikörper gegen Typ I-Kollagen gewöhnlich in allen dermalen Schichten gebunden werden. Antikörper gegen Typ III-Kollagen und Typ III-Prokollagen reagieren dagegen überwiegend mit der papillären und periadnexiellen Dermis. Eine entsprechend deutliche Fluoreszenz bei der Inkubation mit Antikörpern gegen Typ III-Kollagen bzw. -Prokollagen findet sich im Bereich des die ekkrinen und apokrinen Drüsen umgebenden Bindegewebes sowie der Fettgewebssepten.

Abweichungen von diesem Muster lassen sich bei pathologischen Hautveränderungen nachweisen. So ist z.B. bei tumorösen Hautveränderungen, wie Neurofibromen und Melanomen, eine deutliche Reaktion des Tumorstromas mit Prokollagen Typ I zu erkennen. Beim Lichen sclerosus et atrophicus ist Prokollagen Typ I im läsionalen Bereich nicht mehr nachzuweisen.

Das bei der aktinischen Elastose vermehrt in der oberen Dermis abgelagerte elastotische Material kann bis heute nicht zweifelsfrei einem bestimmten Bindegewebsbestandteil zugeordnet werden. Außer einigen Proteasen vermag BrCN im sauren Milieu das Kollagen der Haut abzubauen. Nach Einwirkung von BrCN auf Gewebsschnitte der normalen Haut kommen bei anschließender histologischer Untersuchung des verbleibenden Materials fast überwiegend elastische Fasern in netzförmiger Verteilung zur Darstellung. Dieses Verfahren wird auf Gewebsschnitte von Hautproben angewandt, welche klinisch und histologisch die Charakteristika der aktinischen Elastose aufweisen. Die dichten elastotischen Massen der oberen Dermis bleiben bei diesem Vorgehen erhalten. Bei der Aminosäureanalyse dieses Materials findet sich eine dem Elastin entsprechende Zusammensetzung.

Dr. L. Weber
Abt. Dermatologie
der Universität
D-7900 Ulm

15.7. Dermatochirurgie

J. Petres, Freiburg

An ausgewählten Krankenbeobachtungen wurden Möglichkeiten der operativen Therapie am Integument aufgezeigt und dabei besonders auf die Methoden der Nahplastik, wie Schwenklappen-Plastik (Abb. 1a-f) und Verschiebe-Plastik (Abb. 2a-f), hingewiesen.

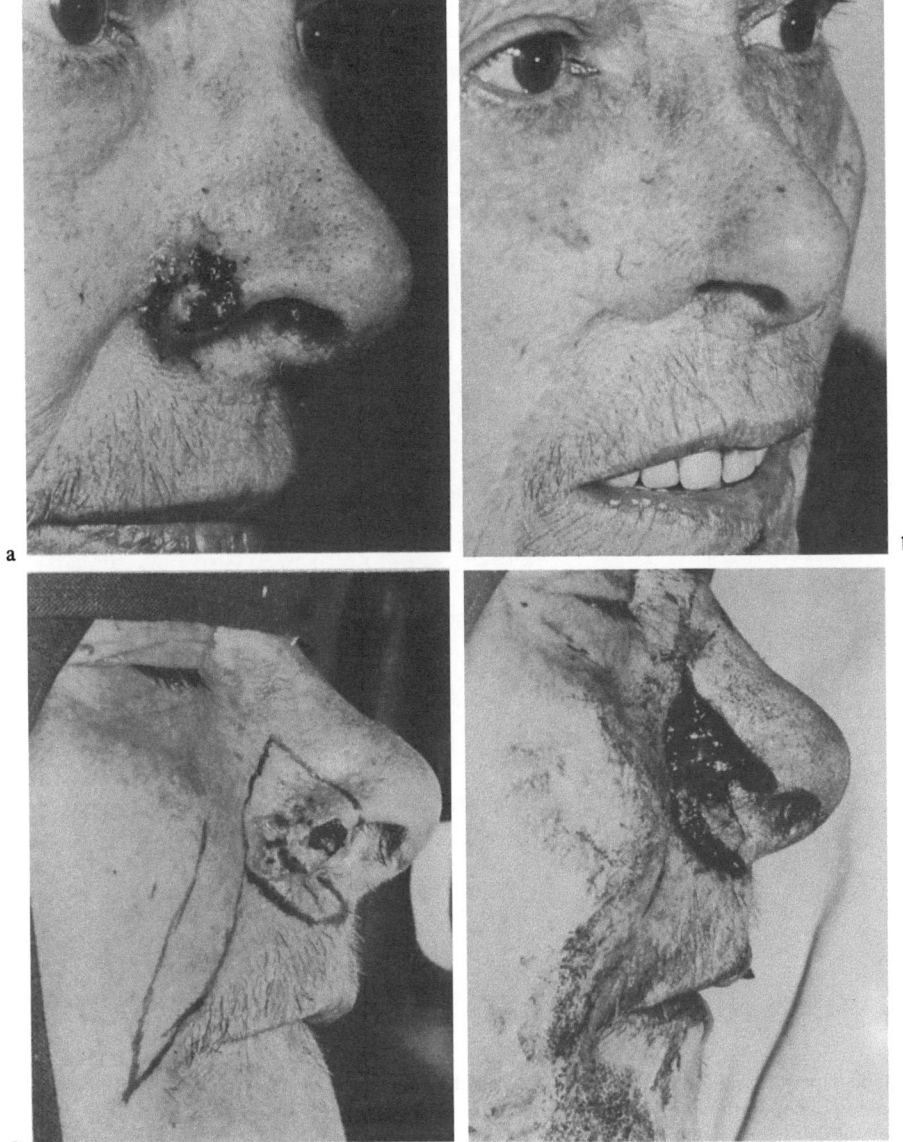

Abb. 1a-f. Diagnose: Basaliom des Nasenflügels. Operations-Technik: Schwenklappen-Plastik. (a) Zustand von Excision. (b) Zustand 15 Monate post operationem. (c) Operationsskizze. (d) Zustand nach Tumor-Excision. (e) Schwenklappen aus Nasolabial-Region vorbereitet. (f) Zustand bei Operationsende nach Einschlagen des distalen Lappenendes

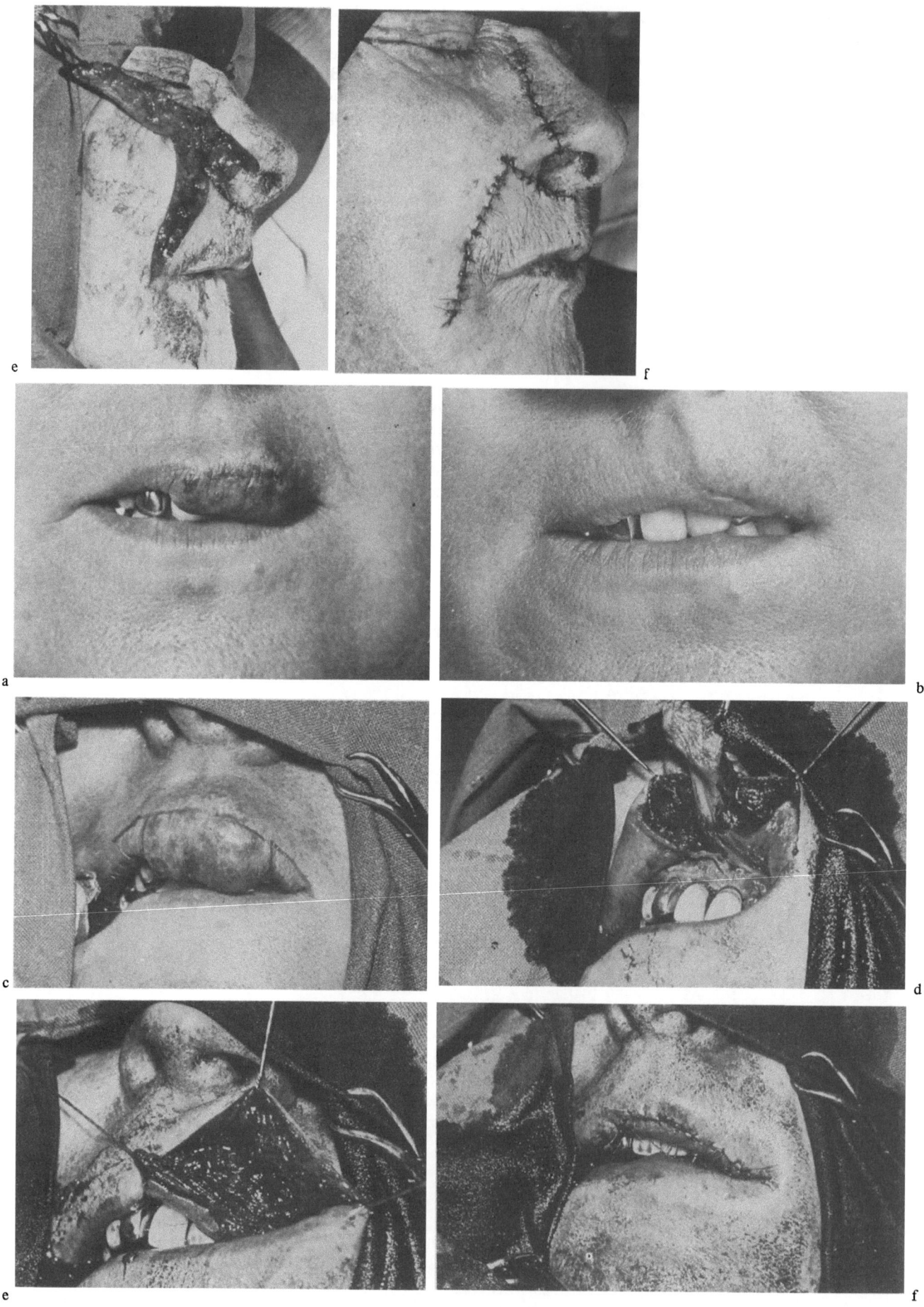

Abb. 2a-f. Diagnose: Haemangiom der Oberlippe. Operations-Technik: Schleimhaut-Verschiebeplastik. (a) Zustand vor Excision. (b) Zustand 30 Monate post operationem. (c) Operationsskizze. (d) Schleimhautexcidat. (e) Verschiebung von Wangenschleimhaut nach medial. (f) Zustand bei Operationsende

Prof. Dr. J. Petres
Univ.-Hautklinik
Hauptstr. 7
D-7800 Freiburg i.Br.

15.8. Steatocystoma multiplex — Klinik, Histologie, Elektronenmikroskopie, Autoradiographie

G. Plewig, H.H. Wolff und O. Braun-Falco, München

Steatocystoma multiplex ist ein seltener, zystischer Tumor des Haar-Talgdrüsen-Apparates. Sporadische Fälle kommen vor, die erbliche Form ist autosomal-dominant.

Der Ursprung der Zysten ist wiederholt diskutiert worden. Die Einordnung dieses Tumors wurde durch synonyme Bezeichnungen, wie Talgzyste oder Sebozystomatose, erschwert.

Diese Ausstellung soll die vielfältigen morphologischen und funktionellen Aspekte des Steatocystoma multiplex systematisch analysieren und zeigen, daß das Steatocystoma multiplex ein Tumor des *Talgdrüsenausführungsganges* und der *Talgdrüsenazini* ist.

Histologie und dreidimensionale Rekonstruktion

Serienschnitte lassen den genauen Aufbau des Steatocystoma multiplex erkennen. Ein geschlängelt verlaufender Epithelstrang verbindet alle Steatocystoma-multiplex-Zysten mit der darüberliegenden Epidermis. Dieser Epithelstrang entspricht der Abortivform des Infrainfundibulums eines normalen Follikels. Er tritt von oben, von der Seite oder von unten an die Zyste heran. Der Strang besteht aus Keratinozyten und Sebozyten. In unregelmäßigen Abständen enthält er ein Lumen und gelegentlich festgehaltene Vellushaare und sogar Haarbüschel (Trichostasis). Der Epithelstrang endet an der Hautoberfläche mit einer Ampulle, die dem Akroinfundibulum entspricht. Diese Ampulle ist entweder ein solider Epithelstrang oder hat ein mit Hornzellen angefülltes Lumen. Im letzteren Fall ist eine punktförmige Öffnung an der Hautoberfläche sichtbar. Jeder Zyste ist nur eine Haaranlage zugeordnet.

Autoradiographie

Der ^{3}H-Thymidin-Markierungsindex ist für die verhornenden Abschnitte der Zystenwand mit 3,3 % und für die in ihr gelegenen Talgdrüsenlappen mit 5,5 % relativ niedrig.

Elektronenmikroskopie

Das Zystenepithel beim Steatocystoma multiplex besteht aus Kerationozyten und Sebozyten. In diesen Zellen können Tonofilamente, Desmosomen und Lipidsubstanzen gleichzeitig vorkommen. Der *Epithelstrang* der die Zyste mit der Hautoberfläche verbindet, setzt sich ebenfalls aus Keratinozyten und Sebozyten zusammen. Die Keratinozyten sind meist nur gering ausdifferenziert mit wenigen Tonofilamentbündeln und Desmosomen.

Folgerungen

In dieser Ausstellung werden neue Aspekte des *Steatocystoma multiplex* vorgestellt.

Experimentelle Methoden: Serienschnitthistologie, dreidimensionale Rekonstruktion, Autoradiographie und Elektronenmikroskopie.

Steatocystoma multiplex: Tumor des Talgdrüsenausführungsganges und der Talgdrüsenazini.

Steatocystoma multiplex: jeder Zyste ist ein Follikel zugeordnet, der fortwährend Haare produziert.

Steatocystoma multiplex: jede Zyste ist mit der Epidermis durch einen Epithelstrang verbunden. Dieser entspricht einem abortiven Follikel-Infundibulum. Der Strang ist meist solide, besteht aus Keratinozyten und Sebozyten. Abschnittsweise ist ein Lumen vorhanden, das Hornmaterial, Talg und Haare retiniert (Trichostasis).

Steatocystoma multiplex: niemals offene Verbindung mit der Hautoberfläche. Der verbindende Epithelstrang ist an zahlreichen Stellen solide. Daher kommen weder Bakterien noch Pilze in der Zyste vor.

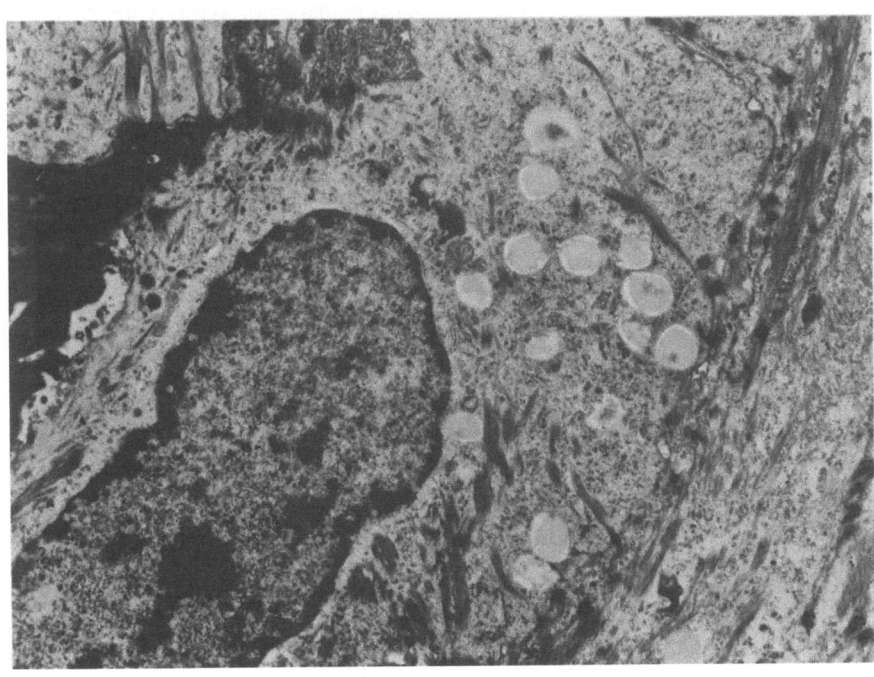

Abb. 1. Zystenwand. Tonofilamente, Desmosomen und Lipidmaterial kommen gemeinsam in einer Zelle vor. x 10.500

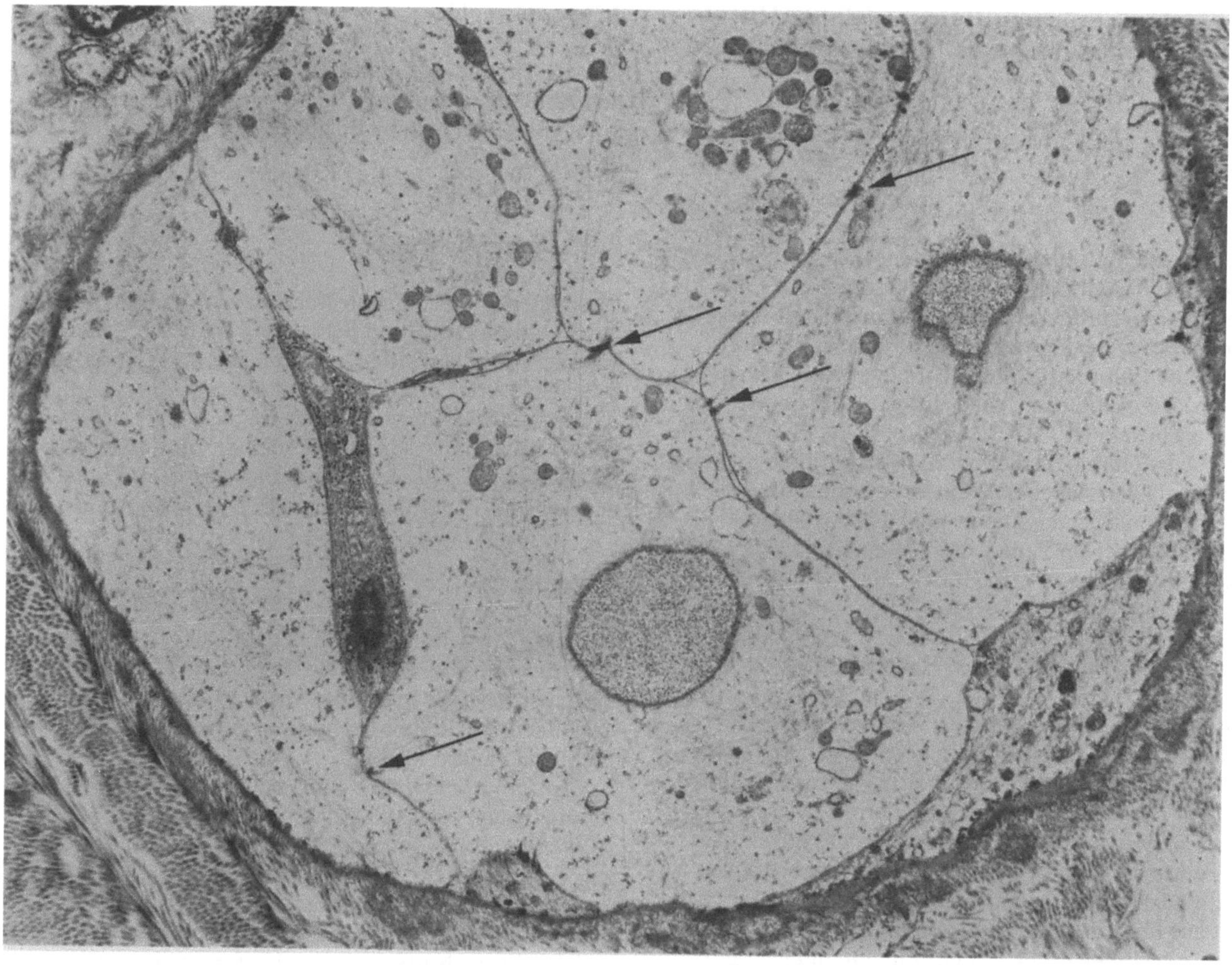

Abb. 2. Elektronenmikroskopische Übersichtsaufnahme des Epithelstranges, der die Zyste mit der Epidermisoberfläche verbindet. An dieser Stelle solider Strang ohne Lumen. Die Pfeile weisen auf Desmosomen hin. x 8.585

Steatocystoma multiplex: beeinflußt von Androgenen, ähnlich wie Talgdrüsen. Daher Entwicklung der Zysten in der Pubertät. *Steatocystoma multiplex:* normalerweise nicht entzündlich verändert.

Steatocystoma multiplex suppurativum: seltene entzündliche Form mit Acne-conglobata-artigen Narben.

Priv. Doz. Dr. G. Plewig
Dermatologische Universitätsklinik
Frauenlobstr. 9
D-8000 München 2

15.9. DNS-Synthesestörung bei der Psoriasis

H. Pullmann, Köln

In der Epidermis von Psoriatikern fanden wir neben einer mäßig gesteigerten Zellproliferation eine signifikante Verlängerung der DNS-Synthesezeit (ts). Diese Verlängerung war sowohl in der nicht befallenen Haut als auch in initialen und voll entwickelten Psoriasiseffloreszenzen nachweisbar. Bei anderen akuten und chronischen inflammatorischen Prozessen der Haut (Vaselinakanthose, toxische Dermatitis, allergische Epicutantestreaktion, chronisches allergisches Kontaktekzem und endogenes Ekzem) war eine ts-Verlängerung nicht nachweisbar.

In den initialen Effloreszenzen der Psoriasis war ts besonders stark verlängert, dort fand sich gleichzeitig ein

Tabelle 1. Mechanismus der psoriatischen Hyperproliferation

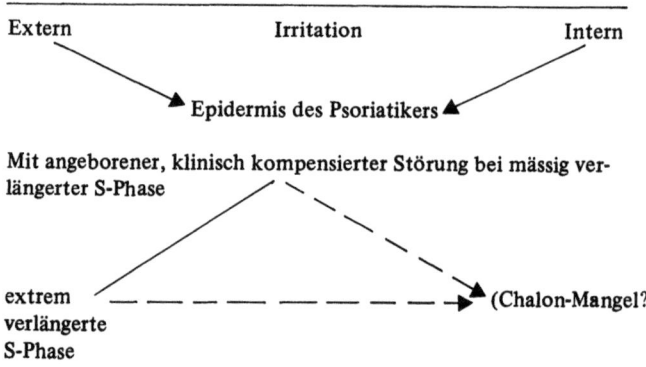

Das bedeutet:
1) verkürzter Zellzyklus (tc) und/oder
2) Übergang von „ruhenden" Zellen (G_0) in den proliferierenden Pool ($G_{1,2}$) und/oder
3) exponentielles Wachstum

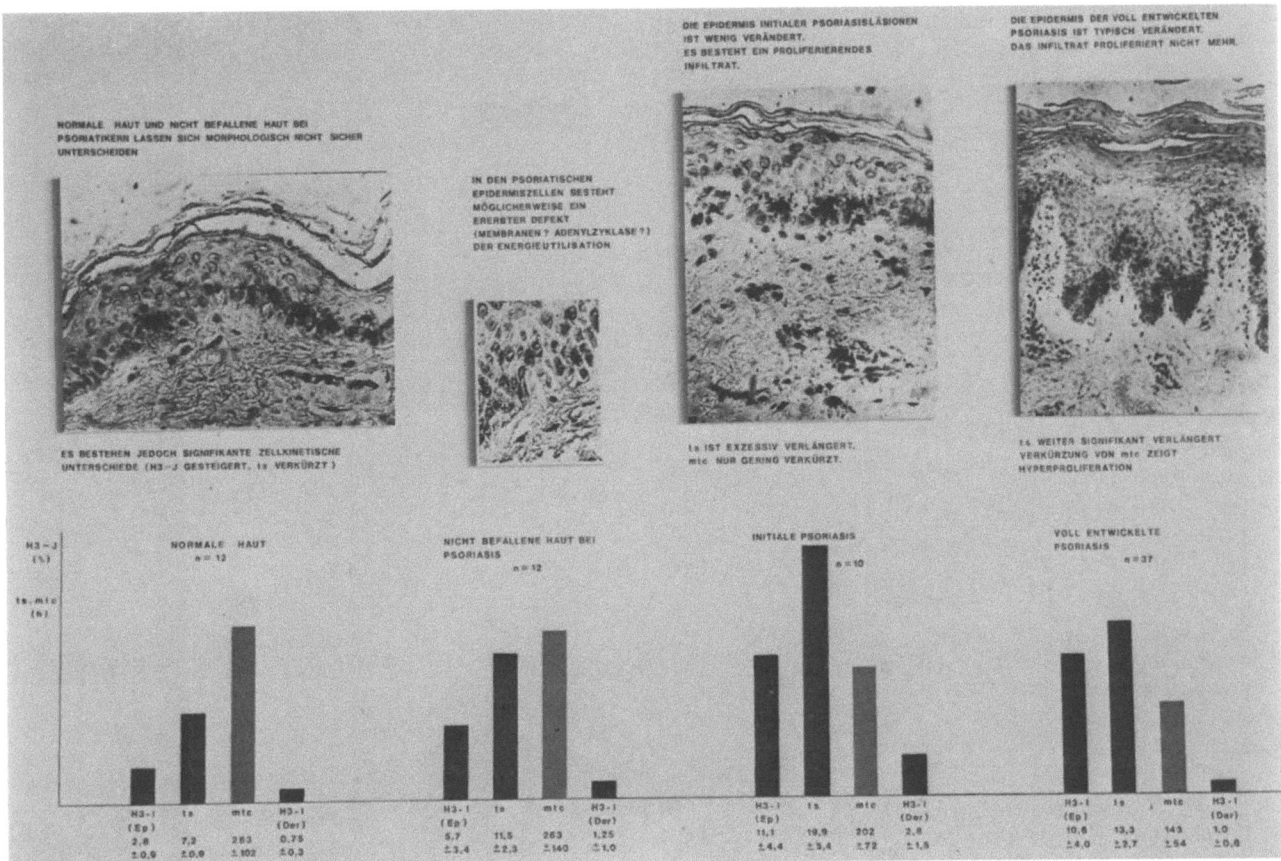

Abb. 1

rundzelliges dermales Infiltrat mit gesteigerter Proliferationstendenz, wie es auch bei zellulären Immunreaktionen auftritt. Dieses Infiltrat scheint ein Provokationsfaktor im Sinne eines Koebner-Effektes zu sein. Die abnorme psoriatische Epidermis reagiert auf diesen Reiz nicht mit einer kurzzeitigen Hyperproliferation, sondern mit der Entwicklung eines psoriatischen Plaques.

Dr. H. Pullmann
Univ.-Hautklinik
Joseph-Stelzmann-Str. 9
D-5000 Köln 41

15.10. Die Merkelzelle
Elektronenmikroskopische Darstellung in Epithel und Dermis des Menschen

U. Runne, Köln, G. Mahrle, Göttingen, und C.E. Orfanos, Köln

Die *Merkelzelle (MZ)* ist eine besonders strukturierte Mechanorezeptorzelle der Haut, die zur Wahrnehmung von Druckreizen dient. Beim Menschen wurden MZ bisher nur selten gefunden, zumeist im Epithel der Fingerbeere und der Mundhöhle. Die MZ ist wahrscheinlich neuroektodermalen Ursprungs und wandert während der Embryonalzeit in die Haut ein.

In dieser Ausstellung wurden neben den MZ der menschlichen Epidermis und des Follikelepithels auch *dermale MZ* demonstriert. Dabei konnten erstmals *polyaxonale Kontakte* zwischen dermalen MZ und Neuriten dargestellt werden. Außerdem gelang es, in der menschlichen Haut *synaptische Kontaktzonen* zwischen MZ und dem afferenten Neuron nachzuweisen.

Material

Die untersuchte Haut stammte vom Thoraxbereich eines 12 Tage alten Neugeborenen, vom Unterarm eines 30jährigen Mannes und vom Oberschenkel einer 60jährigen Frau.

A) Epitheliale Merkelzellen in Epidermis und Follikelepithel

Epitheliale MZ liegen stets im *Stratum basale* (Abb. 1). Sie besitzen einen gelappten Kern, zahlreiche Mitochondrien und die kennzeichnenden osmiophilen *MZ-Granula* (80-150 nm). Als weitere Zellorganellen treten die Golgizone und 4-6 nm dünne Filamente auf. Gelegentlich enthalten MZ Melanosomenkomplexe. Da Tonofilamentbündel fehlen, wirkt die MZ hell. Epitheliale MZ sind mit den umliegenden Keratinozyten durch Desmosome und fühlerartige Fortsätze eng verbunden und bilden mit diesen feinstrukturell eine *Merkelzell-Keratinozyten-Einheit*. Möglicherweise liegt hier auch funktionell eine rezeptive Einheit vor. Vom Corium her tritt an die epitheliale MZ eine verdickte, mitochondrienreiche *marklose Nervenendigung* heran. Diese Nervenendigung liegt schließlich *supralaminar* und bildet zusammen mit der MZ den *Merkelzell-Neurit-Komplex*. An den streng parallel verlaufenden Membranen von MZ und Nervenendigung finden sich regelrechte *synaptische Kontaktzonen* mit verdickter prae- und postsynaptischer Membran und einem schmalen Synapsenspalt. Hier schütten die MZ-Granula offenbar einen Neurotransmitter aus, der dann zur afferenten Erregungsübermittlung dient. Der chemische Aufbau dieses Transmitters ist jedoch noch nicht bekannt.

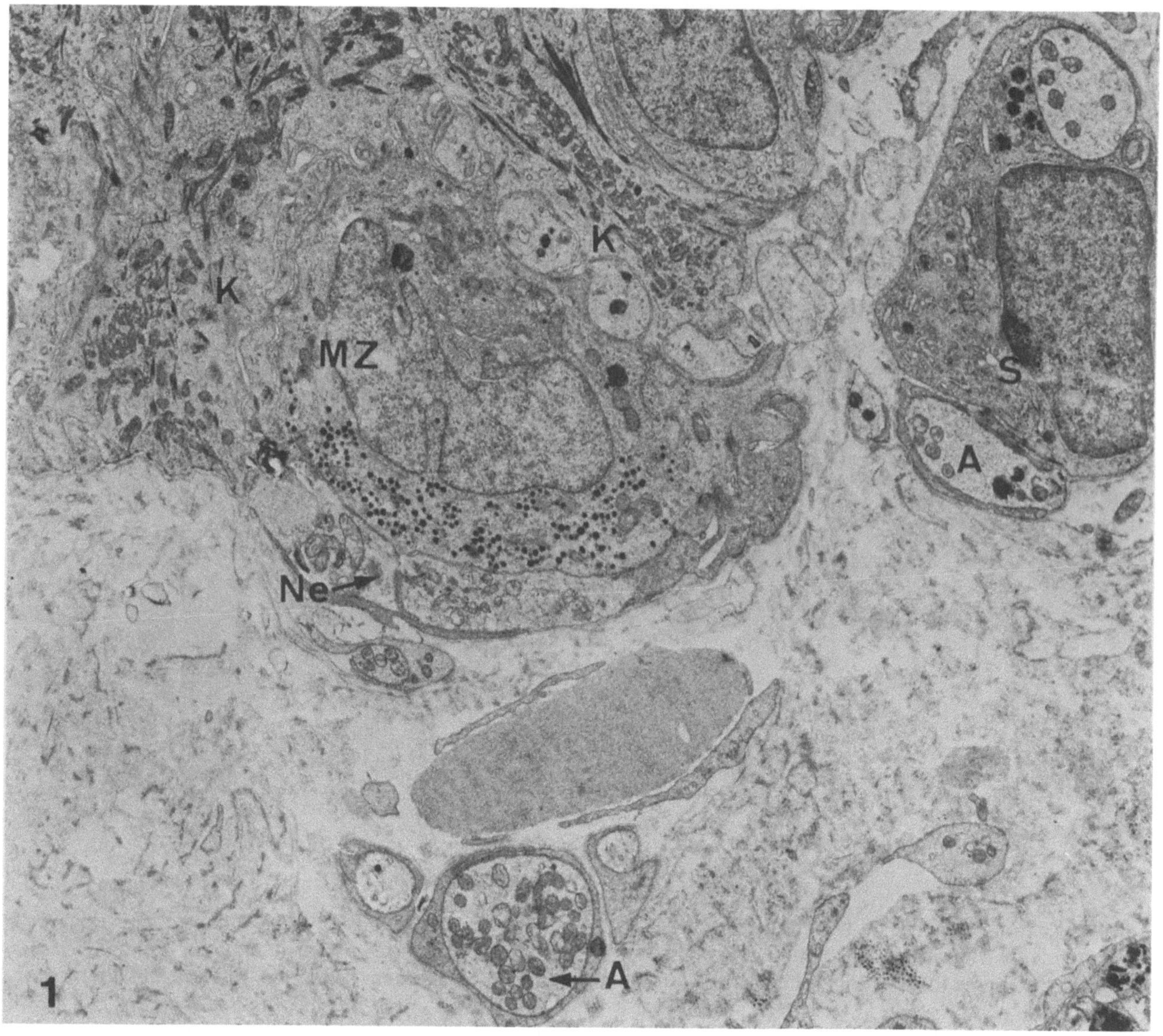

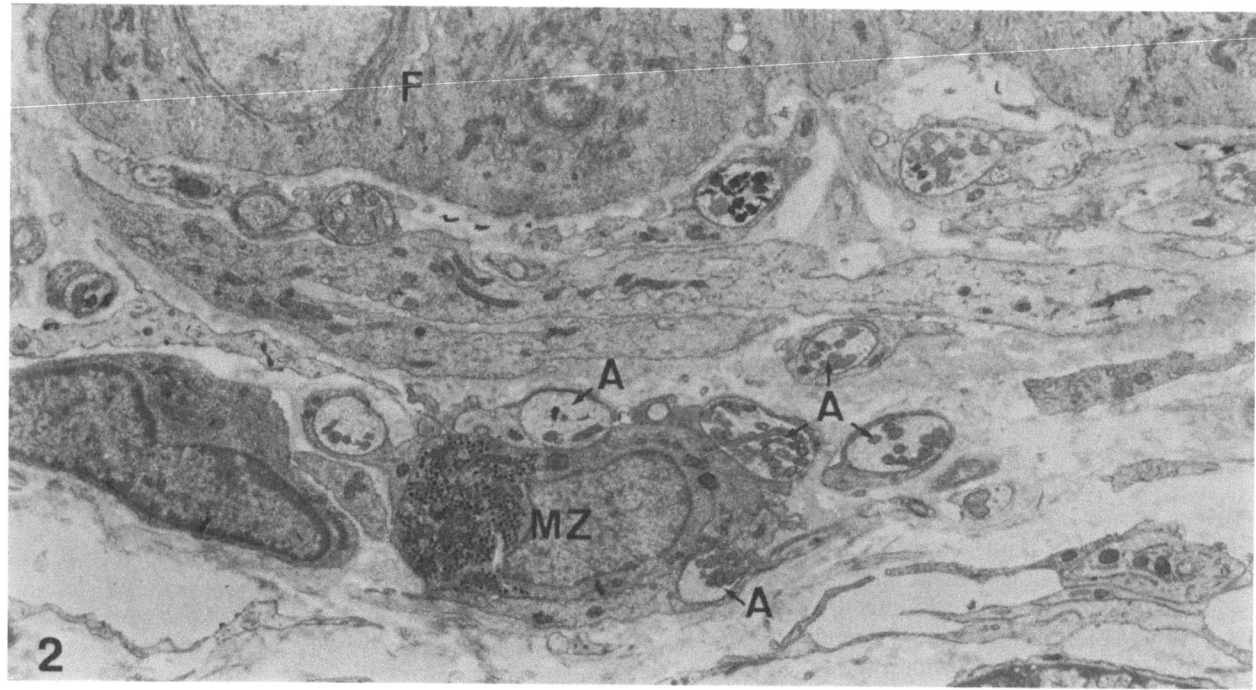

Abb. 1. Epitheliale Merkelzelle (MZ) im Stratum basale. Sie ist seitlich von Keratinozyten (K) umgeben und zur Dermis hin an eine Nervenendigung (Ne) angeschlossen (Merkelzell-Neurit-Komplex). Subepidermal finden sich mehrere Nervenfaseranschnitte. A Axon, S Schwannzelle. 8700 x

Abb. 2. Dermale Merkelzelle (MZ), nahe dem Follikelepithel (F) gelegen. Sie ist von einer Basallamina umgeben und wird von mehreren Axonen (A) umsponnen. 7500 x

B) Dermale Merkelzellen

Dermale MZ liegen subepidermal oder perifollikulär. Sie kommen entweder einzeln oder in kleinen Gruppen vor. Nahe dem Follikel von Körperhaaren können sie gemeinsam mit langgestreckten *Lamellarzellen* auftreten, so daß hier der Eindruck eines Korpuskels entsteht. Die MZ der Dermis besitzen stets eine *Basallamina*, hingegen fehlen Desmosome und fingerförmige Fortsätze. Dermale MZ können eine enge Verbindung zu mehreren Neuriten aufweisen und daher *polyaxonale Kontakte* bilden (Abb. 2). Diese terminal marklosen Nervenendigungen besitzen bereits nahe der MZ eine Markscheide, die eine rasche afferente Erregungsleitung erwarten läßt.

Frau Elisabeth Bodeux sind wir für die selbständige technische Assistenz dankbar.

Literatur

Breathnach, A.S.: An atlas of the ultrastructure of human skin: development, differentiation and post-natal features. London: Churchill 1971

Hashimoto, K.: Fine structure of Merkel cell in human oral mucosa. J.invest.Derm. *58*, 381-387 (1972)

Iggo, A., Muir, A.R.: The structure and function of a slowly adapting touch corpuscle in hairy skin. J.Physiol. *200*, 763-796 (1969)

Mahrle, G., Orfanos, C.E.: Merkel cells as human neuroreceptor cells. Their presence in dermal neural corpuscles and in the external hair sheath of human adult skin. Arch.Derm.Forsch. *251*, 19-26 (1974)

Orfanos, C.E., Mahrle, G.: Ultrastructure and cytochemistry of human cutaneous nerves. With special reference to the ultrastructural localization of the specific and non-specific cholinesterases in human skin. J.invest.Derm. *61*, 108-120 (1973)

Runne, U., Orfanos, C.E.: Tumor- und Arzneimittel-induzierte cutane Axon-Dystrophie. Elektronenmikroskopischer Nachweis multipler lamellärer Körper. Arch.Derm.Res. *254*, 55-66 (1975)

Winkelmann, R.K., Breathnach, A.S.: The Merkel cell. J.invest. Derm. *60*, 2-15 (1973)

Dr. U. Runne
Univ.-Hautklinik Köln
Joseph-Stelzmann-Str. 9
D-5000 Köln 41

15.11. Zur Reaktionsdynamik der Sklerodermie Morphologische, immunologische und biologische Befunde

M. Sandhofer, J. Fritz, H. Kerl, H. Kresbach und H. Altmann, Graz

1. Morphologie

Bindegewebsalterationen (Fibroblasten, Kollagen, Glykosaminoglykane) und pathologische Gefäßbefunde. (Abb. 1).

2. Immunologie

Humorale Immunphänomene: Erhöhung der RNA-Bindungsaktivität bei progressiver systemischer Sklerodermie und bandförmiger Sklerodermie (Abb. 2). Erhöhung der DNA-Bindungsaktivität bei „Mischformen" und bei der bandförmigen Sklerodermie.

Hinweise auf zellvermittelte Immunreaktionen: Migrationshemmung (Leukocytenmigrationshemmtest) auf RNA, Kollagen und Muskelantigen. Verminderung der T-Lymphocyten im peripheren Blut bei „Mischformen".

3. Biologie

Komplexe Chromosomenanomalien (Translokationen und Reunionsfiguren).

Mehr Einstrangbrüche in DNA. Reduzierter DNA-Repair nach Gamma-Bestrahlung. Schnellerer Repair-Einschnitt in DNA nach UV-Schädigung.

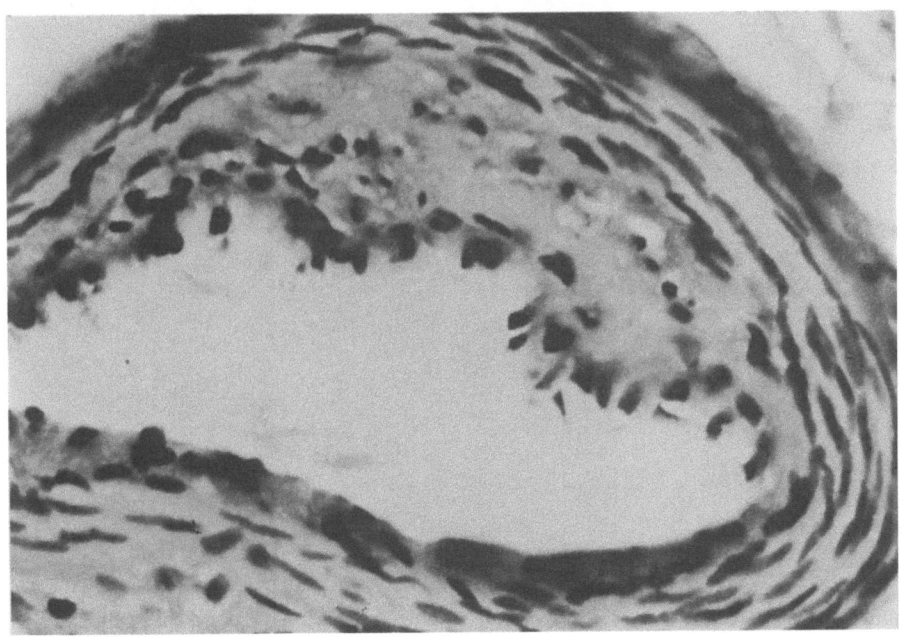

Abb. 1. Initialstadium einer progressiven systemischen Sklerodermie. Arteriole an der Cutis-Subcutisgrenze mit Endothelzellproliferation und stellenweise verbreiterter, ödematös aufgelockerter Intima („mucinös-fibröser" Plaque). H.-E.

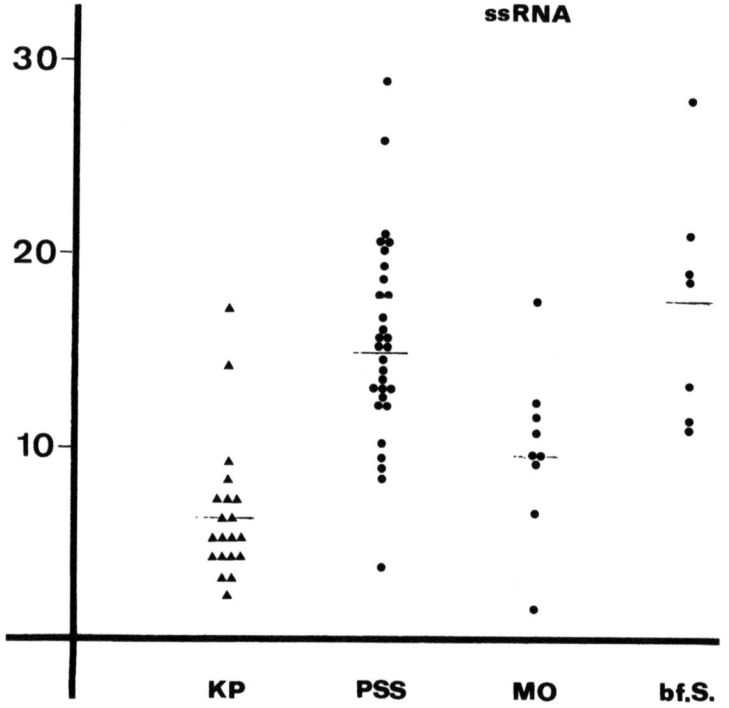

Abb. 2. Bestimmung der RNA-Antikörper mit FARR'scher Technik: Deutlich erhöhte Bindungsaktivität der Sera von Patienten mit bandförmiger Sklerodermie (17,25 %) und systemischer Sklerodermie (15,01 %)

Literatur

Altmann, H., Sandhofer, M., Tuschl, H., Topaloglou, A.: Hinweise auf Alterungsprozesse bei der Sklerodermie: Molekularbiologische Untersuchungen des lymphocytären Systems. Acta Gerontologica (im Druck)

Fritz, J., Sandhofer, M.: Zelluläre Immunphänomene bei der Sklerodermie. Dermatologica *154*, 129-137 (1977)

Kerl, H., Sandhofer, M., Klein, G., Altmann, H.: DNS-Antikörper bei Patienten mit Lupus erythematodes, Sklerodermie und blasenbildenden Dermatosen. Hautarzt 26, 30-34 (1975)

Kresbach, H., Kerl, H.: Systemische Sklerose (Sklerodermie). In: Handbuch der Inneren Medizin (Hrsg. H. Mathies). Berlin–Heidelberg–New York: Springer (im Druck) 1977

Sandhofer, M., Thumb, N., Hoffer, L., Weniger, P.: Sklerodermie und Desoxyribonucleasen. In: „DNA-Repair and late effects". Symposium of the International Society for Research in Frontiers in Medicine, Wien 1. Dezember 1975; (Ed. H. Altmann). Eisenstadt: Roetzer-Verlag 1976

Sandhofer, M., Fritz, J., Grond, K., Klein, G.: T- und B-Lymphocyten bei sogenannten Kollagenosen. Z.Rheumatol. *34*, 418-424 (1975)

Dr. M. Sandhofer
Univ.-Klinik für Dermatologie
und Venerologie
Landeskrankenhaus
A-8036 Graz

15.12. Globozoospermie

W.-B. Schill und H.H. Wolff, München*

Definition: Globozoospermie ist ein seltener andrologischer Befund, bei dem ausschließlich rundköpfige Spermatozoen („Kugelkopfspermatozoen") im Ejakulat vorkommen [1, 2, 3, 4, 8].

---

* Mit Unterstützung der Deutschen Forschungsgemeinschaft

Diagnose: Kann im Routine-Ausstrich lichtmikroskopisch gestellt werden;

Zusätzliche Untersuchungsmöglichkeiten:
Nativpräparat im Phasenkontrastmikroskop
Akrosinaktivität: negativ [5, 6].
Raster-Elektronenmikroskopie: Kugelform (Abb. 1).
Transmissions-Elektronenmikroskopie: Kugelform, fehlendes Akrosom (Abb. 2)
Cytophotometrie: Verminderter DNS-Gehalt [1].
Hodenbiopsie: Während der Spermatohistogenese gewinnt das Akrosom keinen Kontakt zum Spermatidenkopf [7].

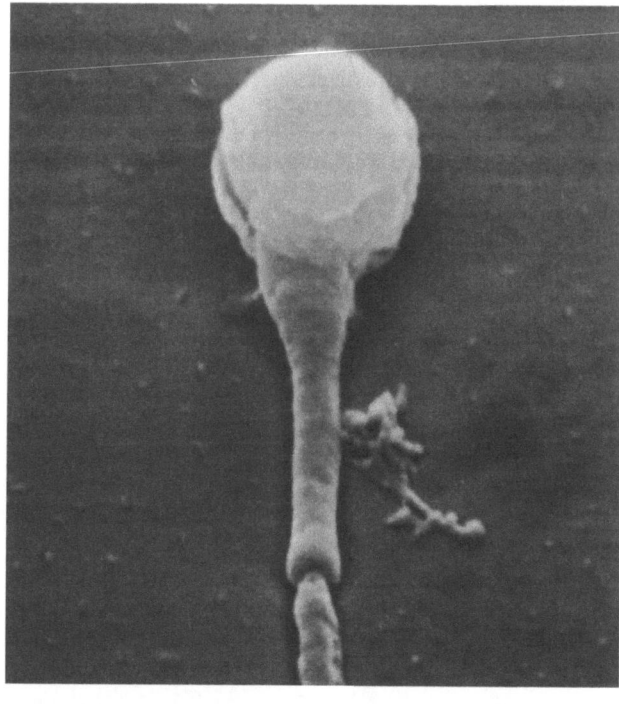

Abb. 1. Globozoospermie. Rasterelektronenmikroskopische Detailaufnahme eines Kugelkopfspermatozoons, ca. 13.000 : 1

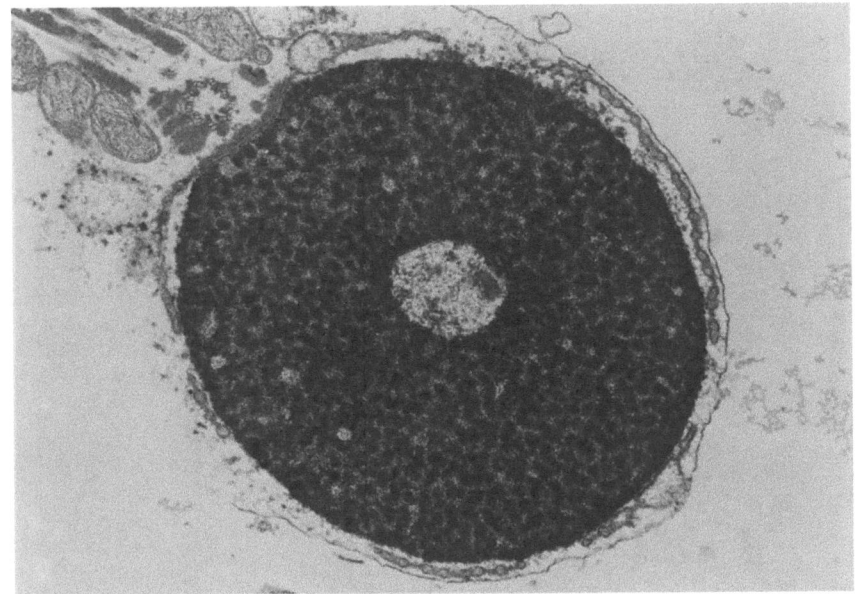

Abb. 2. Globozoospermie. Transmissionselektronenmikroskopische Aufnahme eines typischen Kugelkopfspermatozoons. Kugelform des Spermatozoenkopfes mit zentraler vakuoliger Aufhellung. Zwischen dem kondensierten Chromatin und der Plasmamembran liegt die Kernmembran, das Akrosom fehlt, ca. 28.800 : 1

Ursache: Unbekannt. Symptom oder Krankheitsentität? Genetischer Defekt? Familiäres Vorkommen wurde beschrieben [9].

Praktische Bedeutung: Die Kopfkappe (das Akrosom) enthält Enzyme, die für die Pentration des Spermatozoons in die Eizelle notwendig sind. Wichtigstes Enzym: Akrosin. Da die Kopfkappe bei Kugelkopfspermatozoen fehlt, besteht Infertilität. Eine Therapie ist bisher nicht möglich.

Literatur

1. Meyhöfer, W.: Z. Haut Geschlechtskr. *39*, 174-182 (1965)
2. Schirren, C.G., Holstein, A.F., Schirren, C.: Andrologie *3*, 117-125 (1971)
3. Holstein, A.F., Schirren, C., Schirren, C.G.: J. Reprod. Fert. *35*, 489-491 (1973)
4. Pedersen, H., Rebbe, H.: J. Reprod. Fert. *37*, 51-54 (1974)
5. Schill, W.-B.: Fertil. Steril. *25*, 703-712 (1974)
6. Schirren, C., Laudahn, G., Eweis, A., Heinze, J.: Z.Hautkr. *49*, 5-8 (1974)
7. Holstein, A.F., Schirren, C.G., Schirren, C., Mauss, J.: Dtsch. med. Wschr. *98*, 61-62 (1973)
8. Wolff, H.H., Schill, W.-B., Moritz, P.: Hautarzt *27*, 111-116 (1976)
9. Herruzo, A., Nistal, M., Sachez-Corral: Abstract Nr. 97. IV. Europ. Sterilitätskongreß, Madrid, Oktober 1975

Dr. W.-B. Schill
Dermatolog. Klinik d. Univ.
Frauenlobstr. 9
D-8000 München 2

15.13. Sézary-Syndrom — Klinische, immunologische und elektronenmikroskopische Beobachtungen

L. Szekeres, J. Hunyadi, S. Husz, A. Szörenyi und A. Dobozy, Szeged

Bei der 67-jährigen Hausfrau besteht eine Erythrodermie mit stark schuppender palmarer Hyperkeratose und ausgeprägter Infiltration des Gesichtes seit 1971. Unter der Behandlung mit Methotrexat und Corticosteroiden vorübergehende klinische Besserung. Ende 1975 neuer Schub mit zunehmender Erythrodermie und Lymphknotenvergrösserung bds. inguinal und axillär.

Laborwerte: BSG: 28/52 mm, Leukozyten: 7.220-16.400, Differential-Blutbild: St: 2 %, Seg: 52 %, Mon: 6 %, Ly: 40 %, 18 % davon atypische lymphoide Zellen. GOT: 87 E, GPT: 58 E, BSP: 10 %. Leber-Szintigraphie: diffuse, unregelmässige intrahepatische Aktivität, vergrößerte Leber. Immunologische Untersuchungen: Immunglobuline: im Normbereich, B-Lymphozyten: 19 % (norm. Wert), davon aber IgE-Zellen 8 % erhöht. T-Lymphozyten: 60 % (im Normalbereich). Sternalmark-Lymphozyten: B-Zellen: 4 % (stark vermindert), T-Zellen: 15 % (mässig vermindert). Die Phythämagglutinin-Stimulation der Lymphozyten: 2160 dpm/10^6, stark vermindert (norm. Wert: 20610 ± 5710 dpm/10^6).

Histologie: Im oberen und mittleren Corium, z.T. in der Umgebung der Blutgefäße, z.T. unabhängig davon, zelluläres Infiltrat. Die Zellkerne der Infiltrat-Zellen sind unregelmäßig, die Zellatypie ist ausgesprochen. Axillärer Lymphknot.: Infiltrat von typischen lymphoiden Elementen und großen atypischen Lymphoid-Zellen, die letzten mit cerebriformen Kernen. Mitosen sind öfters nachweisbar.

Elektronenmikroskopie: im axillären Lymphknoten zahlreiche Sézary-Lutzner-Zellen mit charakteristischer Kernstruktur (Abb. 1). Enger zellulärer Kontakt zwischen Sézary-Zellen und Histiozyten bzw. Langerhans-Zellen (Abb. 2).

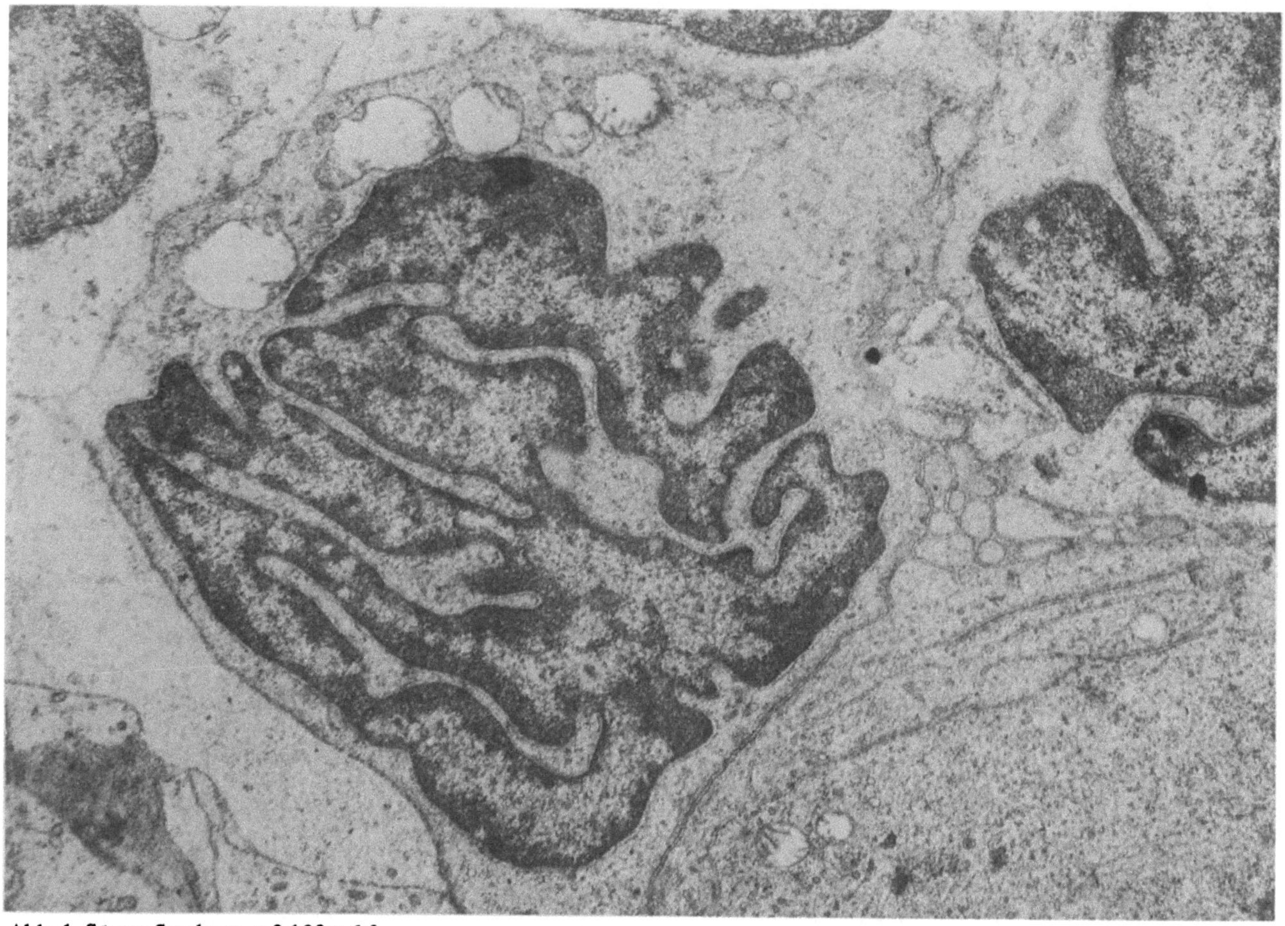

Abb. 1. Sézary-Syndrom. x 2.100 x 6,2

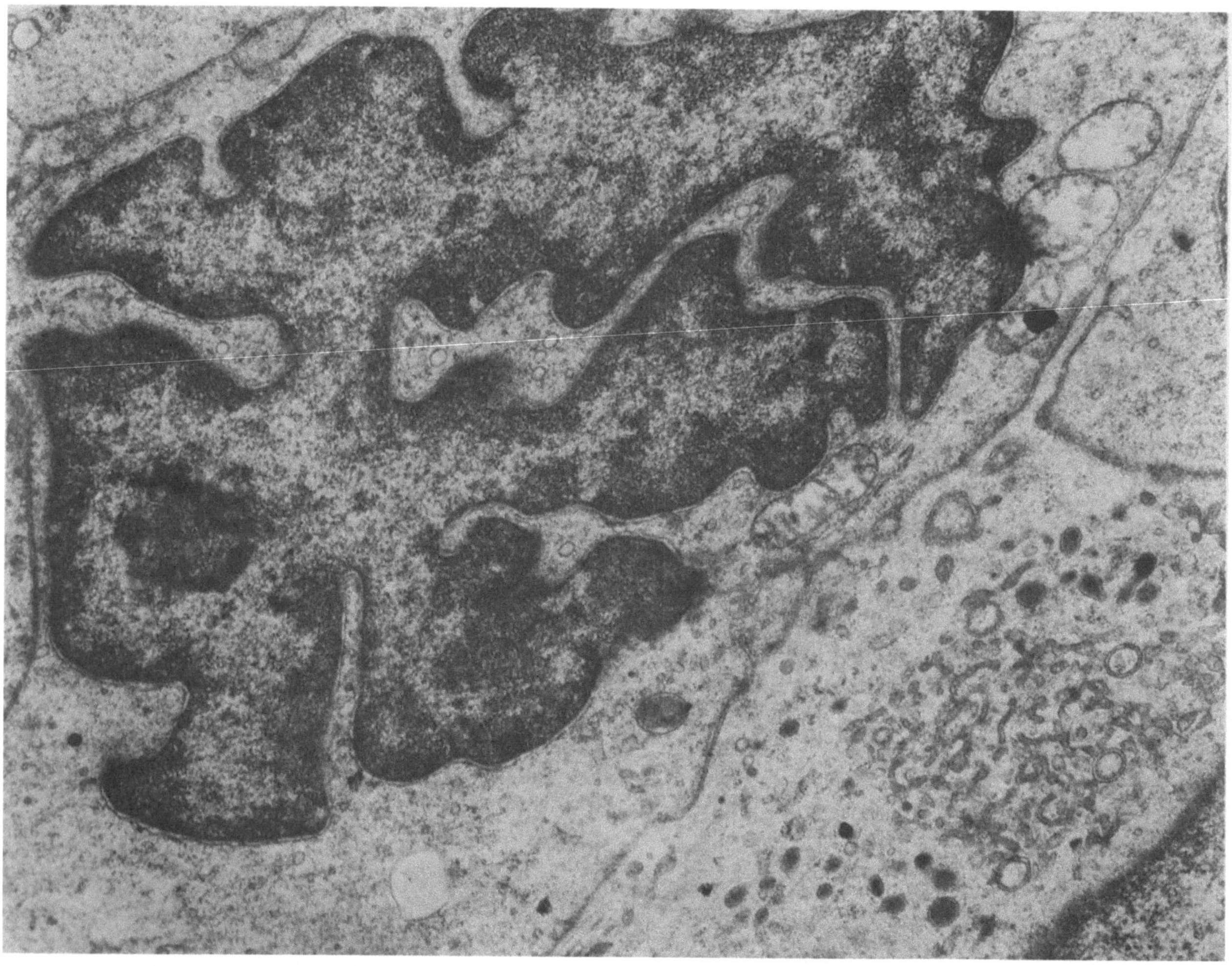

Abb. 2. Sézary-Syndrom. x 4.500 x 3.3

Therapie und Verlauf

Unter der Behandlung mit Prednisolon und Endoxan bzw. Prednisolon und Leukeran und in letzterer Zeit mit einer kombinierten Lichtchemotherapie (PUVA) Verminderung des Pruritus und der atypischen lymphoiden Zellen im Blutbild.

Dr. L. Szekeres
Dermato.-Venerolog. Klinik
d. Univ. Szeged
Koranyi Rakpart 8-10
H-6701 Szeged

15.14. Methode zur plastischen Deckung von Strommarken am Kopf

G. Weber und H. Brückner, Nürnberg

Bei einem 19jährigen Patienten, der wegen ausgedehnter drittgradiger Verbrennungen im Bereich von Händen, Armen, Rumpf und Beinen in unserer Klinik aufgenommen wurde, bestand links parietal eine Strommarke mit handtellergroßer Skalpierung und zentraler Zerstörung des Schädelknochens.

Nach Abheilung der Verbrennungen am Rumpf und Extremitäten wurde die mumifizierte Kopfhaut chemisch-enzymatisch abgetragen, so daß die Kalotte freilag (Abb. 1).

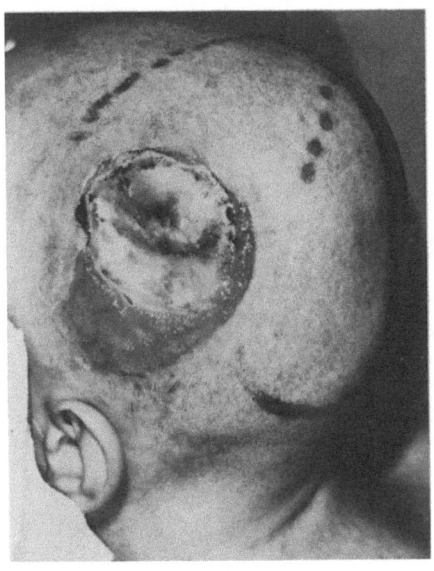

Abb. 1

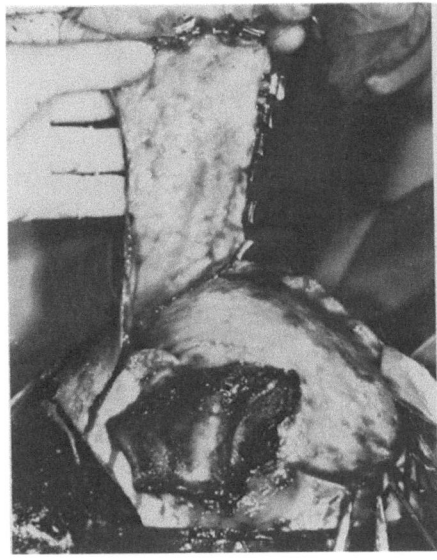

Abb. 2

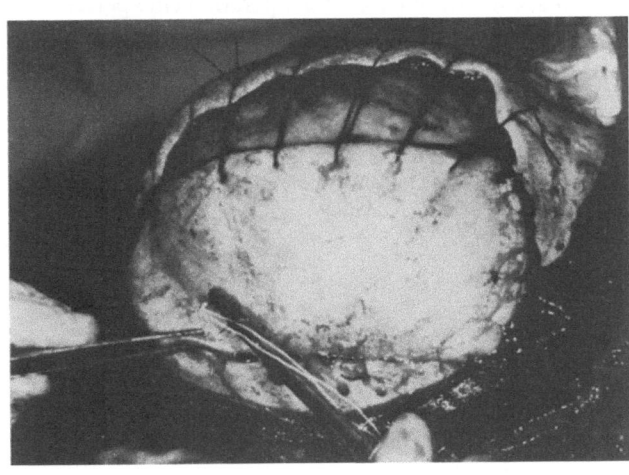

Abb. 3

In Vollnarkose wurde die Tabula externa abgefräst, bis zum Auftreten punktförmiger kapillärer Blutungen. Im Zentrum der Strommarke mußte selbst die Tabula interna abgetragen werden. Nach einem Kreisbogenschnitt und Präparation der angrenzenden Kopfhaut wurde diese von der Unterlage abpräpariert (Abb. 2), über den Knochendefekt geschwenkt und mit dem angefrischten Randsaum des Wundgebietes vernäht (Abb. 3).

In den neu entstandenen medialen Defekt wurde ein freies Spalthauttransplantat, vom Oberschenkel stammend, eingezogen und nach den Rändern sowie zum Rotationslappen fixiert (Abb. 4).

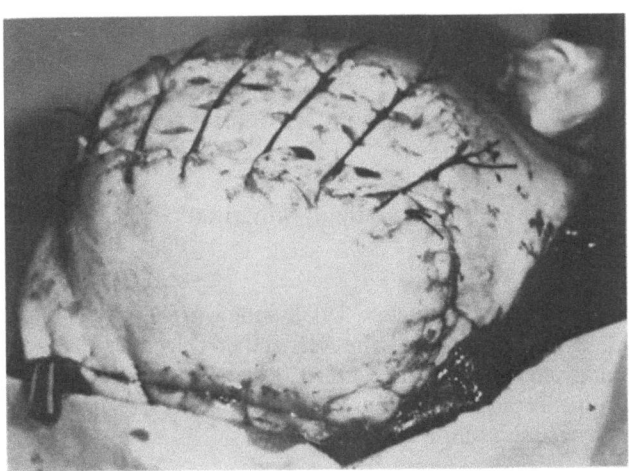

Abb. 4

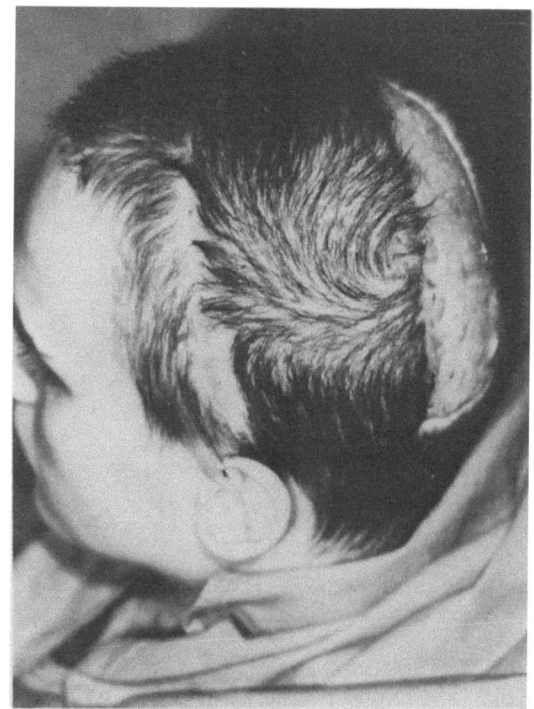

Abb. 5

Rotationslappen und Transplantat heilten vollständig ein, so daß 8 Wochen nach der Operation eine perfekte und komplette Defektdeckung bestand (Abb. 5).

Prof. Dr. G. Weber
Hautklinik d. Städt. Krankenanstalten
Flurstraße 17
D-8500 Nürnberg

15.15. Hautparasiten im Rasterelektronenmikroskop

H.H. Wolff und D. Selzle, München*

In der wissenschaftlichen Ausstellung wurden rasterelektronenmikroskopische Aufnahmen folgender Hautparasiten des Menschen gezeigt: Sarcoptes scabiei, Phthirius pubis, Pediculus capitis (Abb. 1, 2), Pediculus vestimentorum, Pulex irritans.

---

* Mit Unterstützung durch die Deutsche Forschungsgemeinschaft

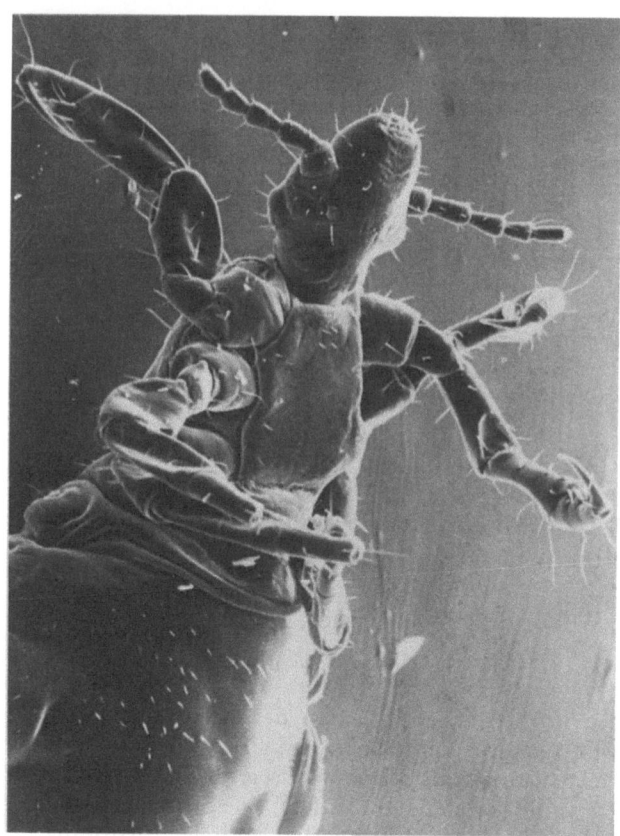

Abb. 1. Kopflaus Pediculus capitis. Vergr. 259fach

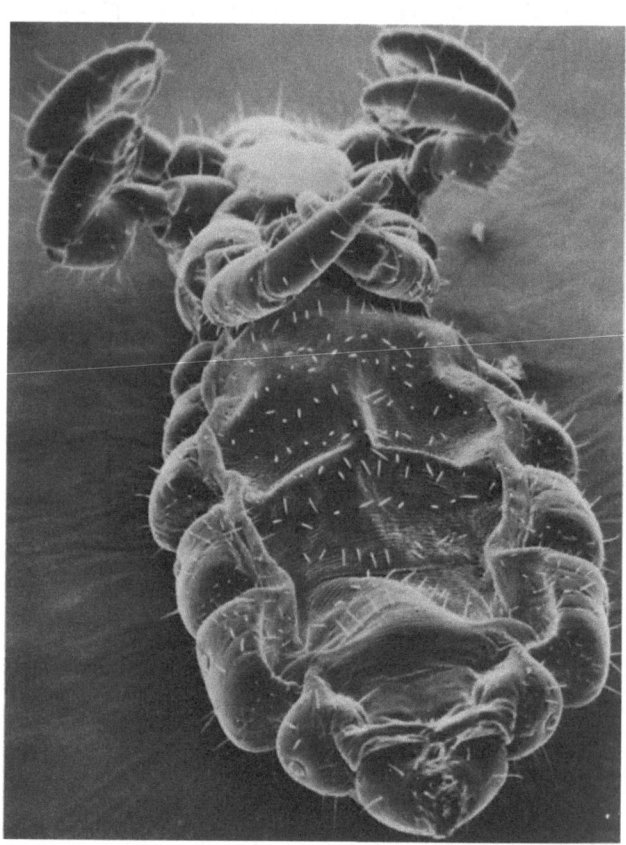

Abb. 2. Kopflaus Pediculus capitis. Vergr. 273fach

Dr. H.H. Wolff
Univ.-Hautklinik
Frauenlobstr. 9
D-8000 München 2

16. Dermatologische Bücher der letzten 2 Jahrhunderte

Ausstellung in der Bibliothek der Universitätskliniken anläßlich der XXXI. Tagung der Deutschen Dermatologischen Gesellschaft in Köln (29.3. – 2.4.1977)

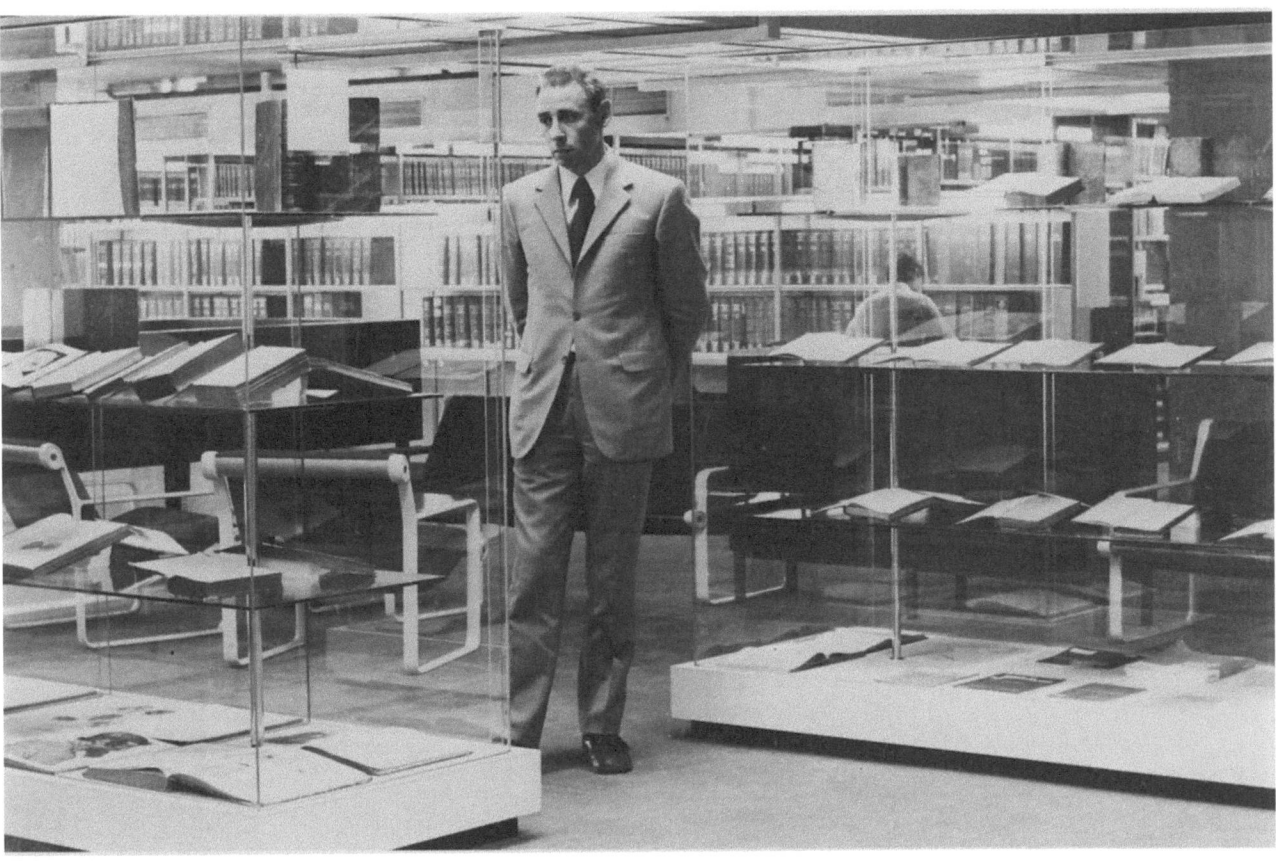

Abb. 1. Übersicht mit dem Initiator der Ausstellung, Herrn Christian Jung, Stellvertreter des Direktors der Zentralbibliothek der Medizin, Universitätskliniken Köln

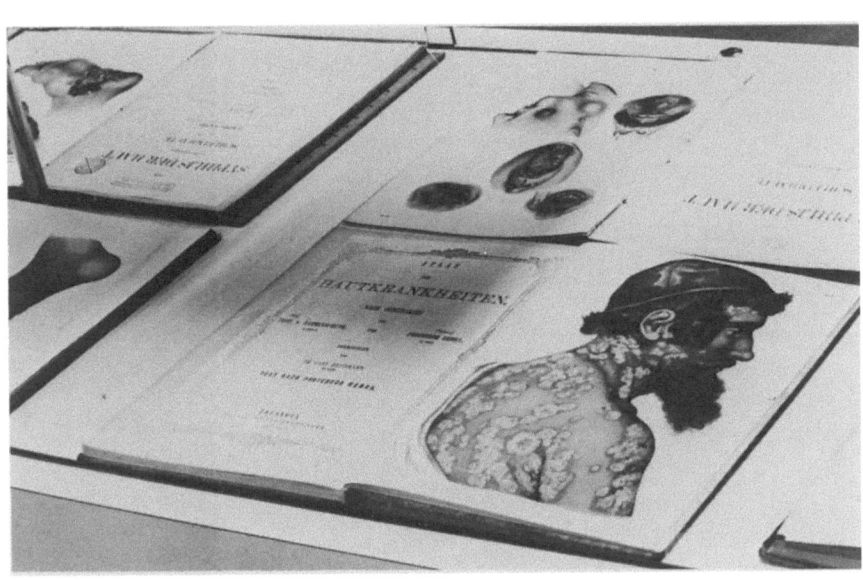

Abb. 2. Aufgeschlagen ein Bild des „Atlas der Hautkrankheiten" von v. Baerensprung und Hebra, Erlangen, Verlag Ferdinand Enke, 1867-1869

Sachregister

AAS (siehe auch Atom-Absorptions-
   Spektrophotometrie) 55
Abnutzungsdermatosen 154
Abszeß, Munroscher 215
Abszeß, perianaler 134
Aceton 145
Acetylcholin 228
Acinetobacter 74
Acne conglobata (siehe auch Akne) 114,
   135, 335, 336, 354
Acrodermatitis enteropathica 171
Acroosteopathia ulcero-mutilans 65
Acrylamid 66
Acrylate 23
Acryllacke 66
Adamantin 275, 276
Adeninarabinosid 275, 276
Adenovirusinfektion 273
Adeps lanae 55
Aderlaß 255, 256
Adipositas 170
Adjuvantien 5, 218
Adnexitis 81
Aeroplast spezial 151, 152, 153
Ärzte 40, 51
Ätiocholanolon 298
Äthoxysklerol 242
AGAT-Test 70
A_2-Influenzavirus 276
Airblock-Technik 243
Akantholyse 139
Akanthose 236
Akne (siehe auch Acne) 41, 160, 237
Akne-Tetrade 335
Akrinor 123, 124
Akrodermatitis 171
Akroosteolyse 25
Akrosin 359
Akrosom 307, 359
aktinische Elastose 351
Aktinomycetom 180, 181
Albinismus 253
Alkaliekzem 65
Alkalineutralisation 46
Alkalineutralisationstest 51
Alkaliresistenz 46, 60
Alkaliresistenztest 51, 59, 64
Alkaloidpflanzen 50
Alkohol 32, 66
Alkoholabusus 78
Alkoholismus 13
Allergentestung 123
Allergie 123, 221
allergische Granulomatose 322
allergische Kontaktdermatitiden 7
allergisches Bronchialasthma 58
allergische Urethritis 73
allergische Vaskulitis 220
Allopurinol 221
Allotransplantat 151, 152
Alopezie 143
Alopezie, androgenetische 143, 144, 336, 337
Alopezie, traumatische 143
Alpicort-F 337
Alprenolol 222
Alrheumun 222
Alternaria-Arten 168
Alupent 334
Amaryllidaceae 50
AMHA-TP-Test (automatisierter Treponema pallidum-Hämagglutinations-Test) 18, 71

Aminoglykosidantibiotika 92
Aminoglykoside 91, 94
Ammoniumbasen, quarternäre 168
Amöbiasis 13, 340
Amoxycillin 21
Amitryptilin 294
Amphotenside 173
Amphotericin B 165, 168, 169, 174, 180, 187, 189, 339, 340
Ampicillin 19, 21, 93, 221, 222, 293, 338
AMP, zyklisches 228
Amylase 249, 250
Amyloidose 4
Amykon 169
ANA (antinukleäre Antikörper) 84, 223, 224, 225, 251, 252, 266
Anämie 120, 223, 224, 225
Anästhesie 115
Analekzeme 134
Analfissur 114, 134, 135, 177
Analfistel 114, 135
Analgetika 120, 125, 242, 338, 339
Analpapillen 136
anaphylaktische Reaktion 2, 220
anaphylaktischer Schock 217, 333
Anaphylatoxin 227
Anaphylaxie 41, 92, 124, 333
Analpolypen 136
Ancobon 169
Ancotil 169
Ancylostome 340
Androgene 290, 354
androgenetische Alopezie 144, 336, 337
Andrologie 287, 289, 292, 293, 294, 297
Androstendion 298
Androsteron 298
Angina pectoris 222
Angiolopathie, diabetische 129
Angiom 145
Angiosarkom 27
Angiotensin 291
Angina specifica 69
Anguli infectiosi 82
Anitis 135, 136
Anorgasmie 295, 297
Anosmie 315
Anthrachinone 62
Antiandrogene 295, 337
Antiarrhythmika 214
Antibiotika 19, 52, 91, 131, 138, 159, 180, 214, 221, 292, 293, 333, 336, 338, 339
Antibiotika-Allergie 25
Antidiabetika 338, 339
Anti-DNA-Antikörper 224
Antigen-Antikörper-Reaktion 220
antigen enhancing factor 3
Antigen-Modulation 218
Antihelminthica 338, 339
Antihistaminika 124, 226, 228, 334
Antihuman-Gammaglobulin-Antikörpertest (AGAT-Test) 70
Antihypertonika 214, 222
Antikörper 3, 217, 221
Antikörper, antinukleäre 84, 223, 224, 225, 251, 252, 266
Antikörper, hämagglutinierende 40
Antikörpersynthese 3
Antikörpersynthese, Induktion 3
Antikonvulsiva 214
Antikonzeptiva 32
Antilymphozyten-Globulin 275
Antilymphozytenserum 4, 5

Antimykotika (siehe auch Antimyzetika) 173, 174, 175, 179, 184, 187, 190
Antimyzektika (siehe auch Antimykotika) 167, 168
Antiphlogistika 222
Antirheumatika 222
Antitussiva 338, 339
Aphthe 257
Aphthose 206
Aphthose, rezidivierende 205
Apoplexia 120
Arbeitsdermatologie, Vorsorgeuntersuchung 57
Arbeitstherapie 59
Arbeitsplatzkonzentration, maximale 28
Argentum nitricum 131
Argyrie 153
Arkadenvene 115
Arsen 66, 148
Artefakt 66
Arteria tibialis posterior 146
Arthritis 224, 226, 250
Arthritis gonorrhoica 20
Arthus Reaktion 220
Arzneimittel 54
Arzneimittelallergie 91
Arzneimittelexanthem 2, 30, 213, 215, 220, 221, 338
Arzneimittelexanthem, fixes 69, 221
Aspergillose 189
Aspergillus-Arten 168
Aspergillus fumigatus 163, 174
Aspermie 291
Asthenozoospermie 291, 307, 308, 312
Asthma bronchiale 30
Ataraktika 338
Atembeutel 124
Atemstillstand 333
Atom-Absorptions-Spektrophotometrie (AAS) 55
Atopie 4, 29, 30, 51, 58, 197
ATPase 143
Atrophie 41, 260, 262, 343
Atrophie blanche 134
Atrophodermie 261, 262, 263
Audiogramm 241
Australia-Antigen 123, 243
Autoagressionskrankheit 4
Autoantikörper 83, 84, 85, 213, 214, 215
Autoantikörper, antinukleäre 213, 215
Autoimmunkrankheit 2, 213, 215, 216, 222, 257
Autoimmunorchitis 213
Autoimmunphänomene 230
Autoimmunreaktionen 220
Automobilindustrie 47
Autophagozytose 244, 245
Autoradiographie 194, 238, 253
Autotransplantat 153
6-Azauridin 276
Azetylenschweißen 30
Azol-Antimykotika 189
Azoospermie 291, 297, 298, 299, 313, 315, 316

Bacterium pyocyaneum 171
Bactrim 338, 339
Bäcker 11, 30
Bäckerasthma 31
Bäckerekzem 31
Bakterien, fusiforme 80
Bakterien-Urethritis 72

Balanitis 72, 73
Balanitis specifica 80
Balanoposthitis 80, 81
Balint-Gruppe 295
Balsame, aromatische 8, 9, 11
Basaliom 97, 99, 100, 103, 104, 105,
    107, 111, 145, 148, 150, 196, 216,
    239, 245, 246, 352
Basaliomentfernung 153
Basaliom, sclerodermiformes 97, 103,
    105, 105
Basaliomrezidiv 105, 106
Basalzellkarzinom 154
Barbiturate 338
Bauarbeiter 45
Baugewerbe 8
Bauhandwerker 55
BCG (bacille bilie Calmette-Guerin) 5,
    216, 219, 220, 231, 232, 233, 246
Becherprimel 62
Beckenvenenthrombose 127
Beifußpollen 229
Beinkrämpfe 132, 133
Beinvenenthrombosen, tiefe 242
Benzalkonium 29
Benzathin-Penicillin 14
Benzocain 8, 11, 55
Benzochinone 62
Benzodiazepin 214
Benzylpenicillin 29, 94
Berufsdermatitis des Küchenpersonals 11
Berufsdermatosen 6, 23, 30, 40, 41, 42,
    51, 53, 57, 182
Berufsekzem 45
Berufskrankheiten 6, 32, 42, 57
Betaisodona 153, 154
Beta-Rezeptorenblocker 222
Bewußtlosigkeit 123
Bienen-Allergie 233, 234
Bienengiftallergie 123
Bienenstich 123
Bienenstich-Allergie 234
Bienentoxin 234
Bilirubin 249, 250
Bindegewebserkrankungen 350
Binotal 69
Biologielaborantin 58
Bisolvon 138
Blacklight 342
Blasenbildung 235
Blastomyzeten 72
Blastomykose 162, 339
Blaugaze 131
Bleivergiftung 31
Bleomyzin 222
Blow-out 127, 128, 130
Blow-out-Ulcus 146, 147
Blutkammerverbände 131
Blutung, arterielle 120
Blutung, subunguale 270
B-Lymphozyten (siehe auch B-Zellen)
    201, 202, 230, 231, 263, 265, 280,
    347, 359
Bogenvene, hintere 115
Bohröl 47, 48
Booster-Effekt 44
Bordetella pertussis 5
Bradykinin 291
Branhamella 74
Braunüle 124
Breitspektrum-Antibiotika 72
Bricanyl 334
Brillantgrün 131, 169
Bromchlorsalizylanilid 168
Bromcyan 350
Bronchialasthma 42, 43
Bronchialasthma, allergisches 58
Bronchitis 177
Brucella-Exanthem 29
Brucellose 29

Brufen 222
BSP-Test 25, 35
Bubo 76
Budd-Chiari-Syndrom 247
bullöse Impetigo 205
bullöses Pemphigoid 84, 205, 214, 215
Burow'sche Plastik 109
Burow'sches Dreieck 101, 108, 335
Bursa 3
Busulfan 222
Butylphenol (ptBP) 35
Burulis ulcus 259
B-Zellen 3, 15, 278, 279, 281
B-Zell-Lymphom 196

Cadmiumsulfid 348
Calcinosis cutis 209
c-AMP 193
Candida 19, 72
Candida albicans 13, 160, 166, 167, 170,
    171, 174, 188, 293, 345, 346
Candida-Arten 168
Candida-Serologie 166
Candidiasis 12, 80, 81, 176, 177
Candidasis, granulomatöse 176
Canesten 168
Caput medusae 127
Carbamazepin 214
Carbonsäuren 169
Carbromal 30
Carcinoma spinocellulare 101
Cardiolipin 70, 71, 81
Cardiolipin-KBR 85
Carnitin 287
Cephaloridin 94
Cephalosporine 75, 89, 90, 221, 292,
    293
Cephalosporium acremonium 163, 164
Cephalotin 94
Cervicitis (Kolpitis) 13
Cetavlon 154
c-GMP 193
Chalone 290, 354
Cheilitis actinica 107, 110
Chelidonsäure 50
Chemochirurgie 149
Chemoimmuntherapie 218, 247
Chemosis 229
Chemotaxis 204, 215, 252
Chemotherapie 216
Chemotherapie, lokale 104
Chemotherapie, topische 153
Chinin 135
Chinidin 214
Chinone 62
Chinosol 21
Chirurgie, mikroskopisch kontrollierte
    103, 104
Chlamydozoen (siehe auch Clamydien
    und PLT) 72, 76
Chlamydozoen-Urethritis 72
Chloracetophenol 30
Chlorakne 32, 35
Chloramphenicol 21, 54, 55, 91, 93, 180,
    292
Chlorhexidin 19
Chlormadinonazetat 336, 337
Chlorpromazin 30, 52, 213, 214
Chloroquin 228, 255
Chlorthalidon 214
Cholate 249, 250
Cholestase, Hepatitis 270, 271
cholinergische Urtikaria 228
Chondrodermatitis nodularis helicis 111
Chondrodysplasia punctata 260, 261,
    262
Chorion-Allantois-Membran 21
Chrom 61
Chromatallergie 42, 43, 55
Chromate 30, 53, 54, 55

Chromatekzem 33
Chromatin 192, 251, 252
Chromosomenanomalie 25, 253, 254
Chromomykose 163, 165, 182
chronische Lymphadenose 221
chronische Polyarthritis 160
chronische Prostatitis 312, 313
chronisches Ekzem 48
chronisch venöse Insuffizienz 133
Chrysosporium pannorum 163, 165
C-17-Ketosteroide 298
Cladosporium werneckii 161
Clamydia oculogentiale 13
Clamydien (siehe auch Chlamydozoen)
    12, 15, 292, 313
Clavus 111, 167, 170
Clofazimin 260
Clomiphen 290, 299
Clotrimazol 165, 168, 174, 184, 185,
    189
Coeruloplasmin 196, 274
Coffein 141
Colitis ulcerosa 203
Concomittant allergy (siehe auch
    Koppelungsallergie) 9
Condylomata acuminata 12, 13, 111
Coriumfibrose 129
Coronarinsuffizienz 176
Corpora cavernosa 123
Corpora cavernosa, Thrombose 123
Corticoide 192
Corticosteroide (siehe auch Steroide)
    4, 5, 122, 123, 138, 191, 203, 223,
    224, 225, 228, 266, 268, 270, 271,
    275, 343, 359
Corticotulle lumiere 149
Cortison 124
Corynebacterium acnei 190
Corynebacterium parvum 5, 218
Coxsackie B_1-Infektion 273
Crampi 127
Crinohermal-fem 337
Crossektomie 115, 132, 133, 134
Cryptococcose 189
Cycloheximid 164
Cyclophosphamid 4, 222
Cylindrom 145
Cyproheptadin 228
Cyproteronacetat 337
Cytosinarabinosid 276
Cytostatica 5, 50, 159, 203, 204, 205,
    222, 268

Dacarbazine (DTIC) 219, 246
Dactinomyzin 222
Daktarin 168
Dalbergione 62
Dalzic 222
Debridement 152
Deckungen, plastische 125, 131
Degeneration, muzinöse 265
degeneratives Handekzem 64
Degranulation 251
Dehnungsplastik 97, 105
Depigmentierung 58, 149
Depot-ACTH 220
Dequaliniumchlorid 165
Dequaliniumsalicylat 165
Dermabrasion 119, 120, 148, 149, 152
dermal back flow 142, 143
Dermatitis degenerativa 48
Dermatitis exfoliativa petrolatum 48
Dermatitis herpetiformis Duhring 205,
    214, 215, 235
Dermatitis nodularis necrotica 320
Dermatitis, periorale 111
Dermatitis, photoallergische 270
Dermatochalasis 114, 117, 326
Dermatochirurgie 97, 114, 141, 142, 351
Dermatocoptesscabiei 179, 180

Dermatologie, korrektive 110, 137, 140
Dermatom 147, 176
Dermatomexzision 149
Dermatomykosen 163, 165, 175, 179, 180, 182
Dermatomyositis 214, 223, 250
Dermatophyten 159, 160, 162, 163, 164, 167, 168, 169, 170, 171, 174, 179, 188
Dermatophytien 188
Dermatose, febrile neutrophile 204
Dermatose, perforierende 208
Dermatose, tropische 339
Dermatosklerosen 114
Desderman 39
Desensibilisierung (siehe auch Hyposensibilisierung) 31, 40, 124
Desinfektionsmittel 29, 37, 52, 67, 173
Desinfizientien 52
Desmosomen 86
Desoxylapachol 62
Desoxyribonuklease 138
Deszensus 172
Detergentien 52
Dextrane 131, 333
D-Fruktosidase 307, 308
Diabetes 84, 160, 170, 172, 177, 209, 240, 303
diabetische Angiolopathie 129
Dialyse 209
Diapneusis buccalis 325
Dibenzthion 165, 169
Dichlorhydroxychinaldin 168
Dichromate 8
Dichromatkontaktallergie 8
Diclofenac 222
Dienöstroldiacetat 337
Dieffenbach-Lappen 108
Digitalis 333
Dimethylchlortetracyclin 94
Dinitrochlorbenzol (siehe auch DNCB) 4, 218, 219
Diodoquin 168
Dioxin 32, 35
Dioxydichloridphenylsulfid 168
Diphenylhydantoin 214
Diplokokken, gramnegative 72
Diszision, transkutane 132
Dithiotreitol (DTT) 84, 85
Dithranol 271
DMSO 40
DNCB (siehe auch Dinitrochlorbenzol) 4, 14, 199, 216, 219
DNS 222, 223
DNS-Synthese 354
Dociton 222
Dolantin 124
Donovania granulomatosis 13
Donovanosis 12
Doppler-Sonde 128
Doppler-Strömungsdetektor 146
Doxorubicin 222
Doxycyclin 292
D-Penicillamin 209, 214, 220, 222
Dreiviertelhautplastik 156
Drogenabhängigkeit 13
DTIC (siehe auch Dacarbazine) 219, 220, 246
Druck Urtikaria 228
Durchblutungsstörungen, arterielle 123
Dysenterie 12, 13
Dyskeratosen 192
dystrophische Nägel 297

Echovirus-infektion 273
Econazol 165, 168, 174, 187, 189
Eczema marginatum 160
Effektor-B-Zellen 3
Effektor-T-Zellen 4
Effortil 334

Effluvium 337
Einschluß-Urethritis (siehe Chlamydozoen-Urethritis) 13, 72
Eisenkomplexe 244, 245
Ejaculatio praecox 303
Ejakulationsstörungen 294
Ektropium 105
Ekzem 7, 29, 33, 57, 59, 60, 65, 67, 114, 131, 137, 237, 240, 341
Ekzematiker 51
Ekzem, bakterielles 47
Ekzem, chronisches 48
Ekzem, endogenes (siehe auch Neurodermitis) 42, 43, 354
Ekzem, seborrhoisches 43, 163
Elastin 209, 351
Elastose, aktinische 351
Elastosis perforans serpiginosa 208, 209
Elektrische Stromunfälle 126
Elektrodissekation 149
Elektrokoagulation 97, 191
Elektronenmikroskopie 86, 143, 241, 244, 263, 272, 280, 286, 345, 348, 353, 359, 362
Elephantiasis 137
Elephantiasis nostras 137
Elephantiasis tropica 137
Elimination, transepitheliale 208
Ell-Cranell 337
Emulsionen 47, 48, 53, 54
ENA 223
Enchondrome 210
Endogenes Ekzem 176, 354
Endolymphangitis proliferans 142
Endomykosen 174, 175
endoplasmatisches Retikulum 198, 263
Endotoxinschock 91
Entamoeba histolytica 12, 13
Enterokolitis, pseudomembranöse 207
Enterokolitis, ulzeröse 256, 257
Enterotoxin B 208
Enterotoxine 207
Entzündungsbestrahlung 131
Enzephalopathie 25
Enzymzytochemie 346
Eosinophilie 137, 240
Epiandrosteron 298
Epicillin 293
Epikutantest 11, 30
epidermale Proliferationsdermatosen 192
Epidermiszellen 2
Epidermolyse, toxische 213
Epidermophyton 162, 188
Epidermolysis bullosa dystrophica 272
Epidermophyton floccosum 167, 168
Epididymitis 293
Epididymo-Vasostomie 293, 294
Epikutantest 37, 45, 50, 52, 64, 239
Epilepsie 221
Epiminkunststoff 38
Epi-Monistat 168
Epitheliom 111
Epoxydharze 23, 30, 53, 54
Epsilon-Aminocapronsäure 228
Erektionsstörungen 294, 296, 297
Ergotherapie (siehe Arbeitstherapie) 59, 60
Erosio colli uteri 80, 81
Erosio interdigitalis candidomycetica 176, 177
Erregernachweis, elektronenmikroskopischer 21
Ersatzkassen-Adgo 341
Erysipel 130, 138, 139, 142, 143, 205, 206, 240
Erysipelas carcinomatosum 247
Erysipelas recidivans 142
Erythem 333

Erytem, migrierendes, nekrolytisches 240
Erythema anulare centrifugum 205, 206, 266
Erythema chronicum migrans 160
Erythema elevatum diutinum 35
Erythema exsudativum multiforme 205, 213, 338
Erythema nodosum 256
Erythematodes chronicus 111, 215
Erythematodes, systemischer 250
Erythematodes visceralis (siehe auch Lupus erythematodes) 213, 214
Erythemdosis, minimale 237
Erythrasma 160
Erythrodermie 2, 338, 349, 359
Erythrodermie, psoriatische 270, 350
Erythromycin 19, 75, 91, 94, 292
erythropoetische Porphyrien 31
Estander-Plastik 107
Esthiomene (siehe auch genitoanorektales Syndrom) 76
Ethosuximid 214
Ethylphenacemid 214
Eugenol 39
Eumyzetom 180, 181
Exantheme 80, 82, 222, 338
Extractable Nuclear Antigen (ENA) 223

Facies leontina 263
Fadendrainage 135
Fächerplastik 107
Farbfilmentwickler 58
Farbstoffe 54
Farbstoffverdrängungstest 92, 93
Favus 160
Fazialisparese (passager) 241
FC-Rezeptoren 4
Femoralisvenenthrombose 127
Fenoprofen 22
Feprona 222
Fernlappenplastik 106, 151
Formaldehyd 53
Ferritin 244
Fertilität 292, 293, 306
Fertilitätsstörungen 287, 289, 290, 307
Fettgewebsnekrose, subkutane 240
Fibrin 205, 206
Fibrinogen 206
Fibrinolyse 125, 126
Fibrinolysin 138
Fibroblasten 198, 263, 264, 265
Fibrome 111
Fibrose 136
Filarien 138
Fimbriae 19
Fisch 30
Fischkonservenindustrie 11
Fissuren 134
Fisteln 134
Flammazine 153
Fleisch 30
Fluor, genitaler 159
Fluorescent-Treponema-Antibody-Test (FTA-Test) 70
Fluoreszenz 159
5-Fluorocytosin 168, 169, 174, 187, 188, 189
5-Fluorouracil 149, 222
α-I-Foetoprotein 196
Follikelaktivität 144
Follikelmykosen 170
Follikelretentionszysten 119
Follikelstimulierendes Hormon (FSH) 301, 303
Follikelzysten 120
follikuläre Hyperkeratosen 170
Formaldehyd 9, 23, 30, 39, 54, 70, 173
Fonsecaea Pedrosoi 182
Fräsen, hochtouriges 97
Frambösie 70

367

Framycetinsulfat 147
Frei-Antigen (Lygranum) 21, 76
Freihauttransplantate 150
Fremdkörpergranulom 107, 322
Freon 145
Freund'sches Adjuvans 5, 218
Friseusen 45
Frühsyphilis, ulzeröse 14
Fruktose 313
FSH 290, 300, 301, 302, 303, 304, 314, 315, 316
FTA-ABS, falschreaktive Ergebnisse 15
FTA-ABS-Test (Flueroeszenz-Treponema-Antikörper-Absortions-Test) 15, 18, 70, 71, 81, 82, 84, 85
FTA-IgE-Test 15
FTA-IgM-Test 15, 18, 70, 71
Fulcin 169
fumagoide Zellen 183
Fungichthol 169
Fungiplex 169
Furunkulose 29
Fußmykosen 169

Gärtner 30, 49, 50
Galantamin 50
Galenik 167
Gamaschengeschwüre 130
Gamaschenulcus 127, 148
Gammaglobulin 123
Gangrän, akutes 146
Ganzkörperbestrahlung 4
Gardner-Syndrom 210
Gastropathien, syphilitische 14
Gebührenordnung 340
Gehirn 159
Gemüse 30
Gene 192
genitaler Fluor 159
genetically related macrophage factor 3
Genetik 209, 283
Gentamycin 21, 45, 92, 93, 94, 153, 180, 292
Gentianaviolett 131
Germinoblasten 281
Germinozyten 281
Geschlechtskrankheiten 12, 13, 69, 77, 240, 243
Geschlechtskrankheiten, Epidemiologie 13
Gestagen 336
gestielte Lappenplastik 150
Gewebekleber 113, 147
Gewebemakrophagen 3
Gewebshormone 291
Gewerbedermatologie 46
Gewerbedermatosen (siehe auch Berufsdermatosen) 29
Gewürze 30
Gicht 221
Giemsa-Färbung 21
Gingicain 38, 39
Glaukom 246
Globozoospermie 358, 359
Glomerulonephritis 14
Glomustumoren, multiple 209, 210, 211
Glossitis 240
Glottisödem 333
Glukagon 241
Glukagonom-Syndrom 240
Glukokortikoide (siehe auch Steroide, Kortikosteroide) 130
Glutamatdehydrogenase 142
Glutaraldehyd 275
Glykosaminoglykane 263, 264, 265, 357
Glyvenol 339
GnRH 290, 303, 304
Goldsalze 214
Gonadotropine 290, 291, 299, 300, 301, 302, 303, 314, 315, 316

Gonadotropin-Releasing-Hormon (GnRH) 290, 303, 304
Gonokokken (siehe auch Neisseria gonorrhoeae) 72, 73, 75, 80, 90, 292, 313
Gonokokken, Kultur 20
Gonokokken, penicillinresistente 1, 87
Gonokokken-Primäraffekt 20
Gonokokkensepsis 20, 71, 205
Gonorrhoe 1, 12, 13, 19, 21, 71, 72, 73, 90, 93, 243, 244, 292
Gonorrhoe, Diagnose 20
Gonorrhoe, experimentelle 20
Gonorrhoe, Immunität 20
Gonorrhoe, Klinik 20
Gonorrhoe, Serologie 20, 21
Gonorrhoe, Therapie 20, 75
gonorrhoische Salpingitis 292
Gräserpollen 229
graft-versus-host-Reaktion 217
Gramfärbung 73, 74
gramnegative Diplokokken 72
Granulationgewebe, unspezifische 130
Granuloma anulare 111, 160, 208, 209
Granuloma inguinale (Donovanosis) 12, 13, 21
Granuloma pyogenicum 107, 111, 112
granulomatöse Candidasis 176
Granulomatose, septische infantile 320
Granulomatose, allergische 322
Granuloma trichophyticum Majocchi 160
Granulozyten 206, 251
Granulozyten, neutrophile 204
Gravidität 75, 172
Griseofulvin 162, 163, 167, 168, 169, 170, 171, 179, 188, 214
Grisovin 169
Guanethidin 295
Guanoxan 214
Guedeltubus 124
Gumma 14, 69
Gummi 54
Gummichemikalien 8, 9, 11
Gummihilfsstoffe 53, 60
Gutachten 42
Gynäkomastie 337

Haarausfall 159, 222
Haarlipide 348
Haarmuskelnävus 318
haartragende Vollhauttransplantate 143
Hämagglutination, passive 221
Hämagglutinationstest 40, 166, 223, 225, 350
hämagglutinierende Antikörper 40
Hämangiom 352
Hämatodermie 280
Hämatom 115, 116, 120, 122
Hämoblastosen 172, 204, 205
Hämokkult-Test 342
Hämophilus Ducrey 13, 76
Härmorrhagie 122
Hämorrhoidalthrombose 136
Hämorrhoiden 114, 134, 135, 136, 177, 341
Handdermatitis 10
Handekzem 55
Handekzem, degeneratives 64
Hagemann-Faktor 18
Haptene 30, 45, 220, 222
Hassall'sche Körperchen 2
Hausfrauenekzem 33, 55
Haushaltswaschmittel 56
Hausstaubmilbe 196
Haustiere 160
Hautadnexe 237
Hautchirurgie 97
Hautlappenplastiken, gestielte 105, 107
Hautmetastasen 111

Hautoberflächenlipide 46
Hautpflege, konservierende 131
hautreaktive Lymphokine 44
Hautschutz 60
Hauttest 221
Hauttransplantate, freie 105, 107
Hauttransplantation 97, 141
Hautveränderungen, sklerodermieartige 25
Hefemykosen 163, 167
Hefen 159, 162, 167, 169, 174, 178
Hefen, dimorphe 178
Hefeinfektion 159
Helfer-T-Zellen 3
Heparin 92, 263
hepatische Porphyrie 35, 277
Hepatitis 13, 14, 152
Hepatitis-B-Antigen 243, 244
Hepatitis, cholestatische 270, 271
Hepatitis Virus Typ B 12, 13
Herbizide 35
Herpes 12
Herpes genitalis 12, 13, 72
Herpes gestationis 213, 214, 215
Herpes simplex 72
Herpes-simplex-Viren 12, 292, 313
Herpes-virus 13, 275, 276
Herpes-virus hominis 13
Herpes zoster (siehe auch Zoster) 241
Hertoghe-Zeichen 176
Heteropathomimien 66
Heterophagozytose 244
Heterotransplantat 151, 152
Herxheimer-Reaktion (siehe auch Jarisch-Herxheimer-Reaktion) 69
Hexachlorbenzol 32, 230
Hexachlorophen 169
Herzinsuffizienz 177
Hidradenitis suppurativa 114, 116, 117, 335, 336
[3]H-Index 194
Histacryl 151, 152
Histamin 92, 228, 263
Histaminfreisetzung 92
Histaminliberation 227
Histaminverdrängungstest 92
Histiozyten 3, 280
Histiozytosis-X 280, 324, 348
Histoacryl 147
Histoplasmose 189
HLA-System 275
HMG 291
Hochofenzement 56
Hodenatrophie 313, 315, 316
Hoden-Hyaluronidase 138
Hodenkarzinom 154
Hodentorsion 123
Hoigne-Syndrom 93, 122
Holzstaub 30
Homolycorin 50
Homosexualität 13
Homotransplantat 152
Honöle 47
Hapten 91
Hostacain 122
Hormocillin 75
Hormon, follikelstimulierendes 301, 302, 303
hormonelle Kontrazeptiva 172, 336
Hormon, luteinisierendes 300, 301, 302, 303
Hornhautperforation 222
Hornschicht 57
Hornschichtfunktionsprüfung 59
[3]H-Thymidin 194, 201, 202, 232, 238
Hufeisenfisteln 135
Humanalbumin 61, 334
Human Menopausal Gonadotropin (HMG) 291
Humegon 291

Hunde 159
Hyaline-Membranen-Krankheit 153
Hyaluronidase 122, 138, 234
Hyaluronsäure 263, 264, 265, 266
Hydantoine 213
Hydracillin 75
Hydralazin 213, 214
Hydrargyrum oxycyanatum 52
Hydrochinon 39
Hydroxyurea 222
Hypäesthesien 115
Hypereosinophilie-Syndrom 321, 322
Hypergammaglobulinämie 224
Hyperhidrosis 48, 57, 167, 170
Hyperhidrosis axillaris 114, 116, 117
Hyperkeratosen 167, 192, 222, 238, 359
Hyperkeratosen, follikuläre 170
Hyperkeratosis follicularis et perifollicularis in cutem penetrans 329
Hyperkeratosen, subunguale 171
Hyperlipoproteinämie 84
Hyperpigmentierung 32, 41, 58, 120, 149, 222, 254, 270, 350
Hyperthyreose 266
Hypertonie 160, 222
Hypertonie, akute 246
Hypertrichose 270, 277
Hyperurikämie 160
Hypodermitis 127
Hypogonadismus 290
Hyponychium 171
Hypopigmentierung 254
Hypopigmentierung, okulo-kutane 253
Hyposensibilisierung 29, 123, 229, 342
Hyposensibilisierungsbehandlung 4

Ibuprofen 222
Ichthyol 348
Ichthyosis 43, 51
Ichthyosis vulgaris 46
Idiosynkrasie 91
IgA 196, 206
IgD 196
IgE 4, 195, 197, 229, 221, 226, 228, 233
IgG 196, 206, 230
IgM 196, 206
IgM-Antikörper 82, 83
IgM-FTA-19S-Test 82
Ig-Rezeptoren 202
Immunantwort 3
Immunantwort, tumorspezifische 217
Immun-Chemotherapie 246
Immundefekt 217, 275
Immundefekt, partieller 160
Immundiffusion 196
Immunfluoreszenz 84, 178, 205, 206, 213, 214, 215, 221, 223, 225, 226, 230, 250, 252, 266, 272, 273, 280, 348, 350
Immunfluoreszenz, direkte 74
Immunfluoreszenz, indirekte 21
Immunfluoreszenztest 166
Immunfluoreszenz, verzögerte 74
Immunglobulin E (IgE) 4
Immunglobuline 196, 205, 206, 214, 215, 227, 230, 235, 236, 266, 279
Immunität, zelluläre 203
Immunkomplexe 220
Immunkomplexkrankheiten 2, 226, 227
Immunkomplex-Nephritis 217
Immunmodulation 4
Immunoblasten 281, 348
immunoblastisches Sarkom 280, 281, 325
Immunodiffusion 223, 225
Immunologie 2, 213, 216, 220, 222, 224, 226, 230, 266, 346
Immunopathien 171, 172
Immunozytom 280, 281

Immun-RNA 217
Immunstatus 14
Immunstimulation 233
Immunsuppression 213, 275
Immunsuppressiva 4, 5, 226
Immuntherapie 5, 216, 217, 218
Immuntoleranz 1, 4, 213
Imidazolderivate 174
Impedanzplethysmographie 128
Impetigo, bullöse 205
Impotentia coeundi 294
Incontinentia pigmenti 262
Industrie, metallverarbeitende 46
Infarzierung, hämorrhagische 122
Infekte 54
infektiöse Mononukleose 221, 226
Infertilität 359
Influenza-A_2-Viren 275
Inhalationsallergene 196
Inhalationsallergie 30
Inhalationstest 30
inhalative Provokationstets 31
Initiator-Zellen 4
Injektion, versehentliche intraarterielle 122
Injektion, versehentliche intravenöse 122
Inkontinenz 136
Insektenstiche 69, 123
Insuffizienz, chronisch-venöse 127, 131, 132, 133
Interaktion, soziale 79
Interdigitalmykosen 164
Interferenzkontrastmikroskopie 235
Interferon 275, 276
Intoleranz 91
Intrakutantest 234
intraoperative Schnellschnittuntersuchung 97
Intubationsbesteck 124
Invertseifen 168, 173
ionisierende Strahlen 5
Iridozyklitis 256
Iritis 257
Irritationsfibrom 107
Iruxol 154
ischämische Nekrose 129
Ismelin 295
isomorpher Reizeffekt 208
Isoniazid (INH) 180, 181, 213, 214, 260
Isoquinazon 214
Isotopenphlebographie 128
Isozyanate 23

Jarisch-Herxheimer-Reaktion 18, 91
Jobst-Gerät 130
Jod 39
5-Jod-Desoxyuridin (IDU) 275, 276
Jod-Kali (siehe auch Kalium jodatum) 69, 165
Jodophore 173
131 J-Radiofibrinogentest 128
Jodtinktur 123
Juckreiz 222
Jute-Industrie 41

Kälte-Agglutinine 228
Kälteempfindlichkeit 25
Kälteneuropathie 112
Kälte-Urtikaria 123, 228
Kalilauge-Nativpräparat 159
Kaliumdichromat 8
Kalium jodatum 183
Kalk 56
Kallikrein 291, 308, 309, 310, 311, 312
Kallmann-Syndrom 315
Kaliumbichromat 39, 45, 47, 48, 54
Kaliumpersulfat 39
Kanamycin 45, 94
Kanamycin A 93
Kaposi-Sarkom 111, 216

Karditis 226
Karzinom 107, 134
Karzinom, spinozelluläres 102, 105
Katarakte 262
Katzen 159
Kavo-Intra-Spray 39
KBR s., Komplementbindungsreaktion 74
keloidartige Narbenhypertrophien 154
Keloide 113, 120, 149, 154
Keratin 48
Keratinolytika 169
Keratinomyces 162
Keratinozyten 236, 244, 245
Keratoakanthom 98, 111
Kerato-Conjunctivitis gonorrhoica 20
Keratolyse 348
Keratose, senile 111
Keratosen 42
Keratostase 348
Kernphagozytose 250, 251
Ketoprofen 222
Kinetin 122
Kinine 18, 92, 228, 290, 291
Kininogenverbrauch 92
K-Zellen (siehe auch T-Zellen) 4
Klappenagenesie, primäre 127
Klappeninsuffizienz 127
Klinefelter-Syndrom 308, 315
Knochenmarksdepression 153
Kobalt 53, 54, 61
Kobaltchlorid 8, 45
Kobaltsulfat 39
Kochzucker 131
Kohlensäureschneebehandlung 110
Kohlrausch'sche Falte 135
Kokzygealdermoid 335
Kollagen 326, 350, 351, 357
Kollagenfolien 131
Kollagenimplant 154
Kollagenoma perforans verruciforme 209
Kollagenose 154, 214, 225, 250, 257
Kollagenose, gemischte 222, 223, 225
Kollagenose, reaktive perforierende 208, 209
Kollaps 123, 141
Kollaps, peripherer 124
Kollaps, zentraler 123
Kolmer-Reaktion 70, 71
Koloskopie 134, 135
Kolpitis, unspezifische 12, 13
Komedonen, periorbitale 41
Komplementbindungsreaktion (KBR) 70, 74, 178
Kompressionsstrumpf 131, 133
Kompressionsverband 120, 122, 129, 130, 131, 133, 134, 242, 341
kongenitaler Nävus 286
konjunktivaler Provokationstest 228
Konjunktivaltest 229
Konjunktivitis 229
Konservierungsmittel 152
Konsiliardienst 239
Kontaktallergie 43, 45, 154, 219
Kontaktdermatitis 29, 40, 45, 53, 58, 62
Kontaktdermatitis, allergische 7
Kontaktdermatitis der Hausfrauen 10
Kontaktekzem 2, 30, 37, 46, 48, 60, 354
Kontaktekzem, hämatogenes 30
Kontaktinfektionen, genitale 13
Kontrakturen, dermatogene 148
Kontrazeptiva, hormonelle 172, 277, 336
Kontrazeptiva, orale 214
Kopfhautlipide 348
Kopfschmerzen 69
Kopplungsallergie (concomittant allergy) 9
Koproporphyrinurie 25
Koriumfibrose 130
korrektive Dermatologie 97
Kortikoide 192

Kortikosteroide 4, 5, 122, 123, 138, 191, 203, 223, 224, 225, 228, 266, 268, 270, 271, 275, 343, 359
Korynebakterien 5, 190, 218
Krampfadern 134
Krampus 127
Krankenhaus 51
Krankenschwestern 51
Krankenversicherung, gesetzliche 340
Kreislaufstillstand 334
Kryochirurgie 149
Kryoejakulat 306, 307
Kryoglobulinämie 228
Kryotherapie 97, 110, 144, 149, 342
Kryptitis 135
Kryptorchismus 314, 315
Kryoglobuline 228
Küchenpersonal 11
Kühlschmiermittel 47
Kühlöl 47, 48
Kühlsonden 144
Kürettage 97, 149
Kulturspirochäten 70
Kunstharze 23
Kunstharzlack 66
Kupferspiralen 19
kutane Lymphome 346

β-Lactam-Antibiotika 18, 21
β-Lactamase 19, 88, 89
Läppchenteste 221
Lampit 340
Langerhans-Zellen 272, 348, 359
Langer'sche Linien 105
Lanoline 11
LAP 143
Lapachol 62
Laparatomie, explorative 241
Lappenplastik, gestielte 150
Largactil 30
Larva migrans 340
Laser 97
Lasix 122, 123, 124
Laugen 126
l-Dopa 253
Leberantigen, mitochondriales 230
Lebererkrankungen 230
Leberparenchymchirurgie 110
Leberschäden 176, 177
Leberschäden, toxische 25
Leberschädigung, akute 32
Lebertumoren 25
Leberzirrhose 84
Leishmaniasis 339
Lentigo maligna 111
Leocillin 29
Lepra 2
Lepra, lepromatöse 4
Letterflexverfahren 23
Leucin-Aminopeptidase (LAP) 143
Leukozyten-Emigrationstest 43
Leucocyten-Migrations-Inhibitions-Test 20
Leukämie 203
Leukämie, chronische, lymphatische 275, 281
Leukämie, myeloische 204
Leukeran 361
Leukolyse, spezifische 45
Leukokeratosen 82
Leukonychia trichophytica 160
Leukopenie 25, 223, 224, 225
Leukoplakie 81
Leukoplakien, orale 194
Leukozyten-Kulturen 44
Leukozytenmigrationshemmtest 15, 61, 84, 230, 357
Leukozyten-Migrations-Test (LMT) 221
Leukozytenmigrations-Inhibitions-Test 15

Leukozytenwanderungshemmtest (siehe auch Leukozytenmigrations-Inhibitionstest) 11
leukozytoklastische Vaskulitis 226, 227
Leukozytopenie 247
Levamisol 275
Levodopa 214
Levurosen 163
Leydigzellen 298, 299, 303, 314, 315, 316
Leydigzellinsuffizienz, postpuberale 290
LE-Zellen 213, 251, 266
LH (Luteinisierungshormon) 290, 291, 298, 299, 300, 301, 302, 303, 304, 315, 316
Lichen myxoedematosus 263
lichenoide Eruption 58
Lichen ruber bullosus 236
Lichen ruber planus 58, 81, 236
Lichen ruber verrucosus 111, 200
Lichen sclerosus et atrophicus 350
Lichtbogenverbrennungen 126
Lichthämolyse 32
Lichttreppe 237
Likuden 169
Limberg flap 335
Lipase 240, 249, 250
Lipiodol 142
Lipoedem 132
Lipoidantigene 70
Lipome 210
Lippe 107
Lippenrot-Ersatzplastik 107
Lip-Shaving 110
Liquemin 125
Liquocillin 75
Liquor cerebrospinalis 85
LMT 221
LTT (siehe Lymphozytentransformationstest) 40
Lösungsmittel 30
Lösungsmittel, organische 54
Lokalanästhesie 111, 114, 116, 117, 124, 135, 149, 341
Lokalanästhetika 221, 333
Lues (siehe auch Syphilis) 70, 71, 75, 77, 94
Lues connata 71
Luesserologie 81, 123
Luft, flüssige 110
Lumbalanästhesie 132
Lungenembolie 122
Lungennokardiose 181
Lungenödem 333
Lungentuberkulose 80
Lupus erythematodes (siehe auch Erythematodes) 111, 143, 144, 160, 205, 213, 214, 266, 267
Lupus-erythematodesartiges Syndrom 214
Lupus erythematodes chronicus 200
Lupus erythematodes, systemischer 84
Lupus erythematodes visceralis 220, 222
Lupus-Nephritis 223, 224
Lupus verrucosus 111
Lupus vulgaris 2
Luteinisierendes Hormon (LH) 301
Lutzner-Zellen 197, 359
Lycorin 50
Lygranum 21
Lymphadenitis 20
Lymphadenopathie 225
Lymphangiektasie 143
Lymphangiographie 142
Lymphangioma circumscriptum 210
Lymphangiopathia obliterans 142, 143
Lymphangiopathia posttraumatica 142
Lymphangitis 142
Lymphangitis non-obliterans 143
Lymphgefäße 142

Lymphkapillare 142
Lymphknoten 3
Lymphödem 137, 138
Lymphödeme, primäre 142, 143
Lymphödeme, sekundäre 142
Lymphoblasten 198
lymphoblastisches Sarkom 281
Lymphozyten-Transformations-Test 20
Lymphogranuloma inguinale 76
Lymphogranulomatosis 13
Lymphogranuloma venereum 12, 13, 21
lymphoide Zellen 197
Lymphokine 3, 43, 45
Lymphokine, hautreaktive 44
Lymphokine, migrationshemmende 43
Lymphome 2, 196, 216, 324
Lymphome, kutane 280, 281, 346
Lymphome, maligne 198, 201, 281
Lymphopathia venerea 76
lymphoproliferative Erkrankungen 278
Lymphosarkom 281
Lymphozyten (siehe auch B-Zellen und T-Zellen) 3, 43, 45, 197, 199, 202, 217, 252, 280
Lymphozytentransformation 280
Lymphozyten-Transformations-Test (LTT) 15, 20, 40, 45, 160, 200, 221, 266, 267
Lymphozytome, disseminierte 69
Lymphzirkulationsstörungen 142
lyophilisierte Schweinehaut 154
Lysosomen 228
Lysozym 70, 304

Macrolid-Antibiotika 18
Madribon 180
Maduramyzetom 162, 180
Madurella mycetomi 162, 164, 165, 180
MAF (macrophage activating factor) 4
Mahorner-Test 115
α-II-Makroglobulin 196
Makrophagen 3, 197, 198, 231, 232, 275
Markrophagen-Migrations-Hemmtest (MIF) 15, 45, 221
Malassezia furfur 178
malignes Lymphom 198, 200, 281
malignes Melanom 105, 216, 218, 232, 233, 246, 247, 252, 286
maligne Retikulose 281
Malignome 172, 196, 217
Mollusca contagiosa 13
Mamma-Karzinom 233
Manie 13
Mannitol 15
Mansonia 62
Mansonon A 62
Marcumar-Nekrose 122
Marfenidazetat 153
Marisque 136
Maschenhauttransplantat 147
Maschinenöle 48
Mastozytose 273, 274
Mastzellen 92, 198, 274, 326
Mastzellendegranulation 92, 227
Mastzellenretikulose 274
Maximationstest 92
MCTD (siehe Mixed Connective Tissue Disease) 222, 225, 250, 251, 252
Mechlorethamine (Stickstofflost) 268
Mediatoren 43, 208, 215
Medicrucin 131
MED (siehe minimale Erythemdosis) 237
Meerschweinchen 91, 159
Megacillin 75
Megakolon 257
Megakaryozyten-Leukämie 204
Mehl 30, 31
Meinicke-Klärungsreaktion 70
Meladinine 222
Melanodermatitis toxica 40

Melanom 107, 196, 219, 220, 350
Melanom, benignes juveniles 285, 286
Melanom, malignes 2, 216, 218, 232,
    233, 246, 247, 252, 253, 286
Melanosis circumscripta praeblastomatosa
    (siehe auch Morbus Dubreuilh) 107,
    108, 205
Melanosomen 244, 253, 254
Melanozyten 244, 254
Melanozyten-Nävus 285
Melker 11
Melleril 295
Mellitin 234
Membranen-Krankheit, hyaline 153
Meningoenzephalitis 69, 275
Mephenyloin 214
MER-BCG 218
Mercaptobenzothiazol 54
3-Mercaptopropionsäure 23
Mercurochrom 131
Merkelzelle 355, 356
Mesaortitis 14
Meshgraft-Plastik 148, 336
Mesh skin grafting 147
Mesterolon 290
Metaphysitis 14
metallverarbeitende Industrie 46
Metallarbeiter 55
Methan 135
Methotrexat 249, 250, 270, 350, 359
Methimazol 214
8-Methoxypsoralen 192, 193, 267, 269,
    275, 349
Methyl-Butyl-Keton 66
Methyldopa 214
Methylenblau 74, 76, 159
Methylenblau-Färbung 73
Methylgrün-Pyronin-Färbung 21
Methylthiouracil 214
Methysergid 214
Metronidazol 340
Miconazol 165, 168, 174, 187, 189, 339
MIF (Migration inhibition factor)
    4, 221
migrationshemmende Lymphokine 43
migrierendes, nekrolytisches Erythem
    240
Mikroabszesse 183, 208
Mikroflockungsreaktion 70
Mikrosporie 159, 162
Mikrosporum 162, 188
Mikrosporum-Arten 168
Mikrosporum canis 159, 160, 170
Mikrosporum gypseum 170, 182
Mikrosporum ferrugineum 162
Mikrosporum Kaposi 181
Milien 120
Milium colloidale 330
Milz 3
Milzbrand 322
MdE (Minderung der Erwerbsfähigkeit)
    32, 33, 42
Mineralöle 42, 47, 53, 54
Minozyklin 292
Mitochondrien 198
Mitose 144, 192, 198
Mitoserate 192, 238
Mixed Connective Tissue Disease (MCTD)
    222, 225, 250, 251, 252
Miyagawanella lymphogranulomatosis
    13, 76
MdE 32, 33
MED 237
Mollusca contagiosa 12, 13, 111
Monochromator 237
Mononukleose, infektiöse 221, 226
Monozyten 3, 199, 232, 233, 251, 252,
    280
Monozytopoese 231, 232, 233
Montenegro-Test 340

Moraxella 74
Morbus Bang 69
Morbus Behçet 2, 256, 257, 258
Morbus Crohn 134
Morbus Dubreuilh (siehe auch Melanosis
    circumscripta praeblastomatosa) 205,
    206
Morbus Hailey-Hailey 138, 139, 140
Morbus Hodgkin 4, 275
Morbus Kaposi 111
Morbus Kyrle 208, 209
Morbus Mucha-Habermann 205
Morbus Paget 148
Morbus Paltauf-Sternberg 196
Morbus Wilson 84, 222
Morphea, generalisierte 214
MOP-UVA-Therapie 350
Moronal 169
motorische Unruhe 123
Motrin 222
Mucinosis follicularis 343
Mückenstich 69
Mühlenarbeiter 30
Mukopolysaccharide 138
Mukor-Mykose 189
Multifungin 168
multiple Glomustumoren 209, 210, 211
Mumpsorchitis 315, 316
Mumps-Virus 15
Muramidase 215, 304, 305, 306
Muscheln 30
Musculus masseter 106
Musculus sphincter ani internus 135
Muskelfaszie 97
Mycobacterium ulcerans 259, 260
Mycoplasma hominis 13, 292
Mycosis fungoides 2, 69, 197, 198, 199,
    201, 205, 216, 267, 269, 272, 278,
    279, 281
Mycostatin 169
myeloische Leukämie 204
Mykobakteriosen, atypische 259, 260
Mykologie 159, 175
mykologische Kultur 239
Mykoplasmen 12, 72, 292, 293, 313
Mykoplasmen-Urethritis 72
Mykosen 2, 134, 161, 163, 167, 170,
    172, 173, 174, 175, 176, 184, 240
Mykosen, tiefe 182
Mykosetherapie 167
Myokardinfarkt 84
Myopathie 263
Myositis 223, 224, 225
Myositis, spezifische 14
Myotomie 135
Myxal 168
Myxödem 266
Myxoviren 213
Myzel 159
Myzetome 162, 163, 164, 165, 180, 182

Nägel, dystrophische 247
Naevus flammeus 111
Naevus, kongenitaler 286
Naevus leiomyomatosus 318
Naevus pigmentosus 111
Naevuszellnaevus 105, 148, 252
Nageldystrophie 112, 248
Nagetiere 180, 182
Nahlappenplastik (siehe auch Nahplastik)
    106, 107, 151
Nahplastik 97, 104, 351
Nahrungsmittel 11, 196
Nalidixinsäure 292
Napaltan 153
Naphthochinone 62
Naphthol-AS-D-Chloroazetat-Esterase
    232, 233
Naproxen 222
Narben, hypertrophe 113

Narbenhypertrophie 117
Narbenhypertrophien, keloidartige 154
Narbenkeloid 111, 148
Narbenkeratome 154
Narbenkontrakturen 154, 156
Narbenwucherungen 154
Narcissin 50
Narzisse, gelbe 50
Narzissenkrankheit 49
Nasenschleimhaut 159
Nasenröte 111
Natamycin 168, 169, 174
Natriumhyposulfit 185
Natriumnitrit 48
Natriumtetradecylsulfat 136
Nausea 268
N-Azetyl-L-Zystein 138
Neisseria catarrhalis 74
Neisseria gonorrhoeae 13, 19, 73, 86, 87,
    88
Neisseria gonorrhoeae, Kultur 19
Neisseria gonorrhoeae, Morphologie 19
Neisseria gonorrhoeae, Penicillinase-Bildung 19
Neisseria gonorrhoeae, Penicillin-Empfindlichkeit 19
Neisseria gonorrhoeae, Virulenz 19
Neisseriazea 74
Neisserien 72
Nekrobiosis lipoidica 208, 209
Nekrolysis toxica Lyell 338
Nekrose 122, 153, 154
Nekrose, ischämische 129
Nekrolyse 125, 154
Nelson-Test (siehe Treponema-Pallidum-
    Immobilisations-Test) 70
Neomycin 11, 39, 52, 55, 131
Neomycinsulfat 149
Neosalvarsan 69
Normozoospermie 301
Nephritis 226
nephrotisches Syndrom 222
Nervus facialis 105, 241
Neuritis 256
Neurodermitis 2, 4, 30, 38, 195, 237
Neurodermitis atopica 46
Neurofibrom 350
Neurofibromatosis Recklinghausen 210
Neurolues 71
Neuropathie, ulzero-mutilierende 65
Neurosyphilis 15, 86
Neutrophilie, Granulozyten 204
n-Hexan 66
nichtgonorrhoische Urethritis 72
Nickel 9, 33, 54, 55, 61
Nickelallergie 55
Nickelsalze 30
Nickelsulfat 8, 39, 45, 47, 48
Nicolas-Durand-Favre 12
Nicolas-Favre'sche-Krankheit 76
Nifurtimox (Lampit) 340
Nikotinsäure-Adenin-Dinukleotid-
    Diaphorase 142
Nikotinsäureamid 178
Nipaester 169
Nitratreduktion 74
Nitrazingelbtest 59, 60, 64
Nitrofurantoin 214
Nitroverbindungen 66
Nocardia asteroides 180
non specific macrophage factor 3
Noradrenalin 191
Normozoospermie 300
Nosoparasiten 163
Novocain 45, 55, 228
Novex 168
Nukleinsäurestoffwechsel 193
Nukleotide, zyklische 193
Nutzhölzer 62
Nylon 23

371

Nyloprintverfahren 23
Nystatin 165, 168, 169, 173, 174, 187, 188

Ochsner-Test 115
Ölakne 47, 48, 60
Ösophagusmotilität 223, 225
Ösophagusvarizen 25
Östradiol 337
Östradiolbenzoat 337
Östradiolvalerianat 337
Östrogene 277, 337, 338
Östrogentherapie, externe 336
Ohrläppchentransplantat 150
okulo-kutane Hypopigmentierung 253
Oligozoospermie 288, 290, 291, 293, 294, 297, 298, 299, 307, 308, 312, 314
Oligozoo-Terato-Asthenospermie 288
Omadine MDS 348, 349
one step mutation 75
Onycholyse 171, 222
Onychomykose 160, 163, 171
Operationen, plastische 97
Optosil 39
Orgasmusstörungen 295
Orgastyptin 120
Ospen 338
Osteolyse 225
Osteoma cutis 209
Osterglocke 50
OTA-Syndrom 287, 288, 289, 298, 299, 314
Otomykosen 163, 165
orale Leukoplakien 194, 195
Ovulationshemmer 159, 172
Oxazyklin 293
Oxprenolol 222
8-Oxychinolin 168
Oxyzyanat 113
Oxydasereaktion 74
Oxyphenisatin 214

Pachydermie 137
Padutin 291
pagetoide Retikulose Woringer-Kolopp 199, 200, 201, 280, 281
Palisander 62, 63
Pallida-Reaktion 70
p-Aminobenzoesäure 255
p-Aminobenzoesäureäthylester 39
p-Aminodiphenylamin 39
p-Aminosalizylsäure 214
Pankreaskallikrein 291
Pankreas-Karzinom 240, 241
Pannikulitis 205, 240
Pantocain 38
Paraaminobenzoesäure 9
Paraben-Allergie 54
Parabene 11, 55
Parästhesien 116, 122, 123, 133, 134
Paragruppenstoffe 60
Parakeratosis variegata 199
Parakokzidioidomykose 189, 339
Paraphenylendiamin 53, 54
Paraphimose 122, 342
Paraprotein 263, 265, 324
Paraproteinanämie 203, 228
Parasiten 138
Paratoluylendiamin 39
Paraxin 69
Paralyse, progressive 14
Paronychien 172
Parotitis 225
Parva-Diszision 133
PAS-Färbung 160
Patentblau 142, 143
Pathomimie 66
Parakeratosis variegata 199
Pediculus capitis 362

Pellidol 55
Pemphigoid, bullöses 84, 205, 214, 215
Pemphigoide 215
Pemphigus 220, 222
Pemphigus brasiliensis 213, 215
Pemphigus chronicus benignus familiaris Hailey-Hailey 139, 140
Pemphigus erythematosus 213
Pemphigus foliaceus 213, 215
Pemphigus seborrhoicus 215
Pemphigus vegetans 313, 215
Pemphigus vulgaris 205, 213, 215
Penamecillin 40
Penicillinallergie 40, 75, 91, 221
Penicillinase 19, 88
Penicilline 14, 18, 20, 29, 30, 40, 45, 69, 70, 75, 80, 87, 90, 91, 93, 122, 123, 139, 180, 213, 214, 221, 222 228, 292, 293, 338, 339
Penicillinempfindlichkeit 86
Penicillin G 39
Penicillin V 81
Penicillin-V-Säure 40
Penicilloyl-Polylysin 221
Penisfraktur 123
Peptidoglykane 207
Perforansinsuffizienz 128
perforierende Dermatosen 208
Pergonal 291
Perianalthrombose 136
Periarteritis nodosa 214
Perifolliculitis capitis abscedens et suffodiens 335
Perikarditis 222, 223
Perilymphangitis chronica 142
Perionychium 171
periorbitale Komedonen 41
Periostitis 14
Peritonitis, fibröse 222
Perna-Krankheit 35
Peroxydase 244
Perubalsam 39, 54, 55
Pevaryl 168
Pflegepersonal 40
Pfropfallergien 9
PHA (siehe auch Phythaemagglutinin) 199, 201, 202
Phagosomen 244, 245, 251
Phagozytose 3, 74, 231, 244, 245, 251, 252
Phakomatosen 145
Pharyngitis gonorrhoica 20
Phasenkontrastmikroskopie 346
Phenacetin 338
Phenobarbital 214
Phenole 39, 169, 173, 185
Phenol-Mandelöl 136
Phenothiazine 51, 52
Phenylbenzimidazol 169
Phenylendiamin (PPD) 8
Phenyl-β-Naphthylamin 54
Phenylbutazon 54, 55, 214, 221
Phenylhydragyrum bas. 52
PPD (siehe Phenylendiamin) 11
Phenylmercuriborat 39
Phenytoin 214
Philadelphiachromosom 204
Phlebektasien 107
Phlebodynamometrie 128
Phlebographie 115, 128, 129 132, 146, 242, 293
Phlebologie 114
Phlebolymphangitis 81
Phlebothrombose 120, 121
Phlebothrombosis migrans 256
Phlegmasia alba dolens 116
Phlegmasia coerulea dolens 127
Phlegmone 130
Phospholipase A 234
photoallergische Dermatitis 270

Photoaugmentation 236, 237
Photobiologie 236
Photochemotherapie 125, 201, 202, 267, 268, 269, 342, 349, 350, 361
Photopolymer-Druckplatten 23
Photosensibilität 35
p-Hydroxybenzoesäureäthylester 39
p-Hydroxybenzoesäureester 169
Phythämagglutinin 230, 267, 280, 359
Picornavirus 276
Picrylchlorid 4
Piedraia hortae 163, 164
Piedra nigra 163, 165
Pigmentanomalie 261, 262
Pigmentierung 41, 119, 133
Pigmentverschiebungen, poikilodermieähnliche 41
Pigmentzellnaevi 220
Pili 19, 20, 74
Pilonidalfistel 135
Pilonidalsinus 335
Pilzkrankheiten 159
Pilznachweismethoden 159
Pimafucin 169
Pimaricin 165, 169, 187, 188
Pindolol 222
Pinozytose 198, 244
Pinta 70
Pirimethamin 340
Pityriasis rosea 272, 273
Pityriasis versicolor 159, 160, 170, 178, 184, 185, 186
Pityrosporum furfur 178
Pityrosporum orbiculare 168, 170, 178, 184, 185
Pityrosporum ovale 190
Pivampicillin 21
Pix juniperi 55
Pix lithantracis 55
Plasmaexpander 124
Plasmazellen 3, 19, 198
Plasmozytom 69
plastische Deckung 125, 131
plastische Operationen 97
Platinkomplexsalze 30
Plattenepithelkarzinome 7, 154, 216
Plattenthermographie 146
Plegomazin 52
Pleuritis 223, 225
PLT 72
Pockenschutzimpfung 218
poikilodermieähnliche Pigmentverschiebungen 41
Pollen 30, 196
Pollen-Sensibilisierung 228
Pollinose 228, 229
Polyäthylenglycol 169
Polyamide 23, 48
Polyamine 30
Polyarthritis 203, 221, 240
Polyarthritis, chronische 160
Polycythaemia vera 204
Polyen 23
Polyesterharze 23
Polyesterlacke 66
Polymyxin B 92
Polymyxin B_1 93
Polymyxin-B-Sulfat 149
Polyposis 134
Polytetrafluorethylen 151
Polythiol 23
Polyurethan 23, 151
Polyvinylacetat 23
Polyvinylchlorid (siehe auch Vinylchlorid) 25
Polyvinylpyrrolidonjod 153
Porphyria cutanea praematura 277
Porphyria cutanea tarda 31, 35, 230, 254, 255, 256, 277
Porphyrie, hepatische 35, 277

Porphyrien, erythropoetische 31
Porphyrinstoffwechsel 25, 31
Portlandzement 56
postthrombotisches Syndrom 128
postthrombotische Zustände 132
Potaba 255
Potentia coeundi 25
Potentia generandi 25
Potenzstörung 25, 287, 289, 290, 295, 303, 304
Poxvirus molluscum 13
Practolol 214, 222
Prader-Willi-Syndrom 253
Präkanzerosen 105, 111
Praemycosis fungoides 199, 200
Prausnitz-Küstner-Versuch 228
Prednisolon 123, 278, 361
Pregnesin 291
Priapismus 123
Pricktest 124, 229, 233, 234
Primäraffekt 80, 81, 82, 123
Primidon 214
Primin 62
PRIST 196
Probenecid 21, 93
Procain 165
Procainamid 213, 214
Procain-Penicillin 92, 94
Proctocuran 135
Progesteron 19
Progynon B 337
Progynova 337
Prolactin 302, 303
Proktitis 136
Proktologie 127, 134
Proktoskopie 134, 135, 239
Promonozyten 232, 233
Propanol 213
Propanolol 222
Prophylthiouracil 214
Proptosis buccalis 325
Prostatachirurgie 110
Prostatitis 293
Postatitis, chronische 312, 313
Proteasen 228
Proteinase 143
Proteindermatitis 11
Proteinkontaktallergie 29
Protein-Kontakt-Dermatitis 30
Proteoglykane 326
Prothrombin 241
Protoporphyrie 31
Provokationsteste, inhalative 31
Provokationstest, konjunktivaler 228
Proxen 222
Prurigo nodularis Hyde 111
Pseudogonokokken 72
Pseudo-LE-Syndrom 213
Pseudolymphome 281
pseudomembranöse Enterokolitis 207
Pseudopelade 260, 261, 262
Pseudoxanthoma elasticum 209
Psittakose 15
Psoralen 222, 270
Psoriasis 2, 60, 240, 248, 249, 268, 269, 271, 272, 349, 354
Psoriasis pustulosa 205, 270
Psoriasis vulgaris 1, 43, 215, 267, 283, 284, 285, 350
Psoriasis vulgaris, innerl. Therapie mit Vitamin-A-Säure 1
psoriatische Erythrodermie 270, 350
Psychasthenie 13
Psychoanalyse 295
psychogene Urethritis 73
Psychopharmaka 295
Psychosyndrom, organisches 25
Psychotherapie 296, 297
Punch grafts 143
Purpura 220, 221, 338

Purpura pigmentosa progressiva 30
Pustulosis acuta generalisata 323
Putzmittel 56
PUVA (siehe Photochemotherapie) 267, 268, 269, 270, 271, 272
Pyoderma gangraenosum 203, 204, 205
Pyodermie 12, 13, 47, 256
Pyocyaneus 131
Pyknose 251
Pyoktanin 151, 152
PVC (s. Polyvinylchlorid) 25
PWM 199

Quarternäre Ammoniumbasen 168
Quecksilber 39, 52, 54, 244, 245
Quecksilberverbindungen, organische 169
Quellfaktor 248
Quellzeit 248
Quincke-Ödem 30, 220, 338

Radio-Allergo-Sorbens-Test (RAST) 221, 233
Radioimmunassay 21
Radiologen 53
Ramsay-Hunt-Syndrom 241, 242
Raphefistel 135
RAST (siehe auch Radio-Allergo-Sorbens-Test) 11, 195, 221, 233, 234
Raynaud'sches Phänomen 223, 224
Reaktion, anaphylaktische 220
Reaktion, retikulohistiozytäre 127
Reaktion, zytotoxische 220
Reanimation 333, 334
Reflexprojektionen, viszero-kutane 175
Refobacin 153
Rehabilitation 10, 34, 57, 59
Reinigungsmittel 53, 54, 55
Reisagar 160
Reizeffekt, isomorpher 208
Reizleitungsstörung, syphilitische 14
Rektalgonorrhoe 20
Rektumkarzinom 135, 342
Rektoskopie 134, 135
Rektumtumoren 135
relaxed skin tension lines 105
Rente 33
Reserpin 214
Resochin (siehe Chloroquin) 228, 255, 256
Resorcin 54, 55
Rete Malpighi 86, 240
Retentionszysten 322
retikuläre Varikosen 134
rektikulohistiozytäre Reaktion 127
Retikulosarkomatose 69
Retikulose 280
Retikulose, maligne 281
Retikulose, pagetoide 199, 201, 280
Retikulohistiozytose 280
Retikulum, endoplasmatisches 198, 263
Retikulozytose 25
Retikulumzellen 197, 198
rezidivierende Aphthose 205
Ribonukleoproteine 223, 224
Ribonukleoprotein-Antikörper 225
Rickettsien 76
Rhagaden 82, 134
Rhinitis 29, 30
Rhinitis allergica 58
Rhinopathie 229
Riesenzellen 183
Rifampicin 19, 93, 94, 220, 222, 260, 340
RIST 195
RNS-Polymerasen 192, 193
RNS-Synthese 192
Röntgenbestrahlung 246
Röntgennarbe 246
Röntgenspätschäden 105

Röntgenstrahlen 52, 53
Röntgentherapie 154
Röntgenweichstrahltherapie 149, 269
Rollappenplastik 157
Rollenverhalten, soziales 77
Rosazea 111, 272
Roseolen 80, 81, 82
Rotationslappen 102, 107, 361
Rotationsplastik 101, 106, 117
Rumpel-Leede'scher Versuch 130
Rumpfhautbasaliom 148
Rundzellen 206

Säuglings-Candidose 173
Säuremantel 65
Säuren 126
Säureschutzmantel 48
Sagromed-Spray 39
Sakraldermoid 135
Sakroileitis 257
Salizylsäure 185
Salpingitis, gonorrhoische 292
Saluretika 130
Salvarsan 69
Sanitätspersonal 51
Saphena-Ligatur 115
Saponate 52
Sarcoptes scabiei 362
Sarkoidose 2, 4
Sarkom, immunoblastisches 280, 281, 325
Sarkom, lymphoblastisches 281
Sauerstoff, flüssiger 110
Schanker, weicher 76
Scharlach 81
Scheuermittel 56
Schimmelmykosen 163, 165
Schimmelpilze 159, 162, 163, 165, 167, 168, 169, 171, 174
Schirmer-Test 241
Schleimhautmykosen 171
Schleimhautpemphigoid, vernarbendes 214, 215
Schleimhautprovokationstest 229
Schmiermittel 53, 54
Schmieröl 47
Schmucktätowierungen 113
Schmutztätowierung 123
Schneidöle 67
Schnellschnittuntersuchung, intraoperative 97
Schock 123, 125
Schock, anaphylaktischer 91, 217, 333
Schock, anaphylaktoider 91, 92
Schock-Besteck 124
Schock, peripherer 124
Schock-Therapie 124
Schock, zentraler 124
Schokoladen-Agar, nach Thayer-Martin 74
Schornsteinabszeß 135
Schreiner 30
Schwangerschaftsdermatose 214
Schwefel 170, 185, 348
Schwefeldioxid 30
Schwefelkohlenstoff 66
Schweinehaut, lyophilisierte 154
Schweißdrüsen 116, 140
Schwenklappenplastik 98, 99, 101, 113, 351, 352
Schwenklappenplastik, doppelte 102
Schwitzversuch 116
Scopulariopsis brevicaulis 163, 164, 171
Scratchtest 11
Scutan 38, 39
Scutulum 160
Seborrhoea 348
Seborrhoiker 131
seborrhoisches Ekzem 43, 163
Sebostase 46

373

Sebozystomatose 353
Sedativa 338, 339
sekundäre Lymphödemformen 142
Selendisulfid 185, 348
Selsun 348
Semi-Dünnschnittechnik 198
Serom 115, 117
Seroreaktionen 69, 75, 76, 123
Serositis 224, 225
septische infantile Granulomatose 320
SER-Reaktion (siehe Pallida-Reaktion) 70
Sertolizellen 290
Sertolizell-Syndrom 315, 316
Serum-Cholinesterase 228
Serumhepatitis 12, 243
Serumhepatitis B 13
Serumkrankheit 220, 226
Sexually transmitted diseases (siehe Geschlechtskrankheiten) 12, 13, 72
Sézary-Syndrom 197, 198, 200, 201, 269, 278, 280, 283, 359, 360
Sézary-Zelle (siehe auch Lutzner-Zelle) 199, 200
Shigella 13
Shigella flexneri 12, 13
Shigella sonnei 12, 13
Siderosklerose 127
Silaplast 39
Silasoft 39
Silbernitrat 153
Silbersulfadiazin 153
Sjögren-Syndrom 214, 223, 250
Skabies 2, 13, 239
Sklerodermatomyositis 223, 225
Sklerodermie 65, 223, 225, 250, 266, 267, 357, 358
sklerodermieartige Hautveränderungen 25
Sklerodermie, bandförmige 84
sklerodermiformes Basaliom 104
Sklerodermie, progressive 214
Sklerödem 225
Skleromyxödem 263, 264, 265, 266
Skleronychie 248
Sklerose 127
Sklerose, systemische 214
Sklerosierung 146, 242, 243
Sklerosierungstherapie 136, 146
Sklerotherapie 132, 134
Skopulariopsisarten 168
SLE 223, 225
Sm-Antigen 223, 225
Sofortpigmentierung 236, 237
Sofra-Tüll 125, 147
Solo-Decortin-H 124
Sonnenbrand 154
Sonnenstich 123
Soor 345
Soor-Vulvitis 345
Spalthautlappen 147, 152
Spalthauttransplantate 106, 118, 139 144, 153, 336, 361
Spectinomycin 19, 21, 75, 90 91, 93, 292
Speichel 243
Sperma 243
Spermatogenese 289, 290, 302
Spermatozele, künstliche 294
Spermiendichte 288
Spermien-Immobilisationstest 287
Spermiogenese 294, 297, 315
Spermiogramm 287, 288, 289
Sphinkterdehnung 135
Sphinkterhypertonie 134
Sphinkterotomie 135
Spiegler-Tumor 146
Spinaliome 42, 150
spinozelluläres Karzinom 102
Spiramycin 29, 75, 94

Spirillen 80
Spirochäten 69
Splenomegalie 25
Sporotrichose 163, 165, 182, 189, 339
Sporothrix schenckii 165
Sproßpilze 72, 166, 168, 170, 172
Spülmittel 55, 56
Stachelzellkarzinom (siehe Karzinome, spinozelluläre – carcinoma spinocellulare) 104
Stammvarizen-Exhairese 116
Stammvarikose 132, 134
Stammvenenexhairese 132, 133, 134
Staphylococcus aureus 90, 190
Staphylococcus epidermidis 19
Staphylokokken 12, 13, 153, 207 208, 267
Starling'sches Gesetz 130
Starling'sches Modell 129
Stasisdermatitis 134
Status seborrhoicus 170
Stauungsdermatitis 134
Stauungsdermatitis der Unterschenkel 9
Stauungsdermatose, chronische 130
Stauungsdermatosen 128, 129, 131
Stauungsulkus 127
Steatocystoma multiplex 353, 354
Steinimmortelle 63
Steißbeinfistel 135
Stenosesyndrom, pelvines 127
Sterillium 39
Sternabszesse 77
Steroide (siehe auch Kortikosteroide) 160, 226, 278, 333, 334, 350
Steroidhaut 343
Sterosan 168
Stickstoff, flüssiger 112, 144, 145, 149
Stickstofflost 201, 202, 268
Stilbene 337
Stomatitis 222
Stomatologen 53
Strahlenbehandlung 4
Strahlen, ionisierende 5
Strahlentherapie 104, 216
Streptokinase 123
Streptokokken-A-Carbohydrat 206, 207
Streptokokken 12, 13, 80, 142, 205, 267, 313, 322
Streptokokkeninfektionen 226
Streptomyzin 19, 21, 45, 52, 56, 76, 92, 180, 181, 214, 260
Strommarke 126
Stromunfälle, elektrische 126
Stromverletzung 123
Struma 35, 263
subunguale Blutungen 270
subunguale Hyperkeratosen 171
subkutane Fettgewebsnekrose 240
Succindehydrogenase 142
Sulfadiazin 168
Sulfamethoxazol 21, 76, 338
Sulfamethoxazol-Trimethoprim 20, 293
Sulfamylon 153
Sulfonamide 21, 76, 91, 180, 214, 260, 292, 338, 339
superficial spreading melanoma 252
Superinfektion 151
Suppenwürfel 30
Suppressor-B-Zellen 4
Suppressor-T-Zellen 3
Suprarenin 124, 334
Sympathikomimetika 333, 334
Symptomenkomplex, variköser 127
Symptomenkomplex, venöser 132
Syndrom, genitoanorektales 76
Syndrom, Lupus-erythematodesartiges 214
Syndrom, nephrotisches 14, 222
Syndrom, postthrombotisches 128
Synovitis 256

Syphilide 81, 82
Syphilide, ulzerierende 14
Syphilis 1, 2, 12, 13, 18, 69, 70, 71, 73, 75, 76, 80, 81, 82, 83, 84, 85, 86
Syphilis, asymptomatische 14
Syphilis congenita 14
Syphilis congenita, Serologie 15
Syphilis, experimentelle 14
Syphilis, Histologie 18
Syphilis, Immunologie 15
Syphilis, innerer Organe 14
Syphilis, Klinik 13
Syphilis, latente 14
Syphilis maligna 14
Syphilis maligna praecox 14
Syphilis, nodulo-ulzerative kutane 14
Syphilis, sekundäre 4
Syphilis, Sekundärstadium 19
Syphilisserologie (siehe auch Luesserologie) 15, 18, 69, 70, 83, 85
Syphilis-Serologie, Bestätigungstest 18
Syphilis-Serologie, biologisch aspezifisch reaktive 15
Syphilis, Serologie, IgG-Titer 15
Syphilis-Serologie, Suchtest 18
Syphilis, Spätformen 14
Syphilis, Spätlatenz 15
Syphilis, Therapie 18
Syphilis, zelluläre Immunität 15
syphilitische Gastropathien 14
Syphilom 15
systemischer Lupus erythematodes 84, 225, 226, 235, 250, 251
systemische Sklerose 214

Tabakstaub 30
Tabes dorsalis 14
Tachykardie 123
Tachyphylaxie 191
Tätowierungen 112, 113, 118, 119, 152
Talampicillin 21
Talgdrüsen 238
Talgdrüsenfollikel 237
Tamoxifen 290
Tannin 153
Tannsäure-Reaktion 244, 245
Tardocillin 139
Tazettin 50
TCDD (Dioxin) 35
T-cell replacing factor 3
Teak 62
Teerprodukte 42
Teleangiectasia eruptiva macularis perstans 275
Teleangiektasien 41
Telogenrate 337
Tenside 169
Teratozoospermie 297
Terpentin 30, 53, 54
Terpentinöl 48
Terpentinperoxid 9
Testosteron 290, 297, 298, 299, 300, 301, 302, 303, 304, 315, 316
Tetagam 125
Tetanol 125
Tetanusprophylaxe 125
Tetrachlordibenzo-p-dioxin (TCDD) (siehe auch Dioxin) 32
Tetramethylthiuram 54
Tetramethylthiuramdisulfid 39
Tetrazykline 18, 19, 21, 69, 75, 76, 81, 91, 93, 94, 214, 292, 293
Therapie, immunsuppressive 4
Thermopile 238
Thiabendazol 340
Thiadiazinderivate 169
Thiamphenicol 90, 91, 93, 94
Thiersch-Lappen 113, 119
Thioglykolsäure 74
Thioridazin 295

Thorotrast 244
Thrombolymphangitis 142
Thrombopenie 274
Thrombophlebitis 127, 247, 256
Thrombophlebitis migrans 241
Thrombose 128, 130, 242
Thrombovar 242
Thrombozytopenie 24, 25, 247
Thymektomie 4
Thymosin 217
Thymus 2, 3, 213
Thymus-Hypoplasie 217
Thymus perstans 224
Thyreostatika 214
Tierärzte 11, 29
Tierepithelien 196
Tierfellnaevus 114, 252, 253
Tierhaare 29, 30
Tierproteine 29
Tierschuppen 30
Tinea capitis 160, 162
Tinea corporis 160
Tinea faciei 160
Tinea granulomatosa nodularis cruris 160
Tinea generalisata 160
Tinea inguinalis 160
Tinea nigra 161
Tischler 30
T-Lymphozyten (siehe auch T-Zellen) 197, 199, 201, 202, 213, 217, 230, 231, 267, 274, 280, 347, 357, 359
Tolazamid 214
Tolnaftat 168, 188
Toluidinblau 92, 93
Tonex 39
Tonoftal 168
Tonsillen 82
Tonsillitis 81
Tonsillitis gonorrhoica 20
topische Chemotherapie 153
Torulopsis-Arten 168, 170
Torulopsis glabrata 174
toxische Epidermolyse 213
TPHA-Test 70, 71, 82, 84, 85
TPI-Test (siehe Treponema pallidum-Immobilisations-Test) 15, 18, 70, 71
Traction elastique continué 135
Tränengas 30
transepitheliale Elimination 208
Transfer-Faktor 217, 276
Transplantations-Antigene 218
Transplantationsantigene, tumorspezifische 216
Transportmedium nach Stuart 74
Transpositionslappenplastik (siehe Schwenklappenplastik) 101, 106
Tranquillizer 228
Trasicor 222
Trasylol 228
traumatische Alopezie 143
traumatische Urethritis 73
Trendelenburg-Test 115
Tretionin 238
Treponema pallidum 13, 15, 18, 70, 80, 81, 86, 94
Treponema pallidum-Hämagglutinationstest (siehe auch TPHA-Test) 70, 85
Treponema-Pallidum-Immobilisations-Test (TPI-Test) 70, 81, 82
Treponema pallidum, Penicillin-Empfindlichkeit 18
Treponema pallidum, Ultrastruktur 86
Treponemen, Nichols-Stamm 15
Triamcinolonacetonid 149
Triamcinolon-Kristallsuspension 122, 154
Tribus mimeae 74
Trichloräthylen 30

Trichogramm 239, 337
Trichomonaden (siehe Trichomonas vaginalis) 72, 292, 313
Trichomonaden-Urethritis 72
Trichomonas vaginalis 13, 72, 293
Trichomoniasis 12
Trichomykose 163
Trichophytia superficialis 160
Trichophytie 29, 159, 163, 182
Trichophytin 160, 177
Trichophyton 162, 180, 188
Trichophyton-Arten 168, 174
Trichophyton gourvilii 162
Trichophyton granulosum 171
Trichophyton interdigitale 170, 171
Trichophyton mentagrophytes 159, 160, 167, 170, 179, 182, 188
Trichophyton mentagrophytes var. quinckeanum 159
Trichophyton quinckeanum 159, 160
Trichophyton rubrum 159, 160, 164, 167, 170, 171, 178
Trichophyton schönleinii 162
Trichophyton soudanense 162
Trichophyton tonsurans 170, 171
Trichophyton verrucosum 170, 182
Trichophyton violaceum 162, 170
Trichostasis 353
Trimethadion 214
Trimethoprim 21, 76, 292, 338
Triphenylmethan-Farbstoffe 169
Trombozytopenie 220
tropische Dermatosen 339
Trypsin 30, 138, 240
Trypure 154
Tuberkulin 230
Tuberkulineiweiß 231
Tuberkulin-Reaktionen 259
Tuberkulose 13, 69, 177, 221
Tuberkulostatika 260
Tumorabwehr, immunologische 4
Tumorantigene 5, 217, 231
Tumorchirurgie 97
Tumorrezidiv 97
tumor-spezifische Immunantwort 217
tumorspezifische Transplantationsantigene 216
Tumorzelle 216
Tunnellappenplastik 100, 101
Tylosin 29
Typhose syphilitique 82
Tyrosinase 254
T-Zellen, Antigengemeinschaft mit Epidermiszellen 2, 3, 15, 275, 278, 279, 281
T-Zell-Lymphome 197, 200, 201, 348
T-Zell-Lymphome, kutane 2

Ulcus cruris 114, 127, 131, 132, 133, 134, 147, 151, 153, 197, 240, 341
Ulcus molle 12, 13, 21, 76
Ultralan oral 123
Ultraschall-Strömungsmessung 115
Ultraviolettlicht (UVA) 267, 269
ulzeröse Enterokolitis 256, 257
Undecylensäure 169, 179
Unfallversorgung 120
Unguis incarnatus 112
Unruhe, motorische 123
Unterkiefer 157
Unterlippenkarzinome 110
Unterschenkelgeschwür (siehe auch Ulcus cruris) 129, 130
Uralyt 254
Urbason-solubile 124
Ureaplasmen 313
Urea pura 131
Urethan 249
Urethritis, allergische 73
Urethritis, bakterielle 72

Urethritis herpetica (Herpes simplex) 72
Urethritis, nicht gonorrhoische (siehe Urethritis unspezifische) 71, 72
Urethritis, traumatische 73
Urethritis, unspezifische 12, 13, 292, 293
Urticaria e calore 228
Urticaria factitia 228
Urticaria, physikalische 227, 228
Urticaria pigmentosa 69, 236, 273, 275, 326
Urtikaria 30, 226, 227, 236, 240, 333, 338, 339
Urtikaria, cholinergische 228
UVA 193, 236, 237, 267, 269
UVA-Hochintensitätsbestrahlungsgeräte 269
UVB 236, 237
UVC 237
UV-Dermatitis 238
UV-Erythem 191
UV-Licht 213, 237

Vaccina-Virus 218
Vaccinia generalisata 218
Vaginalmykosen 174, 345
Vaginalsoor 173
Varicella-Zoster-Virus 275
Varikose 132, 242
Varikosen, retikuläre 133, 134
Varikosen, sekundäre 127
Varikozele 293, 303, 304, 308, 314
Variolavirus 276
Varizellen-Virus 241
Varizen 120, 132, 242, 243
Varizenblutung 120, 123, 127
Varizenexhärese 114
Varizenextraktion 115
Varizen, primäre 127
Varizenverödung 123, 130, 242
Vaskulitis 205, 223
Vaskulitis, allergische 220, 240, 323
Vaskulitis, leukozytoklastische 226, 227
Vaseline 149
Vaselinakanthose 354
Vasokonstriktion 191
Vasoligatur 294
VC-Krankheit (siehe Vinylchlorid Krankheit) 24
VDRL-Test (Venereal Disease Research Laboratory-Test) 15
VDRL-Test, Kolmer-Reaktion 18, 70, 71, 85
VDRL-Titer 14, 18
Vena cava-Thrombose 256
Venae perforantes 114, 115, 127, 132, 133, 146
Vena femoralis 132
Vena iliaca communis 127
Vena poplitea 127, 129
Vena saphena magna 114, 115, 128, 132, 146, 147
Vena saphena magna, hohe Ligatur 114, 115
Vena saphena parva 114, 115, 133
Venektasien 132
Venendiszision 132
Venendruckmessung 129
Venendruck, zentraler 123
Veneninsuffizienz, chronische 129
Veneninsuffizienz, extrafasziale 127
Veneninsuffizienz, intrafasziale 127
Venenleiden (siehe auch Phlebologie) 127
Venenmittel 130
Venensystem 115
Venensystem, Funktionsprüfungen 115
Venensystem, tiefes 127
Venenverschlußplethysmographie 128
venöser Symptomenkomplex 132

Venopyronum 213
Verbrennungen 123, 124, 125, 148, 153, 157, 213, 361
Verbrennungsfolgen 154
Verbrennungskrankheit 154
Verbrennungsnarbe 155
Verhaltenstherapie 295, 296
vernarbende Schleimhautpemphigoide 214, 215
Verödung 151
Verruca necrogenica 81, 82
Verruca seborrhoica 111
Verruca vulgaris 111, 145
Verschiebeplastik 101, 107, 141, 148, 336, 351
Verschiebe-Rotationsplastik 103
Verschlußazoospermie 293, 315
Verschlußkrankheit, arterielle 129
Veterinäre 30
Vibramycin 242
Vinylchlorid (VC) 28, 65
Vinylchlorid-Krankheit 24, 65
Vinylchlorid, MAK-Wert 28
Vioform 55
Viomycin 52
Viren 213, 272
Virusexantheme 221
Virushepatitis 123, 226, 243
Virusinfekte 221
Viruskrankheiten 2
Viruspneumonie 275
Virustatikum 276
Visken 222
Viskosität 137, 306, 307
Vistarin 242
viszeraler Lupus erythematodes 227
Vitalkapillarmikroskopie 128
Vitamin A 5

Vitamin-A-Säure 192, 193
Vitamin B_1 242
Vitamin D_2 183
Vitiligo 35
Vollhautplastik 156
Vollhauttransplantat 106, 150, 151
Vollhauttransplantate, haartragende 144
Voltaren 222
Vorpostenfalte 135, 136
Vorsorgeuntersuchung, arbeitsdermatologische 57
V-Y-Plastik 105

Warzen 29, 111, 144
Warzenvirus 13
Waschmittel 30, 37, 52, 53, 54, 55, 56
Wegerichpollen 229
Weichmacher 131
Weichspüler 56
Wenckebach-Phänomen 14
Wespengiftallergie 123
Wespenstich 123
Wilson'sche Krankheit 209, 222
Windeldermatitis 176
Wismut 69
Wollwachsalkohole 131
Woodlampe 159
W-Plastik 105
Wuchereria bancrofti 137
Wunddiphtherie 13
Wundfolien, indifferente 131
Wundverschluß, primärer 105

Xanthochelidonsäure 50
Xenotransplantate 154
Xerodermie 222
Xylocain 39

Yellow-Nail-Syndrom 248

Zahnärzte, Impregum-Abdruckmaterial 23, 36
Zahnarzthelferinnen 36
Zeitungsdrucker 23
Zellen, fumagoide 183
Zellen, lymphoide 197
Zellkulturen 15
Zellmembranen 244
zelluläre Immunität 203
Zement 54, 55 56
Zentroblasten 281
Zentrozyten 281
Zervizitis 13
Zervizitis, unspezifische 13
Zierhasen, 159
Zierpflanzen 62
Zinkchloridätzung 149
Zinkpaste 131
Zink-Schüttelmixtur 131
Zoster, 240, 241, 242, 275, 276
Zoster-Virus 241
Z-Plastik 105
Zuckervergärung 74
Zwergwuchs 260
Zwiebel 30
Zygomykosen 165
Zygomyzeten 163
zyklische Nukleotide 193
zyklisches AMP 228
Zystinurie 222
zytophile Antikörper 4
Zytostatika 4, 246, 275, 278
zytotoxische Reaktion 220
zytotoxisch-hämorrhagische Erkrankungen 2
Zytotoxizität 231

Autorenregister

(Kursive Seitenzahlen beziehen sich auf Aussprachen)

Abdallah, H. 41
Abdallah, M. A. 41
Adam, W. 313
Altmann, H. 343, 357
Altmeyer, P. 191, 343
Andrade, R. 182
Andreev, V. C. 240
Auböck, L. 263

Balabanoff, V. A. *178*, 180
Balda, B.-R. 246
Bandmann, H.-J. 6
Baran, E. 179
Bardach, H. 208
Bauer, R. 192, 250
Bayer, U. 85
Beck, J.-D. 252
Becker, H. 303
Berendes, U. 209
Berova, N. 227
Bertenyi, C. 140
Blizanowska, A. 179
Bolsen, K. 254
Bork, K. 235, 252
Brahms, O. 306
Braun-Falco, O. 1, *104, 110, 118, 197, 200,* 236, 246, *247, 256, 263, 265, 269, 269, 272, 275, 277,* 317, 343, 346, 349, 353
Breit, R. 239
Brückner, H. 343, 361
Brunner, H. 312
Buchvald, J. 182
Burg, G. 197, 200, 280, 343, 346
Butov, J. S. 266

Calame, A. 253
Capetanakis, J. 184
Catti, A. 253
Chmel, L. 182
Chorzelski, T. 222
Cortes-Cortes, A. 339
Cvijetić, O. 66
Czarnecki, N. 195
Czernielewski, A. 61

Dachs, U. 237
Daróczy, J. 244
Diem, E. 153
Dobozy, A. 230, 278, 343, 359
Dorn, M. 178
Drepper, H. 154
Dudek, H. 61

Eichmann, A. 90
Eilhoff, A. 343, 350
Endres, J. 242

Fettich, J. 338
Filipp, N. 307
Fischer, H. 128
Forck, G. 36, 55
Frenk, E. 253
Fritz, J. 83, 343, 357

Gartmann, H. 316
Gilliet, F. 90
Glatz, W. 303
Gloor, M. 46, 146, 343, 348
Grassow, J. 308
Greither, A. 69, 317
Grond, K. 196
Gropper, H. 42, *47*

Grosshans, E. 259
Gründer, K. 87
Gschnait, F. 267
Goerz, G. 254
Göser, R. 313
Götz, G. 256
Götz, H. 159
Goredowa, I. 297, 300
Gutschmidt, E. 59, 60

Hack, G. 343, 350
Hagedorn, M. 231
Haller, I. 187
Haneke, E. 118, 199
Hantschke, D. 174
Happle, R. 138, 260
Hauck, H. 159
Hausen, B. M. 62
Hauser, W. 175
Heite, H.-J. 287
Herrmann, W. P. 216
Herzberg, J. J. 76
Hill, U. 151
Hjorth, N. 29
Hödl, St. 263
Hölting, H.-J. 150, 151
Hönigsmann, H. 267
Hofmann, C. 236, 269, 343, 349
Hofmann, N. 292
Holm, R. 343, 345
Horváth, A. 226
Horáček, J. 51
Horn, W. 147, 148
Hornstein, O. P. 59, 60, 194, 303
Hundeiker, M. 144
Hunyadi, J. 230, 278, 343, 359
Husz, S. 230, 278, 343, 359

Ilea, R. V. 80
Ippen, H. 31, 46

Jabłońska, St. 222, *225,* 273
Janjatović, T. 241
Jarisch, R. 64
Jecht, E. 303
Jervremović, V. 241
Jovović, D. 66

Kačaki, J. 243
Kalveram, K. 55
Kansky, A. 338
Karge, H.-J. 335
Keller, E. 313
Kerl, H. 263, 343, 357
Kim, J.-G. 249
Kim, W.-J. 249
Király, K. 226
Klaschka, F. 57
Kleinhans, D. 228, 233
Kleinoeder, H. 144
Knajtner, I. 47
Kockott, G. 295
Kövary, P. M. 203
Konopík, J. 137
Konrad, K. 267
Konstantinović, S. 243
Konz, B. 105, 335
Korossy, S. 53
Koschewenko, J. N. 266
Krämer, M. 226

Krause, W. 302, 312
Krebs, A. 220
Krempl-Lamprecht, L. 161
Kresbach, H. 263, 343, 357
Krieg, Th. 254
Krstić, A. 241
Kühl, M. 32
Kunze, J. 231
Kwiatkowska, A. 77

Ladányi, E. 40
Landes, E. 134
Lange, C.-E. 24
Lašlosevic, J. 243
Lavalle, P. 182
Lee, S. 249
Leitz, R. 313
Lejman, K. 86
Leković, B. 47
Lenau, H. 297, 300
Leonhardi, G. 277
Leyh, F. 82
Libiszowski, T. 61
Liebe, V. v., 200
Lindemayr, W. 65, 127
Lonauer, G. 203
Lüders, G. 49, 70
Luger, A. 12

Macher, E. 2
Mahrle, G. 107, 343, 355
Maidhof, R. 194
Male, O. 167
Malten, K. E. 23
Manok, M. 66
Marselou-Kinti, U. 184
Masoud, A. 41
Meier, F. 256
Meinhof, W. 160
Meigel, W. 343, 350
Mészáros, C. 40
Metz, G. 272
Metz, J. 272
Meuret, G. 231
Meyer-Rohn, J. 71
Mičánek, B. 51
Michajlov, P. 45
Michlmayr, G. 43
Moll, *342*
Mordovtsev, V. N. 283
Müller, F. 82
Müller, H.-L. 166

Nárai, G. 142
Nasemann, Th. 317
Nebenführer, L. 53
Neubert, U. 207
Niebauer, G. 317
Niermann, H. 297, 300
Nödl, F. 317
Nolting, S. 73
Nordström, R. E. A. 143
Nürnberger, F. 308

Oltersdorf, G. 343, 350
Orfanos, C. E. 275, 343, 355

Parisis, N. 184
Partsch, H. 65
Pawlicki, R. 86
Petres, J. 97, 343, 351
Petzoldt, D. 87, 246
Plempel, M. 189

Plewig, G. 236, 237, 269, 343, 349, 353
Polemann, G. 306
Pradinaud, R. 259
Preyss, J. A. v. 340
Pullmann, H. 343, 354

Quadripur, S.-A. 173

Raab, W. 91
Rácz, I. 244
Rieth, H. 162
Rodermund, O.-E. 35, 273
Rodriguez, G. 182
Röckl, H. 75
Roed-Petersen, J. 29
Rothauge, C. F. 312
Rüdiger, K. 144
Runne, U. 275, 343, 355

Salfeld, K. 112, 114
Sandhofer, M. 83, 343, 357
Sandor, I. 64
Santler, R. 127
Sauter, L. 285
Selzle, D. 343, 362
Sergeev, A. S. 283
Shimshoni, R. 112
Siegismund, G. 256
Sielicka, B. 179
Simon, N. 230, 278
Simons, F. 333

Skripkin, J. K. 266
Sommer, G. 300
Sós, I. 304
Spiegel, H. 236
Sretenović, R. 243
Suter, L. 297
Szabó, E. 230
Szabó, P. 242
Szakály, I. 40
Szarmach, H. 77
Szörenyi, A. 343, 359
Szerkeres, L. 343, 359
Schell, H. 194
Schiele-Luftmann, K. 246
Schill, W.-B. 289, 343, 358
Schindler, A. E. 313
Schmitt, E. 231
Schmoeckel, Ch. 197, 343, 346
Schneider, Ch. 277
Schneider, I. 142
Schnell, J. D. 343, 345
Schnyder, U. 46, 317
Schöpf, E. 213
Schröder, J. 146
Schütz, R. 250
Schulz, K.-H. 35, 62
Schumacher-Stock, U. 336
Steigleder, G. XI, XV, *200*
Stein, G. 24

Tamási, P. 40
Török, L. 304

Tritsch, H. 97, 132
Trnka, J. 245
Tulusan, H. 199
Turek, Th.-D. 85

Undeutsch, W. 313

Veltmann, G. 24
Vincze, E. 53
Vogt, H.-J. 294
Voigt, W.-H. 343, 345
Voigtländer, V. 146, 209

Wagenknecht, L. V. 293
Weese, A. 275
Weidner, F. 205
Weidner, W. 312
Weber, G. 120, 343, 361
Weber, L. 343, 356
Wieland, H. 35
Wilsch, L. 59, 60
Winkler, K. 336
Wittels, W. 110, 153
Wolff, H. H. 346, 353, 343, 358, 362
Wolff, K. 267
Wroński, A. 77

Zajaç, W. 77
Zaun, H. 247
Zelger, J. 43

Springer Dermatologie

Eine Auswahl

H.-J. Bandmann, S. Fregert
Epicutantestung
Einführung in die Praxis
4 Abbildungen, 17 Tabellen. VII, 100 Seiten. 1973
DM 12,80; US $ 5.70
(Kliniktaschenbücher)
ISBN 3-540-06237-8

Basic Problems in Burns
Proceedings of a Symposium, Prague, 1973
Editors: R. Vrabec, Z. Koníčková, J. Moserová
62 figures, 56 tables. XI, 224 pages. 1975
Cloth DM 58,–; US $ 25.60
Prague: Avicenum, Czechoslovak Medical Press
ISBN 3-540-07112-1

O. Braun-Falco, H. Goldschmidt, S. Lukacs
Dermatologic Radiotherapy
48 figures, including 16 color plates. XIV, 154 pages. 1976
Cloth DM 35,40; US $ 15.60
ISBN 3-540-90186-8

Heidelberger Taschenbücher, Band 113
Basistext Medizin
A. Greither
Dermatologie und Venerologie
Eine Propädeutik und Systematik
2., korr. Auflage, 82 Abbildungen. XIV, 217 Seiten. 1975
DM 16,80; US $ 7.40
ISBN 3-540-07263-2

S. Marghescu, H.H. Wolff
Untersuchungsverfahren in Dermatologie und Venerologie
Geleitwort: O. Braun-Falco
2., verb. Auflage. 105 Abbildungen, davon 75 farbig, 8 Tabellen. XII, 170 Seiten. 1977
DM 21,–; US $ 9.30
ISBN 3-8070-0299-5

T. Nasemann, W. Sauerbrey
Lehrbuch der Hautkrankheiten und venerischen Infektionen
für Studierende und Ärzte
2., überarb. und erw. Auflage. 310 Abbildungen, 4 Farbtafeln. XXI, 439 Seiten. 1977
DM 48,–; US $ 21.20
ISBN 3-540-08045-7

J. Petres, M. Hundeiker
Korrektive Dermatologie
Operationen an der Haut
Mit einem Geleitwort von K.W. Kalkoff
84 Abbildungen, 21 Tafeln. XI, 135 Seiten. 1975
Gebunden DM 58,–; US $ 25.60
ISBN 3-540-07066-4

G. Plewig, A.M. Kligman
Acne
Morphogenesis and Treatment
110 plates, mostly in color. XII, 333 pages. 1975
Cloth DM 117,–; US $ 51.50
ISBN 3-540-07212-8

K. Sigg
Beinleiden
Entstehung und Behandlung
Mit einem Geleitwort von H. Willenegger
2., neubearb. und erw. Auflage. 121 Abbildungen in 284 Einzeldarstellungen, davon 74 Farbabbildungen. VIII, 145 Seiten. 1976
DM 36,–; US $ 15.90
ISBN 3-540-07919-X

K. Sigg
Varizen – Ulcus cruris und Thrombose
Mit Beiträgen namhafter Experten
4., überarb. und erw. Auflage. 130 farbige, 411 Schwarzweiß-Abbildungen. XV, 403 Seiten. 1976
Gebunden DM 168,–; US $ 74.00
ISBN 3-540-07373-6

G. Stüttgen, H. Schaefer
Funktionelle Dermatologie
Grundlagen der Morphokinetik, Pathophysiologie, Pharmakoanalyse und Therapie von Dermatosen
Unter Mitarbeit von L. Juhlin, W. Lindemayr, A. Zesch, P. Harth
120 Abbildungen, 338 Tabellen. XVI, 531 Seiten 1974.
Gebunden DM 198,–; US $ 87.20
ISBN 3-540-06370-6

P. Wodniansky
Haut- und Geschlechtskrankheiten
Methodische Diagnose und Therapie für Studium und Praxis
395 Abbildungen. XV, 646 Seiten. 1973
DM 68,–; US $ 30.00
ISBN 3-211-81108-7

Preisänderungen vorbehalten

Springer-Verlag
Berlin
Heidelberg
New York

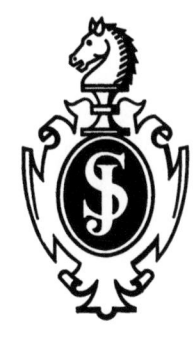

If you have any concerns about our products,
you can contact us on
ProductSafety@springernature.com

In case Publisher is established outside the EU,
the EU authorized representative is:
**Springer Nature Customer Service Center GmbH
Europaplatz 3, 69115 Heidelberg, Germany**

Printed by Libri Plureos GmbH
in Hamburg, Germany